Der Wegweiser durch's Buch

Krebskrankheiten bilden nach den Herz-Kreislauf-Krankheiten die zweithäufigste Krankheitsgruppe. Obwohl der Ausdruck »Krebs« sehr heterogene Krankheitsbilder umfasst, zeigen Krebskrankheiten wichtige Gemeinsamkeiten.

Zu Beginn des Kapitels ein kurzer Überblick, der in das Thema einführt und den Stellenwert des Themas herausstellt

Definition
»Onkologie« bezeichnet die Lehre von der Entstehung, der Diagnostik und der Behandlung von Krebserkrankungen.

Eine kurze Definition wesentlicher Begriffe

! Störungen von Zelltodprogrammen spielen bei Krebs eine wichtige Rolle.

Wichtige Fakten oder Hinweise, wesentliche Kernaussagen

Postulate Boveris

- Krebs ist ein Problem der Zelle.
- Jeder Tumor entsteht aus einer einzelnen Ursprungszelle (und nicht etwa aus einer ganzen Zellgruppe oder Zellfamilie) durch fortgesetzte Zellteilung.

Übersicht oder Aufzählung

Beispiel
Das sog. *Mantelzell-Lymphom* ist ein spezielles Non-Hodgkin-Lymphom, das oftmals einen aggressiven Verlauf nimmt. Mantelzell-Lymphome treten in der

Beispiel aus der Praxis oder Patientensituation

Vorgehen bei Brachytherapie
Vorbereitung der Applikation
- Einführungsgespräch mit der Patientin, um Ängste abzubauen und die Methode zu erklären
- Prämedikation nach Verordnung

Besonders gekennzeichnete pflegerische Hinweise und spezielle Pflegetechniken

▶ Medikamente-Buch

Verweis auf das Buch:
Kroner, Margulies, Taverna (2006)
Medikamente in der Tumortherapie. Handbuch für die Pflegepraxis. Springer, Berlin Heidelberg

A. Margulies

K. Fellinger

Th. Kroner

A. Gaisser

Onkologische Krankenpflege

4., vollständig überarbeitete Auflage

A. Margulies
K. Fellinger
Th. Kroner
A. Gaisser

Onkologische Krankenpflege

4., vollständig überarbeitete Auflage

Mit 141 überwiegend zweifarbigen Abbildungen und 105 Tabellen

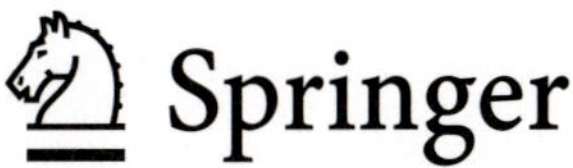

Anita Margulies
Klinik und Poliklinik für Onkologie,
Universitätsspital Zürich
Rämistraße 100
8091 Zürich, Schweiz

Kathrin Fellinger
Heurüti 10
8126 Zumikon, Schweiz

Dr. med. Thomas Kroner
Tumorzentrum Kantonsspital Winterthur
Brauerstraße 15
8401 Winterthur, Schweiz

Andrea Gaisser
Deutsches Krebsforschungszentrum
Im Neuenheimer Feld 280
69120 Heidelberg, Deutschland

ISBN-10 3-540-20376-1 Springer Medizin Verlag Heidelberg
ISBN-13 978-3-540-20376-6 Springer Medizin Verlag Heidelberg

Bibliografische Information der Deutschen Bibliothek
Die Deutsche Bibliothek verzeichnet diese Publikation in der Deutschen Nationalbibliografie; detaillierte bibliografische Daten sind im Internet über http://dnb.ddb.de abrufbar.

Springer Medizin Verlag.
Ein Unternehmen von Springer Science+Business Media
springer.de

Printed in Czech Republic

Planung: Barbara Lengricht, Heidelberg
Projektmanagement: Dr. Ulrike Niesel, Heidelberg
Copy Editing: Dr. Alexandra von Reiswitz, Düsseldorf
Titelbild und Design: deblik, Berlin
Abbildungen: Christiane von Solodkoff, Neckargemünd

SPIN 12447077
Satz: TypoStudio Tobias Schaedla, Heidelberg
Druck und Bindung: Stürtz GmbH, Würzburg

Gedruckt auf säurefreiem Papier 22/2122/UN – 5 4 3 2 1

Vorwort zur vierten Auflage

In den vier Jahren seit dem Erscheinen der letzten Auflage hat sich die Praxis der Onkologie erneut in vielen Bereichen verändert. Die Behandlung onkologischer Patienten wurde wirksamer, aber auch komplexer. Gleichzeitig verlagert sie sich immer mehr in den ambulanten Bereich – die Mehrzahl aller onkologischen Behandlungen wird heute in Polikliniken oder in fachärztlichen Praxen durchgeführt. Viele Patienten sind nicht mehr »pflegebedürftig« im herkömmlichen Sinn – entsprechend haben sich ihre Erwartungen an die Pflegenden teilweise verändert: Neben der als selbstverständlich vorausgesetzten Beherrschung des pflegerischen Handwerks, das in der Onkologie sehr spezifische Anforderungen stellt, erwarten die Patienten vermehrt Information und Beratung. Allerdings besitzen Ärzte und Pflegende heute kein Informationsmonopol mehr: Medizinische Informationen können aus einer Vielzahl von Quellen bezogen werden: Printmedien, Radio und Fernsehen berichten über neue Krebsbehandlungen. Verwandte und Bekannte, Selbsthilfegruppen und vor allem das Internet liefern Informationen unterschiedlichster Qualität. Neben der Vermittlung der „Primärinformation" müssen Ärzte und Pflegende deshalb immer häufiger Patienten und Angehörigen auch beistehen, sich in der Flut oft widersprüchlicher Informationen zurechtzufinden. Diese anspruchsvollen Aufgaben können von Pflegenden nur auf der Basis von solidem und aktuellem Fachwissen gelöst werden. Dazu soll unser Buch weiterhin seinen Beitrag leisten.

Für diese vierte Auflage wurden alle Kapitel auf den aktuellen Stand der onkologischen Theorie und Praxis gebracht. Gleichzeitig wurde der Inhalt gestrafft, indem wir auf die Vermittlung von allgemein-pflegerischem Grundwissen verzichteten und Wiederholungen und Überschneidungen (neudeutsch: Redundanzen) nach Möglichkeit eliminierten. Wir hoffen, dass die Lesbarkeit der Texte darunter nicht gelitten hat.

Im Anhang der früheren Auflagen fand sich eine Zusammenstellung tumorwirksamer Medikamente mit Hinweisen zur Lagerung, Zubereitung, den wichtigsten unerwünschten Wirkungen u.a.m. Zwei Gründe haben uns dazu bewegt, in der aktuellen Auflage auf diese Zusammenstellung zu verzichten: Die große Zahl neu zugelassener Medikamente hätte den Umfang des Buches gesprengt. Gleichzeitig wäre der Inhalt – in Anbetracht des hohen Tempos der Neueinführungen – bereits zum Zeitpunkt des Erscheinens unvollständig gewesen. Gemeinsam mit dem Verlag haben wir deshalb beschlossen, die von den Leserinnen und Lesern geschätzte Zusammenstellung als eigenes Büchlein mit dem Titel »Medikamente für die Tumortherapie« herauszugeben und regelmäßig zu aktualisieren.

Viele Menschen haben zum Gelingen dieser vierten Auflage beigetragen. Neben den Autoren sind wir besonders den Mitarbeiterinnen des Springer-Verlags zu Dank verpflichtet: Frau Ulrike Hartmann – Senior Executive Editor – danken wir für das Wohlwollen, mit dem sie auch die Arbeit an dieser vierten Auflage begleitet hat. Frau Barbara Lengricht hat – assistiert durch Frau Dr. Ulrike Niesel – das Projekt geleitet, die Herausgeber mit wertvollen Ratschlägen unterstützt und freundlich und energisch – leider nicht immer erfolgreich – zur Einhaltung der Termine gemahnt. Beiden sind wir für ihre Fachkompetenz und Geduld dankbar und freuen uns auf die weitere Zusammenarbeit. Frau Dr. Alexandra von Reiswitz lektorierte die Manuskripte (respektive besorgte neudeutsch das copy-editing); es ist ihrem sprachlichen Geschick zu verdanken, dass alle Texte lesbar und verständlich sind.

Das freundschaftliche Verhältnis unter den Herausgebern wie ihre Ehen und Partnerschaften haben erfreulicherweise auch die Strapazen dieser vierten Auflage unbeschadet überstanden. Eine neue Generation hat sich noch nicht damit abgefunden, immer wieder auf

Zoobesuche, Würfelspiele und andere Aktivitäten zu verzichten: Die Herausgeber danken den Enkeln Peter, Anna und Fritz für ihr fehlendes Verständnis.

Wir danken unseren Leserinnen und Lesern für ihre Anregungen und Kommentare. Wir hoffen, dass auch diese Auflage sich ihnen – und damit den Patientinnen und Patienten – als nützlich erweist.

Im Herbst 2005

Anita Margulies
Kathrin Fellinger
Thomas Kroner
Andrea Gaisser

Vorwort zur 1. Auflage

In auffallendem Gegensatz zur wachsenden Bedeutung und Komplexität der onkologischen Krankenpflege sind Aus- und Weiterbildung in diesem Bereich wenig strukturiert. Es besteht keine Einigkeit über Anzahl und Gewicht der Themen. Oft beschränkt man sich auf medizinische Aspekte, d.h. auf einzelne Krankheitsbilder, oder legt das Gewicht zu sehr auf psychologische und psychosoziale Fragen. Dabei kommt die konkrete pflegerische Praxis zu kurz. Ein großes Bedürfnis nach fachspezifischer und praktisch umsetzbarer Information manifestiert sich. Angebotene Fortbildungskurse sind sofort ausgebucht, klinikinterne Weiterbildungen über onkologische Themen gut besucht. Gefragt wird immer häufiger nach deutschsprachiger Fachliteratur, die die Pflegenden bei ihrer Arbeit unterstützt. All das war Motivation genug, dieses Buch in Angriff zu nehmen. Es ist uns gelungen, eine beachtliche Zahl von Fachleuten, von Pflegenden und Ärzten aus Deutschland, Österreich und der Schweiz, dafür zu gewinnen, ihr Wissen und Können in dieses Projekt einzubringen. Beide Berufsgruppen haben dabei eng zusammengearbeitet. Hauptanliegen war es, den Pflegenden konkrete Hilfe anzubieten, und zwar in allen Arbeitsbereichen, d.h. in Krankenhäusern, in Ambulatorien und Nachsorgekliniken, im Rahmen der häuslichen Pflege, in der privaten Praxis, in Hospizen und natürlich auch an Krankenpflegeschulen.

Das Buch soll auch jenen dienen, die nicht täglich mit Tumorpatienten zu tun haben und deshalb besonders auf ein verläßliches, jederzeit verfügbares Nachschlagewerk angewiesen sind.

Neben den ausführlich dargestellten pflegerelevanten Themen findet auch die medizinische Theorie Berücksichtigung, die hier v.a. der Vermittlung erforderlicher Grundlagen und damit der Begründung und Erklärung der pflegerischen Maßnahmen dient und nicht als Selbstzweck für sich stehen soll.

Die Pflege und die direkt damit verbundenen Probleme bestimmen die Themenwahl der einzelnen Kapitel. Übersichten, Hinweise und Tabellen werden so eingesetzt, daß ein schnelles Nachschlagen möglich ist. In unseren Darstellungen haben wir uns um gute Verständlichkeit bemüht. Um das Buch auch als Lehrbuch im Rahmen der fachlichen Weiterbildung nutzen zu können, orientiert sich die Konzeption an dem von der »European Oncology Nursing Society« für die Kommission der Europäischen Gemeinschaft ausgearbeiteten Basislehrplan für einen weiterführenden Kurs in onkologischer Krankenpflege.

Die zahlreichen Hinweise auf Maßnahmen und Möglichkeiten der Pflegeplanung können von den Pflegenden nicht nur dazu genutzt werden, auf die momentane Situation zu reagieren, sondern sie bieten auch die Möglichkeit, flexibel auf die wechselnden Bedürfnisse der Patienten und ihrer Angehörigen während des gesamten Krankheitsverlaufs einzugehen.

Ein solches Buch kann nicht zustande kommen ohne den großen Einsatz vieler Menschen, die über Jahre hinweg das Projekt zur Reife und schließlich zum Abschluß bringen. Neben den Autoren gilt unser Dank den Mitarbeitern des Springer-Verlags für ihre engagierte Unterstützung über alle Durststrecken und Schwierigkeiten hinweg: Insbesondere danken wir Herrn Dr. Dr. V. Gebhardt und Herrn Dr. J. Wieczorek, die sich für das Zustandekommen des Buches intensiv eingesetzt und alle möglichen Hilfen geboten haben, Frau R. Schulz für ihre sorgfältige und gerade bei Vielautorenwerken besonders wichtige Lektorierung und nicht zuletzt der Herstellerin, Frau B. Karg, deren Wirken aus einer Manuskriptsammlung ein lesbares und schön gestaltes Buch gemacht hat. Frau M. Ryser von der Medizinischen Poliklinik des Kantonsspitals Winterthur hat uns mit ihrer organisatorischen Begabung, ihrer guten Laune und ihrem Textverarbeitungssystem sehr geholfen. Herzlichen Dank und »happylanding«!

Mit besonderer Dankbarkeit durften wir feststellen, daß weder das freundschaftliche Verhältnis unter den Herausgebern noch ihre Ehen durch »das Buch« nachhaltigen Schaden erlitten haben: Unser Dank gilt deshalb speziell unseren Partnern, Kindern und Freunden für ihre Unterstützung und ihren (meist) klaglosen Verzicht auf warme Mahlzeiten und andere gemeinsame Aktivitäten: Allan, Bruno, Carla, Haps, lva, Laura, Oliver, Reinhold: Danke.

Wir wünschen uns, unseren Lesern und vor allem unseren Patienten, daß dieses Engagement ein hilfreiches und für die tägliche Arbeit brauchbares Handbuch hervorgebracht hat. Sollten Sie es schließlich einmal zerfleddert am Arbeitsplatz liegen sehen, so wäre dies ein Hinweis, daß das Vorhaben gelungen ist:

Im Juli 1994

Anita Margulies
Kathrin Fellinger
Thomas Kroner
Andrea Gaisser

Inhaltsverzeichnis

Teil I Grundlagen der Onkologie

Teil II Diagnostik und Therapie maligner Tumoren

Teil III Technische Aspekte und Sicherheit der Tumortherapie

Teil IV Häufige klinische und Pflegerische Probleme

Teil V Notfälle in der Onkologie

Teil VI Psychoonkologie

Teil VII Spezielle Bereiche der onkologischen Pflege

Teil VIII Häufige Tumoren Erwachsener: Symptome, Diagnostik, Therapie

Teil IX Anhang

Autorenverzeichnis

Becker, Nikolaus
Prof. Dr. med.
Deutsches Krebsforschungszentrum, Abteilung Klinische Epidemiologie
Im Neuenheimer Feld 280,
69120 Heidelberg, Deutschland

Benz, Jörg
Prof. Dr. med.
Kurlistraße 27,
8404 Winterthur, Schweiz

Beylich, Antje
Klinik für Innere Medizin II,
Städtische Kliniken Oldenburg
Dr.-Eden-Straße 10,
26133 Oldenburg, Deutschland

Bischoff Wilhelm, Annekäthi
Stab Spitalleitung PUPK,
Inselspital
3010 Bern, Schweiz

Blind, Waltraud
Sonnenberg-Klinik
Hardstraße 13,
37242 Bad Sooden-Allendorf,
Deutschland

Bojovic, Vera
Dept. für Frauenheilkunde,
Universitätsspital
Rämistraße 100, 8091 Zürich,
Schweiz

Bokemeyer, Carsten
Prof. Dr. med.
II. Medizinische Klinik und Poliklinik,
Universitätsklinikum Hamburg-Eppendorf
Martinistraße 52, 20246 Hamburg,
Deutschland

Buser, Katharina
Dr. med.
Sonnenhof-Klinik Engeried
Riedweg 15, 3012 Bern, Schweiz

Claus, Sylke
M.A.
Institut für Arbeits- und Sozialmedizin, Universität Leipzig
Riemannstraße 32, 04107 Leipzig,
Deutschland

Delbrück, Hermann
Prof. Dr. med.
Klinik Bergisch-Land
Im Saalscheid 5, 42369 Wuppertal,
Deutschland

Fellinger, Kathrin
Heurüti 10, 8126 Zumikon, Schweiz

Fey, Martin F.
Prof. Dr. med.
Institut für medizinische Onkologie, Inselspital
3010 Bern, Schweiz

Fichmann-Merlin, Beatrice
Institut für Med. Onkologie und Hämatologie, Stadtspital Triemli
Birmensdorferstraße 497,
8063 Zürich, Schweiz

Fleischmann, Alexandra
Chirurgische Klinik mit Poliklinik der Universität Erlangen Nürnberg
Krankenhausstraße 12,
91054 Erlangen, Deutschland

Gaisser, Andrea
Deutsches Krebsforschungszentrum, KID
Im Neuenheimer Feld 280,
69120 Heidelberg, Deutschland

Hatt, Marie-Claire
über Springer-Verlag GmbH,
Lektorat Pflege
Tiergartenstraße 17,
69121 Heidelberg, Deutschland

Heim, Manfred E.
Prof. Dr. med.
Sonnenberg-Klinik
Hardtstraße 13,
37242 Bad Sooden-Allendorf,
Deutschland

Herrmann, Richard
Prof. Dr. med.
Klinik für Onkologie,
Universitätsspital
Petersgraben 4, 4031 Basel,
Schweiz

Hillbrand, Elmar
Dipl.-Ing. Dr.
Abteilung für Med. Physik,
Landeskrankenhaus Feldkirch
Carinagasse 47, 6800 Feldkirch,
Österreich

Hink, Andreas
HNO-Universitätsklinik,
Kantonsspital Basel
4031 Basel, Schweiz

Honegger, Hans Peter
Prof. Dr. med.
Institut für Med. Onkologie und Hämatologie, Stadtspital Triemli
Birmensdorferstraße 497,
8063 Zürich, Schweiz

Hròarsdòttir, Elin
über Springer-Verlag GmbH,
Lektorat Pflege
Tiergartenstraße 17,
69121 Heidelberg, Deutschland

Hürny, Christoph
Priv.-Doz. Dr. med.
Bürgerspital
Rorschacherstraße 94,
9000 St. Gallen, Schweiz

Illiger, Hans-Jochen
Prof. Dr. med.
Klinik für Innere Medizin II,
Onkologie/Hämatologie,
Städtische Kliniken Oldenburg
Dr.-Eden-Straße 10,
26133 Oldenburg, Deutschland

Jaeger, Peter
Prof. Dr. med.
Urologische Klinik,
Kantonsspital Winterthur
Brauerstraße 15,
8401 Winterthur, Schweiz

Jost, Lorenz
Dr. med
Abteilung Onkologie,
Kantonsspital Bruderholz
4101 Binningen, BL, Schweiz

Kaiser, Gerwin
Arzt für Innere Medizin,
Hämatologie, Intern. Onkologie,
Naturheilverfahren, Sportmedizin,
Psychotherapie
Heroldsberger Weg 37,
90411 Nürnberg, Deutschland

Keller, Monika
Dr. med.
Psychosoziale Nachsorge-
einrichtung der Chirurgischen
Universitätsklinik
Im Neuenheimer Feld 155,
69120 Heidelberg, Deutschland

Klotz, Hans Peter
Priv.-Doz. Dr. med.
Klinik im Park
Bellariastraße 38, 8038 Zürich,
Schweiz

Kroner, Thomas
Dr. med.
Tumorzentrum,
Kantonsspital Winterthur
Brauerstraße 15
8401 Winterthur, Schweiz

Ludwig, Heinz
Prof. Dr. med.
Wilhelminenspital,
1. Med. Abteilung mit
Onkologie
Montleartstraße 37,
1171 Wien 16, Österreich

Luhan, Christine
Wilhelminenspital,
1. Med. Abteilung mit
Onkologie
Montleartstraße 37,
1171 Wien 16, Österreich

Margulies, Anita
BSN
Klinik und Poliklinik für Onkologie,
Universitätsspital Zürich
Rämistraße 100, 8091 Zürich,
Schweiz

Matzel, Klaus
Prof. Dr. med.
Chirurgische Klinik mit Poliklinik
der Univ. Erlangen Nürnberg
Krankenhausstraße 12,
91054 Erlangen, Deutschland

Metzger, Urs
Prof. Dr. med.
Chirurgische Klinik,
Stadtspital Triemli
Birmensdorferstraße 497,
8063 Zürich, Schweiz

Radujko, Tuula
Onkologie – Medizinische Klinik,
Spital Uster
Brunnenstraße 62
8610 Uster, Schweiz

Rhomberg, Michaela
Dr. med.
Jesuitengasse 13, 6800 Feldkirch,
Österreich

Rhomberg, Walter
Prof. Dr. med.
Abteilung Radioonkologie,
Landeskrankenhaus Feldkirch
Carinagasse 47, 6800 Feldkirch,
Österreich

Schmid, Brenda
R.N., OCN
Houelbachstraße 1
6010 Kriens, Schweiz

Schwarz, Reinhold
Prof. Dr. med.
Institut für Arbeits-
und Sozialmedizin,
Universität Leipzig
Riemannstraße 32,
04107 Leipzig, Deutschland

Siegmund, Reinhold
Dr. med.
Facharzt für Innere Medizin,
Hämatologie und Internistische
Onkologie
Lindenstraße 10, 49401 Damme,
Deutschland

Steinbach, Michael
Städtische Kliniken Oldenburg,
Innere Medizin II
Dr.- Eden-Straße 10,
26133 Oldenburg, Deutschland

Stoll, Hansruedi
MSc.
Klinik für Onkologie,
Universitätsspital
Petersgraben 4/2, 4031 Basel,
Schweiz

Strebel, Urs
Dr. med.
Medizinische Abteilung, Kreisspital
Männedorf PF 664
8708 Männedorf, Schweiz

Wolfensberger, Markus
Prof. Dr. med.
HNO-Klinik, Kantonsspital Basel
Petersgraben 4, 4031 Basel,
Schweiz

Zint, Christina
Landeskrankenhaus Feldkirch,
Intensivstation
Carinagasse 47, 6800 Feldkirch,
Österreich

Zimmermann-Acklin, Markus
Lehr- und Forschungsbeauftragter,
Institut für Sozialethik,
Universität Luzern
Gibraltarstrasse 3, 6000 Luzern 7
Schweiz

Liste Häufiger Abkürzungen

ABMT	engl. »autologous bone marrow transplantation« = autologe Knochenmarktransplantation
ADH	antidiuretisches Hormon
AFP	Alphafetoprotein
ALL	akute lymphatische Leukämie
AML	akute myeloische Leukämie
APC-Gen	Adenomatöse-Polyposis-coli-Gen
AUC	engl. »area under the curve« = Angabe von Zytostatika-Dosierung
B-Symptome	Nachtschweiß, Gewichtsabnahme und Fieber bei Morbus Hodgkin und Non-Hodgkin-Lymphomen
BCL-1 (2) Gen	engl. »B-Cell lymphoma gene«
BMT	engl. »bone marrow transplatation« (siehe-KMT)
BRCA-1 (2)	engl. »breast cancer gene-1 (2)«
Ca.	Abk. für lat. »carcinoma« = Karzinom
CA (plus Nummer)	engl. »cancer antigen« = Tumormarker (z. B. CA-15.3)
CEA	karzinoembryonales Antigen
CIN	zervikale intraepitheliale Neoplasie
CIS	Carcinoma in situ
CLL	chronisch lymphatische Leukämie
CML	chronisch myeloische Leukämie
CR	engl. »complete remission« = komplette Remission, Vollremission
cS	engl. »clinical stage« = klinisches Stadium
CSF	engl. »colony stimulating factor« = koloniestimulierender Faktor
CT	1. Computertomographie; 2. Chemotherapie
DFS	engl. »disease free survival« = krankheitsfreies Überleben
DIC	disseminierte intravaskuläre Koagulation, Verbrauchskoagulopathie
DNA/DNS	Desoxyribonukleinsäure
EBMT	The European Group for Blood and Marrow Transplantation (growth factor)
EBV	Epstein-Barr-Virus
EFS	engl. »event free survival« = ereignisfreies Überleben
EGF(R)	epidermaler Wachstumsfaktor (Rezeptor)
EONS	European Oncology Nursing Society
EORTC	European Organization for Research and Treatment of Cancer
ER	engl. »estrogen receptor« = Östrogenrezeptor
FAP	familiäre adenomatöse Polyposis
FIGO	Féderation Internationale de Gynécologie et d'Obstétrique
FKJ	Feinnadel-Katheter-Jejunostomie
FNP	Feinnadelpunktion
GF	engl. »growth factor« = Wachstumsfaktor
G(M)-CSF	engl. »granulocyte (macrophage)-colony stimulating factor« = Granulozyten (Makrophagen)-koloniestimulierender Faktor
GnRH	Gonadotropin-Releasing-Hormone
GVHD/R	engl. »graft-versus-host-disease« = Transplantat-gegen-Wirt-Erkankung/Reaktion (bei allogener Stammzelltransplantation)
Gy	Gray, Messgröße für die Strahlendosis bei Radiotherapie
β-HCG	humanes Choriongonadotropin-beta
HD	1. Herddosis; 2. engl. »Hodgkin's disease« = Morbus Hodgkin
HER	engl. »human epithelial growth factor receptor« = Rezeptor für einen menschlichen epithelialen Wachstumsfaktor
HIV	humanes Immunschwächevirus (Aids-Virus)
HNPCC	engl. »hereditary non-polyposis colorectal cancer« = hereditäres nicht-polypöses kolorektales Krebssyndrom
HPV	humanes Papillomvirus
5-HT_3	Serotonin
IE	internationale Einheit
i.th.	intrathekal (Liquorraum)
IL	Interleukin
IFN	Interferon
KMT	Knochenmarktransplantation

KOF Körperoberfläche
LAK lymphokin aktivierte Killerzellen
Laser engl. »light amplification by stimulated emission of radiation« = Erzeugung von parallelen Lichstrahlen einer bestimmten Wellenlänge mit hoher Lichtdichte
LH-RH luteinisierendes Hormon-Releasing-Hormon
LET linearer Energietransfer
MAK 1.monoklonaler Antikörper; 2. maximale Arbeitsplatz-Konzentration
MDS myelodysplastisches Syndrom
MED 1. minimale effektive Dosis; 2. minimale Erythemodosis; 3. mittlere Einzeldosis
μ, mikro Millionstel
m(o)ab engl. »monoclonal antibody« (siehe MAK)
MRD engl. »minimal residual disease« = minimaler Resttumor
MRT, MRI Magnetresonanztomographie, Kernspintomographie, engl. »magnet resonance imagery«
NC engl. »no change« = Krankheits-stabilisierung (durch Therapie)
NED engl. »no evidence of disease« = keine Krankheit nachweisbar
NHL Non (nicht) Hodgkins Lymphom
NMR engl. »nuclear magnetic resonance« = Magnetresonanztomographie
NSAR, NSAID nichtsteroidale Antirheumatika, engl. »non-steroidal antiinflammatory drug«
NSCLC engl. »non small cell lung cancer« = nicht kleinzelliges Bronchuskarzinom
OS engl. »overall survival« = Gesamt-überleben
PBSCT engl. »peripheral blood stem cell transplantation« = Transplantation von Stammzellen aus peripherem Blut
PCA engl. »patient controlled analgesia« = patientenkontrollierte Schmerz-therapie
PCR Polymerasekettenreaktion
PD engl. »progressive disease« = Krankheitsprogression
PDT photodynamische Lasertherapie
PEG perkutane endoskopische Gastro-stomie
PET Positronenemissionstomographie
PFS engl. »progression free survival« = progressionsfreies Überleben
PgR Progesteronrezeptor
PR 1. engl. »partial remission« = partielle Remission, Teilremission; 2. Progesteronrezeptor
PS engl. »performance status« = Allgemeinzustand
pS pathologisches Stadium
PSA prostataspezifisches Antigen (Tumormarker)
RAS-Gen Ratte-Sarkom-Gen
RIA Radio-Immunassay
RNS, RNA Ribonukleinsäure
RT Radiotherapie
SCLC engl. »small cell lung cancer« = kleinzelliges Bronchialkarzinom
SD engl. »stable disease« = Krankheitssta-bilisering
SZT Stammzelltransplantation (-transfusion)
TBI engl. »total body irradiation« = Ganzkörperbestrahlung
TNF Tumornekrosefaktor
TNM Tumor, Nodulus (Lymphknoten), Meta-stasen (System für die Stadien-einteilung maligner Tumoren)
TRUS transrektaler Ultraschall
TTP engl. »time to pregression« = Zeit bis zur Progression
TUR transurethrale Resektion
UICC Unio internationalis contra cancrum = Internationale Union gegen Krebs
U engl. »unit« = Einheit
VEGF vascular endothelial Wachstumsfaktor (growth factor)
WHO World Health Organization = Weltgesundheitsorganisation
ZMV Zytomegalievirus

Teil I Grundlagen der Onkologie

Biologie bösartiger Tumoren

M. F. Fey

Krebskrankheiten bilden nach den Herz-Kreislauf-Krankheiten die zweithäufigste Krankheitsgruppe. Obwohl der Ausdruck »Krebs« sehr heterogene Krankheitsbilder umfasst, zeigen Krebskrankheiten wichtige Gemeinsamkeiten.

1.1 Begriffserläuterungen und Einführung

Definition

»Onkologie« bezeichnet die Lehre von der Entstehung, der Diagnostik und der Behandlung von Krebserkrankungen.

Bereits 1914 formulierte Theodor Boveri in Jena eine Theorie zur Krebsentstehung, die durch den heutigen Stand der Krebsforschung fast vollständig bestätigt werden konnte.

Postulate Boveris

- Krebs ist ein Problem der Zelle.
- Jeder Tumor entsteht aus einer einzelnen Ursprungszelle (und nicht etwa aus einer ganzen Zellgruppe oder Zellfamilie) durch fortgesetzte Zellteilung.
- Die Ursprungszelle eines bösartigen Tumors enthält Störungen im Erbgut, d. h. in ihren Chromosomen.
- Genveränderungen bzw. Chromosomenstörungen sind die Ursache der gestörten Zellproliferation und des gestörten Verhaltens von Zellen in Krebsgeschwülsten; bei der Zellteilung werden diese Veränderungen an die nächste Generation von Krebszellen weitergegeben.

Zum besseren Verständnis häufiger in Zusammenhang mit Krebskrankheiten verwendeter Begriffe seien die folgenden Erläuterungen vorangestellt. Krebs beruht auf Störungen von:

- Zellteilung oder Zellvermehrung (Proliferation),
- Zellspezialisierung oder Ausreifung (Differenzierung),
- Zelltod (Apoptose).

Diese Vorgänge sind normale Phänome in einem lebenden Organismus. Störungen dieser Prozesse können verschiedene Formen annehmen. Sie dienen bei gutartigen Veränderungen der Anpassung an äußere Einwirkungen. Bösartige Tumoren zeichnen sich in erster Linie dadurch aus, dass Zellproliferation und ähnliche zellbiologische Vorgänge nicht als Anpassung gegenüber äußeren Einwirkungen zustandekommen, sondern eine fehlgesteuerte Eigendynamik entwickeln.

Im Folgenden werden einige wichtige Begriffe erläutert:

- *Neoplasien* sind zelluläre Neubildungen, d. h. pathologische Wucherungen von Zellen mit gestörtem Teilungs- und Differenzierungsverhalten. Sie können gut- oder bösartig sein.
- Das Wort *Tumor* bezeichnet eigentlich und im weitesten Sinn jede Gewebsschwellung. Diese kann einer (gut- oder bösartigen) Neoplasie entsprechen, aber auch etwa einer entzündlichen Schwellung (z. B. einem Abszess) oder einem Hämatom. In der Regel wird der Begriff Tumor jedoch im Sinne von Neoplasie angewandt.
  Gutartige (benigne) Tumoren sind Neoplasien, die einige typische Veränderungen der Zellbiologie aufweisen, wie wir sie auch bei malignen Neoplasien kennen. Im Gegensatz zu malignen Neoplasien sind gutartige Tumoren jedoch lokal begrenzt und weisen kein Potential zur Zellabsiedelung in anderen Organen (Metastasierung) auf. Trotzdem können gutartige Tumoren klinisch schwierige Probleme, mitunter sogar mit tödlichem Ausgang mit sich bringen. Beispiele sind gutartige, aber inoperable Tumoren im Hirn oder im Rückenmark. Beispiele von häufigen und harmlosen gutartigen Tumoren sind Fettgewebsknoten (Lipome) und Fibrome der Haut. Gutartige Tumoren können u. U. in entsprechende Krebsformen übergehen. Dies ist namentlich von Polypen oder Adenomen im Magen-Darm-Trakt mit Übergang in Kolonkarzinome bekannt.
  Typische Eigenschaften *bösartiger (maligner) Tumoren* werden im folgenden Abschnitt beschrieben.

1.2 Merkmale der Malignität

1.2.1 Störungen der Wachstumskontrolle

Bösartige Tumoren entstehen oft in einem bestimmten Organ (z. B. Brust oder Dickdarm) und respektieren zunächst die anatomischen Grenzen dieses Organs. Maligne Tumoren, die zwar wachsen, aber ihr Muttergewebe noch nicht zerstören, also ihre organischen Grenzen noch nicht durchbrechen, werden als in situ Karzinome bezeichnet. Kleine Kolonien von malignen Zellen dieser Art finden sich beispielsweise in der weiblichen Brust als Vorstufe von Mammakarzinomen oder als Frühstufe von Bronchialkarzinomen in der Bronchialschleimhaut. Als Tumorinvasion wird infiltratives Wachstum bezeichnet, das Organ- oder Gewebegrenzen zerstört. So können beispielsweise in situ Karzinome durch die sog. Basalmembran ihres Epithels oder durch eine physiologische Kapsel durchbrechen und in die Umgebung infiltrieren. Damit gewinnen sie Anschluss an Blut- und Lymphgefäße. Einbrüche in Lymph- und Blutgefäße werden dadurch gefördert, dass Tumoren gefäßbildende Faktoren produzieren können. Sie fördern ihre eigene Ausbreitung durch Stimulation der Neubildung von Gefäßen in ihrer unmittelbaren Umgebung (Angiogenese, ◘ Abb. 1.1).

Das Wachstum von Tumoren erfolgt oft nicht kontinuierlich, sondern in Schüben. Vom Moment der malignen Entgleisung oder Transformation einer Einzelzelle bis zur Entwicklung eines Tumors mit klinischen Symptomen können Jahre vergehen.

Störungen der Proliferation, beispielsweise unkontrollierte, übermäßige Zellteilung, können zum Krebswachstum beitragen.

1.2.2 Störungen der Zelldifferenzierung

Normalerweise sollten sich Zellen nicht nur teilen, sondern sich nach Bedarf auch differenzieren. Zelldifferenzierung bedeutet, dass sich Zellen zunehmend spezialisieren, um spezifische Funktionen auszuüben. Ein gutes Beispiel ist die Blutbildung (Hämatopoese) im Knochenmark (◘ Abb. 1.2). Stammzellen sind die Mutterzellen aller hämatologischen Zellreihen, d. h. aus ihnen entwickeln sich die Zellen der »roten Reihe« (Erythrozyten), der myeloischen Reihe (Granulozyten und Monozyten) sowie die Thrombozyten und die Zellen des lymphatischen Systems (Lymphozyten). Stammzellen können jedoch selbst keine spezifischen Funktionen, etwa die eines Erythrozyten (Sauerstofftransport) oder eines Granulozyten (Abwehr von Bakterien) übernehmen: Die für diese spezifischen Funktionen nötigen Zellbestandteile (z. B. das Hämoglobin) sind in den Stammzellen noch nicht vorhanden, d. h. diese Zellen sind nicht entsprechend differenziert. Solche Zelldifferenzierungsvorgänge sind beim Krebs oftmals nachhaltig gestört. Beispielsweise zeichnen sich akute myeloi-

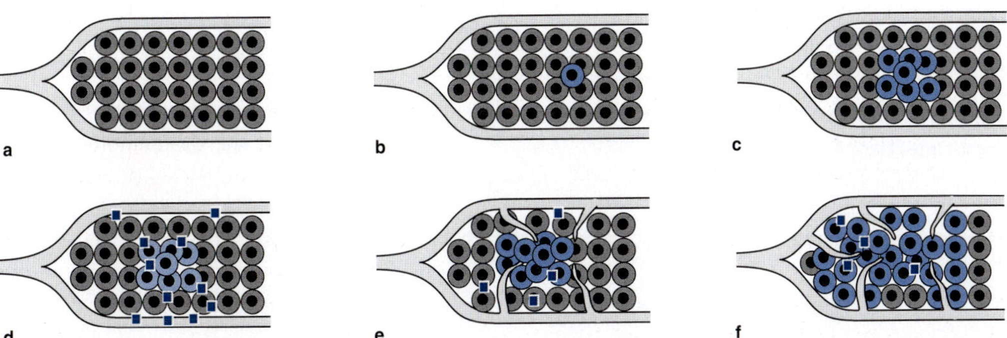

◘ **Abb. 1.1a–f.** Erste Schritte in der Entwicklung eines malignen Tumors. **a** Ein normaler Zellverband mit seiner kapillären Blutversorgung. **b** Eine Zelle ist maligne entartet. **c** Die maligne Zelle vermehrt sich. **d** Die malignen Zellen produzieren einen gefäßbildenen Faktor ■ (Angiogenese-Faktor). **e** Unter dem Einfluss des gefäßbildenden Faktors wachsen neue Gefäße in den Tumor ein (Angiogenese) und sichern die Blutversorgung des Tumors. **f** Der Tumor wächst weiter

sche Leukämien dadurch aus, dass die Tumorzellen auf dem Differenzierungsweg in Richtung Granulozyten »steckenbleiben«.

1.2.3 Infiltration und Metastasierung

Maligne Tumoren entstehen in aller Regel lokal, d. h. durch eine Entgleisung einer einzelnen Zelle, deren Nachkommen dann ebenfalls maligne sind und sich weiter teilen. Typischerweise bleiben maligne Tumoren jedoch mit der Zeit nicht lokal begrenzt. Tumorzellverbände können lokal in die Umgebung einwachsen. Dies bezeichnet man als Infiltration. Besonders problematisch ist, dass maligne Zellen oder Zellverbände in Lymph- oder Blutgefäße eindringen und damit über die Lymph- oder Blutbahn in andere Organe verschleppt werden können. Dies äußert sich klinisch in Form von Lymphknoten- oder andere Organmetastasen, und der Prozess selbst ist als Metastasierung bekannt. Abb. 1.3 fasst diese Vorgänge schematisch zusammen. Die lymphogene oder hämatogene Metastasierung ist eine der wichtigsten und problematischsten Eigenschaften maligner Tumoren (Tabelle 1.1). Die meisten Krebspatienten sterben nicht am Primärtumor, sondern an seinen Metastasen.

1.3 Symptome maligner Tumoren

Maligne Tumoren können zu ganz unterschiedlichen Symptomen führen. Diese können einerseits durch das lokale Wachstum des Tumors und seiner Metastasen bedingt sein, d. h. durch Zerstörung oder Kompression von normalem Gewebe. Dies kann beispielsweise zu Schmerzen, Blutungen oder Verschluss von Hohlorganen führen.

Andererseits treten bei den meisten Tumorerkrankungen auch Begleitsymptome wie Fieber, Abgeschlagenheit, Appetitlosigkeit, verbunden mit Gewichtsabnahme, oder Anämie auf. Diese Krankheitszeichen werden auch *paraneoplastische Symptome* genannt. Auslösende Ursache sind Hormone oder hormonähnliche Substanzen, die von den Tumorzellen selbst oder – unter ihrem Einfluss – von normalen Körperzellen gebildet werden. In Tabelle 1.2 sind einige häufige paraneoplastische Symptome zusammengestellt.

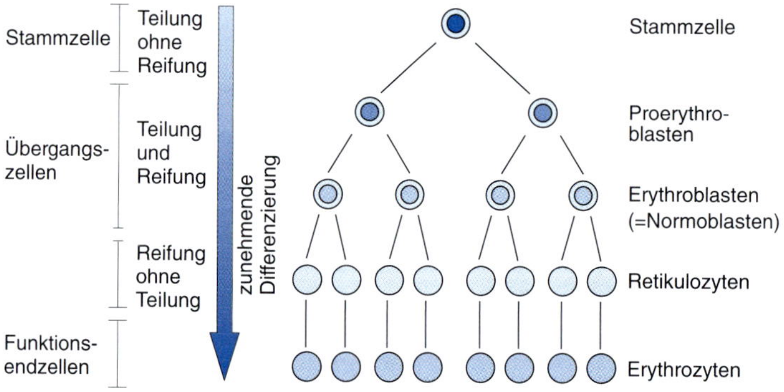

Abb. 1.2. Die Blutbildung im Knochenmark als Modellfall für eine Zellpopulation mit Proliferation und Differenzierung, dargestellt am Beispiel der Erythropoese (Bildung der roten Blutkörperchen)

Tabelle 1.1. Merkmale von benignen und malignen Tumoren

	Benigner Tumor	Maligner Tumor
Differenzierung (Ausreifung)	In der Regel gut differenziert	Oft gestört
Wachstum	Langsam und lokal	Unterschiedlich, oft aggressiv
Mitose	Normale Zellteilung	Häufig atypisch
Invasion	Keine	Destruktiv mit Umgebungsinfiltration
Metastasen	Keine	Typisch

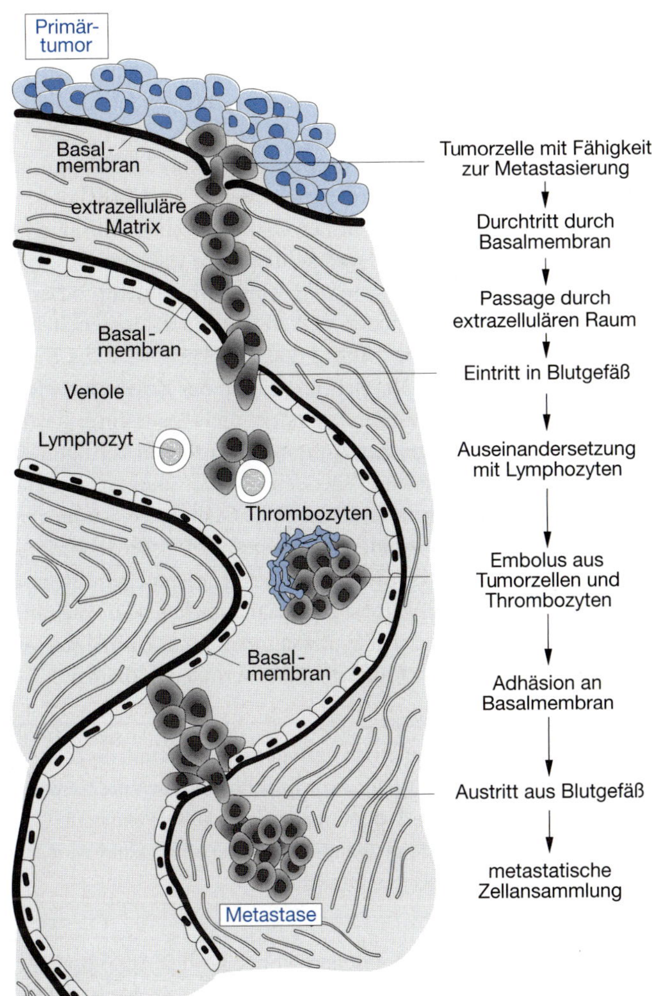

Abb. 1.3. Vorgänge bei der hämatogenen Metastasierung. (Nach: Cotran RS, Kumar V, Robbins SL [1993] Grundlagen der allgemeinen Pathologie. Gustav Fischer, Stuttgart Jena New York)

Tabelle 1.2. Häufige paraneoplastische Symptome

	Symptom	Verursachende Substanz
Allgemeinsymptome	Fieber Gewichtsabnahme Nachtschweiß	Interleukine?
Stoffwechsel/Hormone	Hyperkalzämie Cushing-Syndrom Hyponatriämie Gynäkomastie	Parathormon-ähnliche Substanz ACTH-ähnliche Substanz Vasopressin = ADH β-HCG
Haut	Pruritus Ichthyosis (Hautverdickung mit Schuppenbildung)	Unbekannt Unbekannt
Blut	Anämie Gerinnungsstörungen	Unbekannt Unbekannt

An der Entwicklung eines Symptoms bei einem Tumorkranken können verschiedene Faktoren beteiligt sein. Eine Anämie kann z. B. durch eine Blutung aus dem Primärtumor oder einer Metastase, durch Tumorinfiltration des Knochenmarks, durch eine Knochenmarkschädigung nach Chemo- oder Radiotherapie oder durch eine paraneoplastische Hemmung der Blutproduktion verursacht sein. Die Abklärung eines Symptoms im Hinblick auf eine gezielte Behandlung kann u. U. sehr aufwändig sein.

1.4 Zellbiologie

1.4.1 Zellzyklus und programmierter Zelltod

! Zellteilung und Zelltod sind normale biologische Vorgänge. Unter physiologischen Bedingungen unterliegt die Zellteilung einer genauen Kontrolle, und ebenso präzise werden Lebensdauer und Tod der Zellen reguliert.

Abbildung 1.4 zeigt ein Schema der Zellteilung und des programmierten Zelltodes. Vor einer Teilung befindet sich eine Zelle in aller Regel in einer längeren oder kürzeren Ruhephase. Diese Phase wird als G1-Phase bezeichnet (G für »gap« = engl. Lücke). Der eigentlichen Zellteilung geht notwendigerweise die Verdoppelung (Replikation) des Erbguts der Zelle, der DNS-Doppelstränge voraus, und zwar in der sog. S-Phase (Synthese-Phase). Nach abgeschlossener DNS-Synthese erfolgt eine zweite kurze Ruhephase (Gap 2 oder G2-Phase), die schließlich in die eigentliche Mitose mit Trennung der Chromosomen und anschließender Trennung des Zytoplasmas und Bildung von zwei Tochterzellen überleitet. Die Übergänge einzelner Phasen im Zellzyklus werden normalerweise streng kontrolliert. So muss in der G-1-Phase ein Kontrollpunkt überwunden werden, damit die Zelle in die DNS-Synthesephase treten kann. Weitere sog. »checkpoints« befinden sich an anderen kritischen Stellen im zeitlichen Ablauf des Zellzyklus.

Auch Überleben und Tod der Zellen sind nicht zufällig bestimmt, sondern unterliegen einer genauen biologischen Kontrolle. Der Körper verfügt über »Programme«, die den *Zelltod* steuern. So sind beispielsweise neutrophile Granulozyten kurzlebig (wenige Stunden bis wenige Tage), Zellen des immunologischen Systems jedoch ausgesprochen langlebig (beispielsweise sog. Gedächtniszellen oder »memory cells«, die sich an einen irgendwann einmal stattgefundenen Antigenkontakt »erinnern« können).

Definition

Der genetisch gesteuerte, programmierte Zelltod wird *Apoptose* genannt. Der nichtprogrammierte Zelluntergang durch äußere Einflüsse, z. B. durch Sauerstoffmangel oder Toxine, wird als *Nekrose* bezeichnet.

Die zellbiologischen Vorgänge bei Apoptose und Nekrose sind völlig verschieden. So kann mikroskopisch unterschieden werden, ob eine Zelle durch Apoptose oder Nekrose untergeht.

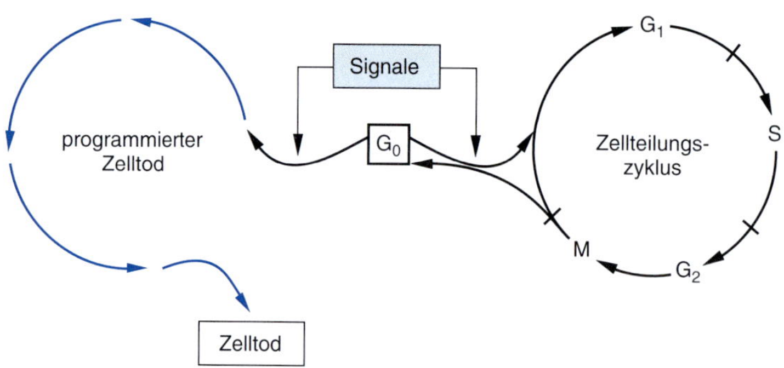

Abb. 1.4. Zellzyklus und programmierter Zelltod. Eine Zelle in der Ruhephase G_0 kann durch externe Signale dazu veranlasst werden, entweder in den Zellteilungszyklus oder in die Apoptose, d. h. den programmierten Zelltod, einzutreten. (Nach: Berges R, Isaacs JT [1993] Clinical Chemistry 39:356) G_1, *S*, G_2, *M* Phasen der Zellteilung

! Störungen von Zelltodprogrammen spielen bei Krebs eine wichtige Rolle.

Bei follikulären Non-Hodgkin-Lymphomen beispielsweise kann die Störung eines Zelltodprogramms dazu führen, dass die Tumorzellen länger leben und somit schrittweise in Lymphknoten angereichert werden.

Die *Zellteilung* wird meist durch exogene Signale, d. h. Wachstumsfaktoren verschiedenster Art, eingeleitet. Die Aktivierung des Zellzyklus und die Teilung einer Zelle benötigen außer diesen Zündschlüsseln und Zündfunken zusätzlich Gaspedale, die die gesamte Maschinerie in Bewegung setzen bzw. in Bewegung halten. Diese Aufgabe kommt u. a. den sog. *Zyklinen* zu.

Definition

Zykline sind kurzlebige Eiweiße, die u. U. innerhalb von 10–15 min nach ihrer Synthese wieder abgebaut werden. Eine ihrer Hauptaufgaben besteht darin, der Zelle zu helfen, die »checkpoints« im Zellzyklus auf dem Marsch Richtung Zellteilung zu überwinden und die Ruhephasen im Zellzyklus (die G-Phasen oder »gaps«) zu verkürzen.

Zykline können ihre Arbeit nicht alleine verrichten. Um wirksam zu werden, verbinden sie sich mit bestimmten Enzymen, den zyklinabhängigen *Kinasen*. Kinasen binden typischerweise Phosphorgruppen an Eiweißmoleküle. Diese Phosphorylierung von Eiweißen ist ein grundlegender biologischer Mechanismus zur Aktivierung oder Inaktivierung von Proteinen.

Übermäßige und ungesteuerte Bildung eines Zyklins könnte zur Entstehung und/ oder Weiterentwicklung eines bösartigen Tumors beitragen.

Beispiel

Das sog. *Mantelzell-Lymphom* ist ein spezielles Non-Hodgkin-Lymphom, das oftmals einen aggressiven Verlauf nimmt. Mantelzell-Lymphome treten in der Regel bei älteren Erwachsenen auf. Die meisten Patienten weisen bei Diagnosestellung fortgeschrittene Stadien auf. Bei diesen Lymphomen lässt sich in den Tumorzellen eine vermehrte Bildung von Zyklin nachweisen, eine Überexpression von Zyklin-D1, die das aggressive klinische Bild dieses B-Zell-Lymphoms mitbestimmen könnte.

Jedes Fahrzeug bedarf neben dem Motor auch eines wirksamen und rasch einsetzbaren Bremssystems. Dieses Prinzip gilt auch für den Zellzyklus, der nur unter streng kontrollierten Bedingungen in Gang gesetzt und unterhalten werden soll.

Mittlerweile sind zahlreiche Eiweiße bekannt, die im Zellzyklus als Hemmfaktoren (*Inhibitoren*) eine wichtige Rolle spielen, z. B. der Zellzyklus-Inhibitor p16. Das entsprechende Gen ist bei menschlichen malignen Tumoren besonders häufig mutiert und damit inaktiviert.

Das *p53-Protein* ist ein weiteres wichtiges Kontrollsystem der Integrität des Zellzyklus und der erfolgreichen Zellteilung. Es wird unter der Überschrift »Onkogene und Tumorsuppressorgene« nochmals diskutiert werden (s. ▶ Abschn. 1.6.2). Normales p53-Protein führt zu einem Zellzyklusstopp in der G1-Phase, bevor die Zelle in die DNS-Synthesephase eintritt. Dieser Stopp erlaubt es der Zelle, allfällige Schäden an ihrer DNS mittels einer ausgeklügelten Maschinerie von chemischen Scheren und anderen molekularen chirurgischen Instrumenten zu reparieren. Erst wenn diese Reparaturprozesse erfolgreich abgelaufen sind, wird der Zelle gestattet, DNS zu synthetisieren und damit die Zellteilung vorzubereiten. Als Alternative kann p53 den programmierten Zelltod (Apoptose) auslösen und die Zelle damit definitiv an ihrer weiteren Vermehrung hindern. Das p53-Protein ist bei verschiedenen Krebsarten häufig mutiert, so z. B. bei Bronchus- und Kolonkarzinomen, aber auch bei Mammakarzinomen und hämatologischen Neoplasien.

1.4.2 Die Signalübermittlung in der Zelle

Die Teilung einer Zelle wird auch durch Faktoren außerhalb der Zelle gesteuert. Zahlreiche Hormone und andere Botenstoffe (z. B. Wachstumsfaktoren) beeinflussen und regulieren die Zellteilung und die Zellfunktion (s. auch ▶ Kap. 9.2). In der Regel kann ein Botenstoff nicht ohne weiteres in den Zellkern eindringen, sondern bindet sich an eine spezielle Stelle auf oder in der Zelle, den sog. *Rezeptor* (Empfänger). Rezeptoreiweiße erlauben eine spezifische Hormonbindung oder die Bindung eines anderen Botenstoffs, beispielsweise eines Zytokins oder eines Wachstumsfaktors. Die Bindung des Boten (*Ligand*) an den Rezeptor löst in der Zelle eine Kettenreaktion von biologischen Prozessen aus, die schließlich die Botschaft in den Zellkern übermittelt und über den genetischen Apparat die passende Reaktion der Zelle auslöst. Dieser komplizierte Vorgang wird als Signalübermittlung oder *Signaltransduktion* bezeichnet. Beispielsweise kann ein Wachstumsfaktor nach seiner Bindung an einen Rezeptor die Teilung einer Zelle stimulieren (Abb. 1.5).

! Es ist nicht verwunderlich, dass Störungen der Signalübermittlung in der Zelle bei Krebs eine Rolle spielen: Eine überschießende Reaktion auf Wachstumsfaktoren kann die Zellteilung übermäßig fördern.

Die Hemmung der pathologischen Signalübermittlung ist eine moderne, sehr wirksame Methode der medikamentösen Krebsbehandlung (▶ s. Kapitel 9, Abschnitt 9.4 und 9.6).

1.5 Tumorimmunologie

1.5.1 Grundlagen

Das Immunsystem ist ein Abwehrsystem des Körpers und schützt ihn vor Viren, Bakterien, Pilzen und anderen krankmachenden Mikroorganismen. Es besteht aus verschiedenen Zellen, v. a. aus:

- den Monozyten,
- den Makrophagen und
- den Lymphozyten.

Im Gegensatz zu anderen Organen haben diese Zellen keinen festen Kontakt untereinander, sondern zirkulieren zwischen Blutbahn, Lymphsystem und anderen Geweben. Die Zellen des Immunsystems können sich dennoch gegenseitig kontrollieren, indem sie kleinste Mengen von Zytokinen (Botenstoffen) ausscheiden. Da Zytokine die Kommunikation zwischen Lymphozyten und anderen weißen Blutkörperchen (Leukozyten) ermöglichen, werden sie auch *Interleukine* genannt. In Tabelle 1.3 sind einige Zytokine, die tumorbiologisch von Bedeutung sind, aufgelistet.

Die Hauptaufgabe des Immunsystems besteht darin, zwischen »Selbst« (Zellen und Eiweiße des eigenen Körpers) und »Nichtselbst« bzw. »Fremd« (Bakterien, Viren etc.) zu unterscheiden. Die Erkennung von »Selbst« und »Nichtselbst« erfolgt über Eiweißmoleküle (*Antigene*) an der Oberfläche der fremden Zelle.

Viren, Bakterien, andere Mikroorganismen und – eingeschränkt – auch Tumorzellen besitzen an

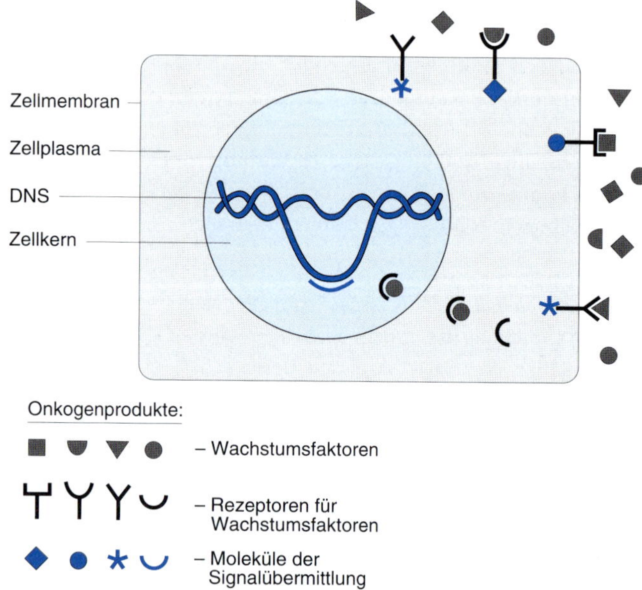

Abb. 1.5. Signalübermittlung und Onkogenprodukte: Wachstumsfaktoren, Hormone und andere biologisch aktive Substanzen binden sich an Rezeptoren auf der Zellmembran oder im Zellplasma. Durch diese Bindung werden Signalmoleküle aktiviert, die das Signal in geeigneter Form in den Zellkern überbringen und so das Verhalten der Zelle ändern, z. B. die Zellteilung auslösen. Die Produktion der Wachstumsfaktoren, ihrer Rezeptoren und der Signalmoleküle wird durch Onkogene reguliert

ihrer Oberfläche solche fremden Eiweiße, die das Immunsystem zur Abwehr anregen.

! Man unterscheidet zwischen der *zellvermittelten* und der *humoralen Immunabwehr.*

Bei beiden Formen spielen Lymphozyten eine wichtige Rolle, wobei B-Lymphozyten (B von »bone marrow«, d. h. Reifungsort: Knochenmark) und T-Lymphozyten (Reifungsort: Thymus) unterschieden werden. B- und T-Lymphozyten besitzen spezifische Oberflächenrezeptoren, mit denen sie Antigene erkennen können.

Humorale Abwehr

Bei der humoralen Abwehr erkennen die B-Lymphozyten die in den Körper eingedrungenen Krankheitserreger. Die B-Zelle erkennt mit ihren Rezeptoren das als fremd identifizierte Molekül (Antigen) an der Oberfläche des Erregers und stellt in der Folge Antikörper dagegen her. Die Bindung zwischen Antigen und Antikörper (*Antigen-Antikörper-Komplex*) löst in der Regel weitere Schritte der Immunabwehr gegen ein Fremdeiweiß oder eine Fremdzelle aus, so dass es zur Zerstörung (Lyse) der Zielzelle kommen kann.

Zellvermittelte Immunität

Die zellvermittelte Immunität beruht vor allem auf den T-Lymphozyten. Die immunologische Abwehr von Tumorzellen erfolgt hauptsächlich über das System der T-Zellen: Zytotoxische T-Lymphozyten reagieren auf spezifische Antigene. Diese Reaktion führt oft zur Lyse der angegriffenen Zelle, u. U. mit erstaunlicher Geschwindigkeit und Effizienz. Bei der Erkennung dieser Antigene spielen die Moleküle des sog. Histokompatibilitätskomplexes (MHC) an der Oberfläche der Zielzelle eine wichtige Rolle.

1.5.2 Immunsystem und Krebs

Die Entstehung von malignen Tumoren ist die Folge von genetischen Veränderungen in der Zelle. Diese genetischen Veränderungen bewirken die Entstehung von neuen Eiweißen in und auf den Tumorzellen. Dank dieser tumorspezifischer Eiweiße kann ein Tumor, wenn auch aus körpereigenem Gewebe entstanden, von den Zellen des Immunsystems u. U. als »fremd« erkannt werden.

! Reaktionen des Immunsystems gegen maligne Tumoren sind schon längere Zeit bekannt.

So zeigen z. B. maligne Tumoren oft dichte Infiltrate von lymphoiden Zellen und Makrophagen. Gelegentlich werden auch, vor allem bei malignen Melanomen und beim Nierenzellkarzinom, spontane Tumorrückbildungen beobachtet. Auch in diesen Fällen findet sich histologisch als Zeichen der Immunreaktion eine Einwanderung von Lymphozyten und Makrophagen ins Tumorgewebe.

! Offensichtlich vermag jedoch das Immunsystem eine Tumorentstehung nicht immer zu verhindern, und bei voll ausgebildeten klinisch erfassbaren Tumoren ist die körpereigene Abwehr meist nicht in der Lage, den Tumor effektiv zu bekämpfen und zu zerstören.

Tabelle 1.3. Einige wichtige Zytokine

Zytokin	Herkunft	Eigenschaften
Interleukin 1	Monozyten, Makrophagen	Aktiviert T-Zellen
Interleukin 2	AktivierteT-Zellen	Aktiviert natürliche Killer-Zellen Stimuliert B- und T-Zellen
Interleukin 6	Aktivierte T-Zellen	Fördert die Ausreifung von aktivierten B- und T-Zellen
Tumor-Nekrose-Faktor (TNF)	Makrophagen	Zytotoxisch für Tumorzellen
Gamma-Interferon	Aktivierte T-Zellen	Aktiviert Makrophagen

Mögliche Gründe für das Ungenügen der natürlichen immunologischen Abwehr gegen Tumorzellen sind:

- ein Verlust der Tumorantigene auf der Oberfläche der Tumorzellen,
- ein Verlust der Eiweiße des Histokompatibilitätskomplexes auf den Tumorzellen (► s. Abschn. 1.5.1),
- die Ausbildung einer Toleranz des Immunsystems gegen die Tumorantigene,
- die Produktion von die Immunantwort hemmenden Zytokinen im Tumor oder seiner Umgebung.

Eine weitere Art von Immunzellen, die Krebszellen als »fremde« Zielzellen erkennt, sind die sog. zytotoxischen T-Lymphozyten. Namentlich die tumorinfiltrierenden Lymphozyten (TIL) gehören zu den Zellen, die Tumoren spezifisch erkennen und infiltrieren. Als Spontanreaktion des Körpers sind diese Zellen in der Regel zu schwach, um eine Tumorkrankheit tatsächlich zum Stillstand oder zum Verschwinden zu bringen. Da TIL-Zellen jedoch Tumoren spezifisch erkennen, können sie u. U. therapeutisch eingesetzt werden, um die tumorspezifische Immunantwort zu verstärken. An derartigen Behandlungsansätzen wird intensiv gearbeitet.

Ebenso wird in klinischen Studien versucht, lymphokinaktivierte Killerzellen (LAK-Zellen) in Kombination mit Interleukin 2 therapeutisch einzusetzen. Schließlich bieten tumorinfiltrierende Zellen die Möglichkeit, Gene in die Nähe von Tumorzellen zu bringen, deren Produkt lokal tumortoxisch wirkt, wegen seiner Nebenwirkungen aber systemisch nicht ohne weiteres verabreicht werden kann.

Die Tumorimmunologie ist ein hochinteressantes Gebiet. Sie zeigt in ersten klinischen Studien vielversprechende Ansätze für neue Therapiekonzepte bei Tumorpatienten.

1.6 Tumorgenetik

1.6.1 Grundlagen

Die genetische Information steckt in Form der *D*esoxyribo*n*ukleinsäure (DNS) im Zellkern (engl. DNA nach »*a*cid« = Säure). Sie ist in den Chromosomen in einem doppelten Satz angelegt. Von jedem Chromosomenpaar ist das eine Chromosom vom Vater, das andere von der Mutter ererbt. Der Chromosomensatz des Menschen umfasst 22 Paare von Autosomen (Nichtgeschlechtschromosomen), dazu die zwei Geschlechtschromosomen (XX bei der Frau, XY beim Mann) (◘ Abb. 1.6).

! Die Chromosomen sind Träger der genetischen Information, d. h. der Gene. Die Gesamtheit der Gene eines Menschen wird auch als Genom bezeichnet. Gene entsprechen bestimmten Abschnitten auf der DNS. Ein Gen trägt die Information, die die Zelle zur Fabrikation eines bestimmten Proteins (Eiweißmoleküls) benötigt. Man sagt auch: Ein Gen kodiert die Information für ein bestimmtes Protein (◘ Abb. 1.7).

Jede Zelle erhält bei ihrer Entstehung einen kompletten Chromosomensatz und damit jedes Gen, über das der Organismus verfügt. Eine einzelne Zelle verwendet jedoch, je nach ihrer Aufgabe, nur einzelne ihrer Gene. So kann beispielsweise eine Inselzelle im Pankreas das Insulingen ablesen, um Insulin zu fabrizieren, sie ist aber nicht in der Lage, wie die B-Lymphozyten einen Antikörper zu produzieren. Gene werden also gezielt aktiviert, je nach Bedarf an ihren Produkten. So produziert die Pankreaszelle Insulin entsprechend dem Glukosespiegel im Blut, und die Zelle des immunologischen Apparates produziert Antikörper gezielt auf den jeweiligen Infekterreger; d. h. die entsprechenden Gene werden nach Bedarf aktiviert.

! Die Steuerung der Aktivierung von Genen im Zellkern bezeichnet man als *Genregulation*. Die Genregulation ist in Krebszellen oft nachhaltig gestört.

Für die Genregulation sind als »Steuereinheiten« DNS-Sequenzen in der Nähe des betreffenden Gens verantwortlich (◘ Abb. 1.8).

Chromosomen enthalten doppelsträngige DNS. DNS ist aus *Nukleotiden* aufgebaut. Nukleotide bestehen aus (◘ Abb. 1.9):

- einer Base (Adenin, Guanin, Thymin oder Cytosin),
- einem Zucker (Desoxyribose oder Ribose) und
- Phosphat.

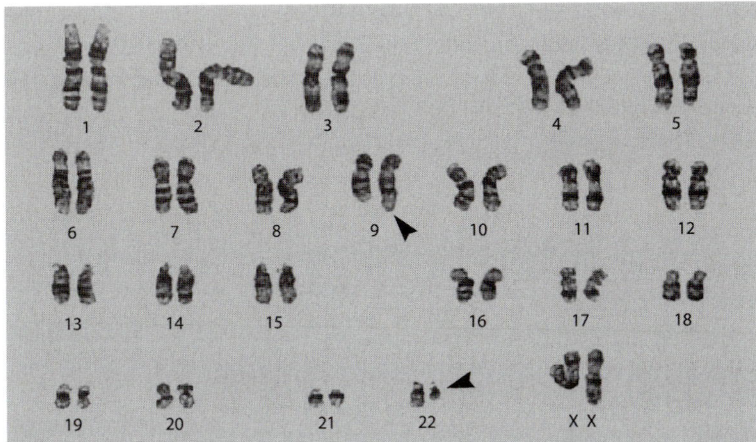

Abb. 1.6. Chromosomensatz bei chronischer myeloischer Leukämie (PD Dr. Jotterand, Lausanne). Die 46 Chromosomen sind als Gebilde mit einem quer angelegten Bandenmuster erkennbar. Sie sind der Größe nach sortiert (Chromosomenpaar 1 am größten). Auch die Geschlechtschromosomen sind erkennbar: Die Kombination XX weist darauf hin, dass die Zelle von einem weiblichen Individuum stammt. Die zwei mit *Pfeilen* markierten Chromosomen sind abnorm: Ein Chromosom 9 ist zu lang. Ein ebenfalls markiertes Chromosom 22 ist zu kurz: dieses *Philadelphia-Chromosom* besteht aus einem Stückchen des Chromosoms 9 sowie aus einem Stück des Chromosoms 22. Das Philadelphia-Chromosom ist die charakteristische chromosomale Abnormität der chronischen myeloischen Leukämie

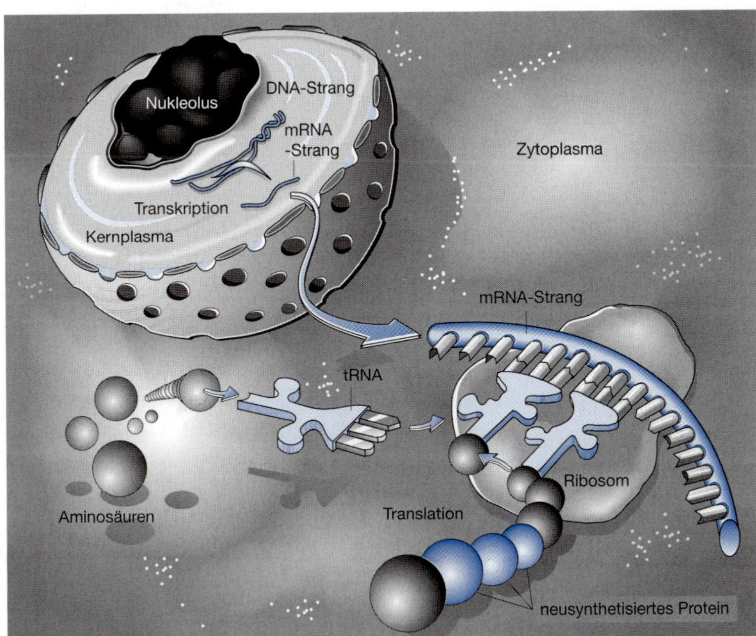

Abb. 1.7. Schematische Darstellung der Eiweiß-Synthese in der Zelle: Im Zellkern wird von einem Gen eine Kopie in Form eines mRNA-Stranges hergestellt (Transkription). Dieser wandert ins Zytoplasma zu einem Ribosom und wird dort abgelesen (Translation). Während der Translation wird, kodiert durch drei Basen, an der mRNA jeweils eine spezifische Aminoäure durch Transport-RNA-Moleküle (t-RNA) in die wachsende Eiweißkette eingebaut. (Aus: Spornitz UM [2001] Anatomie und Physiologie, 3. Aufl. Springer, Berlin Heidelberg New York Tokyo)

▣ Abbildung 1.9 zeigt ein wichtiges Prinzip der DNS: Die Reihenfolge (Sequenz) der Basen/Nukleotide in einem Strang bestimmt bei der Bildung eines Doppelstrangs die Sequenz im passenden (komplementären) Strang. Die beiden Einzelstränge eines DNS-Doppelstranges sind somit komplementär, ein fundamentales biologisches Prinzip, das auch in der Forschung und in der molekularen Diagnostik genutzt wird.

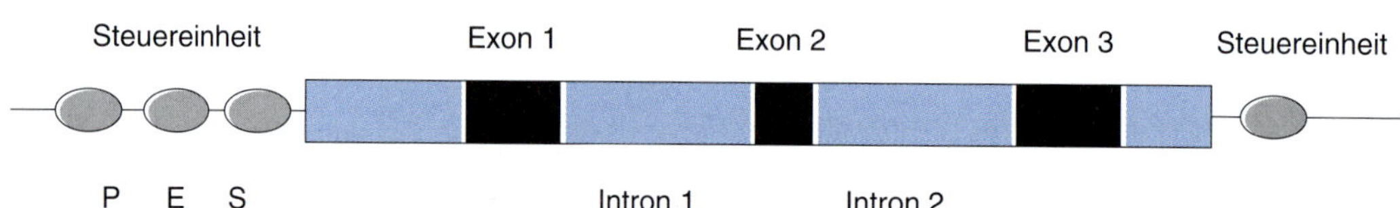

▣ **Abb. 1.8.** Aufbau eines Gens aus verschiedenen Abschnitten. Die Steuereinheit ist unterteilt in *P* Promotoren, *E* Enhancer-Einheiten und *S* Silencer-Einheiten, die alle auf die Expression des Gens Einfluss nehmen. Das Gen selbst ist in Exons aufgeteilt, deren Zahl variieren kann (*schwarze Rechtecke*). Die dazwischen liegenden Sequenzen (Introns, nummeriert) sind in der reifen mRNS nicht enthalten

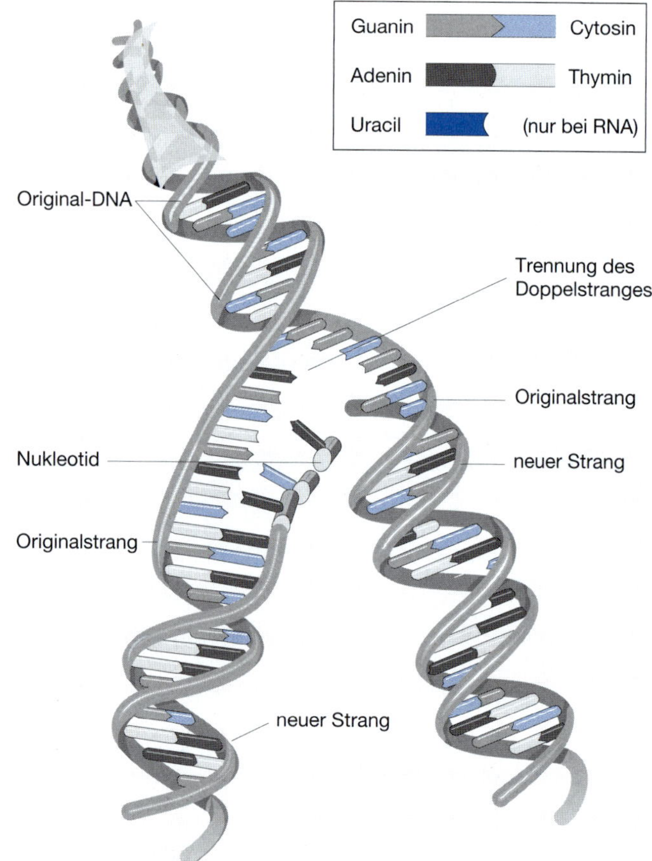

▣ **Abb. 1.9.** Doppelstrang (Doppelhelix) der Desoxyribonukleinsäure (DNS). Die Basen auf den Einzelsträngen können sich nur nach dem Schema Guanin/Cytosin und Adenin/Thymin paaren. Bei der Zellteilung trennt sich der Originaldoppelstrang der DNS reißverschlussartig in seine beiden Teilstränge, beide werden durch Anlagerung von Nukleotiden (Bausteinen der DNS) wieder zu orginalgetreuen Doppelsträngen ergänzt. Auf dem gleichen Prinzip beruht die Bildung der Boten-RNS bei ihrer Kopierung an der DNS (Transskription). (Aus: Spornitz UM [2001] Anatomie und Physiologie, 3. Aufl. Springer, Berlin Heidelberg New York Tokyo)

1.6.2 Onkogene und Tumorsuppressorgene

Gene, die mit Hilfe der von ihnen kodierten Eiweiße die normale Zellteilung, das normale Zellwachstum und die normale Zelldifferenzierung regulieren, spielen in der Krebsentwicklung wahrscheinlich eine zentrale Rolle. Diese in jeder normalen Zelle vorkommenden und im Zellzyklus aktivierten Gene sind die *Onkogene* und die *Tumorsuppressorgene*.

Die von diesen Genen kodierten Eiweiße, als *Produkte* dieser Gene bezeichnet, erfüllen Aufgaben im Zellkern, im Zytoplasma oder in der Zellmembran:

- Onkogene, bzw. die von ihnen kodierten Eiweiße, stimulieren die Zellteilung.
- Suppressorgene wirken hemmend auf die Zellteilung, sie werden deshalb auch Antionkogene genannt.

Abbildung 1.5 zeigt als Beispiel die Wirkung einiger Onkogenprodukte in der Signalübermittlung.

In der normalen Zelle steht die Produktion dieser Proteine unter ständiger Kontrolle. Durch Mutationen jedoch können diese Gene übermäßig stimuliert oder im Gegenteil funktionsunfähig, d. h. inaktiviert werden.

Onkogene und Tumorsuppressorgene üben ihre Wirkung über die von ihnen kodierten Eiweiße aus. Tabelle 1.4 zeigt eine Übersicht über einige dieser Gene und ihre Produkte.

1.6.3 Mutationen und Krebs

Wie Tipp- und Schreibfehler den Sinn eines geschriebenen Satzes stören können, so können bleibende Veränderungen der DNS genetische Informationen nachhaltig verändern. Derartige bleibende Veränderungen werden *Mutationen* genannt.

Tabelle 1.4. Übersicht über einige wichtige Onkogene und Tumorsuppressorgene

	Gen	Funktion
Onkogene:		
Gene für Wachstumsfaktoren oder Rezeptoren	erb-B2	Andere Bezeichnungen: HER-2 oder *neu* Kodiert den Rezeptor für einen epithlialen Wachstumsfaktor Überexprimiert bei gewissen Mammakarzinomen (s. ► Kap. 9.4) und anderen Malignomen
Gene für Eiweiße der Signalübermittlung im Zytoplasma	Ki-ras	Beteiligt bei verschiedenen Karzinomen, z. B. Lungen-, Ovar- und Dickdarmkarzinomen Zuerst in Ratten-Sarkomen nachgewiesen
Gene für Faktoren, die den Zellzyklus und die Apoptose regulieren	Bcl-2	Kodiert ein Eiweiß, das die Apoptose blockiert (s. ► 1.4.1) Überexprimiert bei follikulären Lymphomen, diese gehören zu den B-Zell(cell)-Lymphomen
Suppressorgene:		
	p53	Kodiert für das Eiweiß p53 (s. ► 1.4.1), ein für die Kontrolle des Zellzyklus wichtiges Protein Bei vielen malignen Tumoren mutiert und inaktiviert
	RB	Kodiert für das Retinoblastom-Eiweiß, das den Zellzyklus kontrolliert Beteiligt beim Retinoblastom (einem malignen Tumor des Auges) und bei vielen anderen Malignomen
	BRCA-1	Kodiert möglicherweise für ein Eiweiß, das DNS-Schäden erkennt Beim familiären Mammakarzinom (breast cancer) oft mutiert und inaktiviert
	APC	Kodiert für ein Eiweiß, das die Proliferation der Dickdarmschleimhaut steuert Bei familiärer Polypenbildung im Dickddarm mutiert und inaktiviert (adenomatöse Polyposis coli) Bei Dickdarm- und Magenkrebs beteiligt

Wir unterscheiden zwei Arten von Mutationen:

- Mutationen können von Vater oder Mutter ererbt sein; in diesem Fall sind sie in den Keimzellen (Ei- bzw. Samenzellen) und allen Zellen eines Individuums vorhanden. Dies ist bei Erbkrankheiten der Fall. Wir sprechen von *ererbten* oder *Keimzellmutationen*.
- Mutationen können jedoch auch in einzelnen Zellen unseres Körpers bei der Zellteilung (Mitose) im Laufe des Lebens erworben werden. In diesem Fall werden sie *somatische Mutationen* genannt. Sie sind nur in der betroffenen Zelle und in ihren Nachkommen vorhanden, nicht aber in andern Zellen des Körpers.

Beispiel

Eine mutierte Zelle in der Schleimhaut des Dickdarms kann Ursprungszelle eines Kolonkarzinoms sein. Alle bösartigen Zellen des Tumors, die aus dieser Ursprungszelle entstanden sind, tragen die krebsspezifische Mutation. In allen anderen Zellen des Patienten sind diese Mutationen jedoch nicht vorhanden – weder in der gesunden Damschleimhaut noch in den Keimzellen. Diese Mutationen werden deshalb nicht vererbt.

Grundsätzlich können verschiedene Typen von Genmutationen wie folgt unterschieden werden:

Punktmutationen. »Kleine« Mutationen können durch Veränderung einzelner Basen in der Nukleotidsequenz der DNS Gene ausschalten oder ungebührlich aktivieren. Bei diesen Punktmutationen wird die eine gegen eine andere Base ausgetauscht, beispielsweise Adenin gegen Thymin. Finden derartige Mutationen in einem Onkogen statt, beispielsweise im ras-Onkogen, so können sie zur Aktivierung des Gens führen. Dies wirkt sich auf das biologische Verhalten der betroffenen Zellen aus. Punktmutationen können jedoch auch genetische Informationen lahmlegen, d. h. inaktivieren. Dies ist beispielsweise bei Mutationen in Tumorsuppressorgenen der Fall.

Gendeletion (Verlust). Der Verlust größerer Abschnitte aus einem Gen wird als Gendeletion bezeichnet. Deletionen können mitunter im Mikroskop bei der Präparation von Chromosomen sichtbar sein, daneben können sie auch als submikroskopische Deletion nur einzelne Abschnitte eines Gens zerstören und inaktivieren. Dieser Mechanismus ist bei Tumorsuppressorgenen verbreitet.

Translokationen (Ortswechsel). Die Chromosomen sind, wie eingangs erwähnt, im menschlichen Zellkern säuberlich geordnet und voneinander getrennt. Bei der Zellteilung können einzelne Teile von Chromosomen auseinanderbrechen und falsch wieder zusammengesetzt werden. So entstehen Translokationen (s. ◘ Abb. 1.6). Chromosomale Translokationen sind bei der Krebsentstehung von Bedeutung, weil sie Gene in unmittelbare Nachbarschaft bringen, die normalerweise auf verschiedenen Chromosomen lokalisiert sind. Die Umgebung der Gene spielt für ihre Aktivierung eine entscheidende Rolle. Eine Translokation kann deshalb bewirken, dass ein Onkogen, das in eine »falsche Nachbarschaft« gerät, fehlreguliert wird.

Amplifikation (Vermehrung). Als Amplifikation von Genen bezeichnet man die Bildung zahlreicher Kopien. Normalerweise sind Gene in unserem Chromosomensatz doppelt angelegt. Amplifizierte Gene können in 20- bis 100facher Kopie vorhanden sein; dementsprechend kann ihr Proteinprodukt massiv überexprimiert werden. Gewisse Onkogene sind bei Krebs amplifiziert, was ihre Wirkung auf die Zellen verstärkt.

! Bei der Krebsentstehung in einer Zelle kommt in aller Regel nicht nur eine einzelne Mutation zum Tragen. Vielmehr zeichnet sich Krebs dadurch aus, dass schrittweise mehrere Mutationen in verschiedenen Genen die gleiche Zelle treffen und sie so in eine Krebszelle umwandeln (◘ Abb. 1.10 und 1.11).

Kombinierte Mutationen vermitteln das für Krebszellen typische Verhalten:

- Sie aktivieren Proliferationsprogramme.
- Sie hemmen Zelltodprogramme.
- Sie stören die normale Differenzierung.

Daraus ergibt sich schließlich das uns bekannte klinische Bild, in dem Krebszellen rücksichtslos in normales Gewebe hineinwuchern (Infiltration), sich aus Zellverbänden lösen und sich über Lymphgefäße oder Blutgefäße in andere Gewebe absetzen (Metastasierung).

Wegen ihrer besonderen Bedeutung bei malignen Tumoren sollen Translokationen und Deletionen im Folgenden etwas ausführlicher diskutiert werden.

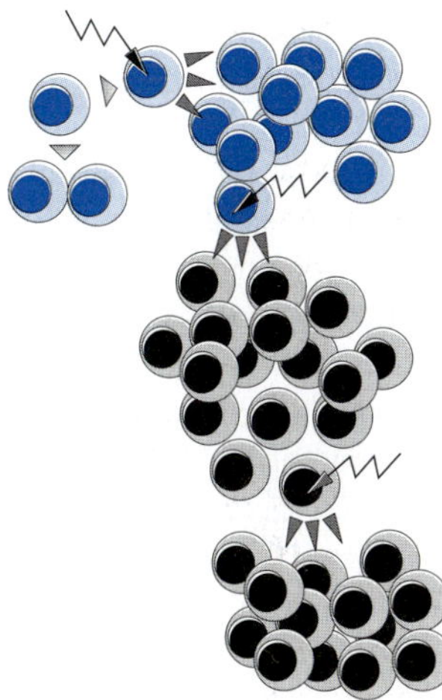

Abb. 1.10. Aufeinanderfolgende Mutationen und Tumorentstehung. Die schrittweise Akkumulation meist somatischer Mutationen bei der Karzinogenese ist durch gezackte Pfeile angedeutet

Chromosomale Translokationen

Chromosomale Translokationen treten regelmäßig bei Leukämien und Lymphomen auf, malignen Neoplasien des blutbildenden Systems. Überdies sind sie bei gewissen Sarkomen bekannt; Karzinome hingegen weisen in aller Regel keine chromosomalen Translokationen, sondern andere Chromosomen- und Genveränderungen auf.

Beispiel

Eine bekannte Translokation findet sich bei der chronischen myeloischen Leukämie: Ein kleines Stück des Chromosoms 9 setzt sich mit einem kleinen Abschnitt von Chromosom 22 zu einem abnormen Chromosom zusammen (s. Abb. 1.6). Dieses wurde von zwei amerikanischen Forschern erstmals in Philadelphia (USA) nachgewiesen. Es wird deshalb als *Philadelphia-Chromosom* bezeichnet.

Chromosomale Translokationen sind somit erworbene Veränderungen in Leukämie- oder Lymphomzellen, die in normalen Zellen fehlen. Grundsätzlich werden zwei Typen unterschieden (Abb. 1.12):

- *Fremdbeeinflusste Expression*: Ein intaktes Gen auf Chromosom B kann durch Translokation in die Nähe eines anderen intakten Gens auf Chromosom A gebracht werden. Damit gerät es

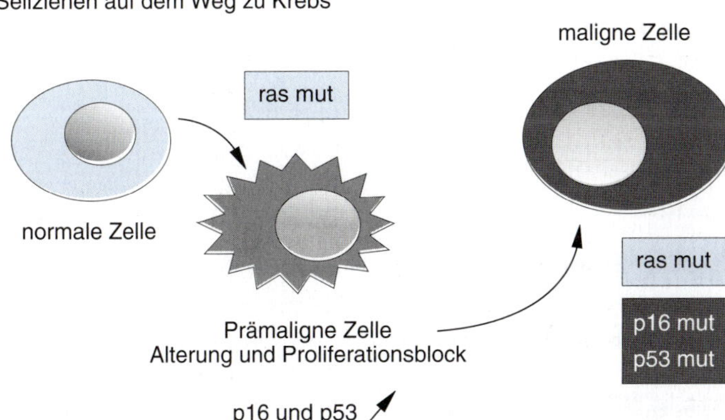

Abb. 1.11. Mutationen auf dem Weg zum Krebs. Eine normale Zelle erwirbt eine Mutation des ras-Gens, die zu einer Aktivierung des Gens und seines Proteins führt. Dies transformiert sie noch nicht in eine voll ausgebildete Krebszelle, jedoch in eine prämaligne Zelle. Normalerweise werden solche Zellen eliminiert, z. B. durch Zellzyklushemmer wie p16 oder durch p53 (»Wächter« des Genoms), nicht jedoch, wenn diese Gene in der gleichen Zelle ebenfalls mutiert (inaktiviert) sind. Eine maligne Zelle zeichnet sich typischerweise durch mehrere kritische Mutationen in verschiedenen Genen aus, durch eine aktivierende Mutation des ras-Gens sowie durch inaktivierende Mutationen des p16-Gens (eines Hemmers des Zellzyklus) und des p53-Gens (des »Wächters« im Genom)

in eine neue Nachbarschaft und in den Einflussbereich der Steuerung des Gens auf Chromosom A. Dadurch kann seine Expression gestört werden; sie kann zu hoch sein, oder sie kann sich im falschen Moment abspielen. Beides kann zu malignem Verhalten der betroffenen Zellen Anlass geben. Dieser Translokationstyp ist vor allem bei malignen Lymphomen bekannt. So wird beispielsweise bei bestimmten malignen Lymphomen durch Translokation ein Onkogen in die Nachbarschaft eines Immunglobulingens versetzt. Da die Gene für Immunglobuline (Antikörper) in B-Lymphozyten sehr aktiv sind, wird auch das Onkogen verstärkt stimuliert.

- *Neues Fusionsgen:* Bei einem zweiten chromosomalen Translokationstyp werden Teile von zwei Genen, die von verschiedenen Chromosomen stammen, zu einem neuen Fusionsgen zusammengesetzt. Das Fusionsgen enthält also Abschnitte aus dem einen und Abschnitte aus dem anderen Gen. Von diesem Gen, das in normalen Zellen nie vorkommt, wird eine Fusionsgen-mRNS abgelesen, und ein Fusionsprotein wird gebildet. Fusionsproteine bei Leukämien haben oft einen nachhaltigen Einfluss auf ihr biologisches Verhalten. So kann das Fusionsprotein des Philadelphia-Chromosoms bei der chronischen myeloischen Leukämie normale Zellen im Knochenmark leukämisch verändern. Damit ist seine kausale Rolle bei der Entstehung dieser speziellen Leukämie gesichert. Chromosomale Translokationen, die zu Fusionsgenen und damit zu Fusionsproteinen mit abnormer Funktion führen, sind in erster Linie bei akuten und chronischen Leukämien bekannt.

Der Nachweis von chromosomalen Translokationen ist bei Leukämien und Lymphomen klinisch bedeutsam. Er erlaubt die Abgrenzung von einheitlichen Krankheitsbildern, die mitunter unterschiedlich behandelt werden müssen und gibt Hinweise auf die Prognose.

Der Nachweis erfolgt entweder mit zytogenetischen oder mit molekulargenetischen Methoden. Bei der zytogenetischen Untersuchung werden Leukämiezellen mit der Kulturschale zur Zellteilung gebracht. Bei der Zellteilung bilden sich die einzelnen Chromosomen heraus, so dass sie gefärbt und im Mikroskop aufgrund ihrer Größe und ihres Banden- oder Streifenmusters erkannt und sortiert werden können. Ein Beispiel für einen sog. Karyotyp zeigt ◘ Abb. 1.6.

Molekulargenetische Methoden, namentlich die sog. Polymerasekettenreaktion (PCR), gestatten den direkten Nachweis einzelner Translokationen durch Untersuchung von DNS oder von mRNS aus leukämischen oder aus Lymphomzellen. Ihre diagnostische Bedeutung wird in ► Kapitel 5 (Abschnitt 5.2.3) diskutiert.

Chromosomale Deletionen und der Verlust von Tumorsuppressorgenen

Bereits 1969 stellten Forscher in England fest, dass das bösartige Wachstumsverhalten von Tumor-

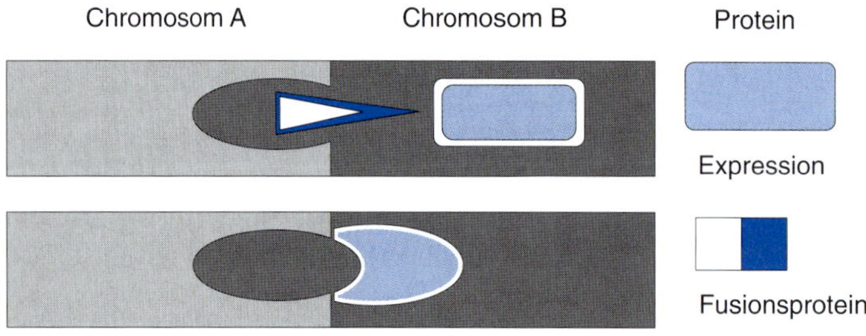

◘ **Abb. 1.12.** Die beiden Typen chromosomaler Translokation bei Leukämien und Lymphomen. *Oben:* Ein intaktes Gen auf Chromosom B wird durch eine Translokation in den Regulationsbereich eines anderen Gens im Chromosom A eingebracht. Dies führt in der Regel zu übermäßiger Expression des Proteins, das strukturell normal ist. *Unten*: Durch eine Translokation werden zwei Gene zu einem Fusionsgen verschmolzen. Das Produkt dieses Fusionsgens ist ein Fusionsprotein (*zweifarbig*) mit abnormer Funktion, das in normalen Zellen nicht vorkommt

zellen in Kultur unterdrückt werden kann, falls die Tumorzellen mit normalen Zellen fusionieren (sich verbinden). Wenn diese Hybridzellen (d. h. die Kombination aus Tumorzelle und normaler Zelle) Material aus ihren Chromosomen verlieren, nehmen sie allerdings ihren malignen Charakter wieder an. Obwohl damals die heutigen Kenntnisse der Molekularbiologie noch nicht vorlagen, schloss man zu Recht, dass normale Zellen einer Tumorzelle Chromosomenmaterial und damit Gene zuführen können, die Malignität unterdrücken, und deren Verlust mit Wiederauftreten von malignem Verhalten verbunden ist. Diese Gene nennen wir heute Tumorsuppressorgene.

Beispiel

Das Retinoblastomgen ist ein typisches Tumorsuppressorgen.

Das Retinoblastom ist ein seltener Augentumor, der familiär gehäuft auftritt. Die Tumoren sind in diesen Fällen oft beidseits vorhanden; überdies zeigen diese Patienten auch andere seltene Tumoren, beispielsweise Weichteilsarkome. Einzelfälle von Retinoblastom (sporadische Fälle) ohne familiäre Belastung treten dagegen meistens solitär, d. h. nur in einem Auge auf. Aus diesen verschiedenen epidemiologischen Charakteristika wurde geschlossen, dass zwei genetische Veränderungen in Folge die gleiche Zelle treffen müssen, damit sie maligne entartet.

In Familien mit Retinoblastom ist die eine Mutation eine hereditäre (ererbte) Mutation des sog. Retinoblastomgens, die von Vater oder Mutter vererbt wird und somit in allen Zellen eines Individuums vorliegt. Eine zweite Mutation dieses Gens in einer Zelle der Netzhaut, die im späteren Leben erworben wird, genügt als »second hit« (zweiter Treffer), um den Boden für die Bildung eines Retinoblastoms zu schaffen. Bei Patienten mit sporadischen Retinoblastomen gehen ebenfalls zwei verschiedene Mutationen voraus, beide sind jedoch somatische Mutationen, die sequentiell in ein und derselben Zelle bei der Mitose auftreten müssen.

Die Tatsache, dass bei Familien mit Retinoblastom die eine Mutation bereits in allen Zellen des Körpers erblich angelegt ist, erklärt das höhere Risiko, an diesem seltenen Tumor zu erkranken. Sie erklärt auch, dass diese Tumoren vermehrt beidseitig auftreten können, da nur ein einziger zusätzlicher »Hit« bei einer Zellteilung in der Retina krebsauslösend ist. Schließlich erklärt dieses Konzept ebenfalls, weshalb bei familiären Formen auch vermehrt Tumoren außerhalb des Auges auftreten, da auch andere Zellen des Körpers die erste Mutation in sich tragen, was bei Patienten mit nichthereditären Tumoren nicht der Fall ist (▣ Abb. 1.13).

Mutationen in Tumorsuppressorgenen sind bei menschlichen Tumoren ausgesprochen häufig. Sie

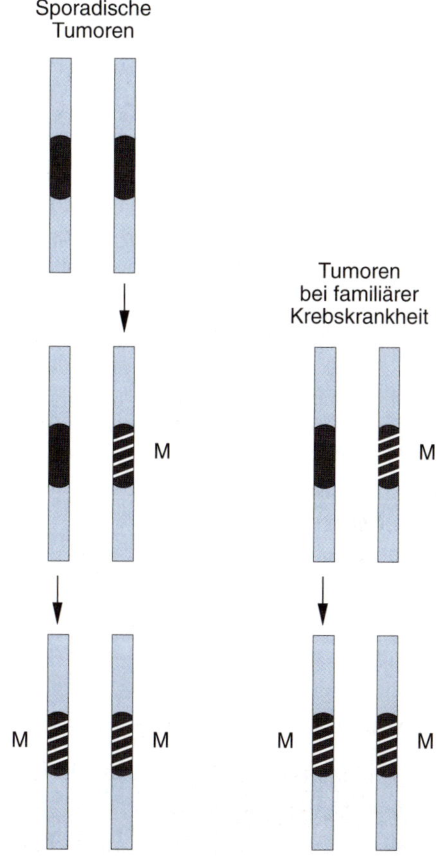

▣ **Abb. 1.13.** Inaktivierung von Tumorsuppressorgenen bei sporadischen Tumoren und bei familiären Tumoren. Beim sporadischen Tumor wird das eine Allel durch eine erste Mutation (*M*) inaktiviert. In einem zweiten, separaten Schritt erfolgt in derselben Zelle die zweite Mutation, die das zweite Allel inaktiviert. Bei Tumoren, die auf dem Boden familiärer Belastung entstehen, liegt die eine Mutation bereits in der Keimstrombahn vor, d. h. sie ist von Vater oder Mutter ererbt. Eine einzelne Zelle benötigt deshalb nur noch eine somatische Mutation zur Inaktivierung des verbleibenden normalen Allels

tragen zur Krebsentstehung bei, falls sie inaktiviert werden (Onkogene sind dagegen bei Krebs aktiviert). Typischerweise müssen bei Suppressorgenen für die Entstehung eines Tumors beide Genkopien, d. h. beide Allele (die Genkopie vom Vater und die Genkopie von der Mutter) inaktiviert sein. Das eine Gen ist in der Regel durch eine »kleine« Mutation inaktiviert, beispielsweise durch eine Punktmutation oder durch einen Verlust von einigen wenigen Nukleotiden. Dies alleine genügt nicht für die Entstehung eines malignen Tumors, da ja noch eine normale Genkopie vorhanden ist, und somit eine normale Genfunktion erhalten bleibt (rezessive Mutation). Wird in einem nächsten Schritt die normale zweite Kopie (das verbleibende normale Allel) ebenfalls inaktiviert, so ist das Gen gänzlich ausgeschaltet. Die zweite Mutation ist meistens eine größere Deletion innerhalb des betroffenden Chromosoms, die mitunter sogar lichtmikroskopisch erkennbar ist. Tumorsuppressorgene können bei sporadischen und hereditären Tumoren mutiert sein.

Ein wichtiges Tumorsuppressorgen ist auch das p53-Gen. Mutationen, die dieses Gen inaktivieren, gehören zu den häufigsten Mutationen in menschlichen Tumoren. Man findet sie in zahlreichen Karzinomen, namentlich bei Kolonkarzinomen, beim Mammakarzinom und beim Lungenkarzinom.

1.7 Ursachen maligner Entartung

Gestörte Zellproliferationen, Störungen der Zelldifferenzierung und Veränderungen von Zelltodprogrammen sind typische Kennzeichen von Krebszellen. Sie sind letztlich für das biologisch und klinisch erkennbare maligne Verhalten von Krebskrankheiten verantwortlich. Die ursächlichen Faktoren für diese Störungen im biologischen Verhalten der Zellen und die Störungen in den Onkogenen und Tumorsuppressorgenen sind in vielen Fällen nur unzureichend bekannt. So ist es beispielsweise unklar, weshalb sich bei Leukämien Chromosomen bei der Zellteilung falsch zusammensetzen, d. h. weshalb Translokationen entstehen.

Immerhin ist bekannt, dass Schadstoffe in der Umwelt direkt Veränderungen der Erbsubstanz bewirken können, die zu krebsartigem Verhalten der betroffenen Zellen führen. Diese Mutationen wurden im ▶ Abschn. 1.6.3 beschrieben. Die Rolle angeborener und erworbener Faktoren bei der Entstehung einer Krebskrankheit zeigt schematisch ◘ Abb. 1.14.

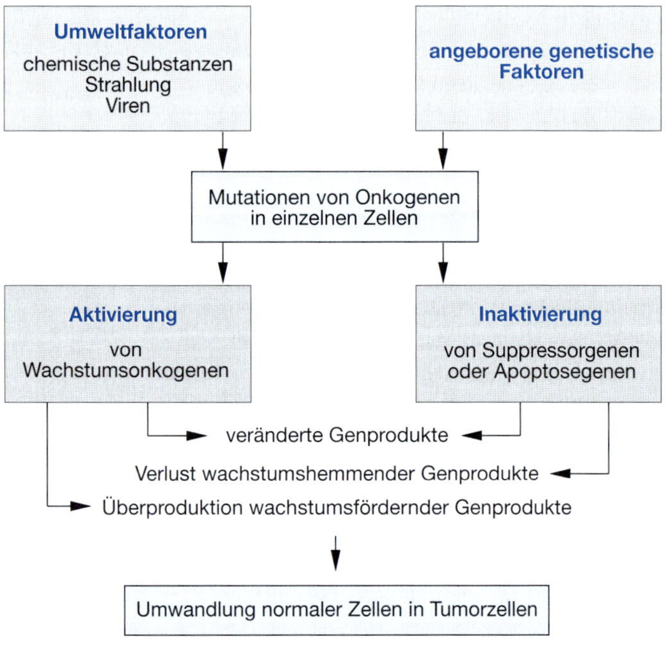

◘ **Abb. 1.14.** Mutationen und die Entstehung maligner Tumoren

1.7.1 Umweltfaktoren

Zu den Ursachen der erworbenen Mutationen gehören in erster Linie sog. »Umwelt-Faktoren« im weitesten Sinne, u. a.:

- chemische Substanzen, z. B.:
  - Schadstoffe im Tabakrauch,
  - Alkohol,
  - industrielle Schadstoffe wie Asbest,
- ionisierende Strahlen: Strahlenschäden mit Veränderungen der Erbsubstanz können die Krebsentstehung begünstigen, falls die bestrahlten Zellen die Strahleneffekte überleben und sich weiter teilen.
- Krankheitserreger, d. h. bestimmte Viren oder Bakterien, z. B.:
  - »Helicobacter pylori«, ein Bakterium, das über eine Infektion der Magenschleimhaut zur Bildung von Ulze ra (gutartigen Geschwüren) führen kann mit chronischer Entzündung und schließlich Entwicklung eines malignen Lymphoms der Magenschleimhaut,
  - Viren bei einer chronischen Hepatitis, die Leberzellkarzinome verursachen können,
  - das sog. Epstein-Barr-Virus (EBV), das menschliche Lymphozyten befällt und dabei gelegentlich zu einem Lymphknotenkrebs führt, vor allem bei Patienten mit gestörter Immunabwehr,
  - das menschliche (humane) Papilloma-Virus (HPV), das z. B. mit der Entstehung von Krebs des Gebärmutterhalses (Zervixkarzinom) und von Peniskarzinomen in Zusammenhang gebracht wird.

Wie Ernährung und ähnliche Faktoren in die Zell- und Molekularbiologie eingreifen und damit Krebs begünstigen, ist im Einzelnen kaum bekannt. So ist der Zusammenhang zwischen Dickdarmkrebs und faserarmer, fettreicher Kost epidemiologisch gut gesichert. Die molekularen und biologischen Effekte dieser Ernährungsgewohnheiten auf die Darmschleimhautzellen und der »Weg« zum Dickdarmkrebs sind jedoch nur sehr lückenhaft bekannt.

Die sog. Umweltfaktoren werden in den ▶ Kapiteln 3 und 4 eingehender diskutiert.

1.7.2 Familiäre Faktoren und erbliche Krebskrankheiten

Nicht selten findet sich in der Familienanamnese von Krebspatienten eine Häufung von Personen, die an Krebs erkrankt sind. Es kann sich um denselben oder unterschiedliche Tumortypen handeln. Patienten, die an mehreren verschiedenen Tumoren erkranken, weisen u. U. eine erbliche Krebsveranlagung auf.

Typische Eigenschaften von Tumorkrankheiten bei Patienten mit erblichem Krebsrisiko:

- Die Krankheit tritt nicht selten in einem frühen Lebensalter auf (z. B. Mammakarzinom bei einer 30-jährigen Frau).
- Tumoren können bilateral, d. h. beidseitig auftreten (z. B. bilaterales Mammakarzinom oder bilaterales Nierenkarzinom).
- Oft treten beim gleichen Patienten verschiedene Tumortypen auf (z. B. Mamma- und Eierstockkrebs).
- In der Familie finden sich Verwandte mit
  - der gleichen Krebskrankheit,
  - anderen Krebskrankheiten,
  - ungewöhnlichen Krebskrankheiten (z. B. Retinoblastom),
  - Krebserkrankung in auffallend jungem Alter.

Erbliche Belastung und erbliches Risiko für Krebs bedeuten, dass veränderte, d. h. mutierte Gene in dieser Familie die Krebsentstehung begünstigen. Einzelne dieser Gene sind mittlerweile bekannt. Sie entsprechen meistens dem Typ der Tumorsuppressorgene. Dies bedeutet, dass beide Allele oder Kopien eines derartigen Gens im Tumor durch Mutation inaktiviert sind (vgl. ▶ Abschn. 1.6.2 Tumorsuppressorgene). Dabei wird in Krebsfamilien die eine Mutation durch Generationen hindurch weiter vererbt, die zweite Mutation ist in der Regel eine somatische Mutation, die in einer Körperzelle auftritt (s. ◻ Abb. 1.13).

Beispiel

Familien mit einer besonderen Häufung von Mamma- und Ovarialkarzinomen zeigen u. U. Mutationen in einem Gen namens BRCA-1 (Breast-Cancer-Gene-1). Das Produkt dieses Gens hat wahrscheinlich die Rolle eines Kontrolleurs, der DNS-Schäden erkennen hilft. Seine Inaktivierung legt also einen wichtigen Kontrollmechanismus der Zelle über ihr Erbgut lahm.

Gewisse Kolonkarzinome treten ebenfalls auf einem hereditären Boden auf. Man kennt Familien, in denen einzelne Mitglieder im Dickdarm zahlreiche Vorstufen bösartiger Tumoren (Polypen) entwickeln, oft mehrere hundert bis tausend. Das Risiko der bösartigen Entartung dieser Schleimhauttumoren ist beträchtlich. Diese Familien mit familiärer Polypose weisen Mutationen in einem Gen auf, das als *familiäres Polypose-Gen* oder als *APC-Gen* (für Adenomatöse Polyposis Coli) bekannt ist. Normalerweise sollte das APC-Protein die Proliferation der Dickdarmschleimhaut steuern; sein Ausfall begünstigt die Entstehung von Karzinomen.

Eine zweite Form des erblichen Kolonkarzinoms ist nicht mit einer Häufung von Polypen verbunden. Patienten mit HNPCC-Tumoren (Hereditary Non-Polyposis Colorectal Cancers) machen etwa 5 % aller Kolonkarzinome aus. In diesen Tumorfamilien sind Gene durch ererbte Mutationen ausgeschaltet, die normalerweise DNS-Kopiefehler vor der Zellteilung erkennen und korrigieren sollten. Inaktivierung von DNS-Reparaturgenen führt zu einer generellen Instabilität im Genom, die weitere Mutationen begünstigt und damit molekular-genetisch den Boden für Krebsentstehung bereitet.

Familien mit Retinoblastomen wurden im ▶ Abschnitt 1.6.2 Tumorsuppressorgene bereits beschrieben.

! Insgesamt sind erbliche Krebskrankheiten selten.

Bei vielen Fällen familiärer Häufung von Krebskrankheiten ist derzeit noch kein mutiertes Gen bekannt. Zweifellos werden mit der Zeit rasch neue Gene entdeckt.

Die Klonierung und Charakterisierung von Genen, die mit familiären Krebskrankheiten verknüpft sind, eröffnet neue diagnostische Möglichkeiten und damit auch neue, klinisch wichtige Probleme. Diese Fragen werden in ▶ Kap. 5 (▶ Abschn. 5.2.3) näher diskutiert.

Weiterführende Literatur

Cambers AF: Biology of the metastatic process. ASCO Educational Book 2004:696–700

Fey MF: Molecular biology of cancer. In: Cavalli F, Hansen HH, Kaye SB (eds). Textbook of Medical Oncology. Taylor & Francis, 2004

Einteilung und Klassifikation maligner Tumoren

K. Buser

Praktisch jedes Gewebe, Organ oder Organsystem kann Ausgangsort für eine maligne Tumorerkankung sein. Wir unterschieden etwa 100 verschiedene Tumorerkrankungen beim Menschen. Behandlung und Prognose unterscheiden sich in Abhängigkeit von Tumortyp und Tumorstadium.

Beispiel: Das sog. *kleinzellige Bronchuskarzinom* neigt sehr früh zur Metastasierung. Es wird deshalb in der Regel auch in lokalisierten Stadien in erster Linie nicht operiert, sondern mit einer Chemotherapie behandelt. Im Gegensatz dazu wird beim lokalisierten *Plattenepithelkarzinom* der Bronchien primär die Operation angestrebt.

! Die Einteilung eines Tumors nach Gewebetyp und Malignitätsgrad (Klassifikation und Grading) sowie die Stadieneinteilung (Staging) sind Voraussetzung für eine optimale Behandlung.

2.1 Einteilung nach Gewebetyp (Klassifikation)

Die Tumorhistologie wird anhand von Gewebeproben vom Pathologen bestimmt. Sie beruht auf bestimmten, im Mikroskop erkennbaren Struktureigenschaften des Tumorgewebes. Das maligne entartete Gewebe kann in unterschiedlichem Grad noch dem Gewebe gleichen, aus dem es hervorgegangen ist. Von Tumoren mit völlig unreifen, undifferenzierten Zellen bis zu solchen, die in Aussehen und Funktion der Ursprungszelle noch sehr ähnlich sind, finden sich alle Übergänge.

Nach dem Ausgangsgewebe werden die in den folgenden Abschnitten erläuterten Tumortypen unterschieden:

Tumorklassifikation

- Karzimome
- Sarkome
- Hämatologische Erkrankungen
  - Leukämie
  - Malignes Lymphom
  - Multiples Myelom
- Tumoren des zentralen Nervensystems
- Andere Tumoren

2.1.1 Karzinome

Epithelzellen bilden die äußerste Schicht von Haut und Schleimhäuten. Sie bekleiden Haut und Schleimhäute (Magen-Darm-Trakt, Luftwege, ableitende Harnwege, Genitaltrakt usw.) und bilden Drüsen (Brustdrüsen, Bauchspeicheldrüse usw.).

Definition
Krebserkrankungen, die aus epithelialen Geweben hervorgehen, werden Karzinome genannt.

Karzinome machen mit etwa 75 % den Großteil aller bösartigen Tumoren beim Menschen aus. Dazu gehören so häufige Tumoren wie das Mammakarzinom, das Kolonkarzinom oder das Pankreaskarzinom.

Bei differenzierten Karzinomen lässt sich mikroskopisch feststellen, ob sie sich aus Drüsengewebe oder aus einer mit Plattenepithel bedeckten Schleimhaut entwickelt haben:

- *Adenokarzinome* haben ihren Ursprung in drüsigen Schleimhäuten (z. B. der Darmschleimhaut) oder in Drüsen (z. B. der Bauchspeicheldüse).
- *Plattenepithelkarzinome entstehen* in der Haut oder in mit Plattenepithel bedeckten Schleimhäuten, z. B. der Luftwege (Bronchuskarzinom), der Speiseröhre oder der Vagina.

Von einigen Geweben können sowohl Plattenepithel- wie Adenokarzinome ausgehen, z. B. von der Bronchial- und der Ösophagusschleimhaut. Beim Bronchuskazinom werden diese beiden Karzinomtypen als *nicht-kleinzelliges Bronchuskarzinom* zusammengefasst und vom *kleinzelligen Bronchuskarzinom* abgegrenzt. Die Ursprungszelle des kleinzelligen Bronchuskarzinoms ist noch nicht eindeutig definiert.

Bei einem gut differenzierten Mammakarzinom kann mikroskopisch sogar unterschieden werden, ob es sich aus den Milchdrüsengängen (*duktales Karzinom*) oder aus den Drüsenläppchen (*lobuläres Karzinom*) entwickelt hat.

2.1.2 Sarkome

Definition

Bösartige Erkrankungen des Binde- und Stützgewebes nennt man Sarkome.

Zu den Sarkomen gehören alle Tumoren von Knorpel-, Knochen-, Muskel- und Fettgewebe. Sie sind relativ selten, ihr Anteil an den bösartigen Tumoren beträgt etwa 2 %.

Entsprechend dem Ausgangsgewebe unterscheiden wir beispielsweise:
- das Liposarkom (aus Fettgewebe),
- das Leiomyosarkom (aus glatter Muskulatur),
- das Osteosarkom (aus Knochen) und
- das Fibrosakom (aus Fasergewebe).

2.1.3 Hämatologische Tumorerkrankungen

Zu den hämatologischen Tumoren gehören bösartige Erkrankungen des blutbildenden Systems (Knochenmark) und des lymphoplasmozellulären Systems (Milz, Leber, Lymphknoten). Man unterscheidet *Leukämien, Lymphome* und *multiples Myelom*. In der Statistik machen die Krebserkrankungen des blutbildenden und lymphoplasmozellulären Systems ca. 10 % aller bösartigen Erkrankungen aus.

Leukämien

Die bösartigen Erkrankungen des blutbildenden Systems werden Leukämien genannt. Nach einer groben Einteilung können Leukämien der myeloischen Zellreihe (*myeloische Leukämien*) und Leukämien der lymphatischen Reihe (*lymphatische Leukämien*) unterschieden werden. Die Einteilung der Leukämien wird in ▶ Kap. 48 näher diskutiert.

Maligne Lymphome

Die Krebserkrankungen des lymphoplasmozellulären Systems umfassen in erster Linie die malignen Lymphome und das Myelom. Maligne Lymphome kommen nicht nur in Lymphknoten, sondern auch in Milz, Leber, Knochenmark und auch allen anderen Organen vor. Der *Morbus Hodgkin* ist die bekannteste dieser Erkrankungen und macht fast 50 % aller bösartigen Lymphdrüsenerkrankungen aus. Als *Nicht-* bzw. *Non-Hodgkin-Lymphome* werden üblicherweise alle malignen Lymphome bezeichnet, die nicht dem wohldefinierten Krankheitsbild des Morbus Hodgkin angehören.

Die histologische Einteilung der malignen Lymphome wurde lange unterschiedlich gehandhabt. Gebräuchliche Klassifikationen waren die Einteilung nach IWF (International Working Formulation), nach Lennert oder die sog. REAL-(revidierte europäisch-amerikanische Lymphom-) Klassifikation. Diese Klassifikationen wurden im Jahre 2001 durch eine Einteilung der Weltgesundheitsorganisation WHO ersetzt. In ▶ Kap. 48 wird näher auf die Einteilung der Lymphome eingegangen.

Multiples Myelom

Das multiple Myelom ist eine maligne Erkrankung der Plasmazellen mit Ursprung in den B-Lymphozyten und entsteht in der Regel im Knochenmark.

2.1.4 Tumoren des zentralen Nervensystems

Man unterscheidet zwischen Hirntumoren, Rückenmarktumoren und seltenen Nerventumoren. Am häufigsten sind bösartige Tumoren mit Ursprung aus dem Bindegewebe des Gehirns, die *Gliome*. Tumoren des ZNS sind bei Kindern relativ häufig. In der Krebsstatistik machen sie etwa 10 % aller Tumoren aus. Sie werden in ▶ Kap. 49.2 besprochen.

2.1.5 Andere Tumoren

Das *maligne Melanom* hat seinen Ursprung in den Melaninpigment enthaltenden Zellen der Haut, den Schleimhäuten und in der Aderhaut (s. ▶ Kap. 49).

Als *Keimzelltumoren* werden Tumoren bezeichnet, die von den Keimzellen der Hoden ausgehen. Es handelt sich um den häufigsten bösartigen Tumor bei jungen Männern zwischen 20 und 35 Jahren (s. ▶ Abschn. 47.4). Entsprechende Tumoren bei Frauen (Keimzelltumoren des Ovars) sind sehr selten.

2.2 Einteilung nach dem Malignitätsgrad

Tumoren der gleichen histologischen Klassifikation könnnen sich im Verhalten stark unterscheiden. Tumoren mit einem langsameren Wachstum und geringerer Neigung zur Metastasierung, d. h. einer besseren Prognose, sind in der Regel histologisch durch eine bessere Differenzierung charakterisiert:

! Eine bessere Differenzierung eines Tumors entspricht einem niedrigeren Malignitätsgrad.

Vereinfachend gilt, dass ein Tumor umso differenzierter (und damit weniger maligne) ist, je mehr Ähnlichkeit er mit seinem Ursprungsgewebe zeigt. So weist beispielsweise ein gut differenziertes Mammakarzinom noch brustdrüsenähnliche Strukturen auf und in den Krebszellen lassen sich – wie in normalen Brustdrüsenzellen – die typischen Hormonrezeptoren nachweisen.

Die Festlegung des Malignitätsgrades, das sog. *Grading*, geschieht aufgrund histologischer Kriterien, die von der WHO (der Welt-Gesundheitsorganisation) für jede Tumorart festgelegt wurden. Folgende Merkmale des Tumorgewebes bestimmen unter anderem den Malignitätsgrad:

- Anzahl der Mitosen (Kernteilungsfiguren),
- Größe und Gleichförmigkeit der Zellen und der Zellkerne,
- Anfärbbarkeit der Zellkerne.

Die WHO sieht für das Grading wahlweise eine Unterteilung in vier Stufen (G1, G2, G3, G4) oder eine zweistufige Skala (Low Grade G1/G2, High Grade G3/G4) vor.

Grading der WHO

- Vierstufige Skala
  - G1 = Grad I: gut differenziert
  - G2 = Grad II: mässig differenziert
  - G3 = Grad III: schlecht differenziert
  - G4-= Grad IV: undifferenziert
- Zweistufige Skala:
  - L: Low Grade (G1/G2)
  - H: High Grade (G3/G4)
- Weitere Bezeichnungen:
  - GX: Differenzierungsgrad kann nicht bestimmt werden
  - G0: Grading nicht vorgesehen

2.3 Einteilung nach dem Tumorstadium

Ein wichtiges Einteilungsprinzip maligner Tumoren ist die Klassifikation nach dem Tumorstadium. Nach der Diagnosestellung muss der Tumor in seiner Ausbreitung, dem sogenanten anatomischen Tumorstadium, erfasst werden. Diese Stadieneinteilung wird auch mit einem englischen Ausdruck als *Staging* bezeichnet. Sie ist für die Therapiewahl von entscheidender Bedeutung.

Die Einteilung nach dem Tumorstadium geht davon aus, dass die Tumorerkrankung vorerst lokalisiert ist, später jedoch in die Umgebung einwachsen oder Metastasen setzen kann.

Die Stadieneinteilung ist für jede einzelne Tumorart festgelegt. Diese Einteilungen werden in der Regel von internationalen Organisationen wie der WHO oder der UICC (Union Internationale Contre le Cancer) oder internationalen Facharztvereinigungen vorgenommen und regelmäßig neuen Erkenntnissen angepaßt.

2.3.1 TNM-System

Im Bestreben, eine möglichst präzise, einheitliche und von allen nationalen und internationalen Gremien anerkannte Tumoreinteilung zu schaffen, hat die UICC vor einigen Jahren das schon 1943 entwickelte *TNM-System* weiter ausgearbeitet. Es beruht auf der Beschreibung des Primärtumors (*T* für Tumor), der Lymphknoten (*N* für engl. »node« = Knoten) und der Metastasen (*M*). Dank der Standardisierung der Stadieneinteilung durch die UICC können Behandlungsresultate verschiedener Forschergruppen verglichen werden.

Das TNM-System berücksichtigt:
- die anatomische Ausdehnung des Primärtumors (T),
- den Befall von regionären Lymphknoten (N),
- das Vorhandensein von Fernmetastasen (M).

Man unterschiedet je nach Zeitpunkt, zu dem die Stadieneinteilung (Staging) vorgenommen wird, zwischen einem *präoperativen Staging* und einem *postoperativen Staging*. Beruht die Stadieneinteilung bei einem Patienten auf einem postoperativen Staging, d. h. der mikroskopischen Untersuchung des bei der Operation entfernten Gewebes, wird die Bezeichnung »p« beigefügt (*pTNM-Stadien*). ◻ Tabelle 2.1 zeigt als Beispiel die klinische (präoperative) TNM-Stadieneinteilung des Mammakarzinoms.

Die TNM-Klassifikation gibt Hinweise auf die Prognose und bestimmt die Behandlungsform (Operation, Radiotherapie, Chemotherapie etc.). So wird beispielsweise bei einem Mammakarzinom im Stadium pN2 postoperativ oft eine Bestrahlung der Axilla durchgeführt, im Stadium pN1 kann dagegen meist darauf verzichtet werden.

Verschiedene TNM-Kategorien, die Tumorausbreitungen mit ähnlicher Prognose bezeich-

◻ **Tabelle 2.1.** Klinische (präoperative) TNM-Einteilung des Mammakarzinoms

Stadium	Erklärung
T (Primärtumor)	
Tx	Der Primärtumor kann nicht beurteilt werden (z. B. nach Exzision vor klinischer Beurteilung)
T0	Kein klinisch nachweisbarer Tumor in der Brust
T is	Präinvasives Karzinom (in situ)
T1	Tumor 2 cm oder weniger in größter Ausdehnung
T1a	Tumor T1 mit 0,5 cm oder weniger in größter Ausdehnung
T1b	Tumor T1 mit 0,5 -1 cm in größter Ausdehnung
T1c	Tumor T1 mit 1 -2 cm in größter Ausdehnung
T2	Tumordurchmesser zwischen 2 cm und 5 cm
T3	Tumor, dessen Durchmesser mehr als 5 cm beträgt
T4	Tumor jeder Größe mit direkter Ausbreitung auf die Thoraxwand oder die Haut
T4a	Tumor T4 mit Ausdehnung auf die Brustwand
T4b	Tumor T4 mit Ödem, Ulzeration der Haut oder Satellitenmetastasen
T4c	Kriterien 4a und 4b gemeinsam
T4d	Entzündliches (inflammatorisches) Karzinom
N (Regionäre Lymphknoten)	
Nx	Regionäre Lymphknoten können nicht beurteilt werden (z. B. nach Exzision vor klinischer Beurteilung)
N0	Keine regionären Lymphknotenmetastasen
N1	Tastbare, bewegliche Lymphknotenmetastasen in der gleichseitigen Achselhöhle
N2	Wie N1, aber an andere Gewebestrukturen oder untereinander fixiert oder isolierte gleichseitige Lymphknoten entlang der A. mammaria interna
N3	Gleichseitige Lymphknotenmetastasen entlang der A. mammaria interna mit axillären Lymphknotenmetastasen oder Metastasen in gleichseitigen infraklavikulären Lymphknoten mit/ohne axillären Lymphknotenbefall oder Metastasen in gleichseitigen supraklavikulären Lymphknoten mit/ohne Befall von Lymphknoten in der Axilla oder entlang der A. mammaria interna
M (Fernmetastasen)	
Mx	Metastasen können nicht beurteilt werden
M0	Keine Fernmetastasen
M1	Fernmetastasen vorhanden

nen, werden in sog. UICC-*Stadiengruppierungen* zusammengefasst. Diese Stadien werden mit römischen Ziffern bezeichnet, üblicherweise von 0-IV. Die Bedeutung dieser Stadien für die meisten soliden Tumoren zeigt ◻ Tabelle 2.2.

Die zusammenfassende *Stadiengruppierung* auf der Grundlage der TNM-Klassifikation stellt ◻ Tabelle 2.3 am Beispiel des Mammakarzinoms dar.

2.3.2 Ann-Arbor-Stadieneinteilung für maligne Lymphome

Das TNM-System ist für die malignen Lymphome leider nicht brauchbar, da bei diesen Erkrankungen nicht zwischen Primärtumor, Lymphknotenbefall oder Metastasen unterschieden werden kann. Für die *malignen Lymphome* gilt daher die Ann-Arbor-

◻ Tabelle 2.2. Einteilung von Tumoren nach Stadium

Stadium	Erklärung
Stadium 0	Präinvasives Karzinom (Carcinoma in situ)
Stadium I	Frühe lokale Invasion, keine Metastasen
Stadium II	Begrenzte lokale Tumorausbreitung mit minimalem regionalem Lymphknotenbefall
Stadium III	Ausgedehnter lokaler Tumorbefall mit extensivem regionalem Lymphknotenbefall
Stadium IV	Normalerweise inoperable extensive Ausbreitung des Tumors und starker Befall der Lymphknoten; oder jeder Befund mit Fernmetastasen ohne Berücksichtigung der lokalen Tumorausbreitung

◻ Tabelle 2.3. Stadiengruppierung des Mammakarzinoms nach UICC

Stadium	T	N	M
Stadium O	Tis	N0	M0
Stadium I	T1	N0	M0
Stadium II A	T0	N1	M0
	T1	N1	M0
	T2	N0	M0
Stadium II B	T2	N1	M0
	T3	N0	M0
Stadium III A	T0	N2	M0
	T1	N2	M0
	T2	N2	M0
	T3	N1, N2	M0
Stadium III B	T4	Jedes N	M0
	Jedes T	N3	M0
Stadium IV	Jedes T	Jedes N	M1

Beispiele: Ein Mammakarzinom wird als T3, N3, M0 klassifiziert. Dies entspricht einem Stadium IIIB. Ein anderes Mammkarzinom wird als T3, N0, M0 bezeichnet. Es entspricht einem Stadium II.

Stadieneinteilung. In diesem System wird die anatomische Ausbreitung des Tumors mit den Zahlen I bis IV bezeichnet. Das Fehlen oder Vorhandensein von sog. Allgemeinsymptomen wie Fieber oder Nachtschweiß wird mit dem Zusatz A oder B angegeben (▫ Tabelle 2.4).

2.3.3 FIGO-Stadieneinteilung der gynäkologischen Tumoren

Für die gynäkologischen Tumoren wird noch häufig die Stadieneinteilung der *FIGO* (International Federation of Gynecology and Obstetrics = Internationale Vereinigung für Gynäkologie und Geburtshilfe) angewandt. Als Beispiel zeigt ▫ Tabelle 2.5 die FIGO-Stadieneinteilung des Endometriumkarzinoms.

2.4 Kombination verschiedener Einteilungssysteme

Bei der Beschreibung von Tumorerkrankungen werden häufig verschiedene Klassifikationssysteme kombiniert, etwa Stadieneinteilung, Histologie und

▫ Tabelle 2.4. Ann-Arbor-Stadieneinteilung der Hodgkin-Krankheit

Stadium	Erklärung
Stadium I	Befall einer einzelnen Lymphknotenregion (I) oder eines einzelnen extralymphatischen (E) Organs (I E)
Stadium II	Befall von 2 oder mehreren Lymphknotenregionen auf der gleichen Seite des Zwerchfells (II) oder lokalisierter Befall eines extralymphatischen Organs sowie einer oder mehrerer Lymphknotenregionen auf der gleichen Seite des Zwerchfells (II E)
Stadium III	Befall der Lymphknotenregionen auf beiden Seiten des Zwerchfells (III), evtl. mit lokalisiertem Befall eines extralymphatischen Organs (III E) oder einem Befall der Milz (engl. »spleen«) (III S)
Stadium IV	Diffuser oder disseminierter Befall eines oder mehrerer extralymphatischer Organe mit oder ohne Lymphknotenbefall
A	Ohne Begleitsymptome
B	Mit Begleitsymptomen: Fieber, Schwitzen, Gewichtsverlust >10 % des Körpergewichts

Beispiel: Bei einem Patienten mit Morbus Hodgkin findet sich ein Lymphknotenbefall am Hals, in der Leiste und ein Knochenmarkbefall. Er leidet unter starkem Nachtschweiß. Es handelt sich um ein Stadium IVB.

▫ Tabelle 2.5. FIGO-Stadieneinteilung für das Endometriumkarzinom

Stadium	Erklärung
Stadium I	Karzinom auf das Corpus uteri beschränkt
Stadium Ia	Tumor auf Endometrium beschränkt
Stadium Ib	weniger als die Hälfte des Myometriums infiltriert
Stadium Ic	mehr als die Hälfte des Myometriums infiltriert
Stadium III	Ausdehnung jenseits des Uterus, Tumorinfiltration der Serosa oder der Adnexe und/oder positive Peritonealzytologie, Befall der Vagina, Befall der Lymphknoten im Becken und/oder paraaortal
Stadium IV	Metastasen/Befall anderer Organe, Infiltration der Schleimhaut der Blase oder des Rectums, Fernmetastasen einschließlich intraabdomineller und/oder inguinaler Lymphknoten

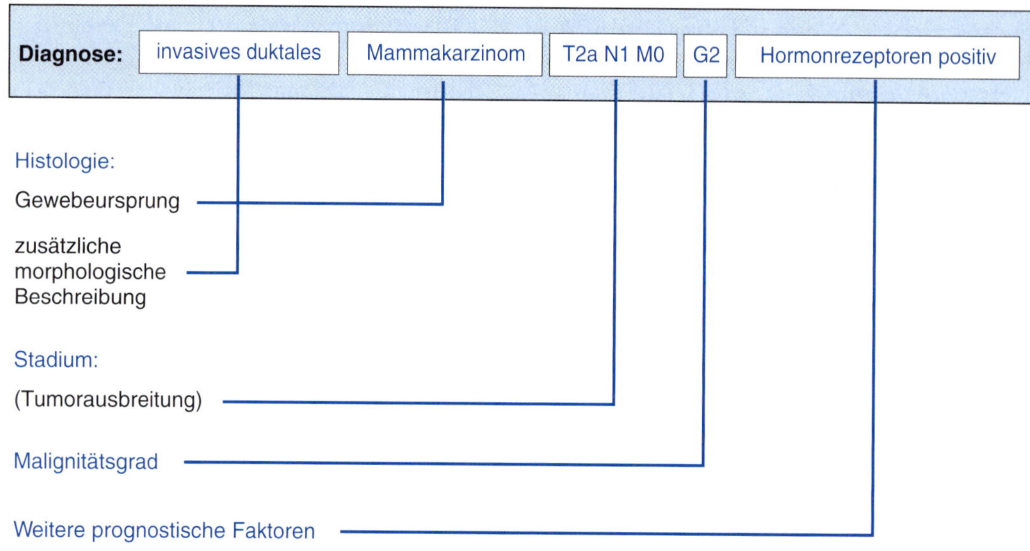

Abb. 2.1. Beispiel für eine Kombination verschiedener Einteilungssysteme; Klassifikation eines Mammakarzinoms

Differenzierungsgrad (Abb. 2.1). Hinzu kommen möglicherweise noch Angaben über das Vorhandensein von Hormonrezeptoren oder anderer prognostisch wichtiger Faktoren.

Weiterführende Literatur

Sobin LH, Wittekind C (eds) (2002) TNM. Classsification of Malignant Tumours, 6th edn. Wiley-Liss, New York

Epidemiologie: Risikofaktoren und die Entstehung maligner Tumoren

K. Buser

Der Begriff Epidemiologie bezeichnete ursprünglich die Seuchenlehre, d. h. die Lehre von der Erkennung und Verhütung infektiöser Krankheiten (Epidemien). Mit zunehmender Bedeutung der nicht-infektiösen Erkrankungen wurde der Begriff erweitert und schließt heute beispielsweise auch bösartige Tumoren, Herz-Kreislauf-Erkrankungen und andere nichtinfektiöse Erkrankungen ein.

Die moderne Epidemiologie wird definiert als die Lehre von der Häufigkeit der Krankheiten und den Faktoren, die diese Häufigkeit beeinflussen. Sie untersucht die Ursachen von Krankheiten und liefert Grundlagen zu deren Prävention. Der einzelne Bürger ist somit nicht nur Gegenstand der epidemiologischen Untersuchungen, sondern er zieht auch unmittelbaren Nutzen aus diesen Befunden, wenn die gewonnenen Erkenntnisse in die Gesundheitsförderung, d. h. die Prävention miteinbezogen werden.

Heute weiß man, dass die Entstehung von Krankheiten meist das Ergebnis einer Wechselwirkung zwischen genetischen Faktoren und Umweltfaktoren ist. Die Analyse dieser Wechselwirkungen ist das Ziel der Epidemiologie. Der Begriff »Umwelt« ist in diesem Zusammenhang sehr breit definiert und umfasst alle Einwirkungen auf das Individuum, die nicht genetisch festgelegt sind, also beispielsweise Ernährung oder Infektionen.

3.1 Epidemiologie in der Onkologie

In der Onkologie befasst sich die Epidemiologie mit der Erfassung von:
- Krebshäufigkeit,
- Krebssterblichkeit und
- Risikofaktoren.

Krebserkrankungen stehen in der Rangliste der Todesursachen in den westlichen Industrieländern an 2. Stelle nach Herz- und Kreislauf-Krankheiten. In der Schweiz sind 30 % der Todesfälle der Männer und 25 % bei den Frauen auf Krebs zurückzuführen. Krebserkrankungen stellen deshalb ein wichtiges gesundheits- und sozialpolitisches Problem dar.

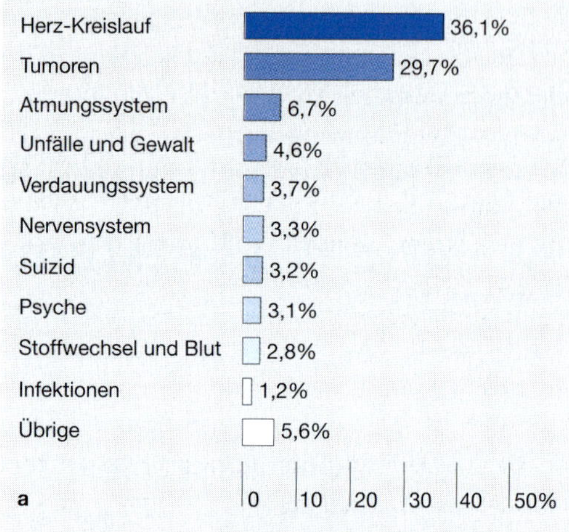

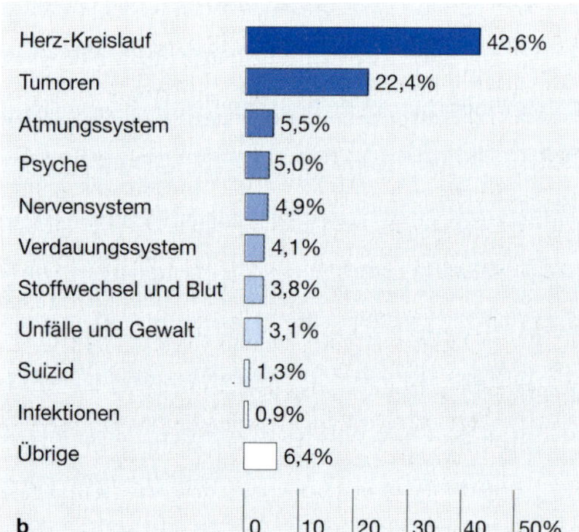

Abb. 3.1a, b. Die häufigsten Todesursachen in der Schweiz 2001. **a** Männer. **b** Frauen. (Aus: Das Gesundheitswesen in der Schweiz. Interpharma 2004)

Stellvertretend für die westlichen Industrienationen sind in Abb. 3.1 die wichtigsten Todesursachen bei Männern und Frauen in der Schweiz dargestellt.

3.2 Datenquellen

Todesursachenstatistik. Die wesentliche Datenquelle für die Erfassung der Krebssterblichkeit ist die amtliche Todesursachenstatistik. In dieser Statistik werden die Todesursachen (Diagnosen) anonym dokumentiert. So ist es möglich, den Anteil der verschiedenen Todesursachen an der Gesamtsterblichkeit (Mortalität) einer Bevölkerung zu beurteilen. Die Todesursachenstatistik ist die wichtigste und häufig auch die einzige Datenquelle der Epidemiologie. Alle der Weltgesundheitsorganisation (WHO) angeschlossenen Länder kennen die Meldepflicht für Sterbefälle und Todesursache.

Krebsregister. In manchen Ländern existieren zusätzlich nationale Krebsregister, wobei diese häufig nur regional organisiert sind. In den Krebsregistern werden nicht nur Todesfälle, sondern jede Neuerkrankung an Krebs registriert. Krebsregister können somit nicht nur Informationen zur Mortalität, sondern auch zur Häufigkeit (Inzidenz) maligner Tumoren liefern.

Durch Zusammenarbeit mit den pathologischen Instituten wird für jeden registrierten Fall auch eine genaue histologische Klassifikation angestrebt. In einzelnen Krebsregistern werden auch Angaben über die beruflichen Tätigkeiten gesammelt.

Die Daten eines Krebsregisters erlauben somit epidemiologische Aussagen über:

- Krebsinzidenz und -mortalität im Einzugsbereich/Meldebereich des Registers,
- ihre Veränderungen im Laufe der Zeit (seit Bestehen des Registers),
- ihre Abhängigkeit von Alter, Geschlecht, Wohnort und evtl. von der beruflichen Tätigkeit.

3.3 Methoden und Begriffe der Epidemiologie

Die deskriptive (beschreibende) Epidemiologie beschreibt Krankheitshäufigkeiten in Bevölkerungsgruppen, ihr zeitliches Auftreten, regionale Auffälligkeiten sowie Unterschiede bedingt durch Alter, Geschlecht und Beruf. Untersuchungsgegenstand der Epidemiologie ist also eine Bevölkerung (Population), sei es die eines Landes, eines Gebietes, einer Stadt oder einer definierten Untersuchungseinheit.

Maßzahlen der deskriptiven Epidemiologie sind *Prävalenz, Inzidenz* und *Mortalität*:

Definition

Die Prävalenz einer Krankheit ist die Anzahl der Krankheitsfälle in einer definierten Bevölkerung zu einem bestimmten Zeitpunkt.

Die Prävalenz hängt somit nicht nur von der Häufigkeit, sondern auch von der Dauer einer Erkrankung ab: Je chronischer eine Krankheit verläuft, desto höher ist ihre Prävalenz.

Definition

Unter Inzidenz versteht man die Anzahl Neuerkrankungen in einer definierten Bevölkerung während eines bestimmten Zeitraumes (meist 1 Jahr).

Die Inzidenz ist unabhängig vom Verlauf einer Erkrankung.

Definition

Die Mortalität bezeichnet die Anzahl von Todesfällen an einer Erkrankung in einer definierten Bevölkerung während eines bestimmten Zeitraumes (meist 1 Jahr).

Inzidenz und Mortalität werden häufig pro 100.000 Einwohner angegeben. Man spricht dann von *Inzidenz-* bzw. *Mortalitätsraten.*

Altersstandardisierte und alterskorrigierte Inzidenz- und Mortalitätsraten. Die meisten Tumorarten treten im Alter häufiger auf. Eine Bevölkerung mit einem großen Anteil älterer Menschen weist also eine hohe Tumorinzidenz auf. Vergleiche der Krebsinzidenz von Bevölkerungen mit ungleicher Altersstruktur werden deshalb irreführende Resultate ergeben, solange diese unterschiedliche Altersstruktur nicht berücksichtigt wird. Die Inzidenz- oder Mortalitätsraten verschiedener Populationen werden deshalb entweder statistisch einander angeglichen (korrigiert) oder an einen definierten Standard (z. B. den durchschnittlichen Altersaufbau der Weltbevölkerung) angeglichen (standardisiert). Man spricht dann von alterskorrigierten oder altersstandardisierten Inzidenz- bzw. Mortalitätsraten. Ein Beispiel zeigt ◘ Abb. 3.2.

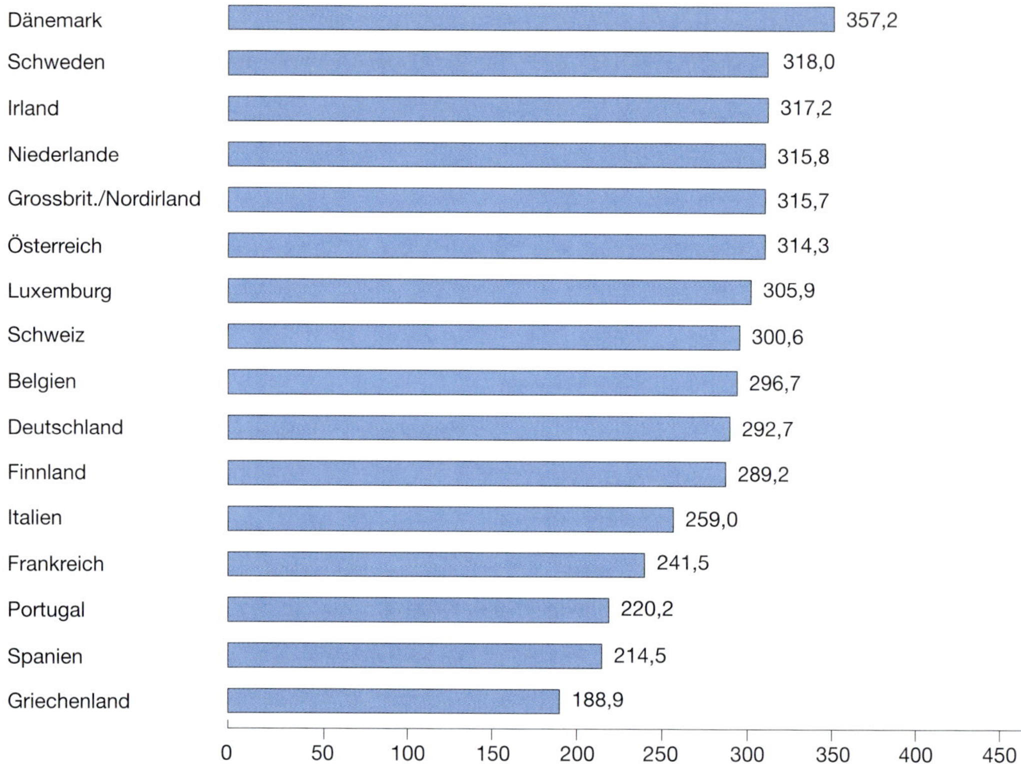

Abb. 3.2. Krebsinzidenz bei Frauen in 15 EU-Ländern und der Schweiz (ohne nicht-melanotische Hauttumoren; Anzahl Fälle/100.000 Einwohner/Jahr; altersstandardisiert nach der europäischen Standardbevölkerung). (Aus: Schweizerische Krebsliga [1998] Krebs in der Schweiz)

Veränderungen von Mortalitätsraten geben oft wichtige Hinweise auf Risikofaktoren oder die Wirksamkeit von Vorsorge- und Behandlungsmaßnahmen: Die Abbildungen 3.3 a und b zeigen die Veränderung der Mortalitätsraten bei den wichtigsten Tumorarten in den USA während der letzten 60 Jahre:

- Während die Sterblichkeit an Lungenkrebs bei Männern dank veränderter Rauchgewohnheiten seit etwa 1990 abnimmt, steigt sie bei Frauen in den letzten Jahren leider an.
- Die Sterblichkeit an Gebärmutterhalskrebs (Zervixkarzinom) hat in den letzten Jahren deutlich abgenommen, z. T. dank verbesserter Frühdiagnose.
- Aufgrund sinkender Inzidenz, wahrscheinlich wegen geänderter Essgewohnheiten, ist die Sterblichkeit an Magenkrebs sowohl bei Frauen als auch bei Männern deutlich zurückgegangen.

Relative Überlebensraten. Als Maß für den Behandlungserfolg bei einer bestimmten Erkrankung können Überlebensraten berechnet werden. Bei Krebserkrankungen werden meist 5-Jahres- oder 10-Jahres-Überlebensraten berechnet.

Definition

Die relative 5- oder 10-Jahres-Überlebensrate gibt die Wahrscheinlichkeit an, die auf die Krebsdiagnose folgenden 5 oder 10 Jahre zu überleben, bezogen auf die Überlebenswahrscheinlichkeit von gleichaltrigen, nicht an Krebs erkrankten Personen.

Die 5-Jahres-Überlebensrate darf nicht mit einer Heilungsrate gleichgesetzt werden. Der früher oft gebrauchte Begriff der »Fünf-Jahres-Heilung« wurde deshalb auch verlassen: Viele Tumorkrankheiten, z. B. das Mammakarzinom, können auch viele

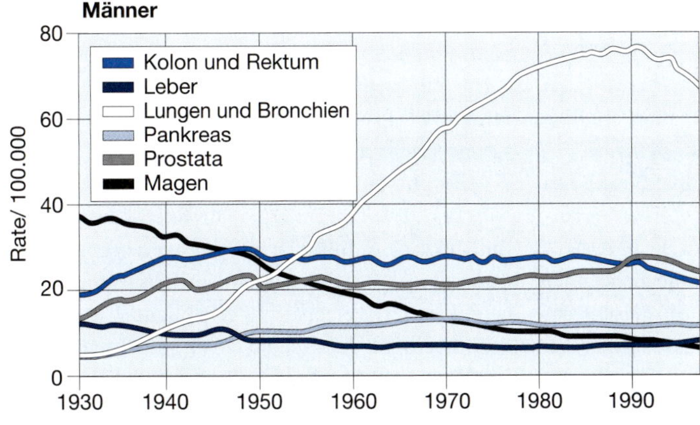

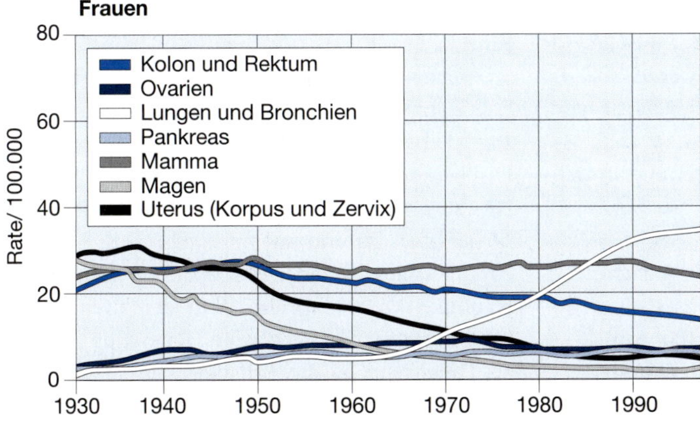

Abb. 3.3a, b. Veränderungen der Krebssterblichkeit bei **a** Männern und **b** Frauen in den USA von 1930–1995 (alterskorrigiert nach der US-Standardbevölkerung von 1970). (Aus: American Cancer Society [2000] Cancer Facts and Figures 2000)

Jahre nach Diagnose und Erstbehandlung rezidivieren und damit zum Tode der Patientinnen führen. Bei diesen Krankheiten ist die Überlebensrate nach 10 Jahren deutlich geringer als nach 5 Jahren. Anders ist die Situation bei Tumoren, bei denen Spätrezidive selten auftreten, beispielsweise beim Dickdarmkarzinom: Hier entspricht das Absinken der Überlebensrate zwischen 5 und 10 Jahren praktisch dem der gleichaltrigen Normalbevölkerung.

Risikoberechnung. Neben dem Erfassen von Krankheitshäufigkeiten und Todesraten besteht ein weiterer Teil der epidemiologischen Forschung im *Vergleich von Häufigkeiten* einer bestimmten Erkrankung in zwei oder mehreren Bevölkerungsgruppen mit unterschiedlichen Lebensumständen. Diese Untersuchungen erlauben es zu berechnen, wie hoch das *Risiko* ist, dass die Exposition gegenüber einem oder mehreren äußeren Einflussfaktoren zu einer Erkrankung führt. Solche Vergleiche können absolut oder relativ sein:

Definition

Als *absolutes Risiko* bezeichnet man den Unterschied zwischen der Häufigkeit einer Erkrankung bei einer exponierten und der einer nichtexponierten Bevölkerung.

Als *relatives Risiko* bezeichnet man das Verhältnis des Krankheitsrisikos einer exponierten Bevölkerung zum Risiko einer nichtexponierten Bevölkerung.

Durch diese relativen Risiken werden sog. *Risikofaktoren* definiert, die für die Erforschung und Prävention bösartiger Krankheiten eine zentrale Rolle spielen. Sie werden im folgenden Abschnitt und im Hinblick auf Möglichkeiten zur Krebsvorbeugung in ► Kap. 4 eingehend behandelt.

3.4 Risikofaktoren und Krebsentstehung

Faktoren, die die Entstehung einer bestimmten Erkrankung beeinflussen, bezeichnet man als *Risikofaktoren*. Dies können Einflussfaktoren von außen sein (z. B. ultraviolette oder radioaktive Strahlung) oder Faktoren, die durch das persönliche Verhalten, den sog. Lebensstil, bedingt sind (z. B. Rauchgewohnheiten, Alkoholgenuss, Übergewicht oder sexuelle Gewohnheiten). Auch Alter und Geschlecht sind wichtige Risikofaktoren, ebenso genetisch bedingte Veranlagungen. Oft sind Risikofaktoren nicht eindeutig einer dieser Gruppen zuzuordnen: Übermäßige Sonnenexposition – ein Risikofaktor für die Entstehung von bösartigen Tumoren der Haut – kann beispielsweise sowohl als Umweltfaktor wie als verhaltensbedingt betrachtet werden.

Seit über das Thema Krebs nachgedacht wird, wird immer wieder die Frage gestellt, ob auch *psychische Faktoren* an der Krebsentstehung ursächlich beteiligt sein können.

! Entgegen einer weitverbreiteten Ansicht bestehen keine Hinweise auf die Existenz einer sog. »Krebspersönlichkeit«. In zahlreichen und sorgfältigen Untersuchungen gelang es nie, direkte Zusammenhänge zwischen psychischen Faktoren und dem Entstehen einer Krebskrankheit aufzuzeigen.

Allerdings können einige Faktoren des Lebensstils als *psychosoziale Riskofaktoren* im weiteren Sinne betrachtet werden. Auf diese Thematik geht auch ▶ Kap. 39 (»Psychosoziale Bedeutung von Krebsdiagnose und Behandlung«) ein.

Manche Tumoren zeigen ein spezielles *geographisches Verteilungsmuster*. Die Krebshäufigkeit in Entwicklungsländern ist beispielsweise ganz anders als in den industrialisierten Ländern. Auch innerhalb Europas zeigen sich erhebliche Unterschiede mit einem deutlichen Nord-Süd-Gefälle, d. h. einer wesentlich höheren Krebshäufigkeit in den nördlichen Ländern als in den Mittelmeerländern (s. ◘ Abb. 3.2). Dies wird u. a. auf unterschiedliche Ernährungs- oder Rauchgewohnheiten zurückgeführt.

Beobachtungen bei Migranten weisen tatsächlich darauf hin, dass Umwelteinflüsse bzw. der sog. »Lebensstil« wichtiger sind als die genetische Disposition einer bestimmten ethnischen Gruppe (◘ Abb. 3.4): In Japan ist das Risiko, an einem Magenkrebs zu erkranken, relativ groß. Bei nach Amerika ausgewanderten Japanern nimmt die Häufigkeit von Magenkrebs in der zweiten und dritten in Amerika geborenen Generation deutlich ab. Umgekehrt ist der Brustkrebs in Japan selten; seine Häufigkeit nimmt bei in die USA emigrierten Japanerinnen deutlich zu: Verteilungsmuster und Häufigkeit der Erkrankung gleichen sich denen der

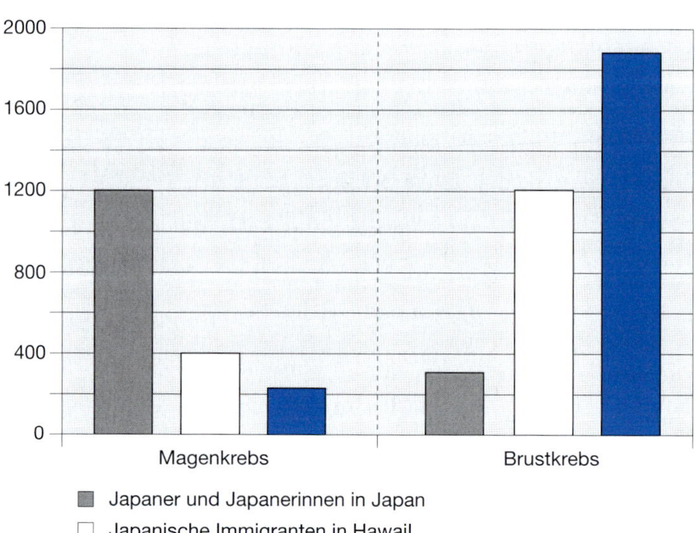

◘ **Abb. 3.4.** Häufigkeit von Magen- und Brustkrebs in Japan, den USA und bei japanischen Immigranten in den USA (jährliche Neuerkrankungen/Mio Einwohner)

einheimischen Bevölkerung in dem Maße an, in dem die Migranten sich den veränderten Lebensbedingungen anpassen.

Hohe Risiken, die regelmäßig und schnell zu einer Erkrankung führen, sind leicht erkennbar. Viele Krankheiten, vor allem auch Krebserkrankungen, haben aber eine lange Latenzperiode zwischen der Exposition gegenüber einem Risikofaktor und dem Auftreten von Krankheitssymptomen. In diesen Fällen bleibt der Zusammenhang zwischen Exposition und Krankheit oft im Dunkeln.

Die epidemiologische Forschung versucht, Risikofaktoren zu definieren. Sie beschreibt damit Bevölkerungsgruppen, die für bestimmte Krankheiten besonders anfällig sind. Dadurch können Erkenntnisse über die Ursachen der Krankheit gewonnen und präventivmedizinische Maßnahmen entwickelt werden.

Risikofaktoren können das Krebsrisiko in beide Richtungen beeinflussen: Risikofaktoren, die das Krebsrisiko reduzieren, werden auch »Schutzfaktoren« genannt. Für alle Risikofaktoren gilt, dass primär lediglich eine statistische Beziehung zwischen ihnen und der entsprechenden Krebskrankheit gesichert ist, aber nicht notwendigerweise auch eine ursächliche Beziehung. Wir wissen beispielsweise, dass Männer mit höherem sozioökonomischen Status, d. h. besserer Ausbildung/höherem Einkommen, statistisch ein erhöhtes Risiko zeigen, an einem bösartigen Hodentumor zu erkranken. Sicher löst aber weder Schule noch Geld direkt und ursächlich den Tumor aus, sondern ein (oder mehrere) mit Ausbildung/Einkommen indirekt verbundener Faktor.

In ▶ Kap. 1 wurde die Krebsentstehung bereits als *Folge von Mutationen* beschrieben.

! Einige Risikofaktoren sind mögliche Ursachen von Mutationen, d. h. sie sind an der Krebsentstehung ursächlich beteiligt.

Vereinfachend können Risikofaktoren eingeteilt werden in:

- unbeeinflussbare Risiken, z. B. Alter oder Geschlecht,
- beeinflussbare (und teils vermeidbare) Risken, z. B. Ernährungsgewohnheiten, Genussmittelkonsum, Risiken in Beruf und Freizeit.

3.4.1 Unbeeinflussbare Riskofaktoren

Alter

Das Alter ist wohl der wichtigste Risikofaktor für eine Krebserkrankung. Obwohl Krebs in jedem Alter auftreten kann, haben alte Menschen das größte Risiko, an einem bösartigen Tumor zu erkranken (◘ Tabelle 3.1).

Da in der Regel zwischen der Exposition gegenüber einem krebsauslösenden Stoff (Karzinogen) und dem Ausbruch der Krankheit viele Jahre liegen, sind ältere Menschen zwangsläufig häufiger von Krebskrankheiten betroffen als jüngere. Das

◘ Tabelle 3.1. Karzinomrisiko in Abhängigkeit vom Alter. Die Tabelle zeigt die Wahrscheinlichkeit, in einem bestimmten Alter ein Karzinom zu entwickeln. Während beispielsweise vor dem 40. Geburtstag nur 1 Mann unter 1.579 an einem kolorektalen Karzinom erkrankt, wird im 60.–79. Lebensjahr bei 1 von 29 Männern diese Diagnose gestellt. (Aus: Daten der American Cancer Society für die USA, 1994–96. Nicht-melanotische Hautkarzinome und in situ-Karzinome sind nicht berücksichtigt)

		Geburt bis 39	40–59	60–79	Geburt bis Tod
Alle Organe	Männer Frauen	1 auf 62 1 auf 52	1 auf 12 1 auf 11	1 auf 3 1 auf 4	1 auf 2 1 auf 3
Mamma	Frauen	1 auf 235	1 auf 25	1 auf 15	1 auf 8
Kolon und Rektum	Männer Frauen	1 auf 1.579 1 auf 1.947	1 auf 124 1 auf 149	1 auf 29 1 auf 33	1 auf 18 1 auf 18
Lungen und Bronchien	Männer Frauen	1 auf 2.592 1 auf 2.894	1 auf 78 1 auf 106	1 auf 16 1 auf 25	1 auf 12 1 auf 18
Prostata	Männer	<1 auf 10.000	1 auf 53	1 auf 7	1 auf 6

Kleinkind macht hier allerdings eine Ausnahme: Während der ersten 5 Lebensjahre ist das Krebsrisiko relativ hoch, bedingt durch typischerweise im Kindesalter auftretende Leukämien und Hirntumoren.

Geschlecht

Ein anderer wichtiger Faktor, der bei der Erfassung von epidemiologischen Daten berücksichtigt werden muss, ist der geschlechtsspezifische Unterschied. So zeigt die Krebshäufigkeit vieler Tumoren je nach Alter und Geschlecht ein ungleiches Verteilungsmuster. Bei Kindern unter 10 Jahren erkranken Knaben häufiger an Krebs als Mädchen. Im Alter zwischen 20 und 60 Jahren erkranken mehr Frauen als Männer, wobei in der Altersgruppe der 35- bis 50-jährigen die Frauen durch Brust- und Gebärmutterhalskrebs besonders stark gefährdet sind. Nach dem 60. Lebensjahr erkranken wiederum häufiger Männer an Krebs.

Die Verteilung der Tumorhäufigkeit auf die verschiedenen Organe ist ebenfalls bei Mann und Frau unterschiedlich. In Europa steht beim Mann Lungenkrebs bzw. Prostatakrebs, bei der Frau der Brustkrebs an erster Stelle. Gallenblasentumoren und Schilddrüsentumoren treten bei Frauen etwas häufiger auf als bei Männern. Andere Tumoren wie Karzinome des proximalen Kolons treten bei Mann und Frau etwa gleich häufig auf. Betrachtet man die Summe aller Krebsarten, so sind sowohl Krebsinzidenz als auch Krebsmortalität bei Männern etwas höher als bei Frauen.

Genetische Risikofaktoren und familiäre Krebskrankheiten

! Den Anteil genetischer (erblicher) Faktoren unter den Krebsrisiken hat man in der Vergangenheit unterschätzt. Er wird heute mit etwa 5 % bis 10 % angegeben, könnte aber eher noch höher liegen.

Für Krebserkrankungen kann ebenso eine Anfälligkeit vererbt werden wie für viele andere Krankheiten, z. B. Diabetes oder Hypertonie. Mutationen in Genen, die im Normalfall das Zellwachstum kontrollieren, erhöhen das Risiko für bestimmte Krebserkrankungen. Diese Mutationen wurden in ▶ Kap. 1 ausführlich beschrieben. Werden mutierte Gene vererbt, haben die Kinder ein erhöhtes Risiko, an entsprechenden Tumoren zu erkranken, z. B. an Brust- oder Darmkrebs.

Eine Beteiligung erblicher Faktoren fand man bisher zweifelsfrei bei bösartigen Neubildungen des Darms, der Brust und der Eierstöcke, der Schilddrüse sowie bei Melanomen. Eine Beteiligung wird vermutet bei Tumoren von Bauchspeicheldrüse, Prostata und Hoden.

Solche Mutationen sind glücklicherweise selten: Nur etwa 5 % aller Brustkrebserkrankungen sind durch eine vererbte Mutation in einem sog. Brustkrebsgen bedingt. Trägerinnen solcher Gene haben allerdings eine hohe Wahrscheinlichkeit, im Laufe ihres Lebens, meist jedoch schon vor dem 40. Lebensjahr, an Brustkrebs zu erkranken. Mittlerweile kennt man auch eine Reihe anderer Tumorerkrankungen, die mit bestimmten vererbbaren Genmutationen assoziiert sind (◻ Tabelle 3.2). Solche Gendefekte betreffen oft Gene, die das Zellwachstum steuern bzw. das Wachstum von Krebszellen unterdrücken (Tumorsuppressorgene) oder als DNS-Reparaturgene funktionieren. In ▶ Kap. 5 werden diagnostische Probleme bei familiären Krebskrankheiten diskutiert.

3.4.2 Vermeidbare Risikofaktoren

! Auf vermeidbare Risiken sind etwa 40 % aller Krebstodesfälle zurückzuführen. Diese Risiken sind das lohnende Ziel präventivmedizinischer Maßnahmen (s. ▶ Kap. 4).

Rauchen

Das Inhalieren von Tabakrauch ist mit Abstand der bedeutendste Krebsrisikofaktor. 30 % aller Krebstodesfälle sind auf Tabakkonsum zurückzuführen und somit prinzipiell vermeidbar. Tabakrauch ist ein komplexes Gemisch chemischer Substanzen und enthält stark wirksame Karzinogene.

Der Zusammenhang zwischen Rauchen und Krebskrankheiten vielfältiger Lokalisationen ist durch eine Fülle von epidemiologischen Studien gesichert. Erwiesen ist dieser Zusammenhang für Krebserkrankungen von:

- Mundhöhle und Rachen (ungefähr 65 % rauchbedingt),

Tabelle 3.2. Beispiele für Krebserkrankungen aufgrund einer ererbten genetischen Disposition. (Nach: Wissenschaftlicher Beirat der BÄK (1998) Richtlinien zur Diagnostik der genetischen Disposition für Krebs. Deutsches Ärzteblatt, Heft 22, 1998)

Erkrankung	Gen	Häufigkeit in Deutschland (geschätzt)
Familiäres Mammakarzinom	BRCA2	2–3 % aller Mammakarzinome ca. 700 Fälle pro Jahr
Familiäres Mammakarzinom/ Ovarialkarzinom	BRCA1	2–3 % aller Mammakarzinome ca. 700 Fälle pro Jahr; 2–3 % aller Ovarialkarzinome ca. 250 Fälle pro Jahr
Familiäre adenomatöse Polypose (FAP)	APC	max. 1 % aller kolorektalen Karzinome, wenige hundert Fälle pro Jahr
Erbliche Form kolorektaler Karzinome ohne Polyposis (HNPCC)	MLH1, MSH2	ca. 4 % aller kolorektalen Karzinome, ca. 2.000 Fälle pro Jahr
Retinoblastom	RB1	60 % somatische Mutation: einseitig; 40 % Keimbahnmutation: beidseitig
Familiäres medulläres Schilddrüsenkarzinom (MEN Typ 2A und 2B)	RET	ca. 25 % aller medullären Schilddrüsenkarzinome

- Speiseröhre (30–50 %),
- Bauchspeicheldrüse (30–50 % bei Männern, 15–20 % bei Frauen),
- Kehlkopf (80 %),
- Lunge (75–90 % bei Männern, 30–60 % bei Frauen),
- Harnblase (50 % bei Männern, 25 % bei Frauen),
- Niere (30 %),
- Magen (wahrscheinlich).

! Bei einem Raucher ist das Risiko, an Lungenkrebs zu erkranken, bis 40mal höher als bei einem Nichtraucher. Dabei besteht eine direkte Korrelation zwischen Anzahl und Teergehalt der gerauchten Zigaretten, der Zahl der »Raucherjahre« und dem Krebsrisiko (Abb. 3.5).

Die Lungenkrebsmortalität ist seit den 30er Jahren des letzten Jahrhunderts, parallel zum zunehmenden Zigarettenkonsum, dramatisch angestiegen, zuerst nur bei Männern, in den letzten Jahren auch bei Frauen. In den Vereinigten Staaten sterben seit den 80er Jahren mehr Frauen an Lungen- als an Brustkrebs! Bei Männern nimmt in den USA und Westeuropa die Sterblichkeit an Lungenkrebs seit den späten 80er Jahren ab, entsprechend dem geringeren Zigarettenkonsum der jetzt mittleren Generation (s. Abb. 3.3).

Ernährung

! Aus epidemiologischen Studien ist bekannt, dass die Art der Ernährung das Krebsrisiko sowohl erhöhen wie reduzieren kann. Es wird geschätzt, dass durch Änderungen der Ernährungs-gewohnheiten etwa 30 % der Krebserkrankungen insgesamt vermieden werden könnten.

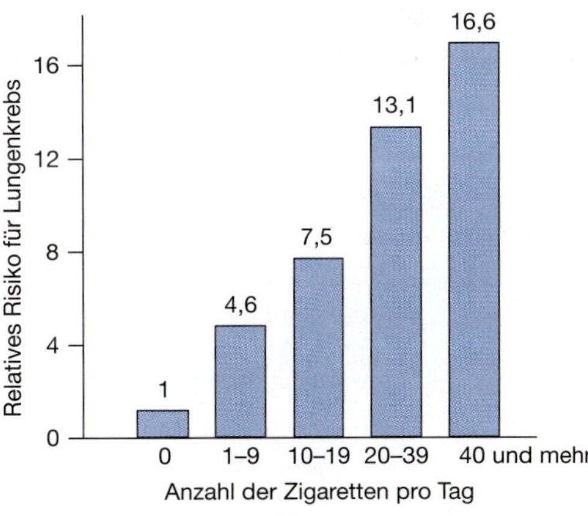

Abb. 3.5. Lungenkrebsrisiko und Zigarettenkonsum. Das Risiko steigt mit der Zahl der täglich gerauchten Zigaretten; es ist bei einem täglichen Konsum von 10–19 Zigaretten gegenüber einem Nichtraucher um das 7,5fache erhöht. Allerdings ist das Risiko, an Lungenkrebs zu erkranken, auch bei einem Nichtraucher nicht gleich Null. (Nach: Hammond EL [1966] National Cancer Institute Monographs 19:127)

Einige diätetische Faktoren, die das Krebsrisiko beeinflussen, zeigt Tabelle 3.3.

Für einen Zusammenhang zwischen hohem Konsum tierischer Fette bzw. von Fett insgesamt und erhöhtem Risiko der Erkrankung an Darmkrebs, Prostatakrebs und Lungenkrebs liegen ernst zu nehmende Hinweise vor. Desgleichen gibt es Hinweise auf einen Zusammenhang zwischen hohem Fleischkonsum und erhöhtem Darmkrebsrisiko, wobei dies in erster Linie für »rotes« Fleisch (Rind, Schwein, Lamm) im Unterschied zu »weißem« Fleisch (Geflügel, Fisch) zu gelten scheint. Bei der Zubereitung von sog. rotem Fleisch (Rind-, Schweine- und Lammfleisch) durch Kochen, Braten oder Grillen entstehen u. a. karzinogene Stickstoffverbindungen (sog. heterozyklische Amine). Aus Tierexperimenten ist bekannt, dass diese Stoffe Dickdarm- und Brustkrebs auslösen können.

Aflatoxine sind von einem Pilz (Aspergillus flavus) gebildete Toxine. Sie finden sich vor allem in den Tropen in schlecht gelagerten Nahrungsmitteln. Aflatoxine lösen im Tierexperiment in Leberzellen Krebs aus und sind – gemeinsam mit Hepatitisviren – verantwortlich für die in Afrika häufigen Leberzellkarzinome.

Gut gesichert ist der Zusammenhang zwischen einem »Ernährungs-Defizitfaktor«, nämlich geringem Verzehr von frischem Obst und Gemüse, und einem z. T. deutlich erhöhten Erkrankungsrisiko. Dieser Zusammenhang gilt als:
- erwiesen für bösartige Neubildungen von Mundhöhle und Rachen, Speiseröhre, Lunge, Magen und Darm,
- wahrscheinlich für Tumoren von Kehlkopf, Bauchspeicheldrüse und Harnblase,
- möglich für Tumoren der Gebärmutter, Schilddrüse, Leber und Niere.

Alkoholkonsum

Übermäßiger Alkoholgenuss führt zu einem erhöhten Krebsrisiko. Dies ist in der Bevölkerung vielfach nicht hinreichend bekannt. Die Bedeutung dieses Risikofaktors für die Krebsentstehung wird immer noch unterschätzt.

! Für den Alkoholkonsum wird ein eigenständiger Anteil an der Krebssterblichkeit von etwa 3 % angeben. Betroffene Organe sind insbesondere Mundhöhle und Rachen, Speiseröhre, Kehlkopf und Leber, aber auch die Brustdrüse.

Tabelle 3.3. Ernährungsbedingte Risikofaktoren für bestimmte Krebsarten (Nach: Cummings JH, Bingham SA [1998] Diet and the Prevention of Cancer. BMJ 317:1636–1640)

	Erhöhtes Krebsrisiko		Erniedrigtes Krebsrisiko	
	Wahrscheinlich	Fraglich	Wahrscheinlich	Fraglich
Dickdarm	Rotes Fleisch	Alkohol Fett	Gemüse Fasern	Folsäure
Mamma	Alkohol Fleisch		Gemüse	Früchte Phytoöstrogene
Lunge		Alkohol Fett		Früchte Gemüse
Magen	Salz Gepökeltes		Früchte Gemüse Vitamin C	Karotenoide
Prostata		Fleisch Fett	Vitamin E	Gemüse
Speiseröhre	Alkohol		Früchte Gemüse	
Leber	Alkohol			

Alkohol erhöht das Krebsrisiko dosisabhängig. Alkohol verstärkt zudem die karzinogene Wirkung des Tabakrauchs, das heißt starke Raucher mit hohem Alkoholkonsum haben ein besonders hohes Krebsrisiko. Als Wirkungsmechanismus ist denkbar, dass Alkohol als Lösungsmittel für Karzinogene in der Nahrung oder im Tabakrauch wirkt.

Übergewicht und Mangel an körperlicher Bewegung

! Der Anteil der Risikofaktoren Übergewicht und mangelnde körperliche Aktivität an der Gesamtkrebssterblichkeit wird mit bis zu 5 % angegeben.

Übergewicht in der Postmenopause bedeutet z. B. für betroffene Frauen ein erhöhtes Risiko, an Brustkrebs zu erkranken: Östrogene werden nach der Menopause vor allem im Fettgewebe synthetisiert. Übergewicht, d. h. vermehrtes Fettgewebe im Körper, führt zu höheren Östrogenkonzentrationen und somit zu erhöhtem Brustkrebsrisiko.

Übergewicht und zu wenig körperliche Bewegung sind als eng miteinander einhergehende Faktoren vom Ernährungsfaktor Gesamtkalorienzufuhr abhängig. Sie spielen aber möglicherweise auch eine eigenständige Rolle bei der Krebsentstehung.

Strahlen

Täglich sind wir Strahlungen unterschiedlichster Art ausgesetzt. Von zwei Strahlenarten – den ionisierenden und den ultravioletten Strahlen – ist eine krebsauslösende Wirkung mit Sicherheit nachgewiesen. Von anderen elektromagnetischen Strahlen (Radiowellen, Mikrowellen, elektrische und magnetische Felder in der Umgebung von Radiostationen und Funktelefonen) ist eine krebsauslösende Wirkung nicht belegt.

Ionisierende Strahlen. Energiereiche Strahlung, die in der Lage ist, Elektronen von Atomen loszulösen oder Atome und Moleküle in geladene Teilchen aufzuspalten, nennt man ionisierende Strahlung. Sie entsteht beim Zerfall von Atomkernen und beim Abbremsen von Elektronen (Röntgenstrahlen).

! Ionisierende Strahlen gehören zu den natürlichen Bestandteilen unserer Umgebung. Mehr als 80 % der auf uns einwirkenden ionisierenden Strahlen stammt aus unserer natürlichen Umgebung (kosmische Strahlung, Erdstrahlung, natürliche Strahlung von Nahrung und Wasser).

Etwa 15 % der Strahlenbelastung stammt aus medizinischen Quellen (diagnostische und therapeutische Radiologie). Die Belastung durch andere berufliche Expositionen und durch Atombombenexplosionen und Kernkraftwerke ist in diesem Zusammenhang zu vernachlässigen (weniger als 1 % der Gesamtbelastung).

Die krebsauslösende Wirkung ionisierender Strahlen gilt als bewiesen. Sie konnte bei den Überlebenden der Atombombenexplosionen des Jahres 1945 in Japan hinreichend dokumentiert werden: Wenige Jahre nach der Explosion kam es zu einem starken Anstieg der Leukämien, während Brust-, Schilddrüsen- und Lungenkrebsfälle erst nach 12–4 Jahren sprunghaft zunahmen.

Auch bei therapeutischem Einsatz wirkt ionisierende Strahlung kanzerogen: Nach Strahlentherapie maligner Tumoren zeigt sich ein erhöhtes Risiko für Zweittumoren im bestrahlten Gebiet (z. B. vermehrtes Auftreten von Blasenkrebs nach Bestrahlung von Gebärmutterhalskarzinomen).

Ionisierende Strahlung wirkt wahrscheinlich über Chromosomenbrüche und andere Veränderungen in der DNS karzinogen. Etwa 3 % aller Krebstodesfälle sind durch ionisierende Strahlen verursacht.

Sonnenlicht. Die ultravioletten (UV-)Strahlen des Sonnenlichts können Krebs auslösen und sind die Hauptursache für alle Arten von Hautkrebs, auch das Melanom. Die Mortalität des malignen Melanoms hat bei hellhäutigen Menschen in den letzten Jahrzehnten erschreckend zugenommen.

! Auf UV-Strahlung werden etwa 2 bis 3 % aller Krebstodesfälle zurückgeführt.

Das UV-Licht entfaltet seine karzinogene Wirkung wahrscheinlich durch die Auslösung von Mutationen an der DNS und durch Blockierung von DNS-Reparaturmechanismen.

Das vermehrte Auftreten von Hautkrebs steht in Zusammenhang mit den veränderten Bekleidungs-

und Freizeitgewohnheiten; dem Modetrend, die Haut intensiv zu bräunen, und der Abnahme des Ozongehalts in der Stratosphäre (»Ozonloch«).

Während die Exposition gegenüber Sonnenlicht und dessen karzinogenen UV-Strahlen früher in erster Linie ein mit der beruflichen Tätigkeit verbundenes Risiko von Landwirten, Gärtnern, Seeleuten usw. darstellte, ist dieser – größtenteils vermeidbare – Risikofaktor heute dem Freizeitbereich zugeordnet.

Belastungen in Beruf und Freizeit

Obwohl berufsbedingte Tumorerkrankungen nur einen kleinen Teil aller Krebstodesfälle ausmachen, sind sie doch interessant und wichtig, weil sie einerseits besonders gut untersucht sind und andererseits als Beweis für die Verhütbarkeit von Krebs herangezogen werden können.

Eine große Anzahl von chemischen Verbindungen, die früher an verschiedenen Arbeitsplätzen unkontrolliert eingesetzt wurden, haben eine krebserregende Wirkung (◘ Tabelle 3.4). In den Industrieländern bestehen heute jedoch Schutzvorschriften, welche die Exposition gegenüber solchen Substanzen regeln (s. hierzu ► Kap. 4).

! Dank konsequent durchgeführter Schutzmaßnahmen in der Industrie sind heute weniger als 5 % der Krebstodesfälle durch die berufsbedingte Einwirkung von Karzinogenen verursacht.

Belastung der Luft durch Umweltschadstoffe

Trotz der Tatsache, dass sich bei der Analyse der Außenluft Dutzende Stoffe finden, die als karzinogen bekannt sind, wird in den westlichen Ländern der Anteil der durch diese Umweltbelastung bedingten Krebssterblichkeit auf kaum höher als 2 % geschätzt. Die Belastung durch Passivrauchen ist dabei nicht berücksichtigt.

Infektionen

! In den Ländern Westeuropas und Nordamerikas gehen nach Schätzungen etwa 5 % der Krebstodesfälle auf infektionsbedingte Krebserkrankungen zurück. Weltweit werden gegen 15 % aller Krebskrankheiten durch infektiöse Agenzien (Viren, Bakterien, tropische Parasiten) hervorgerufen (◘ Tabelle 3.5).

Karzinome, bei deren Entstehung *Viren* eine Rolle spielen, treten vor allem in den Entwicklungsländern auf. 80 % dieser Tumoren sind auf Infekte mit dem Hepatitis-B-Virus (Leberkrebs) oder mit Papillomaviren (Zervixkarzinom, Analkarzinom) zurückzuführen.

Der Mechanismus der Krebsauslösung durch Viren ist noch größtenteils ungeklärt und wahrscheinlich von Virus zu Virus verschieden. Bei den Papillomaviren wird angenommen, dass Genprodukte des Virus im infizierten Zellkern die Steuerung von Zellproliferation und -differenzierung stören: Von zwei viralen Genprodukten konnte gezeigt werden, dass sie die beiden wichtigsten Tumorsuppressorgene, nämlich das p53-Gen und das Retinoblastomgen außer Kraft setzen und so zu einer tumorspezifischen »Entgleisung« der Wachstumskontrolle führen (s. ► Kap. 1).

! Da längst nicht alle mit dem entsprechenden Virus infizierten Menschen an Krebs erkranken, müssen neben der Infektion noch andere Faktoren an der Krebsauslösung beteiligt sein.

◘ Tabelle 3.4. Krebserzeugende Substanzen am Arbeitsplatz

Substanz	Krebsart	Beschäftigte besonders exponiert bei
Arsen	Lungenkrebs, Hautkrebs	Produktion von Pestiziden
Asbest	Mesotheliom, Lungenkrebs	Arbeit mit asbesthaltigem Isolationsmaterial oder Bremsbelägen
Mineralöle	Hautkrebs	Metallverarbeitung
Vinylchlorid	Leberkrebs (Angiosarkom)	PVC-Produktion

Für den in Afrika häufigen Leberkrebs wird als Auslöser neben der Hepatitis-B-Infektion die zusätzliche Einnahme von Pilzprodukten wie Aflatoxinen (s. oben) verantwortlich gemacht. Für das Zervixkarzinom scheint neben dem Infekt mit Papillomaviren das Zigarettenrauchen einen zusätzlichen Risikofaktor darzustellen.

Medikamente

Einige Medikamente besitzen neben ihrer heilenden Wirkung auch karzinogene Eigenschaften. Dazu gehören v. a. einige *Zytostatika*. Besonders von alkylierenden Substanzen wie Melphalan (z. B. Alkeran), Cyclophosphamid (z. B. Endoxan) und Chlorambucil (z. B. Leukeran) ist bekannt, dass sie in einem geringen Prozentsatz gesunde Zellen in Krebszellen umwandeln und somit Krebs auslösen können. Da ihre therapeutische Wirkung zur Behandlung von Tumoren z. Z. noch unersetzlich ist, kann vorläufig auf solche Substanzen nicht vollständig verzichtet werden.

Chronische Einnahme von phenacetinhaltigen *Schmerzmitteln* ist wahrscheinlich ein Risikofaktor für die Entwicklung von Nierenkrebs und anderen Krebsformen der ableitenden Harnwege. *Östrogene*, die als Medikamente zur Behandlung von klimakterischen Beschwerden eingesetzt werden, erhöhen das Risiko, an einem Karzinom der Gebärmutter (Endometrium) zu erkranken. Die gleichzeitige Gabe eines Gestagens (Gelbkörperhormon) reduziert dieses Risiko, scheint aber umgekehrt das Brustkrebsrisiko zu erhöhen. Auch die Antikonzeption mit Ovulationshemmern (Östrogen/Gestagen-Kombinationen) ist mit einem geringgradig erhöhten Brustkrebsrisiko verbunden. Eine Liste von karzinogenen Medikamenten zeigt ◻ Tabelle 3.6. Es ist anzunehmen, dass in den nächsten Jahren noch weitere Substanzen als Karzinogene in Medikamenten nachgewiesen werden.

! Bei jeder medizinischen Behandlung ist der Nutzen gegenüber mögliche Komplikationen und unerwünschte Spätfolgen abzuwägen. Dies gilt besonders für den Einsatz von Medikamenten mit karzinogenen Eigenschaften.

Sexualität und Fortpflanzung

Vorgänge im Zusammenhang mit Fortpflanzung und Sexualität beeinflussen die Entstehung verschiedener Tumoren, vor allem in hormonabhängigen Geweben wie Brustdrüse und Gebärmutter (◻ Tabelle 3.7). So erhöhen eine frühe Menarche und eine späte Menopause das Brustkrebsrisiko, wahrscheinlich entsprechend der verlängerten Exposition gegenüber dem körpereigenen Hormon *Östrogen*, welches die Krebsentwicklung fördern kann. Eine frühe erste Schwangerschaft zeigt umgekehrt einen gewissen Schutzeffekt gegen

◻ Tabelle 3.5. Infektionskrankheiten als Risikofaktoren für maligne Tumoren

	Erreger	Tumor
Viren	Hepatitis-B-Virus	Leberzellkarzinom
	Papilloma-Viren	Zervixkarzinom Analkarzinom
	Epstein-Barr-Virus	Morbus Hodgkin Burkitt-Lymphom Nasopharynxkarzinom
	HTLV-1	T-Zell-Leukämie/-Lymphom
	KS-Herpes-Virus	Kaposi-Sarkom
Bakterien	Helicobacter pylori	Magenkarzinom Magenlymphom
Parasiten	Schistosomen	Blasenkarzinom Rektumkarzinom
	Leberegel	Leberzellkarzinom

Brustkrebs, möglicherweise weil durch die Milchproduktion das Drüsengewebe zur endgültigen Differenzierung angeregt wird. In den Industrieländern, in denen das Fortpflanzungsverhalten durch soziale und ökonomische Faktoren mitbestimmt wird, entscheiden sich Frauen später für Nachkommenschaft. Es ist damit zu rechnen, dass deshalb in diesen Ländern die Brustkrebserkrankungsrate weiter steigen wird.

Gebärmutterhalskarzinome sind bei Frauen mit spätem Beginn des Sexuallebens seltener als bei Frauen, die früh mit wechselnden Partnern Geschlechtsverkehr haben. Der häufige Nachweis der Papillomaviren HPV-16 und HPV-18 (s. oben) in Tumorzellen von Patientinnen mit Gebärmutterhalskrebs lässt annehmen, dass diese Virustypen bei der Krebsentstehung eine besondere Rolle spielen.

Weiterführende Literatur

Beaglehole R, Bonita R, Kjellström T (1997) Einführung in die Epidemiologie. Huber, Bern Göttingen Toronto Seattle

Fletcher RH, Fletcher SW, Wagner EH (2002) Klinische Epidemiologie. Urban & Fischer, München Jena

Moolgavkar S, Krewski D, Zeise L, Cardis E, Møller H (eds) (1999) Quantitative estimation and prediction of human cancer risks. Published by the International Agency for Research on Cancer. Oxford Univ Press, Oxford

Peto J (2001) Cancer epidemiology in the last century and the next decade. Nature 411: 390

Schweizerische Krebsliga (Hg) (1998) Krebs in der Schweiz. Fakten, Kommentare. Schweizerische Krebsliga, Bern

Tabelle 3.6. Medikamente mit erhöhtem Krebsrisiko (Liste unvollständig)

	Medikamente	Tumoren
Zytostatika	Cyclophosphamid	Leukämie Blasenkarzinom
	Iphosphamid	Leukämie Blasenkarzinom
	Etoposid	Leukämie
	Busulfan, Chlorambucil	Leukämie
Immunsuppressiva	Cyclosporin	Non-Hodgkin-Lymphom
Hormone	Östrogene	Endometriumkarzinom Mammakarzinom
Schmerzmittel	Phenacetin	Nierenbeckenkarzinom Blasenkarzinom

Tabelle 3.7. Sexuelle Risikofaktoren für die Entwicklung weiblicher Tumoren

Krebsart	Risikofaktoren	Schutzfaktoren
Brustkrebs	Frühe Menarche Alter über 30 Jahre bei der Geburt des ersten Kindes Keine Schwangerschaften	Frühe Menopause Viele Schwangerschaften
Korpuskarzinom	Späte Menopause	Frühe Menopause Viele Schwangerschaften
Zervixkarzinom	Viele Sexualpartner	Virginität

Teil II Diagnostik und Therapie maligner Tumoren

Prävention und Früherkennung maligner Tumoren

N. Becker

Aus dem mittlerweile verfügbaren epidemiologischen Wissensstand lässt sich eine ansehnliche Palette an Maßnahmen der primären und sekundären Prävention ableiten, die von Empfehlungen zu persönlichen Verhaltensänderungen (z. B. hinsichtlich Tabakkonsum und Ernährung) über Schutzmaßnahmen in Beruf und Umwelt bis hin zu Impfungen gegen krebserzeugende Viren sowie die Einführung von Screeningprogrammen zur sekundären Prävention reichen.

Theoretisch kann ein erheblicher Teil der Krebserkrankungen bzw. -sterbefälle durch Prävention vermieden werden. Inwieweit dies auch in der Praxis gelingt, hängt davon ab, wie gut die Beteiligten beim Erreichen dieses Ziels zusammenwirken. Empfehlungen zu persönlichen Verhaltensänderungen greifen nur, wenn sie auch individuell befolgt werden. Ergebnisse zu Risikofaktoren oder Möglichkeiten zur Früherkennung werden nur praktisch wirksam, wenn entsprechende Programme in das Angebot des jeweiligen Gesundheitssystems aufgenommen werden. Derartige Programme greifen aber wiederum nur, wenn die Zielpersonen davon überzeugt werden können, dass eine Teilnahme für sie von Nutzen ist. Und Empfehlungen zu persönlichen Verhaltensänderungen entfalten nur eine Breitenwirkung, wenn sie durch flankierende gesellschaftliche Maßnahmen gefördert werden.

In jedem Fall erfordert wirksame Prävention die genaue Information über Möglichkeiten und Grenzen von Vorbeugung und Früherkennung. Der folgende Beitrag fasst zusammen, was von Seiten der Epidemiologie an gesicherten Erkenntnissen derzeit bekannt ist und wo z. Z. noch Unsicherheiten bestehen.

4.1 Definitionen

Im Allgemeinen versteht man unter Prävention die Vorbeugung von Krankheiten: Die Entstehung einer Erkrankung soll durch geeignete Maßnahmen an ihren Wurzeln verhindert werden. Tatsächlich kann Prävention aber auf drei Ebenen ansetzen:

Definition

- *Primäre Prävention* zielt darauf ab, die Inzidenz einer Krankheit zu senken, indem durch geeignete Maßnahmen Krankheitsrisiken beseitigt oder reduziert und protektive Faktoren verstärkt werden.
- *Sekundäre Prävention* hat zum Ziel, z. B. durch effektive Früherkennung Prävalenz, Krankheitsdauer und Sterblichkeit zu senken.
- *Tertiäre Prävention* zielt auf eine Verbesserung des Behandlungsergebnisses, auf Steigerung der Lebensqualität und, bei Tumorerkrankungen, auf Vermeidung eines Rückfalls bzw. von Zweittumoren bei bereits aufgetretener Krankheit.

4.2 Primäre Prävention

4.2.1 Grundlagen primärpräventiver Maßnahmen

Die Möglichkeit einer primären Prävention von Krebserkrankungen ist an die Voraussetzung geknüpft, dass die Ursachen der Krebskrankheiten überwiegend nicht genetischer Natur und damit theoretisch veränderbar sind. Die Befunde, die in diese Richtung weisen, lassen sich folgendermaßen zusammenfassen:

Internationale Vergleiche lassen erkennen, dass die Krebsinzidenz von Land zu Land z. T. außerordentlich unterschiedlich ist. *Migrantenstudien* belegen, dass diese Unterschiede nicht ethnisch bzw. genetisch bedingt sind (s. ▶ Kap. 3). Auf der Grundlage der ermittelten Krebsinzidenz sowie des in den Migrantenstudien erkennbaren Ausmaßes an Veränderlichkeit lässt sich abschätzen, in welchem Umfang zumindest prinzipiell das Auftreten von Krebskrankheiten durch geeignete Maßnahmen der primären Prävention vermieden werden könnte. Eine in diesem Sinne kürzlich für die USA durchgeführte Berechnung, die in der Größenordnung auch für die westeuropäischen Länder zutreffen dürfte, zeigte:

! Etwa 60 % aller Krebserkrankungen sind potenziell vermeidbar.

Da die Hauptrisikofaktoren für die Entstehung von Krebskrankheiten mittlerweile mehr oder weniger bekannt sind (s. hierzu ► Kap. 3), ist es möglich, diejenigen Bereiche anzugeben, in denen Maßnahmen der primären Prävention den größten Effekt im Hinblick auf eine Senkung der Krebsinzidenz bzw. der Krebsmortalität erwarten lassen. ◘ Tabelle 4.1 gibt für die USA die Schätzungen verschiedener Autoren zum prozentualen Anteil einiger Risikofaktoren an der Verursachung von Krebserkrankungen wieder, die in den Größenordnungen auch für die westeuropäischen Länder gültig sind.

In einem weiteren Schritt muss man überlegen, in welchem Umfang die Prävalenz dieser Risikofaktoren beeinflusst werden kann und welche Veränderungen sich daraus für die Krebsinzidenz bzw. Krebssterblichkeit ergeben. Entsprechend der in ◘ Tabelle 4.1 ersichtlichen Rangfolge sind die effektivsten Maßnahmen diejenigen zur Senkung des Zigarettenkonsums sowie zur Änderung bestimmter Ernährungsgewohnheiten, aber auch die Vermeidung beruflicher Schadstoffexpositionen, die Prophylaxe von Virusinfektionen und die chirurgische Prävention durch Entfernung von Risikoorganen bei genetischer Prädisposition für bestimmte Krebsarten (im wesentlichen Darmkrebs) sind hierzu zu rechnen. ◘ Abbildung 4.1 zeigt, welche Ziele zur Reduzierung der Krebssterblichkeit durch Vermeidung von Risikofaktoren man in den USA als realistisch ansieht.

◘ Tabelle 4.1. Ursachen von Krebskrankheiten: Schätzung der anteiligen Zuordnung der Krebstodesfälle zu den verschiedenen Risikofaktoren durch verschiedene Autoren (Wynder EL, Gori GB [1977] Contribution of the Environment to Cancer Incidence: An Epidemiologic Exercise. JNCI 58: 825–832; Higginson J, Muir CS [1979] Environmental Carcinogenesis: Misconceptions and Limitations to Cancer Control. JNCI 63: 1291–1298; Doll R, Peto R [1981] The Causes of Cancer. J Natl Cancer Inst 66: 1191–1308; Harvard Report on Cancer Prevention. Vol. 1: Causes of Human Cancer. Cancer Causes and Control [1996] 7 [Suppl 1]: 55–58)

Risikofaktor	Wynder u. Gori (1977)	Higginson u. Muir (1979)	Doll u. Peto (1981)	Harvard Report (1996)
Rauchen	20	19	30	30
Ernährung/Übergewicht	50	46*	35	30
Sitzende Lebensweise				5
Berufliche Faktoren	3–4	4	4	5
Familiäre Vorgeschichte		2		5
Viren u. a. biologische Agenzien				5
Perinatale Faktoren				5
Reproduktionsvorgeschichte			7	3
Alkohol	3	4	3	3
Sozioökonomischer Status				3
Schadstoffbelastung der Umwelt			2	2
Ionisierende/ultraviolette Strahlung	9	11		2
Medikamente/medizinische Maßnahmen		1	1	1
Salz/Nahrungsmittelzusatzstoffe/-verunreinigungen			1	1

* definiert als »Lebensstil«

Für die Beurteilung eines möglichen präventiven Effektes durch Vermeidung eines bekannten Risikofaktors sind zusätzlich Kenntnisse zu folgenden Punkten wichtig:

- Inwieweit kann ein(e) 40-, 50- oder 60-Jährige(r) durch Teilnahme an Präventionsmaßnahmen noch das persönliche Krebsrisiko senken?
- Gibt es allgemein Lebensabschnitte, in denen die Exposition gegenüber krebserzeugenden Faktoren zu einer besonders starken Risikoerhöhung führt und auf die Präventionsmaßnahmen daher in besonderer Weise zu konzentrieren sind?
- Innerhalb welchen Zeitraums und in welchem Umfang lässt eine durchgeführte Präventionsmaßnahme einen Rückgang des Krebsrisikos erwarten?

4.2.2 Vermeidung von Risikofaktoren

Zigarettenkonsum

! Durch Vermeidung allein des Risikofaktors Rauchen könnten ca. 30 % der jährlichen Krebstodesfälle vermieden werden.

Über die Risikoentwicklung bei Aufgabe des Rauchens stehen umfangreiche epidemiologische Daten zur Verfügung. Man weiß, dass bereits 3 bis 5 Jahre nach Beendigung des Rauchens das Krebsrisiko nicht weiter ansteigt. Nach 10 Jahren (leichte Raucher) bis 20 Jahren (starke Raucher) liegt es etwa in der Größenordnung von Nichtrauchern, offenbar jedoch ohne sich deren Risiko jemals wieder völlig anzugleichen. Je länger bzw. je stärker geraucht wurde, um so langwieriger ist die Rückführung des Risikos.

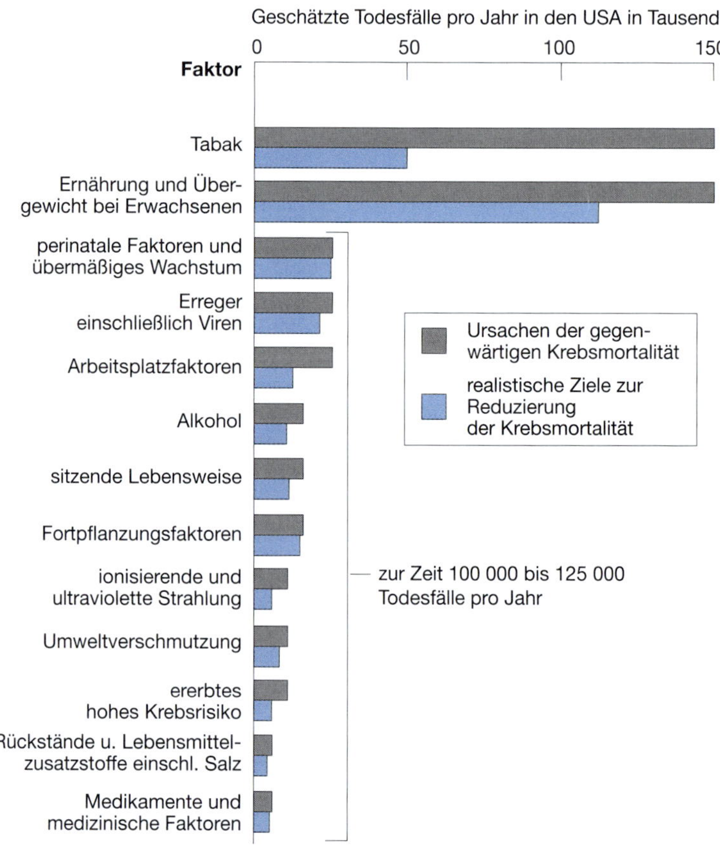

Abb. 4.1. Erwartete Reduzierung der Krebstodesfälle in den USA durch Vermeidung verschiedener Risikofaktoren. (Nach Trichopoulos et al. 1995)

! Je früher im Leben mit dem Rauchen begonnen wurde, um so höher wird das resultierende Krebsrisiko, das nach Aufgabe des Rauchens wieder abzubauen ist.

Eine Risikoverminderung tritt jedoch nach Aufgabe des Rauchens auch im höheren Alter auf. Die Aufgabe des Rauchens sollte also in jedem Altersbereich gefördert werden.

! Insbesondere ist anzustreben, dass Jugendliche erst gar nicht mit dem Rauchen beginnen. Im Alter von 20 Jahren ist die Entscheidung über ein Leben als Raucher oder als Nichtraucher in aller Regel bereits gefallen.

Voraussetzung für eine effektive Primärprävention im Bereich des Rauchens sind weitreichende Veränderungen: Ein *Sozialethos*, in dem Rauchen chic ist, erschwert, das Rauchen aufzugeben, und grenzt tendenziell Jugendliche aus, die »nicht mitmachen«. Eine Langzeitstudie in Großbritannien zu Rauchen und Lungenkrebs unter Ärzten belegt, dass bestimmte Berufsgruppen (Ärzte, Lehrer, Journalisten) in besonderer Weise eine Leitbildfunktion haben.

! Es sollte selbstverständlich sein, dass in Krankenhäusern und anderen medizinischen Einrichtungen nicht geraucht wird, weder von den Patienten noch vom medizinischen Personal. Im medizinischen Bereich Tätige sollten sich ihrer Vorbildfunktion bewusst sein und nicht rauchen.

Den ausstiegswilligen Patienten sollten Ärzte und Pflegekräfte Kontakte zu Beratungsstellen vermitteln können. Auch Tabakwerbung schafft Leitbilder, gerade für Jugendliche. Das Verbot durch die EU ist zu begrüßen und konsequent in nationale Regelungen umzusetzen. Der Verkauf eines suchterzeugenden und zu Krankheit und vorzeitigem Tod führenden Produkts an Automaten auf der Straße, durch die das Produkt auch für Minderjährige zugänglich ist, sollte ebenfalls verboten werden.

Ernährung

! Nach Schätzungen werden etwa 30 % aller Krebserkrankungen weltweit durch Ernährungsfaktoren verursacht. Damit ist die Ernährung neben dem Rauchen der bedeutendste Risikobereich, aus dem sich ebenfalls ein großes Präventionspotential ergibt.

In ▶ Kap. 3 sind mögliche Zusammenhänge mit der Entstehung von Krebserkrankungen beschrieben. Im Unterschied zum Rauchen handelt es sich im Bereich der Ernährung allerdings nicht um Faktoren, die durch »Abschaffen« beseitigt werden können.

Zudem sind über die Zusammenhänge zwischen Ernährung und Krebs bisher sehr viel weniger Einzelheiten bekannt als dies etwa beim Rauchen der Fall ist. Beispielsweise weiß man z. Z. noch nicht, in welchem Ausmaß das Krebsrisiko sinkt, wenn bestimmte Veränderungen im Ernährungsverhalten eingeleitet werden, ob sie bereits in der Jugend stattfinden müssen oder auch noch im Erwachsenenalter wirksam sind, und innerhalb welcher Zeiträume sich durch gezielte Ernährungsumstellungen Krebsrisiken verringern lassen. Entsprechende epidemiologische Studien sind derzeit im Gange und lassen in den nächsten Jahren genauere Antworten erwarten. Es gilt jedoch als gesichert, dass ein hoher Verzehr von Obst und Gemüse einen Schutzeffekt bezüglich einer ganzen Reihe von Krebsarten hat. Noch nicht gesichert ist, ob ein hoher Fettkonsum insgesamt bzw. ein hoher Verzehr bestimmter Fettarten das Krebsrisiko beeinflusst und, wenn ja, für welche Krebserkrankungen dies gilt.

Präventive Ernährungsempfehlungen

! Es ist erwiesen, dass ein zu geringer Verzehr von Obst und Gemüse sowie ein hoher Fettkonsum an der Verursachung auch anderer Krankheiten (z. B. Herz-Kreislauf-Krankheiten) beteiligt sind und daher eine entsprechende Ernährungsumstellung mit Verzehr von mehr Obst und Gemüse nicht nur zur Senkung des Krebsrisikos gesundheitsfördernd wirkt.

Das Programm »Europa gegen Krebs« der Europäischen Union hat daher Ernährungsempfehlungen in seine Leitlinien zur Krebsbekämpfung aufgenommen (s. ▶ Abschn. 4.4). In den USA wurden schon viel früher quantitative Ernährungsempfehlungen gegeben. So rät z. B. das sog. »Fünf am Tag-Programm«, mindestens 5 Portionen Obst oder Gemüse täglich über den Tag verteilt zu sich zu nehmen. Für die holländische Bevölkerung berechnete Empfehlungen schlagen einen täglichen Konsum von 400 g Gemüse vor (Kartoffeln gelten dabei ebenfalls als Gemüse). Auch in der bisher ausführlichsten Bestandsaufnahme über den Zusammenhang zwischen Krebs und Ernährung werden Ernährungs- bzw. Verhaltensempfehlungen gegeben (Tabelle 4.2).

Die Frage liegt nahe, ob Gewichtsangaben in Gramm wie oben sinnvoll sind und für große und kleine Menschen, Männer wie Frauen, Kinder und Erwachsene gleichermaßen gelten, bzw. wie groß eine »Portion« in einem 5 am Tag-Programm denn ist. Eine buchstäbliche Faustformel ist, dass eine Portion ungefähr so viel ist, wie in die hohle Hand des betreffenden Menschen (die je nach Körpergröße unterschiedlich groß ist) passt.

Ungeklärt ist die Rolle einzelner Nahrungsinhaltsstoffe. Für einzelne Vitamine, Mineralstoffe

Tabelle 4.2. Ernährungs- und Verhaltensempfehlungen zur Krebsvorbeugung. (Nach: World Cancer Research Fund 1997)

Bereich	Empfehlung
Nahrungsmittelauswahl	Bevorzugung pflanzlicher Kost unter Wahrung einer großen Vielfalt an Obst und Gemüse
Körpergewicht	Einhaltung eines Körpermassenindex (BMI) von 18,5–25
Körperliche Bewegung	Bei geringer körperlicher Bewegung im Beruf 1 h Spaziergang täglich und eine anstrengende Aktivität wenigstens 1 h wöchentlich
Obst und Gemüse	Verzehr von 400–800 g bzw. mindestens 5 Portionen täglich an Obst und Gemüse in variantenreicher Zusammenstellung (mindestens 7 % der aufgenommenen Gesamtenergie)
Andere pflanzliche Nahrungsmittel	Variantenreicher Verzehr stärkehaltiger oder proteinreicher Produkte pflanzlichen Usprungs (45–60 % der aufgenommenen Gesamtenergie): 600–800 g bzw. mehr als 7 Portionen täglich an Getreideprodukten, Hülsenfrüchten, Wurzelgemüse, Kartoffeln und Bananen Bevorzugung wenig verarbeiteter Lebensmittelprodukte Begrenzung des Verzehrs von raffiniertem Zucker und von Weißmehlprodukten
Alkohol	Vermeidung von Alkoholkonsum bzw. Beschränkung auf max. 2 Gläser alkoholisches Getränk täglich für Männer bzw. eines für Frauen
Fleisch	Falls überhaupt Fleisch konsumiert wird, Beschränkung von Rind-, Schweine- und Lammfleisch auf 80 g täglich oder weniger Bevorzugung von Fisch und Geflügel oder Wild
Fette und Öle	Beschränkung des Verzehrs fettreicher Kost, insbesondere tierischen Ursprungs Bevorzugung mäßiger Mengen pflanzlicher Öle
Salz	Beschränkung des Verzehrs eingesalzener Speisen und der Verwendung von Salz beim Kochen und Essen (insgesamt 6 g täglich oder weniger) bei Erwachsenen
Aufbewahrung von Nahrungsmitteln	Geeignete Aufbewahrung zur Vermeidung von Schimmel und Mykotoxinen Kühlung und Einfrieren zur längeren Frischhaltung
Zusatzstoffe	Bei Einhaltung geeigneter Grenzwerte keine gesundheitsschädlichen Folgen bekannt
Zubereitung	Bevorzugung niedriger Gartemperaturen Begrenzung des Verzehrs von Grillgut aus direkter Flamme, von Pökel- und Räucherwaren Verkohlte Lebensmittel immer meiden
Supplemente	Bei Einhaltung der Ernährungsempfehlungen in aller Regel unnötig, für eine Senkung des Krebsrisikos nicht nutzbringend, möglicherweise sogar schädlich

oder Spurenelemente ergab sich bei verschiedenen Krebsarten ein protektiver Effekt unterschiedlicher Stärke (z. B. Vitamin C bei Magenkrebs, Beta-Karotin bei Lungenkrebs). Der Versuch, diese und andere Stoffe gezielt zu supplementieren, wurde wichtiger Teil des eigenständigen Forschungsgebiets »Chemoprävention«. Die Ergebnisse bisheriger Studien zur Chemoprävention von Krebserkrankungen durch Supplementierung von Vitaminen und Spurenelementen sind allerdings eher ernüchternd (s. ▶ Abschn. 4.2.3).

! Nach derzeitigem Erkenntnisstand ist davon abzuraten, die Wirkung eines regelmäßigen Obst- und Gemüseverzehrs z. B. durch Supplementierung großer Mengen von Vitaminen oder Mineralstoffen zu ersetzen.

Ernährungsempfehlungen zur Unterstützung der Behandlung

Die obigen Überlegungen betreffen Ernährungsfaktoren, die die *Entstehung* von Krebskrankheiten begünstigen können.

! Die Epidemiologie hat (noch) keine Erkenntnisse zur Hand, ob bzw. wie die Ernährung die Heilungsaussichten bei einer bereits eingetretenen Krebskrankheit beeinflusst.

Es ist jedoch anzunehmen, dass diejenigen Ernährungsempfehlungen, die zur Krebs*vorbeugung* gegeben werden, auch im Rahmen der Krebs*behandlung* ihre Gültigkeit behalten. Diese Annahme ist allerdings mit einem Zusatz zu versehen: Mit einer Krebserkrankung geht häufig ein mitunter beträchtlicher Körpergewichtsverlust einher, der sich negativ auf die Überlebenszeit auswirkt. Der Kontrolle von Untergewicht muss daher zumindest in bestimmten Phasen der Behandlung die Priorität zukommen. Zudem sind insbesondere nach Krebsoperationen im Gastrointestinaltrakt häufig spezielle diätetische Maßnahmen erforderlich (s. ▶ Kap. 29).

Alkoholkonsum

Untersuchungen aus der Epidemiologie haben zwar zu dem vielfach zitierten Ergebnis geführt, dass durch einen mäßigen Alkoholkonsum die Sterblichkeit an Herz-Kreislauf-Krankheiten sowie – damit verbunden – die Gesamtsterblichkeit verringert werden kann. Ein solcher Zusammenhang trifft aber für Krebskrankheiten eindeutig nicht zu. Das auch bei mäßigem Alkoholkonsum erhöhte Krebsrisiko wird lediglich wettgemacht durch gleichzeitig verringertes Auftreten von Herz-Kreislauf-Krankheiten, so dass die Bilanz insgesamt günstiger erscheint als die Zahlen für das Krebsrisiko durch Alkohol alleine betrachtet.

! Mehrere Studien belegen, ähnlich dem Rauchen, bei Konsumeinschränkung oder -verzicht einen zügigen Rückgang des Risikos für Krebserkrankungen von Mundhöhle und Rachen, Speiseröhre, Kehlkopf und Leber innerhalb einiger Jahre.

Für die Prävention ist wichtig, dass die epidemiologischen Studien für ein gegebenes Quantum konsumierten Alkohols für Frauen ein höheres Risiko als für Männer zeigen. Die Empfehlungen geben daher für Frauen und Männer unterschiedliche Mengen an und raten, dass Frauen täglich nicht mehr als ein, Männer nicht mehr als zwei alkoholische Getränke (Gläser Wein, Bier) zu sich nehmen sollten.

Vermeidung von Übergewicht, regelmäßige körperliche Aktivität

Durch Vermeidung von Übergewicht und durch mehr körperliche Aktivität eröffnet sich ebenfalls ein Präventionspotenzial. Gewichtsempfehlungen beziehen sich heute auf den Körpermasseindex (»Body-Mass-Index«, BMI, berechnet nach der Formel: Gewicht in kg dividiert durch das Quadrat der Körperlänge in m), anstelle der veralteten Formel »Körpergröße minus 100«). Empfohlen wird die Einhaltung eines BMI zwischen 18,5 und 25.

Auch für die Schutzwirkung körperlicher Bewegung (»physical activity«) bezüglich bestimmter Krebsarten (Darmkrebs und Brustkrebs) liegen mittlerweile gesicherte Daten vor. Entsprechende Hinweise (»limited evidence«) gibt es auch für Tumoren des Endometriums und der Prostata. Empfohlen wird möglichst täglich körperliche Bewegung von mindestens einstündiger Dauer, z. B. Spazierengehen oder ähnliches.

Für diejenigen, die keinen Sport treiben können (z. B. aus zeitlichen Gründen) oder wollen, ist wichtig festzuhalten, dass körperliche Bewegung nicht identisch ist mit sportlicher Betätigung. Auch wer keinen Sport treibt, kann durch Bewegung im Alltag, wie das erwähnte Spazierengehen, Laufen, Fahrradfahren oder durch Bewegung am Arbeitsplatz bei sitzenden Tätigkeiten (Treppensteigen statt Liftfahren!) das hiermit gegebene Präventionspotential nutzen.

Berufliche Faktoren

Die 4 bis 5 % der Krebstodesfälle, die Schadstoffbelastungen am Arbeitsplatz zugeschrieben werden, sind durch entsprechende Arbeitsschutzmaßnahmen mindestens zu einem erheblichen Teil vermeidbar. Infolge der institutionellen Verankerung des Arbeitsschutzes und der Prävention von Unfällen bzw. Berufskrankheiten in der Industrie (in Deutschland z. B. durch die Berufsgenossenschaften) ist die Umsetzung von Erkenntnissen über beruflich bedingte Krebserkrankungen in Vorbeugungsmaßnahmen der wohl am besten geregelte Bereich der Krebsprävention. Fest institutionalisierte Gremien (in Deutschland z. B. die Senatskommission zur Prüfung gesundheitsschädlicher Arbeitsstoffe bei der Deutschen Forschungsgemeinschaft, in der Schweiz die SUVA) überführen Ergebnisse der Krebsforschung in Vorschriften oder Empfehlungen zur Handhabung der betreffenden Stoffe an industriellen Arbeitsplätzen (z. B. technische Richtkonzentrationen, TRK; maximale Arbeitsplatzkonzentration, MAK, etc.). Durch derartige Systeme ist es in den letzten Jahrzehnten gelungen, industrielle Arbeitsplätze wesentlich »sauberer« zu gestalten (z. B. das weitgehende Verbot der Herstellung, Verarbeitung oder Verwendung von Asbest und asbesthaltigen Produkten).

In epidemiologischen Studien konnte verschiedentlich gezeigt werden, dass Krebsrisiken in länger zurückliegenden Dekaden (z. B. in den 40er und 50er Jahren) erhöht waren und später immer geringer wurden. Ein Beispiel ist etwa das Blasenkarzinomrisiko durch die Exposition gegenüber aromatischen Aminen. Der Anteil der berufsbedingten Expositionen zuzuschreibenden Krebstodesfälle sollte demnach als Folge der bereits eingeführten Präventionsmaßnahmen in den nächsten 10 bis 20 Jahren zurückgehen. Für die durch Asbest bedingten Krebserkrankungen ist allerdings der Scheitelpunkt noch nicht erreicht.

Infektiöse Agenzien

Durch infektiöse Agenzien (mit)verursachte Krebserkrankungen – nach Schätzungen weltweit etwa 15 % (s. hierzu ▶ Kap. 3) – sind durch Immunisierung (Impfungen) potenziell vermeidbar. Gegen einige der als Krebsrisikofaktoren identifizierten Viren wurden bereits Impfstoffe entwickelt, die sich in der Erprobung befinden. So wird zur primären Prävention von *Leberkrebs* ein Impfstoff gegen Infektionen mit Hepatitis-B-Viren von der WHO seit 1986 in verschiedenen Ländern (z. B. Gambia und Taiwan) im Rahmen von Impfprogrammen unter Neugeborenen eingeführt. Mittlerweile veröffentlichte Daten zeigen, dass durch diese Maßnahme die Leberkrebsinzidenz tatsächlich gesenkt werden konnte. Der Europäische Kodex gegen Krebs beinhaltet in seiner aktuellen Fassung die Empfehlung zur Hepatitis B-Impfung (s. ▶ Abschnitt 4.4). Auch gegen eine zweite Art von Tumorviren, die *humanen Papillomviren* (HPV), die für bis zu 90 % aller Tumoren des Gebärmutterhalses und anderer Lokalisationen im Anogenitalbereich verantwortlich sind, sind derzeit Impfstoffe in Erprobung.

Schadstoffbelastung der Umwelt

Zahlreiche gesetzgeberische Maßnahmen haben dazu geführt, dass bestimmte Belastungen über die letzten Jahrzehnte deutlich verringert werden konnten (z. B. Ruß- und Staubemissionen in der Schwerindustrie, Emissionen aus Verbrennung zur Energiegewinnung in Kohle-Kraftwerken und in privaten Haushalten durch Einführung verbesserter Brennertechniken). Bei den Emissionen des Kraftfahrzeugverkehrs sind zwar schon erhebliche Verbesserungen auf der Ebene des einzelnen Fahrzeuges erreicht worden, doch wird die dadurch angestrebte Rückführung der Umweltbelastung mehr als kompensiert durch die rasche Zunahme des Gesamtverkehrsaufkommens. Weitere technische Entwicklungen, die zum Teil bereits zur Verfügung stehen (z. B. schwefelfreier Kraftstoff oder Rußfilter zur Senkung der Partikelemissionen bei Dieselmotoren), lassen auch für den Umweltbereich eine weitere Verminderung der Krebsrisiken erwarten.

UV-Strahlung

Sonnenbrände und möglicherweise wiederholt aufgetretene starke Rötungen der Haut im frühen kindlichen Alter erhöhen das Risiko für Erkrankungen an Hautkrebs erheblich. Ihre Vermeidung durch Kleidung oder Sonnenschutz sind eine wirksame Prävention, die bereits im Kindesalter einzusetzen hat. Besonders prädisponiert sind hellhäutige Personen. Die Nutzung von Sonnenbänken bzw. Solarien führt zu den entsprechenden Expositionen und damit verbundenen Krebsrisiken und sollte vermieden werden.

4.2.3 Chirurgische Prävention

Chirurgische Maßnahmen zur Vorbeugung von Krebserkrankungen – etwa die Entfernung bestimmter Organe – ist in der Allgemeinbevölkerung weder üblich noch sinnvoll. In Betracht zu ziehen sind sie allerdings bei genetisch bedingtem erhöhtem Risiko für bestimmte Tumoren. Obwohl erbliche Risikofaktoren als prinzipiell einer »Vorbeugung« nicht zugänglich erscheinen, ist hier im Sinne der epidemiologischen Definition (Senkung der Inzidenz der betreffenden Krebskrankheit) primäre Prävention ggf. durch chirurgische Interventionen eben doch möglich.

- Bei der genetisch bedingten familiären adenomatösen Polyposis (FAP) treten bei den Betroffenen bereits in jungen Jahren Hunderte von Darmpolypen auf, aus denen sich im Laufe der Zeit bösartige Tumoren entwickeln. Durch rechtzeitige chirurgische Entfernung der befallenen Darmanteile ist es möglich, die Entstehung von Darmkrebs zu verhindern.
- Bei den erblichen Formen des medullären Schilddrüsenkarzinoms – im Rahmen der multiplen endokrinen Neoplasie 2 (MEN 2) – gilt die Entfernung der Schilddrüse bei nachgewiesener Genmutation als präventive Maßnahme.
- Präventiv wirksam, aber umstritten sind die Entfernung der Brüste oder der Eierstöcke bei erblich bedingter Mutation der Gene BRCA 1 oder BRCA 2 mit erhöhtem Brustkrebs- und Eierstockkrebsrisiko.

Inwieweit bei einem Verdacht auf Vorliegen einer ererbten Disposition für eine Krebserkrankung (z. B. Erkrankungen an derselben Krebsart bei Verwandten ersten und zweiten Grades) tatsächlich ein erhöhtes Risiko vorliegt und welche Handlungsmöglichkeiten bestehen, lässt sich heutzutage im Rahmen einer genetischen Beratung abklären. Dabei spielen Gentests eine geringere Rolle als in der Öffentlichkeit vielfach vermutet. (s. hierzu ▶ Kap. 5, Abschn. 2.3).

4.2.4 Chemoprävention

Definition

Unter Chemoprävention versteht man die Verabreichung spezifischer chemischer Stoffe mit dem Ziel einer Umkehr, Unterbrechung oder zumindest Verlangsamung des Karzinogeneseprozesses, um damit der Entwicklung eines invasiven Tumors vorzubeugen.

Da mit derartigen Maßnahmen die Inzidenz der betreffenden Krebskrankheiten gesenkt werden soll, gehört Chemoprävention gemäß der oben gegebenen Definition zur primären Krebsprävention.

Chemoprävention stellt ein besonderes *ethisches Problem* dar, da hier im Unterschied zur Krankenbehandlung gesunden Personen, die in ihrer Mehrzahl niemals in ihrem Leben an Krebs erkranken werden, u. U. pharmazeutisch aktive Stoffe verabreicht werden, was de facto nur einer vergleichsweise kleinen Zahl von Personen zu Gute kommt. Während bei Kranken im Hinblick auf die beabsichtigte Heilung ein gewisses, durch Nebenwirkungen entstehendes Risiko in Kauf genommen werden kann, sind bei der Chemoprävention infolge der Verabreichung an gesunde Personen die Anforderungen an die Sicherheit der verwendeten Substanzen hoch. Sie bedürfen hinsichtlich ihrer Wirkungen und Nebenwirkungen einer besonders sorgfältigen klinischen Erprobung und durchlaufen das gleiche Prüfschema wie Arzneimittel (d. h. Phase I- bis III-Studien).

Mögliche Substanzen für diese Präventionsstrategie sind beispielsweise Naturstoffe (z. B. Vitamine, Mineralstoffe oder Spurenelemente), für die eine die Krebsentstehung hemmende Wirkung nachgewiesen ist. Sie können als reine Stoffe oder als Stoffkombinationen gezielt verabreicht werden. Andere Stoffe zur Chemoprävention sind z. B. Aspirin sowie andere nichtsteroidale antientzündliche Wirkstoffe und das Antiöstrogen Tamoxifen zur Vorbeugung von Brustkrebs. ◘ Tabelle 4.3 gibt einen Überblick über einige z. Z. in der Untersuchung befindliche Stoffe und deren mögliche Wirkmechanismen.

Unter den 13 großen randomisierten Phase-III-Studien zur Chemoprävention, zu denen mittlerweile Ergebnisse vorliegen, sind allerdings die meisten negativ, d. h. es konnte kein präventiver Effekt nachgewiesen werden. Zum Teil wurde sogar eine schädliche Wirkung beobachtet. Letzteres war in 2 Studien der Fall, in denen bei Rauchern Betakarotin sowie bei einer Untergruppe zusätzlich Vitamin A eingesetzt wurde: Statt der erhofften Senkung zeigte sich eine Erhöhung der Lungenkrebsinzidenz in der Behandlungsgruppe.

Ein eindeutig positiver Effekt zeigte sich:

- in zwei Studien für Tamoxifen zur Brustkrebsprävention,
- in einer Studie mit Celecoxib* zur Behandlung der familiären adenomatösen Polypose (aus der sich gehäuft Kolonkarzinome entwickeln),
- in einer Studie für Retinolsäure zur Prävention von Plattenepithelkarzinomen der Haut.

Obwohl die Studienergebnisse für *Tamoxifen* im Hinblick auf seine brustkrebspräventive Wirkung nicht ganz übereinstimmend sind – zwei positiven Studien stehen zwei negative gegenüber – und die Behandlung nicht ohne Nebenwirkungen ist, wurde Tamoxifen in den USA zum präventiven Einsatz bei erhöhtem Brustkrebsrisiko sowie zur Senkung des Risikos für ein kontralaterales Mammakarzinom nach Brustkrebserkrankung bereits zugelassen. In der großen amerikanischen Präventionsstudie, an der über 13.000 Frauen mit erhöhtem Brustkrebsrisiko teilnahmen, senkte die präventive Gabe von Tamoxifen die Häufigkeit von invasivem Brustkrebs um fast 50 %.

Außerdem scheint das nichtsteroidale Antiphlogistikum *Celecoxib* bei Krebsvorstufen im

* Handelsname in der Schweiz: Celebrex

◘ Tabelle 4.3. Beispiele für mögliche chemopräventive Substanzen und deren Wirkmechanismen

Wirkmechanismen	Substanzen
Hemmung der Karzinogenaufnahme	Kalzium
Hemmung der Karzinogenaktivierung	Isothiozanate, DHEA, NSAID, Polyphenole
Deaktivierung/Detoxifikation von Karzinogenen	Oltipraz und andere GSH-steigernde Stoffe
Hemmung der Bindung von Karzinogenen an die DNS	Polyphenole, Oltipraz
Steigerung des DNS-Reparaturmechanismus	Proteinaseinhibitoren, NAC
Stabilität der DNS	Azetylsalizylsäure
Hemmung von Sauerstoffradikalen	Vitamin E, Polyphenole
Signalmodulation (outside/inside signaling)	Glycyrrhetinsäure, NSAID, Polyphenole, Retinoide Tamoxifen und Derivate
Modulation von Hormonen und Wachstumsfaktoren	NSAID, Retinoide, Tamoxifen
Hemmung von Onkogenexpression	Genistein, NSAID, Monoterpene

Abkürzungen: *DHEA* Dihydoxyepiandosteron; *GSH* Glutathion; *NAC* N-Acetyl-l-cystein; *NSAID* nonsteroid anti-inflammatory drugs. (Nach Zänker u. Becker (2004)

Dickdarm chemopräventiv wirksam zu sein. Celecoxib ist aufgrund schlüssiger Ergebnisse von Phase-II-Studien in den USA für die präventive Behandlung von Patienten mit familiärer adenomatöser Polypose (FAP) zugelassen. Celecoxib vermag die Zahl und Größe der Adenome (Polypen), die früher oder später in Krebs übergehen, deutlich zu reduzieren, das Medikament erhöht aber möglicherweise das Risiko, an einer Herz-Kreislauf-Krankheit zu versterben. Die vermutete Wirkung von Azetylsalizylsäure (Aspirin) zur Senkung des Darmkrebsrisikos konnte dagegen bisher nicht bestätigt werden.

In einer großen Studie, durchgeführt in einer Region Chinas mit hoher Inzidenz von Magen- und Ösophaguskrebs und Vitaminunterversorgung, ergab die Supplementierung von *Vitamin E, Betakarotin* und *Selen* eine signifikante Senkung der Krebssterblichkeit insgesamt und speziell der Magenkrebssterblichkeit. In einer weiteren Studie in derselben Region konnte dagegen Multivitamin- und Selensupplementierung bei Personen mit prämalignen Ösophagusveränderungen weder die Erkrankungsrate an Ösophaguskarzinom noch die Krebssterblichkeit signifikant reduzieren.

Zur Chemoprävention des Prostatakarzinoms laufen in den USA derzeit 2 große randomisierte Studien: In der einen wird der 5-alpha-Reduktase-Hemmer Finasteride untersucht, der die Umwandlung von Testosteron in die aktive Form Dihydrotestosteron verhindert, in der anderen die Supplementierung von Vitamin E und Selen.

4.3 Sekundäre Prävention

4.3.1 Definitionen, Anforderungen und Ziele

Definition

Zu dem Bereich der sekundären Prävention gehören alle Maßnahmen, die auf die Verkürzung der Dauer einer Erkrankung und auf die Senkung der Sterblichkeit durch diese Erkrankung gerichtet sind.

Sekundäre Prävention kann demzufolge zwar auch Chemoprävention sein, wenn diese zum Ziel hat, bereits eingetretene maligne Veränderungen rückgängig zu machen bzw. wenigstens am weiteren Wachstum zu hindern. In der Praxis bedeutet heutzutage sekundäre Prävention aber im wesentlichen Früherkennungsmaßnahmen (»Screening«).

Definition

Gemäß einer Definition der UICC (Union Internationale Contre le Cancer) versteht man unter Screening die »routinemäßige, periodische Untersuchung breiter symptomloser Bevölkerungsschichten« zur Erkennung bis dahin unentdeckt gebliebener Krankheitsfälle.

Um nicht Missverständnissen und falschen Erwartungen Vorschub zu leisten, sollte auf Screening nicht die Bezeichnung *Krebsvorsorge* angewandt werden, denn »Vorsorge« zielt streng genommen auf Vorbeugung, d. h. darauf, dass die Krankheit gar nicht erst auftritt, und bedeutet daher *primäre* Prävention. Beim Screening geht es aber um die Identifizierung von bereits erkrankten Personen in einem präklinischen, symptomlosen Stadium.

Aufgrund der UICC-Definition ist Screening dann auch von Krebsfrüherkennung abzugrenzen, wenn unter »Früherkennung« verstanden wird, d. h. bei ersten Krankheitszeichen (z. B. Knoten in der Brust, Blut im Stuhl) möglichst frühzeitig einen Arzt aufzusuchen.

In organisierten Screeningprogrammen werden zur Teilnahme eingeladene Personen, die bereits Symptome bei sich beobachtet haben, gebeten, *nicht* zum Screening zu kommen, sondern zur Abklärung unmittelbar den Arzt aufzusuchen (man beachte das Einschlusskriterium »symptomlos« in der Definition!). Mit der Screeningmaßnahme selbst ist nämlich keine klinische Krankheitsdiagnose beabsichtigt: Sie ist eine Filteruntersuchung, bei der diejenigen Personen aus der symptomlosen Bevölkerung identifiziert werden sollen, bei denen aufgrund des »positiv« (d. h. Befund vorhanden) ausgefallenen Screeningtests mit erhöhter Wahrscheinlichkeit eine Krebserkrankung in einem präklinischen Stadium vorliegt. Diese ist dann im Rahmen einer weitergehenden Abklärung zu bestätigen (oder auszuschließen) und ggf. einer Behandlung zuzuführen.

Der charakteristische Aspekt des Screenings besteht also darin, dass eine große Zahl von Personen, von denen die meisten niemals in ihrem Leben die betreffende Krankheit entwickeln werden, einem Filtertest unterzogen werden, dessen Ziel darin besteht, die vergleichsweise wenigen Personen zu identifizieren, die an der betreffenden Krankheit bereits erkrankt sind und sich noch in einer präklinischen Phase befinden. Das bedeutet, dass Screeningprogramme darauf abzielen, den gesundheitlichen Status einer ganzen Bevölkerung zu heben. Sie versprechen dagegen nicht die Hebung der gesundheitlichen Situation jedes einzelnen Teilnehmers.

Von der UICC sind folgende Grundsätze und Voraussetzungen für die Einführung von Screeningprogrammen formuliert worden:

- Die betreffende Krankheit sollte häufig sein und zu einer hohen Morbidität bzw. Mortalität führen.
- Sie sollte eine ausreichend lange präklinische Phase haben, in der die Neubildung bzw. eine Vorstufe bereits durch einen Test erkannt werden kann.
- Die biologische Entwicklung der Krankheit sollte bekannt sein.
- Die Krankheit sollte behandelbar sein, und insbesondere sollte für das durch Screeningmaßnahmen entdeckte Stadium ein etabliertes und erfolgversprechendes Behandlungsverfahren verfügbar sein.
- Der zu verwendende Test sollte akzeptabel und sicher sein.

Mit diesen Kriterien werden die Rahmenbedingungen dafür festgelegt, dass ein Screeningprogramm medizinisch effektiv und das Kosten-Nutzen-Verhältnis angemessen ist.

! Das entscheidende »Erfolgskriterium« eines Screenings ist die Senkung der Sterblichkeit durch die Erkrankung, auf die das Screening zielt, in der gescreenten Bevölkerungsgruppe.

4.3.2 Problematische Aspekte von Screeningmaßnahmen

Das Konzept, (noch) asymptomatische Tumoren in einem präklinischen Stadium zu entdecken und einer Behandlung zuzuführen, bedeutet, dass, im Unterschied zur »normalen« Patientenversorgung, bei Personen, die zunächst gesund erscheinen bzw. keine Zeichen der betreffenden Erkrankung haben, diagnostische Tests durchgeführt werden. Bei Kranken sind die mit Diagnose und Therapie einhergehenden Risiken mit dem Risiko einer Verschlimmerung der Krankheit abzuwägen. Bei Gesunden steht einem evtl. gegebenen Risiko durch den Screeningtest einschließlich evtl. erforderlicher Folgeuntersuchungen nur in den wenigsten Fällen, d. h. nur bei denjenigen, bei denen tatsächlich ein Tumor gefunden wird, ein individueller Nutzen gegenüber. Die ethischen Anforderungen an die Sicherheit des Tests und die Qualität des Screenings sind infolge dessen besonders hoch. Unglücklicherweise sind die meisten zum Screening eingesetzten Tests bzw. möglicherweise gebotene Folgeuntersuchungen nicht risikofrei. Bei der Mammographie wird z. B. eine, wenn auch geringe, Strahlendosis verabreicht. Bei der Koloskopie können Blutungen und Perforationen auftreten, die, wenn auch extrem selten, sogar tödlich verlaufen können. Diese Risiken können nur in Kauf genommen werden, wenn der Nutzen der betreffenden Screeningmaßnahme zweifelsfrei belegt und entschieden höher ist als die genannten Risiken.

! Die Einführung von Screeningprogrammen kann nur gerechtfertigt werden, wenn zuvor wissenschaftlich einwandfrei nachgewiesen wurde, dass der Nutzen des Programms insgesamt eventuelle, durch das Diagnoseverfahren bedingte gesundheitliche Risiken deutlich überwiegt.

Die Erfolgsbeurteilung eines Screeningprogramms ist schwieriger, als es zunächst den Anschein hat. Die folgenden Argumente und Kriterien spielen dabei eine Rolle:

Diagnose in einem früheren Stadium. Häufig wird als vermeintlicher Nachweis für den Erfolg eines Screeningprogramms die Tatsache angeführt, dass die durch den Test identifizierten Krebsfälle in einem früheren Stadium gefunden werden als die außerhalb des Programms diagnostizierten Krebsfälle. Das Stadium, in dem sich die Krebsfälle befinden, ist jedoch kein entscheidendes Kriterium zur Beurteilung eines Screeningprogramms, weil durch die Screeningmaßnahme selektiv langsamer wachsende Tumoren »herausgefischt« werden, die mit größerer Wahrscheinlichkeit in einem früheren Stadium gefunden werden und auch eine bessere Prognose haben. Selbst wenn nach deren Entdeckung im Rahmen des Screenings gar nicht behandelt würde, ergäbe sich die günstigere Prognose für diese Fälle. In der englischsprachigen Literatur wird diese Selektionsverzerrung als »*length bias*« bezeichnet.

! Dass Tumoren durch eine Screeningmaßnahme in einem früheren Stadium erkannt werden, ist für sich genommen kein Beweis für den Nutzen des Programms.

Längere Überlebenszeit. Ganz allgemein erscheint bei Screenings die Überlebenszeit zwangsläufig immer verlängert, weil der betreffende Patient durch die frühere Diagnose einfach über einen längeren Zeitraum hinweg beobachtet wird, auch wenn er dadurch gar nicht länger lebt als bei späterer Diagnose. Diese durch das Screening bedingte Vorverlagerung des Diagnosezeitpunkts wird in der englischsprachigen Literatur als »*lead time bias*« bezeichnet.

! Längere Überlebenszeiten sind in der Gruppe der durch Screening gefundenen Tumorpatienten zwangsläufig und daher kein taugliches Maß zum Nachweis der Effektivität eines Screeningprogramms.

Unschädlichkeit. Schließlich kann man sich auf den Standpunkt stellen, dass, selbst wenn das Screening nur wenigen Tumorpatienten durch die frühere Diagnose hilft, es zumindest nicht schaden könne. Auch dieses Argument ist jedoch nicht zutreffend. Da Screenings in aller Regel in großen Bevölkerungsgruppen mit vielen Millionen Teilnehmern durchgeführt werden, treten folglich in einer Vielzahl von Fällen positive Testergebnisse bei in Wirklichkeit gesunden Personen auf (sog. *falschpositive Befunde*). Diese erfordern weitere Abklärungen, bei denen wiederum Komplikationen auftreten können. Im Einzelfall mag zwar diese Wahrscheinlichkeit vernachlässigbar klein sein, bei zigtausenden von weitergehenden Untersuchungen ist die Zahl der zu erwartenden Komplikationen jedoch gravierend.

! Beim Screening mutet man einer großen Zahl von falschpositiv eingestuften Gesunden das Risiko weiterer Diagnostik zu. Dies ist nur dann ethisch vertretbar, wenn ein das Risiko überragender Vorteil infolge der frühen Behandlung der auf diesem Wege präklinisch identifizierten Krebsfälle zweifelsfrei nachgewiesen ist.

Randomisierte epidemiologische Studien. Aufgrund der mangelnden Brauchbarkeit der genannten klinischen Kriterien (günstigeres Stadium, längere Überlebenszeit und Unschädlichkeit) muss man auf epidemiologische Methoden zum Effektivitätsnachweis von Screeningprogrammen zurückgreifen. Dieser Nachweis wird geführt durch randomisierte Studien, d. h. durch den kontrollierten Vergleich der Sterblichkeit in einer gescreenten Gruppe mit derjenigen in einer nicht gescreenten Kontrollgruppe.

Spezifität und Sensitivität. Oben wurde der Begriff des *falschpositiven* Testresultats verwendet. Er besagt, dass der Screeningtest zwar *positiv* war, d. h. eine mögliche Tumorerkrankung signalisiert und weitergehende Untersuchungen erforderlich gemacht hat, aber diese Untersuchungen *negativ* verlaufen sind, d. h. keine Tumorerkrankung gefunden werden konnte. Der Screeningtest war also fälschlicherweise positiv. Abgesehen von den Kosten unnötiger weiterer Untersuchungen ist insbesondere aus ethischen Gründen von einem Screeningprogramm zu verlangen, dass der zugrunde liegende Test möglichst selten falschpositiv verläuft. Neben den großen psychischen Belastungen für die betreffende Person und u. U. auch ihre Angehörigen kommt hinzu, dass die zur Abklärung erforderlichen Untersuchungen nicht immer risikolos sind.

! Die *Spezifität* eines Tests (Wahrscheinlichkeit, dass der Test Gesunde zutreffend als gesund einstuft) kann niemals 100 % erreichen, so dass sich falschpositive Befunde nie ganz vermeiden lassen. Von Tests, die in Screeningprogrammen eingesetzt werden sollen, wird aber auf jeden Fall eine besonders hohe Spezifität verlangt. Sie liegt häufig bei 95–99 %.

Das Hauptziel eines Screeningtests ist natürlich, die erkrankten Personen zu identifizieren. Die Wahrscheinlichkeit, dass der Test diese tatsächlich zutreffend als solche identifiziert, bezeichnet man als *Sensitivität*. Werden erkrankte Personen fälschlicherweise als gesund eingestuft, spricht man analog zu der obigen Situation von einem *falschnegativen* Testresultat. Auch dieser Fehler soll so klein wie möglich gehalten werden. Jedoch ist es sehr schwierig, präklinische, d. h. zum Teil noch sehr kleine Tumoren treffsicher zu identifizieren.

! Die Sensitivität von Screeningtests liegt meist nur bei 60–80 %.

4.3.3 Bewertung möglicher Screeningprogramme

Im Folgenden werden Screeningprogramme für verschiedene Krebsarten vorgestellt, kommentiert und hinsichtlich ihrer Effektivität beurteilt. ◘ Tabelle 4.4 gibt einen Überblick über die Programme und die Empfehlungen der UICC. Die geringe Zahl definitiver Empfehlungen zeigt, wie sorgfältig die UICC überprüft, ob ein Effektivitätsnachweis tatsächlich erbracht ist.

Darmkrebs

Als Screening für Darmkrebs stehen mehrere Konzepte zur Verfügung:

Stuhl-Okkultbluttest. Eine Senkung der Darmkrebssterblichkeit kann durch die Durchführung des fäkalen Okkultbluttests (FOBT), einem Test auf verborgenes Blut im Stuhl, als Screeningmaßnahme erreicht werden. In den 1980er und 1990er Jahren durchgeführte Studien belegen eine Senkung der Sterblichkeit um 20–30 %. Aufgrund dieser Ergebnisse empfehlen die meisten Experten inzwischen den Test zur jährlichen Anwendung bei über 50-jährigen. Auch in den Europäischen Kodex gegen Krebs in seiner aktuellen Fassung (2003) ist der Okkultbluttest aufgenommen. Noch im Jahr 1990 hatte die UICC diesbezüglich keine Empfehlung ausgesprochen (◘ Tabelle 4.4).

Endoskopische Untersuchung. Eine wesentlich deutlichere Verringerung der Mortalität kann möglicherweise durch Anwendung endoskopischer Verfahren erzielt werden: Hier werden Rückgänge der Sterblichkeitsraten zwischen 50 und 70 % genannt. Die Endoskopie des Enddarms oder des gesamten Dickdarms dürfte jedoch vermutlich eine geringere Akzeptanz als ein Okkultbluttest haben. Zur Zeit wird die Realisierbarkeit der verschiedenen Ansätze sowie ihre Effektivität noch überprüft.

Hautkrebs

Hautkrebs bietet sich wegen der leichten Zugänglichkeit der Haut für Früherkennung geradezu an. Trotzdem konnte bis heute in keiner Studie ein mortalitätssenkender Effekt organisierter Screeningprogramme nachgewiesen werden. Die UICC hat daher darauf verzichtet, eine Empfehlung zu geben. Wegen des geringen medizinischen und finanziellen Aufwands wird aber die Durchführung regelmäßiger Hautkontrollen im Rahmen individueller Gesundheitsvorsorge befürwortet.

Gebärmutterhalskrebs

Gebärmutterhalskrebs gilt aus mehreren Gründen als »idealer Zielkrebs« für Screeningmaßnahmen: Die präinvasive Phase kann 10–15 Jahre dauern, und es ist ein zuverlässiger, kostengünstiger und risikoarmer Test zur Identifizierung früher bzw. präinvasiver Stadien verfügbar. Die *zytologische Abstrichuntersuchung nach Papanicolaou* wurde bereits in den 30er Jahren entwickelt. Zwar wurde niemals eine randomisierte kontrollierte epidemiologische Studie durchgeführt, aber der sowohl die Mortalität als auch die Inzidenz senkende Effekt dieser Screeningmaßnahme kann eindrucksvoll an der raschen Verbesserung der Sterblichkeitsraten abgelesen werden: Bis zu 90 %

Tabelle 4.4. Übersicht über die Screeningempfehlungen der UICC (1990)

Krebsart	Empfehlung
Magen	Nicht empfohlen (bis auf Japan)
Darm	Nicht empfohlen*
Lunge	Nicht empfohlen
Haut	Nicht als Programm empfohlen Ratsam im Rahmen der individuellen Gesundheitsvorsorge
Brust	Mammographie mit oder ohne Tastuntersuchung alle 2 Jahre bei 50- bis 69-jährigen Frauen
Gebärmutterhals	Abstrich alle 3 Jahre bei 25- bis 64-jährigen Frauen
Eierstöcke	Nicht empfohlen
Prostata	Nicht empfohlen
Neuroblastom	Nicht empfohlen

* mittlerweile wurde die Effektivität des Okkultbluttest als Früherkennungsmaßnahme nachgewiesen und seine Anwendung alle 1–2 Jahre empfohlen.

der Neuerkrankungen und damit auch der Todesfälle an Gebärmutterhalskrebs können bei guter Qualität des Screeningprogrammes und bei regelmäßiger Teilnahme (alle 1–3 Jahre) der Frauen im Altersbereich zwischen 25 und 65 Jahren vermieden werden.

Brustkrebs

Die Effektivität von Screeningprogrammen auf der Grundlage von *Mammographie* (Röntgenuntersuchung der Brust) wurde in einer Reihe randomisierter kontrollierter Studien nachgewiesen. Insgesamt betrachtet ergaben die Studien eine Reduktion der Brustkrebssterblichkeit durch Mammographie für Frauen im Altersbereich zwischen 50 und 70 Jahren um etwa 20–30 %. Für jüngere Frauen konnte der Nachweis einer niedrigeren Sterblichkeit bisher nicht zweifelsfrei erbracht werden. Bei Frauen über 70 Jahren ist ein Effekt aufgrund des bisher begrenzten Datenmaterials ebenfalls noch unklar.

Der maximale Nutzen wird aber nur dann erreicht, wenn auch in der Routineversorgung die diagnostische Qualität der randomisierten Studien erzielt wird. Folgende Punkte haben sich als wesentlich erwiesen:

- Einsatz moderner, regelmäßig gewarteter Geräte;
- spezielle Schulung und große Erfahrung der beurteilenden Ärzte (mindestens 5000 Mammograpien pro Jahr);
- Zweitbefundung, d. h. das Gegenlesen des Mammogramms, durch einen zweiten Radiologen;
- mehr als 70 % der angesprochenen Frauen müssen das Screening-Angebot auch tatsächlich wahrnehmen, damit der gewünschte Effekt erreicht werden kann.

Diese Kriterien wurden bereits u. a. von der Europäischen Kommission als Richtlinien für in Europa einzurichtende Mammographie-Screeningprogramme definiert. Darüber hinaus sind in den Richtlinien Zielgrößen für die Mindestzahl zu erkennender Tumoren, die Höchstzahl der bei Screeningteilnehmerinnen außerhalb des Screening auftretenden Tumoren (»Intervallkarzinome«) sowie die Höchstzahl der »falsch-positiven« Mammographien festgelegt, d. h. solcher Aufnahmen, die Anlass zu weitergehenden Untersuchungen oder gar Biopsien geben, ohne dass sich dabei der Karzinomverdacht bestätigt.

Modellrechnung zum mammographischen Screening

Aus skandinavischen Mammographie-Screeningprogrammen, die den europäischen Richtlinien und Qualitätskriterien entsprechen, weiß man, dass von 1300 eingeladenen Frauen etwa 1000 am Screening teilnehmen (ca. 77 %) und dass von diesen wiederum im Durchschnitt 975 ohne mammographischen Befund sind. Bei 25 Frauen wird ein auffälliger Befund festgestellt, der sich im Rahmen der Folgeuntersuchungen bei 15 nicht bestätigt. Bei 7 der verbliebenen 10 Frauen ergibt die Gewebeuntersuchung nach Biopsie des verdächtigen Bezirks wiederum Entwarnung, während sich bei 3 Frauen letztlich der mammographische Brustkrebsverdacht bestätigt und das Karzinom operiert wird. Bei 3 von 1000 Frauen wird also durch mammographisches Screening ein vorher unerkanntes Mammakarzinom entdeckt, während bei 22 von 1000 Frauen eine falschpositive Mammographie weiter abgeklärt werden muss. Ein weiteres Karzinom tritt im Schnitt pro 1000 Frauen im Intervall zwischen den mammographischen Untersuchungen auf (»Intervallkarzinom«).

! Bei allen möglichen Kritikpunkten ist mammographisches Screening alle 2 Jahre die beste verfügbare Möglichkeit der Brustkrebsfrüherkennung und kann dadurch zur Senkung der Brustkrebssterblichkeit beitragen. Die aktuelle Datenlage unterstützt ein Screening bei Frauen von 50 bis 69 Jahre. Allerdings sind rigorose Anforderungen an die Qualitätssicherung zu stellen, um falschnegative wie falschpositive Ergebnisse zu vermeiden. Auch müssen die Frauen umfassend über Nutzen und mögliche Risiken des Screenings informiert werden.

Prostatakrebs

Bei Prostatakrebs gibt es einen Biomarker, das *prostataspezifische Antigen* (PSA; s. ▶ Kap. 5), das bei Anwesenheit maligne entarteter Zellen erhöhte Werte im Blut aufweist. Obwohl es auf den ersten Blick den Anschein hat, als würde sich dieser Marker gut für die Früherkennung bzw. für bevölkerungsbezogene Screeningprogramme auf Prostatakrebs eignen, wird von Experten der PSA-Test zu diesem Zweck derzeit nicht empfohlen. Trotz des Fehlens von randomisierten Studien zur Überprüfung seiner Nützlichkeit wird der Test allerdings mittlerweile von vielen Ärzten zur Früherkennung eingesetzt.

Dies ist problematisch, denn bei Prostatakrebs liegt die folgende besondere Situation vor: Führt man bei Männern, die in höherem Alter an irgendeiner Todesursache (d. h. nicht an Prostatakrebs) verstorben sind, eine Autopsie durch, so findet man in etwa 50–70 % der Fälle in der Prostata entartete Zellen, die offensichtlich zu Lebzeiten nicht zu einer klinisch manifesten Prostatakrebserkrankung geführt haben, infolgedessen nicht diagnostiziert werden mussten, den Betroffenen glücklicherweise niemals bekannt wurden, und für die offensichtlich auch kein Behandlungsbedarf bestand. Bei Einsatz des PSA-Tests wird ein Teil solcher Tumoren zusammen mit den potentiell klinisch manifesten Tumoren identifiziert. Zur Zeit gibt es noch keine Möglichkeit zu testen, ob maligne Prostatazellen demnächst zu einer klinisch manifesten Erkrankung führen werden oder zeitlebens inaktiv bleiben. Der PSA-Test führt daher bei einer nicht unerheblichen Zahl von Personen zu einer Überdiagnostik, stempelt Menschen unnötigerweise zu Krebspatienten ab mit allen psychischen Folgen und setzt sie der Belastung einer an sich unnötigen Therapie aus, die in diesen Fällen in der Regel in der radikalen Prostatektomie besteht, die wiederum häufig schwere Nebenwirkungen nach sich zieht (Inkontinenz, Impotenz).

4.4 Europäischer Kodex gegen Krebs

Die bisherigen Erkenntnisse über die Ursachen der Krebskrankheiten und die Möglichkeiten ihrer Vermeidung haben zu einem Katalog von Verhaltensregeln geführt, die von Experten ausgearbeitet und von dem Programm »Europa gegen den Krebs« der Europäischen Union verabschiedet wurden (s. u.).

! Ärzte und medizinisches Personal sollten den »Europäischen Kodex zur Krebsbekämpfung« verstärkt ihren Patienten nahe bringen.

Europäischer Kodex zur Krebsbekämpfung

Regel 1: Rauchen Sie nicht! Raucher sollten so schnell wie möglich aufhören. Wenn das nicht gelingen sollte, dann rauchen Sie wenigstens nicht in Anwesenheit von Nichtrauchern.

Regel 2: Vermeiden Sie Übergewicht.

Regel 3: Bringen Sie sich einmal pro Tag kräftig in Bewegung.

Regel 4: Essen sie mehr und vielfältiger Gemüse und Obst: mindestens fünf Portionen pro Tag. Essen Sie weniger Produkte, die tierisches Fett enthalten.

Regel 5: Wenn Sie Alkohol trinken – ob Bier oder Wein oder Spirituosen – dann begrenzen Sie den Konsum: Männer sollten nicht mehr als zwei, Frauen nur ein Glas pro Tag trinken.

Regel 6: Vermeiden Sie allzu intensive Sonnenbestrahlung. Besonders Kinder und Jugendliche sollten auf Sonnenschutz achten. Wer zu Sonnenbrand neigt, sollte zeit seines Lebens vorsichtig im Umgang mit der Sonne sein.

Regel 7: Halten Sie genauestens die Vorschriften ein, durch die Sie vor einem Kontakt mit krebserregenden Stoffen geschützt werden sollen. Folgen Sie den Sicherheitsvorschriften zum Umgang mit Substanzen, die Krebs verursachen können. Beachten Sie die Empfehlungen des Bundesamtes für Strahlenschutz.

Regel 8: Frauen sollten die Früherkennungsuntersuchung auf Gebärmutterhalskrebs wahrnehmen.

Regel 9: Frauen ab 50 Jahren sollten am Mammographiescreening zur Früherkennung von Brustkrebs teilnehmen.

Regel 10: Männer und Frauen sollten an Maßnahmen zur Früherkennung von Dickdarmkrebs teilnehmen.

Regel 11: Nehmen Sie an Programmen zur Hepatitis B-Impfung teil.

Weiterführende Literatur

Becker N (2006) Epidemiologie von Tumoren. In: Schmoll HJ, Höffken K, Possinger K (Hrsg) Kompendium Internistische Onkologie, 4. Aufl. Springer, Berlin Heidelberg New York Tokyo

Becker N, von Karsa, L (2006) Sekundäre Prävention. In: Schmoll HJ, Höffken K, Possinger K (Hrsg) Kompendium Internistische Onkologie, 4. Aufl. Springer, Berlin Heidelberg New York Tokyo

Zänker KS, Becker N (2006) Prävention. In: Schmoll HJ, Höffken K, Possinger K (Hrsg) Kompendium Internistische Onkologie, 4. Aufl. Springer, Berlin Heidelberg New York Tokyo

Tumordiagnostik

A. Gaisser

Vor jeder Tumorbehandlung steht die sorgfältige Diagnostik. Angesichts der teilweise eingreifenden und nebenwirkungsreichen Therapien gilt der Grundsatz:

Keine Tumortherapie ohne gesicherte Diagnose!

Da Krebserkrankungen in der Regel wenig spezifische Symptomatik zeigen, wenn der Tumor nicht schon von außen sicht- oder tastbar ist, stellt sich dies oft als schwierige Aufgabe dar. Frühsymptome fehlen meist, sinnvolle und praktikable Untersuchungsmethoden bzw. Screeningverfahren zur Erfassung von Vor- oder Frühstadien maligner Tumoren existieren nur in sehr begrenztem Umfang (s. hierzu ► Kap. 4). Für die meisten Organe und Körperregionen, die alle Ausgangspunkt eines malignen Tumors sein können, gibt es keine Screeningverfahren, die bei vertretbarem Aufwand zum gewünschten Ziel – Reduktion von Morbidität und Mortalität durch Erkennung und Behandlung asymptomatischer Krebsfrühstadien – führen könnten. Manchmal wird ein Tumor zufällig durch Untersuchungen oder Eingriffe entdeckt, die eigentlich aus einem ganz anderen Grund durchgeführt wurden. Viel häufiger aber kommt der Tumorpatient mit eher unklaren Beschwerden zum Arzt, die dann im Rahmen einer oft umfangreichen Abklärung zur Diagnose einer Krebserkrankung führen.

Die Untersuchungen zum Abschluss oder zur Bestätigung einer Krebserkrankung müssen mit großer Sorgfalt erfolgen, denn die exakte Diagnosestellung ist entscheidende Voraussetzung für Planung und Durchführung einer adäquaten und effektiven Behandlung – egal, ob ein maligner Tumor oder eine andere Erkrankung vorliegt.

5.1 Grundsätze der Tumordiagnostik

Am Anfang jeder Tumordiagnostik stehen eine ausführliche Anamneseerhebung und die sorgfältige körperliche Untersuchung (s. Übersicht). Je nach Verdachtsdiagnose und Körperregion, auf die das Interesse sich richtet, steht in Ergänzung der klinischen Untersuchung heute eine Vielzahl von Methoden zur Verfügung, die eine Abklärung der Beschwerdeursachen in den meisten Fällen ermöglichen.

! Meist ergeben erst die sinnvolle Kombination verschiedener Techniken und die Bewertung der Ergebnisse in einer Zusammenschau ein Bild von Art und Ausbreitung der Erkrankung – *die Diagnose.*

Ob es sich bei einer Veränderung tatsächlich um einen bösartigen Tumor handelt, kann mit letzter Sicherheit nur durch eine Untersuchung der Zellen (Zytologie), besser noch des Zellverbandes (Histologie) festgestellt werden.

Neben der Identifizierung des Tumors schließt die exakte Diagnostik auch eine Erfassung und Klassifizierung der Krankheitsausbreitung, des Stadiums, ein. Dieses sog. »Staging«, das lokale Tumorausdehnung, Lymphknotenstatus und Fernmetastasierung berücksichtigt (vgl. ► Kap. 2, TNM-Klassifikation), hat entscheidende Konsequenzen für die Therapiewahl und wird auch in der Verlaufskontrolle nach Primärtherapie in Abständen wiederholt.

Zu den wichtigsten und aussagekräftigsten Untersuchungsmethoden in der Tumordiagnostik zählen neben Histologie bzw. Zytologie verschiedene Laboruntersuchungen, bildgebende Verfahren wie Röntgentechniken, Szintigraphie, Kernspintomographie (MRT, MRI) oder Sonographie sowie endoskopische Untersuchungen, die im Folgenden kurz erläutert werden sollen (zu apparativen Untersuchungen s. auch ◘ Tabelle 5.1).

In den seltensten Fällen müssen für die Diagnosestellung alle genannten Methoden zur Anwendung kommen. Je nach Beschwerden oder Verdacht werden einzelne Verfahren miteinander kombiniert und bei Bedarf stufenweise durch weitere ergänzt. Der Einsatz der Untersuchungstechniken muss situationsgerecht und auch unter Kostengesichtspunkten erfolgen.

Anamnese und körperliche Untersuchung bei Verdacht auf eine Tumorerkrankung

Anamnese

- Persönliche und Familienanamnese:
  - Frühere Krebserkrankungen (auch »Geschwüre«, Muttermale etc.)

- Krebserkrankungen in der Familie (gehäufte Tumorerkrankungen Präkanzerosen: erbliche Disposition?)
- Frühere Bestrahlung, Chemotherapie, immunsuppressive Therapie?
- Chronische Entzündungen (Magen? Darm? Blase?)
- Frühere Infektionen (Hepatitis B? Mononukleose? Papillomvirusinfektionen im Genitalbereich/Kondylome?)

- Anamnese des Allgemeinbefindens:
  - Appetit
  - Veränderungen des Körpergewichts (unerklärte Gewichtsabnahme)?
  - Leistungsfähigkeit (»Leistungsknick«?)
  - Körpertemperatur (unerklärte Temperaturerhöhungen über längere Zeit?)
  - Nachtschweiß?
  - Hautsymptome (z. B. Juckreiz?)
  - Schmerzen/Missempfindungen?
- Risikoanamnese:
  - Rauchen
  - Alkoholkonsum
  - Sexualanamnese (Menstruation, Schwangerschaften etc.)
  - berufliche oder sonstige Exposition gegenüber karzinogenen Substanzen bzw. Einflüssen (z. B. Asbest, Benzol, starke UV-Exposition)

Körperliche Untersuchung:
- Äußeres Erscheinungsbild (Ernährungszustand? Ausdruck?)
- Haut (Blässe? Hautveränderungen? Haare? sichtbare Tumoren?)
- Lymphknoten: sorgfältige und systematische Abtastung aller Stationen (Größe? Verschieblichkeit? Konsistenz?)
- Mund/Rachen
- Auskultation der Lunge (abgeschwächtes Atemgeräusch? Dämpfung?)
- Sorgfältige Abtastung des Abdomens (Lebergröße und -konsistenz? Milzvergrößerung? Tumoren/Resistenzen tastbar?)
- Rektale Untersuchung (beim Mann Prostata abtasten!)
- Inspektion und Palpation des Genitals
- Motorische oder sensible Störungen/Ausfälle?

Tabelle 5.1. Wichtige apparative Untersuchungen in der Tumordiagnostik, Zielorgane und Indikationen

Untersuchungstechnik	Zielorgane/Zielregionen
Röntgenuntersuchungen:	
– konventionell	– Thorax (Lunge) – Skelett – Brust (Mammographie)
– mit Kontrastmittel	– ableitende Harnwege (Infusionsurographie) – Gefäßdarstellungen (Angiographie)
CT/Spiral-CT	– Schädel, Skelett – (Gehirn) – Kopf-Hals-Bereich – Thorax: Lunge – Pankreas – Niere, Urogenitaltrakt – Retroperitoneum (Lymphknoten) – Oberbauch
MRT (MRI)	– Gehirn/ZNS/Spinalkanal – Kopf-Hals-Bereich (Weichteile!) – Thorax (Mediastinum, Lungenhilus) – Abdomen/Becken – Extremitäten/Weichteile
Sonographie	– Abdomen (Leber!) – Schilddrüse – Niere – kleines Becken (Endosonographie) – Brustdrüse
Szintigraphie	– Skelett – Schilddrüse
Positronenemissionstomographie (PET)	– (s. Tabelle 5.3)
Endoskopische Verfahren :	
Bronchoskopie	Trachea, Bronchien
Gastroskopie	Speiseröhre, Magen, Duodenum
Koloskopie	End- und Dickdarm
Zystoskopie	Harnblase
Thorakoskopie	Pleura, Lungenoberfläche
Mediastinoskopie	Mediastinum
Laparoskopie	Bauchfell und intraabdominale Oberflächen (z. B. Leber, Darm)

Über- und Maximaldiagnostik sind zu vermeiden, nicht zuletzt, um den Patienten nicht unnötig zu belasten. Wo Computertomographie (CT) oder Ultraschall bereits klare Aussagen erwarten lassen, muss nicht gleich die Kernspintomographie zum Einsatz kommen, die andererseits in der Diagnostik von Hirntumoren besser als primäre Maßnahme gewählt werden sollte, da sie hier konkurrenzlos ist (◘ Tabelle 5.1).

Diese Forderungen lassen sich am besten durch genaue und sorgfältige Anamnese und auf den klinischen Befund gestützte Planung des weiteren diagnostischen Vorgehens realisieren.

5.2 Laboruntersuchungen

Im Rahmen der Tumordiagnostik kommen ergänzend zu klinischen und apparativen Untersuchungen verschiedene labordiagnostische Verfahren zum Einsatz. Aus Blut, Urin und anderen Körperflüssigkeiten ist eine Vielzahl von Parametern bestimmbar, die als direkte Folge von Tumorerkrankungen verändert sein können. Die Veränderungen sind teils Ausdruck einer allgemeinen Reaktion des Organismus auf die Erkrankung, teils werden sie durch tumorbedingte Schädigung von Geweben oder Organsystemen hervorgerufen. Auch die Tumorzellen selbst bilden in vielen Fällen Substanzen, die bei Gesunden im Blut nicht nachweisbar sind, die *Tumormarker*. Andererseits können Tumorzellen auch Hormone oder hormonähnliche Substanzen bilden, die über eine Reaktion des Organismus zu verschiedenen sog. *paraneoplastischen Erscheinungen* als Fernwirkung des Tumors führen. Solche paraneoplastischen Syndrome können sich u. a. in Stoffwechsel- oder endokrinologischen Störungen, in Störungen der Blutbildung und der Gerinnung, in neurologischen oder organbezogenen Störungen äußern.

Laboruntersuchungen geben in der Tumordiagnostik Hinweise auf Art, Lokalisation und Stadium der Erkrankung. Im Rahmen von Therapie und Verlaufskontrolle dienen sie der Überwachung von Wirkungen und Nebenwirkungen der Behandlung und der Überwachung von Organfunktionen. Als nichtinvasive Untersuchungsmethoden sind labordiagnostische Maßnahmen für den Patienten relativ wenig belastend. Die geringe Spezifität der gewonnenen Laborwerte erfordert allerdings stets ergänzende Informationen durch klinische und/oder apparative Untersuchungen.

! Einen allgemeinen »Krebstest«, der mit Sicherheit das Vorliegen einer Krebserkrankung anzeigen würde, gibt es nicht. Alle Tests dieser Art, die verschiedentlich angeboten werden und den Anspruch haben, aus in Blut oder Urin bestimmten Parametern Rückschlüsse auf eine Krebserkrankung oder gar nur die entsprechende Disposition zu erlauben, leisten nicht, was sie vorgeben, und gehören in den Bereich der unbewiesenen Methoden (s. ► Kap. 11).

Entsprechend der Vielfalt der Krebserkrankungen und der durch sie bedingten Veränderungen im Stoffwechsel des Organismus ist das Spektrum der möglichen Laboruntersuchungen breit. Aber es werden niemals alle zur Anwendung kommen, sondern in der Regel wird – je nach Verdachtsdiagose – gezielt eine sinnvolle Kombination von Untersuchungen durchgeführt.

Bis auf wenige Ausnahmen ist keiner der angesprochenen Laborwerte uneingeschränkt typisch oder spezifisch für eine bestimmte Krebserkrankung. Aber diese Werte geben vielfach Hinweise auf die Krankheitsaktivität sowie auf Umfang und Ausmaß der Beteiligung bzw. Schädigung von Organen oder Organsystemen durch die Erkrankung.

5.2.1 Hämatologische Parameter

Ziel der hämatologischen Diagnostik ist die Erfassung von Veränderungen in Zahl und Zusammensetzung der zellulären Blutbestandteile, der Erythrozyten, Leukozyten (Granulozyten und Lymphozyten) und Thrombozyten (s. hierzu ► Kap. 22: Knochenmarkdepression).
Basisuntersuchungen sind:

- Zellzählung,
- Hämoglobinbestimmung,
- Anfertigung eines Differentialblutbildes mit Erfassung von Retikulozyten und möglicher Linksverschiebung myeloischer Zellen (ver-

mehrtes Auftreten »jugendlicher« Reifungsstufen im peripheren Blut),
- Bestimmung der Blutkörperchensenkungsgeschwindigkeit (BKS).

Eine *Anämie*, d. h. ein Mangel an Erythrozyten, kann Folge chronischer Blutungen sein (etwa bei Tumoren im Magen-Darm-Trakt); sie kann hämolytisch bedingt sein oder – als hypochrome Anämie durch Blockierung des Eiseneinbaus in die Erythrozytenvorstufen – Ausdruck einer allgemeinen Reaktion des Organismus auf die schwere und chronische Erkrankung. Auch Infiltration des Knochenmarks mit Tumorzellen, Verdrängung der »normalen« Blutbildung bei vom Knochenmark ausgehenden Krebserkrankungen (Leukämien) und Zytostatika- oder Strahlentherapie können zu einer Anämie führen.

Die weiße Blutzellreihe und die Thrombozytenreifung können ebenfalls geschädigt werden, wenn Tumorzellen das Knochenmark infiltrieren. Die Folgen sind *Leukopenie* und *Thrombozytopenie* im peripheren Blut. Aufgrund der kurzen Lebensdauer und des hohen Umsatzes dieser Zellen machen sich tumor- oder therapiebedingte Schädigungen des leukozytären und thrombozytären Systems schneller bemerkbar als Störungen der Erythrozytenproduktion.

Entscheidend ist die hämatologische Diagnostik bei malignen Erkrankungen des blutbildenden und des lymphatischen Systems. Bei den vom Knochenmark ausgehenden myeloproliferativen Erkrankungen (z. B. myeloische Leukämien) verdrängen und schädigen die malignen Zellen zunehmend das gesunde Knochenmark. Dies führt zu einer Beeinträchtigung der normalen Blutzellenbildung (Hämatopoese). Im Blut sind dann oft extrem hohe Leukozytenzahlen bei verminderten Erythrozyten und Thrombozyten nachweisbar. Auch maligne Lymphome (Morbus Hodgkin und Non-Hodgkin-Lymphome) können das Knochenmark infiltrieren und schädigen.

Eine Überwachung des Blutbildes dient bei hämatoonkologischen Krankheitsbildern auch der Therapie- und Verlaufskontrolle: Das Ansprechen auf die gewählte Behandlung macht sich in einer zahlenmäßigen Normalisierung des Blutbildes bemerkbar.

Eine häufige Ursache von Blutbildveränderungen ist die Chemotherapie (vgl. ▶ Kap. 22: Knochenmarkdepression). Zytostatika schädigen neben den Tumorzellen auch die sich häufig teilenden Zellen des blutbildenden Systems, was sich, abhängig von Art und Intensität der Behandlung, in teilweise ausgeprägter Leuko- und Thrombopenie im peripheren Blut äußert.

! Wegen häufiger Blutbildveränderungen sind regelmäßige Blutbildkontrollen während einer Chemotherapie unbedingt geboten.

5.2.2 Biochemische Parameter

Enzyme und Serumproteine

In Abhängigkeit von der Verdachtsdiagnose werden verschiedene, teils organspezifische biochemische Parameter bestimmt. Dabei geben beispielsweise Enzymveränderungen Hinweise auf Schädigungen bestimmter Organe, z. B. durch Metastasen oder unerwünschte Wirkungen von Medikamenten.

Immunglobulinveränderungen, die meist im Zusammenhang mit malignen Lymphomen stehen, lassen sich durch die elektrophoretische Auftrennung der Serumeiweiße und anschließende Immunelektrophorese oder Immunfixation (IF) genauer analysieren. Es kann zum einen ein *Antikörpermangelsyndrom* vorliegen, bei dem in erster Linie die Gammaglobuline betroffen sind; zum anderen werden besonders bei Plasmozytom und Morbus Waldenström (sog. maligne Gammopathien) funktionslose oder inkomplette Immunglobuline von den Tumorzellen gebildet. Sie stellen sich in der Elektrophorese als abnorme Peaks dar (▣ Abb. 5.1a, b) und sind teilweise, wie etwa das Bence-Jones-Protein, auch im Urin nachweisbar (Bence-Jones-Proteinurie).

Bei Krebserkrankungen, die häufig in das Skelettsystem metastasieren, werden routinemäßig Werte bestimmt, die Rückschlüsse auf den Knochenstoffwechsel zulassen, etwa der Serumkalziumspiegel oder das Enzym alkalische Phosphatase (AP). Leberenzyme wie die γ-GT (Gammaglutamyltranspeptidase) geben Hinweise auf die Leberfunktion und möglichen metastatischen Befall des Organs. Bei Leukämien und Lymphomen ist meist die Laktat-

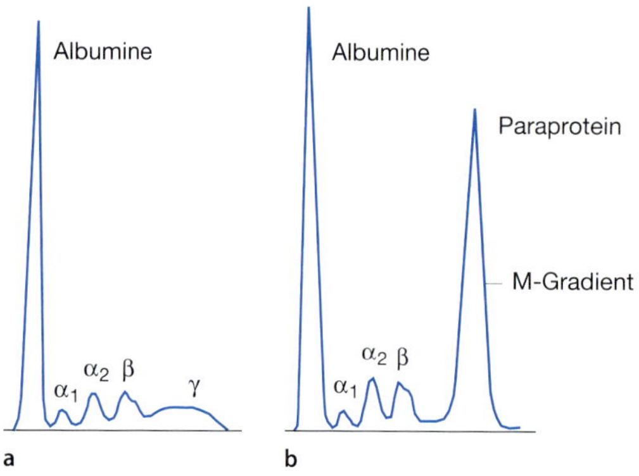

Abb. 5.1 a,b. Elektrophoresediagramme der Serumeiweiße; **a** normal, **b** bei multiplen Myelom mit charakteristischem M-Gradienten

dehydrogenase (LDH) erhöht, aber auch bei vielen anderen Tumoren im metastasierenden Stadium.

Tumormarker

Tumormarker sind körpereigene Substanzen, meist große Zucker-Eiweiß-Moleküle (Glykoproteine), die bei einigen Krebserkrankungen im Blut vermehrt auftreten. Sie werden entweder von den Tumorzellen selbst gebildet oder auch als Reaktion des Organismus auf die Erkrankung. Diese Tumormarker können, müssen aber nicht erhöht sein. Da sie außerdem auch bei verschiedenen nichtmalignen Erkrankungen ansteigen können, dürfen sie nicht allein zur Stellung der Diagnose herangezogen werden und sind auch zur Früherkennung von malignen Tumoren überwiegend nicht geeignet.

! Ihre wesentliche Bedeutung haben Tumormarker in der Verlaufskontrolle nach einer Tumortherapie. Zu ihrer Bestimmung stehen heute standardisierte Testverfahren zur Verfügung (*Kits*). Wichtig für die Beurteilung eines Tumormarkerwertes in der Verlaufskontrolle ist die Möglichkeit des Vergleichs mit einem vor Beginn der Behandlung bestimmten Referenzwert.

Die Veränderung des vor Einleitung einer Therapie festgestellten Referenzwertes kann Hinweise auf die Wirksamkeit der jeweiligen Behandlung geben:

- Gehen vorher erhöhte Werte z. B. nach Operation des Tumors entsprechend der biologischen Abbaugeschwindigkeit des Markers in den Normbereich zurück, spricht dies für eine vollständige Entfernung des Tumorgewebes.
- Weiterhin erhöhte oder gar ansteigende Werte deuten auf im Körper verbliebenes Tumorgewebe oder schon bestehende Metastasen hin.

Auch bei Chemo-, Hormon- und Strahlentherapie kann der Verlauf der Markerwerte zur Beurteilung der Therapiewirksamkeit entsprechend herangezogen werden: Bleiben die Werte hoch oder steigen weiter an, kann dies für einen Abbruch bzw. Wechsel der Therapie sprechen. Der Patient wird so nicht unnötig durch unwirksame Behandlungsmaßnahmen belastet.

Ansteigende Markerwerte im weiteren Verlauf können schon wesentlich früher ein Tumorrezidiv oder eine beginnende Metastasierung anzeigen, als dies andere Untersuchungen (wie Röntgen oder Ultraschall) vermögen. In einigen Fällen kann hier durch frühzeitige Einleitung einer erneuten Therapie die Erkrankung nochmals günstig beeinflußt werden (Abb. 5.2).

Zeitweise Erhöhungen einiger Tumormarker kommen auch bei entzündlichen Erkrankungen vor. In diesen Fällen sind die Werte jedoch wechselnd und steigen nicht stetig an. Auch bei Verwendung unterschiedlicher Testverfahren können sich Markerschwankungen ergeben.

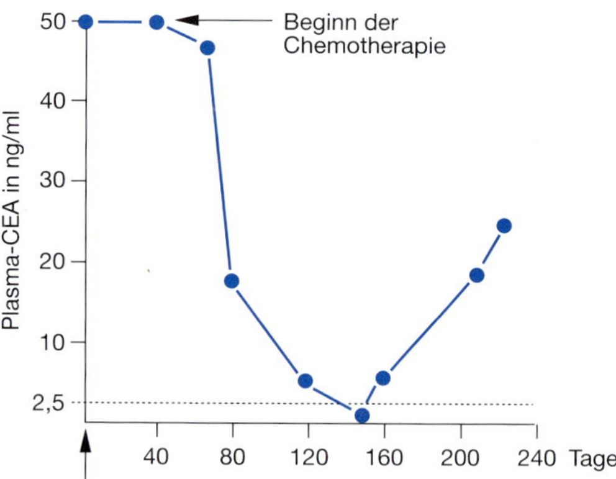

Abb. 5.2. Verlauf des CEA-Titers bei einem Patienten mit metastasierendem Kolonkarzinom unter Chemotherapie. Der Patient hatte eine deutliche Remission. Der CEA-Wert stieg wieder an, bevor das sich ausbildende Rezidiv klinisch nachweisbar wurde

! Um Testfehler zu vermeiden, sollten die Bestimmungen stets im gleichen Labor und mit dem gleichen Testansatz durchgeführt werden.

Bei bekannter Krebserkrankung und kontinuierlich ansteigenden Tumormarkern muss immer an ein Wiederauftreten des Tumors gedacht werden.

Für einige Krebserkrankungen existieren recht brauchbare Marker, deren Bestimmung routinemäßig in die Diagnostik und Verlaufskontrolle integriert ist (◘ Tabelle 5.2). Allerdings ist selbst bei gegebenem diagnostischem Nutzen der therapeutische Nutzen – d. h. der Nutzen einer allein aufgrund der Tumormarkererhöhung eingeleiteten Behandlung – in vielen Fällen noch nicht nachgeweisen.

! Vor der Bestimmung von Tumormarkern sollte immer die Frage stehen, ob das Ergebnis der Bestimmung diagnostische oder therapeutische Konsequenzen hat und ob daraus für den Patienten ein Nutzen resultiert.

5.2.3 Molekularbiologische und molekulargenetische Untersuchungen

Molekularbiologische Untersuchungen dienen der Untersuchung von Bausteinen der Zellen einschließlich der Erbsubstanz. Und da Krebs eine Erkrankung der Gene ist, finden molekularbiologische Untersuchungen, seit sie verfügbar sind, zunehmend Eingang in die Diagnostik bei Krebserkrankungen. Sowohl Gene selbst als auch ihre Produkte, Proteine, lassen sich mit verschiedenen Techniken nachweisen.

Nachweismöglichkeiten

! Molekularbiologische und molekulargenetische Untersuchungen dienen dazu, Krebserkrankungen genauer zu charakterisieren, als dies mit den herkömmlichen Verfahren möglich ist, und zusätzliche Informationen über biologische Eigenschaften der Tumorzellen zu gewinnen, die für eine Vorhersage des wahrscheinlichen Krankheitsverlaufs, aber auch für die Wahl der Therapie wichtig sein können.

Informationen aus molekularbiologischen und molekulargenetischen Untersuchungen

- Nachweis von bei bestimmten Krebserkrankungen charakteristischen Genveränderungen
- Beurteilung des biologischen Verhaltens von Tumorzellen und ihrer Aggressivität und damit auch des wahrscheinlichen Verlaufs der Erkrankung anhand spezifischer »Marker« (z. B. das Gen HER2/neu bzw. sein Protein bei Brustkrebs oder eine Mutation des p53-Gens; s. ► Kap. 1 und 3)
- Genauere Charakterisierung einer Krebserkrankung (z. B. Unterformen von Lymphomen und Leukämien) anhand von typischen Genveränderungen oder Zelloberflächenantigenen (s. ► Kap. 2)
- Abschätzung der Empfindlichkeit gegenüber verschiedenen Behandlungsformen (z. B. Nachweis von Hormonrezeptoren in den Zellen, Nachweis von Resistenzgenen oder Genmutationen, die Signalwege des programmierten Zelltodes blockieren)
- Identifizierung von möglichen Zielstrukturen für die Therapie (spezifische Oberflächenmerkmale oder Rezeptoren für Wachstumsfaktoren auf Tumorzellen)
- Nachweis von einzelnen überlebenden Tumorzellen nach einer Tumorbehandlung, die Ausgangspunkt für ein Rezidiv werden könnten (minimale residuale Erkrankung, MRD von engl. »minimal residual disease«)

Nachweis von Oberflächenmerkmalen auf Tumorzellen. Oberflächenmerkmale auf Tumorzellen lassen sich durch *immunhistochemische Methoden* nachweisen: Mit einem Farbstoff gekoppelte spezifische Antikörper gegen die gesuchte Struktur suchen und finden nach dem Schlüssel-Schloss-Prinzip ihr Ziel und binden daran. Lösliche Tumorantigene lassen sich mit anderen Methoden ebenfalls nachweisen.

Tabelle 5.2. Einige gebräuchliche Tumormarker (*kursiv:* Erkrankungen, für die der Marker am aussagekräftigsten ist: Marker der ersten Wahl)

Marker	Normalwerte	Tumoren mit häufiger Erhöhung des Wertes	Nichtmaligne Erkrankungen mit möglicher Erhöhung des Wertes	Bedeutung/Bewertung
CEA (karzinoembryonales Antigen)	< 5 µg/l	Dickdarmkarzinom Mammakarzinom Pankreaskarzinom Bronchialkarzinom Endometriumkarzinom Medulläres Schilddrüsenkarzinom	Alkoholische Leberzirrhose Pankreatitis Entzündliche Darmerkrankungen Entzündliche Lungenerkrankungen Bei starken Rauchern bis max. 20 µg/l	Bei Dickdarmkrebs früher Hinweis auf ein Rezidiv, aber eingeschränkte therapeutische Konsequenz
CA 15-3, CA 549, MCA (Muzinantigene des Mammakarzinoms)	< 20–30 kU/l	Mammakarzinom	Benigne Mastopathie Dialysepflichtige Niereninsuffizienz Entzündliche Lungenerkrankungen	Verlaufskontrolle CA 15-3 1. Wahl beim Mammakarzinom, meist in Kombination mit CEA
CA 125	< 35 kU/l (Graubereich bis 65 kU/l)	Ovarialkarzinom Pankreaskarzinom	Akute Eileiterentzündung Gutartige Ovarialtumoren Leberzirrhose Nierenversagen Aszites jeder Ursache	Verlaufskontrolle Evtl. Risikogruppenscreening bei familiärer Disposition für Ovarialkarzinom
CA 19-9	< 37 kU/l	Pankreaskarzinom Ovarialkarzinom Gallenwegskarzinom Magenkarzinom Kolorektales Karzinom	Erkrankungen der Gallenwege Pankreatitis Lebererkrankungen	Hauptsächlich zur Verlaufskontrolle
Cytokeratinfragment CYFRA 21-1	< 3,3 µg/l	Nichtkleinzelliges Bronchialkarzinom Blasenkarzinom	Hepatitis, Leberzirrhose, Pankreatitis, gastrointestinale Erkrankungen Werte > 10µg/l selten benigne Ursache	Therapie- und Verlaufskontrolle
AFP (Alpha-Fetoprotein)	< 15 µg/l	Primäres Leberzellkarzinom Nichtseminomatöser Keimzelltumor des Hodens Lebermetastasen anderer Tumoren	Embryonale Missbildungen (z. B. Spina bifida, Störungen der Hirnentwicklung) Leberzirrhose Hepatitis *Während der Schwangerschaft Werte bis 500 µg/l*	Zusammen mit HCG Bedeutung in der Verlaufskontrolle von Keimzelltumoren des Hodens Differentialdiagnose von Lebertumoren
HCG (humanes Choriongonadotropin)	< 5 IU/l Bei postmenopausalen Frauen < 10 IU/l	Trophoblasttumor (Chorionkarzinom, Teratom) Keimzelltumoren (Hoden, Ovar und extragonadal)	Blasenmole Erhöhung auch in der Schwangerschaft (Stimulation des Gelbkörpers)	Sehr spezifischer Marker für die genannten Tumoren: Therapie- und Verlaufskontrolle

Tabelle 5.2. *Fortsetzung*

Marker	Normalwerte	Tumoren mit häufiger Erhöhung des Wertes	Nichtmaligne Erkrankungen mit möglicher Erhöhung des Wertes	Bedeutung/Bewertung
PSA (prostataspezifisches Antigen)	< 4 µg/l bis maximal 10 µg/l *Nach radikaler Prostatektomie sollte Wert < 0,1 µg/l sein*	Prostatakarzinom	Benigne Prostatahyperplasie (Adenom)	Spezifisch für Prostatagewebe, dort immer nachweisbar Bedeutung in Früherkennung, Diagnostik und Verlaufskontrolle
Thyreoglobulin	1–50 µg/l < 3 µg/l nach Entfernung der Schilddrüse	Follikuläres und papilläres Schilddrüsenkarzinom **Nicht** bei entdifferenzierten und medullären Karzinomen!		Ausschließliches Vorkommen im Kolloid der Schilddrüsenfollikel: Therapieüberwachung und Verlaufskontrolle
Kalzitonin	Männer < 2–30 ng/l Frauen < 2–25 ng/l methodenabhängig	C-Zell-Karzinom der Schilddrüse (medulläres Karzinom) Erhöhung des Wertes bis 10.000fach!		Spezifischer Marker für Diagnostik und Verlaufskontrolle

Nachweis von Genveränderungen. Für den Nachweis spezifischer Genveränderungen eignet sich die *Polymerase-Kettenreaktion (PCR)* – vorausgesetzt man weiß, wonach man sucht. Das Prinzip beruht darauf, dass man eine gesuchte Gensequenz so stark vermehrt, dass sie nachweisbar wird. Eine einzelne Kopie eines Gens entzieht sich dem Nachweis. Das vermehrte Vorhandensein von Kopien eines bestimmten Gens im Zellkern (Amplifikation), das manchmal Aufschluss über das biologische Verhalten eines Tumors geben kann, lässt sich mit der sog. *Fluoreszenz-in-situ-Hybridisierung (FISH)* nachweisen, die auf einer Markierung der Genkopien mit einem Fluoreszenzfarbstoff beruht.

Nachweis einzelner Tumorzellen. Zum Nachweis minimaler Resttumoren (MRD, »minimal residual disease«) können ebenfalls PCR-Techniken oder – etwa zum Nachweis von Zellen solider Tumoren im Knochenmark – immunhistochemische Verfahren eingesetzt werden.

Prädiktive genetische Diagnostik

Eine Reihe von Krebserkrankungen, nach epidemiologischen Daten etwa 5–10 %, wird durch ererbte Genveränderungen verursacht (Tabelle 3.2). Wenn bei einem Krebspatienten eine ererbte und bekanntermaßen an der Krebsentstehung beteiligte Genmutation nachgewiesen wurde, besteht die Möglichkeit einer prädiktiven oder präsymptomatischen genetischen Diagnostik bei seinen gesunden Verwandten.

»Prädiktiv« bedeutet voraussagend in Bezug auf das Risiko, ebenfalls zu erkranken. Wird die Genmutation bei einem Verwandten nachgewiesen, ist dieses Risiko erhöht. Falls möglich, sollten in diesen Fällen regelmäßige gezielte Früherkennungsuntersuchungen angeboten werden. Familienangehörige ohne die Genmutation haben gegenüber der Allgemeinbevölkerung kein erhöhtes Risiko in Bezug auf diese spezielle Krebserkrankung.

Für einige durch erbliche Genmutationen bedingte Krebserkrankungen – z. B. Retinoblastom, MEN2 (multiple endokrine Neoplasie Typ 2) und

FAP (familiäre adenomatöse Polypose) – gibt es bereits etablierte Früherkennungsuntersuchungen bzw. präventive Therapiekonzepte bei Genträgern: bei MEN2 die Schilddrüsenentfernung im Jugendalter und bei FAP die chirurgische Dickdarmentfernung.

Oft heißt Vorhandensein eines Risikogens aber nicht, dass die Erkrankung sicher ausbrechen muss, und in den meisten Fällen beschränkt sich das Risiko nicht auf ein einziges Organ. Denn das mutierte Gen ist ja in allen Körperzellen vorhanden.

! Für die genetische Untersuchung auf ein erhöhtes Risiko, an einem Tumor zu erkranken, der durch eine typische Genveränderung verursacht wird, gibt es mittlerweile klare Richtlinien, die vorgeben, wann eine Untersuchung sinnvoll ist und welche Konsequenzen daraus resultieren. Hat der Nachweis keine Konsequenzen für Früherkennungsmaßnahmen oder Behandlung, so kann die Belastung für den Betroffenen größer sein als der Nutzen. Eine kompetente Beratung, die auch psychologische Aspekte berücksichtigt, muss jeder genetischen Testung vorausgehen.

Obwohl mittlerweile bekannt ist, dass Mutationen bestimmter Onkogene bzw. Suppressorgene (s. ▶ Kap. 1) bei vielen nichterblichen Krebserkrankungen nachweisbar sind – z. B. eine Mutation des p53-Suppressorgens –, ist ein allgemeiner genetischer Test auf solche Mutationen unsinnig. Denn in den meisten Fällen sind zahlreiche Mutationen von Genen bzw. der Verlust von Genfunktionen erforderlich, um eine Krebserkrankung auszulösen: Krebs ist eine »multigenetische« Erkrankung.

5.3 Bildgebende Verfahren

5.3.1 Röntgenuntersuchungen

Die verschiedenen Röntgentechniken sind eine wesentliche Säule in der Diagnostik von Tumorerkrankungen, weil sie – ggf. in Kombination mit anderen Methoden – die Beurteilung einer großen Zahl von Organen bzw. Veränderungen ermöglichen.

Die Untersuchung mit Röntgenstrahlen ist seit den Anfängen dieser Methode Ende des letzten Jahrhunderts kontinuierlich weiter entwickelt worden. Mit der *Röntgencomputertomographie* (CT oder CAT) können Schnittbilder in allen horizontalen oder vertikalen Körperebenen angefertigt werden (◘ Abb. 5.3).

Eine wichtige organspezifische Röntgenuntersuchung ist die *Mammographie* zur Untersuchung der Brustdrüse. Die Mammographie besitzt hier insbesondere auch in der Früherkennung hohe Aussagekraft. Mit dem Verfahren sind auch kleine, noch nicht tastbare Mammakarzinome nachweisbar.

Durch Gabe von speziellen Kontrastmitteln in Körperhohlräume oder in das Gefäßsystem lässt sich die Aussagekraft von Röntgenuntersuchungen in vielen Fällen noch erhöhen. Auch die Gefäßversorgung von Tumoren lässt sich durch Röntgen nach i.v. Verabreichung eines Kontrastmittels gut darstellen. Dies ist besonders bei solchen Tumoren hilfreich, deren Dichte sich nur wenig von normalem Gewebe unterscheidet und die sich somit auf dem Röntgenbild schwer abgrenzen lassen. Die Gefäßneubildung im Tumor ist nach Kontrastmittelgabe dagegen gut sichtbar und erlaubt oft auch annähernd eine Abschätzung der lokalen Aus-

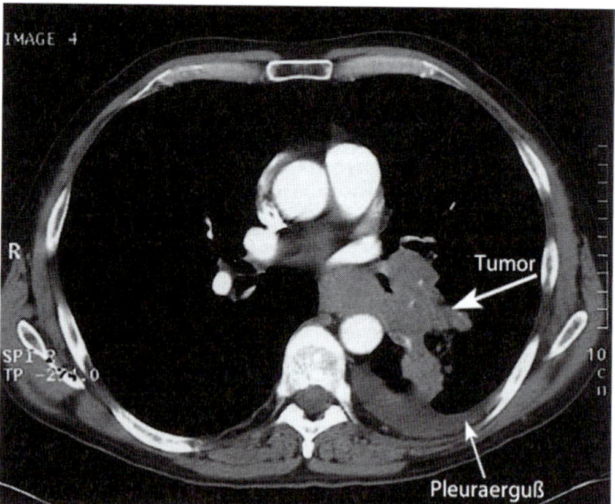

◘ **Abb. 5.3.** Computertomographie des Thorax: zentrales Bronchialkarzinom (*dicker Pfeil*) und Pleuraerguss (*dünner Pfeil*) im sog. »Weichteilfenster«. Bei dieser Darstellung werden die Bilddaten im Computer so verarbeitet, dass weniger dichte (normale Lunge) und dichtere Gewebe (Knochen) weitgehend ausgeblendet werden. (Mit freundlicher Genehmigung von Dr. Malte Bahner, Deutsches Krebsforschungszentrum)

dehnung. Kenntnisse der Gefäßversorgung eines Tumors sind darüber hinaus auch für die Planung eines operativen Eingriffs von Bedeutung.

Spiral-CT oder axiale CT. Eine Weiterentwicklung der »klassischen« Computertomographie ist die Spiral-Computertomographie: Die Röntgenaufnahmen erfolgen hier nicht unabhängig voneinander in einzelnen Schichten, sondern der Röntgenstrahl bewegt sich kontinuierlich um den Patienten, der dabei langsam durch die Geräteöffnung geschoben wird. Durch die Kombination dieser beiden Bewegungsvorgänge beschreibt der Röntgenstrahl eine Spirale um und durch den Körper des Patienten. Dadurch entsteht eine kontinuierliche Aufnahme ohne Lücken. Zudem sind die Möglichkeiten der elektronischen Verarbeitung dieser Aufnahmen beinahe unbegrenzt: Es können Bilder in beliebigen Schnittebenen oder auch dreidimensionale Darstellungen errechnet werden. Dies ist mit der konventionellen CT nur eingeschränkt und mit deutlich schlechterer Bildqualität möglich.

Die Untersuchungszeit ist bei der Spiral-CT deutlich verkürzt. So lässt sich z. B. in 20–30 s – eine Atemphase aus Luftholen und Luftanhalten – der gesamte Brust- oder Bauchraum untersuchen. Durch die verkürzte Untersuchungszeit verringert sich auch die Strahlenbelastung für die Patienten.

5.3.2 Kernspintomographie oder Magnetresonanztomographie (MRT, MRI)

Obwohl die mit dieser Methode gewonnenen Bilder aus dem Körperinneren auf den ersten Blick ähnlich aussehen wie die mit CT aufgenommenen, ist das dem Verfahren zugrunde liegende Prinzip völlig anders:

Die Kernspintomographie arbeitet mit einem *starken Magnetfeld*, das die positiv geladenen Wasserstoffatomkerne (Protonen) im Körper in eine Richtung orientiert. Durch zusätzliche Einstrahlung von Radiowellen nehmen die Protonen Energie auf und werden etwas von ihrer Ausrichtungsachse abgelenkt. Nach Abschalten der Radiowellen fallen die Protonen in ihre Ausgangsposition zurück und geben dabei die aufgenommene Energie in Form schwacher Radiowellen wieder ab, die von einer Antenne aufgefangen und in ein Bild umgesetzt werden können.

Je lockerer ein Körpergewebe ist, desto mehr Wasser und damit Wasserstoff enthält es. Besonders wasser- und damit wasserstoffreich sind Weichgewebe, besonders wasserarm Knochen. Umgekehrt wie bei Röntgenuntersuchungen lassen sich mit der Magnetresonanztomographie Weichteile je nach ihrem Wassergehalt besonders gut voneinander abgrenzen. Knochen und Luft stellen sich so gut wie gar nicht dar und erscheinen auf dem Bild schwarz. Die MRT ist daher besonders aussagekräftig in Körperregionen, wo viele Weichgewebsstrukturen vorhanden sind. Das Verfahren liefert wertvolle Informationen, teils in Ergänzung zur CT. Durch Gabe von speziellen Kontrastmitteln (Gadolinium) kann die Aussagekraft noch gesteigert werden.

In einigen Anwendungsbereichen ist die MRT der CT überlegen, das gilt besonders für Untersuchungen des Gehirns (■ Abb. 5.4), wo sich Tumoren und Metastasen deutlich besser darstellen lassen, und für die Diagnostik von Tumoren im Kopf-Hals-Bereich. Aber auch bei Sarkomen und Tumoren im Beckenbereich bietet die MRT Vorteile. Beim Mammakarzinom kann die MRT insbesondere nach Brustaufbau mit Eigengewebe oder Silikonimplantat ebenfalls wichtige Informationen liefern.

5.3.3 Sonographie

Bei der Sonographie werden Ultraschallwellen, d. h. hochfrequente Schallwellen weit oberhalb der Hörschwelle, über einen speziellen Schallkopf in den Körper gesandt und dort von verschiedenen Geweben in unterschiedlichem Ausmaß absorbiert oder reflektiert. So sind Knochen weitgehend undurchlässig für die Schallwellen, Wasser wird ohne Verlust durchquert. Gewebestrukturen, die in ihrer Dichte dazwischen liegen, reflektieren die Schallwellen in unterschiedlichem Ausmaß. Der auf der Körperoberfläche aufliegende Schallkopf fängt die zurückgeworfenen Wellen wieder auf, und ein Computer setzt die Impulse in ein Bild um, auf dem sich Gewebestrukturen voneinander abgrenzen lassen (■ Abb. 5.5).

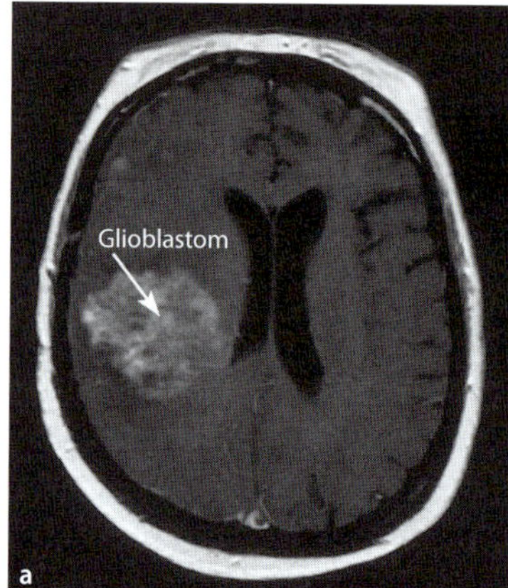

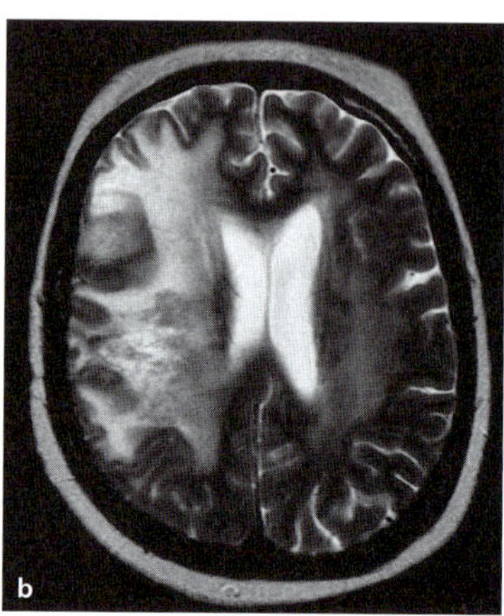

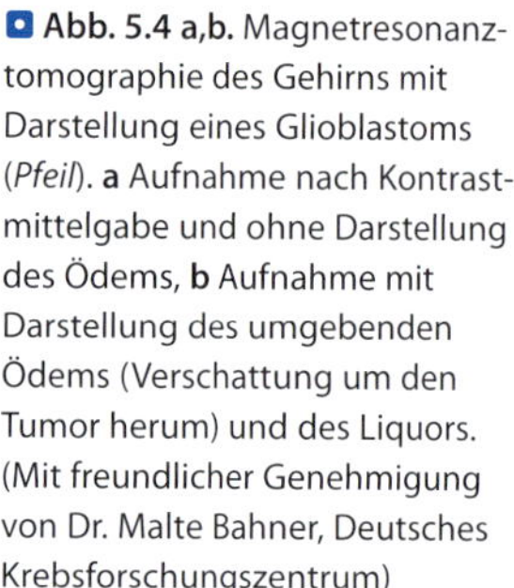

Abb. 5.4 a,b. Magnetresonanztomographie des Gehirns mit Darstellung eines Glioblastoms (*Pfeil*). **a** Aufnahme nach Kontrastmittelgabe und ohne Darstellung des Ödems, **b** Aufnahme mit Darstellung des umgebenden Ödems (Verschattung um den Tumor herum) und des Liquors. (Mit freundlicher Genehmigung von Dr. Malte Bahner, Deutsches Krebsforschungszentrum)

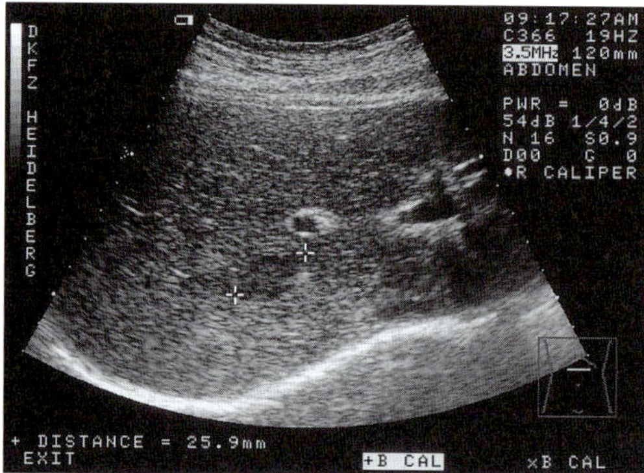

Abb. 5.5. Sonographie der Leber: echoarme Lebermetastase (s. Markierungen). (Mit freundlicher Genehmigung von Dr. Malte Bahner, Deutsches Krebsforschungszentrum)

Die Sonographie ist in vielen Bereichen sehr aussagekräftig und nicht belastend. Nur bei starkem Aufdrücken des Schallkopfes auf die Körperoberfläche kann die Untersuchung manchmal etwas schmerzhaft sein.

Mit den Methoden der *Endosonographie* können die Schallköpfe auch in Körperhöhlen eingebracht werden, wodurch von außen schwer beurteilbare Bereiche oder Organe auch mit dieser Technik untersucht werden können, z. B. die Prostata vom Enddarm aus, die Speiseröhre und ggf. der Magen durch die Mundöffnung, oder die weiblichen inneren Genitalorgane, Uterus und Ovarien, von der Vagina aus.

5.3.4 Nuklearmedizinische Diagnostik

Die nuklearmedizinischen Untersuchungsverfahren basieren auf der Verabreichung von Radiopharmake, d. h. radioaktiven oder radioaktiv markierten Substanzen, die sich in bestimmten Organen, Organsystemen oder auch in bestimmten krankhaft veränderten Geweben anreichern. Dies kann mit einem über dem Körper positionierten Scanner (»Gammakamera«) registriert werden. Auf einem Bildschirm lassen sich die Anreicherungsbezirke als »heiße Herde« (»hot spots«) darstellen.

Szintigraphie

Das am häufigsten eingesetzte nuklearmedizinische Verfahren in der Tumordiagnostik ist die *Skelettszintigraphie* mit radioaktivem Technetium (^{99m}TC) gekoppelt an Phosphat. Mit dieser Methode lassen sich solche Knochenbezirke darstellen, wo Abbau- oder Umbauprozesse stattfinden. Auf diese Weise können Knochenmetastasen eines Tumors lokalisiert werden, bevor sie im herkömmlichen Röntgenbild sichtbar sind (Abb. 5.6).

Im Bereich der Diagnostik jodspeichernder Schilddrüsenkarzinome spielt die *Szintigraphie mit radioaktivem Jod* (^{131}I) eine wichtige Rolle.

Positronenemissionstomographie (PET)

Ein neueres nuklearmedizinisches Untersuchungsverfahren ist die Positronenemissionstomographie (PET). Damit lassen sich zum einen gezielt Stoff-

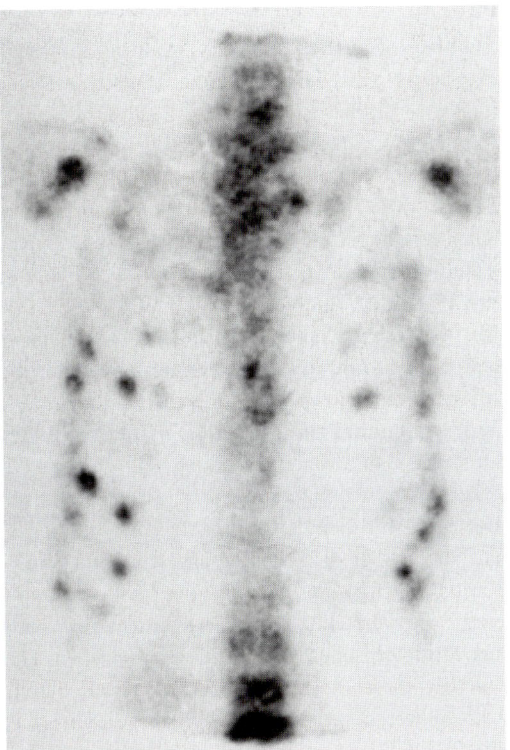

Abb. 5.6. Knochenszintigramm mit Tc-99m-MDP. Darstellung von multiplen Metastasen (dunkle Areale) bei Prostatakarzinom. (Mit freundlicher Genehmigung von Prof. Dr. L. Strauss, Deutsches Krebsforschungszentrum)

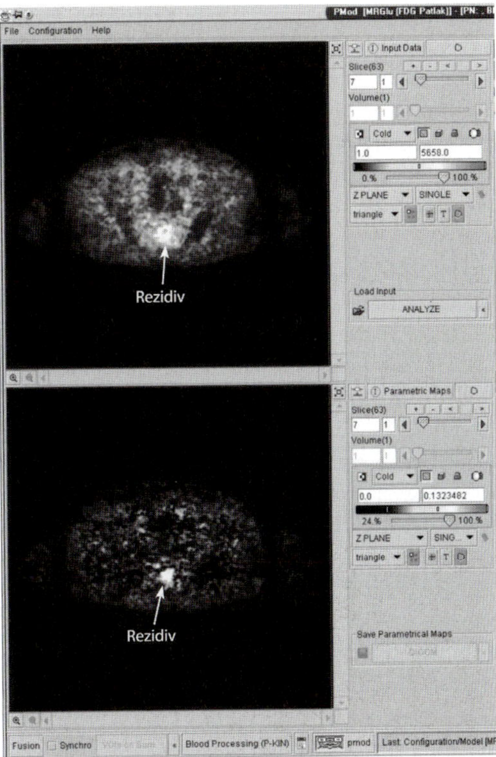

Abb. 5.7. Positronenemissionstomographie: Beispiel eines Tumorrezidivs nach Operation wegen eines Darmtumors. Das Rezidiv ist nach Injektion von F-18-Deoxyglukose FDG (einem Glukoseanalogon) aufgrund des massiv gesteigerten Stoffwechsels (helles Areal) abgrenzbar. *Oben*: sog. Uptake-Bild mit FDG-Verteilung 60 min nach Tracerapplikation. *Unten*: errechnetes (parametrisches) Bild, das den reinen FDG-Stoffwechsel im Gewebe ohne Überlagerung durch FDG im Blut zeigt.(Mit freundlicher Genehmigung von Prof. Dr. L. Strauss, Deutsches Krebsforschungszentrum)

wechselvorgänge in bestimmten Geweben erfassen, zum anderen ist es möglich, den zeitlichen Verlauf der Verteilung von Stoffen im Körper darzustellen. Je nach Fragestellung benutzt man eine Substanz, von der man wissen möchte, ob und wie stark sie sich in einem Organ oder Gewebe anreichert und dort zu bestimmten Reaktionen führt, und »markiert« sie mit einem Radionuklid, das Positronen aussendet. Positronen sind positiv geladene Elementarteilchen, die sich rasch mit einem negativ geladenen Elektron vereinigen. Die dabei entstehende elektromagnetische Strahlung kann durch geeignete Messgeräte registriert und wiederum in Bilder umgesetzt werden (Abb. 5.7).

Mit der PET lassen sich u. a. folgende Informationen gewinnen:

- Ausmaß der Durchblutung eines Gewebes,
- Stoffwechselaktivität in einem Gewebe.

Letzteres ist beispielsweise von Interesse bei einer Chemotherapie: Informationen zur Stoffwechselaktivität von Tumorgewebe lassen zu einem früheren Zeitpunkt Aussagen darüber zu, ob die Tumorzellen auf die Behandlung ansprechen, als dies mit bildgebenden Verfahren wie CT oder MRT möglich ist. Ein guter Indikator für die Stoffwechselaktivität ist ein Zuckermolekül (Desoxyglukose), das mit einem Positronen aussendenden Fluorisotop (^{18}F) markiert wird (Fluor-Desoxyglukose, FDG): Je mehr Zucker aufgenommen wird, desto stoffwechselaktiver ist ein Gewebe bzw. ein

Tumor. Da Stoffwechselaktivität ein Maß für die Vitalität eines Tumors ist, kann man daran den Erfolg einer Chemotherapie ablesen: Nimmt die Stoffwechselaktivität ab, so weist dies auf ein Ansprechen der Behandlung hin, bleibt sie gleich oder steigt sie an, ist von einer Resistenz auszugehen. Auch die Unterscheidung von Narbengewebe und einem Tumorrezidiv gelingt anhand der Stoffwechselaktivität: In einer Narbe ist sie wesentlich geringer.

Die PET hat in den letzten Jahren in der Onkologie zunehmend an Bedeutung gewonnen. Sie findet Anwendung:
- in der Primärdiagnostik,
- bei der Stadieneinteilung,
- bei der Therapiekontrolle,
- in der Rezidivdiagnostik.

Die klinische Aussagekraft ist jedoch nicht bei allen Krebserkrankungen gleich hoch. ◘ Tabelle 5.3 zeigt, bei welchen Fragestellungen der klinische Nutzen der PET, die ein recht teures und aufwändiges Verfahren ist, derzeit ohne Einschränkung als erwiesen gilt (sog. 1a-Indikationen).

PET-CT

Ein neues Verfahren, das die Vorteile der Röntgendiagnostik und der nuklearmedizinischen Diagnostik verbindet, ist die PET-CT, die feste Kopplung von PET und Computertomographie.

Ein Schwachpunkt der PET ist die Schwierigkeit, Bezirke mit erhöhter Stoffwechselaktivität korrekt einer anatomischen Struktur oder einem Organ zuzuordnen. Dieses Problem löst die Kopplung von PET und Computertomographie, die PET-CT. Mit der festen Kombination beider Techniken in einem Gerät und in einem Durchgang werden die Informationen aus beiden Untersuchungen miteinander verbunden, indem der Computer die Bilder »fusioniert« und überlagernd darstellt. In der PET erkennbare Anreicherungen stoffwechselaktiver Bezirke lassen sich den zugehörigen, durch die CT gut abgrenzbar dargestellten anatomischen Strukturen bzw. Organen zuordnen. Die PET-CT vereint somit die Darstellung von Gewebestrukturen und der Stoffwechselaktivität in diesen Geweben. Die Vorteile dieses Verfahrens zeichnen sich bereits jetzt in verschiedenen Bereichen ab. Allerdings ist die PET-CT noch nicht flächendeckend verfügbar und befindet sich weiter in der Erprobung.

◘ Tabelle 5.3. Situationen, in denen der klinische Nutzen der PET als zweifelsfrei erwiesen gilt (1a-Indikationen; u.a. nach Konsensus Onko-PET der Deutschen Gesellschaft für Nuklearmedizin 2000)

Tumorerkrankung	Fragestellung
Differenziertes Schilddrüsenkarzinom	Vermutetes Rezidiv bei negativem Radiojod-Scan
Ösophaguskarzinom	Lymphknoten- und Metastasenstaging
Pankreaskarzinom	Unterscheidung von Entzündung und Tumor
Kolorektale Karzinome	Erneutes Staging bei Rezidivverdacht
Kopf-Hals-Tumoren	Lymphknotenstaging, Diagnose eines Rezidivs, Primärtumorsuche bei CUP
Bronchialkarzinome	Abklärung eines peripheren Rundherds bei Patienten mit hohem Operationsrisiko, Lymphknotenstaging bei nichtkleinzelligen Karzinomen, Metastasenstaging außerhalb des Thorax, Rezidivdiagnostik
Hochmaligene Non-Hodgkin-Lymphome	Therapiekontrolle und Restaging
Malignes Melanom	pT3 und pT4-Tumoren: Verlaufskontrolle, Rezidiv- und Metastasendiagnostik
Hirntumoren	Unterscheidung Narbe/Rezidiv, Bestimmung des Biopsieortes bei Rezidiv, Feststellung einer Tumorentdifferenzierung bei Rezidiv

5.4 Endoskopische Techniken

Mit einer Optik ausgestattete lichtleitende Glasfasern in starren oder flexiblen Röhren ermöglichen es, fast alle Körperhohlräume einzusehen und die auskleidenden Wände oder die Oberfläche von Organen zu beurteilen.

Allgemein bekannt ist diese Methode etwa als Magen- (*Gastroskopie*), Darm- (*Koloskopie*) oder Blasenspiegelung (*Zystoskopie*). Auch im Bereich der Lunge wird sie eingesetzt, um die tieferen Atemwege zu beurteilen (*Bronchoskopie*). Im Rahmen einer solchen Spiegelung oder Endoskopie können aus dem untersuchten Hohlraum Gewebeproben zur histologischen Untersuchung entnommen werden (Biopsie).

Zur Beurteilung z. B. des Mediastinums, von Pleura und Lungenoberfläche sowie der Bauchhöhle kommen invasive endoskopische Verfahren zum Einsatz, bei denen der Zugang für das Endoskop chirurgisch geschaffen werden muss (*Mediastinoskopie, Thorakoskopie, Laparoskopie*). Auch operative Eingriffe, z. B. im Bauch- oder Beckenraum, sind in geeigneten Fällen bereits endoskopisch möglich, was dem Patienten dann eine Laparatomie, d. h. die operative Eröffnung der Bauchhöhle, ersparen kann. In der Onkologie, wo es besonders auf restlose Entfernung des betroffenen Gewebes ankommt, ist man mit endoskopischen Eingriffen allerdings bisher eher zurückhaltend.

5.5 Zytologische und histologische Untersuchungen

Die Entscheidung, ob eine Veränderung gutartig oder bösartig ist, kann mit letzter Sicherheit nur durch Entnahme und Untersuchung von Zellen (*Zytologie*) oder zusammenhängendem Gewebe (*Histologie*) aus dem entsprechenden Bezirk getroffen werden. Eines der beiden Verfahren sollte zur Diagnosesicherung immer zum Einsatz kommen, wobei die Histologie sicherere Aussagen zulässt als die Zytologie.

Im Rahmen der Primärdiagnostik dienen zytologische und histologische Untersuchungen vor allem:
- der Bestimmung des Tumortyps (Klassifikation),
- der Bestimmung des Malignitätsgrades der Tumorzellen (Grading).

Die spezielle Aufarbeitung des Materials mit immunhistochemischen, molekularbiologischen und molekulargenetischen Untersuchungen (s. ► 5.2.3) erlaubt eine genauere Charakterisierung und die Bestimmung biologischer Eigenschaften der Tumorzellen.

Die Zell- oder Gewebeentnahme zu diagnostischen Zwecken wird auch als *Biopsie* (von griech. »bio« = lebend, und »opsis« = das Betrachten) bezeichnet.

Die Proben können auf verschiedene Weise entnommen werden:
- mit einer Hohlnadel, die unter Kontrolle durch bildgebende Verfahren und ggf. nach Markierung des Zielbereichs von außen in den zu untersuchenden Bezirk eingestochen wird (*Feinnadelbiopsie, Stanzbiopsie*),
- durch Entnahme eines Gewebestückes aus dem tumorverdächtigen Bezirk oder durch Ausschneiden des gesamten Bezirks (*Exzisions- oder Exstirpationsbiopsie*).

Die Wahl des Biopsieverfahrens hängt ganz wesentlich vom zu untersuchenden Organ, von der Gewebeart und von der Größe des verdächtigen Bezirks ab. Darüber hinaus kommt es auch darauf an, ob man Wert auf zusammenhängendes Gewebe legt oder ob einzelne Zellen für die Begutachtung genügen. Während die Nadelbiopsie Einzelzellen oder kleinere Gewebeteile (»partielle Biopsie«) liefert, erlaubt die Exzisionsbiopsie die Beurteilung eines größeren Gewebeverbandes.

! Die sicherste Methode ist die *Exstirpationsbiopsie* mit kompletter Entnahme des verdächtigen Bezirks einschließlich seiner Grenzzone zur histologischen Aufarbeitung. Aus Körperhohlräumen können mit einer an der Spitze des Endoskops angebrachten Vorrichtung (Zange oder Schlinge) Gewebeproben gewonnen werden.

Eine Übersicht über Indikationen der verschiedenen Biopsieverfahren gibt ◘ Tabelle 5.4.

Spezielle Formen der invasiven bzw. operativen Diagnostik sind die »*Staging-Laparatomie oder*

Tabelle 5.4. Biopsieverfahren und Indikationen

Biopsiemethode	Durchführung	Indikationen	Vorteile	Nachteile	Besonderheiten
Feinnadelaspiration (FNA) Feinnadelpunktion (FNP)	Perkutan Hohlnadel 0,6-0,8 mm Punktion ggf. unter Kontrolle durch bildgebende Verfahren und ggf. nach vorheriger Markierung des Zielbezirks (Farbstoff, Draht) Zytologische Untersuchung	Schilddrüsendiagnostik Lymphknotenpunktion Leberpunktion Punktion von Zysten und Ergüssen Punktion von Hautknoten Punktion von Prozessen im Brustraum oder retroperitoneal Mammapunktion	Wenig invasiv	Liefert kein zusammenhängendes Gewebematerial Negativer Befund schließt malignen Tumor nicht aus	Wird bei einigen Indikationen zunehmend von modernen Stanzbiopsieverfahren abgelöst
Stanzbiopsie	Perkutan Hohlnadel 1 bis ca. 3 mm Punktion ggf. unter Kontrolle durch bildgebende Verfahren Histologische Untersuchung des Materials	Prostatabiopsie Knochenmarkbiopsie (Beckenkamm) Mammabiopsie Leberbiopsie Hirntumoren	Liefert zusammenhängende Gewebezylinder Ambulant in Lokalanästhesie durchführbar	Etwas höheres Blutungsrisiko als FNP	Automatisierte Hochgeschwindigkeits-Vakuumstanzbiopsiegeräte, mehr und mehr etabliert Stereotaktische Stanzbiopsie bei nicht tastaren und nicht sonographisch darstellbaren Befunden
Zangenbiopsie Knipsbiopsie	Von Körperhohlräumen oder Hohlorganen aus, im Rahmen endoskopischer Diagnostik: Biopsiezange an der Endoskopspitze	Biopsien im Magen-Darm-Trakt, im Bronchialsystem, in der Harnblase	Liefert zusammenhängendes Gewebe		
Exzisionsbiopsie Syn. Exstirpationsbiopsie, »offene Biopsie«	Operative Ausschneidung des gesamten verdächtigen Gewebebezirks (ggf. nach vorheriger Markierung) und histologische Aufarbeitung	Hauttumoren/-veränderungen Tumoren der Mamma Lymphknoten	Treffsicherste und aussagekräftigste Biopsiemethode: gesamter Gewebezusammenhang beurteilbar	Invasiver Eingriff, teilweise Vollnarkose erforderlich	Anwendung bei unklarem Ergebnis von Nadelbiopsien *Endoskopisch* mit elektrischer Schlinge z. B. bei Adenomen im Magen-Darm-Trakt und Blasenpapillomen, hier ggf. zugleich definitive Therapie

-*Thorakotomie«* und die »*Second-look-Operation«* zur Überprüfung des Therapieerfolgs.

5.5.1 Risiken der Biopsie

Die Gewinnung einer Gewebeprobe, egal mit welchem Verfahren, ist ein relativ kleiner Eingriff und für den Patienten wenig belastend – abgesehen von der manchmal erforderlichen Narkose. Um bei Nadelbiopsien das Risiko einer Blutung zu minimieren, muss vorher sichergestellt sein, dass das Blutbild und der Gerinnungsstatus in Ordnung sind.

Eine andere Frage betrifft die mögliche *Verschleppung von Tumorzellen* durch die Biopsie. Dieses Risiko besteht bei einer Nadelbiopsie tatsächlich: Zellen des Punktats können im Stichkanal hängenbleiben oder auch in die Blutbahn gelangen, wenn ein Blutgefäß verletzt wird. Speziell auf die Entdeckung derartiger Tumorzellverschleppungen ausgerichtete prospektive Untersuchungen haben jedoch ergeben, dass das Anwachsen dieser Tumorzellen in anderen Körperregionen nur ausnahmsweise vorkommt. Das Risiko, das mit etwa 0,1 % beziffert wird, ist umso geringer, je dünner die verwendete Biopsienadel ist.

Die Farbdopplersonographie kann dazu beitragen, die Gefäßversorgung im Zielbereich einzuschätzen, um so die Verletzung größerer Gefäße mit der Gefahr von Blutungen und auch der Aussaat von Tumorzellen in die Blutbahn möglichst zu vermeiden. Bestätigt die zytologische oder histologische Untersuchung des Bioptats das Vorliegen eines bösartigen Tumors, so wird nach Möglichkeit bei der Operation der Stich- oder Schnittkanal mit exzidiert.

5.6 Psychologische Aspekte und Rahmenbedingungen der Tumordiagnostik

Das Durchlaufen des diagnostischen Prozesses ist für Patienten oftmals psychisch sehr belastend. Die Phase der Unsicherheit sollte daher durch möglichst raschen und sinnvollen Einsatz der diagnostischen Möglichkeiten so kurz wie möglich gehalten und Wiederholungs- sowie Mehrfachuntersuchungen durch sachgerechte Planung und Durchführung vermieden werden. Einfühlsame und an den individuellen Bedürfnissen orientierte Information des Patienten über Sinn, Ziel, Ablauf und mögliche Nebenwirkungen oder Komplikationen der vorgesehenen Untersuchungen trägt zur Beruhigung und auch zur Compliance bei (s. Übersicht und ▶ Kap. 41).

Wichtige Rahmenbedingungen für die diagnostische Phase

- Information des Patienten über:
  - die geplante Prozedur (abschätzen, wieviel der Patient wirklich erfahren möchte)
  - mögliche körperliche Reaktionen und (Miss)empfindungen oder Schmerzen während der Prozedur (z. B. Reaktion auf Kontrastmittel bei CT, Gefühl des Eingeschlossenseins bei CT/MRT etc.); entsprechende Lösungen offerieren (individuelle Handhabung)
  - ungefähr zu erwartende Dauer der Untersuchung
  - ungefähr zu erwartende Dauer, bis Resultate vorliegen
- Information für die Pflegenden:
  - Zielsetzung der Untersuchung
  - sachgemäße Durchführung (z. B. erforderliche Vorbereitung und Sicherheitsmaßnahmen)
  - mögliche unerwünschte Wirkungen oder Komplikationen der Untersuchungsmaßnahmen

Maximaldiagnostik unter Nutzung aller verfügbaren technischen und apperativen Möglichkeiten belastet den Patienten und das Gesundheitssystem, meist ohne zu klareren Ergebnissen zu führen als eine sinnvolle Auswahl einander ergänzender und auf die Fragestellung abgestimmter Untersuchungen. Es gilt der Grundsatz:

! So viele Untersuchungen, wie im Interesse einer exakten Diagnosestellung – der Grundvoraussetzung für eine optimale Therapiewahl – nötig sind.

Angesichts der teilweise eingreifenden und nebenwirkungsreichen Behandlungsmaßnahmen ist dies in der onkologischen Diagnostik von besonderer Bedeutung.

5.7 Diagnostik im Rahmen der Tumornachsorge

Nach einer ersten Tumorbehandlung ist die medizinische Betreuung von Tumorpatienten nicht abgeschlossen. Sie gehen in die Phase der Nachsorge und Rehabilitation über. Die medizinische Nachsorge dient der Überwachung des weiteren Verlaufs (s. hierzu ▶ Kap. 12).

! Diagnostische Maßnahmen im Rahmen der Nachsorge dienen der Erkennung von möglichen Folgen und Komplikationen der Erkrankung oder der erfolgten Therapie. Die Früherkennung von Rezidiven oder Metastasen ist nur dann von Bedeutung, wenn sich daraus therapeutische Konsequenzen ergeben, die zu einer Verlängerung des Überlebens oder zu einer Verbesserung der Lebensqualität führen.

Die Erfahrung zeigt, dass speziell bei soliden Tumoren eine intensive und systematische Suche nach symptomlosen Rezidiven oder Metastasen nur in wenigen Fällen Einfluss auf die Überlebenszeit hat. Beim Mammakarzinom etwa spielt der Zeitpunkt der Diagnose von asymptomatischen Skelettmetastasen und des Beginns einer entsprechenden Therapie keine Rolle für den weiteren Verlauf, während die Früherkennung und Behandlung eines Lokalrezidivs wichtig ist. Ähnlich ist bei kolorektalen Karziomen die Erkennung eines Lokalrezidivs bedeutsam, während der Nutzen einer Früherkennung von Lebermetastasen umstritten ist.

An die Stelle starrer Nachsorgeprogramme mit z. T. häufigen und aufwendigen Untersuchungen ist deshalb zunehmend ein individualisiertes Vorgehen getreten. Welche diagnostischen Maßnahmen zusätzlich zu Anamnese und klinischer Untersuchung durchgeführt werden, orientiert sich:
- an der durchgeführten Behandlung,
- am Rezidivrisiko,
- am Nutzen der jeweiligen Untersuchung im Sinne erfolgversprechender therapeutischer Maßnahmen bei Rezidivnachweis und
- an den Bedürfnissen des einzelnen Patienten.

Denn neben der medizinischen Notwendigkeit muss auch berücksichtigt werden, wieviel »Sicherheit« ein Patient braucht, die ihm möglicherweise regelmäßige ärztliche Untersuchungen bieten.

Prinzipien der Tumorbehandlung

Th. Kroner, U. Strebel

Dieses Kapitel gibt einen Überblick über Prinzipien und Ziele der Tumorbehandlung. Nach einigen Ausführungen über die Indikationen für eine Therapie werden die Möglichkeiten der Behandlung besprochen. Besonderes Gewicht wird auf die Therapieziele gelegt: Eine Behandlung, die die Heilung der Krankheit zum Ziel hat, unterscheidet sich wesentlich von einer rein auf Linderung der Beschwerden ausgerichteten Behandlung.

Abschließend wird auf die Beurteilung des Therapieerfolgs und auf Anforderungen an das Behandlungsteam eingegangen.

6.1 Indikationen zur Tumortherapie

Die Diagnose einer bösartigen Geschwulst stellt an sich noch keinen hinreichenden Grund für eine Therapie dar. Für die Einleitung einer Behandlung sind in erster Linie eine Beurteilung ihrer Erfolgsaussichten und der möglichen Komplikationen und Nebenwirkungen nötig. Je größer die Chance auf eine Heilung oder eine wesentliche Verkleinerung des Tumors ist, desto eher wird man zur Behandlung raten und desto eher wird der Patient auch die Nebenwirkungen in Kauf nehmen – besonders wenn er durch die Krankheit in seinem Befinden beeinträchtigt ist.

Im einzelnen wird die Indikation für eine Tumorbehandlung durch folgende Kriterien beeinflusst:

- Wie verläuft (wahrscheinlich) die Tumorkrankheit des Patienten unbehandelt?
- Wie sind die Erfolgsaussichten einer Tumortherapie?
- Welches sind die Nebenwirkungen und möglichen Komplikationen der vorgesehenen Therapie?
- Wie ist der Allgemeinzustand des Patienten? Liegen Begleitkrankheiten vor?
- Was sind die Vorstellungen und Wünsche des Patienten in Bezug auf die Behandlung: Wie gewichtet er die Überlebensdauer und wie die Lebensqualität? Wie definiert er Lebensqualität?

! Es ist wichtig, den Patienten über seine Krankheit, deren Spontanverlauf, die Möglichkeiten und Aussichten einer Behandlung und über die Therapienebenwirkungen zu informieren. Die Behandlung kann und darf nur mit Zustimmung des aufgeklärten Patienten erfolgen.

Nebenwirkungen und Misserfolge einer Therapie sind dann besser zu tragen, wenn der Patient, sein Arzt, die Pflegenden und die Angehörigen überzeugt hinter den Zielen der Behandlung stehen. Im ▶ Abschnitt 6.3 »Therapieziele« wird auf den Unterschied zwischen kurativer und palliativer Therapie eingegangen.

6.2 Behandlungsmöglichkeiten

Für die Behandlung bösartiger Tumoren stehen grundsätzlich 3 verschiedene Therapiearten (Therapiemodalitäten) zur Verfügung:

- Chirurgie,
- Strahlentherapie und
- medikamentöse Therapie.

Die medikamentöse oder internistische Behandlung wird wegen ihrer Wirkung im ganzen Organismus auch Systemtherapie genannt. Nach den eingesetzten Medikamenten unterscheiden wir dabei im wesentlichen folgende Behandlungsarten:

- Chemotherapie (oder Zytostatikatherapie),
- Hormontherapie,
- Therapie mit Zytokinen,
- Therapie mit Antikörpern.

Welche Therapiemodalität im Einzelfall eingesetzt wird, hängt in erster Linie von der Art des Tumors, seiner Lokalisation und seiner Ausbreitung (Tumorstadium) ab. In vielen Situationen ist eine Standardtherapie definiert. Oft müssen aber verschiedene Möglichkeiten in einem Gespräch zwischen Internisten, Chirurgen und Strahlentherapeuten diskutiert werden (interdisziplinäre Tumorfallbesprechungen).

Definition

Die einzelnen Therapiemodalitäten können allein oder kombiniert eingesetzt werden, wobei eine Kombination gleichzeitig oder zeitlich gestaffelt (sequentiell) erfolgen kann. Beim Einsatz verschiedener Therapiearten spricht man von *multimodaler* Therapie.

6.3 Therapieziele

Das primäre Ziel einer jeden Behandlung ist die Heilung der Krankheit. Wir sprechen von einer kurativen Therapie oder – genauer – von einer *Therapie mit kurativer Absicht.*

> **Definition**
> Unter Heilung verstehen wir die dauerhafte Tumorfreiheit des Patienten während seiner weiteren Lebenszeit.

Voraussetzung für eine Heilung ist bei einer chirurgischen Behandlung die vollständige Entfernung des Tumors (R_0-Resektion, s. 6.4.1) bzw. – bei medikamentöser oder radioonkologischer Behandlung – seine vollständige Rückbildung durch Chemotherapie oder Bestrahlung (komplette Remission, s. 6.4.2). Von einer Heilung kann aber erst gesprochen werden, wenn kein Rezidiv auftritt. Wir müssen deshalb zwischen den Begriffen »Tumorfreiheit« und »Heilung« unterscheiden:

Unmittelbar nach einer Behandlung ist nur die Aussage möglich, ob ein Patient aktuell *tumorfrei* ist oder nicht. Erst wenn während einer Beobachtungszeit kein Rezidiv aufgetreten ist, kann er mit einer bestimmten Wahrscheinlichkeit auch als *geheilt* betrachtet werden. Die Dauer dieser Beobachtungszeit ist von Tumor zu Tumor unterschiedlich. So treten beispielsweise beim Kolonkarzinom mehr als 90 % aller Rezidive innerhalb von 5 Jahren nach der Operation auf. Ein Patient, der in dieser Zeit keinen Rückfall erlitten hat, kann deshalb mit einer Wahrscheinlichkeit von mehr als 90 % als geheilt betrachtet werden. Beim Mammakarzinom dagegen treten nur etwa 50 % der Rezidive in den ersten 5 Jahren nach der Erstbehandlung auf. Eine Frau, die in dieser Zeit keinen Rückfall erlitten hat, kann mit einer Wahrscheinlichkeit von etwa 50 % als geheilt betrachtet werden. Wir sehen daraus, dass von einer Heilung immer nur rückblickend und nur mit einer bestimmten Wahrscheinlichkeit gesprochen werden kann.

In der Onkologie ist eine Heilung leider oft nicht möglich. Eine Rückbildung des Tumors durch den Einsatz verschiedener Therapiemodalitäten ist aber auch in diesen Fällen häufig erreichbar, der Therapieerfolg ist dabei jedoch zeitlich begrenzt. Ziel dieser Behandlung ist es, durch die (vorübergehende) Rückbildung des Tumors eine (vorübergehende) Linderung der Beschwerden zu erreichen. Wir sprechen in diesem Fall von einer *Therapie mit palliativer Absicht.* Die Überlebenszeit wird durch diese palliative Behandlung nicht oder nur unwesentlich verlängert.

In vielen Fällen ist eine Beeinflussung des Tumors nicht oder nicht mehr möglich. Die Behandlung beschränkt sich dann auf die Behebung oder Linderung der Krankheitssymptome wie Schmerzen oder Atemnot. Wir sprechen von einer *symptomatischen Therapie.*

Entsprechend dem Therapieziel unterscheiden wir also folgende Behandlungsformen:
- kurative Behandlung,
- palliative Behandlung,
- symptomatische Behandlung.

Spezielle Formen der kurativen Behandlung sind die
- adjuvante Behandlung und die
- neoadjuvante Behandlung.

Die Kenntnis dieser unterschiedlichen Therapieansätze ist für das Verständnis der onkologischen Behandlungen äußerst wichtig. Es soll deshalb im Folgenden näher darauf eingegangen werden.

6.3.1 Kurative Behandlung

> **Definition**
> »Curatio« (lat.) bedeutet Heilung. Das Ziel der kurativen Behandlung ist die Heilung des Tumors. Einige Krebserkrankungen lassen sich in allen Fällen heilen; häufiger ist die Situation, dass nur ein gewisser Teil aller Patienten heilbar ist. Man spricht daher besser nicht von kurativer Behandlung, sondern von einer Behandlung mit kurativer Absicht.

Voraussetzung ist ein prinzipiell heilbarer Tumor (z. B. Brust- oder Darmkrebs in frühem Stadium, Hodentumoren in allen Stadien, bestimmte Formen von malignen Lymphomen und Leukämien).

Welche Therapiemodalität für die kurative Behandlung gewählt wird, hängt – wie oben erwähnt – in erster Linie von der Art des Tumors (Histologie) und seiner Ausdehnung (Stadium) ab. Unter Umständen werden mehrere Therapiemodalitäten miteinander kombiniert.

! Da das Behandlungsziel die definitive Heilung der Krankheit ist, werden bei einer Behandlung mit kurativer Absicht stärkere unerwünschte Wirkungen in Kauf genommen.

Dieser Grundsatz gilt v. a. für die akuten Nebenwirkungen einer Chemo- oder Radiotherapie, die nach einigen Wochen oder Monaten abklingen. Bei hochdosierten Chemo-und Radiotherapien mit kurativer Absicht müssen die Patienten gelegentlich für die Dauer der Therapie hospitalisiert werden, um schwere akute Nebenwirkungen (Knochenmarkaplasie bei der Chemotherapie akuter Leukämien, Mukositis bei der Radiotherapie von ORL-Karzinomen) besser kontrollieren und behandeln zu können. Langfristige Nebenwirkungen dagegen möchte man den geheilten Patienten nach Möglichkeit ersparen; allerdings sind solche Schäden nicht immer ganz vermeidbar. So ist z. B. eine Beeinträchtigung der Fruchtbarkeit durch Chemotherapie und/oder Bestrahlung oft nicht zu verhindern.

Ähnliches gilt für die Chirurgie: Auch hier wird versucht, bei Eingriffen mit kurativer Absicht bleibende Beeinträchtigungen zu vermeiden. Oft müssen jedoch Defekte der körperlichen Integrität, z. B. ein künstlicher Darmausgang oder eine Brustamputation, als Preis für eine Heilung in Kauf genommen werden.

Dauer der kurativen Therapie. Eine Operation ist in der Regel ein einmaliger Eingriff. Eine Radiotherapie dauert meist 4–6 Wochen. Eine kurative Chemotherapie dauert in der Regel 3–6 Monate, evtl. auch länger.

6.3.2 Adjuvante Behandlung

Definition
Eine adjuvante Behandlung (von lat. »adjuvare« = unterstützen) wird zusätzlich zu einer anderen kurativen Therapie durchgeführt. Ihr Ziel ist es, das Rückfallrisiko zu vermindern. In der Regel versteht man darunter eine postoperative System- oder Radiotherapie.

Am Beispiel des Mammakarzinoms, bei dem adjuvante Therapien häufig eingesetzt werden, soll dieses Behandlungsprinzip näher erläutert werden. Zwei Beobachtungen liegen der adjuvanten Systemtherapie zu Grunde:

- Auch nach radikaler Operation des Primärtumors und möglicher lokaler axillärer Lymphknotenmetastasen können Lokalrezidive und Fernmetastasen auftreten – oft erst viele Jahre nach dem chirurgischen Eingriff. Dieses Schicksal kann auch Frauen mit tumorfreien Lymphknoten treffen (allerdings in einem deutlich geringeren Prozentsatz). Es muss deshalb angenommen werden, dass Rezidive nicht deshalb auftreten, weil zuwenig radikal operiert wurde, sondern weil sich schon lange vor der Operation einzelne Tumorzellen vom Primärtumor loslösen und über die Lymph- oder Blutbahnen in andere Organe gelangen können, wo sie sich als Mikrometastasen festsetzen und für lange Zeit ruhig verhalten. Aus verschiedenen, nur teilweise bekannten Gründen, können diese Mikrometastasen zu einem späteren Zeitpunkt zu wachsen beginnen und das Schicksal der Patientinnen bestimmen.
- Eine Chemo-, Hormon- oder Radiotherapie ist um so wirksamer, je kleiner das zu behandelnde Tumorvolumen ist. Während Mikrometastasen beim Mammakarzinom mit kurativer Absicht behandelt werden können, ist dies bei symptomatischen, nachweisbaren Metastasen nicht mehr möglich.

Diese Beobachtungen haben dazu geführt, Frauen mit hohem Rückfallrisiko nach Operation eines Mammakarzinoms eine adjuvante Therapie zu empfehlen. Dabei kann eine Radiotherapie (bei hohem Risiko eines Lokalrezidivs) mit einer Hormon- und/oder Chemotherapie (bei hohem Risiko von Fernmetastasen) kombiniert werden.

Die adjuvante Therapie ist mit Problemen verbunden:

- Im Einzelfall wissen wir nicht, ob eine Patientin durch die Operation evtl. bereits geheilt ist oder ob und wann sie einen Rückfall erleiden wird. Für Patientinnen, die durch die Operation bereits geheilt sind, ist eine adjuvante Therapie überflüssig. Das Rückfallrisiko lässt sich aber nur statistisch, d. h. für eine Gruppe von Patientinnen angeben. Es ist abhängig von sog. Risikofaktoren wie Größe des Primärtumors und Anzahl befallener Lymphknoten.

- In der adjuvanten Situation ist definitionsgemäß kein Tumor nachweisbar. Im Einzelfall wissen wir deshalb nicht, ob die möglicherweise vorhandenen Mikrometastasen auf die gewählte adjuvante Therapie (Radio-, Chemo- oder Hormontherapie) ansprechen. Auch nach adjuvanter Therapie treten Rückfälle auf, d. h. dass zahlreiche Patientinnen durch die adjuvante Behandlung nicht geheilt werden.

Alles in allem profitieren etwa 5–20 % aller Patientinnen mit Mammakarzinom von einer adjuvanten Systemtherapie im Sinne einer Heilung oder Verlängerung der Überlebenszeit.

Adjuvante Systemtherapien werden neben dem Mammakarzinom u.a. auch bei Dickdarmkarzinomen, bei Sarkomen oder bei Hodenkarzinomen eingesetzt.

6.3.3 Neoadjuvante Behandlung

Definition

Unter neoadjuvanter Behandlung (von griech. »neos« = neu) verstehen wir eine Systemtherapie, die vor der lokalen, meist chirurgischen Behandlung eines malignen Tumors durchgeführt wird. Ihr Ziel ist die Verkleinerung des Primärtumors (und damit die Verbesserung der Operabilität) und gleichzeitig die Vernichtung etwaiger Mikrometastasen.

Ein Nachteil der adjuvanten Therapie ist, dass ihre Wirkung auf den Tumor während der Behandlung nicht beurteilt werden kann. Erfolgt sie neoadjuvant bereits vor der Operation, kann ihre Wirkung auf den Tumor direkt gemessen und histologisch am Operationspräparat untersucht werden. Zudem ist ein kleiner gewordener Tumor schonender zu entfernen: Dies ist vor allem wichtig bei Tumoren, die primär nicht oder nur unter Inkaufnahme großer körperlicher Defekte (z. B. Amputationen) entfernt werden können. So erlaubt es beispielsweise eine neoadjuvante Therapie oft, bei großen Mammakarzinomen statt einer Mastektomie eine brusterhaltende Operation durchzuführen. Aus diesem Grund wird heute auch bei lokal fortgeschrittenen Bronchuskarzinomen, Blasenkarzinomen oder Rektumkarzinomen präoperativ oft eine neoadjuvante Therapie durchgeführt.

6.3.4 Palliative Behandlung

Definition

»Pallium« (lat.) bedeutet Mantel, der den Träger vor den Einflüssen der Witterung schützt. Unter palliativer Behandlung versteht man die Linderung von tumorbedingten Beschwerden durch Verringerung der Tumormasse, ohne dass eine Heilung beabsichtigt wird.

In der Onkologie wird somit der Begriff palliativ anders definiert als in der sog. Palliativmedizin: Die Palliativmedizin versteht unter palliativer Behandlung die Therapie von Symptomen wie Schmerz, Erbrechen oder Dyspnoe. Die Onkologie bezeichnet als palliative Behandlung eine auf den Tumor gerichtete Therapie mit dem Ziel, dadurch die Symptome zu lindern. Die rein auf die Symptome gerichtete Behandlung – z. B. die Schmerzbehandlung mit Analgetika – bezeichnen wir als *symptomatische* Therapie (s. unten).

Wie oben erwähnt, kommt es häufig vor, dass der Patient an einer Tumorkrankheit leidet, die wegen ihrer Histologie oder wegen des fortgeschrittenen Krankheitsstadiums von Anfang an als unheilbar betrachtet werden muss. Eine palliative Situation liegt auch bei Patienten mit an sich heilbaren Tumoren vor, wenn wegen des Alters oder einer gleichzeitig vorhandenen Zweitkrankheit nicht mit der für die Heilung nötigen Intensität behandelt werden kann. Auch bei Rückfällen nach einer ursprünglich mit kurativer Absicht durchgeführten Behandlung ist oft nur noch eine Behandlung mit palliativer Absicht möglich.

Der Begriff der palliativen Behandlung bezieht sich auf alle 3 Therapiemodalitäten (Chirurgie, Strahlentherapie, systemische Tumortherapie):

- Bei einem Dickdarmkrebs wird beispielsweise ein Darmverschluss *operativ* in palliativer Absicht durch Hemikolektomie mit Entfernung des Primärtumors behoben, auch wenn bereits inoperable Lebermetastasen vorliegen.
- Die *Radiotherapie* einer Skelettmetastase kann Schmerz und Frakturgefährdung beheben, auch wenn andere Metastasen nicht beeinflusst werden.
- Mit *Chemotherapie* können beispielweise Ikterus und Schmerzen bei Lebermetastasen eines Mammakarzinoms vorübergehend günstig beeinflusst werden.

Die palliative Behandlung will also die Krankheit nicht heilen, sondern durch Reduktion der Gesamttumormasse die krankheitsbedingten Symptome günstig beeinflussen. Wie bei der kurativen Behandlung kann auch hier nicht in allen Fällen das angestrebte Therapieziel erreicht werden.

Man spricht daher besser nicht von palliativer Behandlung, sondern von einer *Behandlung mit palliativer Absicht.* Die Überlebenszeit wird selbst durch eine wirksame palliative Therapie nicht unbedingt verlängert. Aus diesem Grunde soll eine palliative Behandlung in der Regel auch erst dann diskutiert werden, wenn der Patient durch die Tumorkrankheit in seiner Lebensqualität eingeschränkt ist.

! Ziel der palliativen Therapie ist die Verbesserung der durch das Tumorleiden eingeschränkten Lebensqualität. Es wird deshalb großer Wert darauf gelegt, die Lebensqualität durch die Therapie selbst nicht noch weiter zu beeinträchtigen.

Vor allem akute Nebenwirkungen der Behandlung werden nach Möglichkeit vermieden. Hospitalisationen sind für palliative Chemo- oder Radiotherapien nur in Ausnahmefällen nötig.

! Es ist wichtig, sich vor Augen zu halten, dass die Lebensqualität durch den Patienten und nicht durch die behandelnden Ärzte, die Pflegenden oder die Angehörigen definiert wird: Der Patient allein weiß, wie sehr er sich durch den Tumor beeinträchtigt fühlt und welche Nebenwirkungen einer Therapie er auf sich nehmen will.

Zum Thema Lebensqualität finden sich weitere Ausführungen in ► Kap. 37.3.

Schon die *Symptome der Krankheit* werden individuell und sehr unterschiedlich gewertet. So kann beispielsweise eine Patientin mit symptomatischen Skelettmetastasen sich in ihrer Lebensqualität wenig beeinträchtigt fühlen, solange ihre Beschwerden durch einfache Analgetika zu beherrschen sind. Eine palliative Tumortherapie ist in diesem Moment möglicherweise nicht nötig. Ein anderer Patient mit einer asymptomatischen Lebermetastase dagegen ist allein durch das Wissen um diese Metastase in seiner Lebensqualität so stark beeinträchtigt, dass eine palliative Tumortherapie indiziert sein mag. Auch die *Nebenwirkungen der Tumortherapie* werden individuell unterschiedlich empfunden: So wird etwa therapiebedingter Haarausfall von einigen Patienten als Bagatelle wahrgenommen, während er für andere eine schwere Stigmatisierung darstellt.

Wie einleitend erwähnt, wird die Indikation zu einer palliativen Therapie gemeinsam von Arzt und Patienten gestellt, oft unter Einbezug der Angehörigen. Der Arzt bringt dabei das objektive Wissen um den möglichen Nutzen der Therapie, ihre Nebenwirkungen und Komplikationen ein, der Patient seine Wertvorstellungen in Bezug auf Lebensqualität und Lebensdauer. Problematisch sind dabei im klinischen Alltag zwei Situationen:

- Patienten können Therapien fordern, die nach der Einschätzung des Arztes nicht sinnvoll sind, d. h. bei denen der zu erwartende Nutzen (Tumorrückbildung) mit zu hohen Kosten (Nebenwirkungen) erkauft wird.
- Patienten können eine vom Arzt empfohlene Behandlung ablehnen, weil sie den Nutzen unterschätzen und die unerwünschten Wirkungen für sie im Vordergrund stehen.

In beiden Fällen ist eine Lösung zu suchen, die alle Beteiligten vertreten können. Letztlich kann der Patient aber vom Arzt ebensowenig eine unwirksame und mit vielen Nebenwirkungen behaftete Behandlung verlangen wie der Arzt den Patienten gegen seinen Willen behandeln darf.

Dauer einer Therapie mit palliativer Absicht. Die *Operation* ist in der Regel ein einmaliger Eingriff. Die *Bestrahlung* eines einzelnen Ortes der Not dauert – je nach Lokalisation und Technik – wenige Tage bis Wochen. Die Wirkung sollte mehrere Monate anhalten. Eine palliative *Systembehandlung* mit *Hormonen* wird im Falle einer guten Wirkung auf den Tumor solange durchgeführt, bis wieder Beschwerden auftreten. Dies kann mehrere Monate bis einige Jahre dauern. Eine palliative *Chemotherapie* wird – bei Ansprechen des Tumors – in der Regel ca. 2 Monate über das Verschwinden der Symptome hinaus durchgeführt; die Therapiedauer liegt dann oft zwischen 4 und 6 Monaten. Eine palliative Chemotherapie kann aber bei guter Verträglichkeit auch bis zum erneuten Tumorwachstum weitergeführt werden und dauert dann entsprechend länger.

6.3.5 Symptomatische Behandlung

> **Definition**
> Unter symptomatischer Behandlung versteht man eine Therapie, die einzig auf die Linderung von Symptomen ausgerichtet ist.

Im Gegensatz zur palliativen Therapie, bei der eine der 3 klassischen onkologischen Therapiemodalitäten zur Verminderung des Tumors angewendet wird, erfolgt die symptomatische Behandlung meist medikamentös, wie z. B. mit Mitteln gegen Schmerzen, Husten, Fieber usw. Die Gabe von Erythrozytenkonzentraten im Falle eine tumorbedingten Anämie ist ebenfalls ein Beispiel für eine symptomatische Therapie.

Sehr viele Tumorbeschwerden lassen sich aber mit einer palliativen Therapie (v. a. Bestrahlung oder Systembehandlung) gezielter, anhaltender und wirkungsvoller beeinflussen als mit einer symptomatischen Therapie. Trotz der Nebenwirkungen ist der palliativen Behandlung deshalb oft der Vorzug gegenüber der rein symptomatischen zu geben.

In der Chirurgie wird die Bezeichnung »palliativ« oft auch für Eingriffe benutzt, bei denen die Tumormasse nicht reduziert wird, beispielsweise die operative Stabilisierung einer metastasenbedingten Schenkelhalsfraktur. Im Sinne unserer Definition würde es sich hier nicht um eine palliative, sondern ebenfalls um eine symptomatische Behandlung handeln.

Als *supportive Behandlungen* werden eigentlich Maßnahmen bezeichnet, die gegen Nebenwirkungen oder Komplikationen von Tumorbehandlungen wirksam sind, also z. B.:

- Medikamente gegen therapiebedingte Übelkeit und Erbrechen,
- Antibiotika bei Infekten während therapiebedingter Neutropenie,
- Blutprodukte bei therapiebedingter Knochenmarkaplasie.

Oft wird der Begriff »Supportivbehandlung« aber gleichbedeutend mit symptomatischer Behandlung gebraucht und beispielsweise auch auf die Schmerztherapie angewandt.

! Im Spätstadium einer Tumorerkrankung, wenn palliative Maßnahmen nicht mehr wirken oder vom Patienten abgelehnt werden, bleibt oft nur eine gute symptomatische Behandlung und einfühlsame Betreuung.

6.4 Beurteilung des Behandlungserfolgs

6.4.1 Chirurgie

Für den Chirurgen ist das Resultat eines in kurativer Absicht vorgenommenen Eingriffs meist relativ gut zu beurteilen: Bei der Operation kann er makroskopisch das Gewebe prüfen und Biopsien aus der Umgebung des Tumors entnehmen. Gelingt es ihm, den Tumor vollständig so zu entfernen, dass alle Resektionsränder auch mikroskopisch tumorfrei sind, wird von einer *Resektion im Gesunden* gesprochen. Falls auch die Biopsien aus der Umgebung des Tumors, insbesondere die regionären Lymphknoten, mikroskopisch tumorfrei (»negativ«) sind, ist bei vielen Tumorarten die Voraussetzung für eine definitive Heilung gegeben.

Bezeichnungen bei der Dokumentation des Operationsresultats

- R_0: Weder makroskopisch noch mikroskopisch ist ein Resttumor nachweisbar
- R_1: Mikroskopisch ist ein Resttumor nachweisbar
- R_2: Makroskopisch ist ein Resttumor nachweisbar
- R_x: Vorhandensein oder Fehlen eines Resttumors ist nicht beurteilbar

6.4.2 Radiotherapie und systemische Tumortherapie

Für die Beurteilung des Behandlungserfolgs bei Radiotherapie und medikamentöser Tumortherapie haben sich die folgenden Bezeichnungen eingebürgert:

Komplette Remission (CR). Tritt nach einer Bestrahlung oder einer medikamentösen Tumortherapie eine *vollständige* Rückbildung *aller* Tumorherde auf, wird von einer kompletten Remission gesprochen (lat. »remittere« = zurückwerfen). Es versteht sich von selbst, dass das Erreichen einer kompletten Remission Voraussetzung für eine eventuelle Heilung, d. h. erstes Ziel jeder kurativen Behandlung ist. Umgekehrt ist eine komplette Remission leider noch keine Garantie für eine Heilung, da es auch nach Erreichen einer kompletten Remission zu Rückfällen (Rezidiven) kommen kann.

Der sichere Nachweis einer kompletten Remission ist für die Planung der weiteren Behandlung wichtig. Oft werden dazu erneute Biopsien von dem Gewebe vorgenommen, in dem vor der Therapie Tumorzellen nachgewiesen werden konnten. Zeigt die pathologisch-anatomische Untersuchung dieser neuen Biopsien keinen Tumor mehr, spricht man von einer pathologischen (d. h. durch pathologische Untersuchungen bestätigten) kompletten Remission (pCR).

Partielle Remission (PR). Unter einer *Teilremission* oder partiellen Remission versteht man eine objektivierbare, messbare, aber unvollständige Rückbildung des oder der Tumorherde, in der Regel um mehr als 50 % des ursprünglichen Tumorvolumens. Damit von einer Teilremission gesprochen werden kann, muss die Rückbildung des Tumors mindestens 4 Wochen anhalten.

Eine partielle Remission führt oft zu einer deutlichen Reduktion der tumorbedingten Symptome und entspricht damit dem Ziel der mit palliativer Absicht durchgeführten Tumortherapie. Bei vielen unheilbaren Tumoren, wie z. B. dem metastasierenden Mammakarzinom, ist das Erreichen einer partiellen Remission heute noch das einzige realistische Behandlungsziel.

Stabilisierung der Erkrankung (engl. »no change«, NC oder »stable disease«, SD). Von einer Stabilisierung wird gesprochen, falls durch die Behandlung bei einem zuvor rasch wachsenden Tumor das Tumorwachstum gestoppt, aber keine Remission erreicht werden kann. Als Stabilisierungen werden in der Regel auch Teilremissionen bezeichnet, bei denen sich der Tumor um weniger als 50 % des Ursprungsvolumens verkleinert.

Progredienz (engl. »progressive disease«, PD). Unter Progredienz (von lat. »progredir« = weiterschreiten) versteht man das durch die Tumortherapie unbehinderte Tumorwachstum. Von Progredienz spricht man auch, falls der Tumor nach einer vorübergehenden Remission erneut größer wird.

6.4.3 Zeitpunkt und Methode der Beurteilung

Bei der chirurgischen Tumorentfernung ist eine erste Beurteilung des Erfolgs bereits bei Abschluss der Operation bzw. nach der histologischen Untersuchung des Operationspräparats möglich.

> **!** **Im Gegensatz zur operativen Entfernung tritt der Behandlungserfolg bei Radiotherapie oder medikamentöser Behandlung meist erst einige Wochen nach Therapiebeginn ein.**

Eine zu frühe Beurteilung ist sinnlos und lässt keine Entscheidung über die Weiterführung oder den Abbruch der eingeleiteten Behandlung zu. Für die Beurteilung des Therapieresultats sind oft erneute aufwendige Untersuchungen nötig. In erster Linie werden dazu neben der Klinik bildgebende Methoden (Röntgenuntersuchungen, Ultraschall, evtl. Computertomographie etc.) eingesetzt. Während der Nachweis einer Tumorprogredienz damit oft eindeutig gelingt, sind diese Methoden für den sicheren Nachweis einer kompletten Remission häufig ungenügend: Ein nach Therapieabschluss im Röntgenbild oder Ultraschall noch nachweisbarer kleiner »Resttumor« kann sowohl noch echtem Tumorgewebe wie auch einer Narbenplatte nach vollständiger Tumornekrose entsprechen. Im ersten Fall würde es sich um eine partielle, im zweiten um eine komplette Remission handeln. Falls die eindeutige Diagnose für die weitere Behandlung unmittelbar wichtig ist, wird man versuchen müssen, mit Biopsien aus dem fraglichen Gewebe die Situation zu klären. Andernfalls wird erst die Beobachtung des weiteren Verlaufs rückblickend eine Beurteilung erlauben.

6.5 Nachsorge

Unter Nachsorge oder Verlaufskontrolle verstehen wir die Betreuung des Patienten nach Abschluss der Behandlung (s. hierzu ▶ Kap. 12). Die Nachsorge hat 3 Hauptziele:
- die psychische Führung des durch seine Krankheit verunsicherten Patienten,
- die Diagnose und eventuelle Behandlung eines Rezidivs,
- die Feststellung von Therapienebenwirkungen, was v. a. bei neueren Therapiearten wichtig ist.

Der umstrittenste Punkt in der Nachsorge ist die Frage nach der Notwendigkeit von Zusatzuntersuchungen wie Labor-, Röntgen- oder Ultraschalluntersuchungen. Es ist sicher sinnvoll, dort ein Rezidiv möglichst frühzeitig (was häufig nur mittels Zusatzuntersuchungen möglich ist) zu erfassen, wo eine frühzeitige Feststellung eine nochmalige Heilung oder eine bessere palliative Behandlung des Rezidivs ermöglicht. In allen anderen Fällen verlängert die frühe Aufdeckung von Metastasen nur die bewusste Krankheitsdauer. Leider ist bis heute die Heilung eines Rezidivs nur bei wenigen Tumoren und in wenigen Situationen möglich. Beim Mammakarzinom beispielsweise kann das Lokalrezidiv oder ein Zweittumor in der gesunden Brust nochmals kurativ angegangen werden. Beim Auftreten von asymptomatischen Fernmetastasen ist weder eine Heilung möglich noch bringt eine frühzeitige palliative Behandlung eine Verlängerung der Überlebenszeit. Deshalb sind Zusatzuntersuchungen mit Ausnahme der Mammographie in der Nachsorge des Mammakarzinoms bei asymptomatischen Patientinnen in der Regel nicht sinnvoll.

Eine spezielle Situation stellen klinische Studien dar, bei denen Zusatzuntersuchungen gelegentlich zur Beurteilung des Therapieerfolgs und zur genauen Erfassung des Rezidivzeitpunktes notwendig sind.

6.6 Behandlungsteam

Zur optimalen Behandlung des krebskranken Patienten gehört sowohl die gute und konkurrenzlose Zusammenarbeit aller an der Betreuung beteiligten Ärzte der verschiedenen Fachrichtungen (interdisziplinäre Tumorbehandlung) als auch das reibungslose Funktionieren des den Patienten umgebenden Beziehungsnetzes aus Ärzten, Pflegenden, Psychologen, Sozialarbeitern usw.

Interdisziplinäre Tumortherapie. An der Betreuung eines krebskranken Patienten sind in der Regel neben dem Hausarzt Ärzte verschiedener Fachrichtungen beteiligt. Die optimale Behandlung gewisser Tumoren kann oft erst nach interdisziplinärer Besprechung mit allen beteiligten Spezialisten und dem Patienten festgelegt werden.

> **!** **Eine eindeutige Zuordnung der Verantwortlichkeiten und eine kontinuierliche Information aller Beteiligten ist wichtig und liegt im Interesse der Patienten.**

An größeren Kliniken sind z. T. interdisziplinäre Tumorstationen eingerichtet, oder es finden regelmäßig interdisziplinäre Fallvorstellungen statt. Auch an kleineren Krankenhäusern ist es möglich, die zuständigen (Konsiliar)ärzte frühzeitig einzubeziehen.

Funktion des Behandlungsteams. Krebspatienten wie auch von Krebs geheilte Menschen benötigen anfänglich eine intensive Betreuung, um sich von dem Schock zu erholen, den die Diagnose Krebs darstellt. In dieser Situation kommt nicht nur dem Arzt eine wichtige Bedeutung zu, sondern auch den Pflegenden, dem Psychologen, dem Sozialarbeiter, dem Seelsorger oder dem Berufsberater. Alle diese Personen bilden ein Behandlungs- oder Betreuungsteam. Voraussetzung für das Funktionieren ist ein intensiver Informationsaustausch im Team. Alle müssen im Interesse des Patienten am gleichen Strang ziehen. Dazu ist es wichtig, das Therapieziel für jeden Patienten mit dem Team zu besprechen. Balint-Gruppen sind für das Team oft wertvoll.

Tumorchirurgie

U. Metzger

Die chirurgische Resektion ist sicher die älteste, häufigste und für solide Tumoren wichtigste Behandlungsart. Vor über 100 Jahren schon fand die erste Magenresektion bei Magenkrebs und die erste Operation einer solitären Lungenmetastase statt. Heute wird etwa die Hälfte aller Patienten mit einem soliden Tumorleiden operiert, und von den radikal operierten Patienten dürfen etwa 25–50 % mit einer definitiven Heilung rechnen. Die Heilungsaussichten sind ganz wesentlich abhängig vom Tumorstadium zum Zeitpunkt der Operation, d. h. von einer Früherfassung des Tumors in einem lokalisierten, noch nicht fortgeschrittenen Stadium der Erkrankung (■ Tabelle 7.1).

Die ursprüngliche Ansicht, dass ein maligner Tumor sich zunächst lange Zeit lokal entwickelt und lokal metastasiert, hat zu Beginn des 20. Jahrhunderts zu ausgedehnten chirurgischen Resektionen geführt, so z. B. zur Brustamputation beim Mammakarzinom.

Mit zunehmender Kenntnis der Eigenschaften maligner Tumoren hat sich das Bild der Tumorchirurgie grundlegend gewandelt: Verstümmelnde Operationen haben einer vermehrt funktions- und lebensqualitäterhaltenden Operation Platz gemacht. Mit der verbesserten Wirksamkeit der Chemotherapie und der Radiotherapie ist die Chirurgie zu einem gleichwertigen Partner in einem multimodalen Therapiekonzept geworden.

7.1 Indikation zur Operation

Die Indikation zur Operation und das Ausmaß der Resektion orientieren sich heute viel stärker an der Tumorbiologie und an den weiteren Behandlungsmöglichkeiten. In der Regel ist heute die Behandlung des Krebspatienten eine interdisziplinäre Aufgabe aller an der Diagnose und Therapie beteiligten Disziplinen (Pathologie, internistische Onkologie, Radiotherapie und Chirurgie).

Die Chirurgie wird für folgende Zwecke eingesetzt:
- diagnostisch,
- kurativ,
- palliativ,
- rekonstruktiv,
- als Hilfseingriff,
- präventiv.

7.2 Chirurgie zur Tumordiagnose

Vor Einleitung einer oft komplizierten, teuren und nebenwirkungsreichen Krebsbehandlung ist eine präzise Tumordiagnose unerlässlich. Hier gilt der Grundsatz der modernen Onkologie: *Keine Tumortherapie ohne gesicherte Tumordiagnose.*

Diagnostische Eingriffe zur Sicherung der Diagnose sind:
- die Feinnadelpunktion (für eine zytologische Untersuchung) und
- die Probeexzision (für eine histologische Untersuchung).

Sie werden je nach Lage des Tumors direkt transkutan, endoskopisch oder nach operativer Freilegung des krankhaften Befundes vorgenommen (s. ▶ Kap. 5 Diagnostik).

7.2.1 Endoskopische Biopsie

Die Gewebeentnahme durch endoskopische Biopsie (z. B. Gastroskopie, Koloskopie, Zytoskopie, Bronchoskopie, Mediastinoskopie, Laparoskopie, Thorakoskopie) ist die am häufigsten angewendete Methode zur definitiven Tumordiagnose. Komplikationen bei der endoskopischen Biopsie sind selten (z. B. Blutungen) und verlaufen meist nicht schwerwiegend. Die Hauptgefahr besteht bei dieser Methode darin, dass man sich durch eine negative Biopsie fälschlicherweise in Sicherheit wiegt.

7.2.2 Direkte operative Messerbiopsie

Gelingt bei einer Feinnadelpunktion keine definitive Bestimmung und Klassifikation des Tumorleidens oder ist der Tumor endoskopisch nicht zugänglich, so ist die chirurgische Messerbiopsie

Tabelle 7.1. Fünfjahresüberlebensraten[a] nach Radikaloperation solider Tumoren

Tumor	Ohne Lymphknotenmetastasen [%]	Mit [%][b]
Blasenkarzinom	70–80	20–30
Mammakarzinom	75–85	40–60
Kolon-Rektum-Karzinom	70–90	40–55
Larynxkarzinom	70–80	30–50
Bronchuskarzinom (nicht kleinzellig)	40–60	10–20
Magenkarzinom	60–80	10–30
Uteruskarzinom	70–85	40–60

[a] Die Fünfjahresüberlebensraten können nicht bei allen Tumoren mit den Heilungsraten gleichgesetzt werden, da auch mehr als 5 Jahre nach der Operation noch Rezidive auftreten können
[b] inklusive einer postoperativen adjuvanten Nachbehandlung
Quelle: De Vita et al., Cancer, 6th edit. 2004/2005

die zuverlässigste diagnostische Maßnahme. Sie ist jedoch mit möglichen Komplikationen (Wundheilungsstörungen) verbunden. Kleinere Befunde (z. B. Mammaknoten, Hauttumore) sollen vollständig entfernt (Exzisionsbiopsie) und nicht anbiopsiert (Inzisionsbiopsie) werden.

7.2.3 Staging Laparoskopie

Bei Adenokarzinomen der Speiseröhre, des Magens und des Pankreas kann vor Beginn mit einer Chemotherapie oder vor einer Operation die Tumorausbreitung durch eine Bauchspiegelung, sog. Staging Laparoskopie, noch besser erfasst werden.

7.2.4 Second-look-Laparotomie

Die Second-look-Laparotomie dient nach Chemotherapie disseminierter Hodenkarzinome der Sicherung einer kompletten Remission oder der Entfernung von Resttumorgewebe. Bei Hodenkarzinomen sieht man nach Chemotherapie manchmal lokalisierte Raumforderungen im retroperitonealen Bauchraum. Dabei kann es sich entweder um Fibrose, Nekrose oder um vitale gutartige oder bösartige Resttumoren handeln. Um eine komplette Remission zu bestätigen und das weitere Vorgehen zu planen, kann in diesen Fällen die Second-look-Laparotomie nötig sein.

7.3 Chirurgie zur Tumorbehandlung

7.3.1 Kurative (radikale) Tumorchirurgie

Nach gründlicher Tumordiagnostik und eingehender Untersuchung des Patienten bezüglich seiner allgemeinen und lokalen Operabilität sollte bei soliden Tumoren, die gut lokalisiert sind und noch keine Fernmetastasen gesetzt haben, wenn immer möglich die radikale Tumorresektion angestrebt werden.

Definition

Als radikal bezeichnet man eine Operation, bei der sowohl makroskopisch wie mikroskopisch der Tumor einschließlich der regionalen Lymphknoten im Gesunden entfernt wird (R_0-Resektion).

Die R_0-Resektion bedingt immer eine *Exzision im Gesunden* und bei parenchymatösen Organen aus Gründen der Blutversorgung die *Entfernung eines ganzen Organteils* (z. B. Lobektomie der Lunge, Lobektomie der Leber, Segmentresektion des Kolons) oder die *Exstirpation des ganzen Organs* (z. B. totale Thyreoidektomie, Pneumonektomie, Gastrektomie). Zur Vermeidung einer intraoperativen Tumorzellverschleppung sollen Manipulationen am Tumor vorsichtig durchgeführt und die Venen frühzeitig ligiert werden (No-touch-isolation-Technik).

Unter Berücksichtigung des Prinzips »sowenig Schaden wie möglich« gewannen in letzter Zeit die sog. minimal-invasiven chirurgischen Techniken an Bedeutung, z. B. die endoskopische (laparoskopische) Entfernung eines Dickdarmtumors im Bauchraum. Die Indikationen zu dieser Form der Operation sind noch nicht abschließend festgelegt. Auf alle Fälle muss das Tumorpräparat so rasch wie möglich in unfixiertem Zustand zum Pathologen für eingehende Untersuchungen (Histologie, Immunhistologie, Rezeptoren, Zytogenetik evtl. u.a.).

Zur Operationsvorbereitung gehört eine eingehende Aufklärung des Patienten und der Angehörigen über:

- Natur und Ausmaß der Erkrankung,
- den vorgesehenen operativen Eingriff,
- die Risiken des Eingriffs,
- die zu erwartenden oder möglichen Spätfolgen,
- therapeutische Alternativen.

Hierzu tragen auch die Pflegenden einen wesentlichen Anteil bei.

Ziel der modernen Krebschirurgie ist neben der Heilung der Tumorerkrankung auch die Erhaltung der Lebensqualität des Patienten. Wenn immer möglich, wird eine kosmetisch befriedigende und funktionserhaltende Operation durchgeführt, z. B.:

- brusterhaltende Operation des Mammakarzinoms,
- sphinktererhaltende Operation des Rektumkarzinoms,
- gliedmaßenerhaltende Operation bei Knochen- und Weichteiltumoren.

Die modernen Radio- und Chemotherapien haben solche »limitierte« Krebsoperationen möglich gemacht, wobei die Heilung des Patienten noch immer wichtigstes Ziel sein sollte. Es ist falsch, in dieser Hinsicht Kompromisse einzugehen, denn die beste Kosmetik und die beste Funktion nützen dem Patienten wenig, wenn durch ungenügende Tumorresektion die Heilung verpasst wird.

In zunehmendem Maße werden durch präoperative Radio- und Chemotherapien (sog. neo-adjuvante Therapien) die Heilungschancen verbessert und selbst primär inoperable Tumoren in ein operables Stadium überführt.

Dank der Fortschritte in der Anästhesie, der Intensivpflege und verschiedener moderner Operationstechniken hat sich das Risiko eines tumorchirurgischen Eingriffs in den letzten 20 bis 30 Jahren drastisch vermindert und kann heute praktisch vernachlässigt werden, insbesondere wenn man es dem unbehandelten Verlauf der Krebserkrankung gegenüberstellt.

7.3.2 Kurative (radikale) Zweiteingriffe

Lokalrezidive, d. h. Tumorrezidive am Ort des früher exstirpierten Primärtumors, sollen nochmals chirurgisch angegangen werden, wenn dies technisch möglich ist und in der Zwischenzeit keine Fernmetastasen aufgetreten sind (z. B. Exstirpation des Lokalrezidivs eines Mammakarzinoms, eines Kolonkarzinoms, eines Weichteilsarkoms). Häufig sind aber solche Nachresektionen nicht mehr möglich.

Solitäre Metastasen, insbesondere solitäre Lungen- oder Lebermetastasen, können heute mit minimalem chirurgischem Risiko radikal exstirpiert werden, wenn während einer gewissen Beobachtungszeit (1–3 Monate) keine weiteren Metastasen auftreten und der Primärtumor radikal operiert worden ist. Bei einem Teil der Patienten kann durch eine solche Zweitoperation eine definitive Heilung erzielt werden, und die Behandlungsergebnisse sind oft mindestens so gut wie bei Primärtumoren derselben Lokalisation.

Bestimmte Patienten werden deshalb zur Früherfassung eines noch symptomfreien umschriebenen Lokalrezidivs oder einer solitären Metastase in regelmäßigen Abständen untersucht. Dies trifft auch bei Resttumoren nach Chemotherapie zu (z. B. Hodenkarzinomen).

7.3.3 Palliative Tumorchirurgie

Etwa ein Viertel aller tumorchirurgischen Eingriffe erfolgt von Anfang an nicht zur Heilung des Patienten, sondern zur Linderung der tumorbedingten Symptome.

Typische Beispiele sind die Beseitigung eines blutenden oder schmerzenden Tumors oder eines den Magen-Darm-Trakt obstruierenden Tumors (Ileussymptomatik). Hier geht es darum, durch einen möglichst kleinen chirurgischen Eingriff die Komplikation des Tumorleidens zu beseitigen und damit die Lebensqualität des Patienten zu verbessern bzw. zu erhalten. Falls eine Verschlusssymptomatik besteht und eine Tumorexstirpation lokal nicht mehr möglich ist, kann eine Umgehungsoperation durchgeführt werden (z. B. Gastroenterostomie, biliodigestive Anastomose). Typisches Beispiel für eine palliative Tumoroperation ist die Osteosynthese einer pathologischen Fraktur bei Knochenmetastasen mit sog. Verbundosteosynthese (Osteosynthese der Fraktur mit Defektauffüllung durch Knochenzement). Auch hier ist das Ziel der Behandlung die möglichst rasche Mobilisierung des Patienten und die frühzeitige Entlassung aus der stationären Behandlung.

Als Alternativen zur operativen Therapie stehen heute – je nach Situation – zahlreiche andere palliative Maßnahmen zur Verfügung, z. B. Endoprothese bei inoperablem Ösoghaguskarzinom oder bei Gallenwegobstruktion.

7.3.4 Endoskopische Lasertherapie

Gelegentlich wird bei inoperablen Tumoren des oberen und unteren Gastrointestinaltrakts sowie des Bronchialsystems die endoskopische Anwendung der Lasertherapie eingesetzt. Dabei wird v. a. der Nd-YAG (Neodynium-Yttrium-Aluminium-Garnett)-Laser mit einer Wellenlänge von 1064 nm eingesetzt. Der über eine flexible Sonde direkt auf den Tumor gerichtete Laserstrahl bewirkt eine sofortige Nekrose mittels Gewebekoagulation und kann sowohl notfallmäßig als auch bei elektiven Eingriffen angewandt werden. Der Vorteil der Laseranwendung gegenüber anderen Verfahren (Elektrokoagulation, Cryochirurgie) besteht in seiner Komplikationsarmut mit einer geringen Blutungs- und Perforationsgefahr. Meist reicht eine leichte Sedation des Patienten aus, so dass ambulante Behandlungen möglich sind. Nachteile der Behandlung liegen in der Notwendigkeit mehrerer Therapiesitzungen sowie dem hohen Anschaffungspreis des Lasergeräts.

7.3.5 Zytoreduktive Chirurgie (»debulking«)

Eine Tumorresektion im Sinne einer *Verminderung der Tumormasse* ist gelegentlich indiziert bei hormonell aktiven Tumoren (z. B. Karzinoidtumormetastasen der Leber) oder bei chemosensitiven Tumoren (Ovarialkarzinome, Weichteilsarkome). Durch Reduktion der Tumorzellmasse kann man die Wirksamkeit einer anschließenden Behandlung mit Chemotherapie und Radiotherapie erhöhen. Ein solches Vorgehen ist nur dann sinnvoll, wenn der zu behandelnde Tumor entweder chemo- oder strahlensensibel ist.

7.3.6 Rekonstruktive Tumorchirurgie

Falls nach großen chirurgischen Eingriffen die natürliche Wundheilung aus anatomisch/funktionellen oder kosmetischen/psychologischen Gründen ein unbefriedigendes Resultat ergibt, können rekonstruktive Eingriffe indiziert sein. Nach kurativer Tumorchirurgie von z. B. Tumoren der Brust, Blase, Weichteile oder im Kopf-Hals-Bereich sind heute Aufbauplastiken für verbesserte Funktionen und besseres Aussehen möglich. Ausführliche Informationen zur Brustrekonstruktion sind in ▶ Kap. 32 zu finden.

7.3.7 Hilfseingriffe

Hilfseingriffe sind Operationen, die allein den Zweck haben, eine nichtoperative Behandlung zu ermöglichen oder zu erleichtern. Dazu gehört v. a. die Implantation von Kathetersystemen mit subkutanem Reservoir zur länger dauernden intravenösen Chemotherapie oder mit subkutaner Pumpe zur länger dauernden Schmerzbehandlung oder zur regionalen, z. B. intraarteriellen Chemotherapie bei Lebermetastasen.

! Die Indikation zur kurativen und insbesondere zur palliativen Tumorchirurgie muss individuell in Kenntnis der exakten Tumordiagnose, der Tumorausbreitung, der Prognose, der Patientencharakteristika und der gesamten Patientenumwelt von Fall zu Fall gestellt werden. Neben den medizinischen spielen dabei sehr oft auch psychologische und soziale Faktoren eine ganz entscheidende Rolle. Zusätzliche Informationen von Seiten der Pflegenden, die den Patienten längere Zeit betreuen, sind in diesem Zusammenhang oft besonders wertvoll.

7.4 Chirurgie zur Tumorprävention

In seltenen Fällen kann die propylaktische Entfernung eines Organs empfohlen werden, wenn ein erhöhter Verdacht besteht, dass sich in diesem Organ eine Krebserkrankung entwickeln wird. Typische Beispiele für eine solche Operation sind die Entfernung des gesamten Dickdarms bei Colitis ulcerosa oder bei familiärer Polypose und die prophylaktische subkutane Mastektomie bei einer ausgeprägten Mastopathie - beides Krankheiten, die nach einer gewissen Latenzzeit von 10–20 Jahren mit an Sicherheit grenzender Wahrscheinlichkeit zu einer Krebserkrankung führen. Mit Hilfe zahlreicher diagnostischer Tests (z. B. auch der Gentests) kann heute dieses Risiko und damit die Indikation zu einer propylaktischen Operation vermehrt individuell gestellt werden.

7.5 Rolle der Pflegenden in der Tumorchirurgie

Die wichtigen und vielseitigen Aufgaben der Pflegenden bei der Betreuung von Tumorpatienten beginnen bereits bei der ambulant oder stationär durchgeführten Diagnosestellung. Oft sind die Pflegenden die ersten Kontaktpersonen für den von Ängsten geplagten Patienten.

Die pflegerische Aufgabe in der präoperativen Phase besteht –zusammen mit dem Arzt – in der unterstützenden Vorbereitung des Patienten auf die bevorstehende Operation, und zwar sowohl in medizinischer als auch in psychologischer Hinsicht. Zu den *psychologischen Aufgaben* gehört die Vorbereitung des Patienten:

- auf mögliche körperliche Veränderungen (z. B. Kolostoma, Tracheostoma oder andere physische Rehabilitationsprobleme) und
- auf Veränderungen im familiären und beruflichen Umfeld.

Außerdem sollten die Pflegenden Vermittler zwischen Arzt und Patient oder zwischen Patient und Sozialarbeiter sowie Psychologe oder Seelsorger sein. Wenn mit körperlichen Einschränkungen nach der Operation zu rechnen ist, empfiehlt es sich, den Patienten auf die veränderte Situation vorzubereiten, z. B. auch in der Herstellung des Kontaktes zu Selbsthilfegruppen. Weiterhin sollte der Patient darüber informiert werden:

- dass er bei Schmerzen ausreichende Medikamente erhalten wird,
- dass die Angehörigen auf Wunsch und mit Einverständnis des Patienten Auskunft erhalten.

In den unmittelbar postoperativen Tagen stehen Schmerztherapie und Wundpflege im Vordergrund. Der Patient wird sein verändertes Körperempfinden (je nach Eingriff) wahrnehmen müssen.

! Jeder Patient braucht eine unterschiedlich lange Zeit, sich an die körperlichen Veränderungen zu gewöhnen, auch wenn er präoperativ gut darauf vorbereitet wurde.

Je nach ihrer Art berühren die pflegerischen Tätigkeiten intime Gefühle des Patienten, z. B. beim Verbandwechsel bei Mastektomie, Stomata, d. h. die Pflegenden versorgen Wunden, für die der Patient eine Zeit der Akzeptanz benötigt. Die Pflegenden sollten spüren, wann der Patient bereit ist, sich mit seiner körperlichen Veränderung auseinanderzusetzen und dies einfühlsam ansprechen. Sie sollten außerdem diese Tätigkeit möglichst ungestört ausführen können (keine anderen Personen, Pflegenden oder Ärzte im Raum), damit die Intimsphäre des Patienten gewahrt bleibt.

Nach der frühen postoperativen Phase sind für die weitere Betreuung des Patienten und seiner Angehörigen folgende Punkte wichtig:

- Ablauf der Therapie,
- Fragen zur Prognose,
- das Einbeziehen der Patienten und Angehöriger in der Pflege und Rehabilitation, z. B. bei Irrigation eines Stomas oder nach Amputationen.

In dieser Phase ist die Betreuung durch das gesamte Team (Arzt, Pflegende, Physiotherapeut, Sozialarbeiter, Ernährungsberatung u. a.) von besonderer Bedeutung.

Spezieller Aufmerksamkeit bedarf die Information des Patienten bezüglich der krankheitsbedingten Prognose.

Die Aussage: »Wir haben alles herausgenommen und es wird alles gut« ist für den Patienten und seine Angehörigen wenig hilfreich und in der Mehrzahl der Fälle ja auch nicht zutreffend. Nach Erhalt des definitiven histopathologischen Ergebnisses ist deshalb ein länger dauerndes ärztliches Gespräch erforderlich mit Aufklärung über:

- mögliche adjuvante Therapiemöglichkeiten,
- das Verhalten nach der Operation, und
- etwaige Frühzeichen eines Rezidivs sowie deren weitere Behandlungsmöglichkeiten.

Wenn immer möglich und falls vom Patienten gewünscht, sind Angehörige in dieses Gespräch miteinzubeziehen.

Manchmal trauen sich Patienten nicht, Fragen an die Ärzte zu richten, sondern gelangen primär an das Pflegepersonal.
Dieses stellt somit eine wichtige Vermittlerrolle dar und ist dafür verantwortlich, dass alle Fragen korrekt und adäquat beantwortet werden.

Weiterführende Literatur

Barr, L. et al.: Churchill's Pocketbook of Oncology. London: Churchill-Livingstone 2. Auflage 2004

Becker, Horst D. et al.: Chirurgische Onkologie. Stuttgart: Thieme 2002

Dempke, Wolfram: Onkologie kompakt (Pflege) Paderborn: Ullstein Medical 1998

Houldin, Arlene D.: Pflegekonzepte in der onkologischen Pflege. Bern: Huner 2003

Largiader, F. et al.: Checkliste Onkologie. Stuttgart: Thieme 5. Auflage 2001

Manual der Chirurgischen Krebstherapie (Arbeitsgemeinschaft für Chirurgische Onkologie) Wien: Springer 3. Auflage 1999

Paetz, B., Benziger-König, B. Chirurgie für Pflegeberufe. Stuttgart: Thieme 20. Auflage 2004

DeVita VT et al.: Cancer – Principles and Practice of Oncology 2004, Ed. 7, Lippincott Williams & Wilkins

Strahlentherapie

W. Rhomberg, C. Zint

Die Strahlentherapie (Radioonkologie) ist eine eigenständige klinische und wissenschaftliche Disziplin, ihre Aufgabe ist es, maligne Tumoren mit Hilfe ionisierender Strahlen allein oder in Kombination mit anderen Modalitäten zu bekämpfen und zu erforschen.

Diese Fachrichtung verdankt ihre Entstehung der Entdeckung der Röntgenstrahlen durch C.W. Röntgen 1895 und der Radioaktivität durch Becquerel im Jahre 1896. Der günstige Einfluss der damals entdeckten Strahlungen auf bösartige Tumoren wurde rasch erkannt, und schon 1899 konnte in Schweden über die erfolgreiche Behandlung zweier Patienten mit Hautkrebs berichtet werden. Die folgenden Jahrzehnte waren jedoch ein langer und dornenvoller Weg für die Strahlentherapie, da die verfügbaren Techniken nicht reproduzierbar und die Dosimetrie unausgereift waren. Nebenwirkungen waren in vielen Fällen nicht zu vermeiden.

Die Ablösung der konventionellen Röntgenbestrahlungsgeräte durch moderne Hochvoltgeräte nach 1950 und die Entwicklung einer exakten Dosismessung machten eine wirkungsvolle und genaue Strahlenbehandlung möglich und bildeten die Voraussetzung dafür, dass sich die Radioonkologie zu einem eigenständigen Fach entwickeln konnte und sich seit dieser Zeit immer mehr von der allgemeinen Radiologie abgetrennt hat.

8.1 Strahlenphysik

8.1.1 Strahlenarten

In der Strahlentherapie werden vorwiegend ionisierende Strahlen verwendet. Diese Strahlen bewirken bei ihrem Durchgang durch Luft oder Materie die Bildung elektrisch geladener Teilchen (Ionen) von Atom- oder Molekülgröße. Ionen entstehen dabei aus neutralen Atomen oder Molekülen durch Abspaltung oder Anlagerung von Elektronen.

Betrachtet man das bunte Spektrum der in der Natur vorkommenden Strahlen, so sind die ionisierenden Strahlen kurzwellig und besonders energiereich – im Gegensatz etwa zu den Radiowellen oder dem sichtbaren Licht. Das Spektrum der elektromagnetischen Wellen mit den ionisierenden Strahlen (Bereiche Durchleuchtung und Kernphysik) ist in ◻ Abb. 8.1 zu sehen. Ionisierende Strahlen finden sich im Spektrum rechts von den ultravioletten Strahlen (Wellenlänge < 10–8 m).

Für die therapeutische Anwendung stehen 2 ionisierende Strahlenarten zur Verfügung:

- elektromagnetische Photonenstrahlung und
- Korpuskularstrahlung (Teilchenstrahlung).

Elektromagnetische Photonenstrahlung

Zu den elektromagnetischen Photonenstrahlen zählen *Röntgenstrahlen, Gammastrahlen* und *ultraharte Röntgenstrahlen*. Röntgenstrahlen entstehen durch den Aufprall beschleunigter Elektronen im Vakuum auf Metalle. Die Reaktion und die Bildung der Strahlen vollzieht sich in der Atomhülle bzw. im elektrischen Feld von Atomen. Gammastrahlen hingegen gehen direkt von einem angeregten Atomkern aus (◻ Abb. 8.2). Ultraharte Röntgenstrahlen sind höher energetische Röntgenstrahlen im Megaelektronenvolt (MeV)-Bereich, die in Kreis- und Linearbeschleunigern erzeugt werden (s. ► Abschn. 8.3.1 Behandlungsgeräte).

Korpuskularstrahlung (Teilchenstrahlung)

Die Korpuskularstrahlung umfasst Strahlen, die aus beschleunigten Bausteinen der Atome bestehen. Darunter fallen Elektronen, Neutronen, Protonen und andere Elementarteilchen (z. B. Pi-Mesonen). Klinisch bewährt haben sich v. a. *Elektronen.* In experimenteller Form werden Neutronen, Protonen und Pi-Mesonen an Forschungszentren eingesetzt. Ihre Erzeugung ist an große, technisch aufwändige Anlagen gebunden. Gegenwärtig gibt es nur wenige Tumoren, die auf eine der experimentellen Teilchenstrahlungen besser als auf Photonen oder Elektronen reagieren (z. B. Speicheldrüsentumoren und Sarkome auf Neutronen, Uveamelanome auf Protonen).

8.1.2 Applikationsformen der Bestrahlung

Eine Strahlentherapie kann mit verschiedenen Methoden erfolgen: Bei der *Teletherapie* (externe, perkutane Bestrahlung) erfolgt die Bestrahlung einer Tumorregion von außen, wobei die Strahlenquelle bei den üblichen Hochvoltgeräten 80–120 cm von der Oberfläche des Körpers entfernt ist. Dies ist die häufigste und wichtigste Form der Bestrahlung (▪ Abb. 8.3a; Näheres s. ▶ Abschnitt 8.3 Externe Strahlentherapie).

Die *Brachytherapie* (griech. »brachys« = kurz) bedeutet Kurzdistanztherapie und umfasst die Applikation von Radionukliden direkt an Organen oder Geweben (▪ Abb. 8.3b). Es kommen verschiedene Techniken zur Anwendung (s. ▶ Abschn. 8.4).

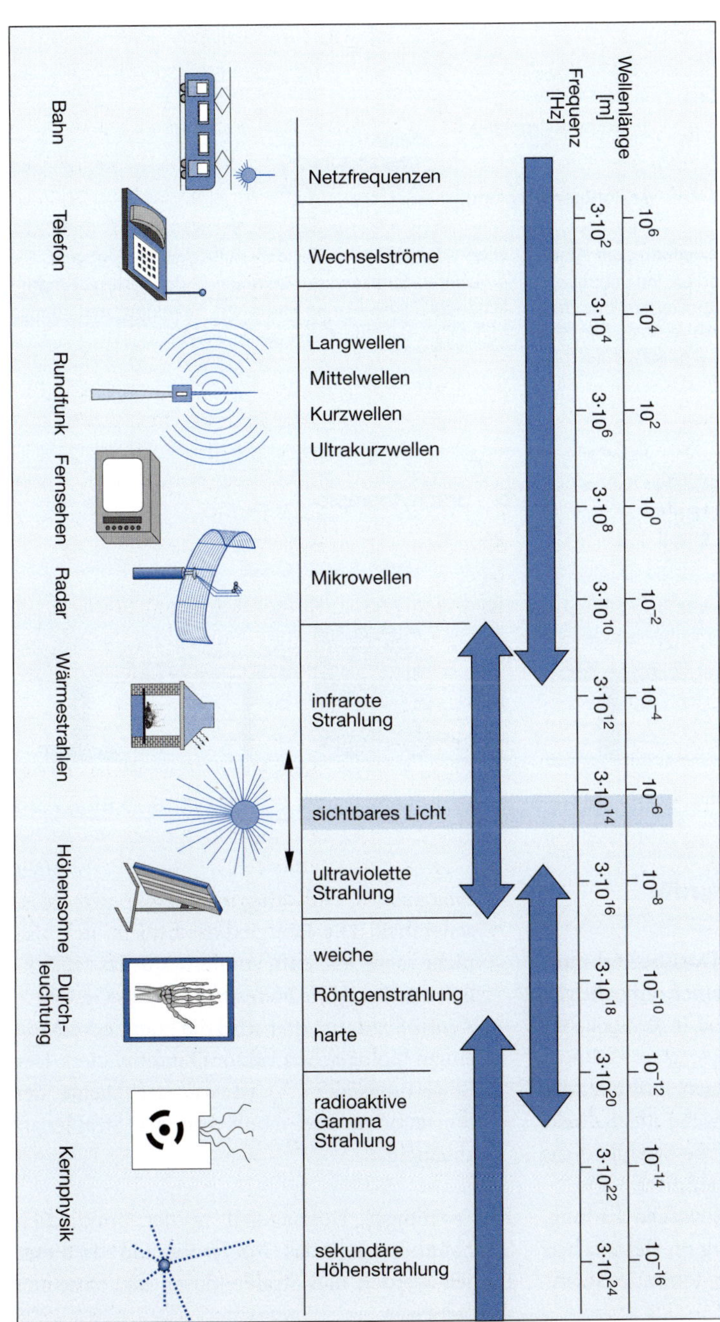

▪ **Abb. 8.1.** Übersicht über das elektromagnetische Spektrum. (Nach »Physik einmal anders.« dtv 1139)

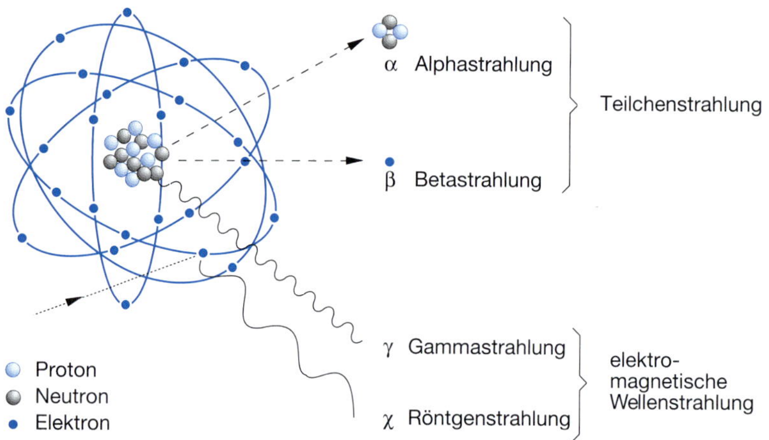

Abb. 8.2. Strahlenarten und ihre Beziehung zum Atom. Die Abbildung zeigt einen Atomkern und die ihn umkreisenden Hüllelektronen. Aus (instabilen) Atomkernen stammen Alpha- (α), Beta- (β) und Gammastrahlen (γ). Daneben gibt es die Röntgenstrahlung, die durch eine Reaktion von Teilchen oder Photonen mit den Hüllelektronen entsteht. Die genannten Strahlenarten kommen in der Natur vor (natürliche Radioaktivität und kosmische Strahlung) und können vom Menschen künstlich erzeugt werden

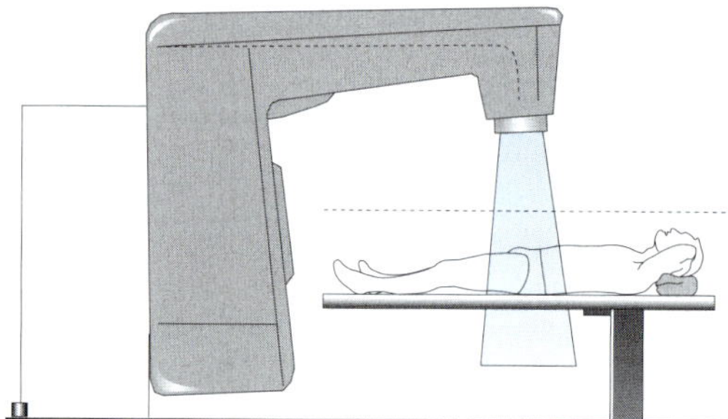

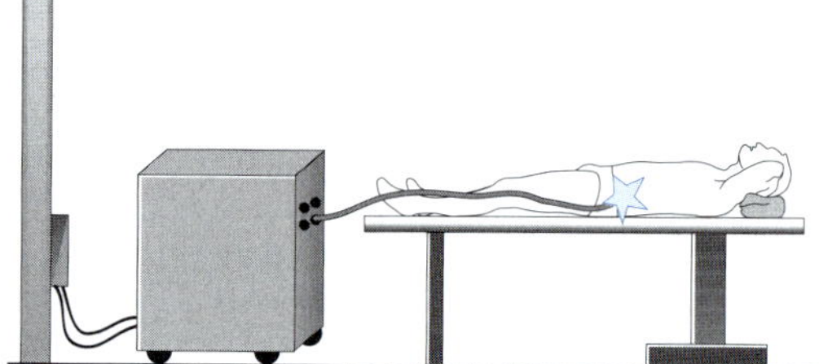

Abb. 8.3a, b. Grundformen der Bestrahlung

8.1.3 Maßeinheiten und Begriffe

Die klinisch gebräuchlichsten Dosisbezeichnungen und Einheiten der Aktivität einer radioaktiven Substanz (eines Radionuklids) sind in Tabelle 8.1 zusammengefasst.

Da die biologischen Wirkungen ionisierender Strahlung im durchstrahlten Gewebe nicht direkt gemessen werden können, wird die Strahlendosis indirekt auf verschiedene Arten definiert:

- *Ionendosis:* Menge einer elektrischen Ladung, die eine ionisierende Strahlung im elektrischen Feld einer mit Luft gefüllten Ionisationskammer auslöst.
- *Energiedosis:* Absorbierte Energie pro Masseneinheit. Die Energiedosis bezieht sich also nicht mehr auf Luft, sondern auf das tatsächlich durchstrahlte Material, etwa das Gewebe.
- *Äquivalentdosis:* Hier wird die Energiedosis mit einem biologischen Faktor Q multipliziert. Der Bewertungsfaktor Q ist von der Dichte der Ionisationen und damit von der Strahlenart abhängig.

Die wichtigste Dosiseinheit in der praktischen Strahlentherapie ist das *Gray* (früher rad). In dieser Einheit werden alle Strahlendosen am Patienten angegeben.

Tabelle 8.1 Radiologische Größen und Einheiten

Größe	Bezeichnung (Einheit)		Verhältnis von alter zu neuer Einheit
	veraltet	neu	
Aktivität eines Radionuklids	Curie (Ci)	Becquerel (Bq)	1 Ci = $3{,}7\times10^{10}$ Bq
Ionendosis	Röntgen (R)	Coulomb pro Kilogramm (C/kg)	1 R = 2,58×10–4 C/kg
Energiedosis	Rad (rad)	Gray (Gy)	1 rad = 0,01 Gy
Äquivalentdosis	Rem (rem)	Sievert (Sv)	1 rem = 0,01 Sv

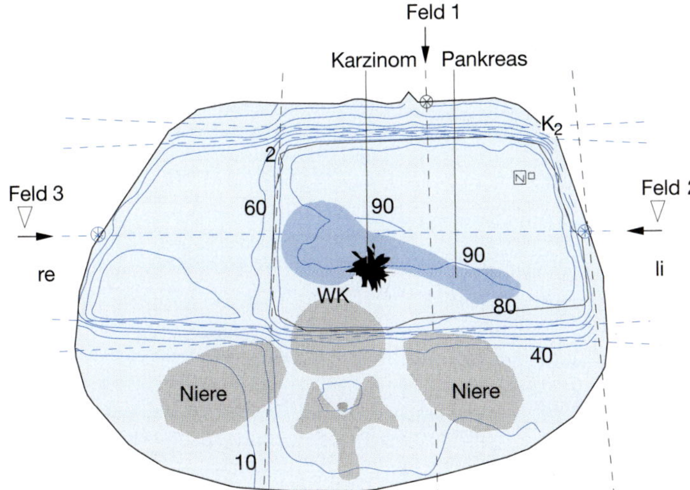

Abb. 8.4. Isodosenplan zur Radiotherapie mit drei Bestrahlungsfeldern (*Feld 1–3*) bei einem Pankreaskarzinom. Der Plan wird auf der Grundlage eines Computertomogrammschnitts auf Höhe der Nieren und des Pankreas erstellt. Das Maximum der Strahlendosis soll im Tumorbereich liegen, die Dosen an kritischen Organen wie Nieren oder Rückenmark werden niedrig gehalten. Die Zahlen an den Isodosenlinien (*gestrichelt*) sind Prozente der absoluten Dosis. *WK* Wirbelkörper

Dosismessungen können mit verschiedenen Methoden erfolgen. Die entsprechenden Geräte werden *Dosimeter* genannt. Dosismessungen und Überwachung der Bestrahlungsgeräte fallen in den Aufgabenbereich der medizinischen Physik.

Von den zahlreichen Begriffen in der Strahlentherapie werden nachfolgend einige herausgegriffen und erklärt (die Auswahl richtete sich in erster Linie nach ihrer Häufigkeit im klinischen Gebrauch und der Verständlichkeit für den Nichtspezialisten):

- *Zentralstrahl:* Von der Mitte einer Strahlenquelle durch die Mitte eines Strahlenfeldes verlaufender zentraler Strahl.
- *Fokus-Haut-Abstand*: Abstand zwischen dem Fokus (Zentrum) einer Strahlenquelle und der dem Fokus zugewandten Körperoberfläche, gemessen entlang des Zentralstrahls.
- *Oberflächendosis (OD):* Energiedosis an einer bestimmten Stelle der Körperoberfläche (Oberflächendosis = Einfalldosis × Rückstreufaktor).
- *Herddosis (HD):* Energiedosis für Wasser oder Gewebe in einem bestimmten Punkt des Zielvolumens. Das Zielvolumen ist das Tumorausbreitungsgebiet mit mutmaßlichen mikroskopischen Ausläufern. Der Begriff »Herddosis« wurde in den letzten Jahren abgelöst von den Begriffen *Dosis im Zielvolumen* (im angelsächsischen Schrifttum »target dose« oder »tumor dose«) und *Referenzdosis*.
- *Isodosen:* Linien gleicher Dosishöhe in einem Bestrahlungsplan, ähnlich wie Linien gleichen Luftdrucks bei einer Wetterkarte (Abb. 8.4).

8.1.4 Eindringtiefe von Strahlen

Natürlich vorkommende Alphastrahlen dringen nur wenige Millimeter in das Gewebe ein, Betastrahlen einige Zentimeter. Die Megavolttherapie arbeitet mit Strahlung im Energiebereich der natürlich vorkommenden Gammastrahlung sowie mit hochenergetischen Photonen und Elektronen. Sie durchdringt die Materie leichter und führt zu einer höheren Tiefendosis. Damit können tiefer liegende Tumoren besser erreicht werden. Eindringtiefe und Art des Dosisabfalls im Gewebe sind für jede Strahlenart charakteristisch. Sie sind abhängig von der Energie der Strahlen und werden in relativen *Tiefendosiskurven* ausgedrückt (Abb. 8.5).

Die Energie einer Strahlung wird in Kiloelektronvolt (keV) und Megaelektronvolt (MeV) angegeben. Je höher der MeV-Wert, desto geringer ist der durch Absorption bedingte Tiefendosisverlust.

8.2 Klinische Strahlenbiologie

8.2.1 Strahlenwirkung an der Zelle

Trifft ionisierende Strahlung auf Materie, so kommt es zwischen beiden zu komplexen Wechselwirkungen. Durch diese Wechselwirkung werden verschiedene Phänomene physikalischer, chemischer und biologischer Natur ausgelöst. Den Ablauf dieser Ereignisse im Organismus bezeichnet man als *strahlenbiologische Wirkungskette*. Ein vereinfachtes Schema für diese Wirkungen auf zellulärer Ebene zeigt Abb. 8.6.

! Die strahleninduzierten Veränderungen können durch Reparaturenzyme zum Teil wieder ausgeglichen werden (speziell an der DNS). Im Vergleich zur Tumorzelle ist bei der normalen Zelle häufiger mit einer Erholung vom Strahlenschaden zu rechnen, d. h. die Zellen bösartiger Tumoren sind meist empfindlicher gegenüber ionisierender Strahlung als gesunde Körperzellen. Diese Tatsache ist eine wichtige Voraussetzung und Begründung für die therapeutische Anwendung ionisierender Strahlen.

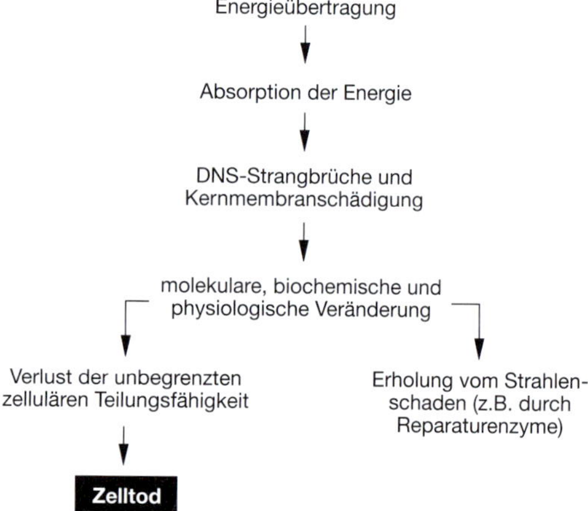

Abb. 8.6. Vereinfachtes Schema der strahlenbiologischen Wirkungskette auf zellulärer Ebene

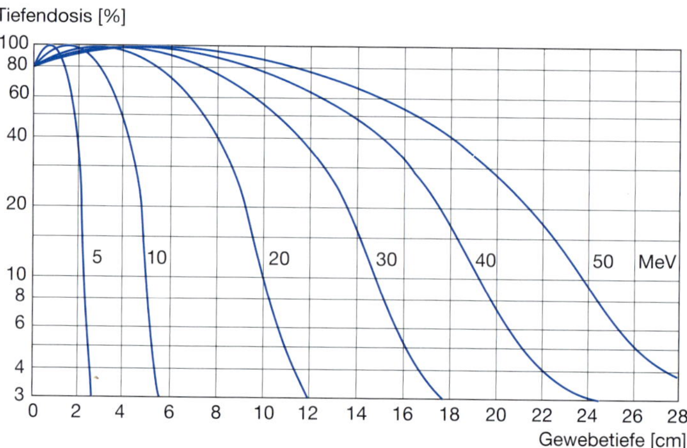

Abb. 8.5. Beispiel von Tiefendosiskurven in der Elektronentherapie

Die Sensibilität einer Zelle gegenüber der Bestrahlung ist neben der Strahlenart und -dosis auch vom *Zellzyklus* abhängig. Sie ist am höchsten während der späten G2- und frühen Mitosephase.

Auch die Anwesenheit von Sauerstoff beeinflusst die Empfindlichkeit (*Sauerstoffeffekt*). Es wird ein Zusammenhang zwischen dem Anteil an hypoxischen Zellen in Tumoren und dem Problem der Strahlenresistenz angenommen, doch sind die Verhältnisse bei den Tumoren des Menschen diesbezüglich nicht genau geklärt.

Im folgenden werden einige wichtige strahlenbiologische Begriffe erklärt:

- *LET* (linearer Energietransfer): Bezeichnet die Eigenheit von Strahlen, pro Wegstrecke viele oder wenige Ionisationen in der durchstrahlten Materie zu verursachen.
- *RBW* (relative biologische Wirksamkeit einer Strahlenart): Röntgen- und Gammastrahlen werden mit dem Faktor 1 bewertet. Gewisse Teilchenstrahlungen mit hohem LET haben einen RBW-Faktor zwischen 3 und 10.
- *Mutation:* Änderung in der DNS, Änderung des genetischen Codes; möglich in Körperzellen (somatische Mutation) oder in den Keimzellen der Gonaden (Keimzellmutation, vererbbar).
- *Fraktionierung:* Aufteilung der Gesamtdosis einer Strahlenbehandlung in mehrere kleine Einzeldosen.
- *Protrahierung:* kontinuierliche Bestrahlung einer Region über Stunden oder Tage bei einer geringen Dosisrate.

8.2.2 Strahlenwirkung am Tumor und den Normalgeweben

Tumorzellen sind – wie bereits erwähnt – in der Regel strahlenempfindlicher als Normalgewebe und erholen sich langsamer von Strahlenschäden. Durch wiederholte Verabreichung kleiner Dosen kann ein Tumor selektiv zerstört werden.

Bezüglich der *Strahlenempfindlichkeit* eines Tumors gibt es keine einheitliche Definition. Im Allgemeinen gelten Tumoren als besonders strahlensensibel, wenn sie ohne Schädigung des umliegenden Gewebes vollständig zum Verschwinden gebracht werden können. Meist sind dies Tumoren, die vom blutbildenden und lymphatischen Gewebe, vom Keimepithel oder der Haut abstammen. Empfindlichste Normalgewebe sind Knochenmark, Lymphozyten, Keimzellen, Haarfollikel, Augenlinse und Darmepithel.

Je vollständiger die Tumorrückbildung unter einer Bestrahlung ist, desto größer ist die Wahrscheinlichkeit, dass sich ein Tumor bleibend zurückbildet. In gewissen Fällen kann auch eine Teilrückbildung (speziell bei fibrotischer Umwandlung) oder ein bloßer Wachstumsstillstand eines Tumors zu einer bleibenden lokalen Tumorkontrolle führen und damit für den Patienten von größerem Wert sein. Dies gilt z. B. für bestimmte Sarkome, für Morbus Hodgkin oder Melanome.

Die Voraussage einer Tumorrückbildung ist nur mit einer statistischen Wahrscheinlichkeit möglich. In der Forschung wird heute nach Tests gesucht, welche eine bessere Voraussage im Einzelfall ermöglichen.

Strahlenwirkungen am Normalgewebe sind klinisch meist Nebenwirkungen gleichzusetzen (s. ▶ Abschn. 8.8.1 Akute Nebenwirkungen).

8.3 Externe Strahlentherapie (Teletherapie)

8.3.1 Prinzip und Formen der Teletherapie

Bei der Teletherapie erfolgt die Bestrahlung von außen über eine Strahlenquelle, die sich bei den üblichen Hochvoltgeräten etwa 80 bis 120 cm von der Haut entfernt befindet. Für die externe Bestrahlung werden überwiegend Photonen und Elektronen im Megavoltbereich verwendet (*Hochvolt-* oder *Hartstrahltherapie*). Diese harten Strahlen haben den Vorteil, dass sie das Gewebe relativ tief durchdringen. Das Dosismaximum liegt dabei knapp unter der Haut, und die Wirkung des Strahlenbündels fällt zur Tiefe hin ab. Aus diesem Grunde wird bei tiefer gelegenen Tumoren über mehrere Felder aus verschiedenen Richtungen bestrahlt, damit das Dosismaximum auch wirklich am Tumor liegt.

Die Haut wird geschont durch den sog. *Aufbaueffekt*. Darunter versteht man die Verlagerung des Dosismaximums der Strahlung von der Haut in die Tiefe aufgrund einer vorwärts gerichteten

■ **Abb. 8.7.** Eindringtiefe von Elektronen und hochenergetischen Photonen: Elektronen (*links*) haben das Dosismaximum an der Oberfläche, Photonen (*rechts*) mehrere Zentimeter tiefer (Aufbaueffekt)

Auslösung von Sekundärelektronen oder Streustrahlen. Dadurch liegt das Maximum nicht mehr an der empfindlichen Haut, sondern erst in einer Tiefe von 0,5–3 cm (■ Abb. 8.7).

Elektronen (mit Linear- oder Kreisbeschleunigern erzeugt) haben eine begrenzte Eindringtiefe, abhängig von ihrer Energie.

Als grobe Faustregel kann gelten, dass die maximale Eindringtiefe in Zentimetern der Hälfte der MeV-Zahl der Elektronen entspricht.

Elektronen niedriger Energie finden ihre Anwendung vorzugsweise bei Tumoren an der Hautoberfläche und im HNO-Bereich.

Je nach Eindringtiefe, Technik und Umfang der Bestrahlung werden die folgenden Formen externer Bestrahlung unterschieden:

- Nach der Eindringtiefe der Strahlen wird zwischen *Oberflächen-*, *Halbtiefen-* und *Tiefenbestrahlung* unterschieden.
- Nach der Technik sind *Stehfeldbestrahlungen* (unbewegte Strahlenquelle) von *Rotationsbestrahlungen* (bewegte Strahlenquelle) zu unterscheiden. Eine besondere Form der Bewegungsbestrahlung ist die stereotaktische Bestrahlung.
- Spezielle Formen sind *Ganzkörper-* und *Halbkörperbestrahlungen*. Sie finden bei der Vorbereitung zu Knochenmarkstransplantationen bzw. zur Bestrahlung multipler Metastasen Anwendung.

8.3.2 Behandlungsgeräte

In der Klinik werden *Telekobaltgeräte* und *Linearbeschleuniger* am häufigsten verwendet. Seltener sind auch noch Kreisbeschleuniger oder Tele-Caesium-Geräte in Betrieb. Zur Oberflächentherapie von Hauttumoren dienen *Röntgentherapiegeräte* mit einer Röhrenspannung zwischen 10 und 100 kV.

Telekobaltgeräte

Telekobaltgeräte besitzen eine Kobalt-60-Quelle mit einer Gammastrahlung, die eine mittlere Energie von 1,25 MeV hat. Das Prinzip der Telekobaltgeräte zeigt ■ Abb. 8.8. Im Inneren eines mit Schwermetall abgeschirmten Strahlerkopfes befindet sich eine permanente Strahlenquelle in Form eines ca. 2 cm großen Präparates mit dem Radioisotop Kobalt-60. Diese Quelle wird für die Bestrahlung über einen drehbaren Zylinder oder linear an ein Strahlenaustrittsfenster gebracht; die Strahlung wird über verschieden große regelbare Felder auf den Tumor gerichtet. Am Ende einer Bestrahlungssitzung wird die Strahlenquelle wieder in das Innere des Strahlerkopfes zurückgeführt.

Linearbeschleuniger

Im Gegensatz zum Telekobaltgerät hat ein Linearbeschleuniger keine ständig strahlende Quelle. Man hat auch die Wahl zwischen 2 Strahlenarten: der Elektronen- oder Photonenstrahlung. Die Strahlung wird für jede Behandlung extra erzeugt, und zwar auf folgende Weise (■ Abb. 8.9):

Beim Einschalten werden mit Hilfe eines Heizstroms an einem Glühdraht Elektronen erzeugt. Diese werden unter elektrische Spannung gesetzt und über den Injektor in das Beschleunigerrohr eingeschossen. Mikrowellen eines Hochfrequenzgenerators (z. B. Magnetron) transportieren und

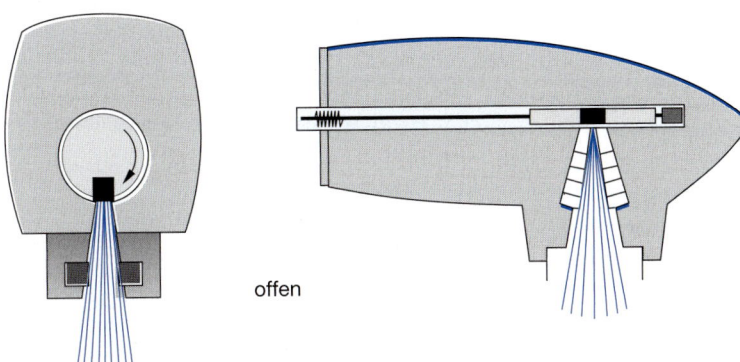

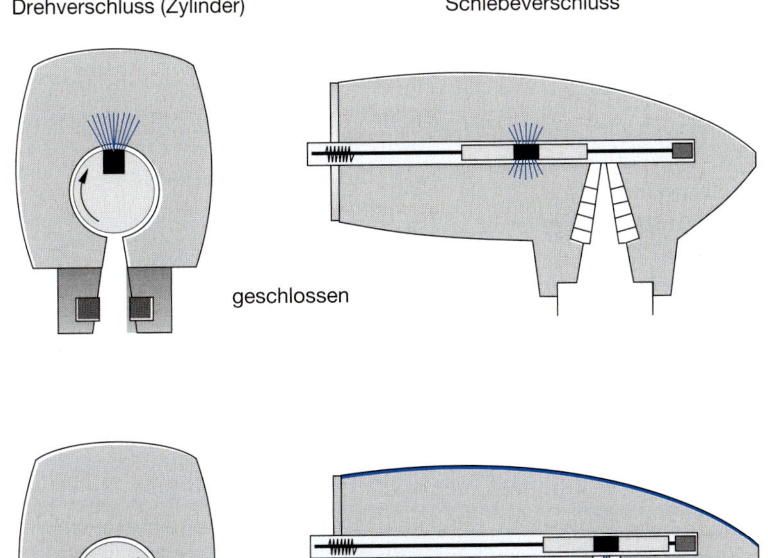

■ **Abb. 8.8.** Telekobaltgeräte – Bauprinzipien (Zylinder *links*, linear *rechts*) und Quellenbewegung

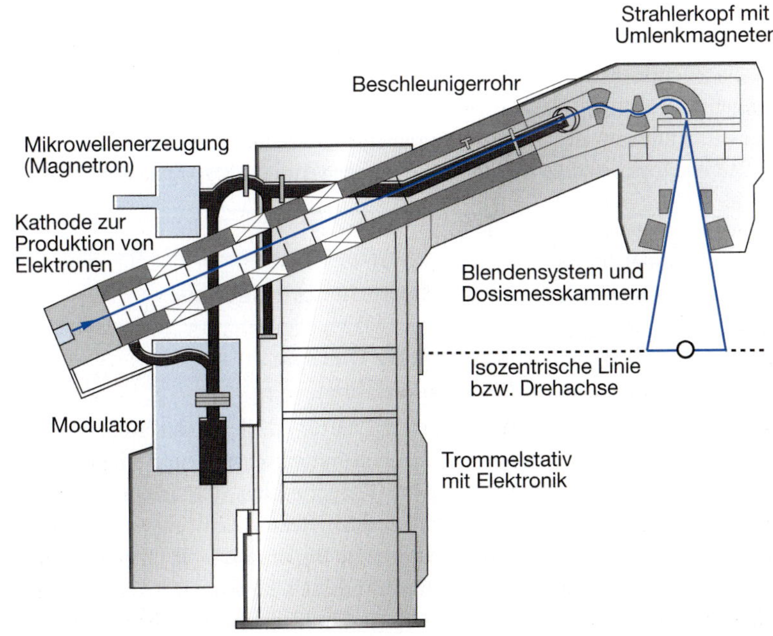

■ **Abb. 8.9.** Aufbau eines Linearbeschleunigers (stark vereinfachtes Schema nach einer Skizze der Fa. Philips)

beschleunigen die Elektronen in diesem Rohr. Die Partikel, die nun nahezu Lichtgeschwindigkeit erreichen, treffen auf einen kleinen Metallblock (Target) auf. Beim Aufprall entstehen hochenergetische Bremsstrahlen (Photonen) ähnlich wie beim Vorgang in einer Röntgenröhre. Die Elektronen können aber auch direkt als Elektronenstrahlen aus der Röhre gelenkt und zu Therapiezwecken verwendet werden.

8.4 Intrakavitäre und interstitielle Therapie (Brachytherapie)

8.4.1 Begriffe und Definitionen

Definition

Intrakavitäre und interstitielle Therapie sind Formen der Kurzdistanztherapie (Brachytherapie), bei der die Strahlenquelle, im Gegensatz zur Bestrahlung des Körpers von außen, direkt in oder auf ein Organ oder Gewebe gebracht wird.

Sinn und Vorteil dieser Therapien ist es, die Strahlung direkt an den Tumor zu bringen und so die weiter entfernt liegenden, normalen Gewebe besser zu schonen.

Bei der *intrakavitären* Therapie (von »cavum« = Hohlraum) werden die Strahlenquellen über Hohlsonden oder Tuben in bestehende Körperhöhlen (z. B. Cavum uteri) eingebracht.

Bei der *interstitiellen* Therapie (Interstitium = Zwischenzellraum) werden Radioisotope mittels *Seeds* oder schmaler Nadeln in Organe wie beispielsweise die Prostata implantiert. Seeds sind 2–4 mm lange und etwa 1–2 mm breite Metallteile, die im Inneren ein radioaktives Element umschließen.

Eine Sonderform der Brachytherapie ist die Anwendung *offener Radionuklide* (Spezialgebiet Nuklearmedizin).

8.4.2 Indikationen

Die folgende Übersicht benennt die Indikationen der intrakavitären und der interstitiellen Radiotherapie sowie der offenen Radionuklide.

Intrakavitäre Radiotherapie

- Gebärmutter- und Vaginalkarzinome (klassische und älteste Indikation; in der Regel kurative Zielsetzung)
- Nasen-Rachen-Raum, Ösophagus, Bronchialbaum sowie
- Gallengänge, Blase und Rektum (meist mit palliativem Ansatz)

Interstitielle Radiotherapie (mittels Hohlnadeln oder Seeds)

- Mammakarzinom: bei brusterhaltender Therapie oder als Boost im Operationsgebiet
- Kopf-Hals-Tumoren: Mundboden-, Zungengrundkarzinome, regionäre Metastasen
- Prostatakarzinom: kleine und mittelgroße Tumoren (Seeds)
- Weichteilsarkome

Offene Radionuklide (Radiopharmaka)

- Differenzierte Schilddrüsenkarzinome: Radio-Iod-Lösung oral (131-Jod)
- Feinfleckige Peritonealkarzinose: 90-Yttrium, evt. 32-Phosphor
- Knochenmetastasen mit Schmerzen: Strontium (89-Sr), Rhenium (186-Re) oder Verbindungen mit 153-Samarium
- Radio-Immuntherapien, z. B. bei B-Zell-Lymphomen: Ibritumomab (Zevalin), ein mit 90-Y beladener anti-CD20-Antikörper

8.4.3 Methoden und Technik

Intrakavitäre Therapie

Manuelle Verfahren

Radiumträger, Zäsiumquellen oder Kobaltperlen können manuell mittels Zangen und Pinzetten in verschiedene Körperhöhlen (Gebärmutter, offene Nasennebenhöhlen, Rektum) eingelegt werden. Die Liegedauer beträgt bis zu 48 h (s. ◘ Tabelle 8.2), die harte Gammastrahlung des Radium-226 bringt jedoch erhebliche Strahlenschutzprobleme mit sich.

Die manuellen Verfahren müssen heute als veraltet angesehen werden.

Nachladeverfahren

Entsprechende Geräte erlauben es, die radioaktiven Quellen ferngesteuert in die vorher im Körper platzierten inaktiven Sonden einzubringen und sie bei Bedarf wieder auszufahren. Dies geschieht je nach Gerätetyp mechanisch durch Führungsdrähte, an deren Spitze sich eine radioaktive Quelle befindet, oder durch kleine radioaktive Kugeln, die mittels Luftdruck in die Applikatoren und bei Bedarf zurück in den geschützten Tresor geblasen werden. Rechnergestützte Verfahren werden zur Dosisermittlung herangezogen. Die ◘ Abbildungen 8.10 und 8.11 zeigen Applikatoren zur Therapie gynäkologischer Karzinome. Das Prinzip des Verfahrens ist in ◘ Abb. 8.12 dargestellt.

! Nachladeverfahren sind bei der intrakavitären Therapie die Methoden der Wahl. Die Nachladeverfahren haben den Vorteil des absoluten Strahlenschutzes für Pflegepersonal und Arzt.

Interstitielle Therapie

Seed-Applikation

Radioaktive Seeds werden mit pistolenähnlichen Applikatoren über eine lange Nadel in räumlichen Abständen von ca. 1 cm ins Gewebe bzw. in den Tumor »eingeschossen«. Sie bleiben dort liegen.

◘ **Tabelle 8.2.** Liegezeiten bei den gebräuchlichsten Verfahren der intrakavitären Therapie gynäkologischer Tumoren

Methode	Verwendete Radioisotope	Liegezeiten (Bestrahlungszeiten)
HDR-Verfahren (hohe Dosisrate)	^{192}Ir ^{137}Cs ^{60}Co	5–30 min (Minutenbereich)
MDR-Verfahren (mittlere Dosisrate)	^{137}Cs	2–10 h (Stundenbereich)
LDR-Verfahren (niedrige Dosisrate)	^{226}Ra	12–72 h (Tagesbereich)

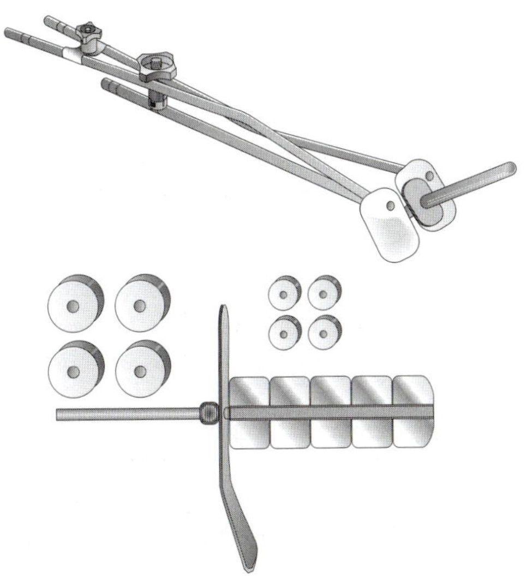

◘ **Abb. 8.10.** Schema eines Fletcher-Applikators zur intrauterinen Zäsiumeinlage (*oben*) und vaginaler Applikator (*unten*)

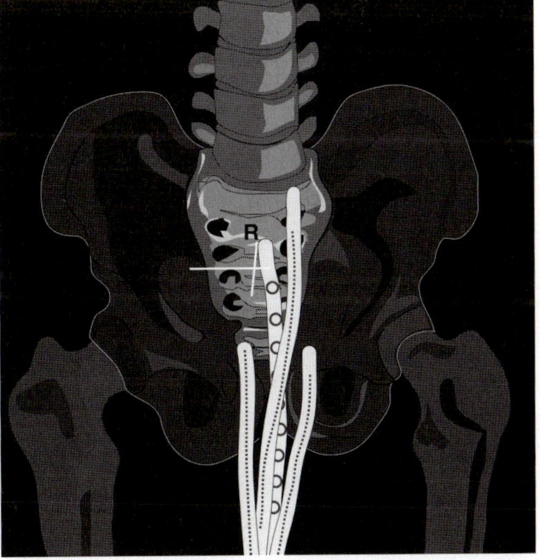

◘ **Abb. 8.11.** Darstellung eines intrauterin eingelegten Fletcher-Applikators; *R* rektale Messsonde (Röntgenaufnahmen dieser Art dienen zur Dokumentation und Dosisberechnung)

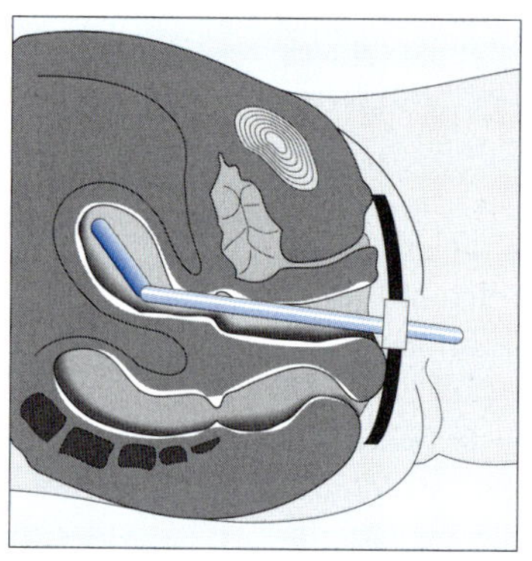
Phase 1

Phase 1 Einlegen eines Hohltubus in den Uterus, Fixierung des Tubus mit vaginaler Tamponade oder perinealer Halteschiene

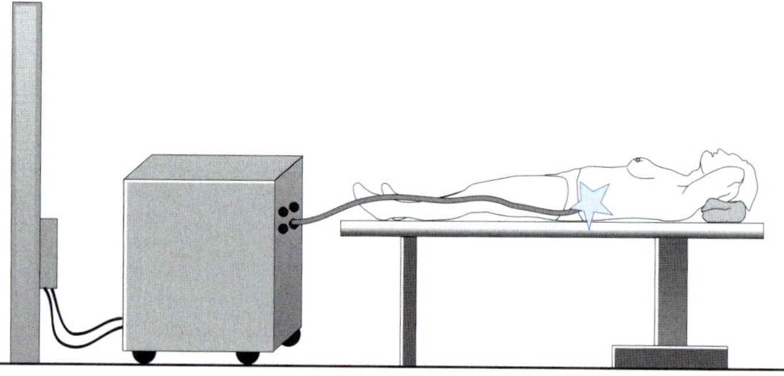
Phase 2

Phase 2 Verbindung des Tubus mit dem Tresor und ferngesteuertes Einfahren der radioaktiven Quelle über Verbindungsschläuche. Die Quellen bleiben eine bestimmte Zeit im Tubus liegen; sie können bei Bedarf jederzeit ausgefahren werden

Abb. 8.12. Prinzip des Nachladeverfahrens in 2 Phasen

Der Patient muss die ersten Tage nach der Applikation auf einer strahlengeschützten Bettenstation verbringen, bis die Aktivität des verwendeten Radionuklids auf Werte abgeklungen ist, die den jeweiligen Strahlenschutzgesetzen der Länder entsprechen. Je nach der Zahl der verwendeten Seeds und der Art des Nuklids beträgt die Verweildauer des Patienten auf einer solchen Station 5–14 Tage.

Da diese Methode für Anwender und Pflegepersonal mit einer gewissen Strahlenexposition verbunden ist, wird sie nicht in allen Kliniken angewandt.

Nachladeverfahren

Die Technik der Wahl ist auch hier das sog. Nachladeverfahren (Afterloading). Der Name der Technik erklärt zum Teil schon den Vorgang: Zuerst werden die Hohlnadeln oder Plastiktuben im Gewebe platziert, danach wird geladen, d. h. mittels Fernsteuerung eine radioaktive Quelle in die Hohlnadel vorgefahren. Je nach Gerät ist es möglich, gleichzeitig mehrere Hohlnadeln über mehrere Kanäle zu laden oder eine einzelne Quelle hintereinander in verschiedene Nadeln einfahren zu lassen. In Abhängigkeit von der Aktivität des verwendeten Nuklids werden die Quellen wenige Minuten bis zu 24 Stunden in den Nadeln belassen. Iridium (^{192}Ir), seltener Caesium (^{137}Cs) sind die z. Z. am häufigsten verwendeten Quellen.

8.4.4 Pflegerische Maßnahmen

Die folgenden Ausführungen sind am Beispiel des Nachladeverfahrens im gynäkologischen Bereich ausgerichtet.

Vorgehen bei Brachytherapie

Vorbereitung der Applikation

- Einführungsgespräch mit der Patientin, um Ängste abzubauen und die Methode zu erklären
- Prämedikation nach Verordnung
- Reinigung und Desinfektion des Operationsgebietes
- Lagerung der Patientin und sterile Abdeckung
- Bereitstellung des Instrumentariums und evtl. benötigter Lokalanästhetika

Applikation

- Die Pflegende assistiert beim Einbringen der Quellenträger bei Bedarf. (Der Assistenzbereich der Pflegenden umfasst auch die Wartung und Sterilisation des jeweils benötigten Instrumentariums). Nach der Platzierung der Applikatoren müssen Röntgenaufnahmen zur Dokumentation und zur Bestrahlungsplanung sichergestellt werden. Maßnahmen vor dem Einfahren der radioaktiven Quellen:
- Bequeme Lagerung der Patientin im Bett, Markierung der Applikatoren und einer benachbarten Hautstelle zur Kontrolle ihrer ursprünglichen Position
- Entnahme einer Probe von Katheterurin, Anschluss des Katheters an den Drainbeutel
- Aufzeichnung über das Befinden der Patientin, Puls, Hautverhältnisse, vaginale Sekretion, Funktionieren des Katheters und eventuelle Besonderheiten
- Instruktion der Patientin über Rufanlage, Radio etc.
- Überprüfung der Anschlüsse, Bestrahlungsbeginn

Überwachung und Betreuung der Patientin während der Bestrahlung

- Überwachung über Bildschirm
- Versorgung der Patientin mit Getränken und leichten Speisen, je nach Bedarf und vorgesehener Liegezeit (◘ Tabelle 8.2)
- Stündliche Überprüfung der Position der Applikatoren, evtl. Lagewechsel der Patientin
- Schmerzmittel und Sedativa nach Bedarf
- Ausfüllen des Überwachungsblattes (◘ Abb. 8.13)
- Zurückhaltung mit Flüssigkeitszufuhr, wenn kein Blasenkatheter gelegt wurde
- Bei unklaren abdominalen Schmerzen, Erbrechen oder vaginalen Blutungen Rücksprache mit dem behandelnden Arzt

Maßnahmen bei Therapieende

- Erklärung für die Patientin vor Entfernung der Applikatoren
- Trennung der Anschlüsse von den Applikatoren
- Entfernung eines evtl. gelegten Blasenkatheters und der Tamponade (ungewöhnliche Blutung? Sekretion?)
- Entfernung der Applikatoren; lokale Waschung (evtl. nach der Mobilisation kurzes Bad; s. unten)
- Beobachtung und kurze Dokumentation des klinischen Zustandes der Patientin (abdominelle Schmerzen? Puls- und Blutdruckkontrolle)
- Vorsichtige Mobilisation in Abhängigkeit von der Liegedauer und der Art der angewandten Anästhesie (z. B. hypostatischer Blutdruckabfall nach Spinalanästhesie?).
- Versorgung der Geräte

Entlassung der Patientin

- Hinweise auf mögliche Behandlungsreaktionen geben: Dysurie über wenige Tage, selten Diarrhöen, lokales Wundgefühl
- Eventuell Mitgabe von Medikamenten gegen die oben beschriebenen Symptome, Empfehlung von Kamillosan-Sitzbädern bei stärkerer lokaler Reaktion
- Eventuell Vaginaldilatator mitgeben
- Vergabe eines Nachsorgetermins bzw. Termin zur Fortsetzung der Therapie

8.5 Neuere und experimentelle Formen der Strahlentherapie

Die Wirksamkeit der Strahlentherapie kann theoretisch auf verschiedene Weise verbessert werden. Experimentell wird beispielsweise versucht, durch Medikamente oder lokale Überwärmung (Hyperthermie) die Strahlenempfindlichkeit des Tumorgewebes zu erhöhen. Die im Folgenden beschriebenen Methoden werden z. Z. an verschiedenen Zentren geprüft.

Name:	**Datum:**	
Vor Beginn der Bestrahlung		
Allgemeinzustand	gut/mäßig/schlecht	
Kreislauf	Puls:	RR:
Befinden nach evtl. Narkose	schlafend-ansprechbar-wach mit/ohne Brechreiz	
Vorbestehende Hautreaktion?	☐ ja	☐ nein
Bauchschmerzen?	☐ ja	☐ nein
Funktioniert Harndrainage?	☐ ja	☐ nein
Wurde Urinprobe entnommen?	☐ ja	☐ nein
Markierung der Applikatorposition?	☐ ja	☐ nein
Während der Bestrahlung		
Überprüfung der Applikatorlage?	Uhrzeiten:	
Schmerzen? (wenn ja: wo/seit wann)		
Abnorme Sekretion oder Blutung?		
Funktioniert angelegte Harndrainage?		
Klinische Änderung seit Therapiebeginn?		
Bemerkung:		
Am Ende der Einlage		
Uhrzeit		
Allgemeinzustand	gut/mäßig/schlecht	
Beschaffenheit der Tamponade	durchschnittliche Befeuchtung, starke Blutdurchtränkung, abnorme putride Sekretion	
Probleme bei Katheterentfernung	☐ ja	☐ nein
Probleme bei Applikatorentfernung?	☐ ja	☐ nein
Applikatoren vollständig entfernt?	☐ ja	☐ nein
Schmerzen? Angst?	☐ ja	☐ nein
Verabreichte Medikamente?		
Kontrolltermin gegeben?		
Bemerkungen:		

Abb. 8.13. Patientenüberwachung bei intrakavitärer Therapie. Checkliste für Patientinnen mit mehrstündiger Einlage (gynäkologischer Bereich)

8.5.1 Verstärkung der Strahlenempfindlichkeit

Gegenwärtig werden folgende *Verstärkungsmöglichkeiten* klinisch geprüft:

Radiosensibilisierende Substanzen

Die sogenannten Radiosensitizer verstärken die Bestrahlung, ohne selbst zytostatisch auf einen Tumor zu wirken. *Elektronenaffine Substanzen* können die Sauerstoffwirkung im Gewebe imitieren. Hauptvertreter dieser Gruppe sind die Nitroimidazole (z. B. Metronidazol, Misonidazol u. a.). Sie haben sich in der Klinik jedoch bisher nicht durchgesetzt. Andere sensibilisierende Stoffe sind z. B. Bromdeoxyuridin oder Razoxan (ICRF 159). Razoxan hat sich bei der Strahlentherapie von Sarkomen bewährt.

Zytostatika mit sensibilisierender Wirkung

Von den »echten« Sensitizern sind Zytostatika zu unterscheiden, die neben ihrer Eigenwirkung auf bestimmte Tumoren auch noch die Bestrahlungseffekte verstärken, also überadditiv wirken (z. B. Daunorubicin, cis-Platin, Vindesin und viele andere). Sie werden zunehmend in multimodalen Therapiekonzepten eingesetzt.

Dicht ionisierende Strahlen (High-LET-Bestrahlung)

Die biologische Wirkung der Strahlen bei gleicher physikalischer Dosis ist abhängig von der linearen Ionisationsdichte (LET = »linear energy transfer«). Locker ionisierende Strahlen (niedriger LET) sind Photonen und Elektronen, dicht ionisierende Strahlen (hoher LET) sind u. a. Neutronen, Protonen oder Schwerionen. Sie un-

terscheiden sich von Photonen und Elektronen durch folgende Effekte:
- Sie wirken unabhängig vom Sauerstoffmilieu.
- Zellschäden können weniger gut repariert werden.

Klinisch am besten untersucht sind bisher Neutronen. Auf Neutronen sprechen Speicheldrüsentumoren, Sarkome und anaplastische Prostatakarzinome besser an.

Hyperthermie

! Lokale Überwärmung auf 41–44°C scheint einen direkten zytotoxischen Einfluss zu haben und auch den Effekt einer Bestrahlung zu erhöhen.

Der bisherige Einsatz bei oberflächlichen Tumoren zeigt, dass sich die Rate kompletter Remissionen am Bestrahlungsort gegenüber einer alleinigen Bestrahlung deutlich erhöhen lässt. Die Anwendung der Oberflächenhyperthermie kann als therapeutische Möglichkeit betrachtet werden – allerdings müssen hier noch klare Indikationen erarbeitet werden.

Bei tief liegenden Tumoren bestehen immer noch methodische Probleme hinsichtlich einer kontrollierten Wärmeapplikation; außerdem ist der Arbeits- und Personalaufwand groß. Dieser Bereich ist deshalb noch als experimentell einzustufen.

8.5.2 Andere Formen experimenteller Strahlentherapie

Änderung des Fraktionierungsmodus

Eine tumorzerstörende Strahlendosis kann nicht als Ganzes gegeben werden, da sonst das umgebende Normalgewebe mit zerstört würde. Man teilt deshalb die vorgesehene Gesamtdosis auf kleinere tägliche Einzeldosen (Fraktionen) auf, die das Normalgewebe nur wenig und den Tumor doch deutlicher schädigen. Man nennt diese Aufteilung in viele kleine Einzeldosen *Fraktionierung*.

Die übliche Fraktionierung besteht in der Applikation von 5 Einzeldosen pro Woche, wobei durchschnittlich 8–10 Gy pro Woche erreicht werden. Bei Bedarf erfolgen Bestrahlungspausen. Bei schlechter Verträglichkeit hat sich bei manchen Tumoren die »Split-course-Technik« (= Bestrahlung in 2–3 Serien) bewährt; dazwischen liegen Pausen von 2–3 Wochen Dauer.

Klinisch-experimentelle Ansätze mit Änderungen der üblichen Fraktionierung

Hypofraktionierung
- Gabe von 1–3 höher dosierten Einzeldosen pro Woche, meist verbunden mit einer Reduktion der Gesamtdosis
- Einsatz vorwiegend bei Palliativbestrahlungen (z. B. Knochenmetastasen), um die Behandlungsdauer zu verkürzen; Wirkungssteigerung bei Melanomen wahrscheinlich

Hyperfraktionierung
- 2–3 Bestrahlungen pro Tag mit kleineren Einzeldosen bei gleichbleibender Gesamtbehandlungszeit; Gesamtdosen teilweise leicht erhöht
- Ziel ist im Wesentlichen eine verbesserte lokale Tumorkontrolle, indem rasch proliferierende Zellen durch kürzere Bestrahlungsintervalle am Wiederwachsen gehindert werden; bisher bescheidene Verbesserungen der Ergebnisse nur bei bestimmten Untergruppen von Tumoren im HNO-Bereich

Akzelerierte, hyperfraktionierte Bestrahlung
- 2–3 Bestrahlungen pro Tag mit nur gering reduzierten Einzeldosen und Gesamtdosen, ähnlich hoch wie bei konventioneller Radiotherapie; durch Einschränkung oder Weglassen der Wochenendpausen Verkürzung der Gesamtbehandlungsdauer auf etwa 3 Wochen (engl. CHART = »continuous hyperfractionated accelerated radiotherapy«)
- Zusammenfassung von Hyperfraktionierung und akzelerierter Bestrahlung gelegentlich unter dem Überbegriff »Superfraktionierung«; Limitierung durch vermehrte akute Nebenwirkungen und beschränkte Praktikabilität

Protrahierung
- Verlängerung der Dauer einer Einzelbestrahlung durch Verminderung der Dosisleistung

Stereotaktische Bestrahlung und intensitätsmodulierte Radiotherapie (IMRT)

Über spezielle Apparaturen (»Gamma-knife«) oder – einfacher – mit Linearbeschleunigern, einer speziellen Kopfhalterung und einem entsprechend komplexen Planungsprogramm können sehr hohe Dosen an relativ kleine Organbezirke, z. B. am Gehirn, appliziert werden. Die Methode eröffnet neue Möglichkeiten zur Bestrahlung kleiner Rezidive von Hirntumoren oder einzelnen Metastasen sowie bestimmter gutartiger Leiden (z. B. arteriovenöser Fehlbildungen im Gehirn); ihr Einfluss auf die Heilungsrate bestimmter Tumoren bleibt offen. Diese Bestrahlung hat sich bisher im Schädelbereich bewährt und wird zunehmend auch an anderen Körperregionen angewandt.

Seit es möglich ist, über automatisch verstellbare Lamellenblenden (»Multi-leaf-Kollimatoren«) den 20–50 Bestrahlungsfeldern alle möglichen Formen zu geben, können mittels zahlreicher, rasch wechselnder Felder und aufwändiger Computerplanung auch ohne stereotaktische Vorrichtungen kleine umschriebene Tumorbezirke unter optimaler Schonung des umliegenden Normalgewebes hoch dosiert bestrahlt werden. Einzelne Tumorareale erhalten dabei pro Feld verschieden hohe Dosen, daher der Name *intensitätsmodulierte Strahlentherapie (IMRT)*. Der dafür nötige zeitliche Aufwand ist derzeit noch groß.

Andere experimentelle Verfahren und Modifikationen

Interessante Ansätze bieten die sog. »Neutroneneinfangtherapie«, Änderungen der Tumordurchblutung über Medikamente, die photodynamische Therapie oder die intraoperative Bestrahlung (IORT). Der Stellenwert dieser Verfahren für die Klinik ist trotz jahrelanger Studien jedoch noch offen.

Neue Perspektiven durch eine *Radio-Gen-Therapie* könnten in Zukunft radiobiologische Forschungen eröffnen (strahleninduzierte Apoptose oder Änderung der intrazellulären Signalübertragungen durch ionisierende Strahlen in niedrigen Dosen).

8.6 Möglichkeiten der Strahlentherapie

In diesem Abschnitt wird eine kurze Übersicht über die wichtigsten Indikationen der Strahlentherapie gegeben. Mitunter sind hierzu in der Literatur verschiedene Meinungen zu finden. Aus diesem Grunde ist auch das interdisziplinäre Gespräch immer wichtig.

8.6.1 Kurative Radiotherapie nichtoperierter Tumoren

! Eine Reihe von Tumoren ist auch ohne Operation durch eine Strahlentherapie zu einem hohen Prozentsatz heilbar. Es handelt sich um Geschwülste mit lokaler Wachstumstendenz und einer geringen Neigung zur Fernmetastasierung.

Im Einzelfall ist jedoch die Vorhersage einer Heilung unsicher. Hier gelten vielmehr statistische Wahrscheinlichkeiten, die vom Stadium und Reifegrad eines Tumors sowie von oft unbekannten Patientenfaktoren abhängen. In Tabelle 8.3 sind

Tabelle 8.3. Überlebenszeiten (ÜLZ) nach 5 Jahren bei primärer kurativer Bestrahlung.

Tumorart	Dosen [Gy]	5-Jahres-ÜLZ [%]
Basaliom	40–60	96–100
Plattenepithelkarzinom der Haut	60	85–90
Melanom der Konjunktiva	60	90
Larynxkarzinom (T1–2)	60–68	85–90
Zervixkarzinom		
FIGO I	60–70	90–95
FIGO II	60–70	65–70
M. Hodgkin (I–IIA)	36–44	85–90
Prostatakarzinom (T1–4, M0)	70	65–75
Analkarzinom	60	80
Gliome Grad I/II	56–60	60–70

einige Tumoren angeführt, deren Heilungschance mit alleiniger Strahlenbehandlung über 50 % beträgt.

Selbstverständlich sind einige der aufgelisteten Tumoren chirurgisch mit gleicher Effektivität angehbar. Die primäre Radiotherapie hat jedoch ihre Vorteile in einer möglichen Organerhaltung (Larynx, Analregion) oder in der kosmetischen Schonung von Bezirken wie Augenlidern oder Nase (Basaliom).

8.6.2 Adjuvante Radiotherapie

! Durch die zusätzliche Bestrahlung eines Tumorgebietes im Anschluss an eine radikale Operation zur Vernichtung mikroskopischer Tumorreste kann die Häufigkeit von Lokalrezidiven gesenkt und vielfach die Heilungsrate gegenüber einer alleinigen Operation verbessert werden.

Typische Anwendungsbeispiele der adjuvanten Radiotherapie sind:

- Gehirntumoren
- Tumoren im HNO-Bereich
- Mammakarzinom
- Bronchuskarzinom
- Gynäkologische Tumoren
  - Cervixkarzinom
  - Endometriumkarzinom
  - Ovarialkarzinom
- Urogenitale Tumoren
  - Seminom
  - Blasenkarzinom
- Gastrointestinale Tumoren
  - Rektumkarzinom
  - Magenkarzinom
- Weichteilsarkome

8.6.3 Palliative Radiotherapie

! Die Bedeutung und der Nutzen der palliativen Bestrahlung werden häufig verkannt. Ein Strahlentherapeut wendet etwa 40–60 % seiner Zeit für Konsultationen und Behandlungen bei inkurablen Krebserkrankungen auf.

Die therapeutischen Bemühungen sollten umso intensiver sein, je geringer die Zahl der Metastasen ist. Bei solitären oder vereinzelten Herdbildungen ist häufig ein wertvoller Lebenszeitgewinn möglich. In diesen Fällen sollte immer auch an die Konsultation eines Chirurgen gedacht werden.

Die Behandlungszeiten sind gegenüber einer kurativen Behandlung kürzer und die Gesamtstrahlendosen geringer. Dementsprechend sind palliative Bestrahlungen auch kaum mit Nebenwirkungen verbunden.

Wichtige Indikationen zur palliativen Strahlentherapie:

- Therapieresistente Schmerzen
- Frakturgefährdung bei Knochenmetastasen
- Obere Einflussstauung (Mediastinaltumoren)
- Drohender Querschnitt (epidurale Metastasen)
- Hirnmetastasen
- Bestrahlung äußerlich störender, inoperabler Tumoren
- Tumorblutungen
- Retina- und Orbitametastasen

8.6.4 Kombination von Radio- und Chemotherapie

Gesicherte Indikationen für eine *sequentielle Radio-/Chemotherapie* gibt es bei Tumoren, die zwar durch eine Chemotherapie potentiell kurativ angegangen werden können, bei denen aber Tumorzellreservate bestehen, die durch die Chemotherapie nicht erreicht werden (ZNS-Bestrahlung bei akuter Leukämie im Kindesalter, prophylaktische Schädelbestrahlung bei kleinzelligen Bronchialkarzinomen).

Eine weitere Indikation betrifft Tumoren, die aufgrund einer ausgedehnten Tumormasse oder einer beschränkten Chemosensibilität durch eine Chemotherapie in der Regel nicht in eine komplette Remission gebracht werden können. Durch die Bestrahlung wird die Chance einer kompletten Remission und damit eines Langzeitüberlebens größer (z. B. bestimmte Stadien maligner Lymphome und Tumoren im Kindesalter, Bronchialkarzinom).

In der Regel ist bei einer gleichzeitigen Chemo- und Radiotherapie ein deutlicher Anstieg der Toxizität zu erwarten.

Der mögliche Gewinn für den Patienten ist daher, besonders bei experimentellen Ansätzen, gegenüber den Nachteilen stets sorgfältig abzuwägen. Im Zweifelsfall sollte einer sequentiellen Radio-/Chemotherapie der Vorzug gegeben werden. Ausnahmen sind die adjuvante Radiochemotherapie beim Ösophagus-, Rektum- und Analkarzinom sowie bei inoperablen Karzinomen im HNO-Bereich; dort ist die gleichzeitige Radio-/Chemotherapie zum Vorteil des Patienten gesichert.

8.7 Ablauf einer Radiotherapie

8.7.1 Vorstellung beim Radiotherapeuten

Die Indikation zur Strahlentherapie wird entweder im Rahmen einer interdisziplinären Tumorbesprechung oder bei einer ersten Vorstellung des Patienten beim Radioonkologen festgelegt. Neben einer Untersuchung und Überprüfung der Stadienabklärung steht nun das Gespräch im Vordergrund, in dem der Arzt den Patienten über Ablauf, mögliche Nebenwirkungen und Erfolgsaussichten der Strahlentherapie aufklärt.

8.7.2 Planung der Bestrahlung

Die Bestrahlungsplanung hat einen medizinischen und einen physikalisch-technischen Teil. Sie läuft in folgenden Schritten ab:

- Festlegung der Region, die bestrahlt werden soll (Bestimmung des Zielvolumens). Dabei stellt sich die Frage, mit welchem Sicherheitsabstand ein Tumor bestrahlt werden soll, ob regionäre Lymphknotenstationen mit eingeschlossen und welche kritischen Organe geschont werden müssen.
- Bestimmung der täglichen Einzel- und der Gesamtdosis.
- Wahl der geeigneten Bestrahlungstechnik und Erstellung eines Isodosenplans aufgrund von CT-Schnitten (oder seltener Körperquerschnittsskizzen). Die Bestrahlung tief liegender Tumoren über mehrere Felder wird heute routinemäßig mit EDV-gesteuerter Bestrahlungsplanung durchgeführt – in Absprache mit dem Medizinphysiker. In vielen Fällen erfolgen auch schon dreidimensionale Planungen.
- Schriftliche Anweisung des vollständigen Bestrahlungsplans.

8.7.3 Lokalisation und Simulation

Definition

Unter Lokalisation verstehen wir die prätherapeutische Bestimmung der Strahleneintrittspforten und der Strahlenrichtung im Körper mit dem Ziel, eine maximale Strahlendosis am Tumor zu applizieren und die umgebenden normalen Gewebe möglichst zu schonen.

Bei oberflächlichen Läsionen an der Haut kann die Lokalisation, sofern darunter keine kritischen Organe zu berücksichtigen sind, durch eine einfache Einzeichnung des Strahlenfeldes auf der Haut erfolgen. Bei tiefer liegenden Tumoren muss die Radiotherapie über mehrere Felder erfolgen. Feldgrenzen an der Haut und in der Tiefe werden mit Hilfe eines Simulators bestimmt.

Der *Simulator* ist ein spezielles Durchleuchtungsgerät, mit dem die Feldgrößen der Tumorausdehnung im Inneren des Körpers angepasst werden können. Die Feldgrenzen sind bei der Durchleuchtung über einen Drahtrahmen sichtbar und verstellbar. Die richtige Einstellung eines geplanten Feldes wird durch eine Röntgenaufnahme dokumentiert. Der Simulator verwendet dieselben geometrischen Parameter wie das Bestrahlungsgerät; sie müssen also mit der Einstellung am Bestrahlungsgerät übereinstimmen (Tischposition, Feldgröße und Einstrahlwinkel, Abstand der Strahlenquelle zur Körperoberfläche usw). Insofern wird bei diesem Einstellen der Felder der Bestrahlungsvorgang simuliert.

Simulation und Bestrahlungsplanung greifen ineinander. Bei der Simulation wird auch die Position des Patienten bei der Bestrahlung festgelegt. Dabei muss eine täglich repro-

duzierbare Lagerung des Patienten gewährleistet sein. Je nach Bedarf werden dafür auch Satellitenblenden, Gesichtsmasken zur Fixierung der Kopf-Hals-Region oder andere Bestrahlungshilfen bereitgestellt.

8.7.4 Durchführung und Dauer der Bestrahlung

Die Durchführung der Bestrahlung erfolgt in einem abgeschirmten Extraraum an den entsprechenden Bestrahlungsgeräten (Telekobaltgerät, Beschleuniger). Die Patienten sind auf einem verstellbaren Tisch gelagert. Der Strahlerkopf des Gerätes wird in einem vorher festgelegten Abstand (80–120 cm) in verschiedenen Winkeln auf die vorgezeichneten Hautfelder gerichtet. Während der Bestrahlung verspürt der Patient in der Regel keine körperlichen Wirkungen.

- Die Bestrahlungszeit pro Feld liegt größtenteils zwischen 30 s und 5 min – je nach Gerätetyp, Strahlenart und Dosis.
- Die Bestrahlungen werden täglich über 1–4 Felder durchgeführt und erstrecken sich bei kurativer Zielsetzung über einen Zeitraum von 5–8 Wochen, bei Palliativbestrahlungen und Bestrahlungen gutartiger Leiden über 1–4 Wochen.

Die Richtigkeit der Feldeinstellung wird mit *Feldkontrollaufnahmen* überprüft. Der gesamte Therapieablauf wird durch regelmäßige ärztliche Kontrolluntersuchungen überwacht.

8.7.5 Abschluss und Nachsorge

Am Ende der Strahlentherapie stehen eine Abschlussuntersuchung und ein entsprechender Bericht an den Zuweiser und den Hausarzt. Die anschließende Nachsorge wird im Allgemeinen interdisziplinär organisiert sein.

! Der Radioonkologe ist zur mehrjährigen Nachsorge verpflichtet, da nicht nur Therapieeffekte, sondern auch die Entwicklung subakuter und später Strahlenreaktionen erfasst werden müssen.

8.8 Medizinische und pflegerische Probleme

Medizinische und pflegerische Probleme in der Radioonkologie ergeben sich durch:

- die Tumorerkrankung,
- akute und chronische Strahlenreaktionen,
- psychologische Barrieren gegenüber der Therapie,
- Organisationsfragen.

Strahlenreaktionen sind von mehreren Faktoren abhängig (s. unten). Je mehr Risikofaktoren zusammenkommen, desto höher ist die Wahrscheinlichkeit einer akuten Reaktion oder Spätkomplikation. Lokale Probleme entstehen in der Regel durch die Einwirkung der Strahlen auf das den Tumor umgebende gesunde Gewebe. Gelegentlich werden solche Probleme auch vom Zerfall des Tumors selbst ausgelöst. Die Reaktion läuft innerhalb eines Bestrahlungsfeldes ab. Man unterscheidet akute, subakute und chronische Reaktionen.

Risikofaktoren bezüglich Nebenwirkungen in der Strahlentherapie

Therapiebedingte Faktoren

- Gesamtdosis (erhöhtes Risiko über 60 Gy)
- Hohe Einzeldosen (bewährt sind 2 Gy pro Tag)
- Große Bestrahlungsfelder und -volumina
- Anwendung von Neutronen
- Zustand nach Radikaloperation
- Gleichzeitige Gabe von Zytostatika

Patientenbezogene Faktoren

- Kardiovaskuläre Begleitkrankheiten (Hypertonie, Herzinsuffizienz, Diabetes)
- Hohes Alter, gleichzeitig schlechter Allgemeinzustand
- Erhöhter Alkoholkonsum während der Bestrahlung
- Genetische Leiden (Ataxia teleangiectasia, Xeroderma pigmentosum)
- Kollagenosen
- Individuelle, ungeklärte Prädisposition zur Fibrosebildung

8.8.1 Akute Nebenwirkungen

Die akute Strahlenreaktion tritt während der mehrwöchigen Bestrahlungszeit auf und hat ihre Ursache in einer strahlenbedingten Entzündung rasch proliferierender Gewebe. Hauptsächlich betroffen sind dabei Haut, Schleimhäute und das Knochenmark. Akute Reaktionen sind selten bei der Mitbestrahlung viszeraler Organe und des Stützgewebes. Subakute Reaktionen sind an Lunge und Zentralnervensystem möglich (Tabelle 8.4).

Akute Reaktionen an der Haut (Einzelheiten s. ▶ Kap. 24)

- Hautrötung (Erythem)
- Pigmentierung
- Trockene Hautschuppung
- Feuchte Hautablösung (Epitheliolyse)
- Nekrose, Ulzeration (nur bei überhöhten Dosen möglich)

Akute lokale Reaktionen an den Schleimhäuten (Einzelheiten s. ▶ Kap. 25)

Region	Art der Reaktion
Mund und Rachen	Mukositis (Schmerzen, Geschmacksverlust) – Rötung – exsudative fibrinöse Schleimhautreaktion – Bildung von Blasen und Ulzera – Soorbefall
Ösophagus	Ösophagitis (Schluckschmerz)
Darm	Enteritis (Diarrhöen)
Urogenitalbereich	Zystitis (Dysurie, Polyurie) Vaginitis (Fluor, Dyspareunie)

8.8.2 Allgemeinsymptome

! Allgemeinsymptome, d.h. Bestrahlungseffekte, die außerhalb eines bestrahlten Gebietes auftreten, stehen klinisch gegenüber den lokalen Problemen deutlich im Hintergrund. Sie werden in der Regel nur bei großen Bestrahlungsvolumina und der Mitbestrahlung viszeraler Organe beobachtet. Ihre Pathogenese ist vorläufig ungeklärt.

Von klinischer Bedeutung sind vor allem 3 Symptomkomplexe:

- Übelkeit, Brechreiz und Erbrechen,
- Verminderung des Appetits,
- Müdigkeit.

Ihre Therapie ist symptomatisch (Antiemetika, evtl. Normalisierung des Hämoglobinspiegels) oder besteht darin, das Bestrahlungsvolumen und die Einzeldosen zu reduzieren oder eine Behandlungspause einzulegen. Die zahlreichen angebotenen Medikamente zur Verringerung dieses sog. »Strahlenkaters« (z. B. Actihaemyl/Solcoseryl, Vitamin-B-Komplex sowie diverse alternativmedizinische Präparate) sind in ihrer Wirkung nicht überzeugend belegt. Ein Wirkungsnachweis ist aber auch schwer zu erbringen, da eine strahlentherapeutisch induzierte Übelkeit variabel ist, oft spontan verschwindet und von psychologischen Faktoren mitbestimmt werden kann (s. ▶ Kap. 20). Die genannten Symptome verschwinden in der Regel wenige Tage nach einer kurzzeitigen Unterbrechung oder nach Beendigung der Strahlenbehandlung.

Seltene systemische Probleme nach Strahlentherapie sind:

- Pneumonitis außerhalb eines bestrahlten Feldes,
- splenogene Markhemmung nach Milzbestrahlung,
- spezielle Syndrome nach Ganzkörperbestrahlung.

Die Therapie ist wiederum symptomatisch. Psychische Veränderungen (z. B. Depressionen) sind nicht zu den Allgemeinsymptomen bei Strahlentherapie zu zählen. Meist ist eine Disposition für solche Veränderungen vorgegeben, und unspezifische Belastungen wie Operationen, Infektionen und auch eine Bestrahlung können als Auslöser wirken.

8.8.3 Spätfolgen

Auch mit modernen Techniken lässt sich nicht vermeiden, dass normale, in der Umgebung des

Tabelle 8.4. Akute und subakute Reaktionen an anderen Organen

Region	Art der Reaktion	Dauer [Wochen]	Maßnahmen
Zentrales Nervensystem	Somnolenzsyndrom	2–3	Stationäre Pflege ratsam, evtl. Sondenernährung; Dexamethason
	Vorübergehende Myelopathie	2–12	Aufklärung des Patienten über Zusammenhänge und gute Prognose des Symptoms
Lunge	Pneumonitis (Fieber 38–39°C, trockener Husten)	2–3	Antipyretika, Hustenmittel, Antibiotikaprophylaxe, Kortikoide (?), Atemgymnastik, ggf. Inhalationen
Knochenmark	Periphere Leuko- und Thrombopenie	0,5–2	Blutbildkontrollen. Bei Lc <2 G/l oder Thrombo <50 G/l Unterbrechung der Therapie; Blutteilchenersatz oder Antibiotika nur bei Tiefstwerten oder Blutungen bzw. Infekten; hämatopoetische Wachstumsfaktoren

Tumors liegende Gewebe bis zu einem gewissen Grade mitbestrahlt werden. Naturgemäß können dort auch Spätfolgen auftreten. Bei sachgemäßer Durchführung der Therapie, Berücksichtigung der Toleranzgrenzen kritischer Organe und Beachtung der bekannten Risikofaktoren lassen sich Spätfolgen und Komplikationen aber auf ein Mindestmaß reduzieren. Dies sollte man sich vor Augen halten, wenn die Vielzahl möglicher Spätfolgen aufgelistet wird.

! Bei kurativer Bestrahlung dürfte die Rate nicht auszuschaltender schwerer Nebenwirkungen derzeit bei 4–8 % liegen. Bei Palliativbestrahlungen sind die Dosen geringer und ernste Nebenwirkungen sehr selten. Spätfolgen können etwa 6 Monate, aber auch erst bis zu 10 und mehr Jahre nach Abschluss einer Bestrahlung beobachtet werden. Nach Latenzzeiten von 25–40 Jahren können selten auch Zweitmalignome (dann oft Sarkome) in den bestrahlten Gebieten auftreten.

Die folgenden Übersichten fassen Spätfolgen und Komplikationen an verschiedenen Körperregionen zusammen und geben Hinweise zu ihrer Behandlung (Tabelle 8.5a–f).

8.8.4 Aspekte der Patientenaufklärung

Therapieangst

Wenn ein Patient zur Strahlentherapie überwiesen wird, befindet er sich oft in einem Zwiespalt zwischen Angst vor einer ihm unbekannten Therapie und Einsicht in deren Notwendigkeit. Der Patient hat häufig eine unspezifische Angst gegenüber ionisierender Strahlung, diesem geräuschlosen, unbekannten Phänomen, das in weiten Kreisen der Bevölkerung mit Vorurteilen verbunden ist. Die Verarbeitung dieser Probleme verlangt Aufklärung und Hilfestellung durch kompetente Personen.

Notwendige Aufklärung

Dem Abbau psychologischer Barrieren gegenüber der Therapie dienen:

- Aufklärung über die Krankheit und die Wirkung der Strahlen,
- Erklärung des Bestrahlungsvorgangs,
- Besprechung der Nebenwirkungen; sachliche Information,
- regelmäßige Betreuung während der Therapie,
- Sicherstellung einer Nachbetreuung,
- Hinweis auf Selbsthilfegruppen.

Die Ängste eines Patienten sind in der Regel umso geringer, je besser er über den Bestrahlungsvorgang und seine Notwendigkeit aufgeklärt wurde. Eine Hilfe können dabei Vordrucke mit entsprechenden anatomischen Skizzen, Verhaltensregeln während der Therapie und Hinweise zu möglichen Nebenwirkungen sein. Sie sind in relativ ausgereifter Form im medizinischen Buchhandel erhältlich. Auch die Informationsbroschüren der Krebsligen und der strahlentherapeutischen Fachgesellschaften dienen diesem Zweck.

Tabelle 8.5a–f. Mögliche Spätfolgen einer Bestrahlung und Behandlung.

Komplikation	Behandlung (Bemerkungen)
a Zentrales und peripheres Nervensystem	
Gehirnnekrosen	Diffus: keine sichere Therapie bekannt; Antikoagulanzien? Umschrieben: operative Ausräumung
Zentrale Atrophie mit Ventrikelerweiterung	Keine Therapie bekannt
Myelopathie	Reizsymptomatik: Kortikoide; ansonsten symptomatische Therapie; Spasmolytika bei Bedarf
Schäden peripherer Nerven (Neuritis, Parese)	Schmerzen: Analgetika; Parese: keine Therapie bekannt
b Kopf-Hals-Bereich	
Chronische Mundtrockenheit	Vermehrte Mundhygiene, viel Flüssigkeit, langsames Essen; künstlicher Speichel, Mucinol-Tabletten, Salagen
Narbenfibrosen	–
Perichondritis des Larynx	Fachärztliches Konsilium, evtl. Tracheostoma nötig (gelegentliche Notfallsituation)
Chronische seröse Tympanitis	Symptomatische fachärztliche Behandlung
Knochennekrosen	s. Tabelle 8.5f
Zahnkaries und -nekrose	Zahnärztliche Sanierung (Prophylaxe: Mundhygiene, Fluorgelschiene)
Katarakt	Evtl. Operation
Bulbusfibrose	Bei starken Schmerzen evtl. Enukleation (selten, nur nach Höchstdosen)
Hypothyreose	Hormonsubstitution bei Bedarf
Schilddrüsenkarzinom	Radikale Operation (selten, lange Latenzzeit)
c Thoraxorgane	
Regionale Lungenfibrose	Symptomatisch; Wirkung von Kortikoiden unsicher, Therapie von Bronchialinfektionen, Atemgymnastik
Ösophagusstriktur	Bougierung
Ösophagusulzeration	Bepanthen-Pastillen, Kamillenlösung trinken lassen
Einschränkung der Motilität des Ösophagus	Chirurgisches Konsilium, Diät
Perikarditis	Therapie meist nicht nötig (oft Nebenbefund im Ultraschall), im Extremfall Perikardektomie
Myokardiopathie	Behandlung der Herzinsuffizienz
Mykokardinfarkt	Kardiologische Fachbehandlung (Zusammenhang des Ereignisses mit Radiotherapie nicht gesichert, bei Patienten mit M. Hodgkin vermutet)
Rippennekrosen	s. ► Tabelle 8.5f
d Abdomen	
Alle Darmabschnitte: - Striktur - Ulzeration - Blutung	Chirurgische Konsiliarbehandlung, ggf. operatives Vorgehen
Diffuse Enteropathie	s. ► Kap. 21
Fibrose des Mesenteriums und Retroperitoneums	Urologisches Konsilium bei Affektion der Ureteren
Radiogene Nephritis	Symptomatische Therapie einer eventuellen Hypertonie und ihrer Folgen; bei bilateraler Nephrosklerose (extrem selten) Nephrektomie und Transplantation, sofern Heilung vom Tumor besteht
Radiogene Hepatitis	Kortikosteroide
Leberfibrose mit Aszites	Maßnahmen wie bei Zirrhose
Exokrine Pankreasinsuffizienz	Enzymsubstitution

Tabelle 8.5a–f. *Fortsetzung.*

Komplikation	Behandlung (Bemerkungen)
e Beckenbereich	
Chronische Proktitis	Antiphlogistika und Kortikosteroide lokal, Diät, bei Therapieresistenz Kolostomie
Chronische Zystitis	Spasmolytika, Blasenspülungen mit Kamillosan, Kortikosteroiden u.a.; Bekämpfung einer Begleitinfektion; im Extremfall Zystektomie
Vaginalnekrosen	Initial starke Analgetika, Nekroseabtragungen, lokale Gabe von z. B. H_2O_2, Antibiotika (langwieriger Verlauf über Monate)
Stenose der Urethra	Bougierung
Stenose der Ureteren	Ureterschienung, eventuell Nephrostoma
Stenose von Darmsegmenten	Segmentresektion
Chronische Enteropathie	Sulfasalazin (Salazopyrin, Azulfidine) über 4–6 Wochen, Enzymsubstitution, hochkalorische Ernährung; bei starken Diarrhöen zusätzlich Imodium oder Reasec., Diät
Rektovaginal- und Vesikovaginalfistel	Ausschaltungskolostomie bzw. Nephrostomie; rekonstruktive Operationen nur selten und beim Fehlen einer stärkeren Fibrose möglich
f Haut und Extremitäten	
Haut	
Teleangiektasien, Atrophie	Allgemeine Hautpflege
Ulzeration	Bepanthen-Roche Salbe, Peru-Balsam; evtl. Exzision und plastische Deckung
Proliferierende Dermatose	Therapie nicht bekannt. Präkanzerose (selten)
Hautkarzinom (Latenz 30–40 Jahre)	Operation
Stütz- und Bindegewebe	
Fibrosen	–
Sekundäres Lymphödem	Lymphdrainagen, Hochlagerung, Vermeiden von Verletzungen, evtl. kardiale Stützung
Gelenkkontraktur	Vorstellung beim Orthopäden bzw. Chirurgen
Lipomatöse Muskelatrophie	–
Gefäßverschluss (selten)	Gefäßchirurgischer Eingriff, Angioplastie
Aseptische Knochennekrose	Häufig ein asymptomatischer Röntgenbefund; Fraktur: Osteosynthese ± Nekroseentfernung; Schmerzen: Nekroseausräumung + stabilisierende Operation
Sarkomentwicklung	Operation (selten, lange Latenz)

! Bei der Erläuterung möglicher Nebenwirkungen stößt man oft auf Vorurteile. Die Angst vor übermäßigen Hautreaktionen, wie sie in der Ära der konventionellen Röntgenbestrahlung tatsächlich vorgekommen sind, ist bei modernen Hochvoltgeräten kaum noch berechtigt. Ausnahmen: Hochdosierte Bestrahlungen mit Elektronen (seltene Indikation) oder Bestrahlung an Körperstellen, die vermehrten mechanischen Belastungen ausgesetzt sind (Axilla, tiefe Inguinalregion usw). Ein Haarverlust am Kopf tritt nur ein, wenn der Schädel bestrahlt wird oder gleichzeitig zur Bestrahlung Zytostatika gegeben werden, aber nicht bei Bestrahlung anderer Körperteile. Die Patienten strahlen auch nicht mehr, wenn sie eine perkutane Radiotherapie erhalten haben und aus dem Bestrahlungsraum kommen.

Ein Patient fühlt sich sicherer, wenn er weiß, dass regelmäßig (wöchentlich) Kurzkontrollen vorgesehen sind und bei Beschwerden jederzeit eine röntgentechnische Assistentin oder der behandelnde Arzt angesprochen werden können. Zur Unterstützung gehört schließlich auch der Hinweis auf die Existenz von Selbsthilfegruppen und auf eine sorgfältige interdisziplinär gestaltete Nachbetreuung nach Abschluss der Strahlentherapie.

Bei weitem nicht jeder Patient einer radioonkologischen Station oder Ambulanz ist unheilbar krank. Rund 50 % der Krebsfälle sind heute heilbar. Wir dürfen hier durchaus mit Statistiken argumentieren und manchem Patienten in Abhängigkeit vom Stadium seiner Erkrankung berechtigte Hoffnung auf eine Heilung seines Leidens machen. Selbst wenn eine inkurable Situation vorliegt, darf auf die große Variationsbreite der Krankheitsverläufe hingewiesen werden.

Fast ohne Ausnahme kann mit dem Patienten offen – jedoch mit Einfühlungsvermögen – über seine Krankheit gesprochen werden. Das Informationsbedürfnis der Patienten scheint allerdings mit zunehmendem Alter stark abzunehmen (Untersuchungen der Strahlenklinik Essen). Zurückhaltung in der Information ist angezeigt, wenn bei einem Patienten wiederholte Depressionszustände bekannt sind!

Die Aufklärung und Information von Krebspatienten wird in ▶ Kap. 41 ausführlicher behandelt.

Ganz selten besteht eine *Klaustrophobie* als ernsthaftes Hindernis gegenüber einer Strahlentherapie. Die Angst kann sich z. B. gegen Gesichtsmasken, wie sie zur Fixierung der Kopf-Hals-Region verwendet werden, oder gegen den geschlossenen Bestrahlungsraum richten. Die Maske kann im Einzelfall immer weggelassen werden, gegen die Raumangst hilft meist der Hinweis auf die bestehende Videoüberwachung des Raumes und die jederzeit mögliche Sprechverbindung zur Röntgenassistentin. In extremen Fällen sollten Psychopharmaka verordnet werden.

8.8.5 Organisatorische Probleme

Eine Strahlenbehandlung dauert in der Regel mehrere Wochen. Damit ist mitunter ein längerer stationärer Aufenthalt verbunden. Wenn die nötige Stadienabklärung abgeschlossen ist und es der Allgemeinzustand des Patienten erlaubt, sollte die Bestrahlung *ambulant* durchgeführt werden. Dies ist für den Patienten angenehmer, und die Kosten sind trotz des täglichen Transportes geringer als bei einem stationären Aufenthalt. Gründe, die für eine Hospitalisierung auf einer radioonkologischen Bettenstation sprechen, sind:

- starke Verschlechterung des Allgemeinbefindens,
- täglicher Anreiseweg von 50 km und mehr,
- große Bestrahlungsvolumina (Verstärkung von Übelkeit und Erbrechen durch die Autofahrt möglich),
- risikoreiche Krankheitssituation (onkologische Notfallsituationen, Hirnödem, Thrombosen, drohende Querschnittslähmung und therapiebedürftige Begleitkrankheiten).

Ein größeres Informationsbedürfnis besteht bei den ambulanten Patienten hinsichtlich der Transportmöglichkeiten vom Wohnort zum Krankenhaus und zurück, besonders hinsichtlich der Kostenübernahme durch die Krankenkassen. Das *Problem* wird in den deutschsprachigen Ländern recht unterschiedlich gehandhabt: Hilfestellung in diesen Fragen obliegt dem gesamten Betreuungsteam.

Sollte die Versorgung von Haushalt und Familie aufgrund der Behandlung problematisch werden, so können die Sozialdienste der Krankenhäuser eingeschaltet werden, damit Lösungen gefunden werden. Wenn daneben noch finanzielle Engpässe durch Eigenbeteiligung, Kosten durch Prothesen und andere Heilbehelfe auftreten, wird ein Kontakt mit der regionalen Krebsliga oder ähnlichen Institutionen empfohlen (s. zu diesen Punkten auch ▶ Kap. 41).

Weiterführende Literatur

Sauer R (1993) Strahlentherapie und Onkologie für technische Assistenten in der Medizin, 2. Aufl. Urban & Schwarzenberg, München Wien Baltimore

Scherer E, Sack H (1996) Strahlentherapie, 4. Aufl. Springer, Berlin Heidelberg New York Tokyo

Straube D (Hg) (1997) Dokumentierte Patientenaufklärung Perimed Compliance, Erlangen (Tel. Bestellung: 09131-609202)

Medikamentöse Tumortherapie

Th. Kroner

9.1 Einleitung

Bis vor kurzem standen für die medikamentöse Tumorbehandlung lediglich zwei Gruppen von Medikamenten zur Verfügung:
- Zytostatika,
- Hormone und hormonell bzw. antihormonell wirkende Substanzen.

Damit war eine einfache und eindeutige Einteilung der onkologischen Therapiearten vorgegeben:
- Chemotherapie, d. h. Behandlung mit Zytostatika,
- Hormontherapie, d. h. Behandlung mit Hormonen und anderen hormonell wirksamen Substanzen.

Heute ist die Situation wesentlich komplexer: In den vergangenen Jahren hat sich das Wissen um zell- und molekularbiologische Vorgänge sprunghaft erweitert. Daraus ergaben sich völlig neue therapeutische Möglichkeiten. Davon sind in der Onkologie u. a. bereits als Standardbehandlungen etabliert:
- Zytokine,
- Antikörper,
- Hemmstoffe der intrazellulären Signalübermittlung.

Behandlungen mit diesen neuen Substanzen werden in der Regel nicht als Chemotherapie bezeichnet. Leider fehlt eine allgemein akzeptierte Bezeichnung für diese Therapien. Verschiedene, meist schlecht definierte Begriffe werden angewandt. So spricht man etwa von »Biologischen Therapien« (engl.: »*Biologicals*«) und versteht darunter v. a. die Behandlung mit Zytokinen und teilweise auch mit Antikörpern.

Der Begriff *Chemotherapie* wurde bereits 1908 eingeführt, ursprünglich für die Behandlung von Infektionskrankheiten mit chemischen Substanzen. Heute wird er v. a. für die Behandlung von Tumorkrankheiten mit *Zytostatika* gebraucht. In der letzten Zeit wird der Begriff allerdings unterschiedlich gehandhabt: Einige Autoren bezeichnen damit nach wie vor ausschließlich die Behandlung mit Zytostatika. Andere Autoren, denen wir uns anschließen, gebrauchen ihn auch für neuere Methoden der medikamentösen Tumortherapie, z. B. für die erwähnten Hemmstoffe der Signalübermittlung.

Mit der Chemotherapie bösartiger Tumoren verbinden viele Laien, aber auch Angehörige von medizinischen Berufen, eine Reihe negativer Vorstellungen: Übelkeit und Erbrechen, Haarausfall, langer Krankenhausaufenthalt, kurz: Verlust an Lebensqualität. Chemotherapie werde – so jedenfalls eine oft geäußerte Meinung – nur in hoffnungslosen Fällen eingesetzt, alle Bemühungen seien deshalb letztlich vergebens und die Patienten trotz der »Quälerei« zum Tode verurteilt.

Wieweit treffen nun diese Vorurteile auf die Chemotherapie zu? Es stimmt zwar, dass auch heute noch nur eine Minderzahl der fortgeschrittenen malignen Tumoren durch Chemotherapie geheilt werden kann; und es trifft auch zu, dass Zytostatika nicht nur Tumorzellen, sondern auch gesunde Zellen beeinflussen und somit zu unerwünschten, teils toxischen Wirkungen führen können. Trotzdem ist eine pauschale Ablehnung der Chemotherapie nicht gerechtfertigt.

Erfahrungen, die für die Chemotherapie sprechen

- Einige maligne Tumoren sind heute auch in fortgeschrittenen Stadien mit Chemotherapien heilbar (kurative Chemotherapie).
- Die Heilungsaussichten gewisser maligner Tumoren können durch eine zusätzliche Chemotherapie vor oder (häufiger) nach Operation verbessert werden (neoadjuvante oder adjuvante Chemotherapie).
- Bei vielen fortgeschrittenen unheilbaren Tumoren kann durch Chemotherapie eine vorübergehende Tumorrückbildung (Remission) erreicht werden (palliative Chemotherapie). Auch wenn es schließlich zum Rückfall kommt, profitieren viele Patienten trotz der Nebenwirkungen der Chemotherapie davon – gerade in Bezug auf ihre Lebensqualität.

- Viele Nebenwirkungen der Chemotherapie sind heute in geschulten und geübten Händen kontrollierbar. Unstillbares Erbrechen beispielsweise sollte heute – wo neue hoch wirksame Antiemetika zur Verfügung stehen – nach Chemotherapien nur noch in Ausnahmefällen auftreten.
- Die meisten Chemotherapien können heute ambulant durchgeführt werden. Eine Hospitalisierung ausschließlich zum Zweck der Chemotherapie ist nur in seltenen Fällen erforderlich.

Damit eine Chemotherapie vom Patienten, von seinen Angehörigen und auch von Seiten der Pflegenden akzeptiert wird, müssen allerdings bestimmte *Voraussetzungen* erfüllt sein:
- Die Indikation zur Chemotherapie muss durch einen onkologisch erfahrenen Arzt gestellt werden. Dabei muss – wie bei jeder Behandlung – der mögliche Nutzen sorgfältig gegen die zu erwartenden Nebenwirkungen abgewogen werden.
- Der Patient und alle ihn Betreuenden müssen über das Ziel der Behandlung (d. h. ob sie in kurativer oder palliativer Absicht erfolgt), ihren Ablauf und die möglichen Nebenwirkungen informiert sein. Die Pflegenden können entsprechend ihrer Kompetenz in diesem kontinuierlichen Prozess der Informationsvermittlung eine wichtige und dankbare Aufgabe wahrnehmen.
- Die Durchführung der Chemotherapie erfordert von Ärzten und Pflegenden Sorgfalt, Kenntnisse und Erfahrung im Einsatz der Medikamente und der nötigen supportiven Maßnahmen.

9.2 Zytostatika

Definition

Zytostatika sind körperfremde Substanzen. Sie entfalten ihre Wirkung in erster Linie im Zellkern derart, dass sie die Teilung und damit die Vermehrung von Tumorzellen verhindern (griech. *zytos*, Zelle; *stasis*, Stillstand).

Tumorzellen können durch Zytostatika nicht genauso wirksam bekämpft werden wie z. B. Bakterien durch Antibiotika. Die hohe Wirksamkeit (und geringe Toxizität) von Antibiotika bei bakteriellen Infekten beruht darauf, dass Antibiotika bakterienspezifische Stoffwechselvorgänge stören: Penizillin z. B. hemmt gezielt den Aufbau der Bakterienwand. Menschliche Zellen besitzen keine Struktur, die einer Bakterienwand ähnlich ist. Die Hemmung der Bakterienwandsynthese ist also nur für das Bakterium, nicht aber für den menschlichen Organismus schädlich.

Tumorzellen unterscheiden sich – im Gegensatz zu Bakterien – in ihrem Aufbau und ihrem Stoffwechsel nur wenig von normalen, gesunden Zellen. Dies erschwert die medikamentöse Behandlung, da jeder Eingriff in die biologischen Funktionen der Tumorzelle auch einen Eingriff in die Funktionen gesunder Körperzellen bedeutet. Das ist der Hauptgrund für die zum Teil geringe Wirkung bzw. hohe Toxizität der medikamentösen Tumorbehandlung.

Die Vorgänge bei der Zellteilung sind – wie erwähnt – bei Tumorzellen und gesunden Zellen praktisch identisch. Es ist deshalb schwer zu verstehen, weshalb Zytostatika vorwiegend die Vermehrung von Tumorzellen verhindern. Bei einigen Tumorarten befindet sich ständig ein hoher Anteil von Tumorzellen in den verschiedenen Phasen der Zellteilung. Bei solchen rasch wachsenden Tumoren (z. B. bei Hodenkarzinomen, bei einigen akuten Leukämien oder malignen Lymphomen) zeigen Zytostatika verständlicherweise eine besonders gute Wirkung. Schwieriger zu erklären ist die Wirkung der Chemotherapie bei langsam wachsenden Tumoren wie etwa dem Mammakarzinom. Man vermutet eine besondere Verletzlichkeit der Tumorzellen während der Zellteilung.

Zu den Zytostatika zählen sowohl synthetisch hergestellte Produkte als auch Abkömmlinge natürlicher Substanzen:
- Rein synthetisch hergestellte Zytostatika, z. B.:
  - Cyclophosphamid (Endoxan),
  - 5-Fluorouracil.
- Zytostatische Ausgangsstoffe aus Pflanzen, z. B.:
  - Extrakte aus einem Immergrün,
  - Pilzprodukte (Doxorubicin/Adriblastin),

- Rinde und Nadeln der pazifischen Eibe (Abb. 9.1; Paclitaxel/Taxol und Docetaxel/Taxotere),
- Extrakte aus Blättern eines in China heimischen Baums (Abb. 9.2; Topotecan/Hycamtin und Irinotecan/Campto).

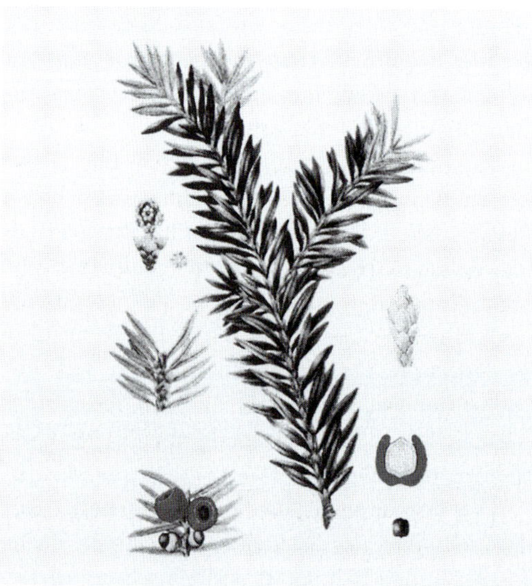

Abb. 9.1. Rinde und Nadeln von Eiben, Taxus brevifolia und Taxus baccata, enthalten die Grundsubstanz für die sog. Taxane Paclitaxel (z. B. Taxol) und Docetaxel (z. B. Taxotere). (Mit freundlicher Genehmigung von G. Keuck, Frankfurt)

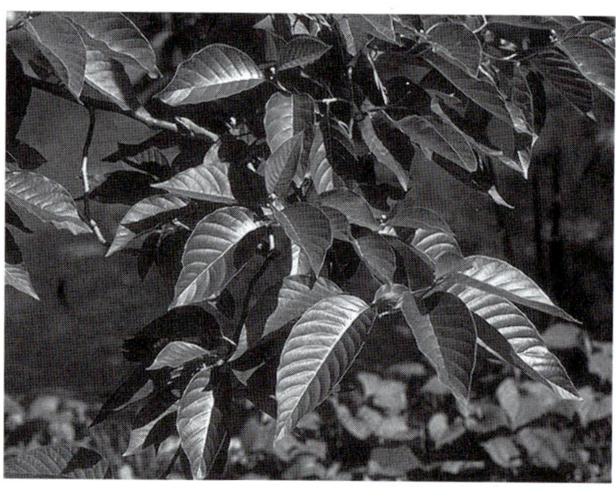

Abb. 9.2. In den Blättern des chinesischen Baumes Camptotheca acuminata werden die Grundstoffe für die Zytostatika Topotecan (Hycamtin) und Irinotecan (Campto) gefunden. (Mit freundlicher Genehmigung von J. R. Manhart, Texas A & M University)

9.2.1 Wirkungsmechanismen der Zytostatika

Verschiedene Mechanismen sind für die zytostatische bzw. zytotoxische Wirkung verantwortlich. Zu ihrem Verständnis ist die Kenntnis der in ▶ Kap. 1 beschriebenen Vorgänge bei der Zellteilung nötig.

Hemmung der DNS-Synthese

Verschiedene Zytostatika, die sog. *Antimetaboliten*, hemmen Enzyme, die zum Aufbau der Nukleinsäuren, d. h. für die DNS- und RNS-Synthese, nötig sind. Ihre Wirkung beruht darauf, dass sie den Enzymen einen »falschen Baustein« anbieten: So stellt z. B. das Zytostatikum 5-Fluorouracil einen solchen falschen Baustein (anstelle des normalen Bausteins Uracil) dar (Abb. 9.3).

Veränderung der DNS-Struktur

Durch Vernetzung (»cross-linking«). Viele Zytostatika gehören zur Gruppe der sog. alkylierenden Substanzen (s. Tabelle 9.1). Diese besitzen eine Alkylgruppe (z. B. CH_3–), ein sehr leicht reagierendes Molekül, das sich mit DNS-Strängen verbindet. Diese Alkylisierung der DNS führt zu Quervernetzungen der DNS-Stränge und dadurch zu Störungen der DNS-Verdopplung (Replikation) bei der Zellteilung sowie der DNS-Ablesung bei der RNS-Synthese (Abb. 9.4). Auf ähnlichen Quervernetzungen der DNS beruht auch die zytostatische Wirkung der Platinverbindungen.

Durch Interkalation. Auch in der Tumortherapie werden Antibiotika eingesetzt, d. h. Stoffwechselprodukte von Pilzen. Diese Antibiotika (s. Tabelle 9.1)

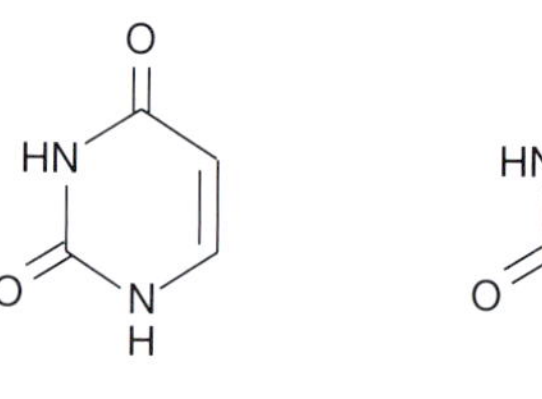

Abb. 9.3a, b. Das Zytostatikum 5-Fluorouracil (**b**) wird hergestellt, indem an den normalen Zellbaustein Uracil (**a**) ein Fluoratom (F) angefügt wird

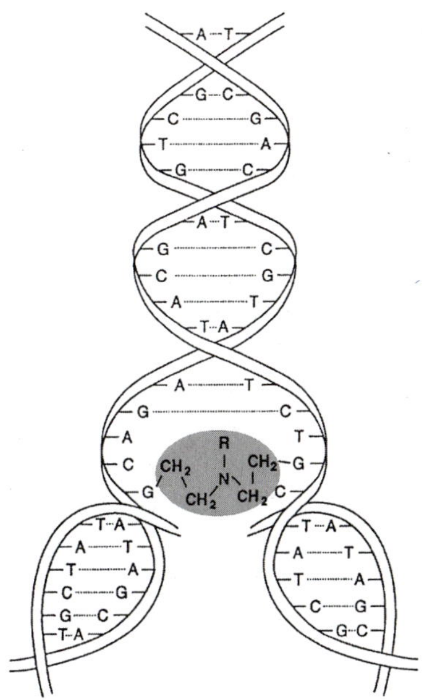

Abb. 9.4. Ein alkylierendes Zytostatikum (grau markiert) hat sich mit 2 Alkyl-Gruppen (CH_2-) an Guaninmoleküle der DNS gebunden. Dadurch sind die beiden DNS-Stränge pathologisch vernetzt. Die Funktion der DNS wird erheblich gestört. (Nach: BA Teicher in »Cancer«, Lippincott-Raven 1997)

haben im Vergleich zu ihrer zytostatischen nur eine geringe antibakterielle Wirkung. Ihre zytostatische Wirkung beruht auf verschiedenen Veränderungen der DNS-Struktur, z. B. durch die sog. Interkalation. Das Antibiotikummolekül schiebt sich dabei zwischen die Windungen der DNS und lagert sich dort so an, dass die Funktion, v. a. die Verdoppelung der DNS, nicht mehr gewährleistet ist.

Durch Hemmung der Topoisomerasen I oder II.

Die Topoisomerasen I und II sind Enzyme, die die Stränge der DNS-Doppelspirale an bestimmten Stellen für die Replikation aufwinden, zertrennen und dann wieder verbinden können. Zu den Topoisomerasehemmern gehören v. a. natürliche Zytostatika, wie etwa Etoposid (z. B. Vepesid) oder die Camptothecine (z. B. Campto und Hycamtin; Abb. 9.5a–e).

Hemmung der Mikrotubuli

Mikrotubuli (lat.: *Tubulus*, kleiner Schlauch) sind schlauchförmige Eiweißkomplexe. Sie kommen in den Zellen in verschiedenen Formen vor: Sie sind Teile des *Spindelapparats*: Dessen Fasern heften sich

Tabelle 9.1. Einteilung der Zytostatika

Gruppe	Beispiele[a]	Wichtige Wirkungsmechanismen
Alkylierende Substanzen	Melphalan Cyclophosphamid Busulfan	Cross-linking
Antimetaboliten	Methotrexat 5-Fluorouracil Cytosin-Arabinosid	Hemmung der DNS-Synthese
Antibiotika	Doxorubicin Bleomycin	Interkalation, Hemmung der Topoisomerase
Pflanzenderivate	Vinblastin Vincristin Docetaxel Paclitaxel Topotecan Irinotecan Etoposid	Störung der Mikrotubuli Hemmung der Topoisomerase I Hemmung der Topoisomerase II
Diverse	Cisplatin Carboplatin Mitoxantron Procarbazin Bortezomib	Cross-linking Interkalation, Hemmung der Topoisomerase Cross-linking Hemmung der Proteasomen

[a] Präparatenamen s. Anhang

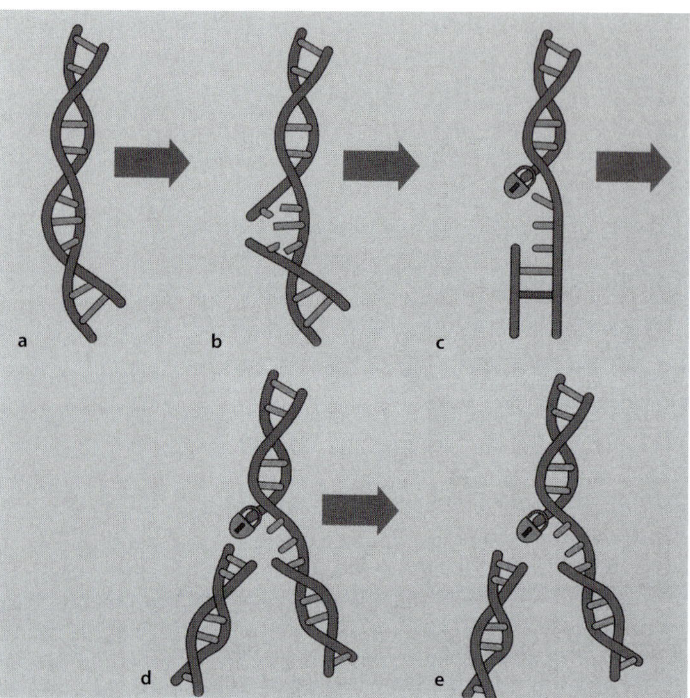

▪ **Abb. 9.5a–e.** Wirkungsmechanismus der Camptothecine:
a Doppelsträngige DNS vor der Zellteilung. **b** Die DNS wird bei der Vorbereitung zur Zellteilung durch das im Zellkern vorkommende Enzym Topoisomerase I an einem Einzelstrang aufgeschnitten. Dadurch kann die spiralförmig aufgewickelte DNS sich entwickeln und die beiden Einzelstränge können sich im Hinblick auf ihre Verdopplung trennen. **c** Camptothecine bilden eine stabile Verbindung mit der Topoisomerase und der Schnittstelle der DNS. **d** Die Einzelstränge haben sich teilweise verdoppelt. Die Verdoppelung kann nicht zu Ende geführt werden, da Camptothecin die Wiederverknüpfung an der Schnittstelle blockiert. **e** Die Schädigung der DNS führt zum Zelltod

während der Mitose an die neugebildeten Chromosomen und ziehen diese in die beiden sich neu bildenden Zellen. Daneben sind Mikrotubuli auch beteiligt an Strukturen, die die Zellwand und das sog. intrazelluläre Skelett der Zellen bilden; ferner an Transportvorgängen und der Verankerung von Rezeptoren in der Zellwand. Zu den Medikamenten, die die Bildung und Funktion der Mikrotubuli stören, gehören pflanzliche Zytostatika wie die Vincaalkaloide (z. B. Oncovin und Velbe) und die aus der Eibe stammenden Taxane (z. B. Taxotere und Taxol). Sie hemmen zahlreiche Zellfunktionen. Durch Schädigung des Spindelapparats wird beispielsweise der »Vollzug« der Zellteilung verhindert.

Hemmung der Proteasomen

Proteasomen sind zylindrische, eiweißabbauende Enzymkomplexe, die in allen Zellen in großer Zahl vorhanden sind. Sie bauen Eiweiße ab, die die Zellteilung und die Apoptose regulieren (z. B. p53). Durch das neue Medikament Bortezomib werden die Proteasomen selektiv und reversibel gehemmt. Krebszellen reagieren darauf empfindlicher als normale Zellen und werden apoptotisch.

! Der Wirkungsmechanismus vieler Zytostatika ist noch nicht im Detail geklärt. Einige Zytostatika wirken gleichzeitig über verschiedene Mechanismen. Es wird heute angenommen, dass viele Zytostatika durch ihre Wirkung schließlich den programmierten Zelltod (die Apoptose) auslösen (s. ► Kap. 1).

9.2.2 Einteilung der Zytostatika

Die Einteilung der Zytostatika kann aufgrund verschiedener Kriterien wie Wirkungsmechanismus, chemische Struktur oder Herkunft erfolgen. Eine mögliche Einteilung zeigt ▪ Tabelle 9.1.

Aus der Erfahrung ist bekannt, welche Zytostatika aus welchen Gruppen bei bestimmten Tumorarten Erfolg versprechend eingesetzt werden können. So spricht etwa die chronisch-myeloische Leukämie in der Regel gut auf Busulfan (Myleran) und andere alkylierende Substanzen an, während sie gegen viele Antimetaboliten, z. B. 5-Fluorouracil, praktisch resistent ist. Umgekehrt reagieren Kolonkarzinome meist besser auf 5-Fluorouracil als auf alkylierende Substanzen. Die theoretischen Gründe für diese unterschiedliche Empfindlichkeit sind größtenteils unbekannt.

Für die korrekte Anwendung der Zytostatika ist die Kenntnis der Vorgänge während des Zellzyklus nötig (s. ▶ Kap. 1.4.1): Die eigentliche Zellteilung, die Mitose oder M-Phase, stellt nur einen kurzen Ausschnitt aus dem Lebenszyklus einer sich teilenden Zelle dar. Vorher durchläuft sie die S-Phase, während der die für die Teilung nötige neue DNS synthetisiert wird (Verdoppelung des DNS-Gehalts). Diese S-Phase dauert mehrere Stunden, während der ganze Zellzyklus mindestens 24 h, oft viele Tage, dauert.

Zytostatika, die spezifisch die DNS-Synthese hemmen (wie z. B. die Antimetaboliten Methotrexat oder 5-Fluorouracil), wirken verständlicherweise nur auf Zellen, die sich gerade in der S-Phase befinden. Je länger der Organismus der Wirkung von Methotrexat ausgesetzt wird, desto größer ist die Chance, dass alle Zellen während einer S-Phase geschädigt werden. Ähnliche Überlegungen gelten für alle Zytostatika, die nur in bestimmten Phasen des Zellzyklus wirken, also außer für die Antimetaboliten auch für die Mitosehemmer wie Vincristin (Oncovin) oder Vinblastin (Velbe):

! Bei den sog. phasenspezifischen Medikamenten sind Art und Dauer der Applikation für Wirksamkeit und Toxizität oft wichtiger als die Gesamtdosis. Für Methotrexat ist z. B. eine Dosis von zweimal 5 mg/Tag während 10 Tagen viel toxischer als eine einmalige Applikation von 100 mg.

Andere Zytostatika üben ihre schädigende Wirkung während des ganzen Zellzyklus aus, auch wenn die Schädigung nur während der Zellteilung manifest wird. Zu diesen Medikamenten gehören v. a. die alkylierenden Substanzen wie Cyclophosphamid (Endoxan), Chlorambucil (Leukeran) etc.

! Für Wirkung und Toxizität der zyklusspezifischen oder phasenunspezifischen Substanzen ist in erster Linie die Gesamtdosis verantwortlich. So ist beispielsweise die Wirkung von Leukeran praktisch identisch, wenn täglich 10 mg während 10 Tagen oder 100 mg als Einzeldosis verabreicht werden.

9.2.3 Wirksamkeit bei verschiedenen Tumoren

Verschiedene maligne Tumoren sprechen ganz unterschiedlich auf Zytostatikabehandlungen an: Einige Tumoren, z. B. der Morbus Hodgkin, sprechen in der Regel auf eine Chemotherapie sehr gut an, d. h. es kommt zu einer raschen und meist vollständigen Rückbildung (Remission) des Tumors. Bei den meisten Patienten kann so eine definitive Heilung erreicht werden. Man spricht von *chemotherapiesensiblen Tumoren*. Bei anderen Tumoren, z. B. dem metastasierenden Mammakarzinom, kann bei der Mehrzahl der Patientinnen zwar mit einer vorübergehenden Remission, jedoch praktisch nie mit einer Heilung gerechnet werden. Wieder andere Tumoren, z. B. das Melanom oder das Nierenzellkarzinom (Hypernephrom), sprechen vergleichsweise selten auf eine Chemotherapie an, sie sind primär *chemotherapieresistent*.

Die Gründe für dieses unterschiedliche Ansprechen sind weitgehend unbekannt. Einigermaßen gesichert scheint lediglich, dass schnell wachsende Tumoren, also Tumoren, bei denen sich ein Großteil der Zellen im Zellzyklus befindet, meist auch chemotherapiesensibel sind. Die folgende Übersicht zeigt die Chemotherapiesensibilität der häufigsten malignen Tumoren.

Wirksamkeit der Chemotherapie bei verschiedenen Tumoren

Sehr hohe Empfindlichkeit gegen Chemotherapie

- Heilung durch Chemotherapie auch in fortgeschrittenen Krankheitsstadien möglich
- Einsatz der Chemotherapie in der Regel mit kurativer Absicht
- Trifft zu bei:
  - Morbus Hodgkin
  - Bestimmte Non-Hodgkin-Lymphome
  - Hodenkarzinome
  - Akute Leukämien
  - Chronisch-myeloische Leukämie (falls anschließend allogene Knochenmarktransplantation möglich)

▼

  - Chorionkarzinom/Keimzelltumoren des Ovars
  - Gewisse kindliche Tumoren

Mittlere Empfindlichkeit gegen Chemotherapie

- Bei adjuvantem Einsatz z. T. Lebensverlängerung, evtl. Heilung zu erwarten
- Bei neoadjuvantem Einsatz z. T. organerhaltende Operationen möglich
- Palliative Wirkung (evtl. mit Lebensverlängerung) im metastasierenden Stadium durch gute Remissionen bei 30–60 % der Patienten zu erwarten
- Heilung durch Chemotherapie in metastasierendem Stadium nur selten möglich
- Trifft zu bei:
  - Mammakarzinom
  - Ovarialkarzinom
  - Bronchialkarzinom
  - Kolorektale Karzinome
  - Blasenkarzinome
  - Kopf-Hals-Karzinome (ORL-Karzinome)
  - Magen- und Ösophaguskarzinom
  - Pankreaskarzinom
  - Osteogene und Weichteilsarkome
  - Chronische Leukämien
  - Bestimmte Non-Hodgkin-Lymphome
  - Multiples Myelom
  - Bestimmte kindliche Tumoren

Tumoren mit schwacher bis fehlender Empfindlichkeit gegen Chemotherapie

- Heilung durch Chemotherapie nicht möglich
- Palliative Wirkung in fortgeschrittenen Stadien nur bei 10–30 % der Patienten zu erwarten
- Keine gesicherte Indikation für adjuvanten Einsatz
- Trifft zu bei:
  - Prostatakarzinom
  - Nierenzellkarzinom (Hypernephrom)
  - Leberzellkarzinom (Hepatom)
  - Primäre ZNS-Tumoren
  - Melanom

Das Ansprechen eines Bakteriums auf eine Antibiotikatherapie kann vor der Behandlung durch eine sog. Resistenzprüfung getestet werden. Danach kann der Patient gezielt mit einem wirksamen Antibiotikum behandelt werden. Leider sind bis heute alle Versuche fehlgeschlagen, für Zytostatika ähnlich aussagekräftige Tests zu entwickeln (*Chemosensibilitätstests*). Man ist deshalb gezwungen, bei der Auswahl eines Zytostatikums oder einer Zytostatikakombination für einen bestimmten Patienten empirisch vorzugehen: Es wird eine Therapie eingeleitet, von der aufgrund früherer Untersuchungen statistisch bekannt ist, mit welcher Wahrscheinlichkeit ein Ansprechen des Tumors erwartet werden kann.

! Das individuelle Ansprechen eines Patienten kann aber nur durch die entsprechende Therapie, d. h. durch einen Therapieversuch festgestellt werden.

Dieser Therapieversuch dauert in der Regel einige Wochen, da zuvor das Behandlungsresultat selten schlüssig beurteilt werden kann. Bei Ansprechen des Tumors wird die Behandlung fortgeführt, bei Nichtansprechen (Resistenz) abgebrochen. Ein solcher Therapieabbruch ist für den Patienten oft schwer zu verkraften, besonders wenn keine Erfolg versprechenden therapeutischen Alternativen angeboten werden können.

9.2.4 Resistenzentwicklung

Wie oben erwähnt, sprechen einige bösartige Tumoren von Anfang an nicht oder nur ungenügend auf eine Chemotherapie an, man spricht hier von *primärer* Chemotherapieresistenz. Häufiger ist wahrscheinlich die *sekundäre Chemotherapieresistenz*. Man versteht darunter das Auftreten einer Resistenz nach anfänglichem Ansprechen des Tumors. Eine sekundäre Chemotherapieresistenz entwickelt sich bei vielen bösartigen Tumoren, bei denen mit der Chemotherapie nicht rasch eine vollständige Remission erreicht werden kann.

Interessanterweise entwickelt sich in Normalgewebe, beispielsweise in den blutbildenden Zellen des Knochenmarks, nie eine Zytostatikaresistenz.

Resistenzfördernde Faktoren

An der Entwicklung der Chemotherapieresistenz sind verschiedene Mechanismen beteiligt.

Mutationen. Maligne Tumorzellen sind genetisch instabil: Es entstehen ständig Mutationen. Ein bösartiger Tumor besteht deshalb meist aus verschiedenen Populationen unterschiedlicher Tumorzellen mit unterschiedlicher Empfindlichkeit gegenüber Zytostatika. Eine Chemotherapie, die nur zu einer unvollständigen Remission führt, zerstört nur die sensiblen Tumorzellen, während die resistenten Tumorzellen sich weiter vermehren. Die Chemotherapie kann also zu einer ständigen Selektion von therapieresistenten Zellen führen.

P170-Glykoprotein. Viele normale Zellen besitzen ein spezielles Eiweißmolekül in der Zellmembran, das als Pumpe funktioniert. Dieses sog. P170-Glykoprotein entfernt durch einen *Pumpmechanismus* toxische Substanzen aus dem Zellinneren. Verantwortlich für seine Bildung ist das sog. »Multidrug-resistance-(MDR-)«Gen. Auch Zytostatika, v. a. sog. natürliche Zytostatika, können durch das P170-Glykoprotein wieder aus den Zellen entfernt werden, bevor sie ihre zellschädigende Wirkung entfaltet haben. In resistenten Tumorzellen findet sich eine erhöhte Konzentration von P170. d. h.

Fehlende Enzyme. Einige Zytostatika müssen im Innern der Tumorzelle chemisch verändert, d. h. aktiviert werden, um ihre Wirkung auszuüben. Die für diese Aktivierung nötigen Enzymsysteme können den Tumorzellen bei Mutationen verloren gehen. Dies führt zur Resistenz.

Vermehrung der Zielenzyme. Die Wirkung einiger Zytostatika beruht darauf, dass sie für die Zelle wichtige Enzymsysteme blockieren. Durch vermehrte Synthese dieser »Zielenzyme« kann die Tumorzelle die schädigende Wirkung der Zytostatika aufheben, d. h. Resistenz erwerben. Dieser Resistenzmechanismus kann z. T. durch erhöhte Dosierung des Zytostatikums durchbrochen werden (Beispiel hochdosierte Methotrexattherapie).

Aktivität der Reparaturenzyme. Die Unversehrtheit der Erbsubstanz, der DNS, ist für alle Zellen wichtig. Sie besitzen deshalb Mechanismen zur Reparatur von beschädigten DNS-Stücken, sog. *Reparaturenzyme.* Diese können veränderte, z. B. durch alkylierende Zytostatika vernetzte DNS-Segmente gezielt aus dem Chromosom entfernen und ersetzen. Eine vermehrte Aktivität dieser Reparaturenzyme geht parallel mit einer Resistenz gegen alkylierende Zytostatika.

Inaktivierung des Gens p53. Eine zentrale Rolle in der Entwicklung der Zytostatikaresistenz spielen Gene, die die Apoptose (den programmierten Zelltod) kontrollieren: Das *Gen p53*, der sog. »*Wächter des Genoms*« führt Zellen mit irreparabel beschädigter DNS in die Apoptose. In Tumorzellen ist das Gen p53 häufig durch Mutationen inaktiviert, so dass sich auch Zellen mit durch Zytostatika beschädigter DNS weiter teilen können, d. h. resistent gegen Zytostatika werden. Umgekehrt findet sich in resistenten Tumorzellen oft eine Überaktivität des *bcl 2*-Gens, eines Gens, das die Apoptose verhindert.

Maßnahmen gegen Resistenzentwicklungen

Man versucht, das Auftreten der Resistenz durch verschiedene Maßnahmen zu verhindern oder zu verzögern. Praktiziert wird:
- der gleichzeitige Einsatz von Zytostatika mit verschiedenen Wirkungsmechanismen (Kombinationschemotherapie),
- eine möglichst hohe Dosierung der Zytostatika und
- möglichst kurze Intervalle zwischen den Therapiezyklen.

9.2.5 Toxizität der Zytostatika

Akute und chronische Toxizität

Zytostatika hemmen – wie erwähnt – das Tumorwachstum in erster Linie durch Hemmung und Störung der Zellteilung. Diese Wirkungen sind i. Allg. unspezifisch, d. h. gegen alle sich teilenden Zellen gerichtet. Es erstaunt deshalb nicht, dass unerwünschte Wirkungen der Zytostatika sich v. a. an gesunden Geweben *mit hoher Zellerneuerungsrate* manifestieren. Dazu gehören:
- blutbildendes Knochenmark (Myelotoxizität),
- Schleimhäute des Verdauungstrakts von Mund bis After (Mukositis),

- Haarfollikel (Alopezie),
- Keimzellen der Hoden (Azoospermie).

Nebenwirkungen an diesen Geweben treten *früh* (innerhalb von wenigen Tagen bis Wochen nach der erstmaligen Verabreichung der Zytostatika) auf. Sie sind auch *reversibel*, d. h. die toxischen Erscheinungen bilden sich nach Absetzen der Chemotherapie meist vollständig zurück.

Unerwünschte toxische Wirkungen können aber auch unabhängig von der antiproliferativen, wachstumshemmenden Wirkung der Zytostatika auftreten. Dazu zählen:

- Übelkeit und Erbrechen,
- Wirkungen auf
  - Nieren und ableitende Harnwege (Nephro- und Urotoxizität),
  - Herzmuskel (Kardiotoxizität),
  - Haut,
  - Lungen,
  - zentrales und peripheres Nervensystem (Neurotoxizität),
  - Gonaden (Hoden/Ovarien).

Mit Ausnahme von Übelkeit und Erbrechen machen sich diese Nebenwirkungen erst spät, d. h. Monate bis Jahre nach Beginn der Chemotherapie klinisch bemerkbar. Oft handelt es sich um *chronische*, ganz oder teilweise *irreversible* Organschäden. ◘ Tabelle 9.2 zeigt eine Übersicht über toxische Wirkungen von Zytostatika auf verschiedene Organe.

Immunsuppression

Viele Zytostatika wirken hemmend auf die Zellen des Immunsystems.

> **!** **Im Vordergrund steht die Hemmung der Myelopoese, d. h. der Neubildung von neutrophilen Granulozyten im Knochenmark. Schwere Infekte unter Chemotherapie sind meist Folge einer therapiebedingten Neutropenie.**

Auch die Zellen des *lymphatischen Systems* werden durch medikamentöse Therapie beeinträchtigt. Dabei sind vor allem Medikamente von Bedeutung, die in der Therapie von malignen lymphatischen Tumoren (lymphatische Leukämien, maligne Lymphome) eingesetzt werden wie Purinanaloge (z. B. Fludarabin) und besonders die Kortikosteroide. Bei der Behandlung von nichtlymphatischen Tumoren ist die Beeinflussung des lymphatischen Systems klinisch in der Regel ohne Bedeutung, auch wenn einige Laborwerte, z. B. Lymphozytenuntergruppen, außerhalb der Normgrenzen liegen können.

Zweitmalignome

Eine spezielle, zum Glück aber seltene Nebenwirkung der Chemotherapie (wie auch der Radiotherapie) ist ihre *kanzerogene Wirkung*; damit ist ihre Fähigkeit gemeint, gelegentlich selbst die Entwicklung von malignen Tumoren – sog. Zweitmalignome – zu verursachen. Diese Zweitmalignome manifestieren sich erst viele Jahre oder Jahrzehnte nach der Therapie, meist also nur bei Patienten, die von ihrem Ersttumor geheilt sind. Bei diesen therapieinduzierten Zweitmalignomen handelt es sich v. a. um akute Leukämien, um maligne Lymphome und um Karzinome. Mit einem besonders hohen Risiko von Zweitmalignomen sind besonders Langzeitbehandlungen mit Zytostatika aus der Gruppe der alkylierenden Substanzen (etwa Alkeran) und Kombinationen von Chemo- und Radiotherapie verbunden. Nach Möglichkeit werden heute diese Behandlungen durch weniger kanzerogene ersetzt. Es darf aber nicht vergessen werden, dass Patienten nur deshalb an Zweitmalignomen erkranken, *weil* sie vom Ersttumor geheilt wurden. Behandlungsstrategien, die auf eine Reduktion des Risikos von Zweitmalignomen abzielen, dürfen deshalb keinesfalls dazu führen, dass die Heilungschance für den Ersttumor vermindert wird.

Wertigkeit verschiedener Toxizitäten

Es versteht sich von selbst, dass bei Patienten mit *guter Langzeitprognose*, also mit potentiell heilbaren Tumoren, versucht werden muss, chronische, irreversible zytostatikabedingte Organschäden und die Auslösung von Zweitmalignomen zu vermeiden, während eine vorübergehende, akute Toxizität mit Nebenwirkungen wie Übelkeit/Erbrechen und Haarausfall in Anbetracht der guten Langzeitprognose eher in Kauf genommen werden kann. Umgekehrt wird man bei palliativen Therapien, d. h. bei Patienten mit *unheilbaren Tumoren* und voraussichtlich nur kurzer Überlebenszeit, versuchen, im Sinne der Optimierung der Lebensqualität in erster Linie die akute Toxizität gering zu halten (■ Tabelle 9.3).

Risikofaktoren für das Auftreten unerwünschter Wirkungen

Das Ausmaß der toxischen Wirkungen einer Chemotherapie wird von verschiedenen Faktoren beeinflusst:
- von der Chemotherapie selbst und
- vom Patienten.

Therapiebedingte Faktoren

Dosis. Die meisten Nebenwirkungen sind dosisabhängig, d. h. sie treten bei höherer Dosierung häufiger und intensiver auf. Diese Nebenwirkungen sind voraussehbar und können – durch Anpassung der Dosis – vermieden oder in der Intensität gesteuert werden. Wesentlich unangenehmer, da nicht voraussehbar, sind dosisunabhängige toxische Reaktionen, wie z. B. gewisse neurologische Störungen (Enzephalopathien) oder Lungenschäden. Glücklicherweise sind solche dosisunabhängigen Reaktionen relativ selten.

Applikationsweise. Bei gleicher Gesamtdosis kann die Toxizität eines Zytostatikums auch von der Art seiner Verabreichung abhängen. Die Aufteilung in Einzeldosen, die Dauer der Infusion, evtl. auch die Tageszeit der Medikamentengabe können die Toxizität beeinflussen.

Faktoren von Seiten des Patienten

Leber- und Nierenfunktion. Bei Funktionseinschränkungen von Leber und Niere werden Medikamente verzögert abgebaut und ausgeschieden. Dies führt bei Zytostatika zu stark erhöhter Toxizität. Solche Funktionsstörungen können Folge vorbestehender Erkrankungen (z. B. einer Hepatitis) oder des Tumorleidens sein (z. B. bei einer Metastasenleber).

Auch bei eingeschränkter Diurese (z. B. bei starkem Erbrechen, Durchfall oder zu geringer Flüssigkeitszufuhr) ist die renale Ausscheidung von Zytostatika vermindert und die Toxizität dadurch erhöht.

Alter. Ältere Patienten tolerieren i. Allg. Zytostatikatherapien schlechter als jüngere. Fortgeschrittenes Alter allein ist aber kein Grund, auf eine sonst angezeigte Chemotherapie zu verzichten. In der Regel sind aber Dosisanpassungen nötig. Verschiedene Faktoren sind für die verminderte Verträglichkeit verantwortlich:
- Die Regenerationsfähigkeit des Knochenmarks und anderer Organe nimmt im Alter ab. Bei älteren Patienten ist deshalb nach Chemotherapien mit stärkeren und länger dauernden Blutbildveränderungen zu rechnen.
- Ebenso ist – wegen der im Alter oft eingeschränkten Leistungsreserve des Herzmuskels – Vorsicht beim Einsatz kardiotoxischer Zytostatika, z. B. von Doxorubicin (Adriblastin) geboten.
- Leber- und Nierenfunktion und damit die Abbau- und Ausscheidungsfunktion sind bei älteren Patienten reduziert, was zu erhöhter Toxizität einiger Zytostatika beiträgt.

Ernährungs- und Allgemeinzustand. Reduzierter Ernährungs- und Allgemeinzustand erhöht das Risiko von schweren Nebenwirkungen.

Vorausgegangene Radio- oder Chemotherapien. Frühere Tumortherapien können auch nach vielen Jahren die Toleranz des Gewebes erheblich einschränken. Beispiele:
- Erhöhtes Risiko von Entzündungen der Rachenschleimhaut bei Chemotherapie nach früherer Bestrahlung der Halswirbelsäule (Strahlenbelastung der Rachenschleimhäute).
- Erhöhtes Risiko von Leukopenie/Thrombopenie nach früherer Bestrahlung von Skelettteilen (v. a. Wirbelsäule/Becken) oder früherer Chemotherapie mit knochenmarktoxischen Substanzen.
- Erhöhtes Risiko von Zystitis bei Chemotherapie nach früherer Bestrahlung im Beckenbereich.

9.2.6 Möglichkeiten zur Verhütung unerwünschter Wirkungen

Dosisreduktion der Zytostatika

Alle dosisabhängigen Nebenwirkungen können durch Dosisreduktion verhütet oder abgeschwächt werden (s. o.). Dies ist jedoch immer mit einer

Tabelle 9.2. Wichtige toxische Wirkungen von Zytostatika

Organ	Symptome	Dauer bis zum Auftreten	Häufigkeit	Reversibel	Besondere Risikofaktoren	Wichtigste verursachende Zytostatika[a]
Knochenmark (vgl. ▶ Kap. 22)	Neutropenie	Tage bis Wochen	+++	Ja	Tumorbefall des Knochenmarks	Verschiedene
	Thrombopenie	Tage bis Wochen	+++	Ja	Vorhergehende Radiotherapie	
	Anämie	Wochen bis Monate	+++	Ja	Vorhergehende Radiotherapie	
	Leukämie	Jahre	(+)		Kombination mit Radiotherapie	Vor allem alkylierende Substanzen
Magen-Darm-Trakt	Stomatitis (vgl. ▶ Kap. 25)	Tage bis Wochen	+	Ja	Vorhergehende Radiotherapie	MTX, 5-FU, ADM
	Diarrhö (vgl. ▶ Kap. 25)	Tage bis Wochen	+	Ja	Vorhergehende Radiotherapie	5-FU, Irinotecan, Cisplatin, Vincristin, Vinblastin, Vindesin
	Ileus (vgl. ▶ Kap. 21)	Tage	++	Ja		
Nerven	Übelkeit/Erbrechen (vgl. ▶ Kap. 20)	Stunden bis Tage	+++	Ja		Verschiedene
	Kleinhirn-Störung (Schwindel/Ataxie)	Tage bis Wochen	(+)	z. T.		5-FU, PCZ, BCNU
	Enzephalopathie (Lethargie/Halluzinationen)	Stunden bis Tage	(+)	Ja	Vorhergehende Radiotherapie	L-Asp, 5-FU, MTX, Ara-C, Ifosfamid
	Innenohrschädigung (Tinnitus/Hochtonschwerhörigkeit)	Tage bis Wochen	+	z. T.	Gleichzeitige Verabreichung toxischer Antibiotika	Cisplatin
	Meningismus	Stunden bis Tage	+	Ja		Ara-C, MTX (intrathekal)
	Polyneuropathien (Parästhesien/Muskelschwäche/Ileus)	Tage bis Monate	++	z. T.		Vincristin, Vinblastin, Vindesin, Cisplatin, Oxaliplatin, Docetaxel, Paclitaxel
Haarwurzeln (vgl. ▶ Kap. 23)	Alopezie	Wochen	+++	Ja		Verschiedene
Haut- und Schleimhäute (vgl. ▶ Kap. 25)	Entzündungen	Tage bis Wochen	+	Ja		Verschiedene
	Nagelveränderungen	Wochen bis Monate	++	Ja		
	Allergie	Stunden bis Tage	+	Ja		
Keimdrüsen (Hoden/Ovar; vgl. ▶ Kap. 30)	Hemmung der Keimzellen (Sterilität)	Tage bis Monate	+++	z. T.		Vor allem alkylierende Substanzen
	Hemmung der Hormonproduktion (vorzeitiges Klimakterium)	Monate bis Jahre	++	Nein		Vor allem alkylierende Substanzen

Tabelle 9.2. *Fortsetzung.*

Organ	Symptome	Dauer bis zum Auftreten	Häufigkeit	Reversibel	Besondere Risikofaktoren	Wichtigste verursachende Zytostatika[a]
Nieren	Glomeruläre und tubuläre Schäden	Tage bis Wochen	+	z.T.	Gleichzeitige Verabreichung von nierenschädigenden Antibiotika/Dehydrierung (Erbrechen)	Cisplatin, MTX (nur hoch dosiert), Ifosfamid
Harnblase	Hämorrhagische Zytitis	Tage bis Wochen	+	Ja	Dehydrierung/lokale Radiotherapie	Cyclophosphamid, Ifosfamid
Herz	Myokardschäden	Monate	+	Nein	Vorbestehende Myokarderkrankung	ADM u. a. Anthrazykline, Mitoxantron, m-Amsa, hochdosiert CTX
Lunge	Lungenfibrose (Husten/Dyspnoe	Wochen bis Monate	+	Evtl.	Lokale Radiotherapie	Bleomycin (selten: Busulfan)
Leber	Enzymerhöhung	Wochen	+	Ja		Methotrexat, Cytarabin
Muskeln/ Knochen	Schmerzen	Wochen	+	Ja		Procarbazin, Vinblastin, Vincristin, Taxol
Diverse	Allerg. Bronchospasmus, Blutdruckabfall, Urtikaria Wasserretention: Ödeme Fieber	Minuten bis Stunden Tage bis Wochen Stunden bis Tage	+ + +	Ja Ja Ja		Taxol, Asparaginase, Etoposid Gemcitabine Bleomycin, Dacarbazin, selten: Cytarabin, Methotrexat

[a] Präparatenamen s. Anhang; *MTX* Methotrexat, *ADM* Adriamycin, *PCZ* Procarbazin, *BCNU* Carmustin, *Ara-C* Cytarabin, *L-Asp* Asparaginase, *CTX* Cyclophosphamid, *5-FU* 5-Fluorouracil

Tabelle 9.3. Vergleich der akuten und chronischen Toxizität von Zytostatika

	Akute Toxizität	Chronische Toxizität
Auftreten nach Beginn der Chemotherapie	Früh (Stunden bis wenige Wochen)	Spät (Wochen bis Jahre)
Reversibel	Ja	Teilweise oder gar nicht
Bedeutung bei palliativer Therapieabsicht	Groß	Gering
Bedeutung bei kurativer Therapieabsicht	Gering	Groß

Reduktion der erwünschten Wirkung auf den Tumor verbunden. Deshalb gilt:

! Bei Behandlungen mit kurativer Absicht darf die Dosis nur bei lebensbedrohlicher Toxizität reduziert werden.

Veränderung der Applikationsweise der Zytostatika

Bei phasenunspezifischen Zytostatika (s. ► 9.2.2) kann die nichthämatologische Toxizität durch Aufteilung auf mehrere Einzeldosen oder Verlängerung der Injektionszeit bzw. der Infusionsdauer in der Regel reduziert werden. Dies gilt z. B. bei Übelkeit und Erbrechen durch alkylierende Substanzen (Endoxan, Leukeran etc.) oder für kardiale und pulmonale Toxizitäten (Adriamycin bzw. Bleomycin). Umgekehrt kann aber bei manchen *phasenspezifischen* Zytostatika (z. B. Methotrexat oder Cytosinarabinosid) die Toxizität durch Verlängerung der Verabreichungsdauer erhöht werden!

Spezifische Antidote

Leucovorin

Die Wirkung von Methotrexat beruht u. a. auf der Hemmung eines Enzyms, das in den Zellen die Folsäure (ein Vitamin) in Fol*in*säure umwandelt, auch *Leucovorin* oder »Citrovorum Faktor« genannt. Sie ist für den Aufbau der Nukleinsäuren nötig. Die durch Methotrexat verursachte Verarmung der Zellen an Leucovorin führt zu einer Hemmung der Nukleinsäuresynthese und dadurch zum Zelltod. Durch medikamentöse Gabe von Leucovorin *nach* der Applikation von Methotrexat wird der methotrexatbedingte Stoffwechselblock umgangen und die zytotoxische Wirkung an Tumor- und gesunden Zellen aufgehoben. Um einen schützenden Effekt auf die gesunden Zellen auszuüben, muss Leucovorin innerhalb von 24–72 h nach Beendigung der Methotrexatgabe verabreicht werden.

! Es ist zu beachten, dass Leucovorin nur die toxische Wirkung von Methotrexat reduziert. In Kombination mit anderen Zytostatika, v. a. 5-Fluorouracil, wird deren zytotoxische Wirkung verstärkt!

Mesna (Uromitexan)

Die Zytostatika Cyclophosphamid (Endoxan) und Ifosfamid (Holoxan) und ihre Abbauprodukte werden durch die Nieren ausgeschieden. Sie sind in hohen Konzentrationen toxisch für die Schleimhäute der ableitenden Harnwege. Als Folge hochdosierter Therapien mit Cyclophosphamid und Ifosfamid können deshalb schwere Blasenentzündungen mit Blutungen auftreten. Diese Komplikationen werden durch die Gabe von Mesna vermieden. Diese Substanz verbindet sich in den Harnwegen mit den toxischen Abbauprodukten der Zytostatika zu einem unschädlichen Komplex, d. h. sie führt zu einer regionalen Entgiftung. Die schützende Wirkung von Mesna bezieht sich deshalb nur auf die Harnwege: Die antitumorale Wirkung und die systemischen Nebenwirkungen, etwa am Knochenmark, werden nicht beeinflusst.

! Die Gabe von Mesna muss gleichzeitig mit der des Zytostatikums beginnen. Mesna kann peroral oder intravenös, auch in derselben Infusionslösung wie das Zytostatikum, verabreicht werden.

Amifostin (Ethyol)

Amifostin fängt in den Zellen toxische Verbindungen ab, die bei Bestrahlung von Gewebe – auch im Rahmen einer Radiotherapie – oder unter der Einwirkung von Zytostatika gebildet werden. Amifostin reichert sich nach intravenöser Gabe schnell v. a. im Knochenmark, in den Speicheldrüsen und in den Nieren an. Es reduziert die nephro-, neuro- und myelotoxische Wirkung bestimmter Zytostatika und die Mundtrockenheit nach Bestrahlung der Speicheldrüsen.

Amifostin wird unmittelbar vor der Chemo- bzw. Radiotherapie als Kurzinfusion verabreicht. Als unerwünschte Wirkungen treten Übelkeit und Erbrechen sowie Hypotonie auf. Es kommt z. Z. nur in speziellen Fällen zum Einsatz.

Weitere Möglichkeiten

Es bestehen zahlreiche andere Möglichkeiten zur Verhütung oder Linderung unerwünschter Zytostatikawirkungen. Als Beispiele seien erwähnt:

- Antiemetika zur Verhütung von Übelkeit und Erbrechen (s. ► Kap. 20),
- die Gabe von knochenmarkstimulierenden Faktoren zur Verkürzung der Dauer der Neutropenie (s. ► Kap. 22),
- Rücktransfusion von Stammzellen der Blutbildung nach hochdosierten, knochenmarktoxischen Chemotherapien (s. ► Kap. 10).

9.2.7 Anwendungsformen der Chemotherapie

Kombinationschemotherapie und Monotherapie

Die Chemotherapie der meisten bösartigen Tumoren wird durch den gleichzeitigen, kombinierten Einsatz verschiedener Zytostatika durchgeführt: Man spricht von *Kombinationschemotherapie.*

Diese Kombinationen werden oft nach den Anfangsbuchstaben der einzelnen Zytostatika benannt. Beispiele oft eingesetzter Kombinationen sind:

- AC: *A*driamycin, *C*yclophosphamid, beim Mammakarzinom;
- BEP: *B*leomycin, *E*toposid, *P*latin, bei malignen Hodentumoren;
- CHOP: *C*yclophosphamid, *H*ydroxy-Daunorubicin (=Adriamycin), *O*ncovin, *P*rednison, bei malignen Lymphomen.

Neuerdings werden Zytostatika auch mit anderen tumorwirksamen Medikamenten, z. B. mit Antikörpern, kombiniert:

- CHOP-R: CHOP und Rituximab

Zu einiger Verwirrung führt immer wieder die Tatsache, dass in diesen Abkürzungen ein und derselbe Buchstabe für unterschiedliche Zytostatika stehen kann: z. B. das »P« in BEP für *P*latin, in CHOP aber für *P*rednison. Umgekehrt kann – ebenso verwirrend – das gleiche Medikament durch verschiedene Buchstaben bezeichnet werden: Adriamycin in der Kombination AC durch A, in der Kombination CHOP aber durch H. Eine Zusammenstellung gebräuchlicher Kombinationen und ihrer Abkürzungen findet sich im Anhang diese Buches. (Abkürzungen von Zytostatika und Zytostatikakombinationen; s. ► Anhang).

Für die bessere Wirksamkeit der Kombinationschemotherapie im Vergleich zur Therapie mit Einzelsubstanzen gibt es verschiedene Gründe:

- Durch die unterschiedlichen Wirkungsmechanismen soll die Entwicklung von resistenten Tumorzellen verhindert werden: Tumorzellen, die gegen eines der in der Kombination eingesetzten Medikamente resistent sind, reagieren u. U. auf andere Zytostatika empfindlich.
- Die Wirkung von zwei kombinierten Zytostatika kann mitunter größer sein als die Summe der Einzelwirkungen; man spricht von der potenzierenden oder überadditiven Wirkung der Kombination.
- In Kombinationen werden nach Möglichkeit Zytostatika eingesetzt, denen die Wirkung gegen die Tumorzellen gemeinsam ist, deren Nebenwirkungen aber unterschiedliche Organsysteme betreffen (Prinzip der »nichtüberlappenden Toxizität«). Dies erlaubt die gleichzeitige Verabreichung von mehreren Zytostatika in maximaler Einzeldosis (s. Beispiel in ◘ Tabelle 9.4).

Eine Kombinationschemotherapie bringt aber nicht für alle bösartigen Tumoren Vorteile. Für die palliative Behandlung der chronischen Leukämien oder einiger Non-Hodgkin-Lymphome ist die Behandlung mit einzelnen Zytostatika als sog. *Monotherapie* noch immer die bevorzugte Behandlungsmethode.

Tabelle 9.4. Erwünschte und unerwünschte Wirkungen der Kombinationstherapie an einem Beispiel: BEP-Kombination für maligne Hodentumoren

	Erwünschte Wirkung	Unerwünschte Wirkung			
	Tumorzellen	Blutbildung	Schleimhäute	Niere	Nervensystem
*B*leomycin	+++	(+)	+	–	–
*E*toposid (Vepesid)	+++	++	+	–	–
Cis*p*latin (Platinol)	+++	(+)	–	+	+

Hoch dosierte Chemotherapie

Bei vielen Zytostatika besteht eine enge Beziehung zwischen Dosis und Wirkung: Je höher die Dosis, desto besser die Wirkung auf die Tumorzellen, desto stärker aber auch die unerwünschten Wirkungen, also die Toxizität an gesunden Zellen und Geweben. Wegen dieser Toxizität können Zytostatika oft nicht so hoch dosiert werden, wie es für die völlige Zerstörung der Tumorzellen nötig wäre.

Definition

Die unerwünschten, toxischen Wirkungen treten bei steigender Dosierung in einer für jedes Zytostatikum typischen Reihenfolge an verschiedenen Organsystemen auf. Als dosisbegrenzende Toxizität bezeichnet man diejenige unerwünschte Wirkung eines Medikaments, die eine weitere Dosissteigerung unmöglich macht. Für die meisten Zytostatika ist dies die Knochenmarktoxizität. Die limitierende Toxizität kann sich aber auch an anderen Organen zeigen, so z. B. an der Lunge oder am Nervensystem.

Im Bestreben, höhere Zytostatikadosen zu verabreichen, um dadurch eine bessere Tumorwirksamkeit zu erreichen (sog. Dosiseskalation), versucht man, die dosislimitierende Toxizität spezifisch zu verhüten oder zu behandeln. Einige Möglichkeiten dazu zeigt Tabelle 9.5. Besonders die Techniken des Stammzellersatzes haben es erlaubt, die Dosis bestimmter Zytostatika wesentlich zu steigern. Dadurch konnten die Behandlungsresultate einiger Tumorarten verbessert werden. (Weitere Angaben zu den Techniken des Stammzellersatzes s. ► Kap. 10).

Regionale Chemotherapie

Definition

Unter regionaler Chemotherapie verstehen wir die direkte Applikation von Zytostatika in ein Blutgefäß, das eine tumorbefallene Region versorgt. Dadurch wird lokal eine höhere Zytostatikakonzentration erreicht als bei einer systemischen, intravenösen oder peroralen Verabreichung.

Eine regionale Chemotherapie ist unter bestimmten Voraussetzungen indiziert bei:
- Primärtumor oder *lokalisierten* Metastasen, die weder chirurgisch noch radiotherapeutisch angegangen werden können;
- Tumoren mit schlechtem Ansprechen auf eine systemische Chemotherapie (höhere lokale Zytostatikakonzentration).

Es werden zwei Formen der regionalen Chemotherapie unterschieden: *regionale Perfusion* und *regionale Infusion.*

Regionale Perfusion

Die regionale Perfusion wird praktisch nur an Extremitäten durchgeführt: Arterie und Vene werden kanüliert. Die Zirkulation der Extremität wird dann vom Körperkreislauf abgekoppelt und an einen maschinellen extrakorporalen Kreislauf angeschlossen. Die Extremität wird mit Hilfe dieses extrakorporalen Kreislaufs mit Zytostatika perfundiert, gleichzeitig in der Regel auch überwärmt (*hyperthermische Perfusion*). Systemische Nebenwirkungen sind dabei wegen der Abkopplung vom Körperkreislauf ausgeschlossen.

Der technische Aufwand für diese Behandlung ist groß, sie ist deshalb wenigen spezialisierten Zen-

Tabelle 9.5. Beispiele von dosisbegrenzender Toxizität und Möglichkeiten der Prophylaxe und Behandlung

Zytostatikum	Dosisbegrenzende Toxizität		
	Organ	Prophylaxe	Behandlung
Melphalan	Knochenmark	–	KM-stimulierende Faktoren (G-CSF) KM-Ersatz (Transplantation, Retransfusion)
Ifosfamid	Niere Knochenmark	Mesna –	– KM-stimulierende Faktoren (G-CSF) KM-Ersatz (Transplantation, Retransfusion)
Cisplatin	Niere Nervensystem	Forcierte Diurese –	– –
Oxaliplatin	Nervensystem	Kalzium-/ Magnesium-Infusionen?	–
Bleomycin	Lunge	–	–
Methotrexat	Schleimhäute Knochenmark	Leucovorin Leucovorin	– –

KM Knochenmark

tren vorbehalten und kommt v. a. bei Melanomen und Sarkomen an Extremitäten zur Anwendung.

Regionale Infusion

Bei der regionalen Infusion wird ein Zytostatikum direkt in ein zum Tumor führendes Gefäß infundiert. Die Zytostatikakonzentration am Tumor ist höher als bei systemischer Verabreichung. Da die Verbindung zum Körperkreislauf durch die Venen erhalten ist, ist mit systemischen Nebenwirkungen (und Wirkungen) zu rechnen.

Leber. Infundiert wird in die Leberarterie (A. hepatica) oder Pfortader (V. portae), indiziert v. a. bei Lebermetastasen. Die Kathetereinlage geschieht in der Regel durch chirurgischen Eingriff, Zytostatikaapplikation meist durch subkutan implantierten Port, oft mit Hilfe tragbarer Pumpen (s. ► Kap. 36 und 37). *Komplikationen* sind Gallengangsentzündungen und Thrombosen der katheterisierten Lebergefäße.

! Die Anwendung der regionalen Chemotherapie von Lebermetastasen muss im Einzelfall sorgfältig geprüft werden und bleibt auf Einzelfälle beschränkt: Die höhere Ansprechrate wird mit einem größeren Risiko von Komplikationen und einem beträchtlichen technischen Aufwand erkauft.

Andere Organe. Regionale arterielle Infusionen werden selten auch bei Tumoren im Kopf-Hals-Bereich und an den Extremitäten durchgeführt.

Chemoembolisation

Bei der Chemoembolisation wird gleichzeitig die lokale Infusion eines Zytostatikums und die Embolisation der Endstrombahn des den Tumor versorgenden Gefäßes durchgeführt. Dazu wird – unter radiologischer Kontrolle – ein Angiographiekatheter in das den Tumor versorgende Gefäß vorgeschoben. Für die Embolisation werden z. T. kleine Schaumstoffpartikel benutzt. Die Chemoembolisation wird vor allem bei Lebermetastasen und Nierentumoren eingesetzt. Als Folge der Gewebezerstörung ist in den ersten Tagen nach dem Eingriff mit Fieber und lokalen Schmerzen zu rechnen.

Intrakavitäre Chemotherapie

Bei bestimmten Indikationen können Zytostatika direkt in eine Körperhöhle (lat.: *cavum*, Höhle) instilliert werden.

Intrathekale Therapie

Prinzip. Zytostatika werden direkt in den Liquorraum (griech.: *Theke*, Behälter; hier: Liquorraum/Subarachnoidalraum) instilliert. Systemisch (intravenös oder peroral) verabreichte Zytostatika erreichen den Liquorraum nur in sehr geringer Konzentration: Bei intakten Hirnhäuten verhindert die sog. Blut-Liquor-Schranke den Austritt der Zytostatika aus dem Blut in den Liquorraum. Falls im Liquorraum angesiedelte maligne Zellen behandelt werden sollen, müssen die Zytostatika deshalb in der Regel direkt in den Liquorraum eingebracht werden. Dies kann auf zwei Routen geschehen:

- *Intraventrikuläre Therapie*: Instillation der Zytostatika in einen Seitenventrikel des Großhirns. Voraussetzung ist die neurochirurgische Einführung eines Katheters durch die Schädeldecke; der Katheter wird mit einem subkutanen Reservoir unter der Kopfhaut verbunden (Ommaya-Reservoir, s. ▶ Kap. 36).
- *Lumbale Therapie*: Instillation von Zytostatika in den Spinalraum bei einer Lumbalpunktion. Es wird die gleiche Technik wie bei der diagnostischen Lumbalpunktion angewandt.

Indikation. Die intrathekale Chemotherapie wird zur Behandlung oder Prophylaxe einer malignen Meningeose, d. h. eines Tumorbefalls der Hirn- oder Rückenmarkhäute durchgeführt. Eine maligne Meningeose kann sich v. a. bei Leukämien (Meningeosis leucaemica), bei Non-Hodgkin-Lymphomen (Meningeosis lymphomatosa), seltener auch bei soliden Tumoren, z. B. dem Mammakarzinom (Meningeosis carcinomatosa) entwickeln.

Die medikamentöse Behandlung der Meningeose erfordert über Monate wiederholte Applikationen von Zytostatika. Die Implantation eines Ommaya-Reservoirs kann in diesen Situationen nützlich sein.

Bei akuten lymphatischen Leukämien und bestimmten Non-Hodgkin-Lymphomen wird oft zur Verhütung einer Meningeose bereits während oder unmittelbar nach Abschluss der systemischen Chemotherapie eine sog. ZNS-Prophylaxe durchgeführt: Dafür genügen in der Regel etwa 6 intrathekale Zytostatikaverabreichungen, die meist in wöchentlichen Abständen durchgeführt werden. Ein Ommaya-Reservoir ist bei dieser kurzen Therapiedauer in der Regel nicht indiziert. Die prophylaktische intrathekale Zytostatikatherapie wird gelegentlich mit einer niedrig dosierten Bestrahlung des Hirnschädels kombiniert, da bei lumbaler Applikation der Zytostatika an den Hirnhäuten im Bereich der Schädelbasis keine genügende Konzentration erreicht wird.

Geeignete Medikamente sind:
- Methotrexat,
- Cytosin-Arabinosid,
- Kortikosteroide.

Zytostatika und Kortikosteroide, die in Mehrfachvials für die *intravenöse* Therapie geliefert werden, enthalten zum Teil bakteriostatische Zusätze oder Zusatzstoffe zur Verbesserung der Löslichkeit.

! Für die intrathekale Therapie dürfen nur Medikamente ohne Zusatzstoffe verwendet werden, da diese neurotoxisch sein können.

Intraperitoneale Chemotherapie

Die intraperitoneale Chemotherapie, also die direkte Instillation von Zytostatika in die Bauchhöhle, hat gegenüber der intravenösen Verabreichung aus pharmakologischer Sicht gewisse Vorteile: Durch die intraperitoneale Gabe können in der Bauchhöhle höhere Medikamentenkonzentrationen erreicht und über längere Zeit erhalten werden, als dies bei der systemischen Verabreichung möglich ist. Dies ist bei Tumoren, die sich auf dem Peritoneum ausbreiten, theoretisch von Vorteil.

Zu diesen Tumoren gehört v. a. das Ovarialkarzinom: Hier findet sich als Metastasierung oft ausschließlich ein diffuser Tumorbefall des Peritoneums (Peritonealkarzinomatose). In dieser Situation kann eine intraperitoneale Chemotherapie sinnvollerweise eingesetzt werden.

Bei der intraperitonealen Anwendung gelangen die Zytostatika nicht auf dem Blutweg in den Tumor, sondern durch Diffusion aus der Bauchhöhle. Das Medikament gelangt so allerdings höchstens wenige Millimeter tief in genügender Konzentration in das Tumorgewebe. Deshalb ist die intraperitoneale Anwendung nur bei sehr kleinen peritonealen Tumorknötchen sinnvoll.

Die Instillation der Zytostatika geschieht über einen intraperitonealen Katheter. Da meist wiederholte Therapien nötig sind, wird der Katheter oft operativ implantiert und mit einem subkutanen Port verbunden (s. ▶ Kap. 36).

Die intraperitoneale Chemotherapie ist aufwändig. Zudem werden nicht selten katheterbedingte Komplikationen wie Blockierung, lokale Peritonitis, gelegentlich auch Darmperforationen beobachtet. Ein definitiver Vorteil gegenüber der systemischen Chemotherapie konnte bisher nicht nachgewiesen werden, die Indikationen sind noch nicht gesichert.

Chemotherapie

Bei Frühformen des Blasenkarzinoms können – zusätzlich zur operativen Tumorentfernung – Medikamente direkt in die Blase instilliert werden. Die Medikamente werden durch einen Blasenkatheter verabreicht. Die Behandlung dient der Vorbeugung von lokalen Rezidiven.

Geeignete Medikamente sind:

- Zytostatika:
  - Doxorubicin,
  - Mitomycin C;
- Andere: BCG (Bacillus Calmette-Guérin).

Eine *Nebenwirkung* ist die häufige Zystitis (»chemische« Zystitis in Folge Schleimhautreizung durch die Zytostatika oder »infektiös« durch BCG). BCG-Instillationen können gelegentlich auch zu systemischen Infektionen mit dem Bacillus Calmette-Guérin führen.

Intrapleurale bzw. intraperikardiale Chemotherapie

Die Instillation von Zytostatika in den Pleura- oder Perikardraum wird praktisch nur zur symptomatischen Behandlung von rezidivierenden malignen Ergüssen durchgeführt. Ziel ist nicht die Behandlung des Tumors, sondern die Unterdrückung der Ergussbildung. Zytostatika werden deshalb bei dieser Indikation i. Allg. nicht zur Zerstörung von Tumorzellen eingesetzt, sondern zur Auslösung einer unspezifischen Entzündung, die ihrerseits zur Verklebung der Perikard- bzw. Pleurablätter führt. Es werden deshalb neben Zytostatika zahlreiche andere entzündungsauslösende Substanzen angewendet.

Geeignete Medikamente sind:

- Zytostatika: Bleomycin,
- Andere Medikamente:
  - Tetrazykline,
  - Talkpuder.

Transdermale Chemotherapie

Eine lokale transdermale Chemotherapie ist gelegentlich bei oberflächlichen malignen Hautveränderungen sinnvoll. Bei Hautinfiltraten von Mammakarzinomen und malignen Lymphomen kann das Zytostatikum Miltefosin (z. B. Miltex) als Lösung lokal aufgetragen werden. Es zeigt keine systemischen Nebenwirkungen. Das Zytostatikum 5-Fluorouracil wird in Salbenform (z. B. Efudix) v. a. bei prämalignen Hautveränderungen eingesetzt.

9.3 Hormontherapie

9.3.1 Hormone und Tumorwachstum

Hormone sind Substanzen, die Wachstum und Funktion verschiedener Organe und Gewebe regulieren. Zum Teil stimulieren sie in ihren Zielorganen physiologischerweise die Zellteilung, z. B. Östrogene in der Brustdrüse und der Gebärmutterschleimhaut, Androgene in der Prostata, das thyreoideastimulierende Hormon in der Schilddrüse.

! Hormone spielen auch bei der Entstehung von Tumoren ihrer Zielorgane eine Rolle. Oft bleibt diesen Tumoren die Hormonempfindlichkeit ihres Ursprungsgewebes erhalten, d. h. sie sind für ihr Wachstum auf die Zufuhr des Hormons angewiesen und bilden sich bei Fehlen des Hormons zurück. Wir sprechen hier von hormonabhängigen Tumoren. Diese Hormonabhängigkeit wird bei der Hormontherapie therapeutisch eingesetzt.

▣ Abbildung 9.6 zeigt – stark vereinfacht – die endokrine Kontrolle von Organen mit hormonempfindlichen malignen Tumoren.

Die Wirkung eines Hormons an seiner Zielzelle wird durch sog. *Hormonrezeptoren* vermittelt. Dies sind Moleküle auf oder in der Zielzelle, die selektiv ein bestimmtes Hormon binden können. Durch die Bindung des Hormons an seinen Rezeptor wird in der Zelle der für das betreffende Hormon typische Effekt ausgelöst. Jedes Hormon hat seinen eigenen Rezeptor. Deshalb wirkt ein Hormon nur an Zellen, die diesen Rezeptor bilden können. Östrogene beispielsweise stimulieren die Gebärmutterschleim-

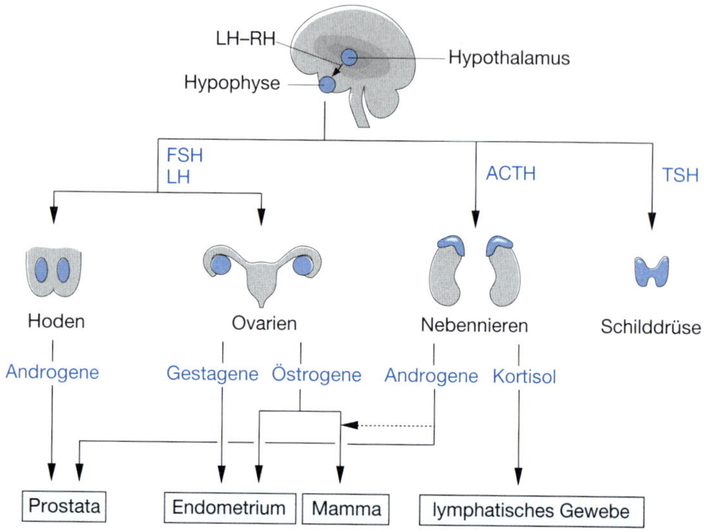

Abb. 9.6. Endokrine Kontrolle einiger Organe mit hormonempfindlichen malignen Tumoren. LH-RH Releasing-Hormon des LH, LH luteinisierendes Hormon, FSH follikelstimulierendes Hormon, ACTH NNR-stimulierendes Hormon, TSH Schilddrüsen stimulierendes Hormon, NNR Nebennierenrinde

haut (Endometrium) zum Wachstum (in Endometriumzellen finden sich viele Östrogenrezeptoren), nicht aber die Zellen anderer Schleimhäute, z. B. der Blase, die keine Östrogenrezeptoren aufweisen.

Es ist heute möglich, die Konzentration von Rezeptoren im Gewebe zu messen. Dies geschieht mit immunhistologischen oder chemischen Methoden an operativ oder bioptisch entnommenen Gewebeproben. Ein Gewebe wird aufgrund dieser Untersuchungen je nach Konzentration des Rezeptors als positiv oder negativ für diesen Rezeptor bezeichnet. Die Zellen eines Mammakarzinoms können beispielsweise hohe Konzentrationen von Östrogenrezeptoren (ER), aber nur sehr geringe Konzentrationen von Progesteronrezeptoren (PgR) aufweisen. In diesem Fall spricht man von einem ER-positiven, PgR-negativen Tumor (ER+, PgR-).

Die Hormonbehandlung eines malignen Tumors kann prinzipiell auf verschiedene Arten erfolgen:

- Operative Entfernung oder medikamentöse Stillegung der Drüse, die ein für das Tumorwachstum wichtiges Hormon produziert, sog. ablative (abtragende) Hormontherapie. *Beispiele:* Orchidektomie bei Prostatakarzinom, Behandlung mit LH-RH-Analogen (s. u.) bei Prostata- oder Mammakarzinom.
- Blockierung der Rezeptoren eines Hormons. *Beispiel:* Behandlung mit Antiöstrogenen bei Mammakarzinom.
- Blockierung der Synthese eines Hormons. *Beispiel:* Aromatasehemmung bei Mammakarzinom.
- Zuführung eines anderen Hormons, das die Wirkung eines für das Tumorwachstum wichtigen Hormons aufhebt, sog. additive Hormontherapie (Addition = Zugabe). *Beispiel:* Behandlung mit Gestagenen bei Mammakarzinom.

Allen Methoden ist gemeinsam, dass sie letztlich die Bildung funktionierender Hormon-Rezeptor-Komplexe reduzieren. Eine Wirkung der Hormontherapie ist deshalb nur bei Tumoren zu erwarten, die den entsprechenden Rezeptor in genügender Konzentration aufweisen.

! Eine Hormontherapie hat – aufgrund des nichtzytotoxischen Wirkungsmechanismus – meist wesentlich weniger unerwünschte Wirkungen als eine Zytostatikatherapie. Sie kann deshalb auch bei älteren und bei geschwächten Patienten eingesetzt werden, für die eine Chemotherapie nicht mehr in Frage kommt. Insbesondere ist bei Hormontherapien nicht mit einer Hemmung der Knochenmarkfunktion zu rechnen. Damit entfällt die Notwendigkeit regelmäßiger hämatologischer Kontrollen. Auch z. B. Haarausfall oder Schleimhauttoxizität treten bei Hormontherapien nicht auf.

Bei metastasierenden Tumoren können mit Hormontherapien keine Heilungen erreicht werden, auch komplette Remissionen sind selten. Bei Patienten mit hormonempfindlichen Tumoren werden aber oft sehr lange und gute Teilremissionen beobachtet. Diese sind für die Patienten besonders wertvoll, da sie mit wenig Nebenwirkungen verbunden sind. Kommt es nach einer Remission zu einem Rückfall, kann mit einer anderen Hormontherapie oft eine erneute Remission erreicht werden (*sequentielle Hormontherapie*).

9.3.2 Hormontherapien beim Mammakarzinom

Eine Hormontherapie kann beim Mammakarzinom *adjuvant*, d. h. unmittelbar nach kurativer Operation des Primärtumors, oder *palliativ*, d. h. beim Auftreten von Metastasen, durchgeführt werden. Die adjuvante Hormontherapie führt zu einer erhöhten Heilungsrate. In der palliativen Situation können wertvolle Remissionen erreicht werden.

Die Hormontherapie des Mammakarzinoms zielt auf die Hemmung der Östrogensynthese oder eine Hemmung der Bindung von Östrogenen an die Östrogenrezeptoren der Tumorzellen. Beide Mechanismen führen zu einer Rückbildung des Tumors, da die Tumorzellen für ihre Proliferation auf Östrogene angewiesen sind. Die Methoden zur Erreichung dieses Ziels sind bei prä- und postmenopausalen Frauen verschieden, entsprechend den Unterschieden in der Produktion und im Stoffwechsel der Östrogene vor und nach der Menopause (Abb. 9.7 **und** 9.8**).**

Ovarektomie und Strahlenkastration

Die beidseitige Ovarektomie, d. h. die operative Entfernung der Eierstöcke, wird bei prämenopausalen Patientinnen eingesetzt. Sie ist die älteste Methode einer Hormontherapie bei bösartigen Tumoren. Bereits 1894 führte der schottische Chirurg Beatson die ersten Ovarektomien bei Patientinnen mit fortgeschrittenen Mammakarzinomen durch.

Die Östrogenproduktion der Ovarien kann auch durch eine Bestrahlung aufgehoben wer-

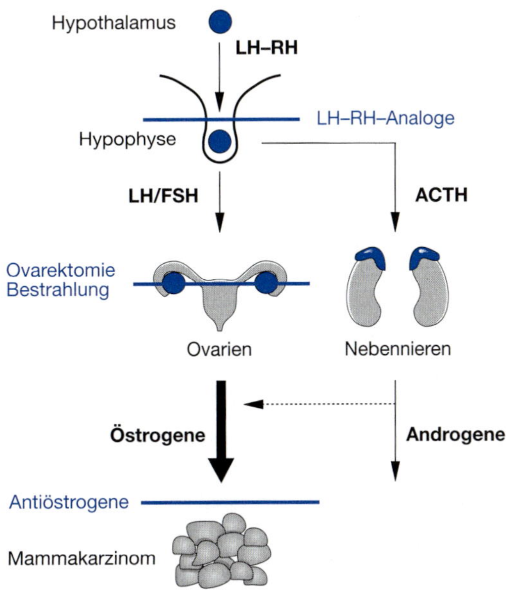

Abb. 9.7. Östrogensynthese bei prämenopausalen Frauen. Blau: Möglichkeiten der therapeutischen Beeinflussung eines hormonabhängigen Mammakarzinoms

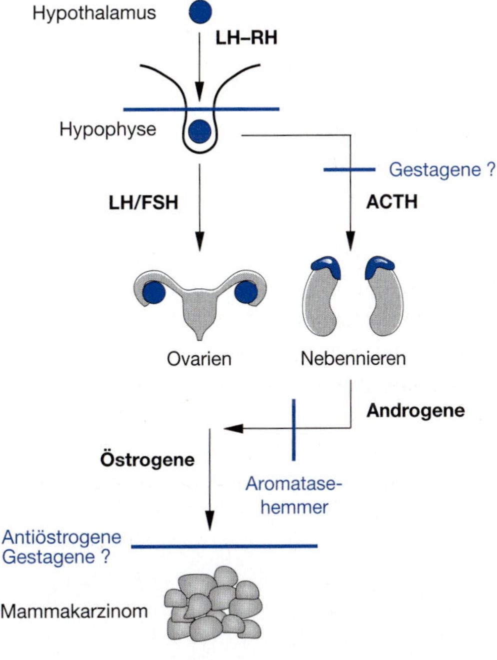

Abb. 9.8. Östrogensynthese bei postmenopausalen Frauen. Blau: Möglichkeiten der therapeutischen Beeinflussung eines hormonabhängigen Mammakarzinoms

den (Strahlenkastration). Nachteil dieser Methode ist die längere Zeitdauer bis zum Eintritt der gewünschten Wirkung.

LH-RH-Analoge

Als LH-RH-Analoge bezeichnen wir synthetische Verbindungen, die die Wirkung des im Hypothalamus produzierten Hormons LH-RH (*R*eleasing*h*ormon für *l*uteinisierendes *H*ormon) an der Hypophyse verhindern. Dies führt zu einer Hemmung der Ausschüttung von luteinisierendem Hormon (LH) und follikelstimulierendem Hormon (FSH) aus der Hypophyse. In der Folge kommt die Funktion der Eierstöcke und damit Östrogensynthese und Eireifung zum Erliegen. Man bezeichnet die Behandlung mit LH-RH-Analogen deshalb auch als *medikamentöse Kastration*.

LH-RH-Analoge werden bei prämenopausalen Frauen eingesetzt. Sie werden in Abständen von 4 Wochen intramuskulär oder subkutan injiziert. Ihre Wirkung ist reversibel, d. h. nach Absetzen der Therapie nehmen die Ovarien ihre Funktion wieder auf. Die Therapie hat außer den unerwünschten klimakterischen Symptomen des Östrogenentzugs praktisch keine Nebenwirkungen. Die Medikamente sind allerdings teuer, und die monatlichen Injektionen werden von vielen Patientinnen als lästig empfunden.

Es sind verschiedene Präparate im Handel (Buserelin, z. B. Suprefact; Gonadorelin, z. B. Decapeptyl, Relefact; Goserelin, z. B. Zoladex; Leuprorelin, z. B. Carcinil, Enantone, Lucrin).

Die Wirkungen von Ovarektomie, Strahlenkastration und Behandlung mit LH-RH-Analogen sind letztlich die gleichen, nämlich die Einleitung einer verfrühten Menopause. Als unerwünschte Wirkungen können deshalb bei allen Methoden klimakterische Beschwerden wie Hitzewallungen oder Schweißausbrüche auftreten. Es versteht sich von selbst, dass diese Symptome nicht mit östrogenhaltigen Medikamenten behandelt werden dürfen. Tabelle 9.6 zeigt einen Vergleich der genannten Methoden.

Antiöstrogene

Wichtigster Vertreter dieser Medikamentengruppe ist Tamoxifen (z. B. Nolvadex, Kessar). Tamoxifen wird an den zellulären Östrogenrezeptor gebunden, wo es hauptsächlich als Antagonist des Östrogens wirkt und die Östrogenwirkung blockiert. In Tumorzellen hemmt Tamoxifen Zellteilung und Wachstum. Der Wirkungsmechanismus ist komplex und noch nicht im Detail geklärt. Unklar ist u. a., inwiefern Antiöstrogene auch unabhängig von Östrogenrezeptoren (z. B. über die Stimulation von Wachstumsfaktoren) eine Wirkung ausüben können.

Tamoxifen gilt wegen der sehr guten Verträglichkeit als Behandlungsmethode der ersten Wahl bei postmenopausalen Frauen mit hormonabhängigem Mammakarzinom. Tamoxifen hat neben der antiöstrogenen Wirkung auch einen gewissen agonistischen, d. h. östrogenähnlichen Effekt. Dieser kann sich bei älteren Patientinnen in unerwünschter Weise mit Wasserretention oder Vaginalfluor manifestieren.

Eine neuere antiöstrogene Substanz ist das reine Antiöstrogen Fulvestrant (z. B. Faslodex). Es hat weniger östrogenähnliche Effekte. Seine tumorhemmende Wirkung beruht teilweise auf einer Verminderung der Synthese von Östrogenrezeptoren (»down-regulation«). Die Wirksamkeit im Vergleich zu Tamoxifen wird z. Z. untersucht.

Im Rahmen von Studien wird Tamoxifen auch prophylaktisch eingesetzt: Es wird geprüft,

Tabelle 9.6. Vergleich der Methoden zum Östrogenentzug bei prämenopausalen Frauen mit Mammakarzinom

	LH-RH-Analoge	Ovarektomie	Strahlenkastration
Wirkungseintritt (Versiegen der Östrogenproduktion)	Nach 2–3 Wochen	Sofort	Nach 4–8 Wochen
Eingriff	Reversibel	Irreversibel	Irreversibel
Behandlungsdauer	Monatliche Injektionen über mehrere Jahre	Einmaliger chirurgischer Eingriff	Ambulante Bestrahlung an ca. 3–5 Tagen

ob Tamoxifen bei gesunden Frauen mit erhöhtem Brustkrebsrisiko die Erkrankungsrate reduziert (s. auch ▶ Kap. 4). In einer großen amerikanischen Studie hat sich dies bereits bestätigt.

Aromatasehemmer

In der Postmenopause bilden die Eierstöcke keine Östrogene mehr. Trotzdem werden im Körper nach wie vor in geringen Mengen Östrogene produziert (s. ◘ Abb. 9.8): In den Nebennieren gebildete Androgene werden durch das Enzym Aromatase in Östrogene umgewandelt. Diese genügen für die Stimulation hormonabhängiger Karzinome. Aromatase findet sich in vielen Geweben, v. a. aber in Fettzellen. Ihre Wirkung kann durch Aromatasehemmer blockiert werden, so dass sich mit einem Abfall des Östrogenspiegels hormonabhängige Tumoren zurückbilden.

Es stehen eine Reihe moderner Aromatasehemmer zur Verfügung, die alle gut verträglich sind und kaum unerwünschte Wirkungen zeigen: Formestan (z. B. Lentaron), Anastrozol (z. B. Arimidex), Letrozol (z. B. Femara), Exemestan (Aromasin).

Gestagene

Als Gestagene werden das Gelbkörperhormon Progesteron und davon abgeleitete Substanzen bezeichnet. Sie sind beim Mammakarzinom in der Postmenopause ebenfalls antitumoral wirksam. Ihr Wirkungsmechanismus ist umstritten. Diskutiert wird sowohl eine Hemmung der ACTH-Synthese wie auch eine direkte Wirkung auf die Tumorzellen, dies evtl. über eine Beeinflussung der Synthese von Östrogenrezeptoren. Für die Behandlung des Mammakarzinoms müssen Gestagene in relativ hohen, unphysiologischen Dosen verabreicht werden. Dies hat oft Nebenwirkungen zu Folge:

Mögliche Nebenwirkungen von Gestagenen

- Phlebothrombose: Lungenembolien
- Wasserretention: Herzinsuffizienz mit
  - Gewichtszunahme
  - Hypertonie
- Hyperglykämie: Manifestation eines zuvor latenten Diabetes mellitus

Verschiedene Gestagenpräparate stehen zur Verfügung:

- Megestrolacetat (z. B. Megestat, NIA), peroral 160–320 mg/Tag;
- Medroxyprogesteronacetat (z. B. Clinovir, Farlutal, Provera), peroral oder i.m. in verschiedenen Dosierungen.

9.3.3 Hormontherapie bei Prostatakarzinom

Die Entwicklung der normalen Prostata wird durch Androgene, d. h. männliche Geschlechtshormone (v. a. Testosteron) gefördert und durch Östrogene gehemmt. Beim Prostatakarzinom bleibt diese Hormonabhängigkeit zunächst bestehen und lässt sich therapeutisch nutzen.

! Alle Methoden der Hormontherapie zielen darauf, die Verbindung von Androgenen mit den entsprechenden Rezeptoren in der Tumorzelle zu verhindern. Hormontherapien werden beim primär inoperablen oder metastasierenden Prostatakarzinom eingesetzt. Damit können bei etwa 75 % der Patienten vorübergehende Tumorrückbildungen, verbunden mit Verbesserung der Lebensqualität, erreicht werden. Langfristige Heilungen sind beim Prostatakarzinom mit Hormontherapien nicht möglich.

Orchidektomie

Die operative Entfernung der Hoden ist technisch einfach. Die Wirkung tritt sofort ein, Schmerzlinderung bei Skelettmetastasen oder Besserung von Miktionsstörungen können oft innerhalb weniger Tage nach der Operation beobachtet werden. Jüngere Patienten lehnen die Orchidektomie wegen der Aussicht auf den definitiven Verlust von Libido und Potenz oft ab.

LH-RH-Analoge

Ähnlich wie bei prämenopausalen Frauen kann mit LH-RH-Analogen eine medikamentöse Kastration vorgenommen werden. Der Eingriff ist im Gegensatz zur operativen Kastration reversibel, was ihn für viele Patienten akzeptabel macht (◘ Abb. 9.9).

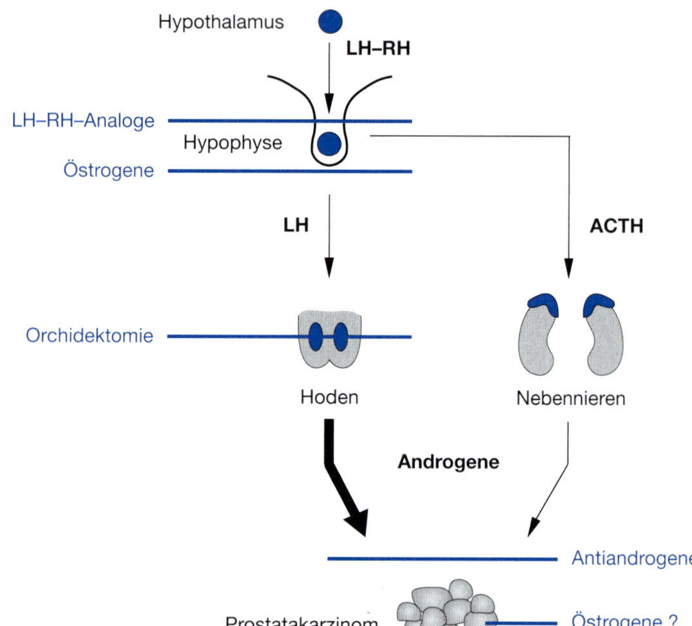

Abb. 9.9. Androgensynthese beim Mann. Blau: Möglichkeiten der therapeutischen Beeinflussung eines Prostatakarzinoms. LH-RH Releasing-Hormon für LH, LH luteinisierendes Hormon, ACTH Nebennierenrinde stimulierendes Hormon

Antiandrogene

Antiandrogene sind synthetische Substanzen, die die Bindung der Androgene an ihren Rezeptor in den Tumorzellen blockieren. Sie sind gut verträglich; gelegentlich wird eine leichte Übelkeit angegeben. Im Allgemeinen führen sie nicht zu Libidoverlust und Impotenz. Sie werden oft als Zweittherapie nach operativer oder medikamentöser Kastration eingesetzt, um auch die Wirkung der in den Nebennierenrinden produzierten Androgene zu blockieren.

Als Antiandrogene stehen u. a. Flutamid (z. B. Flucinom, Fugerel) und Bicalutamid (z. B. Casodex) zur Verfügung. Beide werden peroral eingenommen.

Östrogene

In hohen Dosen führen Östrogene über eine Hemmung der hypophysären LH-Sekretion zum Versiegen der Androgensynthese in den Hoden. Die Blutspiegel von Testosteron sinken dabei auf Werte, wie sie nach Kastration gefunden werden. In Prostatakarzinomzellen wurden auch Rezeptoren für Östrogene nachgewiesen. Neben der indirekten Wirkung der Östrogene durch den Testosteronentzug ist deshalb auch ein direkter wachstumshemmender Effekt durch Bindung an diese Östrogenrezeptoren anzunehmen.

Die Östrogenbehandlung führt zu Libidoverlust und Impotenz, daneben zu einem oft schmerzhaften Größenwachstum der Brust, der sog. Gynäkomastie. Dieser muss vor Beginn der Östrogentherapie durch eine Bestrahlung (Mamillenhemmbestrahlung) vorgebeugt werden. Davon abgesehen werden unter Östrogenen in der für die Tumorbehandlung nötigen hohen Dosierung oft schwere, z. T. lebensbedrohliche Komplikationen beobachtet. Die Indikation zur Östrogentherapie muss deshalb vorsichtig gestellt werden.

Mögliche unerwünschte Wirkungen von hoch dosierten Östrogenen

- Übelkeit/Erbrechen
- Libidoverlust/Impotenz
- Gynäkomastie
- Wasserretention/Herzinsuffizienz
- Erhöhte Gerinnungsneigung/Thromboembolien und Herzinfarkt

Ein bei Prostatakarzinomen häufig eingesetztes Östrogen ist das Fosfestrol (z. B. Honvan). Es kann intravenös oder peroral verabreicht werden.

9.3.4 Hormontherapie beim Schilddrüsenkarzinom

Gut differenzierte Schilddrüsenkarzinome werden, wie das normale Schilddrüsengewebe, durch das Hypophysenhormon TSH (thyreoideastimulierendes Hormon) zum Wachstum angeregt. Durch die medikamentöse Zufuhr von Schilddrüsenhormonen kann die Produktion von TSH unterdrückt werden. Nach operativer Entfernung von gut differenzierten Schilddrüsenkarzinomen wird deshalb zur Rezidivprophylaxe eine perorale Dauerbehandlung mit Schilddrüsenhormonen eingeleitet und die Dosis so hoch festgesetzt, dass die TSH-Produktion völlig unterdrückt wird.

9.3.5 Gestagentherapie beim Endometriumkarzinom

Die physiologischen Veränderungen der Gebärmutterschleimhaut während des Monatszyklus werden durch Östrogene und Gestagene gesteuert. Für die Proliferation sind in erster Linie Östrogene verantwortlich. Etwa 30 % der Endometriumkarzinome sind hormonabhängig. Gestagene bewirken eine vorübergehende Rückbildung des Tumors. Sie werden bei inoperablen oder metastasierenden Endometriumkarzinomen eingesetzt (Nebenwirkungen s. ▶ Abschn. 50.5).

9.3.6 Hormontherapie bei malignen lymphatischen Erkrankungen mit Glukokortikoiden

Glukokortikoide sind Hormone der Nebennierenrinde. Natürliche Glukokortikoide wie Kortisol und verwandte synthetische Verbindungen wie Prednison oder Dexamethason werden bei vielen Erkrankungen therapeutisch eingesetzt. Rezeptoren für Glukokortikoide finden sich in verschiedenen Geweben, so auch in den Zellen des lymphatischen Systems. Im Gegensatz zu allen anderen bis jetzt diskutierten Hormonen zeigen Glukokortikoide an Lymphozyten keinen wachstumsfördernden Effekt, sondern führen die Zellen zur Apoptose – dem programmierten Zelltod.

Auch in vielen Zellen maligner Lymphome können Glukokortikoidrezeptoren nachgewiesen werden. Die physiologische zytotoxische Wirkung der Glukokortikoide auf lymphatische Zellen kann deshalb hier therapeutisch genutzt werden. Mit Glukokortikoiden als Monotherapie werden bei malignen lymphatischen Erkrankungen vorübergehende Remissionen erzielt. Die Kombination mit Zytostatika verstärkt ihre Wirkung. Solche Kombinationen werden zur Behandlung der lymphatischen Leukämien, des Morbus Hodgkin, der Non-Hodgkin-Lymphome und des multiplen Myeloms erfolgreich, oft auch kurativ, eingesetzt.

Glukokortikoide besitzen eine unspezifisch-abschwellende Wirkung bei Hirnödem. Sie verbessern deshalb oft die Symptome auch bei nicht-lymphatischen Hirntumoren: Sie reduzieren das umgebende Ödem, ohne aber den malignen Tumor selbst zu beeinflussen.

9.4 Zytokine

Zellvermehrung und -wachstum werden im gesunden Organismus durch ein komplexes, vernetztes System von Regulations- und Wachstumsfaktoren, die sog. Zytokine, geregelt. Es handelt sich dabei um von verschiedenen Zellen gebildete Eiweißstoffe. Diese binden sich an spezifische Rezeptoren auf der Oberfläche der Zielzellen. Durch diese Bindung werden in den Zielzellen Signale ausgelöst, die -je nach beteiligtem Zytokin, Rezeptor und Zielzelle – zur Zellteilung, zur Synthese verschiedener Zellprodukte oder auch zum Absterben der Zelle führen können. Eine einzelne Zelle kann auf ihrer Oberfläche Hunderte bis Hunderttausende von Rezeptoren für ein oder mehrere Zytokine aufweisen.

! Zytokine wirken i. Allg. lokal, d. h. an Zellen in ihrer unmittelbaren Nachbarschaft (juxta- und parakrine Wirkung). Die zytokinproduzierende Zelle kann sich durch ihr Produkt auch selbst beeinflussen (autokrine Wirkung).

Hormone und *Wachstumsfaktoren* können als spezielle Zytokine betrachtet werden. Ihre Wirkung wird ebenfalls durch spezifische Rezeptoren vermittelt, und wie Zytokine dienen sie der Regulation von Wachstum und Zellfunktionen. Im Gegensatz zu Zytokinen und Wachstumsfaktoren werden Hormone aber in speziellen Organen (Hormondrüsen) gebildet und wirken nicht lokal, sondern auf entfernte, auf dem Blutweg erreichte Zielzellen (*endokrine Wirkung*) (◘ Abb. 9.10). Die Abgrenzung zwischen Hormonen und Zytokinen ist aber vielfach unscharf und künstlich.

Ursprünglich wurde der Begriff »Zytokine« nur für Substanzen verwendet, die regulierend auf das Immunsystem einwirken. Sie wurden damit von anderen Wachstumsfaktoren, z. B. den Wachstumsfaktoren der Blutbildung, abgegrenzt.

! Die Behandlung von malignen Tumoren mit Zytokinen wird gelegentlich als unspezifische Immuntherapie bezeichnet. Es ist allerdings fraglich, ob die Wirkung von Zytokinen auf maligne Tumoren wirklich auf einer Immunstimulation und nicht eher auf einem unspezifischen wachstumshemmenden Effekt beruht.

Heute gilt der Begriff Zytokin jedoch immer mehr als Oberbegriff, unter dem verschiedene Gruppen von regulatorischen Molekülen zusammengefasst werden. Die Bezeichnungen dieser Gruppen (Interleukine, Interferone, Wachstumsfaktoren etc.) werden ebenfalls unterschiedlich und verwirrend gehandhabt. Die Bezeichnungen sind einesteils historisch, andernteils von der Funktion her zu verstehen. ◘ Tabelle 9.7 zeigt eine Auswahl von Zytokinen. Einige davon werden in der Behandlung bösartiger Tumoren eingesetzt, sie werden in der Folge kurz diskutiert.

9.4.1 Interferone

Die Interferone wurden wegen ihrer antiviralen Eigenschaften entdeckt. Daneben wirken Interferone auch antiproliferativ, d. h. sie hemmen die Zellteilung. Dies geschieht durch das im Detail noch ungeklärte Zusammenspiel mit verschiedenen Wachstumsfaktoren und Rezeptoren, deren Synthese durch Interferone stimuliert oder gehemmt werden kann. Es ist diese wachstumshemmende Wirkung, die das Interesse für die Anwendung von Interferonen in der Onkologie geweckt hat.

Interferone sind eine Gruppe von verwandten Eiweißen. Von den verschiedenen Interferonen – Alpha (α), Beta (β), Gamma (γ) – wird bis heute nur das α-Interferon (z. B. Intron, Roferon) onkologisch eingesetzt. Das natürliche Interferon kann nur in geringen Mengen aus Leukozyten

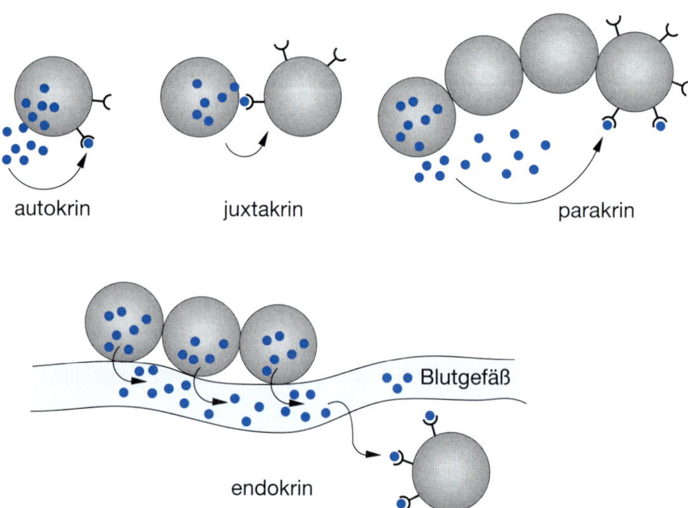

◘ **Abb. 9.10.** Produktions- und Wirkort verschiedener Botenstoffe

gewonnen werden. Es wird deshalb heute mit gentechnologischen Methoden hergestellt und dann als *r*ekombinantes *h*umanes Interferon, abgekürzt rhIFN, bezeichnet. Interferone werden im Körper rasch abgebaut und müssen in der Regel täglich injiziert werden. Die Wirkungsdauer lässt sich verlängern, wenn die Substanz chemisch mit einem *P*oly*e*thylen*g*lykol (PEG) verbunden wird. Diese sog. pegylierten Interferone müssen nur einmal wöchentlich verabreicht werden.

Indikationen

Die Wirksamkeit von α-Interferonen (IFNα) ist besonders gut dokumentiert bei der Behandlung der Haarzellleukämie, einer seltenen, der chronisch-lymphatischen Leukämie ähnlichen Blutkrankheit. Auch bei der chronisch-myeloischen Leukämie, dem Plasmozytom und einigen malignen Lymphomen wird IFNα eingesetzt. Verschiedene solide Tumoren, z. B. das Kaposi-Sarkom, das Nierenzellkarzinom und das maligne Melanom, zeigen ebenfalls ein Ansprechen auf IFNα.

Durchführung der Therapie

Die Interferonbehandlung erfolgt durch subkutane oder intramuskuläre Injektionen, meist über viele Monate. Falls möglich, wird der Patient instruiert, die Injektionen selbst durchzuführen.

Tabelle 9.7. Zytokine: Wirkung und therapeutische Möglichkeiten

Gruppe	Name	Ursprungszelle	Wirkungen (Auswahl)	Therapeutische Möglichkeiten
Interferone (IFN)	IFN-α	Leukozyten	Antiviral, proliferationshemmend, immunmodulatorisch	Remissionen bei Haarzelleukämie, chronisch-myeloischer Leukämie, Nierenzellkarzinom, Melanom Antiviral bei chronischer Hepatitis
	IFN-γ	Lymphozyten, Monozyten	Aktiviert Lymphozyten und Makrophagen	?
Interleukine (IL)	IL-1	Monozyten, Fibroblasten, Endothelzellen u. a.	S. Abb. 9.8	?
	IL-2	T-Lymphozyten	Stimuliert T-Lymphozyten	Wirksam bei Nierenzellkarzinom und Melanom
	IL-6	Monozyten, Endothelzellen u. a.	Wachstumsfaktor für reife B-Lymphozyten (Plasmazellen)	Antikörper gegen IL-6 bei Myelom?
Wachstumsfaktoren der Blutbildung	G-CSF	Endothelzellen, Stromazellen des Knochenmarks, Monozyten, Lymphozyten	Stimuliert Granulopoese und Funktion der Granulozyten	Beschleunigung der Knochenmarkserholung nach hochdosierten Chemotherapien; Gewinnung von Vorläuferzellen der Blutbildung aus peripherem Blut für autologe Retransfusion
	M-CSF GM-CSF		Stimuliert Granulo- und Monopoese und Funktion der Endzellen	
	Erythropoietin	Endothelzellen der Nieren, Leberzellen	Stimulation der Erythropoese	Anämie bei Chemotherapien und chronischen Nierenkrankheiten
Tumornekrosefaktoren	TNF-α	Monozyten, Lymphozyten	Zytotoxisch; verstärkt Phagozytose; wirkt auf Endothelien.	?

Unerwünschte Wirkungen

Obwohl es sich bei Interferon um eine natürliche, körpereigene Substanz handelt, ist bei ihrer therapeutischen Anwendung mit verschiedenen, z. T. schweren Nebenwirkungen zu rechnen. Grund dafür sind die unphysiologisch hohen Dosen, die bei der Behandlung systemisch verabreicht werden.

Die häufigsten Nebenwirkungen werden als »grippeähnlich« beschrieben. Dies ist nicht erstaunlich, sind doch die Symptome der Grippe zumindest teilweise auf Zytokine zurückzuführen, die als Reaktion auf den Virusinfekt im Körper gebildet werden. Diese Nebenwirkungen treten von Beginn der Interferontherapie an auf und äußern sich mit Kopfschmerzen, Gliederschmerzen, Mattigkeit, Fieber, evtl. Schüttelfrost. Sie können meist durch die Einnahme von Paracetamol (z. B. Ben-u-ron, Panadol, Apacet) so weit gemildert werden, dass die Behandlung weitergeführt werden kann.

Unangenehmer sind zentralnervöse Nebenwirkungen, die sich meist erst nach einer Therapiedauer von mehreren Wochen bis Monaten manifestieren. Die Patienten klagen über Müdigkeit, Depressionen, Konzentrationsschwäche und Gedächtnisstörungen. Auch immunologische Störungen (Lupus erythematodes, Hypothyreose) werden nach längerer Anwendung beschrieben und können wie die zentralvenösen Nebenwirkungen zum Absetzen der α-Interferone zwingen.

9.4.2 Interleukin 2

Interleukin 2 (IL-2) ist wie die Interferone ein Zytokin. Da es von Lymphozyten gebildet wird und auf Lymphozyten wirkt, bezeichnet man es auch als *Lymphokin*. IL-2 wird von T-Lymphozyten nach Aktivierung durch IL-1 produziert, aktiviert seinerseits T-Lymphozyten und stimuliert sie zur Teilung und Vermehrung (◘ Abb. 9.11). Experimentell können durch derart aktivierte Lymphozyten in Zellkulturen Tumorzellen zerstört werden. Man bezeichnet diese aktivierten Lymphozyten als *l*ymphokin-*a*ktivierte *K*illerzellen (LAK-Zellen).

Rekombinantes menschliches IL-2 kann therapeutisch eingesetzt werden. In klinischen Ver-

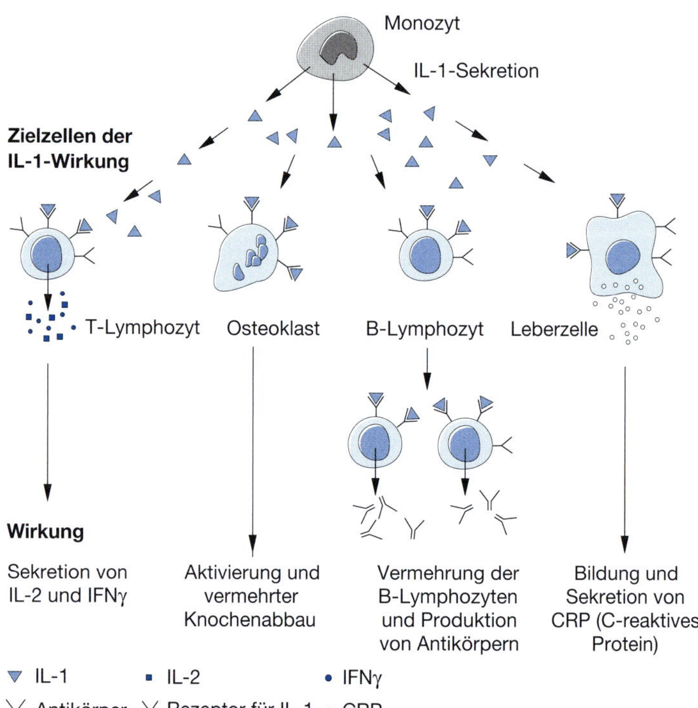

◘ **Abb. 9.11.** Wirkung von Interleukin 1 (IL-1) auf verschiedene Zielzellen. ▼ IL-1, Y Rezeptor für IL-1, • IFNγ (γ-Interferon), Y Antikörper, ▪ IL-2 (Interleukin 2), ○ CRP (C-reaktives Protein)

suchen zeigten sich Erfolge bei Patienten mit fortgeschrittenem Melanom und Nierenzellkarzinom, beides Tumoren, die mit herkömmlichen Chemotherapien kaum zu beeinflussen sind.

Die Behandlung ist aufwendig und toxisch. Die hohen IL-2-Dosen führen zu Übelkeit, Erbrechen und Durchfällen. Kritischer sind der Blutdruckabfall und ein sog. »Kapillarlecksyndrom«, das zu einem Austritt von Plasma in das Gewebe führt und sich mit Lungenödem und Nierenversagen äußert. Die Therapie wird deshalb in der Regel unter stationären Bedingungen durchgeführt.

9.4.3 Wachstumsfaktoren der Blutbildung

Diese Zytokine werden eingesetzt, um die knochenmarktoxische Wirkung von Zytostatika abzuschwächen. Sie erleichtern die Durchführung von hochdosierten Chemotherapien und die Gewinnung von Stammzellen aus dem peripheren Blut für die Stammzelltransplantation (s. ▶ Kap. 10).

9.4.4 Tumornekrosefaktor

Als Tumornekrosefaktoren (TNF) bezeichnet man Zytokine, die von Makrophagen und Lymphozyten produziert werden. Ihre physiologische Bedeutung ist zum großen Teil unklar. In Zellkulturen führen TNF zum Absterben von Tumorzellen. Die Anwendung bei Patienten scheiterte bisher an den toxischen Nebenwirkungen bei der systemischen Verabreichung.

9.4.5 Kombinationen von Zytokinen

Experimentell kann in Zellkulturen gezeigt werden, dass die Wirkung eines Zytokins von seiner Konzentration und der Konzentration anderer Zytokine in komplexer Weise abhängt und durch diese sowohl gesteigert als auch abgeschwächt werden kann. Diese gegenseitige Beeinflussung der Zytokinwirkungen wird intensiv erforscht. Für die praktische Anwendung von Zytokinkombinationen bei Patienten fehlen noch die Grundlagenkenntnisse. Trotzdem werden empirisch verschiedene Kombinationen untersucht, z. B. die Kombination IL-2/IFNα beim malignen Melanom und beim Nierenzellkarzinom.

9.5 Neuere Möglichkeiten der medikamentösen Tumortherapie

9.5.1 Einleitung

In den letzten Jahren haben sich die Möglichkeiten der medikamentösen Behandlung in der Onkologie sprunghaft erweitert. Zahlreiche neue Substanzen sind bereits in täglichem Gebrauch; viele weitere werden derzeit im Rahmen klinischer Studien untersucht und werden sicher teilweise ebenfalls den Weg in die Klinik finden.

Gemeinsam ist diesen neuen Substanzen, dass ihre Wirkung auf Eigenschaften von Tumorzellen zielt, die diese von normalen Zellen unterscheiden. Dazu gehören beispielsweise:
- die vermehrte Bildung von Rezeptoren von Wachstumsfaktoren auf der Oberfläche von Tumorzellen (Bsp.: Wirkung von Herzeptin bei gewissen Fällen von Mamma-Ca.),
- die Übermittlung von Signalen dieser Rezeptoren in den Zellkern (Bsp.: Wirkung von Glivec bei chronisch-myeloischer Leukämie),
- die Abhängigkeit der Tumorzellen von der Blutversorgung durch neu gebildete Gefäße (Bsp.: Wirkung von Erbitux bei Kolon-Ca.).

In der Regel sind die Unterschiede zwischen Tumor- und normalen Zellen jedoch quantitativer Natur: auch normale Zellen besitzen Rezeptoren für Wachstumsfaktoren und sind auf Signalübermittlung sowie Blutversorgung angewiesen. Tumorzellen reagieren auf medikamentöse Eingriffe in Steuerungsvorgänge jedoch teilweise empfindlicher als normale Zellen – ähnlich wie sie bei der klassischen Zytostatikatherapie empfindlicher auf Störungen der DNS-Synthese reagieren.

Wegen ihrer gezielten Wirkung werden diese neuen Therapien im anglo-amerikanischen Sprachraum oft als »*targeted therapies*« bezeichnet (engl.: *target,* Ziel). Es ist jedoch darauf hinzuweisen, dass auch die konventionelle Hormontherapie eine gezielte Behandlung darstellt, da sie selektiv auf die Hormonrezeptoren der Tumorzellen einwirkt (s. ▶ Abschn. 9.3.1). Ebenso könnte auch die gezielte Störung der DNS-Synthese durch Antimetaboliten (z. B. 5-Fluorouracil, s. ▶ Abschn. 9.2.1) als »gezielte Therapie« bezeichnet werden. Im aktuellen Sprachgebrauch werden aber in erster Linie die neuen, auf die Wirkung von Wachstumsfaktoren und die Signalübermittlung gerichteten Medikamente als »targeted therapies« bezeichnet.

Auch diese neuen Substanzen sind nicht frei von unerwünschten Wirkungen, ihre Toxizität unterscheidet sich jedoch wesentlich von derjenigen der »klassischen« Zytostatika: Die »targeted therapies« sind in der Regel nicht knochenmarktoxisch und führen auch nicht zu Haarausfall. Dafür zeigen sich teils schwere, mit Zytostatika nie beobachtete Nebenwirkungen an der Haut in der Form von akne-ähnlichen Veränderungen (sog. »rash«) und häufig eine ausgeprägte Müdigkeit (»fatigue«).

Nach ihrem Wirkungsmechanismus werden die »targeted therapies« eingeteilt in:

- Monoklonale Antikörper,
- Hemmstoffe der intrazellulären Signalübermittlung.

9.5.2 Monoklonale Antikörper

Wie in ▶ Kap. 1 ausgeführt, erkennen B-Lymphozyten körperfremde Moleküle (sog. Antigene) und stellen in der Folge Antikörper dagegen her. Antikörper sind Eiweiße, die mit einem Antigen reagieren und es binden. Die Bindung zwischen Antigen und Antikörper löst in der Regel weitere Schritte der Immunabwehr gegen ein Fremdeiweiß oder eine Fremdzelle aus, so dass es zur Zerstörung (Lyse) der Zielzelle kommen kann.

Definition

Monoklonale Antikörper (engl. *monoclonal antibody*, mab) sind in Zellkulturen biotechnologisch hergestellte Immunglobuline, die nur mit einem einzigen, definierten Antigen reagieren.

Viele Krebszellen zeigen auf ihrer Oberfläche charakteristische Eiweiße, die als Antigene betrachtet werden können. Diese Antigene sind allerdings meist nicht tumorspezifisch, d. h. sie finden sich nicht ausschließlich auf Tumorzellen, sondern auch auf normalen Zellen. Eine Antikörpertherapie kommt vor allem dann in Frage, wenn die Tumorzellen das Antigen in viel höherer Konzentration als die normalen Zellen aufweisen.

Es können zwei Gruppen von Antigenen unterschieden werden, gegen die therapeutisch wirksame Antikörper entwickelt wurden:

Antikörper gegen sog. *CD-Antigene.* Dabei handelt es sich um Eiweiße auf der Oberfläche von Blut- und Knochenmarkszellen sowie von Zellen des lymphatischen Systems. Ihre Funktion ist zum Teil unbekannt. Durch die Bindung des Antikörpers an das CD-Antigen wird die Zelle so markiert, dass sie vom Immunsystem als fremd erkannt und zerstört wird. Ein Beispiel für diesen Wirkungsmechanismus ist der Antikörper Rituximab (Mabthera) zur Behandlung von malignen Lymphomen.

Antikörper gegen *Rezeptoren von Wachstumsfaktoren.* Viele normale Zellen besitzen auf ihrer Oberfläche Rezeptoren für Wachstumsfaktoren, z. B. die HER2-Rezeptoren (auch erbB-2 oder HER/neu genannt). Die Bindung des Wachstumsfaktors EGF (engl. *e*pithelial *g*rowth *f*actor) an den Rezeptor löst im Zellinnern Signale für die Zellteilung aus. Der HER2-Rezeptor ist das Produkt des HER2-Gens, eines sog. Onkogens. In Zellen von verschiedenen malignen Tumoren ist dieses Gen überaktiviert (s. ▶ Kap. 1), z. B. bei etwa 25 % aller Mammakarzinome. Diese Genüberaktivität führt dazu, dass die Tumorzellen zu viele Rezeptoren (mehrere Hunderttausend pro Zelle) für den Wachstumsfaktor bilden und deshalb ihre Zellteilung zu stark stimuliert wird. Durch die Bindung des Antikörpers an den Rezeptor wird dieser blockiert, so dass die für die Zelle lebenswichtigen Signale nicht in das Zellinnere weitergeleitet werden können (s. ◘ Abb. 9.12). Zusätzlich aktiviert die Bindung des Antikörpers auch die immunologische Abwehr. Ein Beispiel für diesen Wirkungsmechanismus ist der Antikörper Trastuzumab (Herceptin) für die Behandlung des Mammakarzinoms. Trastuzumab wird in der Behandlung des Mammakarzinoms eingesetzt, wenn eine starke Überexpression (Vermehrung) des HER2-Rezeptors vorliegt. Der HER2-

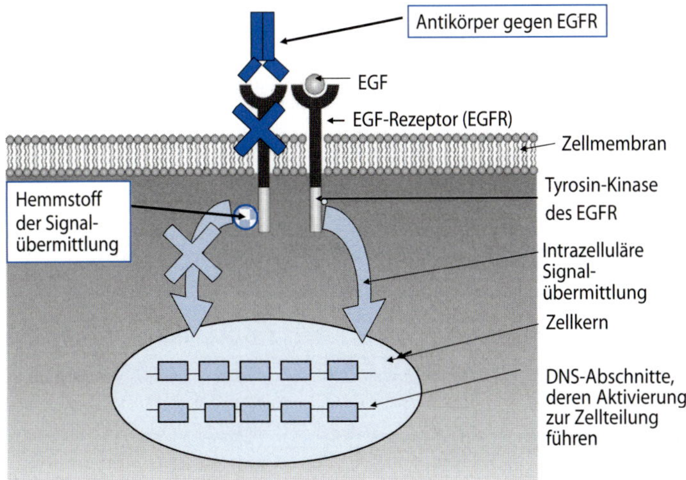

Abb. 9.12. Angriffspunkte von »gezielten Therapien«. *Rechts*: Physiologischer Zustand: Ein Wachstumsfaktor, z. B. EGF bindet an seinen Rezeptor. Dadurch wird das Enzym Tyrosin-Kinase aktiviert. Dies setzt die Übermittlung von Signalen in Gang, die schließlich zur Aktivierung von Genen führen, die z. B. die Zellteilung stimulieren. *Links*: Möglichkeiten der therapeutischen Beeinflussung: Blockade des EGF-Rezeptors durch Antikörper oder Blockade der Signalübermittlung durch Hemmung der Tyrosin-Kinase

Rezeptor bzw. sein Gen werden mit immunhistochemischen bzw. molekularbiologischen Methoden am Gewebeschnitt nachgewiesen.

Für die Produktion der monoklonalen Antikörper werden Mäuse mit einem Tumor-Antigen immunisiert. Aus Kulturen der Lymphozyten dieser Mäuse werden dann die Antikörper – bei denen es sich also um Maus-Immunglobuline handelt – isoliert. Diese Mausantikörper können in der Folge mit Hilfe gentechnischer Methoden so verändert werden, dass der größte Teil des Moleküls einem menschlichen Antikörper entspricht. Man spricht von sog. chimären Antikörpern (Chimäre: Fabeltier aus den antiken Sagen, vorne Löwe, in der Mitte Ziege, hinten Schlange) bzw. von humanisierten Antikörpern.

Antikörper können mit radioaktiven Substanzen oder mit Toxinen gekoppelt werden. Diese sog. *konjugierten Antikörper* deponieren durch die Bindung des Antikörpers an die Tumorzellen die Radioaktivität bzw. das Toxin gezielt im Tumor. Es kann so mit niedrigen Strahlendosen eine lokal hohe Wirkung erreicht werden.

Bei vielen monoklonalen Antikörpern kommt es – v. a. bei der erstmaligen Verabreichung – zu teils schweren *Infusionsreaktionen*. Diese sind teils auf die Freisetzung von Zytokinen (s. ▶ Abschn. 9.4), teils auf allergische Reaktionen gegen die zugeführten Eiweiße zurückzuführen. Die Unterscheidung der beiden Mechanismen ist oft nicht möglich. Das *Zytokinfreisetzungssyndrom* ist gekennzeichnet durch unterschiedlich starke, oft schwere Dyspnoe (häufig mit Bronchospasmus und Hypoxie), Fieber, Schüttelfrost, Urtikaria und angioneurotisches Ödem. Bei Patienten, die ein schweres Zytokinfreisetzungssyndrom entwickeln, muss die Infusion sofort abgebrochen werden; nach vollständiger Besserung der Symptome kann sie in der Regel wieder aufgenommen und zu Ende geführt werden. In der weiteren Behandlung treten schwere infusionsbedingte Reaktionen selten auf.

Für die einzelnen Antikörper sind unterschiedliche Maßnahmen zur Prophylaxe und Behandlung der Infusionsreaktionen vorzusehen. Diese sind in »Medikamente für die Tumortherapie«, Springer 2006 (bei folgenden Verweisen Medikamente-Buch genannt) beschrieben.

◘ Tabelle 9.8 zeigt die monoklonalen Antikörper, die aktuell im Handel erhältlich sind. Weitere Antikörper werden im Rahmen klinischer Studien untersucht. Es ist anzunehmen, dass in kurzer Zeit einige davon ebenfalls den Weg in die Klinik finden.

9.5.3 Hemmstoffe der intrazellulären Signalübermittlung

Bei vielen bösartigen Tumoren ist die Signalübermittlung in der Tumorzelle aktiviert (s. ▶ Kap. 1.4.2 und ◘ Abb. 9.12). Dies führt dazu, dass zu viele wachstumsstimulierende Signale in den Zellkern

Tabelle 9.8. Tumorwirksame monoklonale Antikörper

Antikörper	Zielantigen	Zielzelle	Anwendung	Bemerkungen
Rituximab (Mabthera)	CD 20	B-Lymphozyten	Maligne Lymphome	
Alemtuzumab (Mabcampath)	CD 52	T- und B-Lymphozyten	Chronisch-lymphatische Leukämie Maligne Lymphome	
Gemtuzumab (Mylotarg)	CD 33	Myeloische Vorläuferzellen	Akute myeloische Leukämie	Antikörper kombiniert mit einem bakteriellen Toxin
Ibritumomab (Zevalin)	CD 20	B-Lymphozyten	Maligne Lymphome	Antikörper kombiniert mit radioaktivem Yttrium 90
Tositumomab (Bexxar)	CD 20	B-Lymphozyten	Maligne Lymphome	Antikörper kombiniert mit radioaktivem Jod 131
Trastuzumab (Herceptin)	HER2 (erb2)	Epitheliale Zellen	Mamma-Ca. mit HER2-Überexpresssion	Weitere Indikationen im Rahmen von klinischen Studien
Cetuximab (Erbitux)	EGFR	Epitheliale Zellen	Kolon-Ca.	Weitere Indikationen im Rahmen von klinischen Studien
Bevacizumab (Avastin)	VEGFR	Tumoraktivierte Endothelzellen	Bronchial-Ca.	Weitere Indikationen im Rahmen von klinischen Studien

9

übermittelt werden. Ein für die Signalübermittlung wichtiges Enzym ist die Tyrosinkinase. Sie kann durch neue Substanzen, die Tyrosinkinase-Inhibitoren (TKI)(lat.: *Inhibitor*, Hemmer) gezielt blockiert werden. Im Gegensatz zu den Antikörpern, die parenteral verabreicht werden müssen, können die Tyrosinkinase-Hemmer peroral eingenommen werden.

! **Die Hemmung der Signalübermittlung** (engl.: *signal transduction inhibition*, **STI) hat sich als wichtiges therapeutisches Prinzip in der Onkologie erwiesen.**

Tabelle 9.9 zeigt Tyrosinkinase-Hemmer, die aktuell im Handel erhältlich sind. Weitere Substanzen werden im Rahmen klinischer Studien untersucht.

9.5.4 Hemmstoffe der Angiogenese

Wie in ► Kap. 1 ausgeführt, können Tumoren gefäßbildende Faktoren produzieren. Sie fördern so ihre eigene Ausbreitung durch Stimulation der Neubildung von Gefäßen in ihrer unmittelbaren Umgebung. Diese Gefäßneubildung wird Angiogenese genannt; sie ist ein zentraler Schritt in der Entwicklung eines bösartigen Tumors und Voraussetzung für sein Wachstum und seine Metastasierung (s. Abb. 1.1). Unter anderem sind folgende gefäßbildende Faktoren bekannt, die auch von Tumorzellen produziert werden können:

- VEGF: vaskulärer endothelialer Wachstumsfaktor (engl. *v*ascular *e*ndothelial *g*rowth *f*actor)
- PDGF: Thrombozyten-Wachstumsfaktor (engl. *p*latelet *d*erived *g*rowth *f*actor).
- EGF: Epithelialer Wachstumsfaktor (s. auch ► Abschn. 9.5.1); Rezeptoren für diesen Botenstoff finden sich auf Endothelzellen.

Bevacizumab, ein den VEGF-Rezeptor blockierender Antikörper, wird bereits zur Behandlung von Bronchialkarzinomen eingesetzt (s. Tabelle 9.8). Hemmstoffe der Signalübermittlung, die speziell eine durch VEGF aktivierte Tyrosinkinase hemmen, werden in klinischen Studien geprüft.

Auch Thalidomid wurde als Angiogenesehemmer untersucht. Ob die Wirkung allerdings durch eine Angiogenesehemmung vermittelt wird, ist fraglich. Für seine Wirkung gegen bösartige Tumoren sind wahrscheinlicher andere, zytokinvermittelte Mechanismen verantwortlich. Thalidomid wird deshalb heute meist als sogenannt »immunmodulierende Substanz« bezeichnet (s.unten).

Tabelle 9.9. Tyrosinkinase-Hemmer

Name	Ziel	Rezeptor	Anwendung	Bemerkungen
Imatinib (Glivec)	Tyrosinkinase		Chronisch-myeloische Leukämie (CML); Gastrointestinaler Stromatumor (GIST)	Beim Zielenzym handelt es sich um eine CML-spezifische Tyrosinkinase (Produkt des Fusionsgens cbr-abl; s. 1.6.3)
Gefitinib (Iressa)	Tyrosinkinase	EGFR	Bronchial-Ca.	Weitere Indikationen im Rahmen von klinischen Studien
Erlotinib (Tarceva)	Tyrosinkinase	EGFR	Bronchial-Ca.	Weitere Indikationen im Rahmen von klinischen Studien

9.5.5 Immunmodulierende Substanzen

Als immunmodulierende Substanzen (engl. IMD; immunmodulatory drugs) werden Stoffe bezeichnet, die auf vielfältige, noch recht unklare Weise, in den Zytokin-Stoffwechsel und damit auch in das Immunsystem eingreifen. Hauptvertreter dieser neuen und für die Tumorbehandlung vielversprechenden Substanzklasse ist das *Thalidomid*. Thalidomid wurde in den 60er Jahren unter dem Markennamen Contergan als Schlafmittel eingesetzt. Die Anwendung bei schwangeren Frauen führte zu schweren embryonalen Missbildungen, das Medikament wurde deshalb als Schlafmittel zurückgezogen. Thalidomid hemmt die Angiogenese, die Missbildungen wurden auf diesen Mechanismus zurückgeführt. Bei einem bestimmten bösartigen Tumor – dem multiplen Myelom (Plasmozytom) – ist die Wirksamkeit von Thalidomid gesichert, bei anderen Tumoren wird sie noch geprüft. Abkömmlinge von Thalidomid (z. B. Lenalidomid und Revimid) werden z. Z. vor allem bei malignen Knochenmarkerkrankungen untersucht und scheinen wirksam zu sein.

9.5.6 Differenzierungstherapie mit Retinoiden

In einem normalen Gewebe besteht ein Gleichgewicht zwischen Vermehrung (Proliferation) und Ausreifung (Differenzierung) der Zellen. Bei bösartigen Tumoren ist dieses Gleichgewicht gestört. Eine maligne Zelle kann als eine primitive Zelle angesehen werden, die die Fähigkeit zur Differenzierung verloren hat, dafür aber eine verstärkte Proliferationstendenz zeigt. Es wird schon längere Zeit versucht, therapeutisch in diese gestörte Regulation einzugreifen und mit Medikamenten den Differenzierungsblock zu lösen.

Vitamin A (Retinolsäure) spielt neben der Sicherung der Netzhaut-(Retina-)Funktion eine wichtige Rolle bei der Steuerung von Wachstum und Differenzierung vieler Gewebe, v. a. der Haut und der Schleimhäute. Abkömmlinge des Vitamin A, sog. Retinoide, sind daher auch wichtige Medikamente bei der Behandlung von Hautkrankheiten, z. B. der Psoriasis.

Bei einer speziellen Leukämie, der akuten Promyelozytenleukämie, ist es gelungen, mit einem Retinoid (Tretinoin = All-trans-Retinsäure; z. B. Vesanoid) bei 60–80 % der Fälle komplette Remissionen zu erreichen. Dabei konnte festgestellt werden, dass ein Teil der leukämischen Zellen tatsächlich zu normalen Blutzellen ausreifte.

Allerdings ist auch die Retinoidtherapie nicht frei von Nebenwirkungen. Je nach Retinoid werden im unterschiedlichem Maße Kopfschmerzen, Hautveränderungen, Leberschäden und – besonders schwerwiegend – Fruchtschäden bei der Einnahme während der Schwangerschaft (Teratogenität) beobachtet.

! Im Gegensatz zur Zytostatikatherapie, durch die die Tumorzellen abgetötet werden, werden bei der Retinoidtherapie die Tumorzellen in Normalzellen zurückverwandelt.

Es wird versucht, das Prinzip der Differenzierungstherapie weiterzuentwickeln. Dies geschieht in verschiedenen Richtungen: So werden etwa neue Substanzen entwickelt, die an Retinoidrezeptoren binden, die sog. Rexinoide. Sie beeinflussen organspezifisch die Zelldifferenzierung und sollen weniger Nebenwirkungen aufweisen.

9.6 Experimentelle Ansätze

Neue Erkenntnisse der Tumorimmunologie und Tumorgenetik eröffnen neue Möglichkeiten, maligne Tumoren therapeutisch zu beeinflussen. Einige dieser Behandlungen werden bereits im Rahmen von klinischen Studien getestet, sie sind jedoch noch als experimentell zu betrachten.

9.6.1 Gentherapie

Unter Gentherapie versteht man die Übertragung von genetischem Material, d. h. von DNS oder RNS, in andere Zellen, sog. Zielzellen. Zielzellen sind in der Krebsbehandlung meist Tumorzellen oder Zellen des Immunsystems.

Es bestehen theoretisch viele Möglichkeiten der Gentherapie. Einige davon befinden sich bereits in frühen Phasen der klinischen Prüfung. Angesichts der zahlreichen praktischen Probleme ist die weitere Entwicklung allerdings noch offen. Einige Beispiele von experimentellen Gentherapien:

- Ersatz eines fehlenden oder defekten Gens: In Tumorzellen sind Tumorsuppressorgene oft defekt oder fehlen (s. ► Kap. 1). Solche Gene können theoretisch durch gentherapeutische Methoden ersetzt werden. Erste klinische Versuche zum Ersatz eines defekten p53-Gens zeigten vielversprechende Resultate (s. ► Abschn. 1.4.1).
- Hemmung eines überaktiven Gens durch »*Antisense-Oligonukleotide*«: Oligonukleotide sind synthetisch hergestellte kurzkettige Nukleinsäuren. Sie lagern sich »gegensinnig« (antisense) an definierte Regionen von Boten-RNS an, diese werden dadurch inaktiviert. So wurden beispielsweise Antisense-Oligonukleotide gegen Boten-RNS folgender Gene hergestellt und auch bereits klinisch getestet:
  - Bcl-2-Onkogen bei malignen Lymphomen (s. ◘ Tabelle 1.4),
  - Bcr-abl-Fusionsgen bei chronischer myeloischer Leukämie (s. ► Abschn. 1.6.3),
  - ras-Onkogen bei verschiedenen Tumoren (s. ◘ Tabelle 1.4).
- Übertragung von Genen mit immunstimulatorischer Wirkung: Es wird versucht, gentherapeutisch die Immunantwort gegen Tumorzellen zu stimulieren. Dies geschieht beispielsweise, in dem Gene für immunstimulatorisch wirkende Zytokine (wie Interleukin 2 oder γ-Interferon) in Tumorzellen, Fibroblasten oder Immunzellen selbst eingeschleust werden. Ein anderer Ansatz versucht, die antigene Wirkung von Tumorzellen durch die Einschleusung von MHC-Genen zu verstärken: Bei der Auslösung der normalen Immunantwort spielen die Moleküle des sog. Histokompatibilitätskomplexes (MHC) an der Oberfläche der Zielzellen eine wichtige Rolle. Auf vielen Tumorzellen ist die Anzahl der MHC-Moleküle stark vermindert.

Eines der vielen Probleme der Gentherapie ist die Schwierigkeit, das interessierende Gen in die Zielzellen einzuführen. Als »Gen-Transportmittel« (Vektor) werden hauptsächlich bestimmte Viren verwendet. Diese infizieren die Zielzellen und schleusen damit das fremde Gen ein. Diese Einschleusung wird als *Transfektion* bezeichnet.

9.6.2 Aktive Immuntherapie: Tumorvakzine

Rein experimentell sind vorläufig noch die Versuche, Tumoren mit einer Impfung (*Tumorvakzine*) im Sinne einer aktiven und spezifischen Immuntherapie zu behandeln. Die Behandlung mit Tumorvakzinen ist mit vielen grundsätzlichen, theoretischen Problemen verbunden (s. ► Kap. 1.5).

Über erste Erfolge mit Tumorvakzinen wird u. a. bei der Behandlung von Melanomen und Nierenzellkarzinomen berichtet: Auf Melanomzellen können sog. MAGE-Antigene nachgewiesen werden, die auf den meisten Normalzellen von Erwachsenen fehlen. Auch die Eiweißprodukte mutierter Gene (Onkogene und Tumorsuppressorgene) kommen als spezifische Impfstoffe in Frage.

9.7 Entdeckung und Entwicklung neuer Medikamente

Während des 1. Weltkrieges fanden Militärärzte bei Soldaten, die den Einsatz von Senfgas (einem chemischen Kampfstoff) überlebten, einen vorübergehenden, oft dramatischen Abfall der Blutleukozyten. Diese Beobachtungen führten zur Erforschung von Senfgasabkömmlingen für die Behandlung von Leukämien und damit zur Entwicklung des ersten Zytostatikums: 1941 wurden die ersten Leukämiepatienten mit dem Senfgasabkömmling *Mustargen*, einem noch heute gebräuchlichen Zytostatikum, behandelt. In der Folge wurden zahlreiche, chemisch ähnlich wirkende, alkylierende Substanzen entwickelt.

In den 50er Jahren forschten amerikanische Mediziner nach neuen Mitteln zur Behandlung des Diabetes. Dabei untersuchten sie Wirkstoffe eines Immergrüns (Vinca rosacea), dem in der Volksmedizin eine heilende Wirkung bei Zuckerkranken zugesprochen wurde. Einige Extrakte des Immergrüns zeigten im Tierexperiment eine starke Knochenmarkhemmung als Hinweis auf die zytostatischen Eigenschaften der Vinca-Substanzen. Aus diesen Forschungen gingen schließlich die Zytostatika *Vinblastin* (z. B. Velbe) und *Vincristin* (z. B. Oncovin) hervor, die noch heute eingesetzt werden.

Das erste Beispiel eines nicht zufällig entdeckten, sondern quasi konstruierten Zytostatikums ist das *Methotrexat:* Da bekannt war, dass Folsäure für die Vermehrung von Tumorzellen nötig ist, suchten Forscher gezielt nach einem Hemmstoff dieses Vitamins. Durch geringe Veränderungen am Molekül gelang es, einen Folsäureantagonisten zu entwickeln, das Methotrexat. Dieses erwies sich bei kindlichen Leukämien und später auch bei anderen Tumoren als hochwirksames Zytostatikum.

Diese Beispiele aus der Geschichte der Chemotherapie zeigen zwei mögliche Wege der Medikamentenforschung:

- Einerseits werden auch heute noch natürliche Substanzen wie Extrakte aus einheimischen und tropischen Pflanzen, Produkte von Bodenpilzen und Meereslebewesen etc. geprüft, in der Hoffnung, mehr oder weniger zufällig eine zytostatisch wirksame Substanz zu finden. So werden die modernen Zytostatika Topotecan (z. B. Hycamtin) und Irinotecan (z. B. Campto) aus Blättern eines in China heimischen Baumes (Camptotheca acuminata) gewonnen.
- Andererseits wird heute schwerpunktmäßig versucht, synthetische Substanzen zu konstruieren, die gezielt auf spezifische Eigenschaften der Tumorzelle einwirken. So eröffnen neue molekularbiologische Erkenntnisse die Möglichkeit, Onkogene oder ihre Produkte oder auch Signalwege durch neue Medikamente zu blockieren oder zu inaktivieren. Monoklonale Antikörper wie z. B. Herceptin, das den Rezeptor für ein Wachstumshormon blockiert, oder die Hemmstoffe der Signalübermittlung wie z. B. Glivec sind Beispiele solcher moderner Arzneimittelentwicklungen (zur klinischen Prüfung neuer Medikamente s. ▶ Kap. 42).

Weiterführende Literatur

Schmoll H-J, Höffken K, Possinger K (Hrsg) (2005) Kompendium Internistische Onkologie. Standards in Diagnostik und Therapie. Springer, Berlin Heidelberg New York Tokyo

DeVita VT, Hellman S, Rosenberg SA (eds) (2004) Cancer. Principles and practice of oncology. Lippincott Williams & Wilkins, Philadelphia

Hess V, Biedermann B, Meier G, Herrmann R (2001) Prinzipien der Chemotherapie: Grundlagen. Schweiz Med Forum 1: 985–989

Hess V, Biedermann B, Herrmann R (2001) Prinzipien der Chemotherapie: Chemotherapie-Nebenwirkungen und deren Behandlung. Schweiz Med Forum 1: 1081–1085

Knochenmarktransplantation und andere Methoden des Stammzellersatzes

Th. Kroner

Der Stammzellersatz gehört heute für verschiedene Tumorkrankheiten zur Standardbehandlung. Dabei war die Transplantation von Knochenmark die erste und für viele Jahre auch die einzige Methode, Stammzellen der Blutbildung von einem Spender auf einen Patienten zu übertragen. Neben dem Knochenmark stehen heute aber auch andere Quellen für hämatopoetische Stammzellen zur Verfügung, nämlich Stammzellen aus dem peripheren Blut und aus Nabelschnurblut. Der Begriff »Knochenmarktransplantation« wurde deshalb zu Gunsten der neutraleren Bezeichnung »Stammzelltransplantation« oder »Stammzellersatz« verlassen.

10.1 Einleitung

10

Das Knochenmark hat die Aufgabe, Blutzellen, also Erythrozyten, Leukozyten und Thrombozyten zu produzieren. Alle diese Zellen entstehen im Knochenmark aus den sog. *Stammzellen der Blutbildung* (= hämatopoetische Stammzellen). Diese Stammzellen spielen für die Funktion des Knochenmarks eine zentrale Rolle. Sie können aus verschiedenen Quellen gewonnen werden:

- aus dem Knochenmark,
- aus peripherem Blut,
- aus Nabelschnurblut.

10.1.1 Eigenschaften der Stammzellen

Stammzellen der Blutbildung eignen sich aus folgenden Gründen für eine Transplantation:

- Sie lassen sich kryokonservieren, d. h. sie überleben Tiefgefrieren und Wiederauftauen und bleiben dabei voll funktionsfähig.
- Sie siedeln sich nach intravenöser Transfusion wieder im Knochenmark an.
- Sie sind pluripotent, d. h. aus einer Stammzelle können sich verschiedene Blutzellen (Erythrozyten, Granulozyten, Monozyten, Lymphozyten, Thrombozyten) entwickeln.
- Sie können sich selbst erneuern.

Die Stammzellen der Blutbildung unterscheiden sich mikroskopisch nicht von gewissen reifen Blutzellen, den Lymphozyten. Nur mit speziellen immunologischen Methoden lassen sie sich identifizieren, beispielsweise durch den Nachweis des Oberflächenmerkmals CD 34. Stammzellen machen etwa 1 % der Knochenmarkzellen aus. Sie kommen in geringerer Anzahl auch im Blut vor.

! Die Teilungsfähigkeit und Produktionsrate der Stammzellen ist sehr groß: Aus einer einzigen Stammzelle können in etwa 20 Teilungsschritten ca.1 Mio reifer Blutzellen entstehen!

10.1.2 Allgemeine Indikationen und Methoden

Ein Ersatz von Stammzellen kann in 2 völlig unterschiedlichen Situationen nötig sein:

- Bei schwerer, irreversibler Schädigung der Stammzellen durch eine angeborene oder erworbene *Knochenmarkerkrankung*, z. B. bei angeborenen Immundefekten, schwerer aplastischer Anämie oder bei bestimmten Leukämien: Durch das Transplantationsverfahren müssen die kranken Stammzellen des Patienten zerstört und durch die des gesunden Spenders ersetzt werden. In diesen Situationen kommt in der Regel eine *allogene Transplantation* zum Einsatz.
- Zur Unterstützung der *Knochenmarkregeneration* nach einer hochdosierten, knochenmarktoxischen Chemo- und Radiotherapie:
  Durch extrem hohe Dosen von Zytostatika, evtl. kombiniert mit Bestrahlungen, werden manche maligne Tumoren, die mit konventionellen Behandlungen nicht geheilt werden können, erfolgreich kurativ behandelt (z. B. Rückfälle von fortgeschrittenen Non-Hodgkin-Lymphomen). Diese hochdosierten Chemotherapien führen zu einer schweren Schädigung der an sich gesunden Stammzellen des Patienten; deshalb muss ein Ersatzverfahren angeschlossen werden. Bei dieser Indikation wird in der Regel ein sog. *autologer Stammzellersatz* durchgeführt.

Ansatz und Ziel der Methoden

- *Allogener Stammzellersatz:*
  - Übertragung von Stammzellen eines fremden (verwandten oder nicht verwandten) Spenders auf den Patienten.
  - Ziel ist der Ersatz des blutbildenden Systems des Patienten durch Zellen des gesunden Spenders.
- *Autologer Stammzellersatz:*
  - Rücktransfusion von vor der Hochdosistherapie entnommenen *patienteneigenen* Stammzellen.
  - Ziel ist die Verkürzung der Knochenmarkaplasie nach hochdosierter Chemotherapie.

Die beiden Methoden unterscheiden sich in ihren Indikationen und Komplikationen. Sie werden deshalb im Folgenden getrennt dargestellt.

10.2 Allogene Stammzelltransplantation

Ziel der allogenen Stammzelltransplantation ist der Ersatz des erkrankten Knochenmarks des Patienten durch das gesunde Knochenmark eines Spenders. Als Spender kommen unter bestimmten Voraussetzungen Geschwister oder nichtverwandte Personen in Frage.

10.2.1 Auswahl des Stammzellspenders

Voraussetzung für das Gelingen einer Organtransplantation ist die Gewebeverträglichkeit, d. h. eine möglichst gute Übereinstimmung der sog. Transplantationsgruppeneigenschaften (*HLA*: *H*umane *L*eukozyten-*A*ntigene) zwischen Spender und Empfänger. Je schlechter die Übereinstimmung, desto eher ist mit schweren, unerwünschten Immunreaktionen zu rechnen. Dazu gehören einerseits die Abstoßung des Transplantats, anderseits die Graft-versus-host-Reaktion (s. unten). Unterschiedliche ABO-Blutgruppen sind dagegen für eine Stammzelltransplantation nicht von Bedeutung: Nach der Transplantation wird der Empfänger die Blutgruppe des Stammzellspenders aufweisen.

Völlige Übereinstimmung im HLA-System besteht nur zwischen eineiigen Zwillingen; diese syngene Transplantation bereitet immunologisch keine Probleme. Zwischen zwei Geschwistern besteht aufgrund der Erbgesetze eine Chance von 25 %, dass die für die Transplantation erforderliche HLA-Übereinstimmung (HLA-Kompatibilität) besteht. Findet sich unter den Geschwistern kein gewebsverträglicher (kompatibler) Spender, kann ein nicht verwandter passender Spender gesucht werden. Eine Spendersuche in der weiteren Blutsverwandschaft des Patienten (Onkel, Cousins etc.) ist in der Regel erfolglos.

Für die Suche nach einem nicht verwandten, aber HLA-kompatiblen Fremdspender stehen weltweit in EDV-verbundenen Registern die Daten von über 9 Mio HLA-typisierten Blutspendern zur Verfügung. Trotzdem ist es– wegen der überaus großen Zahl möglicher HLA-Typen –gelegentlich unmöglich, einen kompatiblen Fremdspender zu finden. Auf jeden Fall ist diese Suche mit einem erheblichen, auch finanziellen Aufwand verbunden. Sie dauert in der Regel mehrere Monate.

10.2.2 Gewinnung von Stammzellen

Stammzellen aus Knochenmark

Dem Spender werden – in der Regel unter Vollnarkose – durch mehrfache Punktionen am Beckenkamm beidseits ca. 1000 ml Knochenmarkblut entnommen. Dieses wird filtriert und die Anzahl der darin enthaltenen Stammzellen kontrolliert. Es wird dem Empfänger durch einen zentralvenösen Katheter zugeführt. Der Spender bleibt wenige Tage hospitalisiert.

Für den Spender bedeutet der Eingriff, abgesehen von der Anästhesie, kein Risiko. Während einigen Tagen bis Wochen kann er jedoch Schmerzen an den Entnahmestellen verspüren. Diese Schmerzen sind in der Regel mit Analgetika gut zu beherrschen.

Stammzellen aus peripherem Blut

Stammzellen und andere Vorläuferzellen der Blutbildung finden sich zwar haupsächlich im Knochenmark. Es ist aber schon länger bekannt, dass diese Zellen auch im peripheren Blut vorkommen. Unter normalen Umständen finden sich im Blut nur wenige Stammzellen. Durch Gabe von Wachstumsfaktoren der Blutbildung (G-CSF, GM-CSF; s. ► Kap. 22) kann ihre Anzahl erhöht werden; auch in der Erholungsphase nach einer intensiven Chemotherapie können sie vermehrt im Blut nachgewiesen werden.

Wie Stammzellen aus dem Knochenmark können auch aus dem Blut gewonnene Vorläuferzellen für den Stammzellersatz eingesetzt werden. Voraussetzung ist lediglich die Gewinnung einer genügenden Anzahl dieser Zellen. Dies ist möglich durch Blutentnahmen, nachdem der Spender während etwa 4 Tagen mit Wachstumsfaktoren stimuliert wurde. Die Blutentnahmen geschehen mit Hilfe von Apparaten, sog. Blutzellseparatoren, wie sie bei Blutspendern für die Gewinnung von Blutplättchen eingesetzt werden. Diese Blutentnahmen (Apheresen) dauern zwischen 3 und 6 h während 1–4 Tagen. Die so gewonnenen Stammzellen und Vorläuferzellen können tiefgefroren werden. Sie siedeln sich nach intravenöser Transfusion im Knochenmark des Empfängers an und führen zu einer relativ raschen Erholung der Blutbildung.

Gegenüber der Knochenmarktransplantation besitzt die Verwendung von Stammzellen aus peripherem Blut den Vorteil, dass zur Entnahme keine Anästhesie nötig ist. Auch ist die Dauer der Aplasie bei der Verwendung von Vorläuferzellen aus dem Blut kürzer als bei der Verwendung von Knochenmark.

Stammzellen aus Nabelschnurblut

Das Blut des Neugeborenen enthält viele Stamm- und Vorläuferzellen der Blutbildung. Es kann nach der Geburt und Abnabelung leicht aus Plazenta und Nabelschnur gewonnen und tiefgefroren werden. Die Anzahl der von einem Neugeborenen so gewonnenen Stammzellen genügt in der Regel, um das gesamte Knochenmark eines Kindes, evtl. sogar eines Erwachsenen, zu ersetzen.

Nabelschnurblut wird für die allogene Transplantation eingesetzt – sowohl für verwandte wie für nichtverwandte HLA-kompatible Patienten, für die sonst kein geeigneter Knochenmarkspender gefunden werden kann. Häufig werden Transplantationen von Nabelschnurblut bei Kindern mit Leukämien durchgeführt.

Im Vergleich zu Stammzellen aus Knochenmark oder aus peripherem Blut ist Nabelschnurblut leicht verfügbar und kann ohne größeren technischen Aufwand und ohne Risiko für den Spender gewonnen werden. Zudem treten auch weniger Probleme mit HLA-Unverträglichkeiten auf. Umgekehrt ist die geringere Anzahl an Stammzellen im Nabelschnurblut gegenüber dem Knochenmark ein Nachteil, da es für den Stammzellersatz bei Erwachsenen oft nicht ausreicht. In verschiedenen Ländern bestehen schon Nabelschnurblutbanken, die Nabelschnurblutspenden gewinnen, konservieren und durch Vermittlung internationaler Knochenmarkregister für die Transplantation zur Verfügung stellen. Gelegentlich werden auch sogenannte »gerichtete« Nabelschnurblutspenden eingefroren,die für erkrankte Familienmitglieder der Neugeborenen, meist Geschwister, bestimmt sind.

10.2.3 Ablauf der allogenen Stammzelltransplantation

Konditionierung

Vor der allogenen Transplantation muss das erkrankte Knochenmark (die Tumorzellen) des Patienten zerstört werden. Ebenso wichtig ist jedoch eine genügende Unterdrückung (Supprimierung) seines Immunsystems zur Vermeidung von Abstoßungsreaktionen. Beides geschieht durch eine hochdosierte Chemotherapie, oft kombiniert mit einer Ganzkörperbestrahlung. Diese sog. Konditionierung dauert einige Tage.

Transplantation

Die aus Knochenmark, peripherem Blut oder aus Nabelschnurblut gewonnenen Stammzellen werden dem Patienten nach der Konditionierung über einen zentralvenösen Katheter transfundiert. Sie siedeln sich im Knochenmark des Empfängers an und führen im Verlauf von wenigen Wochen wieder zu einer ausreichenden Produktion von Blutzellen. Die eigentliche Transplantation ist also ein technisch wenig aufwändiger Vorgang, der für den Empfänger keinen chirurgischen Eingriff bedeutet.

10.2.4 Komplikationen

Während die eigentliche Transplantation einen einfachen und komplikationsarmen Eingriff darstellt, sind in den Wochen und Monaten nach allogenem Stammzellersatz zahlreiche, oft schwere und evtl. tödliche Komplikationen möglich (◘ Tabelle 10.1). Es handelt sich dabei in erster Linie um Infekte und um die sog. Graft-versus-host-Reaktion. Weitere Probleme entstehen durch verschiedene Spätfolgen der Therapie, leider auch durch Tumorrezidive.

◘ Abbildung 10.1 zeigt schematisch einige häufige Komplikationen und den typischen Zeitpunkt ihres Auftretens nach allogener Stammzelltransplantation.

Infekte

Die Konditionierung sowie die Behandlung der immunologischen Reaktionen (s. unten) führen zu

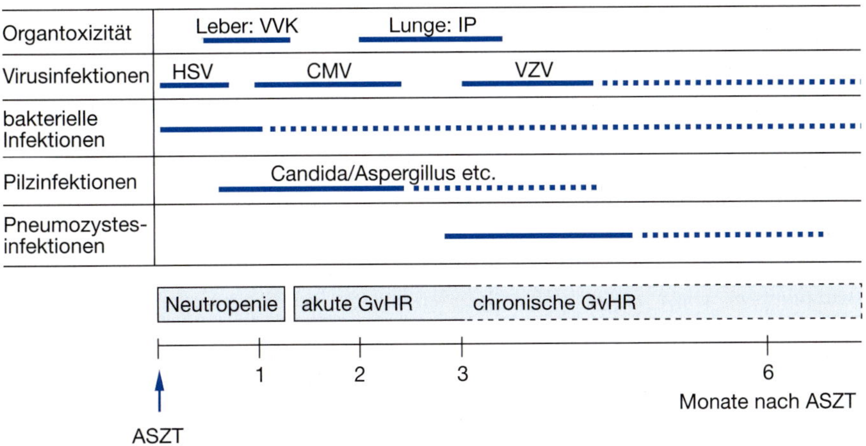

◘ **Abb. 10.1.** Allogene Stammzelltransplantation; zeitliche Folge häufiger Komplikationen. *VVK* Venenverschlusskrankheit, *IP* interstitielle Pneumonie, *HSV* Herpes-simplex-Virus, *CMV* Zytomegalievirus, *VZV* Varizella-Zoster-Virus, *ASZT* allogene Stammzelltransplantation, *GVHR* Graft-versus-host-Reaktion

◘ **Tabelle 10.1.** Früh- und Spätkomplikationen der allogenen Stammzelltransplantation

	Komplikation	Früh	Spät
Fehlendes Angehen des Transplantats		+	–
Organtoxizität	Lunge Leber	+ +	(+) +
Infekte	Viren Bakterien Pilze Pneumozystes	– + + +	+ – – –
Graft-versus-host-Reaktion		+	+
Zweittumoren		–	+
Tumorrezidiv		+	+

+ Komplikation tritt, – tritt nicht früh/spät auf

einer hochgradigen Abwehrschwäche. Der Patient ist in den ersten Wochen nach der Transplantation anfällig für schwere Infekte mit Viren, Bakterien und Pilzen, bis die Produktion der Blutzellen wieder intakt ist. In dieser Zeit wird er u. U. in einer Sterilpflegeeinheit behandelt. Die Erholung der Immunabwehr dauert allerdings wesentlich länger. Deshalb bleibt eine Gefährdung durch Virusinfekte mehrere Monate bestehen. Während dieser Zeit sind engmaschige ambulante Kontrollen zur frühzeitigen Erfassung von Komplikationen nötig.

Graft-versus-host-Reaktion

Die Bezeichnung (engl. *graft* = Transplantat; lat. *versus* = gegen; engl. *host* = Wirt, Empfänger) erklärt bereits das Problem: Mit den allogenen Stammzellen werden dem Patienten auch T-Lymphozyten (Zellen des Immunsystems) des Spenders übertragen, die die Zellen des Empfängers (»host«) als »fremd« erkennen; ihre Immunantwort führt zu entzündungsähnlichen Reaktionen von Geweben des Knochenmarkempfängers. Diese zeigen sich v. a. an der Haut, den Schleimhäuten des Magen-Darm-Traktes und der Leber. Die ersten Symptome sind Hautausschläge, Durchfälle und Ikterus, verstärkte Immunschwäche und hohes Fieber.

! Diese akute Graft-versus-host-Reaktion (GVHR) kann abheilen, in eine Monate bis Jahre dauernde chronische Form übergehen oder zum Tode führen.

Durch Entfernung der T-Lymphozyten des Spenders aus dem Transplantat konnte die Intensität der Graft-versus-host-Reaktion weitgehend reduziert werden. Wenn man diese Technik bei Leukämien anwendet, wird – wie bei der syngenen Stammzelltransplantation (Spender und Empfänger sind eineiige Zwillinge, d. h. genetisch identisch)– jedoch eine erhöhte Zahl von Rezidiven beobachtet. Man schließt daraus, dass die transplantierten Lymphozyten nicht nur eine Graft-versus-host-, sondern auch eine erwünschte Graft-versus-Leukämie-Reaktion bewirken, d. h. dass sie Leukämiezellen zerstören können (s. unten).

Als GVHR-Prophylaxe werden für wenige Monate Immunsuppressiva eingesetzt; eine Langzeitprophylaxe ist – im Gegensatz zur Transplantation solider Organe, z. B. der Niere – nicht nötig.

Spätkomplikationen

Eine chronische Graft-versus-host-Reaktion und verschiedene Spätfolgen der Therapie können die Lebensqualität der Langzeitüberlebenden nach allogener Transplantation in unterschiedlicher Weise beeinträchtigen. ◘ Tabelle 10.2 zeigt eine Übersicht über häufige Spätkomplikationen.

10.2.5 Allogene Stammzelltransplantation mit reduzierter Konditionierung (»Mini-Transplantation«)

Wie oben beschrieben, bestehen zahlreiche Hinweise, dass die tumorzerstörende Wirkung der allogenen Stammzelltransplantation nicht nur durch die Konditionierung, sondern auch durch eine immunologische Reaktion, den Graft-versus-Tumor-Effekt, vermittelt wird. Diese Antitumorwirkung wird durch die transplantierten T-Lymphozyten des Spenders bewirkt. Eine besonders ausgeprägte Graft-versus-Tumor-Wirkung (respektive Graft-versus-Leukämie-Wirkung) wird nach Transplantationen bei chronisch-myeloischer Leukämie beobachtet.

Es wird deshalb versucht, bei allogenen Transplantationen die Intensität der Konditionierung zu verringern, z. B. durch Verzicht auf die Ganzkörperbestrahlung oder durch Reduktion der Zytostatikadosierung.

! Einziges Ziel der leichteren Konditionierung ist eine gerade so weit gehende Immununterdrückung des Patienten, dass die Abstoßung der transplantierten Stammzellen verhindert wird. Die immunologische Graft-versus-Tumor-Reaktion bleibt dabei erhalten und kann gezielt eingesetzt werden, indem beispielsweise nach dem Angehen des Transplantats dem Patienten dosiert Spenderlymphozyten transfundiert werden.

Wegen der reduzierten Konditionierung wird das Verfahren auch »Mini-Transplantation« genannt. Die mit der Ganzkörperbestrahlung und der Chemotherapie verbundene Toxizität ist dabei erheblich reduziert. Es können somit auch ältere Patienten einer allogenen Transplantation zugeführt werden. Das Verfahren bleibt aber, vor allem

Tabelle 10.2. Mögliche Spätfolgen nach allogener Knochenmarktransplantation

Organ	Häufigkeit	Spätfolgen	Wichtigste Ursachen	Behandlung und Prophylaxe
Auge	2	Grauer Star (Katarakt)	GKB	Kataraktoperation
Schleimhäute	2	Sicca-Syndrom (Mundtrockenheit/Konjunktivitis)	GVHR	Augentropfen, Immunsuppressiva
Zähne	2	Karies	GVHR/GKB	Zahnpflege
Haare	1	Haarverlust (reversibel)	GKB	Keine
Niere	3	Insuffizienz	Nephrotoxische Medikamente (Cyclosporin/Antibiotika)	Absetzen der Medikamente
Lunge	3	Pneumopathie Bronchiolitis obliterans	GKB/Chemotherapie/Infekte GVHR	Steroide Immunsuppressiva
Leber	3	Chronische Hepatitis	Viren/GVHR	Keine
Schilddrüse	3	Hypothyreose	GKB	Substitution mit Schildrüsenhormon
Hypophyse	2	Wachstumshemmung bei Kindern	GKB	Substitution von Wachstumshormon
Gonaden (Hoden/Ovar)	1 1	Bei Kindern: verzögerte geschlechtliche Entwicklung Bei Erwachsenen: Sterilität, vorzeitiges Klimakterium, Osteoporose bei Frauen	GKB/Chemotherapie	Hormonersatz Spermienkonservierung/Hormonersatz
Alle Organe	3	Zweitmalignome	GKB/Chemotherapie	Behandlung je nach Diagnose

H Häufigkeit: 1 regelmäßig (>90 %), 2 häufig (20–40 %), 3 selten (<10 %); *GKB* Ganzkörperbestrahlung, *GVHR* Graft-versus-host-Reaktion

wegen der Graft-versus-host-Reaktion, belastend und noch immer mit einem Risiko schwerer, auch tödlicher Komplikationen verbunden.

Diese neue Behandlungstechnik stellt eine Revolution des Konzepts der allogenen Stammzelltransplantation dar. Die Entwicklung ist sehr im Fluss, die Indikationen für die Transplantation mit reduzierter Konditionierung sind noch nicht definiert.

10.2.6 Ergebnisse und Prognose

Die Erfolgsaussichten der allogenen Knochenmarktransplantation hängen von vielen, im Einzelfall unterschiedlich zu gewichtenden Faktoren ab. Zu den wichtigsten prognostischen Faktoren gehören:

- Alter des Patienten,
- Art der Grundkrankheit,
- Stadium der Grundkrankheit.

! Für Patienten mit akuten Leukämien und chronisch-myeloischer Leukämie beträgt die Wahrscheinlichkeit, 5 Jahre nach allogener Transplantation zu überleben, bei rechtzeitiger Durchführung 50–70 %. Etwa 15–25 % der Patienten sterben an Komplikationen der Transplantation, meist in den ersten 3 Monaten; weitere 15–25 % erleben einen Rückfall der Leukämie. Nichtmaligne Grundleiden wie die Thalassämie oder die schwere aplastische Anämie haben eine Heilungschance von über 80 %.

Für jüngere Patienten sind die Aussichten günstiger, da sie wesentlich seltener schwere Frühkomplikationen erleiden. Daraus ergibt sich auch die obere Altersgrenze von etwa 55 Jahren für die allogene Stammzelltransplantation. Für die »Mini-Transplantation« scheint die Altersgrenze höher zu liegen.

Neben dem Alter spielt bei Leukämien das Stadium der Krankheit zum Zeitpunkt der Transplantation eine wichtige prognostische Rolle: Eine Transplantation in der ersten Remission führt zu deutlich besseren Resultaten als eine Transplantation in fortgeschrittenen Stadien.

Die individuelle Entscheidung für oder gegen eine allogene Knochenmarktransplantation kann, z. B. bei einem Patienten mit einer chronisch-myeloischen Leukämie, sehr schwierig sein: Die Krankheit ist ohne allogene Knochenmarktransplantation unheilbar, hat aber eine relativ günstige Kurzzeitprognose. Durch die Transplantation wird die Kurzzeitprognose wegen des Komplikationsrisikos deutlich verschlechtert. Dies ist abzuwägen gegen die Chance der Heilung, d. h. die eindeutige Verbesserung der Langzeitprognose.

10.3 Autologe Stammzelltransplantation

Nur für eine Minderheit der Patienten, für die eine allogene Stammzelltransplantation in Frage kommt, kann ein kompatibler Spender gefunden werden. Dieses Problem hat dazu geführt, die Möglichkeiten der autologen Stammzelltransplantation zu erforschen.

Definition

Bei der autologen Stammzelltransplantation ist der Patient zugleich Spender und -empfänger: Eigene (autologe) Stammzellen werden ihm entnommen und nach einer hochdosierten Chemotherapie – deren Ziel die vollständige Zerstörung aller Tumorzellen ist – wieder rücktransfundiert. Die durch die hochdosierte Chemotherapie zerstörten Stammzellen werden so ersetzt und die Blutbildung wieder in Gang gebracht.

Da keine körperfremden Zellen übertragen werden, handelt es sich eigentlich nicht um eine Transplantation. Man bezeichnet die Methode deshalb auch besser als *Rücktransfusion von autologen Stammzellen.*

Die Methode ist für Patienten geeignet, für die kein HLA-kompatibler Spender gefunden werden kann, bzw. für Tumorleiden, bei denen das Knochenmark selbst nicht befallen ist.

Es besteht kein Risiko einer Graft-versus-host-Reaktion. Dafür birgt die Methode die Gefahr, v. a. bei Tumoren mit Knochenmarkbefall, dass mit den Stammzellen auch Tumorzellen rücktransfundiert werden. Es wird deshalb in einigen Zentren versucht, die Stammzellen vor der Rücktransfusion von evtl. vorhandenen Tumorzellen zu befreien (engl. *purging*; s. unten).

Die autologe Stammzellretransfusion ermöglicht es, die knochenmarktoxischen Folgen einer hochdosierten Chemotherapie zu umgehen. Sie kommt deshalb für Tumoren in Frage, bei denen mit hochdosierten Chemotherapien, evtl. kombiniert mit Bestrahlung, wesentlich bessere Langzeitresultate erzielt werden als mit weniger knochenmarktoxischen Behandlungen. Voraussetzung ist allerdings, wie erwähnt, dass das Knochenmark nicht oder nicht massiv durch Tumorzellen infiltriert ist.

10.3.1 Technik

Die Stammzellentnahme verläuft wie bei der allogenen Transplantation. Bei der autologen Variante werden heute allerdings fast ausschließlich Stammzellen aus dem peripheren Blut eingesetzt, die Transplantation von autologem Knochenmark wird nur noch selten vorgenommen.

Für das »Purging« bei Verdacht auf Tumorbefall des Transplantats kommen verschiedene Techniken zur Anwendung. Es wird beispielsweise versucht, Tumorzellen im entnommenen Blut durch Zytostatika oder durch spezifische Antikörper zu zerstören.

Die gewonnenen Stammzellen werden nach der Entnahme tiefgefroren. Wenige Tage nach der hochdosierten Chemotherapie werden sie wieder aufgetaut und dem Patienten durch eine Vene rücktransfundiert.

10.3.2 Komplikationen und Probleme

Bei der autologen Stammzelltransplantation entfallen zwar die Probleme der Graft-versus-host-Reaktion, trotzdem handelt es sich nicht um eine risikofreie Methode. Die therapiebedingte Sterblichkeit kann in Abhängigkeit von Alter und Allgemeinzustand der Patienten 1–5 % in den ersten Monaten betragen. Probleme entstehen in erster Linie durch Komplikationen der hochdosierten Chemotherapie an den Lungen (Pneumonitis) sowie infolge von Infekten, die auftreten, bevor die Blutbildung wieder funktionsfähig ist. Das Hauptproblem stellen aber Rezidive der Grundkrankheit dar. Diese treten auf, wenn der Tumor durch die hochdosierte Chemotherapie nicht völlig zerstört wurde oder wenn die retransfundierten Stammzellen mit Tumorzellen verunreinigt sind.

10.4 Indikationen für allogene und autologe Ersatzverfahren

Wie die Techniken befinden sich auch die Indikationen für die verschiedenen Stammzellersatzverfahren in ständiger und rascher Entwickung.. Die folgende Aufstellung ist deshalb nicht als definitiv zu betrachten.

Die Indikation zu einem Stammzellersatzverfahren hängt neben der Diagnose von zahlreichen anderen Faktoren ab:

- Alter des Patienten,
- Allgemeinzustand des Patienten,
- Stadium der Krankheit zum Zeitpunkt der Transplantation,
- Vorhandensein eines kompatiblen Fremdspenders,
- Grad der HLA-Kompatibilität.

Onkologische Indikationen für allogene Transplantationen

Gesicherte Indikationen

- Chronisch-myeloische Leukämie (in chronischer Phase)
- Akute myeloische Leukämie (bei mittlerem und hohem Rezidivrisiko)
- Myelodysplastisches Syndrom
- Akute lymphatische Leukämie (erste Remission bei hohem Rezidivrisiko)
- Schwere aplastische Anämie

Ungesicherte Indikationen

- Multiples Myelom
- Morbus Hodgkin (Rezidiv oder 2. Remission)
- Non Hodgkin-Lymphome (bestimmte Untergruppen)
- Chronisch-lymphatische Leukämie

Indikationen für autologe Transplantationen

Gesicherte Indikationen

- Morbus Hodgkin (2. Remission)
- Non-Hodgkin-Lymphome (bestimmte Untergruppen)
- Multiples Myelom
- Keimzelltumoren (Rezidiv)

Ungesicherte Indikationen

- Akute lymphatische Leukämie (bestimmte Untergruppen)
- Akute myeloische Leukämie (bestimmte Untergruppen)
- Chronisch-lymphatische Leukämie
- Morbus Hodgkin (erste Remission)
- Amyloidose
- Solide Tumoren wie Ewing-Sarkom, Ovarialkarzinom, Lungenkarzinom

Weiterführende Literatur

Gratwohl A, Passweg J, Kühne T, Tyndall A, Holzgreve W et al. (2002) Hämatopoietische Stammzelltransplantation. Schweiz med Forum 2:597–606

Hertenstein B, Ganser A (2004) Knochenmarktransplantation: Indikationen, Chancen und Perspektiven. Der Internist 45:1261–1267

Unkonventionelle Methoden

G. Kaiser

Unkonventionell eingesetzte Methoden sind bei kaum einer Erkrankungsgruppe so weit verbreitet wie bei Krebserkrankungen. Nach Umfragen haben bis zu zwei Drittel aller Krebskranken mit solchen Verfahren Kontakt. Die Deutsche Krebsgesellschaft schätzt, dass allein in der Bundesrepublik Deutschland 1,5 Milliarden DM jährlich hierfür aufgewandt werden. Erfolgsberichte in den Medien über alternativmedizinische Behandlungen verunsichern immer wieder Betroffene und Öffentlichkeit. Aus Angst vor Ablehnung scheuen sich die Patienten oft, mit ihrem Arzt darüber zu reden und wenden sich eher an die Pflegenden und andere Betreuer. Alle Mitglieder des Betreuungsteams sollten daher die Vielfalt unkonventionell eingesetzter Verfahren kennen und wissen, was für Erfolgsbehauptungen, Erfolgsbelege und Risiken mit diesen verbunden sind.

11.1 Definitionen

Eine einheitliche Definition unkonventioneller Methoden ist schwierig: Im Folgenden werden darunter alle diejenigen Methoden zur Krebstherapie verstanden, deren behauptete diagnostische Treffsicherheit bzw. therapeutische Wirksamkeit derzeit fraglich ist.

Nach dieser Definition hängt es weniger von der Methode selbst ab, ob sie als unkonventionell zu bezeichnen ist, als von der Art ihres Einsatzes und dem damit verbundenen Erfolgsanspruch im Vergleich zu den vorliegenden Erfolgsbelegen. Charakteristisch ist in jedem Fall eine mehr oder weniger große Diskrepanz zwischen Wirksamkeitsbehauptung und Wirksamkeitsnachweis.

Unbewiesene Methoden. Entsprechend der obigen Definition können viele unkonventionelle Behandlungsverfahren genauer als *unbewiesene* Methoden bezeichnet werden, da die zum Nachweis notwendigen klinischen Untersuchungen nicht durchgeführt wurden oder nicht den etablierten Qualitätskriterien genügen, d. h. dass die behauptete Wirksamkeit fraglich ist. Die von den Anbietern versprochenen Behandlungserfolge sind als unsicher zu bewerten.

Aber auch eine konventionelle Methode, für die in einer speziellen Krankheitssituation bei einer definierten Krebserkrankung ein eindeutiger Wirksamkeitsnachweis und damit eine Indikation besteht, kann als unkonventionell bezeichnet werden, wenn diese in anderen Fällen, mit anderer Dosis oder anderer Indikation angewandt wird. Dies gilt auch für therapeutische Forschungsansätze, die bereits im experimentellen Stadium vor Durchführung klinischer Studien mit übertriebenen Erfolgsversprechungen in der Öffentlichkeit propagiert und wissenschaftlich unkontrolliert an Patienten durchgeführt werden.

Alternative Methoden. Wird eine unkonventionelle Methoden als alternativ bezeichnet, so wird damit eher der Aspekt der Normabweichung als der fehlende Wirksamkeitsnachweis betont. Zwischen onkologischer »Schulmedizin« und unkonventioneller »Alternativmedizin« besteht eine starke Polarisierung: die eine wird als aggressive Reparaturmedizin bezeichnet; die andere als die Verheißung sanfter Ganzheitsmedizin ohne Nebenwirkungen. Dadurch enstehen häufig sehr emotional getönte Auseinandersetzungen auf unsachlicher Ebene, die eine inhaltliche Klärung oft erheblich erschwert oder sogar verhindert.

Es handelt sich bei den alternativen Methoden *keineswegs* immer um echte Alternativen (im eigentlichen Sinne des Wortes) zu den konventionellen Therapieverfahren.

Komplementäre Methoden. In jüngster Zeit wird die polarisierende Abgrenzung zwischen konventionellen und abweichenden Verfahren zunehmend überlagert durch die Verwendung positiver Begriffe: Angeboten werden z. B. »ergänzende«, »additive« oder »adjuvante« Verfahren, die Überbrückung der »therapeutischen Lücke«oder die »Komplementärmedizin«. Dies darf nicht darüber hinwegtäuschen, dass auch bei diesen Verfahren die für den Erfolgsanspruch notwendigen Vergleichstudien an großen Patientenkollektiven fehlen und damit auch diese Methoden als unkonventionell einzuordnen sind.

Quacksalberei, Scharlatanerie, Kurpfuscherei? Anbieter unkonventioneller Methoden werden von renommierten Vertretern der konventionellen Onkologie zuweilen als Scharlatane, Quacksalber oder Kurpfuscher angeprangert, wenn deren Erfolgsbehauptungen besonders übertrieben und unglaubwürdig erscheinen. Ob diese emotionalen Reaktionen auf die unliebsame Konkurrenz jedoch tatsächlich Betroffene vor unnötigen Risiken und Kosten schützen kann, ist fraglich. Es kommt in diesem Zusammenhang leicht zu rechtlichen Auseinandersetzungen mit sehr zweifelhaftem Ausgang. Die damit verbundene Publicity verstärkt zuweilen noch den Zulauf zu dubiosen Angeboten. Die sachliche Auseinandersetzung mit unkonventionellen Methoden und die ausführliche Information des Patienten muss deshalb auf jeden Fall im Vordergrund stehen.

11.2 Für und Wider unkonventioneller Behandlungsmethoden

Laut onkologischen Fachgesellschaften lassen sich unkonventionelle Methoden an folgenden Merkmalen erkennen:

- Oft sei nur von »der Krebserkrankung« oder »dem Krebs« die Rede, ohne dass nach Art, Lokalisation, Morphologie oder Stadium unterschieden wird. Deshalb ließen sich die einzelnen unkonventionellen Verfahren nur selten auf bestimmte Krebserkrankungen beziehen.
- Die bekannten vielfältigen Krebsursachen würden ignoriert und statt dessen die Karzinogenese auf einen einzigen Mechanismus zurückgeführt. Eine einzige Behandlungsform werde für alle Krebsarten empfohlen und solle oft sogar gleichzeitig zu deren Verhütung dienen.
- Statt aussagekräftiger Studien würden als Wirksamkeitsbeweis Einzelfälle präsentiert.
- Unkonventionelle Verfahren würden oft nur von einem einzigen Therapeuten ohne nähere wissenschaftlich nachvollziehbare Beschreibung angewandt.
- Immer wieder träten bekannte Persönlichkeiten des öffentlichen Lebens als Fürsprecher auf, manchmal sogar als Beispiel für eine erfolgreiche Heilung, ohne dass parallel oder vorher durchgeführte konventionelle Behandlungen erwähnt würden.
- Einige Verfahren würden – häufig nur vorübergehend – in nicht medizinischen Medien propagiert.
- Es werde die Nebenwirkungsarmut bzw. -freiheit der eigenen Methode hervorgehoben, häufig ohne dass kontrollierte Studien dies bewiesen. Vorhandene Nebenwirkungen wie z. B. Fieber oder allergische Erscheinungen würden dabei als erwünschte Therapieeffekte (»Fiebertherapie«), als Stärkung der natürlichen Abwehrkräfte gedeutet. Dagegen würden konventionelle Therapiemöglichkeiten oft pauschal als wenig wirksam, aber als mit starken Nebenwirkungen behaftet abgewertet.
- Präklinische pharmakologische und toxikologische Untersuchungen seien in aller Regel nicht vorhanden, mitunter existierten statt dessen zahlreiche wenig aussagekräftige oder nachprüfbare Wirksamkeitsbelege.
- Placeboeffekte würden der Behandlungsmethode selbst zugeschrieben.

Die onkologischen Fachgesellschaften weisen kritisch darauf hin, wieviel Geld für unkonventionelle Behandlungen ausgegeben wird, welches dann für eine konventionelle Behandlung nicht zur Verfügung steht.

Anbieter unkonventioneller Methoden charakterisieren ihre Therapieangebote völlig anders:

- Unkonventionelle Methoden verstärkten die Wirksamkeit einer etablierten Tumortherapie und verminderten deren unerwünschte Wirkungen.
- Die unkonventionellen Methoden sollen die Abwehrkräfte des Immunsystems stärken im Gegensatz zur konventionellen Chemo- oder Strahlentherapie, welche das Immunsystem zu sehr schädige.
- Die Lebensqualität werde verbessert und therapiebedingte Schäden vermindert.
- Kosten würden gespart.
- Unkonventionelle Therapeuten ließen sich mehr Zeit für den Patienten und wendeten eine menschlichere, ganzheitliche, natürliche und biologische Medizin an. Die Schulmedizin wird dagegen als zu einseitig organbezogen, rationell-technisch und inhuman bezeichnet.

11.3 Behandlungserfolg: Anspruch und Belege

Die Diskussion zwischen den verschiedenen Interessengruppen ist häufig erfolglos, weil keine Einigung darüber gelingt, welche Ziele eine Behandlung hat und nach welchen Kriterien der Erfolg beurteilt wird.

Zwar wurden in den letzten Jahrzehnten in der modernen, schulmedizinischen Onkologie international akzeptierte Beurteilungskriterien für die tumorspezifische Wirksamkeit einer Behandlung erarbeitet (s. ▶ Kap. 6 und 42). Diese werden von Anbietern unkonventioneller Verfahren jedoch häufig nicht korrekt oder gar nicht angewandt. Weiterführende klinische Studien zu unkonventionellen Methoden können aus folgenden Gründen erschwert sein:

- Es gelingt nicht, eine spezifische Fragestellung zu *einer* möglichen Indikation für *eine* definierte diagnostische oder therapeutische Maßnahme zu erarbeiten.
- Es fehlt die Plausibilität für eine Wirkung der unkonventionellen Methoden (»Wunderheilung«).
- Die zahlreichen arzneimittelrechtlichen und ethischen Voraussetzungen sind nicht gegeben, die nach den geltenden Bestimmungen für die Durchführung einer klinischen Studie erfüllt werden müssen.
- Die Anbieter halten ihren Markterfolg als Wirksamkeitsbeleg für ausreichend und haben kein Interesse an klinischen Studien.

! Die sog. *Best-Case-Analyse* kann zumindest einen orientierenden Eindruck darüber geben, welche mögliche tumorspezifische Wirksamkeit eine unkonventionelle Methode hat. Sie wird darum auch vom nationalen amerikanischen Krebsinstitut (NCI) empfohlen. Eine Best-Case-Analyse kann durchgeführt werden, wenn ein Verfahren schon bei zahlreichen Patienten unkonventionell zum Einsatz kam und immer wieder zu Tumorremissionen auftraten. Dabei wird anhand von Originalunterlagen eine Auswahl von Behandlungsverläufen aufbereitet, die nach Ansicht des Anbieters besonders erfolgreich waren.

Die Analyse scheitert jedoch häufig an der mangelnden Kooperation der Anbieter. Die bisher durchgeführten Best-Case-Analysen ergaben regelmäßig, dass selbst Befunde, die bei Nachuntersuchungen eindeutig erschienen, von den Behandelnden eklatant fehlinterpretiert worden waren.

Bei vielen Tumorarten gibt es – zwar selten, aber gut dokumentiert – immer wieder unerwartet günstige Krankheitsverläufe bis hin zur *Spontanremission*, d. h. Rückbildungen oder z. T. sogar Heilungen ohne erkennbare vorausgegangene therapeutische Intervention. Wenn unter einer bestimmten Therapie einzelne Patienten von Hunderten oder gar Tausenden eine Remission zeigen, ist dies daher nicht notwendigerweise auf das eingesetzte Medikament zurückzuführen, sondern es kann sich bei jedem Einzelfall auch um eine spontane Rückbildung handeln.

11.4 Verbreitung und Beweggründe bei Betroffenen

11.4.1 Umfrageergebnisse

Nebeneinander von Standard- und unkonventionellen Therapien. Nach Umfragen haben bis zu zwei Drittel aller Krebskranken zu irgendeinem Zeitpunkt ihres Krankheitsverlaufs Kontakt mit unkonventionellen Krebstherapieverfahren, wobei nur ein kleinerer Teil dieser Patienten eine vorherige oder gleichzeitige Standardbehandlung ablehnt. Auch bei eindeutiger Tumorprogression und subjektiver Verschlechterung werden die begonnenen Verfahren häufig nicht abgesetzt, sondern unverändert weitergeführt. Ein Teil der Patienten, die bisher keine unkonventionellen Maßnahmen in Anspruch nehmen, würde dies tun, wenn diese leichter verfügbar wären. Nicht selten werden solche unkonventionellen Verfahren sogar von Gesunden zur Vorbeugung angewandt.

Merkmale betreffender Patienten. Einzelne Untersuchungen weisen darauf hin, dass jüngere Patienten, solche mit höherem Bildungsniveau, beruflich Selbständige und in den USA Weiße häufiger unkonventionelle Verfahren anwenden als andere Gruppen. Entgegen weitverbreiteter Annahmen nehmen nach den bisherigen Untersuchungen Krebskranke mit weit fortgeschrittener Erkrankung und aussichtsloser Prognose unkonventionelle Methoden keineswegs mehr in Anspruch als Patienten in frühen Krankheitsstadien.

Erwartungen der Patienten. Eine Heilung durch unkonventionelle Krebsbehandlung erwarten nur etwa 10 % der Patienten, dagegen verspricht sich etwa jeder dritte Patient davon die Verhinderung oder das Fortschreiten des Rezidivs und die Minderung von Nebenwirkungen. Teilweise zeigte sich eine hohe Zufriedenheit der unkonventionell Behandelten.

11.4.2 Psychodynamische Beweggründe

Es gibt eine ganze Reihe psychodynamischer Beweggründe Krebskranker, die zu der starken Inanspruchnahme unkonventioneller Methoden führen. An erster Stelle sind dies – zum Teil unbewusst wirksame – Ängste:

- vor einer möglichen Krebserkrankung,
- vor möglichen Behandlungsfolgen (Operationsfolgen, Nebenwirkungen der Chemo- und Radiotherapie),
- vor einem Rezidiv (Damokles-Syndrom),
- vor dem Sterben und dem Tod.

Mystifizierung. Das Gefühl der Hilflosigkeit und Ohnmacht sowohl gegenüber der Krankheit als auch gegenüber dem rational-technischen Medizinbetrieb führt bei einem Teil der Patienten zu Depression oder Regression bis hin zu frühkindlichen Verhaltensweisen und der Hoffnung auf Heilung ohne eigenes Zutun durch den magischen Heiler. Dieses Bedürfnis nach einer »mystischen« Behandlung mag teilweise durch das unheimliche und irrationale Bild von der Krankheit erklärt werden, demzufolge die Tumorkrankheiten sowohl im öffentlichen Bewusstsein als auch in der medizinischen Praxis ihre Sonderstellung einnehmen. »Krebs« ist für die meisten Menschen keine Krankheit wie jede andere. Sie ist mit Phantasien und Vorstellungen behaftet, die nicht zuletzt mit der inneren Vorstellung des Tieres Krebs verbunden sind.

Eigeninitiative. Ein anderer Teil der Patienten wendet sich unkonventionellen Therapieformen oder Therapeuten zu, um die Bewältigung seiner Krankheit aktiv mitzugestalten und selber zur Genesung beizutragen. Dabei wollen sie die ihnen richtig erscheinenden Behandlungsarten ebenso wie Therapeuten und Institutionen aus einer größeren Vielfalt selbst wählen können. Sie möchten am eigenen Leib »erleben«, ob in ihrem speziellen Fall die eine oder andere unkonventionelle Methode nicht doch als wohltuend, hilfreich und damit »heilsam« empfunden wird, unabhängig von ihrer objektiven Wirksamkeit. Diese Hoffnung wird unterstützt durch die Mundpropaganda von Verwandten, Freunden, Mitpatienten und Selbsthilfegruppen, die von angeblich erfolgreichen Einzelbehandlungen berichten.

Vertrauensverlust. Die Krankheitsparadigmen mancher Patienten, d.h. ihre Vorstellungen darüber, welche Faktoren ihre Krankheit herbeigeführt haben oder deren Verlauf beeinflussen könnten, entsprechen eher den Hypothesen unkonventioneller Anbieter als der derzeitigen naturwissenschaftlich orientierten Medizin. Der Vertrauensverlust in die eigene Souveränität ebenso wie in die »Schulmedizin«, lässt manche schließlich nach dem »rettenden Strohhalm« greifen. Dies ist besonders dann der Fall:

- wenn Patienten den Eindruck gewinnen, dass sie von ihren Ärzten aufgegeben worden sind und diese sich zurückziehen,
- wenn die Erkrankung trotz regelmäßiger Vorsorgeuntersuchungen aufgetreten ist,
- wenn mögliche Chancen einer Behandlung nicht erreicht wurden.

11.5 Trends zur Propagierung unkonventioneller Methoden

Zwei Trends in der öffentlichen Meinungsbildung erschweren es den Patienten, Angehörigen und Pflegenden besonders, angesichts des Informationsangebots zum Thema Krebstherapie den Überblick zu behalten und sich neutral zu orientieren.

Massenmedien. Berichte über Behandlungserfolge mit unkonventionellen Methoden spielen in den Massenmedien eine wichtige Rolle. Sie machen nicht nur die Methode und den Therapeuten bekannt, sondern können auch die Auflage steigern, gerade, wenn die Berichte mit den Namen bekannter Persönlichkeiten aus dem öffentlichen Leben verbunden sind. Die Gefahr besteht, dass hier die Neugier gesunder Leser und die Überlebenshoffnung Krebskranker ausgenutzt wird. Auch im Internet wird in zunehmendem Maß, schnell und weltweit zugänglich Reklame für unkonventionelle Ansätze gemacht. Hier fällt es vielen Betroffenen besonders schwer, die mangelhafte Qualität des Inhalts von der oft überzeugenden Präsentation zu unterscheiden.

Pseudowissenschaftliche Begründungen. Mehr als je zuvor werden von Anbietern und Befürwortern unkonventioneller Ansätze aktuelle wissenschaftliche Entwicklungen der modernen Onkologie aufgegriffen und in abgewandelter Form als Argumentationshilfe für das eigene Vorgehen eingesetzt. Dabei wird dem eindeutig unkonventionellen Einsatz vieler Therapieverfahren eine scheinbar wissenschaftliche Begründung beigefügt, die für viele Betroffene so einleuchtend ist, dass sie nur schwer wieder von ihrer neu gewonnenen Überzeugung abzubringen sind.

11.6 Ansätze unkonventioneller Methoden

Es gibt mehrere hundert Medikamente und Maßnahmen, die bei Krebserkrankungen unkonventionell eingesetzt werden. Auch die Bandbreite dieser Verfahren ist groß, so dass es nicht immer einfach oder unbestritten ist, sie als unkonventionell einzuordnen. Es ist kaum möglich, hier alle diese Methoden zu erwähnen, geschweige denn näher zu beschreiben. Hierfür wird auf die entsprechende umfangreiche Literatur verwiesen. Als Orientierungshilfe beschrieben werden im Folgenden jedoch die verschiedenen Typen unkonventioneller Methoden mit Beispielen.

11.6.1 Diagnostische Methoden

Der Einsatz zahlreicher so genannter »Krebstests« wird von der Schulmedizin als unkonventionell bezeichnet, da ihre diagnostische Treffsicherheit nicht als durch entsprechende Studien belegt gilt (s. ◻ Tabelle 11.1). Anbieter unkonventioneller Nachweismethoden nehmen für sich meist in Anspruch, eine Krebserkrankung schon in einem *Vorstadium erkennen* zu können, einer so genannten Präkanzerose – nicht zu verwechseln mit den lokalisierten definierten Präkanzerosen der konventionellen Onkologie. Manche geben an, einzelne Tumorzellen im Blut sicher nachweisen zu können und bauen darauf ein therapeutisches System auf. Häufig soll die Funktionsweise solcher Tests auf dem Nachweis biochemischer Störungen beruhen, insbesondere von Veränderungen des Zellstoffwechsels, die am Anfang einer Zellentartung stünden.

Dieses Vorstadium, das im Durchschnitt 7–12 Jahre dauern soll, bietet nach Ansicht der Anwendenden besonders günstige Aussichten auf Heilung. Um diese zu erreichen, werden in der Regel eine oder mehrere unkonventionelle Behandlungen eingesetzt – zu einem Zeitpunkt, an dem mit konventionellen Methoden kein Nachweis einer Krebserkrankung vorliegt. Um den Verlauf bis zur Normalisierung zu beobachten, werden weitere Kontrollen mit diesen Tests durchgeführt. Ähnlich wird auch nach der Primärbehandlung vorgegangen: Es werden Rezidive behandelt, deren Existenz zu diesem Zeitpunkt mit konventionellen diagnostischen Methoden nicht nachvollziehbar ist.

11.6.2 Ernährungsempfehlungen

Unkonventionelle Ernährungsempfehlungen (»Krebsdiäten«) sollen vorbeugen, heilen, den Krankheitsverlauf günstig beeinflussen oder ein Rezidiv verhindern. Sie empfehlen oder verbieten in der Regel bestimmte Nahrungsmittel, Supplemente und Zubereitungsformen und beinhalten besondere Hypothesen über deren Wirkungsweise (s. ◻ Tabelle 11.2). Häufig empfohlen werden das Heilfasten, Saftkuren, Rohkost-, vegetarische oder Vollwertdiäten.

Tabelle 11.1. Unkonventionelle *diagnostische Methoden* (»Krebstests«*) in alphabetischer Reihenfolge

Nachweis von Krebs mit biophysikalischen Methoden
- Anthroposkopie nach Kirchhoff
- Bio-Elektronik nach Vincent
- Bio-Ionostat nach Kapff-Lautenschlager
- Bioresonanzmessungen (Biocom/Multicom, Bioresonatortest, Decoderdermograph, MORA, PROGNOS A, Theratest)
- Biotonometrie (elektrobiologische Hauttestung) nach Rilling
- Elektroakupunktur nach Voll
- Energetische Terminalpunktdiagnostik (ETD) nach Mandel
- Kirlian-Photographie
- Thermoregulationsdiagnostik nach Schwamm, Rost

Nachweis vermeintlicher Krebserreger
- Blutparasiten nach Sklenar
- Carzinomprotozoen nach Weber
- Endobionten und Bakterienzyklogenie nach Enderlein
- Fungi im Mikrokolortest nach Heitan
- Polyoma microbico nach Martini
- Spirochäten und periphere Erythromitose nach Häfeli
- Syphonospora polymorpha nach v. Brehmer
- T-Bazillen nach Reich
- Viromyceten und universeller zytoplasmatischer Krebstest nach Scheller

Unkonventionelle Labormethoden
- Abwehr-Proteinase-Reaktion nach Abderhalden
- Algentest nach Doetsch
- Biochemischer Mehrfachtest nach Neunhoeffer (aus Urin)
- Cancerometrie nach Vernes, Augusti
- Carcinochromreaktionstest nach Gutschmidt (aus Urin)
- C.E.I.A. (biologisches Profil mit 63 Parametern)
- Erythrozytenlaufbild nach Desel
- HACA-Krebstest nach Guettner (aus Urin)
- HLB-Bradford-Bluttest nach Heitan, Le Garde, Bradford
- Holistische Blutdiagnostik, Blutausstrichtest, Aurasskopie nach Auras-Blank
- Jomol-Ganzkörperszintigraphie mit Jomo-Tech nach Ehrenfeld
- Kapillardynamischer Bluttest, Steigbildmethode nach Kaelin, Weissenborn
- Korpuskuläre Krebsreaktion nach Villequez
- Leukozytäre Biometrie nach Pinel
- Malignolipintest nach Kosaki
- Mesenchymfunktionsprüfung nach Witting
- Optischer Erythrozytentest (OET) nach Linke
- Proteolytisches Potential des Blutes nach Gaschler, Dyballa
- Provozierter Hämolysetest nach Mattei
- Spektralanalytische Vollblutuntersuchung nach Rilling
- Summationsdiagnostik und Karzinogramm nach Windstosser
- TMK-Krebsrisikotest (Theramedico)
- Trockenblutmuster nach Bolen

Weitere Methoden
- Akupunkturdiagnostik
- Astrologie (Krebskonstellation von Planeten bei Geburt)
- Clustermedizin-Kristallisationstest nach Heinz (Spagyrik)
- Fußreflexzonendiagnostik
- Irisdiagnostik
- Krankheitsvorfelddiagnostik nach Mayr
- Krebskonstitutionstypen nach Curry
- Kupferchlorid-Kristallisationstest nach Pfeiffer
- Ohrmuscheldiagnostik
- Radiaästhesie (Pendeln, Wünschelrute)
- Zungendiagnostik

* Vgl. Bettschart et al. 1995; Hauser u. Burkhard 1999; ZDN ZV, FFB F 1992.

Tabelle 11.2. Ernährungsempfehlungen (sog. »Krebsdiäten«*) zur unkonventionellen Vorbeugung und Behandlung von Krebskrankheiten in alphabetischer Reihenfolge

- Breuss-Krebskur total (42 Tage Nahrungskarenz)
- Budwig-Leinöl-Quarkdiät
- Gerson-Behandlung (laktovegetabil-rohkostbetont)
- Hay-Trennkost (Eiweiß-Kohlenhydrat)
- Kousmine-Ernährungsvorschrift (kohlenhydratreduziert)
- Kuhl-Isopathische Milchsäurediät
- Leupold- Diät
- Makrobiotische ZEN-Diät nach Kushi, Ohsawa, Sattilaro
- Metabolische Diät (Vitamine, Enzym-Mineralien-Supplement) nach Kelley, Rohe, Gonzales, Dr. Rath
- Moerman-Diät
- Orthomolekulare Diät (Pauling, Burgerstein)
- Rote Beete-Randensaft-Diät nach Seeger, Ferenczi, Kohlow, Krug
- Schweinefleischverbot nach Reckeweg
- Verbot von Nachtschattengewächsen (Anthroposophie)
- Vollwertkost krebsfeindlich-stoffwechselaktiv nach Warburg, Kretz, Seeger u.a.
- Zabel-Ernährungsvorschriften
- Weintraubendiät nach Brandt
- Einzelstoffe: Vitamin A, Vitamin C (nach Cameron, Pauling), Vitamin E, Pangamet (»Vitamin B15«), Laetrile (»Vitamin B17«), Selen, Germanium

* Vgl. Grossenbacher u. Hauser 1992; Hauser u. Burkhard 1999; Kaiser et al. 2001; Kasper 1990; Lerner 1998; Ollenschläger 1995; Weiger et al. 1995.

Auch wenn grundlegende Zusammenhänge zwischen Ernährung und Krebsentstehung wissenschaftlich unstrittig sind, konnte bisher dennoch für keine der Diätformen oder Supplemente gezeigt werden, dass sie zu Remissionen einer Krebskrankheit oder einer Verlängerung der rezidivfreien oder Gesamtüberlebenszeit führen.

Mehrere dieser Diätformen ähneln den vorsichtig formulierten Empfehlungen zur Vorbeugung von Krebserkrankungen und in dieser Hinsicht gesunder Ernährung (z. B. Empfehlungen der Deutschen Gesellschaft für Ernährung). Andere dagegen, wie insbesondere die »Krebskur total nach Breuss«, werden von den meisten Untersuchern als riskant und nicht empfehlenswert angesehen. Sie können die teilweise bei Krebskranken vorliegende Mangelernährung weiter verstärken und den Kranken damit direkt gefährden.

Dem Tumorpatienten gefährlich werden können Langzeitfasten oder einseitige Diäten.

11.6.3 Medikamente

Neben einer Änderung der Ernährungsgewohnheiten kommen bestimmte Medikamente besonders häufig unkonventionell zum Einsatz (s. Tabelle 11.3). Auch hier wird in der Indikationsstellung meist nicht nach definierten Krebserkrankungen unterschieden. Die propagierten Medikamente sollen Nebenwirkungen von Chemo- oder Radiotherapie lindern, die Zellen der Immunabwehr unspezifisch aktivieren, die Ausschüttung von Zytokinen (wie Interleukinen) stimulieren und damit das Risiko von Rezidiven oder Metastasen senken oder teilweise sogar durch den Eingriff in den Stoffwechsel der Krebszellen einen Tumor direkt hemmen.

Drei Gruppen von Medikamenten werden in der Onkologie besonders häufig unkonventionell angewandt:

- sog. Organotherapeutika,
- spezielle Immuntherapeutika und
- die aus der anthroposophischen Medizin stammende Therapie mit Mistelextrakten.

Viele Präparate dieser Gruppen sind zugelassen und frei in jeder Apotheke käuflich. Die Kosten werden in der Regel von den Krankenkassen erstattet. Manche werden derzeit verstärkt unter Hinweis auf aktuellere klinische Studien mit wissenschaftlichem Anspruch propagiert (s. ▶ Abschn. 11.5). Zum Teil unterstützen dies auch medizinische Fachgesellschaften. Hier wird auch für den einzelnen Arzt eine Orientierung auf solider Grundlage zunehmend schwerer. Dies gilt z. B. derzeit besonders für die *Mistelpräparate*. Die Wirkung der Mistellektine auf einzelne Parameter des Immunsystems gilt zwar mittlerweile als ausreichend belegt. Ihre klinische Wirksamkeit gegen Krebs wird jedoch bisher von den onkologischen Fachgesellschaften als noch nicht erwiesen angesehen. Aus diesem Grund wird ihre Anwendung als unkonventionell bezeichnet.

11.6.4 Psychologische Ansätze

Es gibt eine ganze Reihe psychologischer Vorgehensweisen, die für sich in Anspruch nehmen, zur Heilung, Tumorremission oder zu längerer Überlebenszeit zu führen (s. Tabelle 11.4). Einen richtigen Boom erleben derzeit so genannte Geistheilungen, unter anderem durch Schnell-Ausbildungen zum schamanistischen Heiler und Förderung durch mehrere Fachgesellschaften.

Unbestritten ist, dass sich unterstützende psychologische und psychotherapeutische Ansätze günstig auf die Symptomkontrolle und Krankheitsverarbeitung auswirken können. In einzelnen Studien fanden sich sogar tatsächlich Hinweise für eine Verlängerung der Überlebenszeit, denen weiter nachzugehen ist. Es gibt jedoch bisher keinen Beleg für eine psychische Verursachung bösartiger Tumorerkrankungen (sog. Krebspersönlichkeit).

Allerdings ist nicht zu verkennen, dass es schwieriger ist, die Wirksamkeit psychologischer Ansätze nachzuweisen, als dies bei Medikamenten der Fall ist. Problematisch ist dabei u. a. die Komplexität der Ansätze, die Einheitlichkeit der Durchführung, die Studienfinanzierung (keine Firmenunterstützung), die Individualisierung des psychologischen Vorgehens und die Formulierung von Zielkriterien. Dies ist z. B. evident, wenn es darum geht, den Wert einer Kunsttherapie (Malen, Musik) bei Krebskranken darzustellen oder gar einzelne solcher Ansätze untereinander zu vergleichen. Bei solchen komplexen therapeutischen Angeboten ist letztlich die *Plausibilität* zur Gesamtbeurteilung heranzuziehen.

11.6.5 Gesamtkonzepte

Unkonventionelle Gesamtkonzepte enthalten eine Kombination aus mehreren Ansätzen, z. B. Ernährungsempfehlungen, physikalische Anwendungen oder instrumentelle Anwendungen wie die Akupunktur.

Tabelle 11.3. Auswahl von Krebsmedikamenten mit fraglicher Wirksamkeit* in alphabetischer Reihenfolge

Medikamente aus Pflanzen, Pflanzenbestandteilen oder deren Zubereitungen

- Abnoba viscum
- Anticancerlin
- Bamfolin
- Bromelain 200 (Ananas)
- Camptotenicin
- Carnivora (Venusfliegenfalle)
- Echinacea forte/comp. Echinacin
- Ellipticin
- Esberitox N
- Eurixor
- Extractum eleutherococcus fluidum (Teufelsbusch)
- Harringtonine
- Helixor
- Iscador
- Isorel-Vysorel
- Krallendorntee
- Kroletten/Red Beet (Rote Beete)
- Laetrile (Amygdalin, Aprikosenkern)
- Lektinol
- Plenosol
- Ukr(a)in
- Zell-Oxygen-Hefepräparate

Chemisch definierte Stoffe

- A-Mulsin-Hochkonzentrat Asparagin Intergen forte
- DMSO
- Elozell (K-Mg-Aspartat)
- Furfurol
- Gelum oral rd
- Ge 132 (Germanium)
- Hydrazinsulfat
- Magnesium
- Mikroplex
- Kupfer-Gold-Silber
- Protecton (Selenhefe, Vitamin E)
- Recancostat
- Redox-Injektopas (B-Vitamine usw.)
- Sanum German
- Selen-Präparate (Selenase, Seltrans)
- Vitamin A, C, E
- Zinkorotat

Präparate aus Organen, Organbestandteilen, Enzympräparate

- Carzodelan f.
- Cefaktivon novum
- CT-Horfervit (Polyerga)
- Facteur thymique serique (FTS)
- Faktor AF2 (Organkombination)
- Krebiozen
- Mes-Acton (Thymus, Hepar, Splen)
- Neoblastine
- NeySanguin
- NeyTumorin
- NeyThymun
- Polyerga
- Resistozell
- Siccacell-Thymus
- Splen-Uvocal
- Thymed-L
- Thymex-L
- Thymo-Glandoretten
- Thymoject
- Thymolin
- Thymopentin
- Thymopoietin
- ThymOsand
- Thymosin
- Thymostimulin Thymus Drgs.
- Thymus Mucos
- Thymusfaktor X (TFX)
- Thym-Uvocal
- THX
- Tp-1-Serono (Thymus)
- vitOrgan Präparate 1 und 70
- Wobe-Mugos
- Zelltherapie allgemein

IV. Homöopathika

- Abnoba viscum
- Carcinominum Compositum
- EAP 61
- Flenin
- Gerner Mixtura AD, LI
- Hanuplex 26 (Calendula)
- Heel-Präparate
- Iscucin-Viscum
- Karzinompräparate
- Karzinom-Nosoden-Präparate
- Regenaplex-Präparate
- Sen-Tropfen
- Spenglersane
- Stronglife
- Tumoglin

Mikroorganismen, deren Stoffwechselprodukte oder deren Antigene

- Bestatin
- Jomol (Nocardia opaca)
- Kombucha (Teepilz)
- Lentinan

Varia

- Antineoplaston
- Beres-Tropfen
- Eisernes Mittel
- Haifischknorpel
- Horvi-Schlangen-Reintoxine
- Petroleum
- Propolis

* Vgl. Bettschart et al. 1995; Hauser u. Burkhard 1999; Jungi u. Senn 1997; Kaiser 1998; Lerner 1998; Memorandum der Bundesärztekammer 1993; Nagel et al. 1989; Vilmar u. Bachmann 1992.

Tabelle 11.4. Psychologische Therapieformen für Krebskranke mit z.T. unkonventionellem Einsatz[1] in alpahbetischer Reihenfolge

- Autosuggestion nach Coue »Krisentherapie« nach LeShan
- EcaP-Gruppen nach Siegel (Exceptional Cancer Patients)
- »Eiserne Regel des Krebs« und »Neue Medizin« (Hamer)
- »Ganzheitliche Krebsbehandlungsmethode« nach Schützenberger
- »Geistheilungen«
- Meditation nach Meares
- Sophrologie (Abrezol)
- Stoffwechsel-Psycho-Reflex-Krebstherapie (Münsterberg)
- Psychophilosophie (Ruckstuhl)
- Visualisierung nach Simonton

[1] Vgl. Astin et al. 2000; Büntig 1980; Kaiser et al. 1997; Kaiser 1998; Kaiser et al. 2001; Pohler 1992.

Bei Krebskranken unkonventionell angewandte Gesamtkonzepte[2] in alphabetischer Reihenfolge

Anthroposophische Medizin nach Steiner
Ayurveda (Indien)
Eubios-Strategie nach Hacketal
Hildegard-Medizin
Homöopathie nach Hahnemann
Homotoxikologie nach Reckeweg
Traditionelle chinesische Medizin
Wasser-Erd-Element-Theorie nach Kappler

! Die Anwendung unkonventioneller Gesamtkonzepte muss unterschiedlich bewertet werden: Anthroposophische, traditionelle chinesische oder ayurvedische Methoden sind oft mit einer verstärkten psychosozialen Betreuung der Patienten verbunden mit dem Ziel, die Krankheit besser zu verarbeiten. *Die Risiken dieser Ansätze sind gering,* da sie in der Regel lediglich als Ergänzung konventioneller Therapiemöglichkeiten angeboten werden. Bisher gibt es jedoch keine Untersuchungsergebnisse, welche eine Überlegenheit dieser Therapieformen gegenüber der modernen Onkologie mit ihrem integrierten psychosozialen Gesamtbetreuungskonzept belegen.

Wesentlich riskanter sind dagegen Konzepte wie die Eubios-Strategie nach Hackethal oder die Hildegard-Medizin, in denen die gesamte moderne Onkologie in Frage gestellt wird. Das Risiko besteht hier darin, dass wirksame und sogar potentiell kurative Behandlungen versäumt werden.

11.6.6 Sonstige Ansätze

Es gibt noch eine Vielzahl weiterer unkonventionell eingesetzter Maßnahmen, die sich nicht in eine der vorherigen Kategorien einteilen lassen, z. B. die ATC-Therapie, die Di-Bella-Methode oder die Krebsmehrschritttherapie nach v. Ardenne. Hier werden Teilelemente aus der Grundlagenforschung zu nicht gerade billigen Therapiekonzepten erweitert und mit hohem Erfolgsanspruch propagiert, ohne dass aus Sicht der Fachgesellschaften der notwendige Wirksamkeitsnachweis durch entsprechende klinische Studien geführt worden wäre.

Ein Beispiel: Zwar wird der Stellenwert der *Ganzkörper-Hyperthermie* allein oder in Kombination mit anderen Maßnahmen, z. B. einer Chemo- oder Strahlentherapie, seit Jahren als experimenteller Ansatz wissenschaftlich geprüft. Ein Wirksamkeitsnachweis durch entsprechende prospektive klinischen Studien steht derzeit aber noch aus. Dennoch wird diese Methode in der nach v. Ardenne propagierten Krebsmehrschritttherapie außerhalb klinischer Studien eingesetzt.

11.7 Mögliche unerwünschte Wirkungen und Risiken

Der unkonventionelle Einsatz zahlreicher Methoden erfolgt häufig unter der falschen Vorstellung, auch wenn ihre Wirksamkeit fraglich sei, könnten sie doch zumindest nicht schaden. Nach bisher noch spärlichen Untersuchungen hierzu sind jedoch eine Reihe von Risiken und unerwünschten Effekten bekannt.

[2] Vgl. Cassileth 1999; Kaiser et al. 1997; Kaiser 1998; Kaiser et al. 2001; Lerner 1998; ZDN ZV, FFB F 1992.

11.7.1 Versäumnisse

Das größte Risiko in der Anwendung unkonventioneller Methoden geht sicher von solchen Anbietern aus, die ihr Vorgehen als einzig richtige »Alternative« bezeichnen und die konventionellen Verfahren als obsolet und schädlich darstellen. Hier besteht die Gefahr, dass dadurch im Einzelfall eine potentiell kurative bzw. palliativ wirksame konventionelle Behandlung versäumt werden kann. Leider geschieht dies auch in unserer Zeit nach wie vor.

11.7.2 Verschlechterung

Werden unkonventionelle Behandlungsmethoden ohne vorhergehende sorgfältige Prüfung durch Studien parallel zu konventionellen Methoden angewandt, so bedeutet dies, dass nicht nur ihre in Aussicht gestellte Wirksamkeit nicht belegt ist, sondern auch das Risiko einer ungünstigen Beeinflussung (z. B. Symptomverstärkung, Verkürzung der Überlebenszeit oder Verminderung der Effizienz einer gleichzeitigen konventionellen Behandlung) nicht ausreichend eingeschätzt werden kann.

11.7.3 Nebenwirkungen

Patienten handeln oft nach dem Motto: »Wenn es schon nicht hilft, schaden wird es zumindest nicht«. Tatsächlich werden akute Nebenwirkungen unter unkonventionellen Maßnahmen im Vergleich zu den etablierten onkologischen Therapien in der Regel eher selten beschrieben. Dennoch müssen folgende 3 Aspekte berücksichtigt werden:

- Nebenwirkungen identifiziert man als solche oft nur, wenn man ausreichend auf sie achtet.
- Häufig hängt es von der Position des Anwenders und des Patienten ab, wie Auswirkungen einer Behandlung gedeutet werden: Fieber, Schüttelfrost oder Schweißausbruch wird unter Umständen vom unkonventionellen Therapeuten als Zeichen des erwünschten Tumorzerfalls oder »Stärkung der Abwehrkräfte« gegen den Tumor interpretiert. Dass es sich um eine Abwehrreaktion gegen ein schlecht vertragenes Medikament oder um für den Patienten unangenehme Beschwerden oder Nebenwirkungen handeln könnte, wird außer Acht gelassen.
- Bei einer Behandlungsmethode, bei der »Nebenwirkungsfreiheit« versprochen wird, entsteht immer der Verdacht, dass sie auch keine gesicherte Wirkung zeigt, entsprechend der Regel: »Keine Wirkung ohne Nebenwirkung«.

Obwohl bei vielen unkonventionellen Methoden keine ausreichenden Untersuchungen im Hinblick auf Nebenwirkungen vorliegen, ist das Auftreten von schweren unerwünschten Ereignissen unter der Anwendung einzelner dieser Verfahren gut dokumentiert (s. folgende Übersicht).

Mögliche Nebenwirkungen

- Allergische Reaktionen bis hin zum anaphylaktischen Schock (z. B. Zellpräparate, Organextrakte)
- Nachweis von Endotoxinen (z. B. bei Carnivora)
- Kontamination mit Nocardiaspecies, Hepatitis-B-Antigen, HTLV-III-Antikörpern (Immunaugmentative Therapie)
- Hyperkalzämie durch Vitamin D
- Zahlreiche Symptome bis hin zu Todesfolge durch hochdosierte Gabe von Vitamin A, C und D
- Zyanid-Vergiftung, z. T. mit Todesfolge, durch Laetrile
- Vitamin-D- und B_{12}-Mangel unter zu strenger makrobiotischer Diät, vor allem bei Kindern
- Campylobacter-fetus-Sepsis mit Todesfolge durch rohe Kälberleber
- Elektrolytstörungen durch Kaffeeinläufe mit Todesfolge im Rahmen der Gerson-Behandlung
- Todesfälle durch Ozontherapie
- Therapieassoziierte Todesfälle bei Anwendung der Krebsmehrschritttherapie nach v. Ardenne

11.7.4 Polypragmasie

Manche unkonventionellen Vorgehensweisen sind dadurch gekennzeichnet, dass zahlreiche Methoden, insbesondere Medikamente, gleichzeitig zur Anwendung kommen. In einzelnen Fällen können dies über 100 verschiedene Anwendungen innerhalb weniger Monate sein! Das Risiko der möglichen Wechselwirkungen findet hier keine Beachtung. Manche Patienten können die Vielzahl der verordneten Medikamente dann einfach nicht mehr zu sich nehmen und lassen sie in der »Hausapotheke« verfallen.

11.7.5 Abwehrkräfte als Indikator

Besonders aktuell ist die durch vielfältige Maßnahmen erzielbare Stimulation zahlreicher Parameter des menschlichen Immunsystems (»Immunstatus«), die heute durch eine Fülle von Laboruntersuchungen verfolgt werden kann. Die Aussagekraft dieser Messwerte im Hinblick auf die tumorspezifische Abwehrleistung, den individuellen Verlauf von Krebserkrankungen oder auch nur die Lebensqualität ist noch keineswegs so gut geklärt, als dass der weit verbreitete Routineeinsatz zur Verlaufskontrolle oder zur Begründung einer therapeutischen Intervention gerechtfertigt ist.

! Ein Anstieg der so genannten »Immunparameter« oder gar des gesamten »Immunstatus« kann im Einzelfall genauso gut Zeichen einer Verschlechterung wie der Verbesserung der Prognose sein.

In jedem Fall ist die Erhebung eines solchen Status recht teuer. »Immunteste« haben für die onkologische Praxis bisher nur einen sehr begrenzten Wert, nämlich in einzelnen definierten Krankheitssituationen wie z. B. der Bestimmung der Immunglobuline beim Plasmozytom.

11.7.6 Zeit- und Energieaufwand

Häufig wird auf der Suche nach unkonventionellen Behandlungswegen sehr viel Zeit und Energie aufgewandt, insbesondere wenn das verständliche und gelegentlich auch sinnvolle Einholen einer zweiten oder dritten Meinung dem Patienten oder den Angehörigen nicht ausreicht. Dazu kommen lange Wegstrecken und Wartezeiten, die manche Patienten für die Behandlung (manchmal täglich) auf sich nehmen. Die dadurch stattfindende Trennung vom familiären und sozialen Umfeld mag einem Teil der Patienten den Umgang mit ihrer Krankheit erleichtern. Für andere wird sie einen zusätzlichen Verlust bedeuten.

11.7.7 Kosten

Neben den genannten gesundheitlichen Risiken sind bei unkonventionellem Vorgehen auch die finanziellen Folgen zu beachten. Viele unkonventionell eingesetzte Methoden sind relativ kostengünstig. Dennoch werden immer wieder Fälle bekannt, in denen Patienten hohe Summen – in Einzelfällen mehr als 100.000 DM – für solche Maßnahmen und für den Rechtsstreit um deren Kostenerstattung ausgeben. Dies gilt insbesondere für medikamentöse Anwendungen.

Wesentlich geringer ist das Kostenrisiko dagegen, wenn Krebskranke sich Bücher oder andere Informationsquellen zur Selbstanleitung kaufen, die Empfehlungen psychologischer Art oder zur Ernährung enthalten. Selbst wenn die Bearbeitung solcher Themen mit persönlicher Beratung einhergeht, fallen dadurch nie Kosten an, die denen von medikamentösen, labormedizinischen, instrumentellen oder stationären Maßnahmen auch nur annähernd nahekommen.

11.8 Subjektiv erlebte Hilfe

Die weit verbreitete Inanspruchnahme unkonventionell eingesetzter Methoden weist darauf hin, dass viele Krebskranke diese zumindest subjektiv als Hilfe erleben.

11.8.1 Hoffnung durch Erfolgsversprechen

Charakteristisch für den unkonventionellen Einsatz ist, wie bereits mehrfach betont, die oft erhebliche Diskrepanz zwischen dem Erfolgsanspruch und den Erfolgsbelegen. Paradoxerweise ist es gerade die maßlos übertriebene Erfolgsmeldung, die in aussichtslosen Fällen bei Betroffenen Hoffnung aufkeimen lässt. Dies empfinden viele Patienten als vorübergehende Hilfe, auch wenn später die Verzweiflung um so größer sein kann.

11.8.2 Krankheitsbewältigung

Viele Krebskranke setzen sich mit unkonventionellen Maßnahmen auseinander, um die Auswirkungen ihrer Krankheit besser zu bewältigen (»coping«). Sie werden diese Erfahrung zu Recht als Hilfe empfinden, unabhängig davon, ob auch der Verlauf ihrer Krebserkrankung günstig beeinflusst wird oder nicht.

Ähnliches gilt, wenn Krebskranke z. B. durch eine Ernährungsumstellung zu der Überzeugung kommen, selbst etwas zur Behandlung beitragen zu können, und damit eine Minderung ihrer Hilf- und Hoffnungslosigkeit erleben. Dies ist dann positiv zu bewerten, wenn eine empfohlene »Krebsdiät« einer heute allgemein als günstig zu bezeichnenden Ernährung sehr nahe kommt.

11.8.3 Placeboeffekt

Viele Patienten erleben unkonventionelle Vorgehensweisen als hilfreich. Dies wird häufig von konventioneller Seite allein Placeboeffekten zugeschrieben.

Die Erfahrungen mit Doppelblindversuchen zeigen jedoch, dass auch die Effekte von Medikamenten, deren Wirksamkeit pharmakologisch gut untersucht und empirisch abgesichert ist, durch Placebophänomene mit verursacht werden. Dieser Placeboanteil liegt in Bezug auf den Gesamteffekt häufig bei über 20 %. Wesentlich höher noch dürfte dieser Anteil gar bei den »unreinen« Placebos und bei den »Pseudoplacebos« sein, die nach einer Umfrage von 54 % der niedergelassenen Ärzte verordnet werden. Pseudoplacebos sind Medikamente, die zwar pharmakologisch definierte Inhaltsstoffe enthalten, jedoch ausschließlich solche, von denen bisher ein Wirksamkeitsnachweis fehlt. Unreine Placebos enthalten pharmakologisch definierte Inhaltsstoffe, die durchaus eine Wirkung haben können, die aber ihrerseits mit der beabsichtigten therapeutischen Wirkung in keinem Zusammenhang steht.

Die Wirksamkeit eines Placebos ist besonders hoch, wenn der vom Anbieter postulierte scheinbar einleuchtende Wirkmechanismus, z. B. »Unterstützung der Abwehrkräfte«, gut mit der Krankheitstheorie des Kranken oder gar des behandelnden Arztes übereinstimmt.

! Mehrere Untersuchungen haben gezeigt, dass die mit dem Therapeutikum in Aussicht gestellte Wirksamkeit samt der erläuternden Hypothese wesentlichen Anteil am erreichbaren Placeboeffekt hat. Dementsprechend kümmert es verständlicherweise viele Krebskranke wenig, ob die von ihnen verspürte Besserung Folge einer spezifischen Wirksamkeit oder eines so bezeichneten Placeboeffekts ist.

11.8.4 Indirekte Begleitwirkungen

Bei unkonventionellen Methoden gibt es eine ganze Reihe indirekter Begleitwirkungen, die in der Regel die Macht einer solchen Behandlung ausmachen, die *subjektiv erlebte Hilfe* (vgl. oben). Mehrere Faktoren spielen – fast einer Droge ähnlich – eine erhebliche Rolle, insbesondere:

- die »Droge Arzt« in der Beziehung und die persönliche Art der Betreuung,
- das therapeutische Umfeld, die Ausstrahlung von Kompetenz,
- die äußere Gestaltung, das »Setting« und »Ambiente«.

Ähnlich wie in der Lebensmittelindustrie geht es nicht allein darum, *was* verkauft wird, sondern häufiger ist auch entscheidend, *wie* es vermarktet wird. Die Art der Präsentation dürfte bei jedem medizinischen Angebot bereits wesentliche Weichen stellen.

11.8.5 Holistische Medizin und Heilung

In der konventionellen Onkologie wird unter Heilung bzw. Kuration die vollständige und anhaltende Beseitigung einer Krebserkrankung verstanden, die zu einer dem Alter entsprechenden normalen Lebenserwartung führt. Auch im Rahmen von unkonventionellen Vorgehensweisen wird häufig von Heilungen gesprochen. Viele unkonventionelle Therapeuten lassen sich sogar »Heiler« nennen; dies ist bei konventionell arbeitenden Ärzte absolut unüblich.

! Mit dem Heilungs- und Heilerbegriff der unkonventionellen Anbieter ist etwas ganz anderes gemeint als in der konventionellen Medizin. Es geht um die Beschreibung eines innerlichen Heilwerdens, eines inneren Ausgleichs mit sich selbst nach dem Grundsatz »Das Ganze ist mehr als die Summe seiner Teile«. Daher wird auch oft von der Ganzheits- oder holistischen Medizin gesprochen.

Oft steht im Mittelpunkt der Behandlung die therapeutische Begegnung mit einer »Heilerpersönlichkeit«. Schlagwörter dieses Ansatzes sind die läuternde Wirkung des Leidens, die Liebe, der Humor, der innere Führer, die Sinngebung und vieles mehr. Schließlich sind in diesem Zusammenhang auch Themen wie Rückführungstherapien in frühere Reinkarnationen oder die Hinführung zu einem »transzendenten Tod« zu erwähnen, wenn der Patient heiter, ruhig und friedvoll stirbt.

Viele Krebskranke scheinen solche Angebote als Hilfe zu erleben. Es fehlen jedoch Untersuchungen, die den besonderen Wert eines solchen Vorgehens belegen, insbesondere im Vergleich mit einer psychosozialen Unterstützung nach Erkenntnissen der modernen Psychoonkologie.

11.9 Position der Pflegenden

Gespräche zwischen Pflegenden und Betroffenen über unkonventionell eingesetzte Methoden können sehr unterschiedlich verlaufen, je nachdem, welcher Anlass dazu geführt hat, in welcher Krankheitssituation sie stattfinden und welche Haltung die Beteiligten dabei einnehmen.

11.9.1 Informationsbedürfnis der Patienten

Fragen Krebskranke oder ihre Angehörigen von sich aus, kann es sich um gezielt angesprochene einzelne Verfahren handeln oder um ein allgemeines Interesse an alternativen Behandlungsformen. Oft versteckt sich dahinter eine Unsicherheit der Betroffenen über die eigene Krankheitssituation, die laufende Behandlung und die weiteren Aussichten auf Besserung oder gar Heilung.

! Den Pflegenden sollte bewusst sein, dass die Kranken in der Regel auch anderen Mitarbeitern ähnliche Fragen stellen und es daher wichtig ist, dass vom gesamten Behandlungsteam möglichst zutreffende und mit den Aussagen der Anderen übereinstimmende Informationen gegeben werden, um nicht noch mehr Verunsicherung hervorzurufen.

In der Regel empfiehlt es sich daher für Pflegende, zu Beginn eines solchen Gesprächs zunächst zu erfragen:
- welches Anliegen der Patient wirklich hat,
- welche Auskünfte er hierzu bisher von anderen erhalten hat,
- ob er schon selbst unkonventionelle Verfahren angewendet hat und
- welche Erfahrungen er damit gemacht hat.

Wer selbst fundierte Kenntnisse über speziell angesprochene einzelne unkonventionelle Verfahren hat, kann durch unmittelbare unvoreingenommene Information wertvolle Hilfe leisten. Bei der Vielzahl der Verfahren wird dies häufig nicht der Fall sein. Hier kann der Patient durch folgende Maßnahmen unterstützt werden:
- ein Gespräch mit dem behandelnden Arzt in die Wege leiten,
- Kontaktadressen kompetenter Beratungsstellen zur Verfügung stellen,
- entsprechendes Informationsmaterial, wie z. B. Merkblätter der Fachgesellschaften, aushändigen.

11.9.2 Meinungsäußerungen von Pflegenden

Pflegende sollten äußerst zurückhaltend mit wertenden Kommentaren und Ratschlägen zur Anwendung unkonventioneller Verfahren sein, denn:

- Deren Einstellungen und Überzeugungen können den Patienten verunsichern.
- Widersprüchliche Auskünfte einzelner Mitarbeiter des Betreuungsteams erschüttern das Vertrauen des Patienten auch in die anderen ihm gegebenen Informationen.
- Eine stark abwertende Haltung kann die Offenheit des Patienten für weitere Gespräche blockieren.

! Wenn Pflegende neue Informationen über parallel durchgeführte oder geplante unkonventionelle Vorgehensweisen von Patienten erfahren, ist es ratsam, dies in Teambesprechungen gemeinsam mit den behandelnden Ärzten zu thematisieren und auszutauschen.

11.9.3 Gesprächsinitiative von Pflegenden

Bei manchen Patienten kann es sinnvoll sein, wenn Pflegende von sich aus die Frage nach unkonventionellen Methoden zur Sprache bringen. Dies gilt vor allem dann, wenn die Kranken plötzlich erkennen lassen, dass sie nicht mehr genügend Vertrauen zu ihrem Arzt haben, z. B. durch Zögern oder Unzufriedenheit gegenüber vorgeschlagenen oder durchgeführten konventionellen Maßnahmen. Solche Patienten könnten sich entscheiden, die konventionelle Behandlung abzubrechen und durch eine unkonventionelle zu ersetzen. In einer solchen Situation kann eine verständnisvolle Haltung den Betroffenen gegenüber – im Einvernehmen mit dem zuständigen Arzt – helfen, damit nicht eine wirksame konventionelle Therapie versäumt wird. Hier kann ein unvoreingenommenes Gespräch über Für und Wider des jeweiligen Vorgehens sehr hilfreich sein.

11.9.4 Umgang mit Patienten, die von unkonventionellen Methoden überzeugt sind

Wenn Patienten von sich aus überzeugt sind, dass die Anwendung bestimmter unkonventioneller Verfahren für sie eine wertvolle Hilfe bedeutet, sollten die Pflegenden nicht versuchen, ihnen dies auszureden. Vielmehr kann ein Gespräch mit dem Ziel, die Vorstellungen des Patienten und die von ihm durch diese Verfahren erlebte Besserung zu ergründen, zu einer vertieften, vertrauensvolleren Beziehung führen. Fühlt sich der Patient in dieser Weise mit seinen Bedürfnissen akzeptiert, lässt sich dadurch oft auch eine höhere Compliance in Bezug auf alle konventionellen Maßnahmen erreichen.

! Eine differenzierte Beratung bei der Auswahl von Nahrungsmitteln, die Gabe von wohlschmeckenden Kräuter- oder Früchtetees, der Einsatz von Aromaölen oder die äußere Anwendung von Einreibungen oder Kompressen können viel zum Wohlbefinden Krebskranker beitragen, wenn sie von Pflegenden unter Beachtung medizinischer Risiken mit entsprechendem Geschick und Einfühlsamkeit eingesetzt werden. Werden diese Maßnahmen weder mit überzogenem Erfolgsanspruch und falschen Versprechungen angeboten, noch mit dem Ziel, berufspolitische Auseinandersetzungen zu unterstützen, kommen sie dem Wunsch der Kranken nach »Heilmitteln« aus dem Bereich der Naturheilkunde oder dem Schatz der altbewährten Hausmittel entgegen.

Weiterführende Literatur

Federspiel K, Schiffner-Backhaus S (1999) Krebs – mit der Krankheit leben. Heyne, München

Lerner M (1998) Wege zur Heilung. Piper, München

Kaiser G, Birkmann S, Büschel G, Horneber M, Kappauf H, Gallmeier WM. In: Hiddemann W, Huber H, Bartram C (Hrsg) Die Onkologie Teil 1 – Unkonventionelle, alternative Methoden in der Onkologie. 591–614. Springer Berlin Heidelberg New York Tokyo 2004

Kappauf H, Gallmeier WM (2000) Nach der Diagnose Krebs – Leben ist eine Alternative. Herder, Freiburg

Hauser SP, Burkhard B (1999) Heilanwendungen in der Onkologie. In: Schmoll HJ, Höffken K, Possinger K (Hg) Kompendium Internistische Onkologie. Springer, Berlin Heidelberg New York Tokyo

Memorandum der Bundesärztekammer (1993) Arzneibehandlungen im Rahmen »besonderer Therapieeinrichtungen«. Deutscher Ärzteverlag, Köln

Munstedt K (2003) Ratgeber Unkonventionelle Krebstherapien, ecomed Medizin

Molassiotis A et al. (2005) Use of complementary and alternative medicine in cancer patients: a European survey; Ann Oncol 16:655–663

Nagel GA, Schmähl D, Hossfeld DK (1989) Krebsmedikamente mit fraglicher Wirksamkeit. Aktuelle Onkologie 49. Zuckschwerdt, München

Schuhmacher K. In: Hiddemann W, Huber H, Bartram C (Hrsg) Die Onkologie Teil 1 – Unkonventionelle, alternative Methoden in der Onkologie. 615–636. Springer Berlin Heidelberg New York Tokyo 2004

Nachsorge- und Rehabilitationsmaßnahmen während der Nachbetreuung

H. Delbrück

Nach Abschluss der Primärtherapie einer Krebserkrankung muss eine Nachbetreuung stattfinden. Sie soll dem Patienten das Leben mit oder nach der Erkrankung so optimal wie möglich gestalten helfen, zum anderen das Überleben durch geeignete Maßnahmen verlängern. Medizinische Tumornachsorge und Rehabilitationsmaßnahmen greifen dabei ineinander und sind nicht voneinander zu trennen.

12.1 Definitionen

12.1.1 Tumornachsorge

Definition

Durch systematische *Nachsorgeuntersuchungen* sollen Tumorrezidive, aber auch etwaige krankheits- oder therapiebedingte Folgestörungen erkannt werden, um ein rechtzeitiges therapeutisches Eingreifen zu ermöglichen, das eine Heilung, zumindest aber eine Lebensverlängerung zum Ziel hat (▫ Abb. 12.1).

Was den Nutzen einer frühzeitigen Erkennung von Rezidiven angeht, haben sich allerdings die ursprünglich in die Nachsorgeuntersuchungen gesetzten Hoffnungen leider nicht erfüllt: Mit Ausnahme der malignen Lymphome, der akuten Leukämien und der malignen Hodentumoren ergeben sich für die Mehrzahl der Patienten selbst dann keine kurativen Therapiemöglichkeiten mehr, wenn Rezidive in einem frühen Stadium erkannt werden.

Die ehemals starren Nachsorgeschemata sind daher heute einem *risiko- und prognoseadaptierten Vorgehen* gewichen, das sich an möglichen und sinnvollen therapeutischen Konsequenzen einer Rezidiv-Früherkennung orientiert. Entsprechend werden etwa Tumormarkerbestimmungen und apparative Untersuchungen differenziert eingesetzt (s. auch ► Kap. 5 Diagnostik).

! Es gehört mit zu den Aufgaben der Pflegenden, diejenigen Patienten von der Notwendigkeit der Nachsorgeuntersuchungen zu überzeugen, deren Heilungschancen tatsächlich von systematischen Nachsorgemaßnahmen positiv beeinflusst werden.

Durch ein individuell angepasstes und mit den Patienten besprochenes Vorgehen lassen sich manche psychischen und physischen Belastungen und auch unnötige Kosten für das Gesundheitswesen vermeiden. Zunehmend setzt sich die Auffassung durch, dass bei den meisten Tumorpatienten während der Nachbetreuung Rehabilitationsmaßnahmen mit dem Ziel der Lebensqualitätsverbesserung Vorrang vor den Nachsorgemaßnahmen mit kurativer Zielsetzung haben müssen.

12.1.2 Rehabilitation

Definition

Rehabilitationsmaßnahmen sollen durch Minimierung körperlicher, psychischer und psychosozialer Einschränkungen die Lebensqualität verbessern und die Wiedereingliederung in das soziale und berufliche Leben unterstützen (▫ Abb. 12.2).

Die Ziele der Rehabilitation sind krankheitsübergreifend. Sie ist weniger an der Beeinflussung der quantitativen Überlebenszeit orientiert, sondern vielmehr an einer Sicherung und Verbesserung der Qualität des Überlebens. Im Gegensatz zur Tumornachsorge umfasst die Rehabilitation nicht nur körperliche, sondern ebenso seelische, soziale und berufliche Maßnahmen, um entsprechend der Definition der WHO den Einzelnen darin zu unterstützen, wieder das höchstmögliche Maß an funktioneller (Leistungs)fähigkeit zu erreichen. Rehabilitation ist in diesem Sinne ganzheitlich orientiert.

Während die kurativ orientierte Nachsorge eine weitgehend ärztliche Aufgabe darstellt, ist die rehabilitativ orientierte Nachbetreuung grundsätzlich Teamaufgabe. Die Pflegenden leisten hier einen entscheidenden Beitrag.

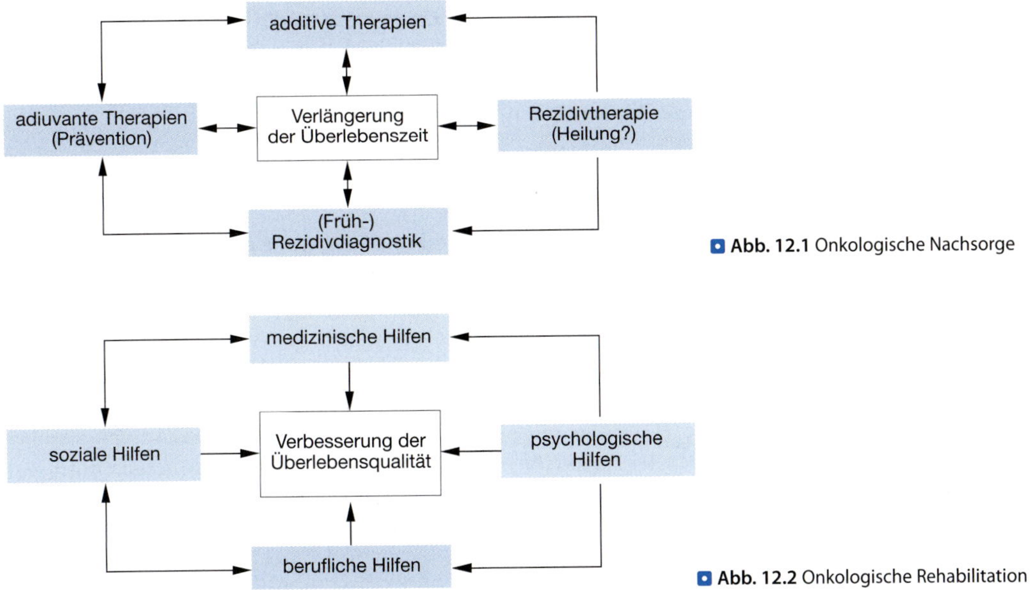

Abb. 12.1 Onkologische Nachsorge

Abb. 12.2 Onkologische Rehabilitation

12.2 Strukturen und Zugangswege

Nachsorge und Rehabilitation lassen sich weder inhaltlich, noch zeitlich oder personell voneinander trennen. Sie beginnen in der Akutklinik und enden mit dem Tod. Sowohl potentiell kurativ als auch palliativ behandelte Krebspatienten können, aber müssen nicht zwangsläufig rehabilitationsbedürftig sein.

12.2.1 Phasen der Rehabilitationsmaßnahmen

Phase I. Rehabilitationsmaßnahmen in der *Akutklinik* (Phase I) umfassen:

- die Beherrschung der perioperativen Morbidität,
- supportive Maßnahmen und
- die Aufklärung der Betroffenen und Angehörigen.

Basis der Akuttherapie ist und bleibt jedoch die radikale Entfernung des Tumors bzw. bei malignen Systemerkrankungen (Leukämien und Lymphome) die Vernichtung aller Tumorzellen mit dem Ziel der Heilung oder zumindest Lebensverlängerung und erst in zweiter Linie die Verbesserung der Lebensqualität.

Phase II. In der *stationären Anschlussheilbehandlung (AHB;* Phase II) findet in einer spezialisierten Rehabilitationsklinik eine Bündelung und Konzentration der rehabilitationsorientierten Diagnostik und Therapie statt. Adjuvante, additive und palliative Tumortherapien laufen hier parallel mit den somatischen und psychosozialen Hilfen zur Bewältigung der Folgestörungen. Alle operierten Patienten sollten die Möglichkeit einer stationären Anschlussheilbehandlung in Anspruch nehmen, sofern diese gegeben ist.

Auch später, nach einem zeitlichen Intervall zur Primärtherapie, können stationäre Rehabilitationsmaßnahmen noch notwendig werden. Sie werden zumindest in Deutschland von den Kostenträgern in Abhängigkeit von der Rehabilitationsbedürftigkeit sowie der Rehabilitationsfähigkeit und -bereitschaft der Betroffenen finanziert, wohingegen in Österreich und in der Schweiz die Sozialversicherungen mit der Finanzierung häufig zurückhaltender sind. Solche Rehabilitationsaufenthalte, auch Kuren genannt, müssen in der Schweiz und in Österreich häufig von den Patienten selber bezahlt werden. Die ambulante rehabilitative Versorgung hat in diesen Ländern Vorrang. In Deutschland hingegen ist die ambulante Rehabilitation erst in Form von Modellvorhaben im Entstehen begriffen. Hier hat die auf 3 bis 4 Wochen konzentrierte stationäre Rehabilitation in einer Rehabilitationsklinik bisher noch Vorrang.

Als *Kostenträger* kommen in Deutschland, der Schweiz und Österreich nicht nur die Krankenkassen, sondern auch die Rentenversicherungen, Unfallversicherungen, Berufsgenossenschaften und die Pflegeversicherungen in Betracht.

Phase III. Spätestens während der stationären Anschlussheilbehandlung müssen die Hilfen für *zu Hause* in die Wege geleitet werden. In der Phase III der Rehabilitation koordiniert der Hausarzt bzw. der nachsorgende Arzt die Rehabilitation, die er interdisziplinär mit Onkologen und Rehabilitationsmedizinern abstimmen sollte.

12.2.2 Das Rehabilitationsteam

Je nach Indikationsschwerpunkt innerhalb der Krebsnachsorge und -rehabilitation ändert sich die personelle Zusammensetzung des Rehabilitationsteams (Abb. 12.3). So ist die Rehabilitation von Patienten mit Stoma ohne Stomatherapeuten ebenso undenkbar wie die von Patienten nach Gastrektomie bei Magenkarzinom ohne Hinzuziehung von Ernährungsberatern oder die von Patienten mit Kehlkopfkarzinom ohne Logopäden.

! Grundsätzlich gehören zum Rehabilitationsteam qualifizierte und onkologisch erfahrene Rehabilitationsärzte und Pflegende, Psychologen und Sozialarbeiter.

Die Einbeziehung der Angehörigen ist unbedingt anzustreben, und auch die Zusammenarbeit mit einer Selbsthilfegruppe kann sinnvoll sein. Aus diesen, aber auch aus vielen anderen Gründen sollte die Rehabilitation nach Möglichkeit nicht zu weit vom Wohnort entfernt erfolgen. Die Rehabiltationskliniken für onkologische Anschlußheilbehandlungen sollten auch für die Angehörigen gut erreichbar sein. Der Kontakt zu den vor- und nachbehandelnden Ärzten muss gewährleistet sein.

12.3 Aufgaben und Maßnahmen der onkologischen Rehabilitation

12.3.1 Diagnostische Maßnahmen

Art und Umfang der Rehabilitationsmaßnahmen richten sich nach:
- Rehabilitationsbedürftigkeit,
- Rehabilitationsfähigkeit,
- individueller Rehabilitationsbereitschaft und
- individuellen Rehabilitationszielen.

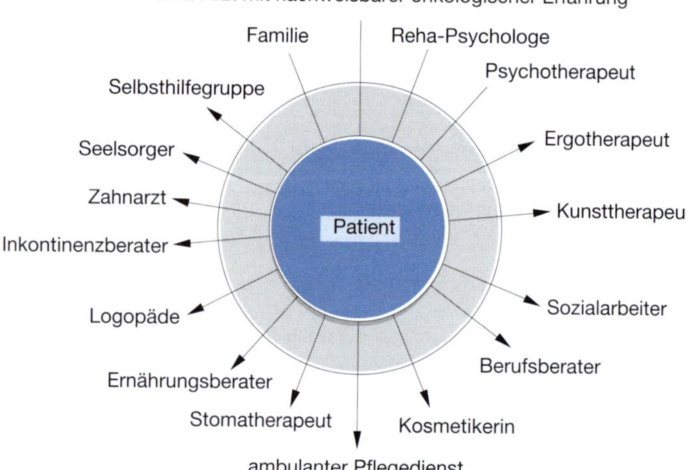

Abb. 12.3 Das Rehabilitationsteam

Letztere orientieren sich nicht wie in der Akuttherapie am Schweregrad, der Aktivität und den Heilungschancen der Tumorerkrankung, sondern an den sich aus der Erkrankung und der Therapie ergebenden Einschränkungen.

Eine ausführliche Diagnostik bestehender Folgestörungen (»impairments«) nach vorausgegangener Therapie, der hierdurch bedingten funktionellen Einschränkungen (»disabilities«) und der schließlich hieraus resultierenden Beeinträchtigung (»handicaps«) stellt die Basis für alle Rehabilitationsmaßnahmen und für die Beurteilung ihrer Effektivität dar. Hierfür gelten nicht nur objektive Kriterien, sondern auch die subjektiv von den Betroffenen gemachten Angaben.

Es versteht sich, dass wegen des ganzheitlichen Anspruchs der Rehabilitation im Rahmen der Diagnostik nicht nur die somatischen Auswirkungen der Tumorerkrankung und Therapie festgestellt werden, sondern dass gleichzeitig auch eine Exploration eventueller psychischer, sozialer und beruflicher Probleme erfolgt.

Tabelle 12.1 zeigt eine Auswahl möglicher Rehabilitationsziele und Effektivitätsparameter bei potentiell kurativ behandelten Patienten mit Rektumkarzinom.

12.3.2 Therapeutische Maßnahmen zur körperlichen Rehabilitation

Prothetische Versorgung

Eine prothetische Versorgung ist nicht nur nach Gliedmaßenamputation, sondern auch bei anderen Indikationen, z. B. in der Brustkrebsrehabilitation nach Mastektomie, eine wichtige Aufgabe. Sie muss fachgerecht und individuell erfolgen, wofür sich speziell ausgebildete Prothetikberaterinnen in den Tumornachsorgekliniken und den Sanitätsfachgeschäften anbieten.

Beispiel

Die Dauerversorgung mit einer Silikonprothese dient bei Brustkrebspatientinnen nicht nur der äußeren Wiederherstellung, sondern auch der Wiedergewinnung des natürlichen Gewichtsausgleichs am Brustkorb. Dies ist um so bedeutsamer, je schwerer die erhaltene Brust ist. Findet ein Gewichtsausgleich nicht statt, so wird die ohnehin nach einer Brustoperation vorhandene Neigung zur Fehlhaltung gefördert. Verspannungen der Schulter-, Nacken- und Rückenmuskulatur sind die Folge. Durch eine korrekt angepasste Silikonbrustprothese kann Verspannungen und hierdurch bedingten Kopfschmerzen vorgebeugt werden. Pflegekräfte, die sich auf die Brustprothesenberatung spezialisiert haben, gehören zu den in onkologischen Rehakliniken besonders gesuchten Pflegekräften (s. auch ▶ Kap. 32 Probleme nach Mastektomie).

Nach Gliedmaßenamputation ist in allen Phasen der Rehabilitation (Stumpfbehandlung, Prothesenversorgung, Gehtraining) eine enge Zusammenarbeit zwischen Arzt, Krankengymnast und Orthopädiemechniker erforderlich.

Physiotherapie

Die Aufgabe der Physiotherapie im Gesamtkonzept der Rehabilitation beinhaltet aktive und passive Maßnahmen und konzentriert sich im Wesentlichen auf zwei Schwerpunkte:

- Erhaltung und Verbesserung der Mobilität und
- Verhütung und Behandlung von Therapiefolgestörungen.

Die krankengymnastische Betreuung sollte möglichst bald postoperativ einsetzen. Ziele und Aufgaben der Physiotherapie am Beispiel von Brustkrebspatientinnen zeigt die folgende Übersicht.

Zielsetzung der Krankengymnastik in der Mammakarzinomrehabilitation

- Körperlich-motorischer Aspekt:
  - Verbesserung der funktionellen Einschränkung
  - Vermittlung von Bewegungserfahrung
  - Förderung der körperlichen Leistungsfähigkeit
  - Verhinderung eines Lymphödems
- Emotionaler Aspekt:
  - Spaß an der Bewegung, Stabilisierung und Förderung des Selbstwertgeühls
  - Beitrag zur Krankheitsbewältigung statt Verdrängung

▼

  - Motivation zu neuem, gesundheitsförderndem Freizeitverhalten
- Sozialer Aspekt:
  - Eingliederung in die Gesellschaft und Enttabuisierung der Krankheit Krebs
  - Förderung der Kommunikation und des Gemeinschaftssinnes

Oft besteht bei den Patienten eine innere Verkrampfung und mangelhafte Entspannungsfähigkeit. Entspannungsverfahren wie Yoga, Meditationsformen, Atemtherapie bzw. Atemschulung, Eutonie sowie Übungen aus dem Arbeitskreis nach Feldenkrais, die zur Physiotherapie im weiteren Sinne gezählt werden können, vermögen hier u. U. lindernd zu wirken.

Die Physiotherapie allgemein und die Bewegungstherapie im Besonderen hat auch einen positiven psychosozialen Effekt. Die Empfehlung einer Gruppentherapie zielt daher nicht nur auf die funktionelle und körperliche, sondern auch auf die psychosoziale Ebene. Der Sport ist ein ideales Medium, bei dem neben den Aspekten der Gesundheit und der körperlichen Fitness auch der soziale Aspekt »Miteinander – Füreinander« in hervorragender Weise zum Tragen kommt. Die Kommunikation innerhalb der Gruppe wird gefördert. Der gemeinsam betriebene Sport bie-

Tabelle 12.1. Mögliche Rehabilitationsziele und Effektivitätsparameter bei potentiell kurativ behandelten Patienten mit Rektumkarzinom

Therapieziel	Parameter
Verminderung von Postproktektomiebeschwerden	Verminderung der Parästhesien, Verbesserung der Funktionsfähigkeit, Verbesserung der Aktivitäten des täglichen Lebens (ADL)
Schmerzlinderung	Symptomlinderung, Schmerztagebuch, Analgetikareduzierung, Schmerzskala
Abklärung und Beeinflussung von Gewichtsänderungen	Gewichtsmessung
Ernährungsberatung	Testbögen
Abklärung und Linderung von Diarrhöen/Obstipation	Stuhlfrequenz
Linderung von urogenitalen Beschwerden	Kontinenzparameter, Urinstatus, sonographische Bestimmungen von Restharn, Anzahl von Vorlagen, Sexualität
Verbesserung der körperlichen Leistungsfähigkeit	Spiroergometrie, Gehschritte, subjektive Wertung (Fragebögen)
Hernienversorgung	objektive und subjektive Kriterien
Optimierung der Stomaversorgung	subjektive und objektive Kriterien
Vermeidung von Fehlverhalten, Vermittlung von Kenntnissen	Fragebögen (Testbögen)
Verminderung von Angst, Depressionen	Rating-Skalen
Erlernen von Entspannungstechniken	Selbstbeurteilung, Stressverarbeitungsbogen
Krankheitsverarbeitung	TKV oder BEFO-Skalen, Goal-attainment-Skalen
Berufliche Wiedereingliederung	Aufnahme der beruflichen Tätigkeit, Dauer der Arbeitsunfähigkeit
Häusliche Versorgung (soziale Versorgung)	Reduzierung der Pflegestufe bzw. Ausmaß der Fremdhilfen, Fragebögen bei Angehörigen
Verminderung zytostatisch bzw. strahlentherapeutisch bedingter Folgestörungen	Organfunktionsuntersuchungen, Schmerzskala, WHO-Toxizitätsskala
Verminderung bzw. Abklärung der Pflegebedürftigkeit	Pflegestufe, soziale Versorgung
Potenzstörungen	Fragebögen
Angehörigenberatung	Testbögen

tet die Möglichkeit zu Kontakten und zum Informationsaustausch mit Gleichbetroffenen. Die Eingliederung der Patienten in das Gefüge einer Sportgruppe kann zur Enttabuisierung der Erkrankung beitragen. Der Isolierung wird durch die Sportgruppen entgegengearbeitet.

Inkontinenzbehandlung

Inkontinenzprobleme sind nach Tumoroperationen im Becken- bzw. Unterleibsbereich häufig. Viele Rehabilitationshilfen, die nicht unbedingt mit dem Tumor oder der durchgeführten Therapie in Zusammenhang stehen müssen, bieten sich an. Je nach Ursache kann die Inkontinenz durch mehr oder weniger differenzierte Rehabilitationsmaßnahmen beseitigt oder zumindest gelindert werden.

Beispiel

Erfolgt die Beckenbodengymnastik bei Stressinkontinenz nach radikaler Prostatektomie wegen Prostatakrebs in qualifizierter Form, so kann sie die Zeit der Inkontinenz deutlich verkürzen.

Praktiziert ein Patient mit Rektumkarzinom und temporärem Stoma keine Beckenbodengymnastik, so ist nach der Rückverlagerung mit einer Stuhlinkontinenz zu rechnen.

Da es zur Inkontinenzberatung spezieller Kenntnisse und Erfahrungen bedarf, gibt es für Pflegekräfte eine besondere Zusatzausbildung als Inkontinenzberater/in.

Behandlung sexueller Dysfunktionen

Eine wichtige Aufgabe – nicht nur bei jüngeren Patienten – stellt die Sexualberatung dar. Sie gehört mit zur psychologischen Unterstützung. Störungen der sexuellen Funktionen, des sexuellen Erlebens und Verhaltens treten als Begleit- oder Folgeerscheinungen vieler Krebserkrankungen auf und bedeuten für die Betroffenen oft eine erhebliche Einbuße an Lebensqualität, Selbstwertgefühl und Zufriedenheit in der Partnerbeziehung. Dies trifft in besonderem Maße auf Patienten mit Unterleibstumoren, Mammakarzinom, Hodenkrebs und Prostatakarzinom zu (s. auch ▶ Kap. 30 Sexualität).

Stomatherapie

Bei kaum einem Krebspatienten gelingt der Erfolgsnachweis notwendiger Rehabilitationsmaßnahmen so leicht wie beim Stomaträger. Seine Lebensqualität ist bei schlechter Rehabilitation mangelhaft. Er ist im Gegensatz zum erfolgreich Rehabilitierten sozial isoliert, hat psychische Probleme sowie Schwierigkeiten im Berufsleben und kostet wegen der ständigen Stomaprobleme die Sozialkassen viel Geld.

Erfolgreiche Stomarehabilitation beginnt schon vor der Operation (s. ▶ Kap. 31 Stomapflege). Beherrscht ein Stomaträger die Irrigation, so ist er von der Beutelversorgung weitgehend unabhängig; dies bedeutet nicht nur eine erhebliche Verbesserung seiner Lebensqualität, sondern auch eine wesentliche Kostenerleichterung für die Krankenkassen und eine Förderung der beruflichen Reintegration.

Die grundsätzlich geltende Forderung nach Einbeziehung der Angehörigen in die Rehabilitation hat besonders bei Stomaträgern eine Berechtigung.

Die rehabilitative Versorgung von Stomaträgern verlangt spezielle Kenntnisse und Erfahrungen, weswegen für Pflegekräfte eine Zusatzausbildung als Stomatherapeut/in angeboten wird.

Lymphtherapie und Ödemprophylaxe

Das Lymphödem ist ein chronisches und – wenn unbehandelt – ein progredientes Leiden mit erheblicher Beeinträchtigung der Lebensqualität für die Betroffenen (s. ▶ Kap. 24 Hautveränderungen).

Lediglich die *Lymphdrainage* vermag das Lymphödem zu reduzieren, jedoch auch nur in den seltensten Fällen langfristig zu beseitigen. Sie muss lebenslang durchgeführt werden.

Rehabilitation nach Laryngektomie

Die Laryngektomie bei einem Patienten mit Kehlkopfkarzinom stellt eine umfassende Beeinträchtigung dar mit einer teilweisen oder gar vollständigen Störung mehrerer Funktionen (s. auch ▶ Kap. 33 Probleme bei Tumoren im Kopf-Hals-Bereich).

! Im Vordergrund steht die stimmliche Rehabilitation, ohne die eine psychische, soziale und berufliche Reintegration sehr erschwert ist.

Im Rahmen der *Logopädie* muss eine Stimmanbahnung in Einzel- und Gruppentherapie erfolgen. Beide Formen der Schulung erscheinen wichtig, da zum einen die Technik erlernt werden muss und zum anderen durch Gruppentherapie mit richtiger Didaktik gruppendynamische Prozesse ausgelöst werden. Im Rahmen der Einzeltherapie erlernt der Patient nicht nur die Stimmbildung, sondern auch den richtigen Einsatz und die richtige Durchführung der Atemtechnik.

In der Regel erfolgt die logopädische Betreuung über einen langen Zeitraum hinweg. Ein 3- bis 4-wöchiger Aufenthalt in einer spezialisierten onkologischen Rehaklinik ist auf keinen Fall ausreichend.

Auch das Erlernen der *Ösophagus-Ersatzstimme* ist ohne ständige Kontrolle eines Logopäden nicht möglich.

Ernährungsberatung

Nicht nur bei Patienten mit gastrointestinalen Tumoren oder Kopf-Hals-Tumoren ist die Ernährungsberatung von großer Bedeutung für den Umgang mit anatomischen und physiologischen Einschränkungen (s. ▶ Kap. 29 Ernährung). Sie kann auch präventive Ziele haben. So soll sie bei Patienten mit Kolostoma durch eine Gewichtsreduktion auch das Risiko einer Bauchwandhernie reduzieren.

Zu den Mindestinformationen für Ernährungsberater gehören:

- die Art des Tumorleidens,
- ob potentiell kurativ oder palliativ behandelt wurde,
- wie und in welchem Ausmaß behandelt wurde, einschließlich des Operationsverfahrens.

Eine Ernährungsberatung muss immer individuell entsprechend der individuellen Rehabilitationsbedürftigkeit und Situation erfolgen.

Beispiel

Ein typisches Negativbeispiel für eine schlechte, da undifferenzierte Ernährungsberatung ist die häufig von Chirurgen an Patienten mit Magenkarzinom gegebene Ernährungsempfehlung, möglichst viele kleine und kalorienreiche Mahlzeiten zu sich zu nehmen und ansonsten alles zu essen, was einem schmeckt.

Durch eine differenzierte Ernährungsberatung können viele Postgastrektomieprobleme gelindert, ja verhindert werden. Ernährungsberater(innen) gehören zu den Patienten, nicht in die Küche, wo Diätköche für die Zubereitung von Diäten verantwortlich sind. Eine Ernährungsberatung für (männliche) Patienten ohne Einbeziehung ihrer kochenden Lebenspartner(innen) ist wenig sinnvoll – ein weiteres Argument für die Forderung, dass Rehabilitationsmaßnahmen möglichst wohnortnah durchgeführt werden sollten. Auch Ratgeberbücher können eine große Hilfe in Bezug auf die Ernährung bei Tumorerkrankungen sein.

Schmerztherapie

Die Schmerztherapie ist eine wesentliche rehabilitative Aufgabe. Sie erfolgt nicht nur mit Medikamenten. Schmerzen, auch die von Tumorpatienten, haben sehr komplexe Ursachen und können entsprechend unterschiedlich beeinflussbar sein (s. hierzu ▶ Kap. 19 Schmerz).

12.3.3 Gesundheitstraining und Beratung von Angehörigen

Zur onkologischen Rehabilitation gehört auch das Gesundheitstraining. Hier steht die *Anleitung zum Selbsthandeln* im Vordergrund. Durch die Vermittlung allgemeiner Kenntnisse über die Erkrankung, deren Ursachen, Therapiemöglichkeiten, Rezidivprophylaxe, Nachsorgeuntersuchungen, Angstbewältigung, Schmerzen, Partnerprobleme und Möglichkeiten der Rezidivbehandlung ebenso wie durch Informationen über soziale Rechte und Hilfen und berufliche Konsequenzen soll der Behandelte zum Handelnden werden.

Bei Krebspatienten und ihren Angehörigen ist zu beobachten, dass sie gerne zusätzlich zur Schulmedizin alternative Hilfen suchen (s. hierzu ▶ Kap. 11 Unkonventionelle Methoden). Ein Diätfanatismus ist nicht selten, insbesondere bei Brustkrebspatientinnen.

! Aufgabe des Gesundheitstrainings ist es unter anderem, die Patienten für die Gefahren schädlicher und sinnloser Alternativtherapien zu sensibilisieren, ihnen aber auch neben den Möglichkeiten die Grenzen der Schulmedizin zu erläutern.

Auch Angehörige sollten an den Gruppengesprächen teilnehmen können. Auf den Krankenstationen und in den Tumorambulanzen sollten außerdem Broschüren und Ratgeber zu diesen Themen sowie eine Adressensammlung von Anlaufstellen und Hilfsinstitutionen/-organisationen verfügbar sein (s. Anhang). Eine sinnvolle Einrichtung sind Angehörigensprechstunden.

12.3.4 Psychologische Hilfen

Viele Betroffene wünschen und brauchen eine psychologische Hilfestellung zur Krankheitsbewältigung.

! Wichtig ist, dass die Patienten lernen, unbefangen mit anderen Betroffenen über ihre Probleme zu sprechen. Dies kann sehr gut in Gruppengesprächen erreicht werden, die in Selbsthilfegruppen und während der stationären und teilstationären Heilverfahren angeboten werden.

Auch die Ergotherapie ist von Bedeutung. Sie hat in der Krebsrehabilitation neben beschäftigungstherapeutischen oder physikalisch-rehabilitativen Aufgaben auch psychologische Zielsetzungen (s. ▶ Kap. 37–40 Psychoonkologie).

12.3.5 Soziale und psychosoziale Unterstützung

Allgemeine Aspekte

Zur ganzheitlichen Rehabilitation gehören auch soziale Hilfen. Mit gesetzlichen Vergünstigungen, wie in Deutschland beispielsweise dem Schwerbehindertenausweis, sollen einige der durch die Krebserkrankung entstandenen Nachteile ausgeglichen werden.

Welche sozialen bzw. finanziellen Hilfen zur Verfügung stehen, wer sie beantragen darf und wo, erfährt der Patient am besten über den *Kliniksozialdienst*. Auch *psychosoziale Beratungsstellen* unterschiedlicher Trägerschaft bieten Unterstützung.

! Einen hohen Stellenwert in der Krebsnachsorge und Rehabilitation hat die Motivation zur Eigenhilfe und Hilfe zur Selbsthilfe. Sie setzt allerdings Aufklärung, Information und aktive Mitarbeit des Patienten voraus. Es gehört daher mit zu den Aufgaben der Pflegenden, den Patienten zu informieren, zu aktivieren und zu motivieren.

Auch Ratgeber und Broschüren können dem Patienten wichtige Hilfen und Informationen vermitteln und ihn dadurch stärker in die Versorgung mit einbinden.

Selbsthilfegruppen

Der Erfahrungsaustausch zwischen Betroffenen in Selbsthilfegruppen ist in vielen Fällen ein guter Ratgeber, und zwar nicht nur bei psychischen, sondern auch bei sozialen Problemen. Die Stationspflege sollte grundsätzlich eine Adressenliste örtlicher Selbsthilfegruppen bereit halten und sie ggf. den Patienten zur Verfügung stellen. Dabei ist zu berücksichtigen, dass nicht jeder Patient tatsächlich von einer Selbsthilfegruppe profitiert – einigen kann sie sogar schaden. Auch ist nicht jede »Selbsthilfegruppe« geeignet. Empfohlen werden sollten nur solche Gruppen, die nicht das Vertrauen der Betroffenen in die wissenschaftlich orientierte Onkologie erschüttern. Diese Selbsthilfegruppen sollten von den Pflegenden nicht als Konkurrent, sondern als Partner in der medizinischen und psychosozialen Nachbetreuung angesehen werden (Adressen von Selbsthilfe-Dachverbänden s. Anhang).

12.3.6 Berufliche Rehabilitation

Der beruflichen Rehabilitation kommt nicht nur aus ökonomischen, sondern auch aus menschlichen Gründen ein hoher Stellenwert in der onkologischen Nachbetreuung zu. Ein vorzeitig berenteter, aber möglicherweise doch noch arbeitsfähiger und langfristig geheilter Krebspatient bedeutet nicht nur beträchtliche Aufwendungen für die Solidargemeinschaft – für viele Patienten im arbeitsfähigen Alter ist die vorzeitige Berentung bzw. Invalidität auch mit einer Minderung ihrer Lebensqualität verbunden. Arbeit bewahrt vor der Gefahr der Isolation, bietet vielen die einzige Möglichkeit sozialer Kontakte und verschafft schließlich auch Selbstbestätigung.

! Es gibt keine Hinweise dafür, dass Berufstätigkeit das Wiedererkrankungsrisiko erhöhen könnte. Auch bestehen im Allgemeinen nach einer komplikationslosen Behandlung keine wesentlichen beruflichen Beeinträchtigungen.

Eine Umschulung kommt nur selten, und wenn, dann nur bei jungen Patienten mit irreversiblen Beeinträchtigungen in Frage. Sie dauert in der Regel mehrere Jahre. Im fortgeschrittenen Alter besitzen viele Menschen nicht mehr die geistige Flexibilität, die Ausdauer und das für eine erfolgreiche Umschulung notwendige Anpassungsvermögen. Die frustrierende Erfahrung der Vergangenheit, dass aus ehemals behinderten arbeitsunfähigen Krebspatienten dank der Umschulung zwar Arbeitsfähige, jedoch Arbeitslose wurden, darf sich nicht wiederholen.

Auch bei palliativ behandelten Patienten im fortgeschrittenen Alter oder bei unflexiblen und demotivierten Patienten sollte keineswegs ganz auf berufliche Rehabilitationsmaßnahmen verzichtet werden. Berufliche Rehabilitation bei diesen Krebspatienten beinhaltet weniger Maßnahmen mit dem Ziel einer beruflichen Neuorientierung als solche zum Erhalt der Erwerbstätigkeit und des Arbeitsplatzes.

Welche *arbeitsplatzerhaltenden Maßnahmen*, einschließlich Eingliederungshilfen, Umschulungen u. ä. in Frage kommen, wer diese finanziert, ab wann eine berufliche Neuorientierung sinnvoll und durchführbar ist, wo detaillierte Informationen erhältlich sind, können Krebspatienten am besten in der onkologischen Rehabilitationsklinik, beim Sozialarbeiter, notfalls auch beim Rehabilitationsberater der jeweiligen Rentenversicherung und auch in einzelnen Ratgeberbüchern erfahren. Obwohl jeder Krebspatient im erwerbsfähigen Alter diesbezüglich beraten und betreut werden sollte, wird dieser Aspekt von den Ärzten häufig vernachlässigt.

! Es ist auch Aufgabe der Pflegenden, die Patienten bezüglich ihrer beruflichen Möglichkeiten zu sensibilisieren und entsprechende Kontakte in die Wege zu leiten.

Weiterführende Literatur

Barr L, Cowan RA, Nicolson M (2004) Churchill's pocketbook of oncology, 2nd ed. Churchill Livingstone, London

Becker HD, Hohenberger W, Junginger T, Schlag PM (2002) Chirurgische Onkologie. Thieme, Stuttgart

Delbrück H (2003) Krebsnachbetreuung. Nachsorge, Rehabilitation und Palliation. Springer, Berlin Heidelberg New York Tokyo

Delbrück H (1999) Ernährung für Krebserkrankte. Rat und Hilfe für Betroffene und Angehörige. Kohlhammer, Stuttgart

Delbrück H (2003) Lungenkrebs. Rat und Hilfe für Betroffene und Angehörige. Kohlhammer, Stuttgart

Delbrück H (2002) Non-Hodgkin-Lymphome. Rat und Hilfe für Betroffene und Angehörige. Kohlhammer, Stuttgart

Dempke W (1998) Onkologie kompakt (Pflege). Ullstein Medical, Paderborn

DeVita VT, Hellman S, Rosenberg SA (eds) (2004) Cancer. Principles and practice of oncology. Lippincott Williams & Wilkins, Philadelphia

Földi M, Strößenreuther R (1997) Grundlagen der manuellen Lymphdrainage. G. Fischer, Stuttgart

Houldin AD (2003) Pflegekonzepte in der onkologioschen Pflege. Huner, Bern

Largiader F, Sturm A, Wicky O von (2001) Checkliste Onkologie, 5. Aufl. Thieme, Stuttgart

Manual der chirurgischen Krebstherapie (Arbeitsgemeinschaft für chirurgische Onkologie) 3. Aufl. Springer, Wien New York

Mestrom H (1999) Essen und Trinken nach Magenentfernung. Ars bonae curae, Sprockhövel

Paetz B, Benziger-König B (2004) Chirurgie für Pflegeberufe, 20. Aufl. Thieme, Stuttgart

Ethische Probleme in der Onkologie

M. Zimmermann-Acklin, U. Strebel

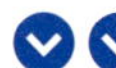

Die Ethik ist diejenige wissenschaftliche Disziplin, die sich mit Fragen nach dem gerechten und guten Leben beschäftigt. Sie sucht insbesondere nach Lösungen und Entscheidungen in Dilemmasituationen und fragt nach deren Begründung (normative Ethik). Darüber hinaus beschäftigt sie sich mit Modellen geglückten oder gelungenen Lebens, um über einzelne Entscheidungen hinaus auch allgemeine Lebensperspektiven zu entwerfen (Modellethik oder Tugendethik).

13.1 Bioethik

13.1.1 Themen der Bioethik

Die *Bioethik* oder *biomedizinische Ethik* stellt einen Sonderbereich der angewandten oder speziellen Ethik dar, der in den letzten Jahren auf verstärktes öffentliches Interesse gestoßen ist.

Wichtigste Themen der Bioethik

- Fragen nach einer verantwortbaren Regelung von Entscheidungen am Lebensbeginn:
  - Pränataldiagnostik
  - Präimplantationsdiagnostik
  - Embryonenforschung
  - Schwangerschaftsabbruch usw.
- Fragen nach verantwortbaren Regelungen von Entscheidungen am Lebensende:
  - Organtransplantationen
  - Bestimmung des Todeszeitpunkts
  - Behandlungsabbruch oder -verzicht
  - Euthanasie usw.
- Fragen nach klinischen Versuchen an Menschen und Tieren
- Fragen nach der gerechten Verteilung medizinischer Ressourcen
- Fragen der Gentechnologie
- Fragen der Xenotransplantation

Viele bioethische Fragen betreffen nicht nur die Patienten, Ärzte und Pflegenden oder die Wissenschaftler, sondern auch andere Berufsgruppen und im Rahmen politischer Entscheidungsprozesse die ganze Gesellschaft.

13.1.2 Pflegeethik

Innerhalb der Bioethik bildet die Pflegeethik einen besonderen Zweig, der erst seit wenigen Jahren parallel zur Aufwertung der Pflegewissenschaft intensivere Beachtung findet. Die Pflegenden sind dafür ausgebildet, durch eine sach- und fachkundige Pflege, durch gewissenhafte Vorbereitung, Assistenz und Nachbereitung bei Maßnahmen der Diagnostik und Therapie kranken Menschen beizustehen. Bis zu einem Teil übernimmt die Pflege Aufgaben, die die Gepflegten nicht mehr selber tun können.

! Von der Ethik werden der Pflege keine Ansprüche und Aufgaben hinzugefügt, sondern es geht vielmehr darum, über Probleme nachzudenken und Entscheidungen zu finden.

Gewissen, Intuition und persönliche Erfahrung reichen in vielen Pflegesituationen nicht aus, um zu verantwortbaren Entscheidungen zu finden und diese gegenüber den Betroffenen zu begründen. Wie in anderen Bereichen der Bioethik sind auch in der Pflege *die vier ethischen Prinzipien* wegleitend:

- Prinzip der Selbstbestimmung (Autonomie),
- Fürsorgeprinzip (Gutes tun),
- Nichtschadensprinzip,
- Gerechtigkeitsprinzip.

Diese vier obersten ethischen Richtlinien berücksichtigen die beiden heute wichtigsten Traditionen der normativen Ethik, nämlich über das Autonomie- und Gerechtigkeitsprinzip die *Pflichtenethik* (Deontologie) und über das Fürsorge- und Nichtschadensprinzip die *Folgenethik* (Konsequentialismus), deren bekannteste Form der *Utilitarismus* darstellt.

Deontologie. Ein deontologischer Ansatz (von griech. *to deon* = die Pflicht) geht davon aus, dass es überall und immer gültige Pflichten oder Regeln gibt, z. B. »du sollst immer die Wahrheit sagen« oder das absolute Tötungsverbot. Im Einzelfall, wie bei der Notlüge oder der Selbstverteidigung, kann dies allerdings zu Schwierigkeiten führen.

Folgenethik (Konsequentialismus). Ob eine Handlung gut oder schlecht ist, wird nicht daran gemessen, ob sie entsprechend einer vorbestimmten Regel ausgeführt wurde, sondern an ihren Folgen oder Konsequenzen. Eine Notlüge z. B., die zu einem guten Resultat führt, ist nach konsequentialistischer Ethik gerechtfertigt.

Utilitarismus. Bei dieser Form der Folgenethik werden zur Beurteilung einer Handlung die Folgen nach bestimmten Kriterien gemessen: Eine Handlung, auch eine »Unterlassungshandlung«, ist dann ethisch gut bzw. geboten, wenn sie den größeren Nutzen bzw. das größere Glück für eine Mehrheit der Betroffenen hervorbringt.

13.2 Ethische Herausforderungen in der onkologischen Krankenpflege

Die Pflege krebskranker Patientinnen und Patienten bringt eine ganze Reihe schwieriger Entscheidungssituationen mit sich, welche alle Beteiligten in ihrer ethischen und persönlichen Kompetenz stark herausfordern. Grenzsituationen scheinen zur Regel zu werden, wenn Sterben und Tod stets gegenwärtig sind. Herausforderungen für die Pflege bestehen in verschiedenster Hinsicht:

- bei der Mitteilung schlechter Diagnosen oder Prognosen,
- bei Entscheidungen zum Therapieverzicht oder -abbruch,
- bei der Suche nach optimaler Schmerzbehandlung,
- beim Kontakt mit den Angehörigen,
- bei Begleitung von Menschen, die nicht mehr in der Lage sind, eigene Entscheidungen zu treffen.

Aus der Sicht der Pflegenden dürfte dabei eine bedeutende Rolle spielen, dass sie im Unterschied zu den Ärzten nicht die Letztverantwortung für diese Entscheidungen tragen, wegen der intensiven Pflege jedoch eine starke persönliche Beziehung zu den betroffenen Patienten aufbauen. Aus dieser Situation heraus können sich Spannungen ergeben, die im besten Fall über eine offene und transparente Information, Entscheidungsfindung und Absprache im Behandlungsteam gelöst werden können. Die unterschiedlichen ethischen Herausforderungen in der onkologischen Pflege sollen im Folgenden anhand der wichtigsten Problemfelder verdeutlicht werden.

13.2.1 Autonomie und Mitbestimmung des Patienten

Über Jahrhunderte richteten Ärzte und Pflegende Ihr Handeln ganz auf das (von ihnen als gut empfundene) Wohl des Patienten aus. Dieses Fürsorgeprinzip wurde in den letzten Jahrzehnten durch das Autonomieprinzip abgelöst. Der Patient darf und muss mitbestimmen, was eine ausreichende Aufklärung voraussetzt. Gerade in der Onkologie ist die Mitbestimmung des Patienten besonders wichtig, weil es hier häufig um die Gestaltung der letzten Lebensphase geht, in welcher dem subjektiven Befinden die größte Bedeutung zukommt.

Im Normalfall sind sich alle einig, dass dem Patientenwillen der Vorzug zu geben ist, vor allem, wenn es um die Wahl von Handlungsalternativen geht, von denen der Kranke selbst am stärksten betroffen ist. Schwieriger wird der Einbezug des Patientenwillens in Situationen, in denen es keine wirklich beste Behandlung gibt, sondern wo es gilt, Vor- und Nachteile der möglichen Maßnahmen gegeneinander abzuwägen. Die Frage kann lauten, welche Nebenwirkung eine Behandlung haben darf, die nur zu einer sehr kurzfristigen Verlängerung des Überlebens führt. In solchen Grenzsituationen müssen zunehmend auch Fragen der Wirtschaftlichkeit und der Verteilungsgerechtigkeit diskutiert werden. Denkbar sind auch Situationen, in denen der Patient Handlungen verlangt, die sich gegen sein eigenes Wohl richten, wie die Forderungen nach einer praktisch sicher unwirksamen Behandlung oder das Verweigern von Maßnahmen, die sich günstig auf die Pflege auswirken (z. B. Analgesie oder Lagerung zur Verhinderung des Dekubitus). Im Extremfall können Forderungen nach aktiver Sterbehilfe gestellt werden, die bei uns allerdings gegen das Strafgesetz verstoßen.

! Ethische Orientierung gibt in solchen Entscheidungssituationen das Modell des *informed consent*, des Einverständnisses nach Aufklärung des Patienten. Der Betroffene soll bestmöglich, in einer für ihn verständlichen und einfühlsamen Sprache informiert werden. Ihm soll für seine Entscheidung genügend Zeit eingeräumt werden, und er soll in dieser Phase durch die Beteiligten die notwendige und gewünschte Begleitung erfahren, mit seiner Entscheidung also nicht alleine gelassen werden.

Dieses Ziel kann aufgrund von Zeitdruck, persönlichen Grenzen aller Beteiligten (begrenzte physische und psychische Belastbarkeit, begrenzte soziale und kommunikative Kompetenz) und der Komplexität einer solchen Entscheidungsfindung selten vollständig verwirklicht werden, sollte aber als Idealbild die pflegerische und ärztliche Praxis bestimmen. Spezifische Aufgaben der Pflegenden können je nach Situation darin bestehen, dem Patienten gewisse Sachverhalte wiederholt zu erläutern, auf seine Fragen einzugehen, ihn ggf. im Teamgespräch oder auch am Krankenbett in Schutz zu nehmen oder für ihn Partei zu ergreifen, Zeit zu haben und von Patienten geäußerte Fragen und Zweifel nicht vorschnell zu verharmlosen.

Eine der größten Herausforderungen dürfte darin bestehen, zwischen der eigenen Wertewelt und den eigenen Vorstellungen von einem ‹guten Leben› und denjenigen des Betroffenen unterscheiden zu lernen, um so die Gefahr von bevormundenden Entscheidungen zu umgehen. Dies bedingt, dass sich die Pflegenden (wie auch die Ärzte) über ihre eigene Werteordnung und ihre eigenen Vorstellungen von einem ‹guten Leben› im Klaren sind und sich diese eigenen – einem Wandel unterliegenden – Ansichten immer wieder bewusst machen, um die Patienten in ihren vielleicht anders gerichteten persönlichen Vorstellungen und Wünschen nicht zu überfahren.

13.2.2 Wahrheit am Krankenbett

Die Wahrheit oder die Haltung der Wahrhaftigkeit am Krankenbett ist eine der Bedingungen, die den beschriebenen *informed consent* überhaupt erst ermöglichen.

! Offenheit sollte zwar nicht mit rücksichtsloser Wahrheit verwechselt werden, jedoch den Betroffenen in die Lage versetzen, wichtige Entscheidungen selbst treffen zu können.

Die Art und Weise der Mitteilung ungünstiger Diagnosen bildet ein Schlüsselmoment in der Entstehung eines vertrauensvollen Arzt-Patient-Verhältnisses. Auch die Pflegenden sind in der Regel in diesen Prozess mit einbezogen, sei es, dass sie von den Patienten ausgefragt werden, sei es, dass sie selbst im Rahmen ihrer Arbeit gewisse Auskünfte zugunsten guter Pflegebedingungen geben müssen.

Aus ethischer Sicht ist zu betonen, dass der Patient grundsätzlich ein Recht auf umfassende Kenntnis seiner Situation hat und häufig über eigene Abwehr- oder Verdrängungsmechanismen verfügt, um sich selbst vor übermäßiger Belastung zu schützen. Diese Abwehr sollte dann aber auch akzeptiert werden.

Die Frage schließlich, wie mit genetischen Erkenntnissen über eine erblich bedingte Tumorerkrankung eines Patienten und mögliche Vorbelastungen weiterer Familienmitglieder umgegangen werden kann, ist ein äußerst schwierig zu lösendes Problem und verlangt wohl von den Ärzten eine kontextbezogene und fallweise Entscheidung. Neben das Recht auf Wissen tritt hier auch ein Recht auf Nichtwissen, wenn es um die Mitteilung erblicher Belastungen geht, die sich erst Jahre später auswirken, aber u. U. folgenschwer sind.

Neben den psychologischen Problemen kann das Wissen um ein genetisches Risiko auch versicherungstechnische Folgen nach sich ziehen (Ausschluss oder höhere Prämien).

13.2.3 Entscheidungen zum Behandlungsabbruch oder -verzicht

Die Fragen um Entscheidungen zum Behandlungsabbruch oder -verzicht, die auch die Entscheidungen zum Reanimationsverzicht umfassen, eröffnen ein weites Feld möglicher Probleme und Antworten. In der Onkologie gehören derartige Entscheidungen nicht zuletzt darum zum Alltag, weil die Patienten oft nicht direkt an ihrer Grundkrankheit sterben, sondern an einer Komplikation, wie z. B.

an einer Lungenentzündung, die an sich behandelbar wäre, was im Hinblick auf das Grundleiden aber oft als nicht sinnvoll eingestuft wird.

! Aus ethischer Sicht ist wesentlich, ob ein betroffener Patient im Terminalstadium erkrankt ist und ob sich subjektive (aus der Perspektive des Patienten) oder objektive (aus der Fremdbeurteilung) Maßstäbe zur Bestimmung der Lebensqualität finden lassen, anhand derer eine *Güterabwägung* durchgeführt werden kann.

Ein klassisches Beispiel für eine Güterabwägung stellt der Schwangerschaftsabbruch dar, bei dem die Interessen von Mutter und werdendem Kind gegeneinander abgewogen werden müssen.

Unumstritten sollte die Maxime sein, dass der deutlich und wiederholt geäußerte Wunsch eines Patienten nach Behandlungsabbruch oder -verzicht geachtet wird, auch wenn nach Meinung der Ärzte beispielsweise eine zytostatische Behandlung noch sinnvoll wäre. Auch wenn die Ärzte aus Respekt vor der Selbstbestimmung des Patienten in Zukunft vermehrt lernen müssen, ihre eigenen Vorstellungen zurückzunehmen, ist nicht zu übersehen, dass viele Kranke derartige Entscheidungen schlicht ihrem Arzt überlassen und ihm damit auch die volle Last der Verantwortung übertragen.

Die Tatsache, ob ein Patient im *Terminalstadium* (Tod innerhalb von Tagen bis Wochen zu erwarten) erkrankt ist, bzw. sich in der Sterbephase (Tod innerhalb von Stunden bis Tagen) befindet oder nicht, spielt eine wichtige Rolle. Während bei terminal Kranken und Sterbenden eine Entscheidung zum Therapieverzicht oder -abbruch im Zeichen der palliativen Pflege stehen wird, also die Ermöglichung eines menschenwürdigen Sterbens und nicht die Lebensverlängerung um jeden Preis entscheidend ist, verhält sich das bei *nicht terminal* erkrankten Patienten anders: Hier dürfte eine Entscheidung zum Therapieverzicht z. B. aus Kostengründen oder mit Berufung auf eine niedrige Lebensqualität des Betroffenen mit sehr großer Skepsis zu beurteilen sein. Die Entscheidung, einen Menschen sterben zu lassen oder seine Lebenszeit wissentlich um einen erheblichen Zeitraum zu verkürzen, bedarf äußerst starker Gründe, die, wenn überhaupt, nur im Extremfall gegeben sein dürften.

Die Bestimmung von *Kriterien zur Güterabwägung* gestaltet sich schwierig, da es kaum objektive Massstäbe gibt, um die Lebensqualität eines Menschen festzulegen. Neben der Kommunikation mit dem Patienten ist zunächst die transparente Entscheidungsfindung im Team von großer Bedeutung, um z. B. Ungerechtigkeiten oder ungleiche Behandlungen verschiedener Patienten zu vermeiden.

Kriterien zur Güterabwägung

- Mutmaßlicher Wille des Betroffenen
- Schmerzen bzw. die Gesamtbefindlichkeit eines Patienten
- Kommunikationsfähigkeit
- Aussicht auf Verbesserung der Situation
- Mutmaßliche quantitative Lebenserwartung
- Meinung und Situation der Angehörigen
- Behandlungskosten, bzw. die Verfügbarkeit therapeutischer Mittel, wobei zwischen gewöhnlichen (z. B. Antibiotika) und außergewöhnlichen Mitteln (z. B. Dialyse oder künstliche Beatmung) unterschieden werden kann.

Ein spezielles Problem besteht schließlich in der möglichen *Einstellung der Nahrungs- und Flüssigkeitszufuhr* bei terminal kranken Patienten. Auch wenn hier genau zwischen den einzelnen Situationen unterschieden werden muss, kann folgender Anhaltspunkt gelten:

! Solange ein Patient Hunger- und/oder Durstgefühl empfindet, richtet sich das Vorgehen nach seinem Bedürfnis. Fehlen Hunger- oder Durstempfindung in der terminalen Phase, ist dann ein Entscheid auf Nicht-weiter-Verabreichung von Flüssigkeits- und Nahrungszufuhr ethisch verantwortbar, wenn angenommen werden darf, dass sich die Beschwerden des Patienten dadurch günstig beeinflussen lassen. Wichtig und für alle Beteiligten entlastend in dieser Situation ist ein Konsens zwischen Ärzten, Pflegenden, Angehörigen und im Idealfall auch dem Patienten in Form einer schriftlichen oder mündlichen Verfügung.

13.2.4 Gerechte Verteilung der vorhandenen Mittel

Das Problem der Verteilungsgerechtigkeit stellt sich in der Onkologie zunächst auf der individuellen Ebene (*Mikroebene*) im unmittelbaren Entscheid über den Einsatz zum Teil sehr teurer Therapien (z. B. Hochdosistherapie mit Stammzellersatz). Im Zusammenhang mit notwendigen Maßnahmen zur Kostensenkung im Gesundheitsbereich steht gegenwärtig allerdings die Auseinandersetzung auf der gesellschaftlichen Ebene im Vordergrund. Diese kann sich nur auf das Gesundheitswesen einer Region oder eines Landes beziehen (man spricht dann gelegentlich von *Mesoebene*) oder auch weltweit betrachtet werden (*Makroebene*), was die Rechtfertigung des Einsatzes teurer Mittel erschwert, wenn man bedenkt, dass in der Dritten Welt Menschen sterben, weil sie nichts zu Essen oder Trinken haben bzw. weil ihnen z. B. die billigsten Antibiotika fehlen.

Auf der Mikroebene, die hier kurz aufgegriffen werden soll, also auf der direkten Beziehungsebene Ärzte-Pflegende-Patienten-Angehörige, taucht nicht selten die Frage nach dem gerechtfertigten Einsatz sehr kostspieliger Therapien am Lebensende auf. Dabei spielt die Abwägung der vier medizinethischen Prinzipien eine wichtige Rolle: Verlangen ein sterbender Patient oder seine Angehörigen noch den Einsatz aller zur Verfügung stehenden Mittel, so hat das Behandlungsteam die Aufgabe, neben dem Autonomieprinzip auch das Gerechtigkeits- und das Nicht-Schadensprinzip in Erwägung zu ziehen. Erst auf dieser Basis ist eine ethisch vertretbare Entscheidung möglich, die durchaus auch im Verzicht auf kostenintensive Therapien bestehen kann. Dabei nehmen solche Entscheidungen auch die vielfach geäußerten Ängste von Patienten ernst, die eine technikorientierte Überbehandlung am Lebensende befürchten.

13.2.5 Forschung, klinische Studien

Die Beteiligung an klinischen Studien gehört sinnvollerweise zur ärztlichen Berufsausübung und wird aus ethischer Sicht bei korrekter Studienanlage nicht in Frage gestellt, auch wenn für die beteiligten Patienten mit einer Teilnahme an einer Studie nicht immer ein Nutzen verbunden ist bzw. sein kann. Die Forschung dient der Verbesserung therapeutischer Möglichkeiten und daher indirekt dem Wohlbefinden aller Patienten. Übernimmt ein Patient bei der Teilnahme an einer klinischen Studie kein persönliches Risiko, so ist sie bei freiwilliger Zustimmung ethisch unbestritten. Dies dürfte in der Regel auch dann gelten, wenn sich Chancen und Risiken die Waage halten. Insbesondere in Fällen, in denen die Wahrscheinlichkeit, dass die Patienten von der Behandlung profitieren, gering ist (z. B. bei Phase-I- oder Dosisfindungsstudien), ist sicherzustellen, dass bereits alle bekannten Therapien eingesetzt und die Betroffenen mündlich und schriftlich sehr gut informiert wurden. Auch eine Randomisation, d. h. eine zufällige Zuteilung zu zwei oder mehr Behandlungsgruppen ist ethisch so lange vertretbar, als keine Gruppe eine Therapie erhält, die als besser angesehen wird. Ein besonderes Problem können Plazebo-kontrollierte Studien darstellen. Umstritten sind auch Untersuchungen in Drittweltländern, deren Bevölkerung sich u. U. das Medikament gar nicht leisten kann, das sich als wirksam erwiesen hat.

13.2.6 Palliativtherapie, insbesondere Schmerztherapie

Bei therapeutischen Maßnahmen in palliativer Absicht besteht aus ethischer Sicht das wichtigste Gebot für Ärzte und Pflegende darin, die terminal Kranken auf der einen Seite nicht sich selbst zu überlassen und auf der anderen Seite nicht mit allen denkbaren Interventionen zu stören. Ziel der Behandlung sollte sein:

- weitgehende Schmerzfreiheit,
- möglichst ambulante Behandlung oder häufige Heimurlaube,
- der Einbezug von Angehörigen,
- die Berücksichtigung verschiedener menschlicher Dimensionen, also neben körperlichen auch geistige, spirituelle, seelische und soziale Aspekte.

> **!** **Insbesondere die Schmerztherapie wird oft viel zu zögernd eingesetzt. Hier ist es wichtig, auf den einzelnen Patienten einzugehen und ihm in der Dosierung der Schmerzmittel möglichst große Eigenständigkeit zuzubilligen. Ethische Bedenken hinsichtlich der Verabreichung von Betäubungsmitteln wie Morphium in hohen Dosen bestehen bei einer kontrollierten Abgabe nicht.**

13.2.7 Suizidbeihilfe und Euthanasie

Wenden sich Patienten mit dem Wunsch nach Suizidbeihilfe an den Arzt oder die Pflegenden, so steht u. a. das ärztliche und pflegerische Selbstverständnis zur Diskussion: Ist der Wunsch des Patienten nach Beihilfe zur Selbsttötung im Rahmen des Berufsethos akzeptierbar, ist die erwünschte Suizidbeihilfe überdies gesetzlich erlaubt, ethisch zu vertreten und gefahrlos zu praktizieren? Die Berufskodizes (Standesrecht, Sammlung von Vorschriften und Richtlinien für den Pflege- und Arztberuf) schließen diese Möglichkeit im Sinne des hippokratischen Eides in der Regel aus. Im 3. Absatz dieses aus dem 5. Jahrhundert v. Chr. stammenden Eides heißt es: »Niemandem werde ich ein tödliches Gift verabreichen, auch wenn es von mir verlangt wird, und auch nicht einen darauf abzielenden Rat erteilen....«. Die Berufskodizes beurteilen die Beihilfe zur Selbsttötung in der Regel als unvereinbar mit dem Berufsverständnis von Ärzten und Pflegenden.

Das Strafgesetz verbietet in der Schweiz die Suizidbeihilfe nur bei verwerflichen Handlungsmotiven, in Österreich steht sie unter allen Umständen unter Strafe, in Deutschland schließlich ist sie nicht direkt verboten, jedoch über die gesetzliche Regelung der unterlassenen Hilfeleistung indirekt mit Sanktionen belegt.

Eine Öffnung in dieser Frage ist in den Richtlinien zur Betreuung von Patienten am Lebensende der Schweizerischen Akademie der medizinischen Wissenschaften vorgesehen, welche Anfang 2004 zur Vernehmlassung veröffentlicht wurden: Einerseits sei die Beihilfe zum Suizid kein Teil der ärztlichen Tätigkeit, insofern der Arzt verpflichtet ist, seine Kompetenzen ausschließlich zur Heilung, Linderung und Begleitung einzusetzen. Andererseits habe er den Willen des Patienten zu achten. Dies könne im Einzelfall dazu führen, dass sich ein Arzt aus zu respektierenden Gründen dazu entscheidet, einem Patienten Beihilfe zum Suizid zu leisten, wobei er dabei einige Minimalbedingungen einzuhalten habe, insbesondere das nahe bevorstehende Lebensende, den Einsatz alternativer Behandlungsmöglichkeiten, soweit sie vom Patienten nicht zurückgewiesen wurden und das Vorliegen einer freien Entscheidung, die ohne Druck von Außen zustande gekommen ist.

In den Niederlanden ist seit 2002 eine neue strafrechtliche Regelung der Beihilfe zum Suizid und der aktiven Sterbehilfe in Kraft, welche erstmals die strafrechtliche Freigabe der ärztlichen Lebensbeendigung auf Verlangen mit sich bringt. Unter Einhaltung folgender drei Bedingungen wird von einer Strafverfolgung abgesehen:

- Erstens dürfen ausschließlich Ärztinnen und Ärzte als Handelnde beteiligt sein, diese müssen sich dabei
- zweitens an eigens festgelegte Sorgfaltskriterien halten und ihre Handlungen
- drittens dokumentieren und offiziell melden.

Bei den Sorgfaltskriterien fallen zwei Regelungen besonders ins Gewicht, sie stellen im Vergleich mit der niederländischen Sterbehilfepraxis der neunziger Jahre markante Veränderungen dar: Zum einen besteht neu die Möglichkeit auch für Minderjährige, um ihre Tötung oder die Suizidbeihilfe durch einen Arzt zu bitten (ab 12 Jahren mit Einverständnis der Eltern, ab 16 Jahren auch gegen den Willen der Erziehungsberechtigten) und zum anderen ist nunmehr vorgesehen, dass die ärztliche Tötung auch im Rahmen einer schriftlichen Verfügung für den Fall erbeten werden darf, dass eine betroffene Person nicht mehr imstande ist, ihren aktuellen Willen zu äußern.

In Belgien wurde 2002 ein neues Euthanasiegesetz in Kraft gesetzt, dass weitgehend analog zur niederländischen Regelung die aktive Sterbehilfe unter Einhaltung von Sorgfaltskriterien freigibt; die Suizidbeihilfe wird dort nicht eigens geregelt. Das belgische Gesetz geht insofern noch weiter als das niederländische, als keine zum Tod führende Krankheit vorliegen muss.

Während politische und rechtliche Reformbestrebungen in Deutschland und Österreich bislang noch keine der niederländischen Regelung vergleichbaren Vorschläge zur Änderung des Strafrechts hervorgebracht haben, wurde in der Schweiz ein in ähnliche Richtung zielendes Reformprojekt 2001 im Parlament diskutiert, jedoch von einer Mehrheit abgelehnt. Dieses Reformprojekt sah für den Fall der aktiven Sterbehilfe, zumindest in extremen Ausnahmefällen, durch Einführung einer rechtlichen Klausel die Möglichkeit einer Strafbefreiung für den Täter vor. Die Strafbefreiung sollte nicht nur für Ärztinnen und Ärzte gelten, sondern für alle Personen, die im Extremfall eine Tötung auf Verlangen durchführen. Damit würde die aktive Sterbehilfe aus dem ärztlichen Berufsrahmen herausgenommen und könnte insbesondere auch Teil der pflegerischen Tätigkeit werden. Da die belgische Realität gezeigt hat, dass Pflegende nicht selten in Fälle von aktiver Sterbehilfe involviert sind, wurde ein belgisches Forschungsprojekt in die Wege geleitet, in welchem die Rolle der Pflegenden im Bereich der Sterbehilfe untersucht wird. Ergebnisse liegen noch nicht vor.

In der ethischen Diskussion steht folgender Konflikt im Zentrum: Einerseits ist das Selbstbestimmungsrecht des Patienten, sein Recht auf Unterstützung in einer ausweglosen Situation zu achten, andererseits besteht das Tötungsverbot der Ärzte und Pflegenden. In der gesellschaftlichen Auseinandersetzung um die Einführung der ärztlichen Suizidbeihilfe dürfte sich die Einschätzung von Missbrauchs- und Ausweitungsgefahren entscheidend auswirken, z. B.:

- Inwieweit stellt sich bei den Ärzten ein Gewöhnungseffekt ein?
- Wird das Vertrauensverhältnis zwischen Arzt und Patient gestört?
- Sind möglicherweise Patienten von der Suizidbeihilfe betroffen, die nicht auf eigenen Wunsch, sondern auf Drängen Außenstehender, z. B. zur Vermeidung einer psychischen oder finanziellen Belastung der Angehörigen, um Beihilfe zur Selbsttötung bitten?
- Entsteht durch die Praxis der Suizidbeihilfe ein Klima, welches den ärztlichen und pflegerischen Willen zur Suche nach alternativen Behandlungsmöglichkeiten zusehends schwinden lässt?

Die Befürchtungen sind nicht von der Hand zu weisen, dass ausgerechnet die schwächeren Mitglieder der Gesellschaft einer nicht zu verantwortenden Gefahr ausgesetzt werden. Überdies ist eine eindeutige Grenzziehung zwischen Suizidbeihilfe und der ärztlichen Tötung auf Verlangen in der Praxis kaum möglich, so dass auch der Bereich der aktiven Euthanasie in die Beurteilung einzubeziehen bleibt.

Definition

Bittet ein Patient einen Arzt oder eine Krankenschwester um seine schmerzlose Tötung, so wird dies im Unterschied zum Therapieverzicht oder -abbruch als *aktive Euthanasie* oder *aktive Sterbehilfe* bezeichnet.

Aktive Sterbehilfe wird sowohl in den Berufskodizes als auch in der Strafgesetzgebung der meisten Länder der Welt verboten. Ob eine begrenzte Ausübung der aktiven Euthanasie unter Einhaltung sehr strenger Sicherheitsbarrieren praktikabel wäre, ist aufgrund der gegenwärtigen niederländischen Erfahrungen stark zu bezweifeln.

Beispiel

Die Erfahrungen mit der aktiven Euthanasie in den Niederlanden zeigen, dass es in der ärztlichen Praxis offensichtlich unmöglich ist, zwischen der Tötung auf Verlangen und der Tötung im Sinne des Patientenwohls (z. B. bei urteilsunfähigen Schwerkranken) zu unterscheiden. Das eine wird als *freiwillige*, das andere als *nichtfreiwillige* Euthanasie bezeichnet (davon zu unterscheiden ist die *unfreiwillige* Euthanasie, die sich gegen den Willen eines Menschen richtet und als Totschlag zu qualifizieren ist). 1995 wurde in den Niederlanden in 3.200 Fällen eine ärztliche Tötung auf Verlangen durchgeführt, gleichzeitig in ca. 1000 Fällen eine nichtfreiwillige Euthanasie, also eine ärztliche Tötung ohne Kenntnis des aktuellen Patientenwillens. Gemäß einer Erhebung aus dem Jahr 2001 haben sich diese Größenordnungen seit 1995 nicht wesentlich verändert.

Abgesehen von der Missbrauchgefahr, die aufgrund einer mäßig eingehaltenen Meldepraxis der Ärzte besteht (nur ca. 40 % der Fälle von aktiver Euthanasie wurden 1995 offiziell gemeldet), ist v. a. eine unverantwortliche Ausweitung der ärztlichen

Tötungspraxis auf Patientenkreise zu kritisieren, die ursprünglich nicht einbezogen werden sollten: Zu nennen sind Menschen außerhalb ihrer Sterbephase, psychisch Kranke wie Depressive, auch Menschen, die nicht mehr urteilsfähig sind oder behinderte Neugeborene.

Wie schwierig eine klare Abgrenzung der Patientengruppen ist, welche in das Euthanasieprogramm einbezogen werden sollen, zeigen die gegenwärtigen holländischen Diskussionen über das Recht schwer kranker Jugendlicher, auch gegen den Willen ihrer Eltern erfolgreich um ihre Tötung bitten zu dürfen. Sind die Ärzte bereit und eingeübt, Patienten aufgrund ihrer ‹aussichtslosen› Situation zu töten, so ist ihnen offensichtlich nicht mehr plausibel zu machen, warum entscheidungsunfähige Patienten, die sich in ähnlich schlimmer Lage befinden, von diesem »Gnadenakt« ausgeschlossen werden sollen.

Definition

Eine Schmerzbehandlung, die u. U. über den Weg der Atemdepression oder der Sedation und damit der Erhöhung der Gefahr von Lungenentzündungen oder Harnwegsinfekten lebensverkürzend wirken kann, wird *indirekte Euthanasie* genannt.

Die indirekte Eutanasie stellt insofern eine Ausnahme dar, als der Arzt oder die Pflegenden nicht beabsichtigen, einen Menschen zu töten, sondern die lebensverkürzende Wirkung bloß als Nebeneffekt einer notwendigen Schmerztherapie in Kauf nehmen (Handlung mit Doppelwirkung). Die praktische Bedeutung dieser indirekten Sterbehilfe wird in der Regel stark überschätzt.

13.3 Wege der Entscheidungsfindung

Im Verlauf der Ausführungen wurde immer wieder auf die Bedeutung einer *Entscheidungsfindung im Behandlungsteam* hingewiesen. Für die konkrete Gestaltung eines solchen Prozesses bestehen verschiedene Schemata, welche als Raster für ein Gespräch dienen können. Ein Beispiel zeigt die folgende Übersicht.

Sieben Schritte ethischer Urteilsbildung.
(Nach: Baumann R, Strebel U (1999) Betreuung von Chronischkranken und Sterbenden. In: Bondolfi A, Müller H (Hrsg) Medizinische Ethik im ärztlichen Alltag. EMH Schweizerischer Ärzteverlag, Basel, Bern, S. 323–343).

1. Erfahrung eines Sachverhaltes als sittliches Problem:
   - Um was geht es? Wie lautet der medizinische Sachverhalt?
   - Welches ist unser Problem?
2. Kontextanalyse:
   - Wie hat sich das Problem entwickelt und wie war sein Verlauf?
   - Wo findet das Problem statt?
   - Wer ist am Problem beteiligt?
3. Formulierung des ethischen Dilemmas (Wertanalyse):
   - Welche Werthaltungen der Betroffenen stehen auf dem Spiel?
   - Welche Prinzipien geraten miteinander in Konflikt?
   - Wie lässt sich das ethische Dilemma formulieren?
4. Entwurf von mindestens drei Verhaltensmöglichkeiten (Alternativen):
   - Welche verschiedenen Verhaltensmöglichkeiten bestehen?
5. Juristische und ethische Analyse der alternativen Verhaltensmöglichkeiten:
   - Welche Gesetze bestehen in Bezug auf die vorgeschlagenen Handlungsmöglichkeiten?
   - Welche Ethikentwürfe stehen hinter den genannten Verhaltensmöglichkeiten?
6. Konsensfindung und Verhaltensentscheid:
   - Welches moralische Klima wollen wir?
   - Welchen Entscheid treffen wir in einer bestimmten Situation?
7. Überprüfung des gefassten Entscheides:
   - Stimmt die getroffene Entscheidung für den Patienten?
   - Wie sind die getroffenen Entscheidungen aus zeitlicher Distanz zu beurteilen? (Was hat sich bewährt, was könnte verbessert werden?)

Bei Entscheidungen, die unter Zeitdruck gefällt werden müssen, sind nach Möglichkeit kurzfristig nur vorläufige Entscheidungen zu treffen, die beispielsweise am nächsten Tag in Ruhe besprochen und evtl. auch revidiert werden können.

Abfassungen ethischer Richtlinien

- International Council of Nurses (ICN) (1973) Ethische Grundregeln für die Krankenpflege
- Schweizerischer Berufsverband der Pflegefachfrauen und Pflegefachmänner SBK (2003), Ethik in der Pflegepraxis, Bern

Beide Richtlinien sind erhältlich bei der Geschäftsstelle des SBK, Choisystr. 1, Postfach 8124, CH-3001 Bern.

Weiterführende Literatur

Beauchamp TL, Childress JF (2001) Principles of Biomedical Ethics, Fifth edt. Oxford University Press, New York Oxford

Bondolfi A, Müller H (Hg) (1999) Medizinische Ethik im ärztlichen Alltag. EMH Schweizerischer Ärzteverlag, Basel Bern

Körtner UHJ (2004) Grundkurs Pflegeethik. UTB, Wien

Sperl D (2002) Ethik der Pflege. Verantwortetes Denken und Handeln in der Pflegepraxis. Kohlhammer, Stuttgart

van der Arend AJG (1998) Pflegeethik. Ullstein Medical, Wiesbaden

Wiesemann C, Erichsen N, Berendt H, Biller-Andorno N, Frewer A (Hrsg) (2003) Pflege und Ethik. Leitfaden für Wissenschaft und Praxis. Kohlhammer, Stuttgart

Teil III Technische Aspekte und Sicherheit der Tumortherapie

Intravenöse Chemotherapie: Technik und Probleme

A. Margulies

Chemotherapien, egal ob stationär oder ambulant, werden oft über einen peripheren venösen Zugang oder über ein implantiertes venöses Portsystem verabreicht. Die Durchführung der intravenösen Chemotherapie erfordert aus verschiedenen Gründen besondere Aufmerksamkeit und eine sehr sorgfältige Technik zur Vermeidung von möglichen schweren Haut- und Weichteilschäden, die durch eine Extravasation von bestimmten Zytostatika entstehen können.

Soweit es die entsprechenden Regelungen erlauben, sollten die Pflegenden die Möglichkeit wahrnehmen, intravenöse Chemotherapien selbstständig und mit hoher Kompetenz auszuführen.

In einigen europäischen Ländern werden sie aber fast ausschließlich von Ärzten durchgeführt. Die entsprechenden Kompetenzen sind allerdings auch in diesen Ländern von Klinik zu Klinik unterschiedlich geregelt.

Mit gut fundierten theoretischen und praktischen Weiterbildungsangeboten können die Pflegenden mit der Verabreichung dieser Medikamente betraut werden.

14.1 Vorbereitungen zur Venenpunktion und zur peripheren i.v.-Injektion/Infusion

Obwohl Venenpunktionen zum Basiswissen der Pflegenden gehören, sind ein paar grundsätzliche Informationen notwendig, denn bei einer sicheren Venenpunktion ist nicht nur die Gefahr einer Exravasation deutlich vermindert, die Patienten empfinden auch weniger Angst und weniger Schmerzen.

Durch sorgfältige und sichere Punktionen können Pflegende somit einen wichtigen Beitrag zum Wohlbefinden des Patienten leisten, sein Vertrauen gewinnen sowie seine Ängste und Schmerzen vermindern. Wird das diesbezügliche fachliche Können verbessert, treten auch weniger Frustrationen und Ängste bei den Pflegenden auf. Mit ihrer Kompetenz leisten die Pflegenden einen wichtigen Beitrag zum Wohlbefinden des Patienten und können so sein Vertrauen gewinnen.

14.1.1 Wahl der Materialien

Spritzen

Welche Spritzengröße für das Aufziehen bzw. das Auflösen der Medikamente oder Spüllösungen geeignet ist, hängt ab von:
- dem Injektionsvolumen,
- den Venenverhältnissen,
- der vorgeschriebenen Zubereitung der Medikamente.

Grundsätzlich sind *alle Spritzengrößen* geeignet. Bei feinen oder brüchigen Venen sind allerdings kleinere Spritzen mit Vorsicht zu benutzen, da der Druck bei der Injektion hier manchmal schwieriger zu regeln ist.

Kanülenarten

Es werden *Butterflykanülen* oder *Kurzkatheter (Venenverweilkatheter)* eingesetzt (◘ Abb. 14.1).

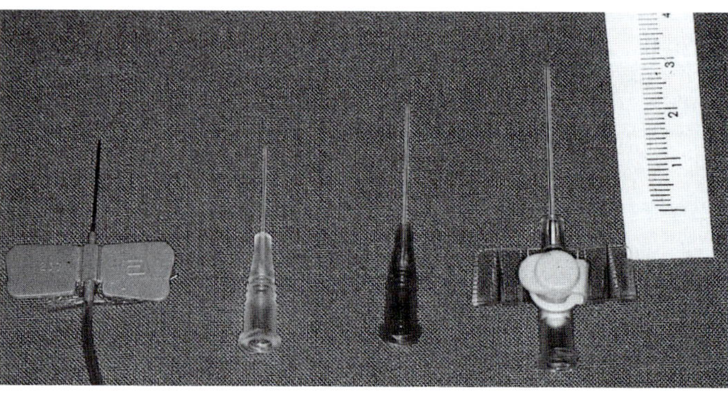

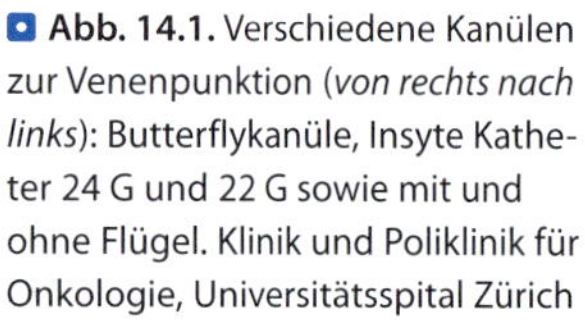

◘ **Abb. 14.1.** Verschiedene Kanülen zur Venenpunktion (*von rechts nach links*): Butterflykanüle, Insyte Katheter 24 G und 22 G sowie mit und ohne Flügel. Klinik und Poliklinik für Onkologie, Universitätsspital Zürich

Für Bolusinjektionen oder Kurzinfusionen <*30 min* werden gelegentlich Butterflykanülen verwendet. Butterflykanülen weisen gegenüber dem kurzen Venenverweilkatheter *keine besonderen Vorteile auf.*

! Es ist zu beachten, dass die scharfe Butterflykanüle trotz guter Fixation bei Bewegungen des Patienten während Kurzinfusionen die Venenwand verletzen kann. Bei gewebsschädigenden Zytostatika sind Butterflykanülen nicht zu empfehlen.

Eigenschaften der Butterflykanüle

- Wegen der handlichen Grifffläche ist die Butterflykanüle bei der Punktion sicher zu führen.
- Der Schliff ist kurz und scharf; die Traumatisierung der Haut bei der Punktion wird dadurch minimiert.
- Die Butterflykanüle kann nach der Punktion auf einer breiten Fläche gut an der Haut fixiert werden (s. ■ Abb. 14.5).
- Die scharfe Butterflykanüle kann bei Bewegungen des Patienten während der Injektion oder Kurzinfusion die Venenwand verletzen. Dies lässt sich auch durch gute Fixation des ca. 30 cm langen Schlauchs nicht immer verhindern. (Zusätzliche Sicherheit kann erreicht werden, wenn mit dem Schlauch eine Schleife gebildet und diese gut fixiert wird.)

Eigenschaften der Kurzkatheter (Venenverweilkatheter)

- Das Sichtfenster ermöglicht eine sichere Kontrolle des Punktionserfolgs.
- Einige Modelle sind mit »Flügeln« erhältlich. Die Punktion und Führung ist hier ebenso sicher wie mit einer Butterflykanüle zu führen.
- Einige Modelle bieten ein Zuspritzventil an.
- Nach gelungener Punktion und der Entfernung der innere Stahlkanüle kann der Katheter die Venenwand auch bei Bewegungen kaum mehr verletzen.
- Für Infusionstherapien, die mehrere Stunden oder bis ca. 4 Tage dauern, eignen sich verschiedene kurze intravenöse Kathetersysteme (z. B. Venflon, Intracath), die dem Patienten eine größere Bewegungsfreiheit ermöglichen. Auch bei Nutzung der Ellbeugenvenen ist eine gewisse Bewegungsfreiheit gewährleistet.
- Kurzkatheter sind gegen das Abknicken besonders resistent.
- Durch einen Fensterverband (z. B. Vecafix) wird die Kontrolle der Punktionsstelle erleichtert.

Kanülenkaliber

Es bestehen widersprüchliche Ansichten über die optimale Kanülendicke: Während einige Fachleute prinzipiell größere Kaliber bevorzugen, wählen andere lieber dünnere Kanülen. In der Literatur ist nach wie vor umstritten, welche Kanülendicke das geringere Risiko birgt, die Venenwand zu durchstechen.

Bei der Wahl des optimalen Kanülenkalibers sind folgende Faktoren zu berücksichtigen:

- Zweck der Therapie (Injektion, Infusion, Transfusion usw.): kleinstmögliches Kaliber wählen,
- Größe und Eigenschaften der Venen (sehr gut, zu dünn, brüchig),
- Fließeigenschaften der Infusion (z. B. NaCl 0,9 %, Blutprodukte, Zusätze),
- Infusionsgeschwindigkeit (je nach Medikament bzw. Volumen).

Dickere Kanülen bieten die Möglichkeit, Zytostatika rascher zu infundieren, dadurch verkürzt sich die Kontaktzeit mit der Venenwand, das Risiko der Phlebitis wird verringert.

Bei Verwendung dünner Kanülen zur Punktion kommt es natürlich zu einer geringeren Hauttraumatisierung, die bessere Blutströmung um die Kanüle führt evtl. zu einer Verdünnung der Medikamente. Eine mechanische Phlebitis tritt weniger leicht auf.

! Klinische Erfahrungen zeigen, dass bei Therapien in der Onkologie eine Kanüle von 22 G (z. B. blaue Insyte) für alle Injektionen und Infusionen sowie für Blutentnahme und Transfusionen verwendet werden kann.

Dünne venöse Kurzkatheter, sog. »Babykatheter« (z. B. Insyte, Quick-Cath, Neoflon), sind für die Punktion von allen Venen, auch heiklen und feinen Venen, zu empfehlen. Sie eignen sich sowohl für

Bolusinjektionen als auch für Infusionen von bis zu ca. 4 Tagen Dauer.

Sollen mehrere Medikamente hintereinander injiziert werden, muss zwischen Katheter und Spritze ein Dreiwegehahn mit oder ohne Verbindungsschlauch angebracht werden. Dies erlaubt eine sicherere Handhabung und führt weniger zu Katheterdislokationen.

14.1.2 Informationen des Patienten

Für den Patienten können schmerzhafte oder misslungene Punktionen das subjektive Erleben der Chemotherapie entscheidend beeinflussen. Je vertrauter er mit der Chemotherapie wird, desto bewusster wird ihm, wie sehr er für diagnostische Blutentnahmen und für die weitere Therapie auf intakte Venen angewiesen ist und umso kritischer wird er auf unsachgemäß durchgeführte Punktionen reagieren.
Eine gute und bequeme Lagerung des Patienten ist für das Gelingen der Injektion von großer Bedeutung. Vor allem bei der Lagerung von Patienten mit schmerzhaften Metastasen ist darauf zu achten, dass der Patient während der Dauer der Injektion/Infusion wegen Schmerzen die Position ändern kann.

- Vor Beginn der Injektion sicherstellen, dass der Patient gut liegt bzw. sitzt! Falls die Venenpunktion am sitzenden Patienten vorgenommen wird, ist auf eine gepolsterte und genügend breite Armlehne zu achten. Spreukissen und rutschfeste Oberflächen verhindern ein Abgleiten während der Punktion.
- Der Patient soll über die Handlungen bei der Punktion orientiert werden.

14.2 Durchführung der Punktion

14.2.1 Wahl der Punktionsstelle

Die Punktionsstelle soll mit Ruhe und Geduld gewählt werden. Oft weiß der Patient selbst am besten, welche seiner Venen für Punktionen geeignet bzw. ungeeignet sind. Gerade erfahrene Fachleute werden ein offenes Ohr für solche Hinweise haben.

Sind Injektionen oder Infusionen in Abständen von wenigen Tagen geplant, empfiehlt es sich in der Regel, nicht mehrmals hintereinander die gleiche Vene zu benutzen. Nach Möglichkeit sollten beide Arme abwechselnd genommen werden (s. ▶ Abschn. 14.4). Von verschiedener Seite wird manchmal empfohlen, distal (in der Nähe der Hand) zu beginnen und für die folgenden Punktionen jeweils eine weiter proximal gelegene Stelle zu wählen. *Dies erweist sich in der Praxis aber als nicht immer optimal und im Sinne des Patienten.*

Verschiedene Faktoren sind bei der Wahl zu berücksichtigen:

- Dauer der Therapie,
- Eigenschaften der Vene,
- Art der Medikamente,
- Abstand der Therapiezyklen.

Vor Beginn der ersten Therapie empfiehlt es sich, eine Venenerfassung durchzuführen. Anzahl und Qualität der Venen sollten an beiden Armen ohne und mit Stauschlauch untersucht werden. Die Ergebnisse werden dokumentiert. Diese Erfassung ermöglicht ein gezieltes Vorgehen für die Dauer der geplanten peripheren i.v.-Behandlung.

Geeignete Venen

Vorderarmvenen

Bei Tumorpatienten mit allgemein »problemlosen« Venen wird man für Bolusinjektionen und Infusionen in erster Linie möglichst kräftige Vorderarmvenen auswählen (Abb. 14.2). Diese Lokalisation hat folgende Vorteile:

- relativ geringe Gefahr der chemischen Phlebitis wegen hoher Blutströmung,
- bei Infusionen bleibt die Beweglichkeit erhalten, da kein Gelenk fixiert werden muss,
- relativ wenig Schmerzen bei der Punktion wegen geringer Innervationsdichte,
- geringes Risiko von schweren Schäden bei eventueller Extravasation, da keine Gelenke oder große Nerven in unmittelbarer Nähe liegen.

Bei einigen Patienten, besonders bei solchen mit wenig subkutanem Fettgewebe, sind die Venen leicht verschiebbar. Man spricht von sog. *Rollvenen*. Diese oft großen, gut sicht- und tastbaren

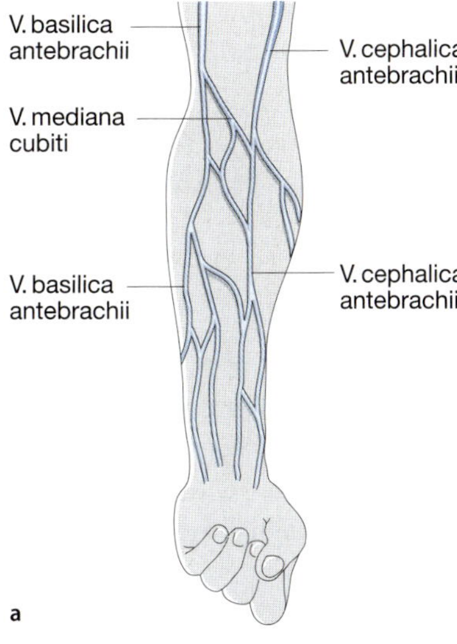

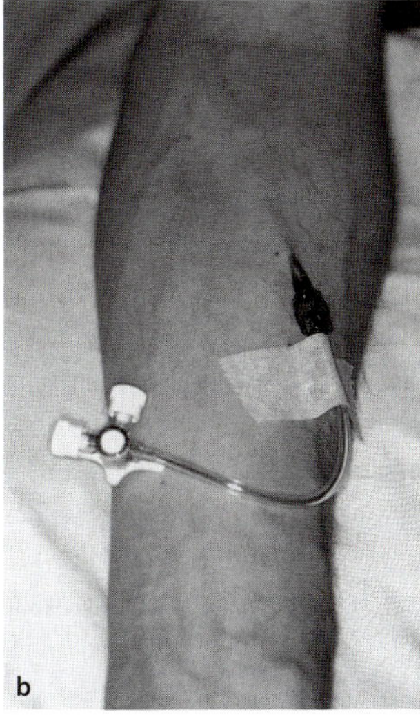

Abb. 14.2a, b. Geeignete Venen zur Punktion am Vorderarm und in der Ellenbeuge. **a** Schematische Darstellung. (Aus: Larsen 2004, 6. Aufl. Springer, Berlin Heidelberg New York Tokyo) **b** Korrekt punktierte Vene des Vorderarms. Klinik und Poliklinik für Onkologie, Universitätsspital Zürich

Venen müssen bei der Punktion fixiert werden, um ein Misslingen durch Verschiebung zu verhindern.

Venen am Handrücken

Stehen keine Vorderarmvenen zur Verfügung, so kann auf Venen am Handrücken (Abb. 14.3) ausgewichen werden. Mit dieser Lokalisation sind jedoch Nachteile verbunden:

- Risiko von schweren Gewebsschädigungen bei Extravasation wegen mangelndem Subkutisgewebe,
- Punktion oft unangenehm und schmerzhaft,
- teilweise etwas eingeschränkte Bewegungsfreiheit während einer längeren Infusion, auch bei Benutzung eines Venenverweilkatheters.

Venen über dem Handgelenk

Aufgrund der großen Bewegungseinschränkung für den Patienten und der Innervation des Handgelenks ist diese Punktionsstelle nach Möglichkeit zu vermeiden.

Venen der Ellenbeuge

Die oft großen, elastischen Venen der Ellenbeuge (V. cubitalis, Abb. 14.4) sind beim Gebrauch eines kurzen Venenkatheters eher problemlos und erlauben einen einfachen und meist sicheren, weniger schmerzhaften venösen Zugang. Langjährige Erfahrung zeigt, dass auch gewebsschädigende Zytostatika in diese Venen verabreicht werden kann, solange der Kurzkatheter problemlos funktioniert und eine engmaschige Überwachung während der Verabreichung gewährleistet ist. Diese Venen werden im Allgemeinen nicht erste Wahl sein, denn eine Extravasation ist an dieser Stelle nicht immer leicht erkennbar.

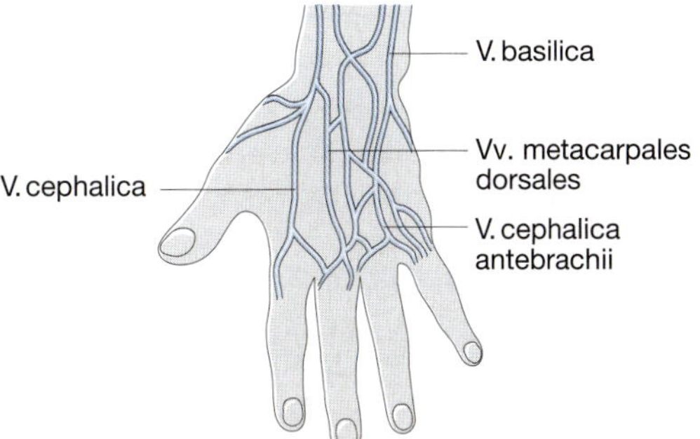

Abb. 14.3. Geeignete Venen zur Punktion an Handrücken und Handgelenk. (Aus: Larsen 2004, 6. Aufl. Springer, Berlin Heidelberg New York Tokyo)

Von Nachteil ist die Bewegungseinschränkung: Bei Infusionen mit einer Butterflykanüle muss der ganze Arm in Streckhaltung fixiert werden. Etwas mehr Bewegung ist immerhin möglich bei Benutzung eines kurzen Katheters.

Die Ellenbeugenvenen zeigen individuell große Unterschiede bezüglich Verlauf und Größe, so dass sie bei manchen Patienten »unauffindbar« sind.

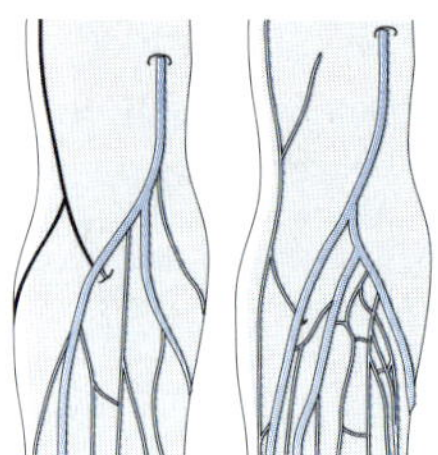
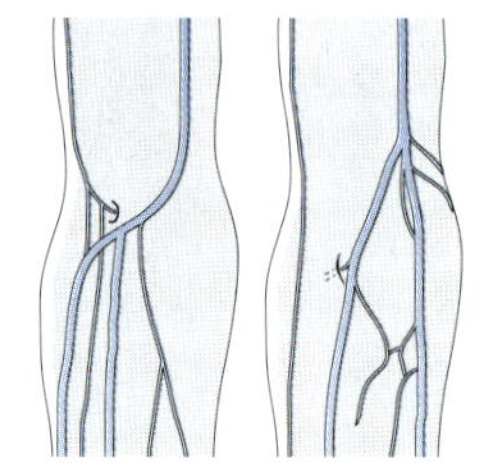
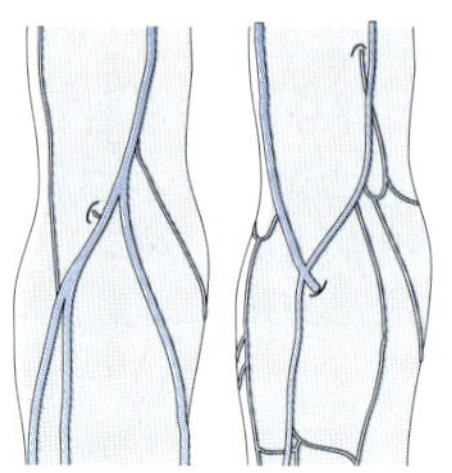

Abb. 14.4. Mögliche Variationen der Venen in der Ellenbeuge. (Aus: Larsen 2004, 6. Aufl. Springer, Berlin Heidelberg New York Tokyo)

Es wäre wohl zu überlegen, ob nicht gerade diese Venen bei sonst eher schwierigen Venenverhältnissen eher in Betracht gezogen werden sollten. Besonders bei Patienten mit schlechten Vorderarmvenen liegt ein multipler Venenpunktionsversuch nicht im Interesse der Compliance des Patienten. Ebenfalls zu bedenken ist, dass sich für Medikamente, welche weder gewebsschädigend noch gewebsreizend sind, keine objektive Gründe dafür finden, diese Venen nicht zu benutzen.

Ungeeignete Venen

Wurde eine Vene für eine Blutentnahme verwendet oder bei einem Punktionsversuch durchstochen, soll innerhalb der nächsten Stunden die gleiche Vene nicht weiter *distal* für eine Chemotherapie benutzt werden: Es besteht das Risiko einer Extravasation des Zytostatikums im Bereich der ersten Punktion. Obwohl dieses Risiko bisher nicht klinisch belegt ist, gilt das Tabu für die durchstochene Vene auch weiterhin als generelle Empfehlung.

In Fachkreisen wird bei Patienten nach einer Mastektomie die Benutzung der Armvene an der operierten Seite diskutiert. Falls kein Lymphödem vorhanden ist, sind bei aseptischer Venenpunktionstechnik keine Probleme zu erwarten (s. ▶ Kap. 24). Ein ödematöser Arm ist hingegen in der Regel für Zytostatikainjektionen ungeeignet, u. a. da mit einem Rückstau des Medikaments gerechnet werden muss und ein erhöhtes Phlebitisrisiko besteht.

An *Venen der unteren Extremitäten* entwickelt sich nach Injektionen sehr leicht eine Phlebitis oder Thrombose. Bein- und Fußvenen sollten für Zytostatikatherapie deshalb nicht verwendet werden. Die Punktion kann hier darüber hinaus sehr schmerzhaft sein. Wenn solche Venen überhaupt in Betracht gezogen werden müssen, sollte man überlegen, ob ein Portsystem implantiert werden sollte.

14.2.2 Tipps zur Suche und Punktion von schwierigen Venen

Die Punktion ist bei besonders schwierigen Venen manchmal sehr zeitaufwendig. Sie darf jedoch nicht in Hetze und unter Zeitdruck durchgeführt werden. Es lohnt sich nicht, bei der Vorbereitung der Punktion Zeit sparen zu wollen!

- Die Palpation mit den Fingern (zunächst ohne Handschuhe) erleichtert die Wahl einer geeigneten Vene und ermöglicht die Unterscheidung zwischen einer dicken, aber elastischen und einer thrombosierten, verschlossenen Vene.
- Flach einfallendes Licht erleichtert das Auffinden von Venen: Es wirft starke Schatten und macht auch weniger prominente Venen sichtbar.
- Das Anfeuchten der Hautoberfläche (z. B. mit dem Desinfektionsmittel) erhöht u. U. die Sichtbarkeit von flachen Venen.
- Schlecht gefüllte Venen können durch *sanftes Beklopfen* mit den Fingern u. U. gefüllt und besser sicht- und spürbar werden.
  Achtung: Zu starkes Beklopfen und zu langes Anlegen der Staubinde führt zu Veränderungen in der Zusammensetzung des gestauten Blutes. Dies ist von Bedeutung, falls das Blut für Laboruntersuchungen abgenommen wird (z. B. falsch-hohe Werte für LDH, Gesamteiweiß, Kalzium etc.).
- Das »Vorwärmen« des Vorderarms mit einem möglichst warmen, feuchten Tuch, einem Heizkissen oder mit einem Armbad in warmem Wasser für ca. 3 min bis max. 5 min verstärkt die Venenfüllung.
- Besondere Vorsicht ist geboten bei der Punktion von Tumorpatienten in schlechtem Allgemeinzustand. Ihre Venen sind oft dünn und brüchig und können platzen, besonders wenn vorher zu stark gestaut oder beklopft wurde.

- Bei »Rollvenen« empfiehlt sich die Punktion einer Venengabelung am Vorderarm oder am Handrücken. (Die Punktion am Handrücken wird eindeutig schmerzhafter empfunden als die am Vorderarm.) Die Punktion gelingt eher, wenn distal von der Punktionsstelle die Haut gegen die Stichrichtung angespannt, die Vene am Ort gehalten und *evtl.* leicht von der Seite angestochen wird.
- Bei schwierigen Venen und einer auf längere Zeit geplanten intravenösen Chemotherapie muss der Arzt frühzeitig auf das Venenproblem aufmerksam gemacht werden: Evtl. kommt für den Patienten die *Implantation eines subkutanen Kathetersystems* in Frage.

14.2.3 Misslingen der Punktion

Auch erfahrenen Fachleuten kann einmal eine Venenpunktion misslingen, sowohl bei Blutentnahmen als auch bei der Vorbereitung für i.v.-Therapien. Solange kein Zytostatikum paravenös injiziert wurde, ist dies kein Unglück. Die Punktion noch einmal (*ein*mal!) versuchen. Die zweite Punktionsstelle muss dabei *weiter proximal* oder am anderen Arm gewählt werden (s. oben).

! Misslingt auch der 2. Versuch, soll die Pflegende weder sich noch den Patienten weiter quälen: Falls möglich, werden weitere Punktionsversuche – nach Orientierung des Patienten über das Vorgehen – einer anderen kompetenten Person überlassen.

14.2.4 Schmerzen bei der Punktion

Oft sagen die Patienten tapfer, dass sie sich an die Schmerzen bei der Punktion »gewöhnt« hätten. Gemeint ist damit, dass diese Patienten aufgrund vorausgegangener Venenpunktionen mit Schmerzen bei jeder weiteren Punktion rechnen und sich innerlich darauf einstellen. Die Pflegenden können dem Patienten durch verschiedene Maßnahmen den Umgang mit den Schmerzen erleichtern:

- Den Patienten beruhigen und ihm versichern, dass man sich Zeit nimmt, die bestmögliche Vene zu suchen. Dazu gehört auch Geduld und daher ein erhöhter Zeitaufwand seitens der Pflegenden. Der Patient weiß diese Bemühungen zu schätzen.
- Äthylchlorid Spray (»Kältespray«, Produktbeschreibung beachten) auf die Haut über der ausgesuchten Vene applizieren. Die dadurch bewirkte kurze Anästhesie der Haut (ca. 30 s) erlaubt einen fast schmerzfreien Stich. Man muss sich daran erinnern, vor und *kurz* nach der Applikation zu desinfizieren. Der Patient kann dann beurteilen, ob ihm diese Maßnahme hilft und er sie auch bei der nächsten Punktion wünscht.
- Eine lokal anästhesierende Crème (z. B. EMLA Creme oder EMLA Patch (Pflaster)) über der ausgesuchten Vene oder dem subkutanen Portsystem ca. 1 h vor der Punktion applizieren.

14.3 Injektion/Infusion

14.3.1 Maßnahmen vor der Injektion/Infusion

- Der intravenöse Katheter bzw. die Butterflykanüle muss an der Haut mit Heftpflaster fixiert werden (◘ Abb. 14.5). Die Lage des Heftpflasters muss dabei so gewählt werden, dass *Einstichstelle und Vene nicht bedeckt* sind und während der Injektion im Auge behalten werden können.
- Vor der Injektion des Zytostatikums: Aspiration von Blut und Injektion von 5–10 ml physiologi-

▼

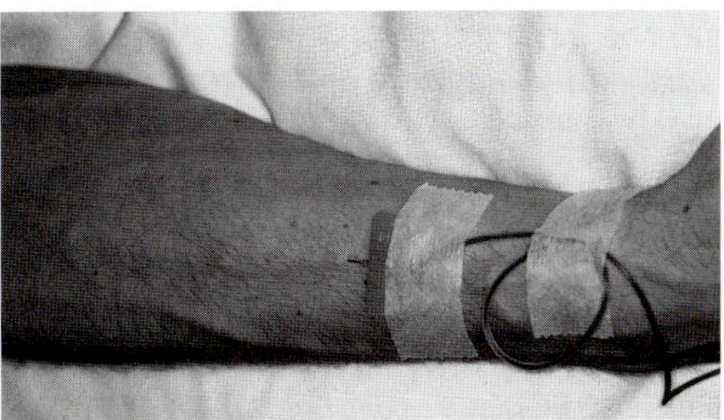

◘ **Abb. 14.5.** Beispiel für eine Fixation der Butterflykanüle. Wichtig ist das Legen einer Fangschleife, damit bei versehentlichem Zug die Kanüle nicht herausgezogen wird, Klinik und Poliklinik für Onkologie, Universitätsspital Zürich

scher Kochsalzlösung zur Bestätigung der korrekten intravenösen Lage.
Achtung: Kommt es schon bei der Injektion der Kochsalzlösung zur Extravasation, muss die Kanüle unbedingt ganz gezogen werden. Es darf unter keinen Umständen die Kanüle nur etwas zurückgezogen oder an der gleichen Stelle eine neue Punktion versucht werden! Eine neue Punktion darf nicht distal vorgenommen werden (s. oben).
- Müssen mehrere Medikamente hintereinander injiziert oder infundiert werden, soll ein *Dreiwegehahn* am Verlängerungsschlauch oder Katheter angeschlossen werden. Die Handhabung wird dadurch sicherer, ruhiger und sauberer, da nicht mit jedem Spritzenwechsel die Kanüle bewegt wird oder Medikamente und Blut austreten können.

14.3.2 Maßnahmen während und nach der Injektion/Infusion

- Den Patienten auffordern, sich bei Schmerzen oder Brennen an der Injektionsstelle zu melden.
- Zytostatika injizieren oder infundieren – die Zeitdauer richtet sich nach der ärztlichen Verordnung oder den Angaben des Herstellers.
- Die Lage der Kanüle immer wieder kontrollieren. Die Einstichstelle bleibt gut sichtbar z. B. mit Vecafixpflaster.
- Während der Injektion oder bei Wechsel der Spritzen bzw. Infusion wieder kurz aspirieren, um sich der unverändert richtigen Lage zu versichern.
- Werden mehrere Zytostatika hintereinander injiziert oder infundiert, muss nach jedem einzelnen mit 5–10 ml NaCl 0,9 % oder Glukose 5 % gespült werden, ebenso mit 10–20 ml NaCl 0,9 % oder Glukose 5 % am Ende der Therapie. Einige Zytostatika erfordern mindestens 100 ml als Spülmenge (s. Medikamente-Buch). Die Spülung reduziert das Risiko der Phlebitis und der Reizung der Vene.
- Nach dem Entfernen der Kanüle wird der Patient aufgefordert, die Einstichstelle ca. 30 s mit einem Tupfer zu komprimieren. Es soll dadurch die Entstehung eines Hämatoms verhindert werden. Vor allem bei thrombopenischen oder antikoagulierten Patienten ist eine ausreichend starke und lange Kompression wichtig.

14.4 Lokale Schädigungen bei intravenöser Chemotherapie

Während und nach technisch korrekter peripherer intravenöser Applikation von Zytostatika können verschiedene lokale Probleme auftreten:
- lokale Überempfindlichkeitsreaktionen,
- lokale Reizungen (chemische Phlebitis),
- Gewebeschädigung oder Reiz durch Extravasation (paravenöse Injektion oder Infusion).

14.4.1 Lokale Überempfindlichkeit

Einige Zytostatika führen gelegentlich zu einer lokalen »allergischen« Reaktion längs der Vene an der Venenwand und der Haut. Eine Generalisierung der Symptome ist ausgesprochen selten.

Symptome

Die lokale Überempfindlichkeitsreaktion ist *i. Allg.* schmerzlos. Die Symptome treten während oder unmittelbar nach der Injektion auf und klingen in der Regel spontan innerhalb von ein paar Stunden wieder ab:
- Rötung der Haut um die Injektionsstelle, sog. *Flare* (engl. ausgespr. »Flär«),
- Urtikaria im Verlauf der injizierten Vene,
- Juckreiz.

Die Reaktion kann bereits bei der ersten Gabe des Zytostatikums auftreten. Bei erneuter Gabe des gleichen Zytostatikums wird meist keine Überempfindlichkeitsreaktion mehr beobachtet.

Maßnahmen

Wichtig ist, den Patienten über folgende Punkte zu informieren:
- Diese Überempfindlichkeitsreaktion ist bekannt.
- Die Reaktion wird nach kurzer Zeit ohne weitere Probleme abklingen.
- Die Therapie muss deswegen nicht unterbrochen werden:
  eine Spülung mit einer parallel laufenden NaCl-0,9 %- oder Glukose-5 %-Infusion und ein kurzes Unterbrechen der Zytostatika-Injektion oder der -Infusion kann das Symptom lindern.
- Das Auflegen einer kühlen Kompresse oberhalb der Stichstelle lindert evtl. die Symptome.

In der Literatur findet man Empfehlungen für die intravenöse Verabreichung von Kortikosteroiden, möglichst in die betroffene Vene. Diese Maßnahme wurde jedoch bisher nicht in größeren klinischen Studien geprüft und wird nicht empfohlen.

Antihistaminika sind ohne Wirkung.

Zytostatika, die eine lokale Überempfindlichkeitsreaktion auslösen können, Reihenfolge alphabetisch; Präparatenamen s. Anhang

- Asparaginase
- Cisplatin
- Daunorubicin
- Doxorubicin
- Fludarabin
- Mechlorethamin
- Melphalan

14.4.2 Lokale Reizung (chemische Phlebitis)

Manche Zytostatika können – *auch bei korrekter Applikation* – zu einer lokalen Reizung im Bereich der Injektionsstelle und im Verlauf der Vene führen. Es handelt sich dabei um eine durch das Medikament ausgelöste chemische Phlebitis, die oft von einer Thrombose begleitet wird.

Diese Venenentzündungen sind, abgesehen von den lokalen Schmerzen, für den Tumorpatienten eine große Belastung: Die betroffene Vene kommt für weitere Blutentnahmen und intravenöse Therapien meist lange nicht mehr in Frage, und jeder Tumorpatient kennt die Bedeutung des guten venösen Zugangs für diagnostische und therapeutische Maßnahmen.

Symptome

Sofortige Zeichen einer chemischen Phlebitis sind:

- brennender Schmerz an der Injektionsstelle. *Achtung:* Auslöser kann auch noch nasses Desinfektionsmittel an der Einstichstelle sein!
- brennende und/oder krampfartige Schmerzen im Verlauf der Vene.

Diese ersten Symptome sind manchmal schwierig zu unterscheiden von denen einer Extravasation. Gegen eine Extravasation spricht:

- das Fehlen einer palpierbaren oder sichtbaren Schwellung.
- Blutaspiration ist problemlos durchzuführen,
- eine Injektion oder Infusion von z. B. NaCl 0,9 % läuft ohne Schwierigkeiten.

Nach Stunden und Tagen treten weitere Symptome der chemischen Phlebitis auf:

- Rötung und Schwellung im Bereich der Vene,
- Schmerzen im Verlauf der Vene,
- Verhärtung im Bereich der Vene.

  Erst *nach Wochen* werden sichtbar:
- bräunliche Verfärbungen längs der Vene (■ Abb. 14.6),
- anhaltende, strangförmige Verhärtung der Vene.

Zytostatika, die *häufig* zu lokalen Venenreizungen führen, Reihenfolge alphabetisch; Präparatenamen s. Anhang

- Amsacrine (m-AMSA)
- Carmustin (BCNU)
- Cisplatin
- Dacarbazin (DTIC)
- Mechlorethamin
- Vinorelbine (s. Abb. 14.6)

Zytostatika, die *gelegentlich bis selten* zu lokaler Venenreizung führen, Reihenfolge alphabetisch; Präparatenamen s. Anhang

- Bleomycin
- Cyclophosphamid
- Docetaxel
- *liposomales* Doxorubicin
- Etoposidphosphat
- 5-Flurouracil als Dauerinfusion
- Gemcitabin
- Mitomycin C
- Paclitaxel
- Streptozocin
- Teniposid
- Vepesid

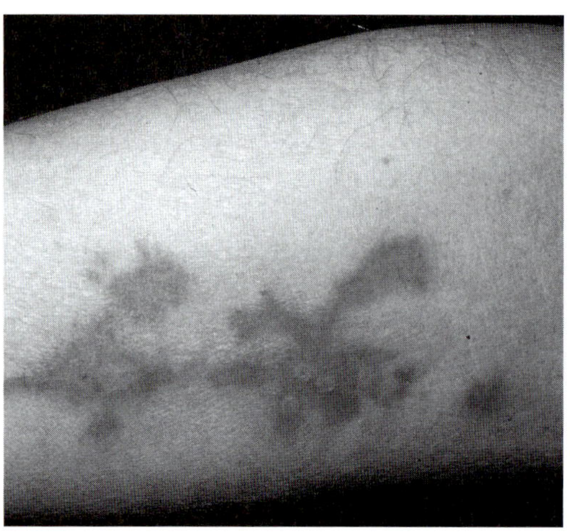

Abb. 14.6. Chemische Phlebitis nach Verabreichung von Vinorelbine, Universitätsspital Zürich

Risiken und vorbeugende Maßnahmen

Die folgenden Faktoren begünstigen eine chemische Phlebitis:

- vorbestehende Phlebitis,
- gleichzeitige mechanische Schädigung der Venenwand durch:
  - langzeitig liegenden peripheren i.v.-Katheter,
  - wiederholte Venenpunktionen und Punktionsversuche an der gleichen Stelle,
- Verminderung des venösen Abflusses bei lokalen Ödemen oder vorbestehender Kreislauferkrankung,
- hohe Konzentration des Zytostatikums,
- lange Dauer der Injektion/Infusion des Zytostatikums.

Bestimmte Zytostatika in einer zu hohen Konzentration oder eine zu lange Kontaktzeit mit der Venenwand können u. U. zu einer Phlebitis führen. Daher ist die prophylaktische Maßnahme abzuwägen: Eine raschere Injektion/Infusion bedeutet eine höhere Konzentration, die Verdünnung eine längere Kontaktzeit der Vene mit dem Zytostatikum.

Die sorgfältige Venenpunktion ist die beste Maßnahme zur Vorbeugung. Leider ist die chemische Phlebitis aber auch bei perfekter Technik nicht immer zu vermeiden. Zur Prophylaxe sind folgende Punkte zu beachten:

- Eine ausreichend große Vene aussuchen. Je nach Dauer der Infusion bzw. Injektion kann die V. cubitalis mit einem kurzen i.v.-Katheter benutzt werden (s. ► Abschn. 14.2.1). Dünnere Venen des Handrückens sind für solche Medikamente *nicht* geeignet.
- Die Applikationsdauer prüfen: Einige Zytostatika *müssen rasch injiziert bzw. infundiert werden* (s. unten).
- Ausreichendes Nachspülen mit *mindestens* 20 ml physiologischer Kochsalzlösung nach Injektion des reizenden Zytostatikums

Bestimmte Zytostatika, z. B. Vinorelbin, Mechlorethamin, müssen innerhalb der vom Hersteller angegebenen Zeit injiziert bzw. infundiert werden. Bei Applikation dieser Zytostatika vermindert eine gleichzeitig über einen Dreiwegehahn schnell mitlaufende Infusion mit NaCl 0.9 % das Risiko einer chemischen Phlebitis.

Bei Dacarbazin kann man mittels zweier Infusionen ein Verhältnis von 1:4 Dacarbazin:NaCl 0,9 % (250 ml Medikament:1000 ml NaCl 0,9 %) einstellen.

Je besser die lokale Durchblutung, desto kürzer ist die Kontaktzeit des Zytostatikums mit der Venenwand und desto geringer das Risiko der Phlebitis.

Der Vorbeugung dienen daher auch Maßnahmen zur *Förderung der Durchblutung*:

- Erwärmung des Arms *vor* der Injektion/Infusion mit warmem Tuch, Heizkissen usw.
- *Während* der Injektion/Infusion kann ein warmes Tuch oder Heizkissen oberhalb der Punktionsstelle aufgelegt werden.
  Achtung: Bei Injektionen oder Infusionen von Dacarbazin (DTIC) oder Melphalan führt Erwärmung allerdings oft zu starken Schmerzen: Trockene kalte Wickel oder Cold-Pack auf Venenverlauf auflegen! Bei beiden Medikamenten empfehlen die Hersteller diese Methode.

Die lokale Anwendung eines Nitroglyzerinpräparates distal der Injektionsstelle (nach ärztlicher Verordnung) zur Durchblutungsförderung hat sich *nicht* bewährt. In der Literatur wird von verschiedenen Studien berichtet, die unerwünschte Wirkungen des Nitroglyzerins belegen.

Bei *Dauerinfusionen mit peripheren intravenösen Kathetern* ist speziell zu beachten:

- Venenverhältnisse regelmäßig kontrollieren.
- Frühzeitiger Wechsel der Injektionsstelle: spätestens nach 4 Tagen oder bei ersten Anzeichen einer Venenreizung.
- Sorgfältige Pflege der Vene, evtl. mit heparinhaltigen Salben (auftragen, nicht einreiben!).

Behandlung

Ist trotz aller Vorsichtsmaßnahmen eine Venenentzündung eingetreten, werden die üblichen lokaltherapeutischen Maßnahmen getroffen:

- Auftragen von heparinhaltigen Salben (nicht einreiben!) oder kühle Wickel (z. B. Alkohol, Cold-Pack usw.).
- Eine systemische Antikoagulation wird vom Arzt nur in Ausnahmefällen verordnet werden.

14.5 Extravasation

Definition

Unter Extravasation verstehen wir das Austreten eines intravenös applizierten Medikaments in das die Injektionsstelle umgebende Gewebe. Eine andere Bezeichnung für diese Komplikation ist *Paravasat*.

Es wird geschätzt, dass eine Extravasation zwischen 0,1–6,5 % auftreten kann.

! Die Extravasation bestimmter (nicht aller!) Zytostatika führt zu lokaler Gewebsschädigung.

Diese manifestiert sich in den ersten Stunden oder Tagen oft lediglich als Entzündung mit Rötung, Schwellung und Schmerz. Im weiteren Verlauf können sich über viele Wochen – oft weit über den ursprünglich betroffenen Bezirk hinaus – Blasenbildung, stark schmerzende Nekrosen und Ulzerationen entwickeln, die zur Zerstörung von Subkutisgewebe, Nerven, Sehnen und Gelenken in der Umgebung der Extravasationsstelle führen (▣ Abb. 14.7). Eine Behinderung der betroffenen Extremität kann über Monate bestehen bleiben. Die Mobilität und das Legen oder Nutzen eines venösen Zugangs ist nicht mehr gewährleistet.

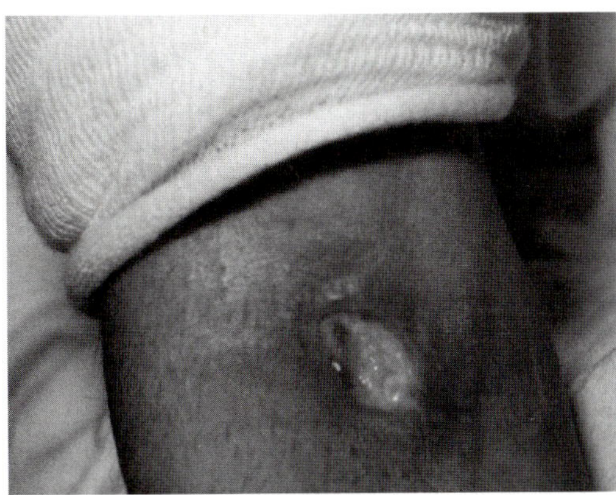

▣ **Abb. 14.7.** Ulzeration nach einer Extravasation bei Gabe von Vincristin, Universitätsspital Zürich

Chirurgische Eingriffe sind unter Umständen nötig. Die Heilung tritt erst spät und mit starker Narbenbildung ein. Die Folgen einer Extravasation stellen daher je nach Größe für den Patienten körperlich, psychisch und sozial eine erhebliche Belastung dar.

Risikofaktoren

Die Faktoren, die das Risiko für eine Extravasation erhöhen, sind zum einen abhängig vom Patienten, zum anderen von der Injektionstechnik.

Risikofaktoren für eine Extravasation

Begünstigende Voraussetzungen seitens des Patienten

- Ungünstiger Zustand der Venen:
  - Brüchige Venen (alters- oder krankheitsbedingt)
  - Sehr dünne Venen
  - Sklerosierte Venen
- Kreislaufschwäche: verminderter venöser Rückstrom bei Herzerkrankungen, Lymphomen (Obereinflussstauung), Lymphödem etc.

▼

- Stark beeinträchtigtes Allgemeinbefinden:
  - Keine Angaben über Schmerzen bei einer Extravasation, z. B. bei peripheren Neuropathien, stoischer Haltung
  - Unklare, nicht gut verständliche Aussagen von verwirrten oder sedierten Patienten
  - Dehydrierte Patienten
  - Gefäßkrankheiten
- Fettleibigkeit

Fehler bei der Injektionstechnik

- Fehlende Übung und technisches Können
- Ungeduld, Zeitdruck
- Wahl einer ungeeigneten Kanüle
- Ungenügendes Fixieren der Kanüle, evtl. der Extremität
- Mehrfachpunktionen oder eine erneute Punktion distal einer misslungenen Punktion
- Unzureichende Überwachung oder Sichtbarkeit der Injektionsstelle
- Unterlassen der Kontrollaspiration vor und während der Injektion des Zytostatikums
- Unterlassen des Vorspritzens von physiologischer Kochsalzlösung vor der Injektion des Zytostatikums
- Nichtbeachtung oder Fehleinschätzung von Angaben des Patienten über Schmerzen an der Injektionsstelle

Ausmaß des Gewebeschadens

Ist eine Extravasation eingetreten, so hängt das Ausmaß des Gewebeschadens von verschiedenen Faktoren ab:

Art des Zytostatikums

Gewisse Zytostatika führen extravasal immer und bereits in geringsten Mengen zu schweren Gewebeschädigungen. Eine weitere Gruppe wird als gewebereizend eingestuft. Andere Zytostatika werden hingegen gelegentlich subkutan oder intramuskulär verordnet, da sie keine Gewebeschäden am Ort der Injektion verursachen (z. B. Bleomycin oder Methotrexat). ◘ Tabelle 14.1 gibt eine Übersicht über Zytostatika und die erwartete Einstufung der Gewebeschädigung nach Paravasaten. Bei neuen Zytostatika ist dieses Risiko in der Regel nicht genügend dokumentiert. Die monoklonalen Antikörper verursachen keine Gewebeschädigung.

In der Literatur findet man verschiedene Auflistungen der gewebeschädigenden Potenziale von Medikamenten. Abweichende Klassifikationen finden sich meist bei der Unterscheidung zwischen »gewebeschädigend« und »gewebsreizend«.

Konzentration und Volumen der Zytostatikalösung

Es ist einleuchtend, dass bei höheren Konzentrationen bzw. größerem Volumen des Extravasats größere Schäden zu erwarten sind.

Lokalisation des Extravasats

Eine Extravasation in subkutanem Fettgewebe führt i. Allg. zu weniger schwerwiegenden Schäden als eine Extravasation in unmittelbarer Nähe von Gelenken, Nerven oder Sehnen. Deshalb sollen *bei Zytostatika mit hohem gewebeschädigendem* Potential folgende Injektionsorte als erste Wahl nach Möglichkeit vermieden werden:

- Handrücken,
- Handgelenk,
- Ellenbeuge.

Portsystem

! Es ist zu beachten, dass Extravasationen auch bei subkutan implantierten Kathetersystemen (Portsysteme) auftreten können.

Ursache ist meist eine falsche Position der Nadel. Es ist wichtig, bei gewebsschädigenden Zytostatika eine gut fixierte *gebogene* Huber-Kanüle zu benutzen; gerade Huber-Kanülen können während der Injektion/Infusion schlecht stabilisiert werden. Eher selten findet sich ein Katheterbruch als Ursache.

Falls keine Blutaspiration möglich ist, muss mit dem behandelnden Arzt abgeklärt werden, ob die Therapie verabreicht werden darf oder ob eine Röntgen-Kontrastmitteldarstellung erfolgen muss.

Dauer der Einwirkung des Extravasats

Bei gewebeschädigenden Medikamenten muss sowohl auf den klinischen als auch auf den zeitlichen Verlauf geachtet werden.

Gewisse Zytostatika, v. a. Anthrazykline wie Doxorubicin, bleiben nach Extravasation über viele Wochen im Gewebe und führen zu langsam fortschreitender lokaler Zerstörung. Eine frühzeitige chirurgische Konsultation mit der Frage nach Exzision des Extravasats ist nach Extravasionen dieser Medikamente angezeigt.

14.5.1 Maßnahmen bei Extravasation

Die beste Maßnahme ist das Verhüten von Extravasaten durch sorgfältige Beachtung aller Details einer korrekten Injektionstechnik.

Dazu gehört auch die Information des Patienten: Die Patienten müssen wissen, dass sie während der Injektion auftretende Schmerzen oder ein Brennen an der Injektionsstelle sofort dem Arzt oder den Pflegenden melden müssen, damit entsprechende Maßnahmen ergriffen werden können.

Bis heute gibt es keinen allgemein anerkannten Standard für die Behandlung von Extravasaten.

! Für die wenigsten Zytostatika sind Antidote mit bewiesener lokaler Schutzwirkung bekannt, wobei der Beweis häufig lediglich auf Tierversuchen und kleineren klinischen Studien basiert. Aus ethischen Gründen kann man keine forcierte Gewebeschädigungen an Menschen verursachen, was natürlich größere Studien unmöglich macht.

Empfehlungen in Publikationen widersprechen sich teilweise in wesentlichen Punkten und sind wegen der begrenzten Anzahl oder gar fehlenden Fälle wenig aussagekräftig.

Besonders bei der empfohlenen lokalen Injektion von Antidoten in die Umgebung des Extravasat ist zu bedenken, dass damit evtl. auch ein zusätzlicher Gewebeschaden verursacht werden kann.

Die folgende Aufzählung umfasst die allgemein anerkannten Empfehlungen für die bestmögliche und rasche Akutbehandlung einer Extravasation.

Allgemeine Maßnahmen (Empfehlungen)

- Sofortiger Stopp der Injektion/Infusion
- Kanüle vorerst belassen
- Nach Möglichkeit Blut/Gewebesaft durch die Kanüle aspirieren, um Restmengen des Zytostatikums zu entfernen; keinen Druck auf Paravasationsstelle ausüben
- Kanüle entfernen
- Betroffene Extremität ruhig stellen oder hoch lagern
- Entsprechend der hausinternen Vorschrift:
  - Kalte oder warme Kompressen möglichst ohne Druck auflegen
  - Keine Nasswickel und keine Alkoholwickel auflegen
- Arzt benachrichtigen
- Falls zutreffend, das lokale Antidot (s. unten) nach Verordnung applizieren
- Befund und durchgeführte Maßnahmen dokumentieren (Abb. 14.8):
  - Datum/Zeitpunkt der Extravasation
  - Lokalisation des Extravasats
  - Zytostatikum und Lösungsmittel
  - geschätztes Volumen des Extravasats
  - vom Patienten geäußerte Beschwerden
  - objektive lokale Befunde, evtl. mit Fotos
  - getroffene Maßnahmen
  - Benachrichtigung des Arztes
  - Verlauf
- Patient und Angehörige über das weitere Vorgehen informieren

Trotz möglicher spezieller Maßnahmen für einzelne gewebeschädigende Medikamente ist *die Anwendung von* ***trockener*** *Kälte oder* ***trockener*** *Wärme die erste sofortige Maßnahme.* Diese Maßnahme wird auch in den meisten Literaturquellen aufgeführt (s. Tabelle 14.1).

Kälteapplikation. Zu Beginn ca. 1 Stunde; nachher 4-mal/Tag während 15 min während ca. 3 Tagen.

Wärmeapplikation. 4-mal/Tag während 20 min während 1-2 Tagen.

Kurz nach Beginn dieser Applikationen kann man zusammen mit dem Arzt das lokale Antidot, z. B. Applikation von DMSO usw., in Betracht ziehen.

Tabelle 14.1. Risiken verschiedener Zytostatika bei Extravasation (Präparatenamen s. Anhang)

	Zytostatika	Empfohlene Maßnahmen *
Hohes Risiko für Gewebsschädigung	Amsacrin (m-Amsa)	Lokale *trockene* Kühlung Evtl. DMSO nach ärztlicher Verordnung
	Dactinomycin (Actinomycin D)	Lokale *trockene* Kühlung Evtl. DMSO nach ärztlicher Verordnung
	Daunorubicin	Lokale *trockene* Kühlung Evtl. DMSO nach ärztlicher Verordnung
	Doxorubicin	Lokale *trockene* Kühlung Evtl. DMSO nach ärztlicher Verordnung
	Epirubicin	Lokale *trockene* Kühlung Evtl. DMSO nach ärztlicher Verordnung
	Idarubicin	Lokale *trockene* Kühlung Evtl. DMSO nach ärztlicher Verordnung
	Mechlorethamin	Lokale *trockene* Kühlung Evtl. DMSO nach ärztlicher Verordnung
	Mitomycin C	Lokale *trockene* Kühlung Evtl. DMSO nach ärztlicher Verordnung
	Vinblastin	Lokale *trockene* Wärmeapplikation während 24 h nach Extravasation *Achtung*: Kälte, Vitamin-A-Salbe und Hydrokortisoninjektionen erhöhen die Ulzerationspotenz der Vincaalkaloide! Evtl. s.c. Hyaluronidase nach ärztlicher Verordnung
	Vincristin	Lokale *trockene* Wärmeapplikation während 24 h nach Extravasation Evtl. s.c. Hyaluronidase nach ärztlicher Verordnung
	Vindesin	Lokale *trockene* Wärmeapplikation während 24 h nach Extravasation Evtl. s.c. Hyaluronidase nach ärztlicher Verordnung
	Vinorelbine	Lokale *trockene* Wärmeapplikation während 24 h nach Extravasation Evtl. s.c. Hyaluronidase nach ärztlicher Verordnung
Risiko für Gewebsreizung	Bendamustin	Keine Intervention nötig Evtl. lokale *trockene* Kühlung für Symptomlinderung
	Carmustin (BCNU)	Lokale *trockene* Kühlung für Symptomlinderung
	Cisplatin (bei einer Konzentration von 0,4 mg/ml kann eine Gewebsschädigung stattfinden)	Lokale *trockene* Kühlung für Symptomlinderung Bei höheren Medikamenten-Konzentrationen evtl. DMSO nach ärztlicher Verordnung
	Dacarbazin (DTIC)	Lokale *trockene* Kühlung für Symptomlinderung
	Liposomales Doxorubicin	Lokale *trockene* Kühlung *Keine* DMSO
	Etoposid	Keine Intervention nötig
	5-Fluorouracil	Keine Intervention nötig
	Melphalan	Lokale *trockene* Kühlung für Symptomlinderung

Tabelle 14.1. *Fortsetzung*

	Zytostatika	Empfohlene Maßnahmen *
	Mitoxantron (je nach Konzentration z. B. Bolus i.v. kann eine Gewebeschädigung stattfinden)	Lokale *trockene* Kühlung für Symptomlinderung Evtl. DMSO nach ärztlicher Verordnung
	Streptozocin	Keine Intervention Evtl. lokale *trockene* Kühlung für Symptomlinderung
	Teniposid	Keine Intervention Evtl. lokale *trockene* Kühlung für Symptomlinderung
	Treosufan	Keine Intervention Evtl. lokale *trockene* Kühlung für Symptomlinderung
Kein Risiko	Asparaginase	Keine Intervention
	Bortezamib	Keine Intervention
	Bleomycin	Keine Intervention
	Carboplatin	Keine Intervention
	Cladribine	Keine Intervention
	Cyclophosphamid	Keine Intervention
	Cytarabin	Keine Intervention
	Etoposidphosphat	Keine Intervention
	Fludarabin	Keine Intervention
	Gemcitabin	Keine Intervention
	Ifosfamid	Keine Intervention
	Methotrexat	Keine Intervention
	Pegaspergase	Keine Intervention
	Raltitrexed	Keine Intervention
	Thio-Tepa	Keine Intervention
	Monoklonale Antikörper (Rituximab, Trastuzumab, usw.)	Keine Intervention
Risiko fraglich**	Docetaxel	Keine Intervention
	Irinotecan	Keine Intervention
	Oxaliplatin	Evtl. lokale *trockene Wärmeapplikation* für Symptomlinderung
	Paclitaxel	Evtl. lokale *trockene* Kühlung für Symptomlinderung (*Keine Wärmeapplikation* – kann zu Blasenbildung führen) Evtl. s. c. Hyaluronidase nach ärztlicher Verordnung
	Topotecan	Keine Intervention Evtl. lokale *trockene* Kühlung für Symptomlinderung

* Ungenügende Dokumentation und fehlende Daten verhindern vorläufig eine endgültige Bewertung der empfohlenen Maßnahmen.
** Aussage über eine gewebeschädigende oder gewebereizende Reaktion bei einer Extravasation ist in Beschreibungen bislang nur auf einzelne Fälle limitiert. Ob eine Gewebeschädigung oder eine Gewebereizung vorliegt, muss in jedem Fall sorgfältig evaluiert werden.

Pat.-Init.:|________|________| Vorname Nachname

Klebeetikette

Geb.-Datum:|__:__|__:__|__:__| Tag Monat Jahr

Zytostatika-Paravasat-Dokumentation (I)

verwendete Kanüle: o Butterfly® o Venflon o Sonstige ....
Durchmesser .... G
Fixierung der Kanüle: mit: ....

Punktionsstelle:
o linker Arm o rechter Arm o Port-a-cath-System
o Unterarm o Ellenbeuge o ZVK
o Handgelenk o Handrücken
o andere: ....

war eine mehrmalige Punktion an der gleichen Extremität notwendig?
o ja o nein
wo wurde (in Bezug auf die ursprüngliche Punktionsstelle) noch punktiert?
o proximal o distal o medial/lateral

hat PatientIn ein(e):		
→ obere Einflußstauung	o ja	o nein
→ Lymphödem (gleicher Arm)	o ja	o nein
→ Hämatom (gleicher Arm)	o ja	o nein

Reihenfolge der applizierten Zytostatika:

Menge	Substanz-oder Handelsname	Volumen		
1. mg		in	ml	o paravasal
2. mg		in	ml	o paravasal
3. mg		in	ml	o paravasal
4. mg		in	ml	o paravasal
5. mg		in	ml	o paravasal

geschätztes Paravasatvolumen: .... ml
Applikationsart: o i.v. o i.a.
o Bolus o Infusion o Infusionspumpe

Pat.-Init.:|________|________| Vorname Nachname

Klebeetikette

Geb.-Datum:|__:__|__:__|__:__| Tag Monat Jahr

Zytostatika-Paravasat-Dokumentation (II)

Paravasat erkannt: Datum|__:__|__:__|__:__| Tag Monat Jahr Uhrzeit: ....
o während der Applikation
o unmittelbar nach der Applikation
o ....Stunden nach der Applikation
o ....Tage nach der Applikation

Maßnahmen:
Aspiration des Zytostatikums möglich: o ja o nein
empfohlene allgemeine und substanzspezifische Maßnahmen durchgeführt: o ja o nein
zusätzliche Maßnahmen: ....
....
....

Risikofaktoren, die die Wundheilung negativ beeinflussen könnten (z.B. Diabetes mellitus):
....
....

Aufklärung / Instruktion des Patienten: |__:__|__:__|__:__| Tag Monat Jahr
(plastischer) Chirurg kontaktiert: o ja |__:__|__:__|__:__| Tag Monat Jahr o nein
nächster Kontrolltermin: |__:__|__:__|__:__| Tag Monat Jahr Uhrzeit:.............. Station:..............

dokumentiert von: ....
Name in Blockschrift
für Rückfragen: Bitte Telefonnummer und/oder e-mail-Adresse angeben:
Telnr: ....
E-mail: ....

Abb. 14.8. Paravasation von Zytostatika. (Mit freundlicher Genehmigung aus: Mader et al. (2002) Springer, Wien New York)

Pat.-Init.:|________|________|
Vorname Nachname

Klebeetikette

Geb.-Datum:|__:__|__:__|__:__|
Tag Monat Jahr

Zytostatika-Paravasat-Dokumentation (III)

	✓= zutreffend	↑ Verschlechterung		= keine Veränderung		↓ Besserung	
	Status post paravasationem	1. Kontrolle	2. Kontrolle	3. Kontrolle	4. Kontrolle	5. Kontrolle	6. Kontrolle
Datum							
Paraphe des Arztes							
Symptome nach Paravasat:							
Schmerzen (Brennen, Stechen)							
Ödem							
Erythem							
Blasenbildung							
Verfärbung							
Induration							
Funktionseinschränkung							
Ulzeration							
Nekrose							
Demarkierung (Abgrenzung)							
Verschorfung							
Infektion							
vollständige Abheilung							
Paravasatausdehnung:							
Angabe der 2 längsten Durchmesser ✣ in cm							
Maßnahmen:							
konservative Maßnahmen							
chirurgische Maßnahmen – Exzision							
chirurgische Maßnahmen – Transplantation							

Anmerkungen:

Abb. 14.8. *Fortsetzung*

Spezielle Antidote bei Extravasation von bestimmten lokal schädigenden Zytostatika

DMSO (Dimethyl-Sulfoxid)

- DMSO ist leicht durch die Haut resorbierbar. Wirkungsmechanismus unklar, wahrscheinlich durch Steigerung der Hautpermeabilität und Neutralisierung von Sauerstoffradikalen
- DMSO kann selbst zu lokaler Hautreizung führen (Brennen, Rötung, Juckreiz)
- Eventuell Schwefel-Knoblauchgeruch in der Atemluft
- DMSO 99 % während 1–2 Wochen alle 6–8 h mit einem sterilen Kugeltupfer auf der Haut über dem Extravasat auftragen und an der Luft eintrocknen lassen – *nicht zudecken, keinen Okklusivverband anbringen*
- Die trockene Kühlung erst nach Einwirkung der DMSO auflegen
- Bei Brennen und Hautreizungen: Intervalle zwischen Applikationen verlängern

Hyaluronidase

- Dieses Enzym soll Bestandteile der Zwischenzellsubstanz auflösen und dadurch die Resorption des Extravasats erleichtern
- Die Präparate sind in Deutschland und Österreich als reine Substanz (Hylase »Dessau«) oder in der Schweiz als Mischpräparat (Lido-Hyal B) erhältlich
- (1–6 ml einer Lösung mit 150 E/ml) subkutan in und um das Extravasat injizieren
- *Die Umspritzung ist sehr schmerzhaft*

Natrium-Thiosulfat

Ist nur mangelhaft dokumentiert und wird deshalb nicht mehr empfohlen.

Kortikosteroide

Die Verabreichung von Kortikosteroiden wird nicht empfohlen, denn eine Verstärkung des Nekrotisierungsprozesses kann beschleunigt werden und nur in den seltensten Fällen ist die Extravasation mit einer Entzündung verbunden.

In jeder Institution, in der Zytostatika eingesetzt werden, sollten Richtlinien für Maßnahmen bei Extravasationen aufgestellt und regelmäßig aktualisiert werden. Sie sollen an einem sichtbaren Ort aufgehängt oder leicht zu finden sein. Alle Personen, die mit der Verabreichung zu tun haben, sollten mit den Maßnahmen vertraut sein. Eventuell vorgeschlagene Medikamente sollten in einem speziellen »Extravasat-Set« auf den Stationen rasch und jederzeit zugänglich sein.

Weiterführende Literatur

Jordan K, Grothe W, Schmoll (2005) Paravasation von Zytostatika; Prävention und Therapie. Dtsch Med Wochenschr 130(1-2): 33–37

Mader I, Fürst-Weger PR, Mader RM, Semenitz EI, Terkola R, Wassertheurer SM (2002) Paravasation von Zytostatika. Springer, Wien New York

Goodman M (2000) In: Cancer Nursing Principles and Practice, 5. ed. Jones & Bartlett, Boston

Millam D (2003) On the road to successful I.V. starts. Nursing, Supplement. May 2003

Ener RA, Meglathery SB, Styler M (2004) Extravasation of systemic hemato-oncological therapies. Ann Oncol 15(6): 858 862

Implantierbare Systeme

H. P. Klotz, M. C. Hatt

Das Bestreben, onkologische Patienten zwischen den Therapiezyklen so oft und so lange wie möglich in ihre normale Umgebung zu entlassen, hat zu Beginn der 80er Jahre zur Entwicklung implantierbarer Systeme für die Verabreichung von Zytostatika, zur parenteralen Langzeiternährung und für Blutentnahmen geführt. Diese erlauben einen permanenten, einfachen Zugang zu Venen, Arterien oder verschiedenen Hohlräumen des Körpers. Nicht zuletzt ist eine Injektion oder Infusion in ein gut zugängliches, subkutanes Reservoir auch für den Patienten angenehmer als die wiederholte Suche nach einem geeigneten Zugang.

Kosmetisch werden die tunnelierten Katheter meist gut akzeptiert, und die Bewegungsfreiheit ist ohne Einschränkung erhalten. Der Patient kann Sport treiben und in den Therapieintervallen ein normales Leben führen.

15.1 Bestandteile des Systems

Implantierbare Systeme bestehen aus einem Reservoir (Port) und einem Silikon- oder Polyurethankatheter. Die äußere Hülle des Ports besteht aus Titan oder Polysulfon. Das Herzstück des Ports, die Punktionskammer, besitzt eine stabile Bodenplatte aus Stahl oder Titan, welche der Nadelspitze Einhalt gebietet. Eine dicke Silikonmembran, welche bis zu 2.000 Punktionen schadlos übersteht, dichtet die Kammer als Deckels nach außen ab (Abb. 15.1).

Alle Bestandteile des Systems bestehen aus erprobten, gut verträglichen Materialien. Voraussetzung für die große Zahl von Punktionen ist die Verwendung einer speziellen Nadel (Huber-Nadel) mit senkrechtem Schliff. Diese Spezialkanüle zerteilt die Silikonmembran bei der Punktion, ohne dabei einen Zylinder auszustanzen. Es gibt gebogene und gerade Nadeln, je nach Anwendungsbereich. Gerade Nadeln werden in der Regel nur für kurze Spülungen oder evtl. für Blutentnahmen verwendet. Für alle länger dauernden Infusionen werden gebogene Nadeln verwendet, weil sie nahe am Körper liegen. In den Tabellen 15.1 und 15.2 sind die gebräuchlichsten Kathetersysteme und der Einsatzbereich von Huber-Nadeln zusammengestellt.

15.2 Venöser Zugang

15.2.1 Indikationen

Bei jedem onkologischen Patienten muss die Entscheidung für oder gegen ein implantierbares System individuell beurteilt werden. Faktoren, die für einen voll implantierbaren Katheter sprechen, sind:

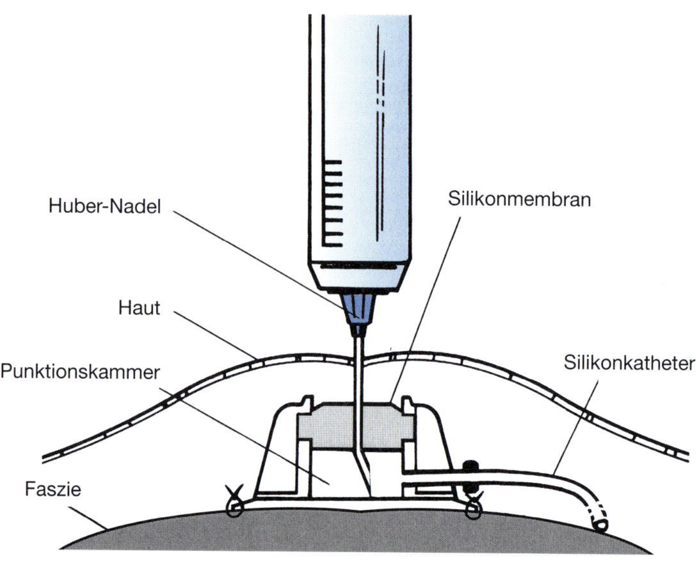

Abb. 15.1. Querschnitt durch ein implantierbares System während der Injektion

- schlecht zugängliche periphere Venen,
- bereits vorgeschädigte periphere Venen,
- Einsatz stark gefäßschädigender Zytostatika,
- über längere Zeit notwendiger venöser Zugang für:
  - Injektion oder Infusion von Zytostatika, Virostatika, Antibiotika, Antiemetika,
  - Transfusionen,
  - parenterale Ernährung,
  - häufige Blutentnahmen.

Kosmetische Bedenken des Patienten gegenüber tunnelierten Kathetern und die Einschränkung der Bewegungsfreiheit durch normale Infusionen müssen bei der Indikationsstellung berücksichtigt werden. Bei ambulanten Patienten wird oft ein implantierbares System vorgezogen, während bei hospitalisierten Patienten unter gleichen Umständen ein Subklaviakatheter noch diskutiert werden kann. Bei Kindern soll die Indikation eher großzügig gestellt werden.

Tabelle 15.1. Charakteristika und Anwendungsmöglichkeiten der gebräuchlichsten implantierbaren Kathetersysteme im deutschsprachigen Raum*

Firma	Systemname	Verwendung	Miniport **	Doppelport	Portmaterial	Kathetermaterial
Tyco	ChemoSite	i.v./i.a	Ja	Ja	Titankammer/ Polysulfongehäuse	Silikon
						Polyurethan
B.Braun	Celsite	i.v./i.a./i.p.	Ja	Ja	Titankammer/ Polysulfon oder Epoxyharzgehäuse	Silikon
Aesculap	Access Ports	epidural				Polyurethan
Deltec	Port-A-Cath	i.v./i.a./i.p. spinal/epidural	Ja	Nein	Titangehäuse	Silikon Polyurethan
	Port-A-Cath II	i.v.	Ja	Ja	Titankammer/ Polysulfongehäuse	
Medtronic	CFS ventricular Port	Ventrikulär	Ja	Nein	Kunststoffgehäuse	Silikon
Clinical Plastic Products (CPP)	T-Port	i.v.	Ja	Nein	Titangehäuse	Silikon Polyurethan
	Jet Port Plus	i.v.	Ja	Ja	Kunststoffgehäuse	

* Die Tabelle erhebt keinen Anspruch auf Vollständigkeit. ** Einige dieser Systeme sind auch über eine periphere Vene implantierbar (z. B. P.A.S.-Port, Deltec). i.v. intravenös; i.a. intraarteriell; i.p. intraperitoneal

Tabelle 15.2. Einsatzbereich verschiedener Huber-Nadeln und Spezialnadelsets

Einsatzbereich	Huber-Nadel-Typ*	Nadelstärke [G]
Spinale, epidurale, intraventrikuläre Applikationen	Gerade oder gebogen Gerade, gebogen oder Spezialset	24 22
Venöse oder arterielle Injektionen; Spülungen zwischen den Therapien	Gerade	22
Venöse oder arterielle Injektionen	Gerade oder gebogen	22
Venöse oder arterielle Infusionen	Gebogen oder Spezialset	22
Bluttransfusionen, dickflüssige Infusionen; rasche Rehydrierung; Blutentnahmen	Gebogen oder Spezialset	20
Länger dauernde Therapien	Gebogen oder Spezialset	20
Intraperitoneale Therapien; Kontrastmittelapplikationen	Gebogen oder Spezialset	19

* Alle Huber-Nadeln und Spezialsets haben einen Luer-Lock und sind wegwerfbar

15.2.2 Präoperative Vorbereitung

Nach erfolgter Indikationsstellung wird der Patient über Art und Ablauf des geplanten Eingriffs eingehend informiert. Insbesondere soll die Lokalisation des Katheters und des Reservoirs präoperativ besprochen werden. Diese Orientierung erfolgt in der Regel durch den behandelnden Arzt in Zusammenarbeit mit dem verantwortlichen Chirurgen. Es empfiehlt sich, zur Aufklärung eine entsprechende Patientenbroschüre mit Abbildungen oder ein Demonstrationsset zu verwenden. Auch ein Gespräch mit einem Patienten, der ein solches System hat, hilft bei der Entscheidungsfindung.

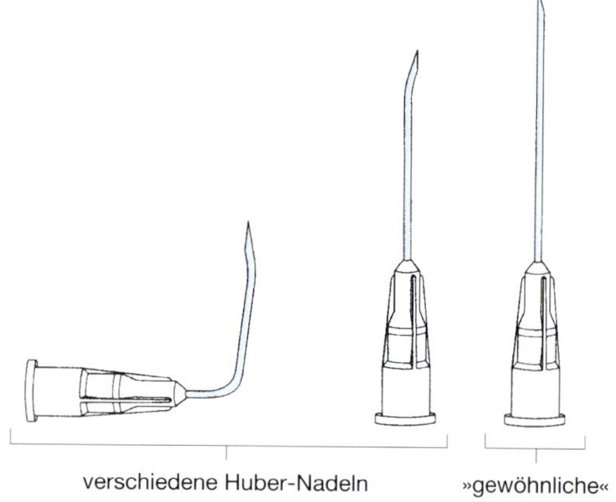

Abb. 15.2. Vergleich einer handelsüblichen Kanüle mit einer Huber-Nadel

15.2.3 Implantation

Die Implantation erfolgt im Operationssaal unter sterilen Bedingungen. Sie kann sowohl in Lokalanästhesie als auch in Allgemeinnarkose vorgenommen werden. Als Zugang für den zentral platzierten Katheter kommen die V. subclavia, die V. jugularis interna oder die V. jugularis externa in Frage (Abb. 15.3). Die Venen des Oberarms, seltener des Vorderarmes, können für peripher implantierbare Systeme verwendet werden. (Periphere Systeme kommen selten bei sehr schlanken Patienten aus kosmetischen Gründen oder bei Kindern in Frage).

Je nach Typ des Systems erfolgt zuerst die Implantation des Reservoirs in einer subkutanen Tasche und die Fixation an der Faszie oder die Einlage des Katheterendes in die Vene. Der Katheter wird dann in einem subkutanen Tunnel zur Vene bzw. zum Reservoir durchgezogen. Die Lage der Katheterspitze vor dem rechten Vorhof wird mit dem Bildverstärker überprüft. Nach Funktionsprüfung und Spülung des Systems werden die Hautinzisionen verschlossen.

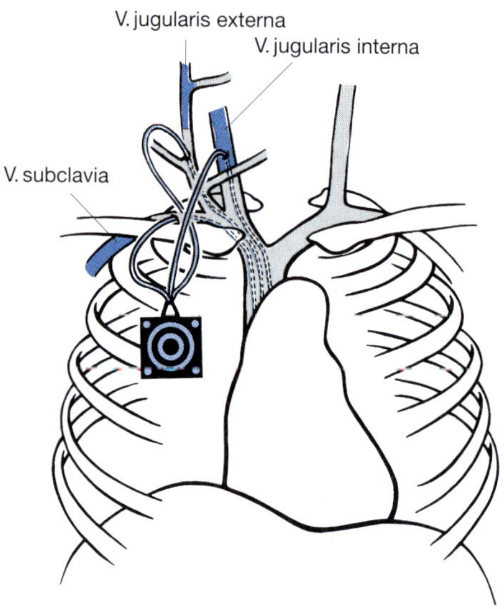

Abb. 15.3. Implantationssitus eines zentralvenös implantierbaren Systems mit Varianten der Katheterpositionierung

15.2.4 Postoperative Nachsorge

Zum Verschluss der Operationswunde werden resorbierbare, intrakutane Nähte und ein durchsichtiger Klebeverband verwendet oder normale Hautnähte und ein Gazeverband. Letzterer erfordert einen täglichen Verbandswechsel mit Desinfektion, während der durchsichtige Klebeverband (z. B. Tegaderm) nach erfolgter Wundheilung, in der Regel nach 5 Tagen, entfernt werden kann. Nicht resorbierbare Hautnähte können nach 10–12 Tagen entfernt werden.

Während der ganzen postoperativen Phase sind die Inzisionen und die Tasche mit dem Reservoir regelmäßig auf Hautrötung, Überwärmung, Fluktuation und Sekretion zu prüfen. Eine Schwellung und Druckdolenz in den ersten postoperativen Tagen ist normal. Prinzipiell ist das System unmittelbar postoperativ einsatzbereit.

! Ist eine sofortige Benutzung geplant, wird die Nadel noch unter sterilen Bedingungen im Operationssaal ins Reservoir eingeführt.

15.2.5 Gebrauch des Systems

Die Angaben gelten für venös und für arteriell implantierte Systeme. Ausnahmen werden in den einzelnen Abschnitten ausdrücklich erwähnt.

Die folgenden Angaben beschreiben die generelle Technik. Klinikinterne Weisungen sind selbstverständlich maßgebend. Grundsätzlich sollen die üblichen Vorsichtsmaßnahmen zur Verhinderung einer Nadelstichverletzung mit infektiösem Material eingehalten werden. Eine streng aseptische Arbeitsweise ist von größter Wichtigkeit. Das Durchstechen von Verbandsfolien soll unterbleiben.

! In jedem Fall dürfen diese Systeme für die venöse und arterielle Implantation nur von diplomierten Pflegepersonen und Ärzten benutzt werden, die auch über die notwendigen Kenntnisse über implantierbare Katheter und deren Anwendung verfügen.

Umgang mit venös und arteriell implantierbaren Systemen

Vorbereitung des Materials

- (Sterile) Handschuhe (siehe Richtlinien der jeweiligen Institution)
- Desinfektionsmittel, z. B. Polyvidon-Jod-Lösung
- Sterile Wattestäbchen oder Gazetupfer
- Huber-Nadel
- Drei-Wege-Hahn mit Verlängerung
- Spritze mit 10 ml NaCl 0,9 %
- Spritze mit 20 ml NaCl 0,9 %
- Spritze mit 5 ml Liquémine 100 IE/ml
- Tupfer, Hautpflaster oder Klebefolie

Vorbereitung zur Punktion

- Schmerzempfindliche Patienten sollten Pflaster mit Lokalanästhetika wie z. B. Emla Pflaster oder

lokal anästhesierende Creme verwenden. Auch sofort vor der Punktion applizierter Acethylchlorid-Spray lindert den Schmerz.
- Palpation des Reservoirs und der Membran vor der Desinfektion.
- Eventuell Abdecken der Umgebung mit sterilen Tüchern.
- Hautdesinfektion über dem Reservoir mit gefärbter Desinfektionslösung (z. B. Polyvidon-Jod-Lösung).
- Reinigung der Hände und Überziehen von Handschuhen gemäß klinikinterner Regelung.

Punktion und Injektion

- Anschluss eines 3-Wege-Hahns mit 10-cm-Verlängerung zwischen Huber-Nadel (gerade oder gebogen) und Spritze (s. Tabelle 15.2).
- Entlüften der Leitung und der Nadel mit NaCl 0,9 %. Keine 2-ml-Spritzen verwenden wegen zu hohem Injektionsdruck.
- Fassen und Fixieren des Reservoirs mit 2–3 Fingern (Abb. 15.4).
- Langsames Einstechen der Nadel senkrecht zur Silikonmembran (nicht zur Haut): Bei schrägem Einstich besteht die Gefahr, neben den Port zu stechen, oder es kann die Nadelspitze in der Membran liegen und die Injektion ist unmöglich. Spürbarer Widerstand der Membran und Anschlag der Nadel auf der Bodenplatte bei korrektem Sitz (dreifacher Widerstand: Haut, Silikonmembran, Boden des Port, s. Abb. 15.1).
- Injektion von 10 ml NaCl 0,9 % zur Funktionsprüfung des Systems.

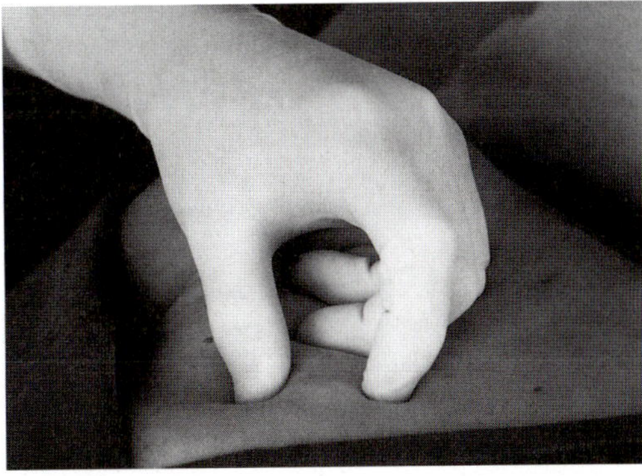

Abb. 15.4. Fassen und Fixieren des Reservoirs für das Einstechen der Nadel

- Injektion der Medikamente nach Spritzenwechsel am geschlossenen 3-Wege-Hahn.
- Spülen des Systems nach jedem Medikament mit Kochsalzlösung (0,9 %).
- Nach der letzten Spülung mit NaCl 0,9 % Füllen des Systems mit 5 ml heparinisierter Kochsalzlösung (100 E/ml). Schließen des 3-Wege-Hahns.
- Fixation des Reservoirs mit 2–3 Fingern und langsames Entfernen der Nadel.
- Steriler Klebeverband.

Infusion und Transfusion

- In der Regel sind Kanülen der Größe 20 G für Blutentnahmen und Infusionen ausreichend (s. auch ◘ Tabelle 15.2).
- Anschluss eines 3-Wege-Hahns mit 10-cm-Verlängerung zwischen Huber-Nadel (gebogen oder Spezialnadelset) und Spritze (s. ◘ Tabelle 15.2).
- Entlüften der Leitung und der Nadel mit NaCl 0,9 %.
- Anstechen des Systems wie für eine Injektion (für eine raschere Rehydrierung können zwei Huber-Nadeln gleichzeitig eingestochen werden).
- Injektion von 10 ml Kochsalzlösung (0,9 %) zur Funktionsprüfung des Systems.
- Anlegen eines Verbandes, dabei Unterlegen der gebogenen Huber-Nadel mit Kompressen; Fixation der Nadel mit Kompressen und Pflaster oder einer durchsichtigen Klebefolie, z. B. Tegaderm.
- Die Nadel kann bis 14 Tage im Septum belassen werden. Bei länger dauernden Infusionen empfiehlt sich nach dem Einstich die Applikation einer antibakteriellen Salbe auf die Einstichstelle. Wird keine Infusion gebraucht, kann das Verlängerungsstück mit dem 3-Wege-Hahn an der Nadel belassen werden. Es muss mit 5 ml heparinisierter Kochsalzlösung (100 IE/ml) gefüllt werden.
- Duschen mit gesetzter Nadel ist erlaubt. Der Patient soll die Einstichstelle entweder mit wasserdichter Folie abdecken, oder den nassen Verband entfernen und nach der Desinfektion erneuern.
- Nach der Verabreichung von Blutbestandteilen oder parenteraler Ernährung wird das System mit mindestens 20 ml Kochsalzlösung (0,9 %) gespült. Da die Infusionen grundsätzlich langsamer einlaufen, muss gegebenenfalls auch zwischendurch gespült werden.
- Nach der letzten Injektion Füllen des Systems mit 5 ml heparinisierter Kochsalzlösung (100 E/ml).
- Fixation des Reservoirs mit 2–3 Fingern.
- Entfernen der Nadel nach Schließen des 3-Wege-Hahns (s. auch Abschnitt Injektion).
- Steriler Klebeverband.

Blutentnahme (nicht bei arteriellen Systemen)

- Anschluss eines 3-Wege-Hahns mit 10-cm-Verlängerung zwischen Huber-Nadel (gerade oder gebogen) und Spritze (s. ◘ Tabelle 15.2).
- Entlüften der Leitung und der Nadel mit NaCl 0,9 %.
- Anstechen des Systems wie für eine Injektion.
- Aspiration und Verwerfen der ersten 10 ml Blut aus dem Reservoir. Wenn eine Aspiration unmöglich ist, hilft oft ein Umlagern des Patienten, um die Katheterspitze neu zu positionieren. Falls die Blutentnahme nicht erfolgreich ist, sollte trotzdem im weiteren Verlauf versucht werden, Blut zu aspirieren.
- Spritzenwechsel bei geschlossenem 3-Wege-Hahn.
- Entnahme des Blutes (auch Vacutainer-System möglich).
- Es wird empfohlen, direkt nach der Blutentnahme mit 1–2 ml heparinisierter Kochsalzlösung (100 E/ml) zu spülen, damit keine Mikroblutbestandteile an der Katheterwand kleben bleiben.
- Spülen mit 20 ml Kochsalzlösung (0,9 %).
- Füllen des Systems mit 5 ml heparinisierter Kochsalzlösung (100 E/ml).
- Senkrechtes Entfernen der Nadel nach Schließen des 3-Wege-Hahns.

Spülung

- Bei längerem Nichtgebrauch muss das System in Intervallen von 3–6 Monaten regelmäßig gespült werden.
- Gerade oder gebogene Huber-Nadel mit aufgesetzter Spritze. Die Verwendung eines 3-Wege-Hahns ist nicht unbedingt notwendig.
- Anstechen des Systems wie für eine Injektion.
- Spülen des Systems mit 10 ml heparinisierter Kochsalzlösung (100 E/ml).
- Entfernen der Nadel während der Injektion der letzten Milliliter unter positivem Druck.

15.2.6 Spezielle Pflegemaßnahmen bei Problemen (Tabelle 15.3)

Tabelle 15.3. Hinweise zu speziellen Pflegemaßnahmen bei venösem Zugang

Symptom	Problem	Ursache/Auftreten	Maßnahmen
Schwellung, Schmerzen am Port bei Infusion	Katheterdekonnektion am Port; Katheterruptur	Chirurgische Verletzung oder Fehlkonnektion; Spülung mit Druck bei okkludiertem System	Nadel entfernen; Nekrosen: Debridement und System entfernen
	Dislokation der Nadel	Unter Infusionstherapie	Nadel entfernen; evtl. Nekrosen debridieren
Schmerzen bei der Injektion	Katheterdislokation in eine periphere Vene	Extrembewegungen des Armes; Erhöhung des intrathorakalen Druckes	Neuplatzieren des Katheters; prophylaktische Röntgenkontrolle vor Therapie
	Paravasat	Früh postoperativ bei Katheterdiskonnektion; fehlerhaftes Anstechen	System entfernen; evtl. Nekrosen debridieren
Aspiration nicht möglich, Injektion möglich	Katheterspitze liegt der Venenwand an	In der Regel früh postoperativ	Lagewechsel des Patienten, Husten lassen, Armkreisen
Aspiration oder Injektion unmöglich	Nadel im Septum	Schräges Einstechen der Nadel	Nadel entfernen und neu platzieren
	Katheterokklusion	Unterlassen der Spülungen; Medikamenteninkompatibilität	Heparinisierte Kochsalzlösung (100 E/l) mit leicht erhöhtem Druck injizieren und aspirieren. Kein Erfolg: Durch Arzt Injektion von Urokinase (5.000 E in 3–5 ml Kochsalzlösung),Aspiration nach 30 min; dreimal wiederholen, anschließend Spülen mit heparinisierter Kochsalzlösung (100 E/ml)
Aspiration oder Injektion unmöglich, Schwellung des Arms, vermehrte Venenzeichung	Venenthromose	Dislokation des Katheters in eine periphere Vene Thromboseneigung	System entfernen; Vollheparinisierung; selten chirurgische Thrombektomie
Schwellung, Rötung, Sekretion, Fieber	Infektion am Reservoir	Frühpostoperativ bei infiziertem Hämatom	Blutkulturen aus dem System entnehmen; System entfernen; Antibiotikatherapie
Fieber, Schüttelfrost, Schockzustand	Kathetersepsis	Unsaubere Arbeitsweise; gehäuft bei Dauertherapie	Blutkulturen aus dem System entnehmen; System entfernen; evtl. Vancomycin® block oder Antibiotikatherapie

15.3 Arterieller Zugang zur Chemoperfusion der Leber

15.3.1 Indikationen

Die intrahepatoarterielle Chemotherapie wird zur Behandlung primärer und sekundärer Lebermalignome eingesetzt. Der Vorteil der intraarteriellen Chemotherapie liegt in der Eigenschaft der Leber, gewisse Zytostatika aufzunehmen und zu metabolisieren (»First-pass«-Effekt), so dass die in Zirkulation gelangende Konzentration bedeutend tiefer liegt als die in der Leber wirksame. Dies resultiert in einer höheren Wirkstoffkonzentration im Tumor bei geringeren systemischen Nebenwirkungen.

15.3.2 Implantation

Nach einer Röntgendarstellung der Leberarterien zum Ausschluss einer Gefäßvariante erfolgt die Implantation des Systems in Narkose über eine Laparotomie. Die Katheterspitze wird in die A. gastroduodenalis eingeführt, am Abgang aus der

A. hepatica positioniert und fixiert. Die Gallenblase wird entfernt, um einer zytostatikabedingten Cholezystitis vorzubeugen. Der Katheter wird anschließend in einer Schleife durch die Bauchwand nach außen geleitet, wo über dem rechten Rippenbogen das Reservoir in einer subkutanen Tasche platziert wird (Abb. 15.5).

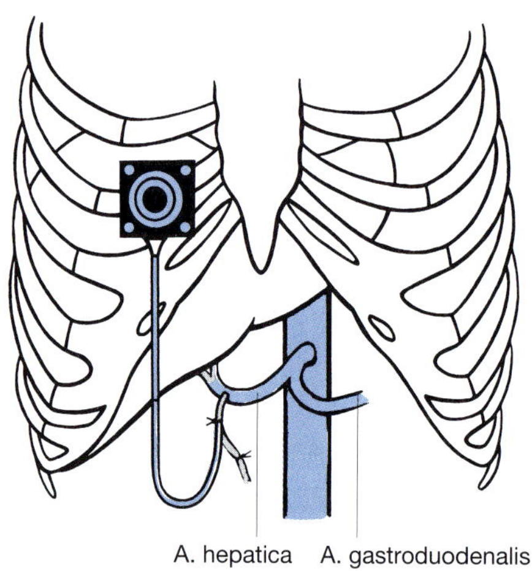

Abb. 15.5. Implantationssitus eins hepatoarteriell implantierbaren Systems

15.3.3 Gebrauch des Systems

Injektion

Vorgehen identisch zum venösen System.

Infusion

Vorgehen identisch zum venösen System.

Infolge des arteriellen Druckes sind Infusionen nur mit einer externen Pumpe möglich. Bei Verwenden einer normalen Infusion fließt spontan Blut ins System mit der Gefahr der Blockierung.

Spülung

Vorgehen identisch zum venösen System.

Arterielle Systeme werden während der Therapiepausen alle 1–2 Wochen mit 5 ml heparinisierter Kochsalzlösung (100 E/ml) gespült.

15.3.4 Spezielle Pflegemaßnahmen bei Problemen (Tabelle 15.4)

Tabelle 15.4. Hinweise zu speziellen Pflegemaßnahmen bei arteriellen Zugängen zur Leberperfusion

Symptom	Problem	Ursache/Auftreten	Maßnahmen
Schwellung, Schmerzen am Port oder peritoneale Reizung bei Injektion	Katheterruptur	Spülung mit Druck bei okkludiertem System	Stoppen der Injektion; Röntgendarstellung; Ersatz des Systems oder Behandlungsstopp
	Katheterdislokation	Ungenügende Fixation	Stoppen der Injektion; Röntgendarstellung; Ersatz des Systems oder Behandlungsstopp
Aspiration oder Injektion unmöglich	Katheterokklusion	Unterlassen der Spülungen, Medikamenteninkompatibilität	Heparinisierte Kochsalzlösung (100 E/l) mit leicht erhöhtem Druck injizieren und aspirieren. Kein Erfolg: Durch Arzt Injektion von Urokinase (5.000 E in 3–5 ml Kochsalzlösung), Aspiration nach 30 min; dreimal wiederholen, anschließend Spülen mit heparinisierter Kochsalzlösung (100 E/ml)
	Thrombose der A. hepatica	Erhöhte Thromboseneigung	Entfernung des Systems
Oberbauchschmerzen, Druckdolenz, evtl. Nausea, Erbrechen	Cholezystitis	keine Cholezystektomie bei Implantation des Systems, früh nach Chemotherapiebeginn	Cholezystektomie
	Akute Pankreatitis	Früh nach Chemotherapiebeginn	Röntgendarstellung; kathetertechnische Okklusion der zu Magen/Duodenum führenden Arterien
Oberbauchschmerzen; evtl. obere gastrointestinale Blutung	Ulcus ventriculi; Ulcus duodeni	Früh nach Chemotherapiebeginn	Röntgendarstellung; kathetertechnische Okklusion der zu Magen/Duodenum führenden Arterien

15.4 Intraventrikulärer Zugang (Ommaya-Reservoir)

15.4.1 Indikationen

Das Ommaya-Reservoir wurde ursprünglich zur Therapie der Pilzmeningitis entwickelt. Später fand es Verwendung in der Onkologie zur Therapie und Verhütung der meningealen Leukämie, vor allem bei Kindern. Die Indikation wurde im Laufe der Zeit auf inoperable, primäre und sekundäre Hirntumore erweitert. Ein großer Vorteil gegenüber der systemischen Verabreichung der Zytostatika besteht in der Umgehung der Blut-Hirn-Schranke.

15.4.2 Implantation

Die Implantation erfolgt in Allgemeinnarkose durch eine halbrunde Inzision seitlich der Mittellinie hinter dem frontalen Haaransatz (◻ Abb. 15.6). Durch diese Schnittführung wird die Haut über dem Reservoir für einige Zeit denerviert, so dass die Injektionen völlig schmerzfrei möglich sind. Über ein Bohrloch wird ein Katheter durch den Frontallappen in das Vorderhorn des Seitenventrikels eingeführt. Nachdem die Lage durch eine Röntgenkontrastdarstellung überprüft wurde, wird der Katheter am Reservoir befestigt, das Reservoir am Schädel fixiert und die Wunde verschlossen.

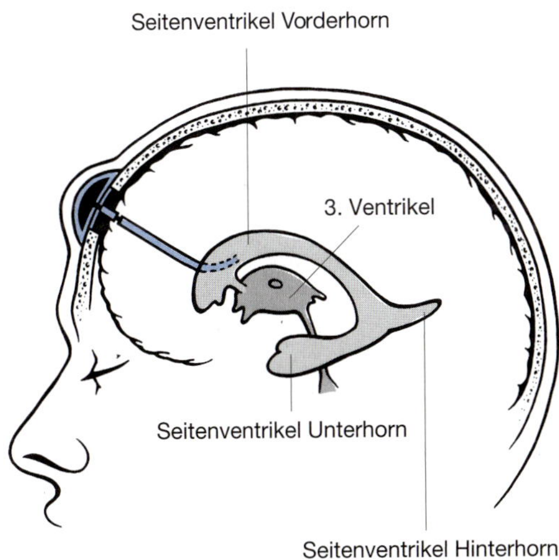

◻ **Abb. 15.6.** Implantationssitus eines ventrikulären Katheters mit Reservoir (Ommaya-Reservoir)

15.4.3 Gebrauch des Systems

- Die Anwendung und Pflege des Ommaya-Reservoirs wird nur vom Arzt ausgeführt.

Injektion

- Rasieren und Desinfektion der Haut über dem Reservoir mit alkoholischer Desinfektionslösung. Abdecken mit sterilen Tüchern.
- Anschluss eines 3-Wege-Hahns mit Verlängerung zwischen Nadel und Spritze (s. ◻ Tabelle 15.2).
- Entlüften der Leitung und der Nadel.
- Schräges Einstechen der Nadel durch die kuppelförmige dünne Silikonmembran.
- Aspiration von 5 ml Liquor zur Verdünnung der in der Spitze befindlichen Medikamente.
- Spritzenwechsel bei geschlossenem 3-Wege-Hahn.
- Aspiration von 5 ml Liquor in eine zweite Spritze.
- Injektion der Medikamente nach erneutem Spritzenwechsel.
- Anschließend Injektion von 2–3 ml Liquor aus der zweiten Spitze.
- Auspressen des Reservoirs mit dem Daumen oder zwei Fingern.
- Entfernen der Nadel.
- Desinfektion der Einstichstelle und Anlegen eines sterilen Klebeverbandes.

Infusion und Spülung

- Infusionen sind wegen einer intrakraniellen Drucksteigerung durch die zugeführte Flüssigkeit nicht möglich.
- Spülung ist nicht nötig.

15.4.4 Spezielle Pflegemaßnahmen bei Problemen (Tabelle 15.5)

Tabelle 15.5. Hinweise zu speziellen Pflegemaßnahmen bei intraventrikulärem System (Ommaya-Reservoir)

Symptom	Problem	Ursache/Auftreten	Maßnahmen
Aspiration oder Injektion unmöglich	Katheterokklusion oder Tumorwachstum	Bei proteinreichem Liquor	Auswechseln des Systems
Neurologische Ausfälle durch Gewebeschaden, Epilepsie	Fehlplatzierung des Katheters	Früh postoperativ oder bei der ersten Injektion	Entfernung des Katheters und Neuimplantation
	Dislokation der Katheterspitze	Bewegung des Patienten	Replatzierung des Katheters
Fieber, Nackensteife, Kopfschmerzen, Sopor	Meningitis	Unsaubere Arbeitsweise	Antibiotikatherapie; evtl. Entfernung des Systems
Kopfschmerzen, Nackensteife, Sopor, Anisochorie, Erbrechen	Intrakranielle Blutung	Unmittelbar postoperativ	Operative Revision
Schwellung über dem Reservoir, Schmerzen, Gewebenekrose	Leck des Reservoirs	Nach längerem Gebrauch	Auswechseln des Reservoirs

15.5 Epiduralkatheter

15.5.1 Indikationen

Epidurale Katheter werden für die Therapie chronischer Schmerzzustände bei fortgeschrittenen, meist metastasierenden und unheilbaren Malignomen verwendet. Diese Schmerzen lassen sich gelegentlich mit systemischen Opiaten und/oder Kombination mit anderen Medikamenten (Antidepressiva) über längere Zeit nur ungenügend beherrschen. Durch die epidurale Applikation von Opiaten in Kombination mit Lokalanästhetika wird auch bei kleinen Dosen mit mäßigen systemischen Nebenwirkungen eine gute Schmerzlinderung erreicht. Vorteile der epiduralen Therapie sind die erhaltene Mobilität des Patienten und die Möglichkeit zur ambulanten Behandlung. Nachteilig ist das Risiko der Infektion, das sich auch bei optimaler Pflege des Systems nicht ganz ausschließen lässt. Alternativ lassen sich Katheter auch im Spinalraum platzieren.

15.5.2 Implantation

In Seitenlage wird der Epiduralkatheter in Lokalanästhesie eingelegt (Abb. 15.7). Nach Auffinden des Epiduralraums mit einer Spezialnadel wird der Katheter vorgeschoben und die korrekte Lage durch Injektion eines Lokalanästhetikums und Röntgenkontrolle geprüft. Nun wird mit einer Hohlnadel die Subkutis von der Austrittsstelle um die rechte Flanke bis zum Rippenbogen tunneliert und der Katheter in mehreren Schritten durchgezogen. Das

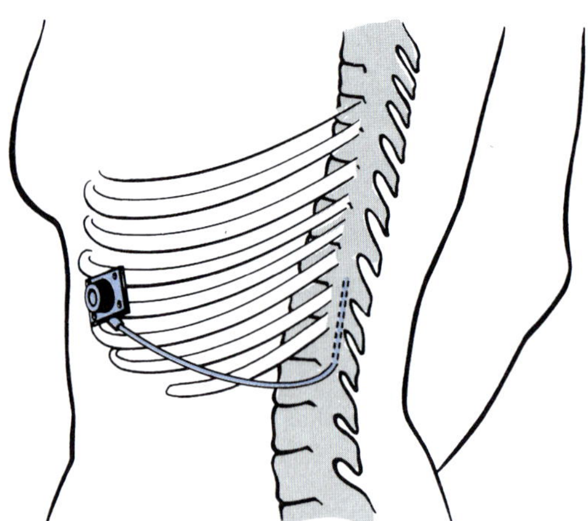

Abb. 15.7. Implantationssitus eines epidural implantierbaren Systems

Reservoir wird mit dem Katheter konnektiert, in einer subkutanen Tasche auf dem Rippenbogen platziert und auf der Faszie fixiert.

15.5.3 Gebrauch des Systems

Injektion

- Technik entsprechend dem Vorgehen bei venösen Systemen. Keine Funktionsprüfung vor der Injektion.
- Nach Bolusinjektion wird das System mit 3–5 ml Kochsalzlösung (0,9 %) gefüllt, bevor die Nadel entfernt wird.

Infusion

- Technik entsprechend dem Vorgehen bei venösen Systemen. Keine Funktionsprüfung vor der Infusion.
- Nach der Infusion wird das System mit 3–5 ml Kochsalzlösung (0,9 %) gefüllt, bevor die Nadel entfernt wird.
- Verbandwechsel und Desinfektion nach klinikinterner Regelung.

Spülung

- Eine Spülung ist nicht nötig.

15.6 Aufgaben und Kompetenzen der Pflegenden

Werden implantierbare Systeme verwendet, so ergeben sich für die Pflegenden neue Aufgaben. Die Pflegenden spielen bei der Indikationsstellung für ein implantierbares System eine zentrale Rolle. Sie kennen die Venenverhältnisse des Patienten am besten und können den Patienten und die Angehörigen über das System und seine Benutzung beraten.

Ein Modess des Systems hilft dem Patienten, die Funktionsweise zu verstehen.

! Die Pflegenden sollen den Chirurg vor dem Eingriff auf individuelle Besonderheiten des Patienten aufmerksam machen. Dazu gehören insbesondere auch Wünsche zur Lokalisation und evtl. Größe des Reservoirs.

Die Anwendung und Pflege implantierbarer Systeme ist meist landesspezifisch und klinikintern geregelt. Fallen diese Aufgaben in den Arbeitsbereich der Pflegenden, so ist eine gründliche Instruktion und eine kontinuierliche Weiterbildung unumgänglich.

Venöse und insbesondere epidurale Systeme können vereinzelt auch durch den Patienten selbst

15.5.4 Spezielle Pflegemaßnahmen bei Problemen (Tabelle 15.6)

Tabelle 15.6. Hinweise zu speziellen Pflegemaßnahmen bei Epiduralkatheter

Symptom	Problem	Ursache/Auftreten	Maßnahmen
Fehlende Analgesie	Katheterdiskonnektion Katheterdislokation	Fehlerhafte Fixation Bewegungen des Patienten	Röntgenkontrolle; Revision des Reservoirs Röntgenkontrolle; Wechsel des Systems
Aspiration oder Injektion unmöglich	Katheter-okklusion	Keine Füllung mit Kochsalzlösung	Wechsel des Systems
Schwellung, Rötung, Schmerzen	Infektion lokal	Früh postoperativ	System entfernen
Fieber, Nackensteife, Kopfschmerzen	Meningitis	Unsaubere Arbeitsweise, lange Verweildauer der Nadel	Antibiotikatherapie; System entfernen
Atemdepression; Hypoventilation	Medikamenten-nebenwirkung	Bei Behandlungsbeginn, vor allem bei erstmaliger Gabe von Opiaten	Dosisreduktion; je nach Schweregrad Gabe von Opiat-Antagonisten

oder durch instruierte Angehörige angewendet werden. Dies gilt vor allem für die Spülungen der venösen Systeme im Therapieintervall oder für die Schmerzmittelapplikation über den Epiduralkatheter. Die Zeit während des initialen Krankenhausaufenthaltes soll für die Schulung genutzt werden.

Der Preis für die Systeme ist relativ hoch. Die Vorteile rechtfertigen jedoch bei sorgfältiger Indikationsstellung auch einen kurzfristigen Einsatz.

Pumpen

H. Stoll

Das Ziel von Pflege und Medizin liegt allgemein in der Förderung bzw. Erhaltung der Selbständigkeit der Patienten (physisch, psychisch und sozial). Dies kann erreicht werden durch eine gezielte und vorbereitete frühe Entlassung aus dem Krankenhaus unter Erhaltung der Mobilität der Betroffenen, soweit damit nicht eine Gefährdung von Patient oder Umgebung verbunden ist. Daher ist es nicht verwunderlich, dass in der Onkologie zunehmend eine Verlagerung der Chemotherapien vom stationären in den ambulanten Bereich stattfindet. Seit mehreren Jahren sind vor diesem Hintergrund tragbare Pumpen fester Bestandteil der Dauertherapie bei Krebspatienten.

Dieses Kapitel gibt eine Übersicht über die unterschiedlichen Pumpentypen, deren technische Eigenschaften und geht anhand von Beispielen auf die Aufgabe von Pflegenden ein.

16.1 Einsatz von Pumpen in der Onkologie

! Die Entscheidung, eine Pumpe einzusetzen, hängt zunächst vom Nutzungszweck ab, daneben jedoch auch von den finanziellen Gegebenheiten der Klinik.

Im onkologischen Bereich sind die Hauptindikationen:
- kontinuierliche Verabreichung von Zytostatika, Hormonen oder Immunmodulatoren,
- Verabreichung von Schmerzmitteln, wenn weder der orale oder der rektale noch der transkutane Weg zur Verfügung stehen (sehr selten in der Onkologie), oder für kontinuierliche Schmerzmittelgabe über periduralen Katheter,
- Verabreichung von Antibiotika kontinuierlich oder mehrmals täglich über eine bestimmte Zeit (intermittierend).

In der Onkologie verwendete Pumpen unterscheiden sich durch verschiedene Merkmale von Pumpen, wie sie in der Anästhesie, von Diabetikern und in der Endokrinologie verwendet werden (▪ Tabelle 16.1).

▪ **Tabelle 16.1.** Anforderungen für Pumpensysteme für Chemotherapie

Eigenschaft	Anforderung
Präzision	Fördermenge ±5 % des gewünschten Infusionsvolumens
Handlichkeit	Ausmaß ca. 15•8 cm oder kleiner
Flexibilität	Breites Spektrum möglicher Fördermenge von 2–1800 ml/Tag Medikamentenreservoir wählbar von 2–250 ml
Sicherheit	Kontrollmechanismen für Batteriespannung Reservoirfüllung Pumpenmechanik

! Tragbare Pumpen haben sich in der Onkologie bereits so weit etabliert, dass z. B. in der Schweiz die Krankenkassen in der Grundversicherung verpflichtet sind, für verschiedene Indikationen die Pumpenmiete und das Verbrauchsmaterial zu übernehmen. Bei den privaten Versicherern bestehen individuell unterschiedliche Regelungen.

16.2 Merkmale und technische Eigenschaften der verschiedenen Pumpentypen

Bezüglich ihrer Funktionsart – Antrieb und Art des Medikamentenbehälters oder -reservoirs – unterscheidet man folgende 3 Typen von Pumpen:
- Spritzenpumpe,
- Ballonpumpe,
- Peristaltikpumpe.

Die Spritzenpumpe kommt in der Onkologie selten zum Einsatz. Daher wird sie nachfolgend nicht weiter beschrieben.

16.2.1 Ballonpumpe

Die Ballonpumpe wird zur kontinuierlichen Verabreichung von Zytostatika verwendet. Sie ist bedeutend billiger als Peristaltikpumpen und wird deshalb häufig verwendet.

Die Ballonpumpe enthält einen elastischen Ballon in einer Kunststoffhülse als Medikamentenreservoir (▣ Abb. 16.1a,b). An dessen Ausgang ist eine Kapillare mit einer genau definierten Durchflusskapazität eingebaut. Diese Durchflussrate kann nicht verändert werden. Der Förderdruck auf die Kapillare ist durch die Elastizität des Ballons gewährleistet. Alarmsysteme und Kontrollen sind in dieser rein mechanischen Pumpe nicht möglich. Die Pumpe ist für den Einmalgebrauch gedacht (Pumpengehäuse bei Fresenius Ultraflow wiederverwendbar). Sie wird in verschiedenen Kapillargrößen (für verschiedene Flussraten) und verschiedenen Ballonreservoirgrößen (für verschiedene Flüssigkeitsmengen) angeboten.

Da die Durchflussmenge nicht beeinflusst werden kann, muss die Medikamentenkonzentration an die Durchflussmenge pro Tag angepasst werden. Die Zuführung wird von der Schwerkraft nicht beeinflusst, daher kann die Infusion unabhängig

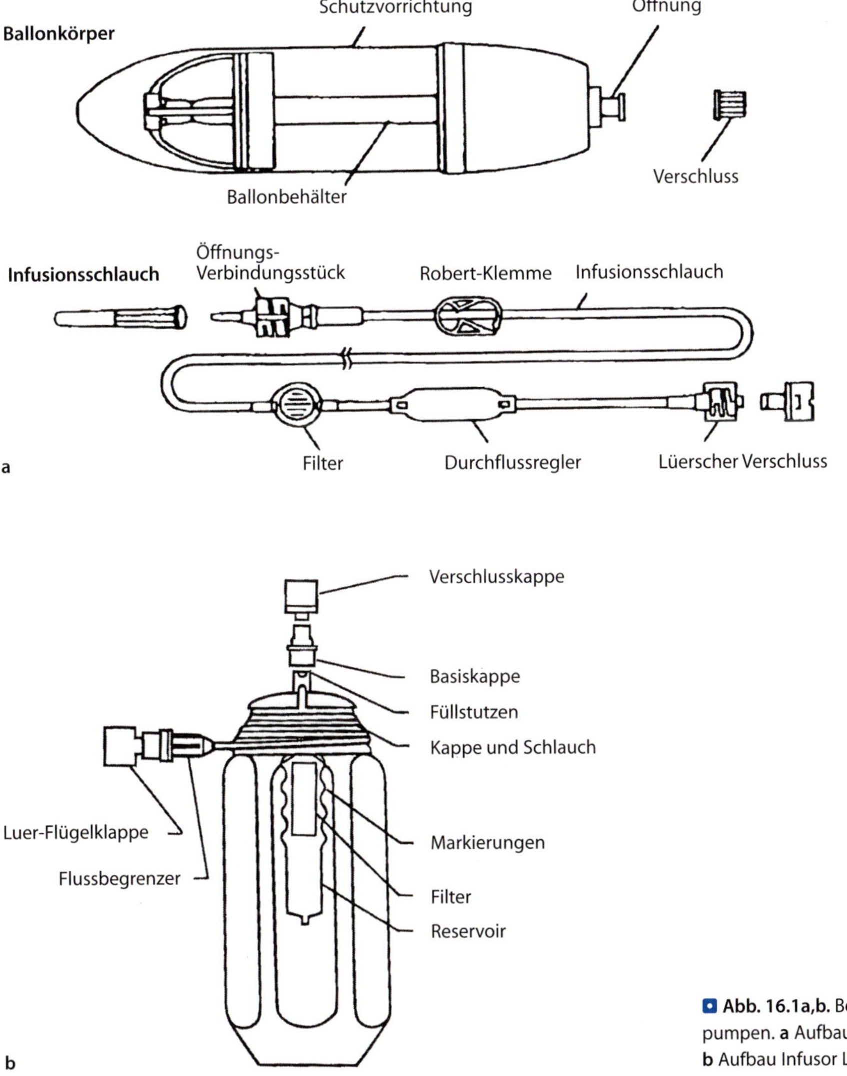

▣ **Abb. 16.1a,b.** Beispiele von Ballonpumpen. **a** Aufbau Surefuser (Fa. Nipro). **b** Aufbau Infusor LV

von der Lage der Pumpe erfolgen. Hier muss die Verordnung in ml/h umgerechnet werden.

Die Genauigkeit der Pumpe variiert z. B. stark mit Schwankungen der Umgebungstemperatur und dem Gegendruck aus dem Blutkreislauf. Die Ballonpumpe ist nur geeicht auf venösen Blutdruck.

16.2.2 Peristaltikpumpe

Die Peristaltikpumpe wird zur kontinuierlichen Verabreichung von Zytostatika verwendet, aber vor allem auch zur medikamentösen Schmerztherapie, da sie auch Bolusgaben ermöglicht.

Dieser Pumpentyp ist eine Miniaturisierung der gängigen Infusomaten. Er ist elektrisch über Batterien betrieben und besteht aus einem festen Teil mit Motor, Mikroprozessor, Tastenfeld und Anzeigefeld einerseits und dem Reservoirteil andererseits (▪ Abb. 16.2). Alle Pumpen dieses Typs sind mit verschiedenen audiovisuellen Alarmen und Kontrollen ausgerüstet.

Peristaltikpumpen können für eine kontinuierliche oder eine intermittierende Verabreichung von Medikamenten programmiert werden. Es gibt aber auch einzelne Produkte auf dem Markt für eine chronobiologische Verabreichung von Zytostatika, bei der die Verabreichungszeit, -menge und -dauer frei wählbar ist. Die maximale Flussmenge variiert bei Peristaltikpumpen zwischen 0,1–75 ml/h. Durch die Anpassung der Geschwindigkeit an die Verordnung erübrigt sich das Umrechnen wie bei den anderen Pumpentypen, da die Geschwindigkeit bei der Peristaltikpumpe fast frei wählbar ist.

! Um Peristaltikpumpen vor allem des Typs mit intermittierender Verabreichung zu verstehen, ist es wichtig zu wissen, dass sowohl das Volumen des zu verabreichenden Medikamentes wie die Dauer der Verabreichung und die Pausen dazwischen programmiert werden müssen.

16.2.3 Implantierbare Pumpen

Die implantierbare Pumpe kommt ausschließlich bei chronischen Schmerzen nichtmaligner Ursache zum Einsatz und wird deshalb hier nur kurz erwähnt. Sie ist einer Ballonpumpe ähnlich, da sie ein Reservoir hat, welches kontinuierlich ausgepresst wird. Sie ist aber über einen PC wie eine Peristaltikpumpe programmierbar. Das ganze Gerät hat ungefähr die Größe eines Pacemakers und kann daher auf dem Rippenthorax vollständig subkutan implantiert werden.

16.2.4 Verschiedene Modelle im Vergleich

Eine vergleichende Übersicht verschiedener Pumpenmodelle zeigt ▪ Tabelle 16.2. Wegen des rasch

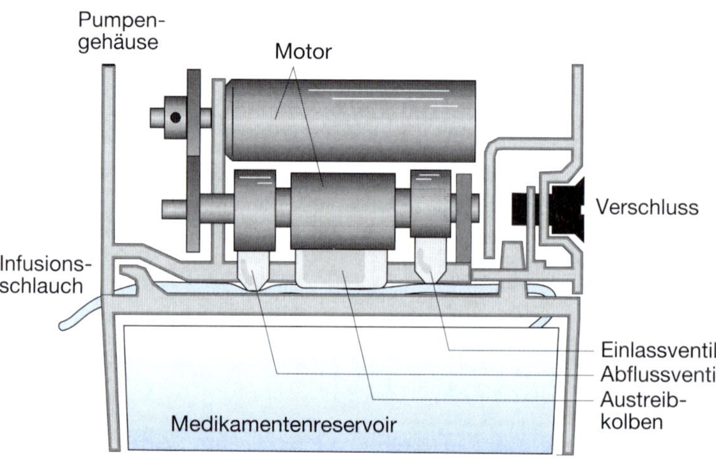

▪ **Abb. 16.2.** Peristaltikpumpe (Fa. Deltec-Pharmacia)

wechselnden Marktes handelt es sich hierbei um eine willkürliche Auswahl von Produkten und nicht um eine vollständige Liste. Ebenso müssen Preise im Einzelnen von den Vertreibern direkt erfragt werden. Die Tabelle enthält verschiedene Typen hinsichtlich Antrieb (mechanisch und elektronisch sowie Peristaltikantrieb) und Sicherheit. Alle aufgeführten Modelle eignen sich für die Verabreichung von Zytostatika im ambulanten Bereich und erfüllen auch die vorgeschriebenen Sicherheitsnormen.

Fördermenge

Mit Ausnahme des Infusors von Travenol mit einer fixen Durchflussmenge von 48 ml pro Tag und dem Perfusor von Braun, der eine minimale Menge von 10 ml pro Tag befördert, sind alle Pumpen in den niedrigen Bereichen identisch. Die obere Begrenzung dagegen variert stark (40–1800 ml). Eine große Fördermenge ist wichtig, wenn das Medikament schon aufgelöst im Handel ist und eine minimale Konzentration nicht unterschritten werden kann.

Verabreichungsrhythmus

Bei der chronobiologischen Pumpe (z. B. Chronomat von Fresenius) wird die Infusionsdauer und die Tageszeit an den sog. biologischen Rhythmus des Patienten angepasst; eine besondere Wirksamkeit durch chronobiologische Zytostatikaverabreichung ist aber bisher nicht nachgewiesen.

Sicherheitsvorrichtungen und Alarmfunktionen

Alle Pumpen sind so sicher, dass die Möglichkeit einer unvorhergesehenen Entleerung der Pumpe praktisch ausgeschlossen ist. Dafür sind in jeder Pumpe entweder elektronische oder mechanische Kontrollen eingebaut. Bei Spritzen- und bei Ballonpumpen kann der Patient selbst eingreifen und manipulieren. Bei den Peristaltikpumpen dagegen ist es möglich, mit einem Code das Tastenfeld zu sperren. Die Patienten sind meist froh, wenn das Gerät gegen Störungen und versehentliche Manipulationen gesichert ist.

Außer den mechanischen Modellen (Infusor/ Perfusor) verfügen alle Pumpen über wenigstens elementare Alarmmöglichkeiten bei:

- Infusionsende,
- leerer Batterie,
- Pumpenversagen.

Daneben gibt es aber im Handel Modelle mit bis zu 8 verschiedenen Alarmfunktionen mit audiovisuellen Signalen und Anzeigen auf dem LCD-Display.

Tabelle 16.2. Beispiele verschiedener Pumpenmodelle für Chemotherapie und ihre technischen Merkmale

Hersteller	Asept In Med	Baxter	Braun	Fresenius	Braun	CADD-Deltec	Fresenius	Parker
Pumpenart	Ballon ohne Latex	Ballon ohne Latex	Beutelinneres aus Polymer	Beutel	Peristaltik	Peristaltik	Peristaltik	Impulspumpe
Filter	+	+	+	+				
Eingebaute Kontrollen	Kalibrierte Kapillare	Kalibrierte Kapillare	Kalibrierte Kapillare	Kalibrierte Kapillare	Mechanische Kontrolle	Mikroprozessor	Mikroprozessor	Mikroprozessor
Alarme					-	+	+	+
Reservoirinhalt Durchflussrate	Einige Modelle sind in verschiedenen Größen erhältlich. Man kann je nach Dauer der Behandlung und Inhaltsvolumen das geeignete Modell wählen				Einstellbar bei allen Modellen			
Spezielles	Die Genauigkeit der Herstellerangaben zur Flussrate variiert stark							
Intermittierende Infusion	–	–	–	–		+	+	
Bolus	–	–	–	–	–	–	+	–

Alle erwähnten Pumpen sind geprüft, registriert und zugelassen. Die einfachen Alarme reichen aus.

Kostenübernahme

Die Kosten für Einmalpumpen, Pumpenmiete und Verbrauchsmaterial werden bei Chemotherapien meist von den Krankenversicherungen übernommen.

16.3 Auswahlkriterien und Nutzungsaspekte

Für die Auswahl der richtigen Pumpe sind folgende Überlegungen relevant:
- Welche Medikamente werden verabreicht (Zytostatika, Opiate, Antiemetika)?
- Welcher Verabreichungsmodus ist erforderlich (kontinuierlich, intermittierend oder chronobiologisch)?
- Welche Möglichkeiten soll der Patient zum Eingreifen haben: Soll der Patient sich Boli geben können? Muss der Patient die Geschwindigkeit selbst steuern können? Oder soll der Patient keinen Einfluss auf das Programm nehmen können (z. B. bei Zytostatikainfusionen)?
- Welche Flüssigkeitsvolumina werden üblicherweise benötigt (Pumpenleistung pro Zeit)? Soll die Pumpe nur Kleinstmengen befördern, oder soll sie ggf. auch als »Mini-Infusomat« benutzt werden können mit hohen Durchflussmengen?
- Wie häufig wird die Pumpe voraussichtlich eingesetzt werden (Rendite versus Aufwand)? Lohnen sich die hohen Kosten für eine Peristaltikpumpe (je komplizierter ein Gerät ist, desto größer ist auch der Aufwand zur Personalschulung)?
- Wem gehört die Pumpe? Lohnt sich die Anschaffung für einen Patienten mit (lebens) langer Therapieaussicht, z. B. bei Thalassämien oder myelodysplastischem Syndrom für die tägliche subkutane Medikamentenverabreichung, ggf. über die Invalidenversicherung?
- Ist die Kostendeckung (Krankenversicherungen) im individuellen Fall gewährleistet? – Einige Hersteller bieten ihre Geräte auch gegen Miete oder mit Mietkaufvertrag an.

16.3.1 Anforderungen an den Hersteller

Damit ein Pumpensystem sicher angewendet wird, ist die gewissenhafte Unterstützung seitens des Herstellers wichtig. Dazu gehören:
- schriftliche, übersichtliche, in der jeweiligen Muttersprache abgefasste Unterlagen,
- Gewährleistung des jederzeitigen Materialnachschubs,
- möglichst geringes Gewicht der Pumpe,
- die Größe der Pumpe sollte die täglichen Lebensaktivitäten nicht beeinträchtigen,
- stabile Schutzhülle, damit der Patient während des Schlafes keine Angst haben muss, diese zu zerdrücken,
- die Pumpe sollte einfach zu füllen und einsatzbereit zu machen sein,
- Tragmöglichkeiten müssen offeriert werden, z. B. Nierentaschen,
- Schulungen und bei Geräteeinführung anfänglich direkte Instruktionen des Pflegepersonals durch Firmenvertreter.

16.3.2 Anforderungen an das Pflegepersonal

Die Aufgaben, die durch eine Therapie mit tragbaren Pumpen entstehen, werden je nach Klinik und Land unterschiedlich verteilt. Aufgaben der Pflegenden sind:
- sichere Handhabung der Pumpe,
- sichere Zubereitung der Medikamente und deren entsprechende Verdünnung,
- sorgfältige Einschätzung der Ressourcen des Patienten und dessen Angehörigen,
- Information und Instruktion des Patienten und dessen Angehörigen,
- Sicherstellung der fachlichen Betreuung bei ambulanten Patienten und evt. auch Instruktion der regional tätigen Pflegepersonen,
- Sicherstellung von Materialnachschub, auch für den Notfall.

16.3.3 Anforderungen an den Patienten

Je souveräner das Pflegepersonal in der Handhabung der Pumpe ist, desto mehr Sicherheit erhält der Patient. Er wird somit auch mehr Verantwortung übernehmen können.

Wichtigste Anforderung an den Patienten ist die Zuverlässigkeit, Probleme zu erkennen und zu melden. Allgemein richtet sich die Übertragung der Verantwortung an den Patienten ganz nach dessen Fähigkeiten. Folgende Punkte spielen dabei eine Rolle:
- Vertrauen zu Arzt und Pflegenden,
- Zuverlässigkeit,
- Selbständigkeit,
- Kenntnisse von Therapieablauf und Medikamenten,
- keine Angst vor Technik,
- Hilfe durch Angehörige.

16.4 Information des Patienten

Bei einem ängstlichen oder unsicheren Patienten übernehmen Arzt und Pflegende alle Aufgaben an der Pumpe, d. h. der Patient kann sich jederzeit melden bei Unklarheiten, wenn das Reservoir leer ist oder ein Alarm ertönt.

! Hilfe innerhalb kürzester Zeit, direkt oder durch telefonische Beratung, muss rund um die Uhr gewährleistet sein!

Information und Anleitung des selbständigen Patienten müssen folgende Punkte umfassen:
Umgang mit der Pumpe:
- Wie kann die Flussrate kontrolliert werden (elektronische Pumpen)?
- Wie beobachtet man, ob die Pumpe läuft?
- In welcher Position müssen die Klemme und der 3-Wege Hahn sein?

Allgemeine Bedingungen:
- Kontrolle der Einstichstelle, *je nach Zytostatikum* bis zu dreimal täglich,
- die Patienten sollten wissen, wie mit den Pumpen geduscht werden kann; alle notwendigen Materialien müssen zu Hause vorhanden sein (ambulante Patienten).

Bei elektronischen Pumpen:
- Pumpe starten und stoppen (bei Störungen),
- Vorgehen bei Batteriewechsel und evtl. bei Reservoirwechsel,
- Funktion der Sicherheitsausstattung,
- Kontrolle der Leitungen (z. B. Störungen durch Abknicken des Schlauchs).

Bei Ballon-Pumpen:
- Die Therapie kann ambulant durchgeführt werden.
- Ballon-Pumpen sind geräuschlos.
- Sie können überall und diskret getragen werden.

In Fällen, in denen der Patient die bereits geleerte Pumpe verspätet abhängen kann, kann eine Verstopfung des Ports mit der Gabe von 1 ml Heparin 5.000 IE/ml in das Reservoir mit hoher Sicherheit vorgebeugt werde.

Das Erlernen der Handhabung vor allem der elektronischen Pumpen ist sehr zeitintensiv, sowohl für den Patienten wie für Pflegende und Ärzte. Es empfiehlt sich jedoch, diese Zeit zu investieren, um den vollen Nutzen gewinnen zu können.

Die vorgestellten Pumpen sind eine sinnvolle Ergänzung im modernen onkologischen Therapiekonzept. Sie können die Lebensqualität des Patienten durch die gewonnene Selbständigkeit und das ambulante Verfahren ohne Zweifel erhöhen.

Weiterführende Literatur

Lockich JJ (1987) Cancer chemotherapy by infusion. Precept Press, Chicago

Löser, A (2000) Ambulante Pflege bei Tumorpatienten. Schlütersche, Hannover

Maynial V, Zawadzki E, Dauba J, Joron S (2001) Portable infusion devices for cancer chemotherapy. Le Pharmacien Hospitalier 36(146): 23–28

Schutzmaßnahmen beim Umgang mit Zytostatika

B. Schmid

Zytostatika sind toxische Substanzen. Sie haben z. T. folgende Eigenschaften:

- *carzinogene Wirkung*
- *mutagene Wirkung:* permanente und vererbliche Veränderungen des genetischen Materials der Zellen,
- *reproduktionsschädigende Wirkung:* Auslösen von Missbildungen am Fötus oder Embryo bei Exposition während der Schwangerschaft,
- *Reizwirkung:* an Haut und Schleimhäuten.

Sie werden in der Literatur über Arbeitsschutzrecht unter »cmr-Arzneimittel« zusammengefasst. Zytostatika können zusätzlich eine *direkte Reizwirkung* an Haut und Schleimhäuten ausüben.

Das Risiko der reproduktionsschädigenden und karzinogenen Wirkung ist für Patienten, die mit Zytostatika in therapeutischen Dosierungen behandelt werden, bekannt. Dieses (kleine) Risiko muss im Einzelfall gegen den möglichen Nutzen einer Behandlung abgewogen werden.

Im Gegensatz dazu ist für das Pflegepersonal, das Zytostatika zubereitet und dabei einer kontinuierlichen Exposition mit geringsten Mengen Zytostatika ausgesetzt ist, das Risiko (falls überhaupt vorhanden) noch nicht bekannt.

17.1 Wissenschaftliche Untersuchungen

Mit verschiedenen Studien wurde versucht, das Expositionsrisiko des medizinischen Personals zu erfassen, das zytotoxische Medikamente vorbereitet und anwendet. Die Mutagenität, d. h. das Auftreten von Erbgutveränderungen durch gewisse Substanzen, kann in verschiedenen Testverfahren aufgezeigt werden.

Der am häufigsten gebrauchte Test ist der *Ames-Test.* Bei diesem Test wird die mutagene Wirkung auf Bakterien untersucht. Zytostatika, wie Nitrosurea, Busulfan, Cyclophosphamid, Doxorubicin, Daunorubicin, Mitomycin und Mercaptopurin (s. Anhang) wirken im Ames-Test mutagen.

Studien haben gezeigt, dass im Urin von Patienten und Pflegekräften, die intensiven Kontakt mit Zytostatika hatten, mutagene Substanzen vorhanden waren. Mutagene Substanzen fanden sich bei Vergleichsuntersuchungen aber auch im Urin von *Rauchern* die *keinen Kontakt* mit Zytoststika hatten.Wie diese sind zahlreiche weitere Studien und Forschungsprojekte dokumentiert, die ohne eindeutige Ergebnisse geblieben sind. Einige dieser Berichte widersprechen sich oder können ein definitives Risiko durch Zytostatikaexposition nicht beweisen.

17.2 Schutzmaßnahmen bei der Zubereitung, Verabreichung und Entsorgung von Zytostatika

Schutzmaßnahmen

Die Absorption von (toxischen) Substanzen geschieht vor allem über:

- direkten Hautkontakt durch Tropfen,
- direkten Augenkontakt durch Spritzer,
- Inhalation von Aerosolen, (= kleinste Mikropartikel, die beim Aufziehen aus der Ampulle entweichen können), über Nasen- oder Mundschleimhaut.

Zum Schutz des medizinischen Personals sind im Rahmen des Arbeitsschutzrechts in zahlreichen Ländern Richtlinien für den Umgang mit Zytostatika ausgearbeitet worden. Ziel dieser Richtlinien ist es, die Absorption von Zytostatika möglichst zu vermeiden.

Die folgenden Vorschläge für Zubereitung, Anwendung und Beseitigung von zytotoxischen Medikamenten fassen verschiedene neue Richtlinien zusammen (*OSHA* Occupational Safety and Health Administration, *SUVA* Schweizerische Unfallversicherungsanstalt, *IVSS* Internationale Vereinigung für Soziale Sicherheit). Sie gewährleisten ein realistisches Maß von Schutz.

! Die folgenden Richtlinien verstehen sich als Grundlage für die Ausarbeitung von Maßnahmen, die jedes Krankenhaus oder jede Institution eigenen Bedürfnissen anpassen kann.

17.2.1 Arbeitsplatz

Arbeit ohne Sicherheitswerkbank

Falls keine Sicherheitswerkbank vorhanden ist, sollte der Arbeitsplatz, an dem Zytostatika zubereitet werden, folgenden Kriterien entsprechen:

- Der Arbeitsplatz sollte in ruhiger Umgebung, in einem geschlossenen Raum, nicht in unmittelbarer Nähe von Heizung oder Klimaanlage positioniert sein.
- Das Essen, Trinken, Rauchen, Schminken, Aufbewahren von Lebensmitteln in der Nähe des Zubereitungsortes ist zu unterlassen. Dies gilt auch für das Arbeiten mit Sicherheitswerkbank.
- Die Arbeit ist auf einer saugfähigen, jedoch undurchlässigen Einwegunterlage durchzuführen.

Arbeit mit Sicherheitswerkbänken

Sicherheitswerkbänke sind Arbeitskabinen mit zirkulierendem Luftstrom.

Es gibt verschiedene Kategorien:

- *Sicherheitsklasse I* bietet reinen Personenschutz.
- *Sicherheitsklasse II* bietet Personen- und Produktschutz.
- *Sicherheitsklasse III* bietet Personen- und Produktschutz in einer geschlossenen Sicherheitsbank.

Geräte der Sicherheitsklasse I bieten zu wenig Schutz, Geräte der Sicherheitsklasse III finden wegen des hohen technischen Aufwands und damit auch der hohen Kosten wegen in der Praxis kaum Anwendung.

Die Sicherheitswerkbank der Klasse II arbeitet mit einem vertikalen Laminar-Luftstrom nach dem Rezirkulationsprinzip. Dies bedeutet, dass die Luft mit Hilfe von Ventilatoren angesaugt und danach durch das die Decke der Arbeitszone bildende Sterilfilterelement gleichmäßig verteilt eingeblasen wird. Es entsteht dabei ein wirbelfreier Luftstrom, der sich von der Decke der Kabine in Richtung Arbeitstisch bewegt. Durch Öffnungen vor und in der Arbeitsfläche wird diese Luft durch einen weiteren Satz Sterilfilter von einem Ventilator abgesaugt und über der Arbeitsbank durch einen Abluftstutzen gereinigt nach oben in den Raum oder in einen Abluftkanal abgegeben. Um die Außenluft und das Bedienungspersonal gegen Kontamination aus der Arbeitsfläche zu schützen, wird in der Frontöffnung ein Luftvorhang erzeugt (◘ Abb. 17.1).

! Für die Zytostatikazubereitung ist im Allgemeinen eine Werkbank der Sicherheitsklasse II zu empfehlen.

Die Anschaffung einer Werkbank der Sicherheitsklasse II lohnt sich nur dann, wenn mindestens

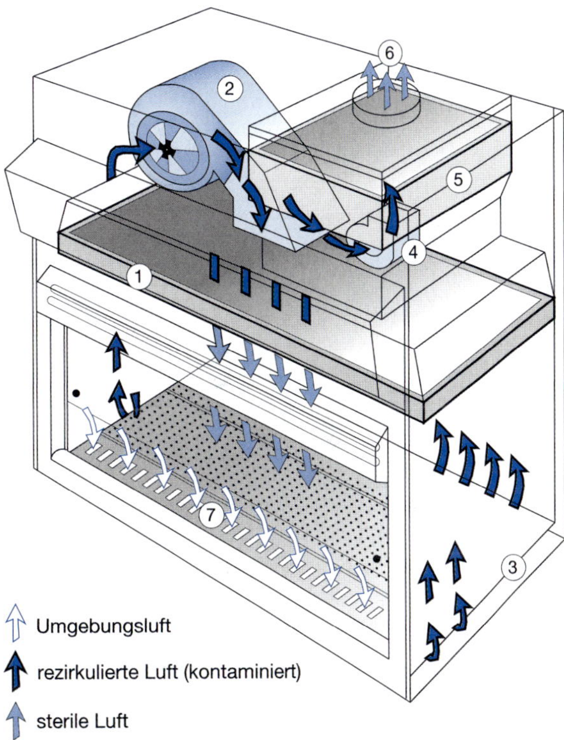

◘ Abb. 17.1. Sicherheitswerkbank Klasse II Typ A. Arbeitsprinzip: Die durch den Haupthoschfilter (*1*) aufbereitete Luft wird laminar der Arbeitszone zugeführt. Durch die perforierte Arbeitsfläche wird die Luftmasse mit dem Hauptmotor (*2*) nach unten abgesaugt. Diese kontaminierte Luft wird dabei im Unterdruckbereich (*3*) geführt. 30 % der Gesamtluftmenge entweichen über den Fortluftmotor (*4*) und den Fortlufthoschfilter (*5*). Diese Luftmenge (*6*) wird gleichzeitig durch Ansaugen einer adäquaten Frischluftmenge durch die Schlitze an der Frontöffnung ersetzt. Dadurch wird die stabile Ausbildung einer Luftbarriere (*7*) erreicht

3–5 Zytostatikatherapien pro Tag zubereitet werden. Die Zentralisierung der Zytostatikazubereitung in einer Klinik ermöglicht die Kostenreduzierung, Qualitätsverbesserung und Abfallvermeidung. Die Pflegenden werden durch Zeitgewinn entlastet. Darüber hinaus kann damit auch die Zahl der exponierten Arbeitnehmer beschränkt werden.

17.2.2 Persönliche Schutzausrüstung

Um jeglicher Kontamination vorzubeugen wird empfohlen, folgenden Schutz zu tragen:

- *Chirurgische Latexhandschuhe*, mindestens 0,2 mm dick. Sie sind für viele Zytostatika weniger durchlässig als Polyvinylchlorid-Handschuhe. Im Gegensatz zu den Richtlinien für das Arbeiten ohne Werkbank wird für die Zytostatikazubereitung in der Sicherheitswerkbank das Tragen von *ungepuderten* chirurgischen Handschuhen empfohlen. Es hat sich gezeigt, dass der Talk in den Handschuhen zur Verunreinigung der Luft in der Klasse-II-Sicherheitswerkbank führen kann und zudem die Filter verstopft.
  Da die Durchlässigkeit mit der Zeit zunimmt, müssen die Handschuhe nach jedem Gebrauch gewechselt werden. Zerrissene oder perforierte Handschuhe werden sofort ausgewechselt.
- *Schutzmantel*, vorne geschlossen, mit langen Ärmeln und fest anliegenden, elastischen Manschetten, wobei die Manschetten unter die Handschuhe gesteckt werden. Bei der Benutzung einer Sicherheitswerkbank genügt das Tragen von Vorderarmstulpen anstatt eines Schutzmantels.
  Handschuhe und Schutzmantel dürfen nicht außerhalb des Arbeitsplatzes getragen werden.
- *Schutzbrille*, falls keine Sicherheitswerkbank vorhanden ist. Für besten Schutz empfehlen sich Brillen mit Seitenschutz.
- *Atemschutzmaske:* Empfohlen wird für das Arbeiten ohne Sicherheitswerkbank eine partikelfiltrierende Halbmaske mindestens vom TypFFP2 SL. Einweg-Papiermasken gelten als ungenügend.

17.2.3 Zubereitung von Zytostatika

Folgende Punkte sollten beachtet werden:

- Vor und nach dem Tragen der Handschuhe werden die Hände gründlich gewaschen.
- Zur Vermeidung einer Kontamination durch Auslaufen der Flüssigkeit sollen Spritze und intravenöse Bestecke möglichst *Luer-Lok-Ansätze* besitzen.
- Zu empfehlen sind *Infusionsbestecke mit integriertem Luftfilter*. Sind nur Bestecke mit separatem Luftschlauch vorhanden, so muss an dessen Ende ein steriler Tupfer angebracht werden, damit keine Flüssigkeit heraustropfen kann. Vorsicht ist auch geboten, wenn zur besseren Entlüftung Kanülen in den Infusionsbeutel gesteckt werden. Beim Abräumen der leeren Infusion kann ebenfalls noch Flüssigkeit heraustropfen!
- Im Infusionsschlauch vorhandene Luft wird vor Zugabe des Zytostatikums entfernt. Dadurch wird eine Kontamination mit der Umgebung vermieden und es wird verhindert, dass die Lösung bei der Luftentfernung Zytostatika enthält. In der Spritze enthaltene Luftblasen werden in *sterile Tupfer* und nicht in die Luft abgelassen.
- Es sind *grobe Aufziehnadeln* (Nr. 18 oder Nr. 20) anzuwenden. Sie verhindern einen zu hohen Druck beim Aufziehen der Lösung. Zusätzlich werden auch sog. *Druckausgleichfilternadeln* (Sterilfilter mit hydrophober Membran) angewendet (◘ Abb. 17.2). Sie normalisieren den Druck oder entfernen ein Vakuum in der Stechampulle.
- Zytostatika sollen möglichst im geschlossenen System gemischt bzw. gelöst werden (z. B. PhaSeal oder Mini-Bag System). Dazu dienen *Überlaufkanülen*, auch *Transfersets* genannt (◘ Abb. 17.3).
- Vor dem Entfernen der Nadel aus der Stechampulle und nach erfolgtem Druckausgleich wird *genau die vorgesehene Menge* des gelösten Zytostatikums aspiriert. Bei Glasbrechampullen vor dem Öffnen einen sterilen oder alkoholhaltigen Tupfer um den Hals der Ampulle wickeln. Dadurch wird die Aerosolbildung reduziert und eine Verletzung vermieden.

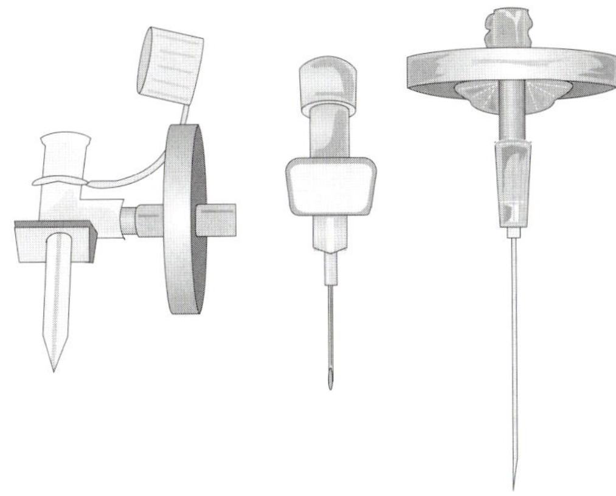

Abb. 17.2. Verschiedene Druckausgleichfilternadeln: Sterofix Chemo Mini-Spike *links*, Cytosafe *Mitte*, Millipore Filter-Nadel *rechts*

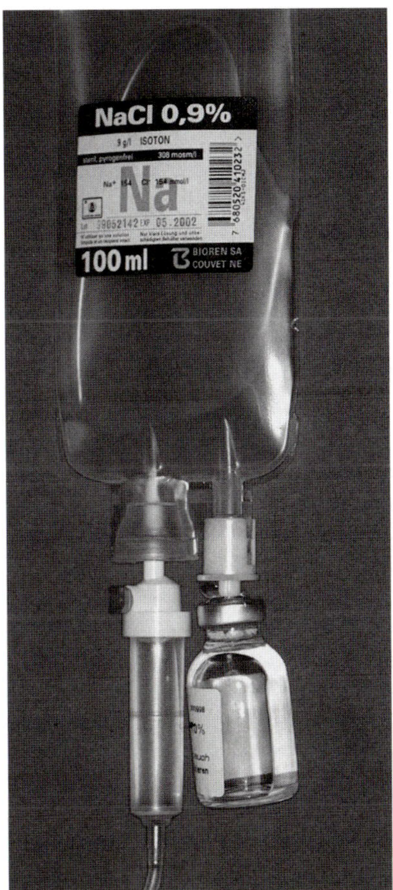

Abb. 17.3. Beispiel eines geschlossenen Systems (Fa. Bioren) zur Zubereitung von Mischlösungen, z. B. Zytostatika

17.3 Empfohlene Sicherheitsmaßnahmen bei der Verabreichung von Zytostatika

Bei der intravenösen Injektion von Zytostatika und Infusionswechsel kann Hautkontamination auftreten:

- Chirurgische Latexhandschuhe beim Spritzen- und Infusionswechsel (Brille, Schutzkleidung und Mundschutz sind nicht notwendig),
- Infusionsleitung evtl. durchspülen mit derselben Trägerlösung des Zytostatikums,
- Schutz des Patienten durch Unterlegung von sterilen Tupfern beim Wechsel der Infusion,
- Infusionssystem nach Möglichkeit gesamt entfernen, nicht einzelne Teile auseinandernehmen.

17.4 Empfohlene Sicherheitsmaßnahmen bei der Entsorgung von kontaminiertem Material

17.4.1 Allgemeine Richtlinien

Zytostatikahaltiger oder mit Zytostatika kontaminierter Abfall muss nach klinikinternen Richtlinien gesammelt und entsorgt werden. Je nach Größe der Klinik und Menge des Abfalls kommen ein separates Entsorgungssystem für Zytostatikaabfälle oder die Entsorgung über bestehende Systeme in Frage. Die definitive Vernichtung von Zytostatikaabfällen kann erfolgen durch:

- *Verbrennung*: bei Verbrennungstemperaturen über 1.000° C werden alle Zytostatika inaktiviert und zerstört.
- *Chemische Inaktivierung*: Einzelne Zytostatika können durch chemische Substanzen inaktiviert werden. Es ist keine einzelne, für alle Zytostatika wirksame Methode bekannt. Chemische Inaktivierung kommt deshalb nur für größere Mengen einzelner Zytostatika in Frage.

Spezielle Richtlinien von Krankenhäusern oder außerklinischen Institutionen für die Entsorgung müssen berücksichtigt werden.

17.4.2 Einwegmaterial

Kontaminiertes Material muss so entsorgt werden, dass auch Reinigungspersonal nicht mehr gefährdet werden kann:

- Nadeln, Stechampullen und gebrauchte Glasampullen in einem geschlossenen, nicht perforierbaren Behälter mit luftdichtem Verschluss sammeln und der Inhalt mit einer entsprechenden Aufschrift deutlich kennzeichnen.
- Kanülen dürfen nicht in die Hülse zurückgesteckt werden (Gefahr der Selbstinokulation).
- Handschuhe, Spritzen, Tupfer, gebrauchte Zytostatikainfusionsflaschen mit Besteck und anderes kontaminiertes Material sowie Behälter mit gebrauchten Nadeln und Ampullen in widerstandsfähige, verschließbare Abfallbehälter oder Plastiksäcke entsorgen.

Auch hier gelten die hausinternen Vorschriften. Bei Verbrennungstemperaturen über 1.000° C kann der so vorbereitete Zytostatikaabfall mit dem gewöhnlichen Spitalabfall weiter entsorgt werden.

17.4.3 Zytostatikareste

! Ungebrauchte bzw. angebrochene Zytostatikalösungen dürfen nicht in Ausgussbecken oder WC geleert werden! Restmengen sind in eine leere, beschriftete oder in die ursprüngliche Stechampulle zu spritzen.

Die Ampulle mit dem Zytostatikarest kann in einem deutlich beschrifteten Behälter in die Apotheke zurückgebracht werden. Nur bei getrennter Entsorgung von Zytostatikaabfällen und sonstigem Müll können Medikamentenreste zusammen mit dem anderen kontaminierten Material im gleichen Abfallbehälter aufbewahrt werden.

17.4.4 Exkremente und Wäsche

Zytostatika und ihre Metaboliten können in den Ausscheidungen der Patienten nachgewiesen werden. Beim Umgang mit Urin oder verunreinigter Wäsche besteht theoretisch die Möglichkeit, dass die Pflegenden und anderes Personal exponiert werden. Darüber, wie stark dieses Risiko überhaupt bewertet werden soll, bestehen Kontroversen. Üblicherweise werden Urin, Erbrochenes und Stuhl nach den normalen Richtlinien der Krankenhaushygiene entsorgt, welche ja generell eine Kontamination mit Exkrementen ausschließen sollen. Besondere, darüber hinausgehende Maßnahmen sind nicht angezeigt. Das gleiche gilt für die Entsorgung verschmutzter Bettwäsche und kontaminierter Schutzmäntel oder Stulpen.

17.5 Vorgehen bei Kontamination

17.5.1 Persönliche Kontamination

- *Kontaminierte Handschuhe oder Mäntel* sofort entfernen. Die Mäntel werden mit der infektiösen Wäsche desinfiziert und gewaschen.
- *Kontamination ungeschützter Hautpartien*: Die kontaminierte Haut (in der Regel) sofort gründlich mit Wasser und Seife gewaschen und – falls die Hautreizung massiv ist – möglichst lange unter fließendem Wasser spülen. Zytostatika, die zusätzliche Maßnahmen verlangen, sind in Tabelle 17.1 aufgeführt.
- *Kontamination des Auges*: Das Auge sofort mit Wasser oder isotonischer Kochsalzlösung mindestens 5–10 min lang spülen (dabei das Augenlid offen halten). Eine augenärztliche Untersuchung und Dokumentation des Unfalls wird empfohlen, da einige Zytostatika Ulzerationen an der Kornea bewirken können.

17.5.2 Arbeitsplatz und Material

- *Verschüttete zytostatikahaltige Lösungen* sofort entsorgen. Die Reinigung erfolgt mit Arbeitsmänteln, Latexhandschuhen und Augenschutz.
- *Verschüttete Flüssigkeiten* mit saugfähigem Material auffangen.
- *Feste Materialien* mit feuchter, saugfähiger Gaze oder feuchten Tüchern reinigen.
- *Verunreinigter Arbeitsplatz*: Den Arbeitsplatz mehrmals mit einem Reinigungsmittel säubern und dann mit sauberem Wasser spülen.

Tabelle 17.1. Besondere Maßnahmen bei Haut- und Augenkontamination mit einzelnen Zytostatika

Zytostatikum	Maßnahmen
Actinomycin D (ätzend)	Zunächst unter fließendem Wasser 10 min spülen, anschließend mit gepufferter Phosphatlösung spülen
Estramustinphosphat	Sofortiges gründliches Spülen mit Wasser, bei Kontamination der Augen sofortiges Spülen mit isotoner Kochsalzlösung, danach mit isotoner (2,98 %) Natriumthiosulfatlösung. Bei fortbestehender Augenreizung Konsultation eines Augenarztes
Methotrexat	Mit Wasser waschen; bei transitorischem, stechendem Schmerz milde Hautcreme auftragen; bei systemischer Resorption signifikanter Mengen Behandlung mit Calcium folinat (Leucovorin)

- *Zerbrochene Glaswaren und kontaminiertes Wegwerfmaterial* in feste Behälter entsorgen, luftdicht verschließen und beschriften.
- *Kontaminierte, wiederverwendbare Gegenstände* in ein Spülbecken stellen und reinigen. Das Tragen von chirurgischen Handschuhen wird dabei empfohlen.

17.6 Instruktion des Personals

Medizinische Institutionen, die Zytostatika anwenden wollen, sollten schriftliche Vorschriften zum Schutz des Personals ausarbeiten. Sie müssen ihre Mitarbeiter über den neuesten Wissensstand informieren.

17.6.1 Ausbildung und Schulung

Alle Personen, die in irgendeiner Form mit zytostatischen Substanzen umgehen (Ärzte, Pflegende, Personal in Apotheken), sind über folgende Aspekte zu informieren:

- sichere Arbeitsweise im Umgang mit Zytostatika,
- korrekte Handhabung der Schutzausrüstungen,
- Maßnahmen bei Exposition oder Verschüttung der Zytostatika,
- Maßnahmen zur Entsorgung von Material und Resten von Zytostatikalösungen,
- Einsatz von Sicherheitswerkbänken in onkologischen Zentren oder Apotheken.

17.6.2 Organisatorische Maßnahmen

Die Zahl der Personen, die mit Zytostatika umgehen, sollte auf ein Minimum beschränkt werden. Die Zentralisierung der Zubereitung in der Spitalapotheke und anschließende Zustellung könnte das Problem lösen.

Als Sicherheitsgrundlage ideal ist eine Dienstvorschrift mit Richtlinien, die allen Mitarbeitern zur Verfügung gestellt wird. In Weiterbildungskursen sollten Wissensstand und Technik der Ausführung auf den neuesten Stand gebracht werden. Ist dies nicht möglich, sollte zummindest eine Kontaktadresse vermittelt werden, die über aktuelle Informationen verfügt.

Die Registrierung und regelmäßige medizinische Kontrolle aller Mitarbeiter, die Zytostatika zubereiten und anwenden, wird an vielen Orten diskutiert. Der Nutzen solcher Maßnahmen ist aber fraglich.

Schwangere, stillende oder eine Schwangerschaft planende Frauen sollten nicht mit Zytostatika arbeiten.

Weiterführende Literatur

Eitel A, Scherrer M, Kümmerer K (2000) Handling cytostatic drugs. International Society of Oncology Pharmacy Practitioners, University Hospital Freiburg, Hugstetter Straße 55, D-79106 Freiburg

Jost M, Rüegger M, Liechti B, Gutzwiller A (2004) Umgang mit Zytostatika: Gefährdung, Schutzmaßnahmen. Schweizerische Unfallversicherungsanstalt (Hg) Broschüre 2869-Nr. 18.d

Wilkes G, Ingwesen K, BartonBurke M (2003) Oncology nursing drug handbook, 7th ed. Jones Bartlett, Sudbury

Zur Mühlen A, Heese B (2003) Zentralisierung der Zytostatika-Zubereitung. Ergo Med 2/2003

Strahlenbelastung und Strahlenschutz

W. Rhomberg, E. Hillbrand

Ziel des Strahlenschutzes für beruflich exponierte Personen ist es, den einzelnen Menschen und seine Nachkommen vor möglichen Schäden durch ionisierende Strahlen zu bewahren. Solche Schäden können sich beim einzelnen Individuum als körperliche Veränderung (*somatischer Schaden*) oder als Mutation in den Keimzellen (*genetischer Schaden*) manifestieren. Letztere können sich auch auf die Nachkommen des Exponierten auswirken.

18.1 Grundlagen und Gesetze

Seit 1928 beschäftigt sich die Internationale Strahlenschutzkommission (ICRP) mit der Erarbeitung von Strahlenschutzrichtlinien. Die *Empfehlungen* dieser Kommission bilden die Grundlage der Richtlinien der Europäischen Union und im weiteren der nationalen *Strahlenschutzgesetze* und Strahlenschutzverordnungen, die von den Bundesbehörden erlassen werden. Da diese Gesetze auf einer gemeinsamen Basis – den Richtlinien der ICRP – aufbauen, unterscheiden sie sich in den deutschsprachigen Ländern nicht wesentlich voneinander.

Während der Strahlenschutz der Bevölkerung und der Umwelt sowie die Erteilung von Bewilligungen von Strahleneinrichtungen in die Kompetenz der Strahlenschutzbehörden des Bundes und der Länder fallen, werden die Belange des Strahlenschutzes in den Krankenhäusern und Betrieben von den Strahlenschutzverantwortlichen oder Strahlenschutzbeauftragten wahrgenommen (meist Vertreter der radiologischen Fächer oder der medizinischen Physik). Bei Strahlenschutzfragen wende man sich an diese Personen.

18.1.1 Beruflich strahlenexponierte Personen

Definition

Als »beruflich strahlenexponiert« gelten Personen, die sich in Ausübung ihrer beruflichen Tätigkeit oder zu Ausbildungszwecken im Strahlenbereich aufhalten oder mit offenen radioaktiven Stoffen umgehen und dabei Dosen ausgesetzt sein können, die den Dosisgrenzwert der Allgemeinbevölkerung von 1 mSv pro Jahr übersteigen.

Zu den beruflich strahlenexponierten Personen zählen in der Regel medizinisch technisches Personal und Radiologen, aber auch Pflegepersonal bei Patienten mit implantierten radioaktiven Quellen oder Pflege- und Reinigungspersonal von Bettenstationen für die Radiojodtherapie.

Personen unter 18 Jahren oder Schwangere dürfen nicht als strahlenexponierte Personen tätig sein. Stillende Frauen dürfen keinem Kontaminationsrisiko durch radioaktive Stoffe ausgesetzt sein.

! Zu Kontroll- und Überwachungzwecken werden die beruflich strahlenexponierten Personen in die Kategorien A und B eingeteilt, wobei Personen der Kategorie A Dosen über 6 mSv pro Jahr ausgesetzt sein dürfen.

Unterweisung. Beruflich strahlenexponierte Personen müssen über die mit ihrer Tätigkeit verbundenen Gesundheitsrisiken, über die allgemeinen Strahlenschutzverfahren und die zu ergreifenden Vorsichtsmaßnahmen am Arbeitsplatz unterrichtet werden. Weibliche Arbeitskräfte müssen auf das Erfordernis einer frühzeitigen Angabe einer Schwangerschaft im Hinblick auf die besonderen Risiken für das ungeborene Kind hingewiesen werden.

Physikalische Überwachung (Dosimetrie). Für beruflich exponierte Personen der Kategorie A ist bei der Tätigkeit im Strahlenbereich das Tragen eines individuellen Personendosimeters vorgeschrieben. Meist handelt es sich um Film- oder *Thermolumineszenzdosimeter* (TLD), die monatlich von einer anerkannten Meßstelle versandt und ausgewertet werden. Filmdosimeter und TLD sind nicht direkt ablesbar. Zusätzlich kann deshalb durch die Behörde oder den Strahlenschutzbeauftragten ein sofort ablesbares *Personendosimeter* angeordnet werden. *Warndosimeter* geben ein akustisches oder optisches Signal bei Überschreitung einer eingestellten Dosisleistungsschwelle. Das Dosimeter der vorgeschriebenen Überwachung wird in der Regel am Rumpf getragen. Sind einzelne Körperteile einer besonderen Strahlenbelastung ausgesetzt, können zusätzliche Dosimeter verwendet werden z. B. für Hände Ringdosimeter.

Ärztliche Überwachung. Beruflich strahlenexponierte Personen der Kategorie A werden durch regelmäßige Untersuchungen ärztlich überwacht (Untersuchung vor Beginn der Tätigkeit und jährliche Überprüfung des Gesundheitszustandes).

Grenzwerte. Die frühere Formel der *Lebensalterdosis* für beruflich exponierte Personen wurde von einer Empfehlung der EU-Komission abgelöst, die unterdessen in Deutschland, Österreich und der Schweiz gesetzlich verankert wurde.

! Der Dosisgrenzwert für strahlenexponierte Personen beträgt für einen Zeitraum von fünf aufeinanderfolgenden Jahren 100 mSv. Im Durchschnitt darf dementsprechend eine Dosis von 20 mSv pro Jahr nicht überschritten werden.

Für einzelne Organe sind höhere Dosen zulässig:
- Augenlinse 150 mSv pro Jahr,
- Haut, Hände, Unterarme, Füße und Knöchel 500 mSv pro Jahr.

18.1.2 Allgemeine Regeln zur Herabsetzung möglicher Strahlenbelastungen

Externe Bestrahlung

Bei externer Bestrahlung befindet sich die Strahlenquelle außerhalb des Körpers, z. B bei Röntgeneinrichtungen oder bei der Teletherapie. Strahlenschutz ist hier möglich durch:
- *Vergrößerung des Abstands zur Strahlenquelle*: Bei Röntgenuntersuchungen Abstand zum Patienten (Streustrahlenquelle) halten, Verwendung von Distanzwerkzeugen beim Hantieren mit radioaktiven Quellen.
- *Herabsetzung der Strahlenbelastung durch Abschirmungen (Absorption der Strahlung mit Schutzschichten):* Darunter fallen beispielsweise bauliche Schutzmaßnahmen, die Nutzung von fahrbaren oder fest montierten Bleiwänden bei bestimmten Tätigkeiten, Schutzschürzen und Handschuhe aus Bleigummi sowie die Aufbewahrung von radioaktiven Quellen in Sicherheitsbehältern.
- *Herabsetzung der Expositionsdauer:* Beim Umgang mit radioaktiven Stoffen, Verwendung von Bildspeichern zur Reduzierung der Durchleuchtungszeit, gepulste Durchleuchtung.

Interne Bestrahlung

Bei interner Bestrahlung gelangen radioaktive Stoffe in den Körper (Inkorporation) und nehmen am Stoffwechsel teil, werden im Körper gespeichert (kritische Organe) und meist über den Urin ausgeschieden. Eine Inkorporation ist möglich beim Umgang mit offenen radioaktiven Stoffen in der Nuklearmedizin oder der Radiojodtherapie.

Die Aufnahme radioaktiver Stoffe wird vermieden durch:
- Verwendung von Schutzkleidung (Arbeitsmantel, Handschuhe),
- Verbot von Lebensmitteln, Kosmetika und Rauchen in den Räumen der aktiven Zone,
- Vermeidung von Kontaminationen (Verunreinigungen) der Haut, der Arbeitsflächen, des Bodens und von Arbeitsgeräten,
- regelmäßige Kontaminationskontrollen der Hände, Füße, der Arbeitsplätze und -geräte,
- Verwendung von Abzügen bei flüchtigen radioaktiven Stoffen,
- getrennte Entsorgung von radioaktiven Abfällen,
- entsprechend durchlüftete Räume.

18.2 Mögliche Belastungen und Schutzmaßnahmen in verschiedenen Arbeitsbereichen

18.2.1 Situation in der Teletherapie

Röntgentechnische Assistenten, Physiker und Ärzte sind im Rahmen ihrer Tätigkeit bei der externen Hochvoltbestrahlung durch bauliche Maßnahmen ausreichend geschützt. Bei Beachtung der einschlägigen Vorschriften sind stärkere Expositionen nur durch Unfälle oder grobe Fahrlässigkeit zu erwarten.

Eine geringe, durch Neutronen hervorgerufene Aktivierung der Luft in Beschleunigerräumen ist möglich, wenn ein Beschleuniger im Rahmen von Ganzkörperbestrahlungen, Messungen oder aus anderen Gründen längere Zeit bei Strahlungsenergien von mehr als 8 MeV in Betrieb stand. Es empfiehlt sich in solchen Situationen, wenige Minuten zu warten, bevor der Raum wieder betreten wird.

Eine Strahlenexposition ist auch bei der Simulation (abhängig von Gerätetyp und baulichen Gegebenheiten) oder bei einer Röntgennahbestrahlung (Halten und Stützen von Patienten und Kleinkindern) möglich. Für diese Tätigkeiten gelten gleiche Schutzbestimmungen wie für den Bereich Röntgendiagnostik.

Die Schutzmaßnahmen im Teletherapiebereich und bei der Simulation beschränken sich auf folgende Punkte:

- Einhalten der Arbeitsvorschriften, die im Bewilligungsbescheid oder einer Betriebsordnung niedergelegt sind. Die speziellen Arbeitsvorschriften für den jeweiligen Arbeitsplatz sind auch Gegenstand der regelmäßigen Unterweisung durch den Strahlenschutzverantwortlichen.
- Bei Durchleuchtung und Röntgenoberflächenbestrahlungen Schürze, evtl. Handschuhe (0,25 cm, besser 0,5 cm Pb-Gleichwert) benutzen, Abstand halten oder Aufenthalt hinter Schutzwand.
- Physikalische und ärztliche Überwachung der Personen, die exponiert werden können.

18.2.2 Schutzmaßnahmen bei der Applikation permanenter Seeds

Bei der Applikation permanenter Seeds trägt der Patient vorübergehend Radioaktivität in sich. Es besteht für das Pflegepersonal die Gefahr einer Bestrahlung von außen, d. h. vom Patienten herkommend. Folgende Punkte sind diesbezüglich zu beachten:

- Einbringen der Strahlenquelle in den Patienten hinter fest montierten oder fahrbaren Schutzeinrichtungen.
- Radioaktive Quellen nie direkt anfassen (auch nicht mit Handschuhen), sondern nur über lange Pinzetten oder Zangen.
- Unterbringung des Patienten in dafür vorgesehenen und bewilligten Räumen (mit entsprechender Türaufschrift und internationalem Strahlenwarnzeichen, ◻ Abb. 18.1).
- Abstand vom Patienten bzw. von der Strahlenquelle halten (bester Strahlenschutz).
- Vermeiden unnötiger Pflegearbeiten am Patienten; die notwendigen Aufenthalte im Patientenzimmer sollen auf die kürzestmögliche Zeit beschränkt werden.
- Verwendung von Warndosimetern.
- Physikalische und ärztliche Überwachung des Personals.
- Beim Fehlen zeitgemäßer Brachytherapiemethoden Rücksprache mit den Verantwortlichen nehmen, Forderung nach Einführung problemloserer Techniken.

18.2.3 Strahlenschutz bei Nachladeverfahren

Die Strahlenbelastung des Pflegepersonals bei der intrakavitären und interstitiellen Strahlenbehandlung war bei den früheren Techniken nicht unerheblich. An der Spitze stand sicherlich die Belastung des Pflegepersonals durch die Gammastrahlen der Radiumeinlagen im gynäkologischen Bereich. Bei den Ärzten waren relativ hohe Dosen an den Händen zu beobachten.

! Mit der Einführung der Nachladeverfahren (*Afterloading-Technik*) sind Strahlenbelastungen für Pflegepersonal und Ärzte vermeidbar geworden.

Immer mehr Krankenhäuser ersetzen die herkömmliche manuelle Technik einer permanenten Seed-Applikation durch moderne Verfahren. Die neuen Techniken sind genügend ausgereift und im

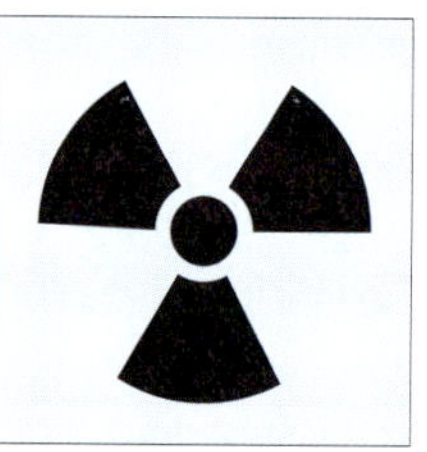

◻ **Abb. 18.1.** Strahlenwarnzeichen. Dieses Symbol dient zur Kennzeichnung von Strahlenbereichen und radioaktiven Stoffen

Preis angemessen, so dass die Forderung nach ihrer allgemeinen Anwendung erhoben werden muss.

Die Anwendung der Nachladeverfahren muss selbstverständlich in Räumen erfolgen, die nach den einschlägigen Sicherheitsvorschriften der Länder errichtet worden sind, d. h. Ausstattung mit entsprechend dicken Wänden, Dosisüberwachung im Raum, Warnanzeigen etc. Die Patienten werden über einen Monitor überwacht. Für die notwendigen pflegerischen Maßnahmen und die Versorgung mit Essen wird die Bestrahlung vorübergehend unterbrochen, indem die radioaktiven Quellen auf Knopfdruck in einen Tresor zurückgefahren werden. Wird die Tür zum Bestrahlungsraum irrtümlich geöffnet, so wird durch einen Türkontakt die Bestrahlung automatisch unterbrochen.

! Trotz dieser weitgehenden Sicherheit vor ungewollter Bestrahlung ist auch beim Nachladeverfahren die physikalische und ärztliche Überwachung des Pflegepersonals vorgeschrieben, zumal *Störfälle* nicht ausgeschlossen werden können.

18.2.4 Umgang mit offenen Radionukliden

Beim Umgang mit radioaktiven Stoffen ist sowohl eine externe Bestrahlung durch radioaktive Quellen und aktive Patienten als auch die interne Strahlenbelastung durch Inkorporation solcher Stoffe (Einatmen, orale Aufnahme) möglich. Der Strahlenschutz an nuklearmedizinischen Diagnostikeinrichtungen und Therapiestationen wird deshalb durch zusätzliche Vorschriften geregelt. Diese zusätzlichen Schutzmaßnahmen umfassen u. a.:

- Kennzeichnung radioaktiver Stoffe: Strahlenwarnzeichen; Angabe des Stoffes, der Aktivität und Datum der Bestimmung;
- Dokumentation von Verwendung und Lagerung radioaktiver Stoffe;
- Vermeidung radioaktiver Kontaminationen und ihrer Verschleppung: Tragen von Schutzkleidung (Arbeitsmantel und Handschuhe), sorgfältiger Umgang mit den Radionukliden (Verwendung saugfähiger Unterlagen, Vermeiden von Staub- und Dampfentstehung, kein Pipettieren mit dem Mund), Kontaminationsmessung an Händen und Füßen beim Verlassen der Abteilung;
- jährliche Ganzkörpermessungen (Jod-Inkorporationsmessung);
- Ableitung der Abwässer von Therapiestationen in sog. *Abklinganlagen*, Entsorgung in das öffentliche Abwassernetz erst nach Abklingen der Aktivität auf unbedenkliche Werte (Gesetzesvorschriften variieren).

Weiterführende Literatur

Richtlinie 96/29/Euratom des Rates vom 13. Mai 1996 zur Festlegung der grundlegenden Sicherheitsnormen für den Schutz der Gesundheit der Arbeitskräfte und der Bevölkerung gegen die Gefahren durch ionisierende Strahlungen. Amtsblatt der Europäischen Gemeinschaft Nr. L 159 vom 29.06.1996, S. 1–114

Richtlinie 97/43/Euratom vom 30.6.1997 über den Gesundheitsschutz von Personen gegen die Gefahren ionisierender Strahlung bei medizinischer Exposition und zur Aufhebung der Richtlinie 84/466/Euratom. Amtsblatt der Europäischen Gemeinschaft Nr. L 180 vom 09.07.1997, S. 22–27

Schoen H D, Stieve F (Hg) (1983) Strahlenschutzkurs für Ärzte. Spezialkurs im Strahlenschutz bei Therapie mit Röntgenstrahlen, Gammabestrahlungsanlagen, medizinischen Beschleunigern und umschlossenen radioaktiven Stoffen. Hildegard Hoffmann, Berlin.

Verordnung über den Schutz von Schäden durch ionisierende Strahlen (St SchV), BGBl I 2001, 1714 (2002, 1459)

Teil IV Häufige klinische und Pflegerische Probleme

▼

Schmerz

Th. Kroner, A. Margulies

▼

Der Begriff »Krebskrankheit« ist für die meisten Menschen mit der Vorstellung von Schmerzen verbunden. Wie vielen anderen Vorstellungen über Krebs liegt auch dieser ein Teil Wahrheit und ein viel größerer Anteil an Halbwahrheiten und Mythen zu Grunde.

Richtig ist zwar, dass zwischen 50 und 80 % aller Krebspatienten im Verlauf ihrer Krankheit Schmerzen empfinden. Richtig ist aber auch, dass Schmerzen bei Krebspatienten heute – bei korrekter Abklärung und Behandlung – in praktisch allen Fällen mit relativ einfachen Mitteln kontrolliert werden können.

Die onkologische Schmerzbehandlung hat in den letzten Jahren große Fortschritte erzielt – weniger durch die Entwicklung von neuen Medikamenten oder Prozeduren als durch die konsequente Anwendung von einigen einfachen therapeutischen Grundsätzen und Regeln.

19.1 Einleitung

Einer rationalen Schmerztherapie stehen trotz aller wissenschaftlichen Fortschritte nach wie vor Hindernisse im Wege: Neben Unwissen und Vorurteilen und den alten, bei Patienten, Ärzten, Pflegenden und Angehörigen noch immer verbreiteten Mythen über die Gefährlichkeit der Opiate haben sich neue Mythen und Missverständnisse entwickelt.

Die moderne Schmerzforschung unterscheidet zu Recht den akuten und den chronischen Schmerz. Daneben wurde auch der Begriff der *chronischen Schmerzkrankheit* eingeführt. Fälschlicherweise werden darunter gelegentlich auch Schmerzen bei Tumorkrankheiten verstanden. Im Gegensatz zu der typischen »chronischen Schmerzkrankheit« wie etwa der chronischen Migräne oder dem chronischen Kreuzschmerz spielen beim Schmerz der Krebskranken psychologische Faktoren in der Regel keine zentrale Rolle. Entsprechend unterscheiden sich die Behandlungskonzepte:

Bei der chronischen Schmerzkrankheit wird normalerweise mehr Gewicht auf psychologische Interventionen und antidepressive Pharmakotherapie gelegt. Die Behandlungsresultate der chronischen Schmerzkrankheit sind wesentlich schlechter als die von tumorbedingten Schmerzen.

Aus der englischen Palliativmedizin, die in der Entwicklung der onkologischen Schmerzbehandlung eine Pionierrolle spielte, stammt der Begriff des *multidimensionalen Leidens*. Mit dieser Formulierung wird zu Recht betont, dass terminal kranke Patienten neben körperlichen Symptomen wie Schmerz oder Atemnot auch an sozialen, seelischen oder geistlich-religiösen Problemen leiden. Dieses multidimensionale Leid wird englisch auch als »global pain« (umfassender Schmerz) bezeichnet. Die Verwischung der Begriffe »Schmerz« und »Leid« kann zu Missverständnissen führen.

! Für eine wirksame Behandlung ist es wichtig, Schmerz und Leid auseinanderzuhalten: Die Behandlung von Schmerzen beruht in der Onkologie im Wesentlichen auf Medikamenten, die Behandlung des Leidens auf dem Gespräch und der Begleitung.

Trotz der Fortschritte in der Behandlung von tumorbedingten Schmerzen werden häufig von Ärzten und Pflegenden nicht alle therapeutischen Möglichkeiten ausgeschöpft. Ungenügend behandelte Schmerzen bedeuten eine große und unnötige Belastung für die Patienten und ihre Umgebung. Die Pflegenden werden sich dabei oft ihrer Hilflosigkeit bewusst. Kenntnisse der Physiologie des Schmerzes und der therapeutischen Möglichkeiten helfen den Pflegenden, an der Behandlung mitzuwirken und die vielfältigen pflegerischen Maßnahmen sinnvoll einzusetzen.

19.2 Pathophysiologie des Schmerzes

Zwischen der Einwirkung eines schmerzauslösenden Reizes und der subjektiven, bewussten Wahrnehmung des Schmerzes laufen im Nervensysem verschiedene Prozesse ab. Diese lassen sich grob wie folgt unterteilen:

- Aktivierung der Schmerzrezeptoren,
- Weiterleitung des Schmerzreizes im peripheren und zentralen Nervensystem,
- Schmerzwahrnehmung,
- Modulation (Verstärkung bzw.Abschwächung) der Schmerzübertragung.

19.2.1 Aktivierung der Schmerzrezeptoren

Schmerzen werden durch die Reizung spezieller peripherer Schmerzrezeptoren, der *Nozizeptoren*, ausgelöst. Diese spezialisierten Endigungen sensibler Nervenfasern finden sich in fast allen Organen. Sie reagieren auf chemische, mechanische und Wärmereize: Überschreitet die Intensität eines solchen Reizes eine gewisse Schwelle, so wird im Nozizeptor ein elektrisches Signal ausgelöst, das entlang der Nervenfaser in das Rückenmark geleitet wird.

Bei Entzündungen werden die Nozizeptoren durch im Gewebe freigesetzte »Entzündungsfaktoren«, wie beispielsweise Prostaglandine oder Bradykinin, erregt. Die schmerzstillende Wirkung der sog. Antirheumatika beruht vor allem auf der Hemmung dieser Entzündungsstoffe, d. h. der Prostaglandine.

19.2.2 Schmerzleitung und Schmerzwahrnehmung

Die Schmerzleitung erfolgt über zwei verschiedene Nervenfasern ins Rückenmark: Myelinhaltige, sog. *A-Fasern* leiten den Schmerz schneller, die nicht myelinhaltigen *C-Fasern* langsamer in das Hinterhorn des Rückenmarks. Es scheint, dass die beiden Fasertypen unterschiedliche Schmerzarten übermitteln. Im Hinterhorn werden die peripheren Schmerzfasern in einer ersten Umschaltstation mit den aufsteigenden Schmerzbahnen des Rückenmarks verbunden. Über diese Bahnen (vor allem den sog. Tractus spinothalamicus) erreicht der Schmerzreiz das Hirn. Durch das komplexe Zusammenspiel verschiedener Hirnstrukturen entsteht schließlich die bewusste Schmerzwahrnehmung, mit der wir den Schmerz lokalisieren und ihm einen Charakter (z. B. brennend oder stechend) und eine besimmte Intensität zuordnen können. Verbindungen mit dem Thalamus und dem Frontalhirn sollen für die affektive Färbung der Schmerzempfindung verantwortlich sein.

In den vegetativen Zentren des Hirnstamms beeinflussen Schmerzsignale die Steuerung von Atmung und Kreislauf: Atmung und Herzfrequenz werden beschleunigt, der Blutdruck steigt.

19.2.3 Schmerzmodulation, Endorphine und Opiatrezeptoren

Wir alle wissen aus eigener Erfahrung, dass die Schmerzwahrnehmung auch von psychologischen Faktoren abhängig ist: Sind wir übermüdet oder verärgert, nehmen wir Schmerzen stärker wahr als in ausgeruhtem und ausgeglichenem Zustand. Dies ist ein Hinweis auf die Existenz von Mechanismen, die die Schmerzempfindung kontrollieren bzw. verändern, d. h. modulieren. Am besten untersucht ist eine schmerzhemmende Nervenbahn, die aus dem Hirnstamm ins Rückenmark absteigt und dort im Hinterhorn die Übertragung von Schmerzreizen hemmt (Abb. 19.1a,b). Als Neurotransmitter (Überträgerstoffe) für diese hemmenden Impulse ließen sich sog. *Endorphine* nachweisen. Der Name deutet darauf hin, dass es sich dabei um *endo*gene (körpereigene) Stoffe mit morphinähnlicher Wirkung handelt. Zu den wichtigsten Endorphinen gehören:

- Enkephaline und
- β-Endorphin.

Definition

Endorphine binden sich an spezifische Rezeptoren, die – weil sich auch Morphium und andere Opiate dort binden – *Opiatrezeptoren* genannt werden. Opiatrezeptoren sind im Körper weit verbreitet, vor allem im Nervensystem an den Schaltstellen der für die Schmerzleitung und Schmerzwahrnehmung verantwortlichen Bahnen. Daneben finden sie sich aber auch in anderen Organen, so z. B. im Darm, wo sie eine Rolle bei der Regulation der Motilität und Drüsenfunktion spielen.

Auf Grund ihrer Bindungseigenschaften werden mehrere Opiatrezeptoren unterschieden (Tabelle 19.1). Ihre Funktionen sind im Detail schlecht bekannt, ihre Vielfalt erklärt jedoch die Unterschiede in den Wirkungen bzw. Nebenwirkungen der in der Schmerztherapie eingesetzten Opiate.

19.3 Definition des Schmerzes

Die Internationale Schmerzgesellschaft IASP (International Association for the Study of Pain) definiert den Schmerz folgendermaßen:

■ **Tabelle 19.1.** Opiatrezeptoren

Rezeptor*	Endorphin und Wirkung
μ (Mu)	β-Endorphin Relativ stabile Bindung: lang anhaltende Modulation der Schmerzwahrnehmung und Stimmung?
δ (Delta)	Enkephaline Instabile, kurz dauernde Bindung: kurz dauernde Modulation der Schmerzempfindung?
κ (Kappa)	Unbekannt

* Es sind zahlreiche Untergruppen bekannt, z. B.: μ_1 und μ_2, $delta_1$ und $delta_2$, $kappa_1$, $kappa_2$ und $kappa_3$.

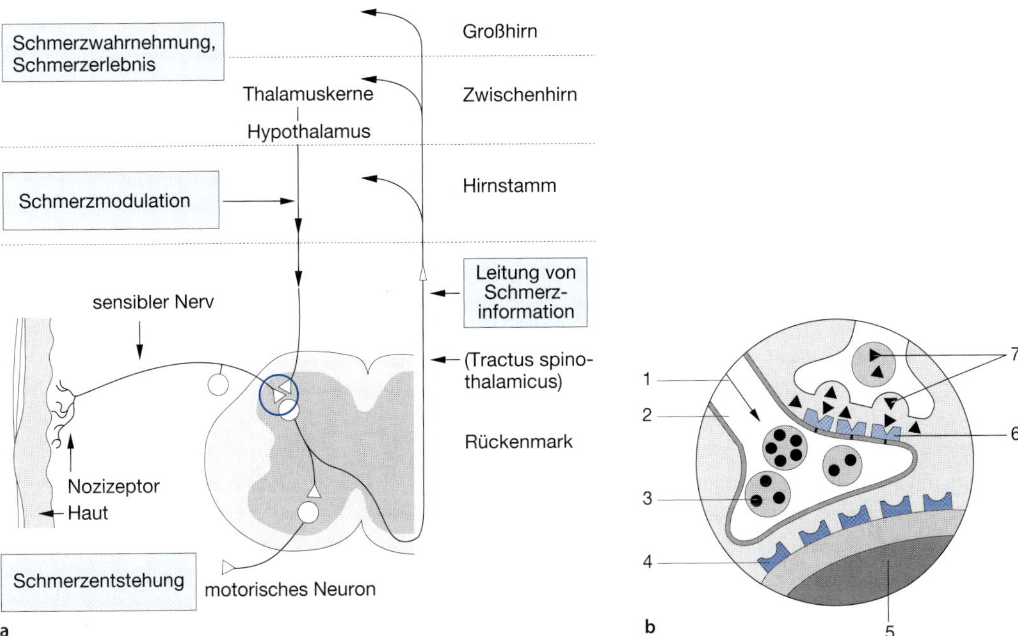

■ **Abb. 19.1.** Entstehung, Leitung, Modulation und Wahrnehmung von Schmerzreizen. **a** Übersicht über die beteiligten anatomischen Strukturen. (Nach Hartenstein 1999). Die mit dem *blauen Kreis* markierten Synapsen im Hinterhorn des Rückenmarks sind in **b** vergrößert dargestellt. **b** Modulation der Schmerzvermittlung an Synapsen im Hinterhorn des Rückenmarks: Absteigende, modulierende Nervenbahnen setzen Endorphine frei. Diese werden an Opiatrezeptoren gebunden und hemmen die Übertragung von Schmerzreizen auf aufsteigende Bahnen des Tractus spinothalamicus. *1* Schmerzreiz, *2* Sensibler Nerv, *3* Neurotransmitter, *4* Rezeptor für Neurotransmitter, *5* Ganglion der aufsteigenden Schmerzbahn (Tractus spinothalamicus), *6* Opiatrezeptor, *7* Endorphine, z. B. Enkephalin

Definition

Schmerz ist ein unangenehmes Sinnes- und Gefühlserlebnis, das mit akuter oder potentieller Gewebsschädigung verbunden ist oder in Form einer solchen Schädigung beschrieben wird.

Diese Definition weist darauf hin, dass Schmerz ein subjektives Phänomen ist, auch wenn ihm in der Regel eine Gewebsschädigung, d. h. eine objektivierbare körperliche Ursache zu Grunde liegt.

Gelegentlich äußern Patienten Schmerzen, ohne dass eine Gewebsschädigung nachgewiesen werden kann. Falls eine Empfindung von einem

Patienten als Schmerz bezeichnet wird, sollte sie als Schmerz akzeptiert werden. Bei Tumorpatienten kann praktisch immer eine Gewebschädigung als Schmerzursache gefunden werden.

19.4 Schmerztypen

Schmerzen können nach ihrer Dauer (in akute und chronische Schmerzen) oder nach dem Ort ihrer Auslösung (in nozizeptive und neuropathische Schmerzen) eingeteilt werden. Diese Einteilungen sind für die Wahl der Therapie und die Prognose von Bedeutung.

19.4.1 Akuter und chronischer Schmerz

Tumorpatienten können sowohl an akuten wie auch an chronischen Schmerzen leiden (■ Tabelle 19.2). Der Tumorschmerz ist meist chronischer Art.

> **Definition**
> Als *Durchbruch-Schmerz* wird eine kurz dauernde, vorübergehende Verschlimmerung eines chronischen Schmerzzustandes bezeichnet. Ein Durchbruchschmerz kann unter einer Behandlung mit Schmerzmitteln am Ende der Wirkungsdauer des Medikamentes auftreten (z. B. 4 h nach Einnahme eines Opiats), er ist dann durch Änderung der Dosierung oder des Einnahmeintervalls relativ einfach zu behandeln.

Oft wird der Schmerzdurchbruch allerdings durch eine Handlung des Patienten ausgelöst. Die englische Fachliteraur bezeichnet dies als »Incidental Pain« (»incident« = Zwischenfall), man könnte von »ausgelöstem Schmerz« sprechen. Dieser kann sehr intensiv sein und das auslösende Ereignis längere Zeit überdauern. Beispiele sind etwa belastungs- oder bewegungsabhängige Schmerzen bei Skelettmetastasen oder Schluckschmerzen bei Krebs der Speiseröhre. Die Behandlung ist oft schwierig, falls die auslösende Ursache nicht ausgeschaltet werden kann.

19.4.2 Nozizeptiver und neurogener Schmerz

> **Definition**
> Schmerzen entstehen in den meisten Fällen durch Reizung der Schmerzrezeptoren, der sog. Nozizeptoren. Wir sprechen in diesem Fall von einem *nozizeptiven* oder *Nozizeptorschmerz*. Entsteht der Schmerz durch eine direkte Verletzung eines Nervs oder einer Struktur des zentralen Nervensystems, so sprechen wir von *neurogenem* Schmerz.

Nozizeptorschmerzen werden in somatogene Schmerzen und viszerale Schmerzen unterschieden.

Somatogener Schmerz

Der somatogene Schmerz entsteht durch Aktivierung der Nozizeptoren in Haut, Knochen, Muskeln und Gelenken. Er ist meist gut lokalisiert. Knochenmetastasen sind ein Beispiel für diesen Schmerztyp.

■ Tabelle 19.2. Akute und chronische Schmerzen bei Tumorpatienten

	Akute Schmerzen	Chronische Schmerzen
Beginn	Plötzlich	Langsam, schleichend
Dauer (unbehandelt)	Kurz (Stunden)	Lang (Monate)
Ziel und Prinzipien der medikamentösen Behandlung	Rascher Wirkungsbeginn nötig, deshab oft parenterale (intravenöse) Verabreichung Langzeitwirkung nicht nötig, deshalb oft Verabreichung »nach Bedarf«	Kontinuierliche Wirkung, deshalb regelmäßige Verabreichung in fixierten Zeitabständen (nicht »nach Bedarf«). Rascher Wirkungsbeginn in der Regel nicht nötig, deshalb meist keine parenterale Verabreichung
Einfluss auf die Psyche (unbehandelt)	Wird in der Regel gut verarbeitet	Verändert Persönlichkeitsstruktur, wirkt zermürbend, führt zu Depressionen

! Somatogene Schmerzen werden durch Analgetika gut beeinflusst.

Viszeraler Schmerz

Der viszeraler Schmerz entsteht durch Infiltration, Kompression oder Dehnung von thorakalen oder abdominalen Organen. Dieser Schmerz ist meist schlecht lokalisiert. Oft begleiten vegetative Symptome wie Nausea, Erbrechen und Schwitzen diesen Schmerztyp. In einigen Fällen wird der viszerale Schmerz nicht an seinem Entstehungsort, sondern an einem anderen Körperteil empfunden (z. B. Schulterschmerzen bei Zwerchfellreizung).

! Viszerale Schmerzen werden durch Analgetika gut beeinflusst.

Neurogener Schmerz

Der neurogene Schmerz entsteht durch eine direkte Schädigung des peripheren und/oder Zentralnervensystems, beispielsweise durch Kompression oder Infiltration eines peripheren Nervs, eines Plexus oder des Rückenmarks durch den Tumor. Eine Sonderform des neurogenen Schmerzes ist der *Deafferenzierungsschmerz*. Er kann nach partieller oder vollständiger Zerstörung eines peripheren Nervs oder eines Plexus entstehen. Der neurogene Schmerz wird meist als brennend, elektrisierend oder stechend beschrieben. Es handelt sich um einen konstanten Grundschmerz, auf den sich kurze und intensive Schmerzattacken in Form von elektrischen Schlägen oder »Dolchstößen« aufpfropfen können. Oft besteht eine Sensibilitätsstörung im Ausbreitungsgebiet des entsprechenden Nervs.

Zu dieser Schmerzform gehören auch die postherpetischen Neuralgien, die Trigeminusneuralgie oder der Phantomschmerz.

! Neurogene Schmerzen sind durch Analgetika schlecht beeinflussbar.

19.5 Schmerzursachen bei Tumorpatienten

Wie bereits erwähnt, leiden längst nicht alle Tumorpatienten unter Schmerzen. Etwa 60–80 % aller Tumorpatienten erleben im Verlauf ihrer Krankheit Schmerzepisoden. Die prozentuale Aufteilung der Schmerzursachen zeigt ▪ Abb. 19.2.

19.5.1 Tumorbedingte Schmerzen

Bei 50–60 % der Patienten werden die Schmerzen direkt durch den Tumor ausgelöst. Die häufigsten Krebsschmerzen entstehen durch Knochenmetastasen, Nervenkompression oder Infiltration eines Hohlorgans. Beispiele dazu finden sich in den ▪ Tabellen 19.3–19.5. Knochenschmerzen, die den Hauptteil der tumorbedingten Schmerzen

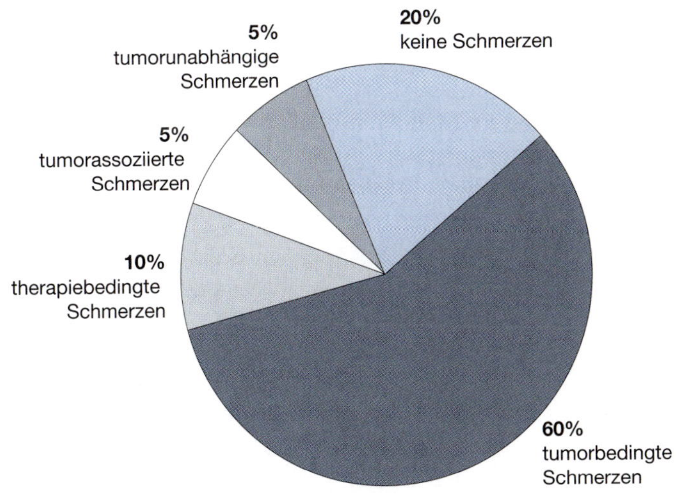

▪ **Abb. 19.2.** Häufigkeit von Schmerzen und verschiedenen Schmerzursachen bei Tumorpatienten

Tabelle 19.3. Schmerzen infolge Tumorfiltration der Knochen (Beispiele)

Lokalisation	Symptome/Probleme
Hals- und obere Brustwirbelkörper	Schmerzen im Nacken, oft mit Ausstrahlung in die Schultern
Lendenwirbel	Kreuzschmerzen
Sakrum	Tiefe Rückenschmerzen, oft mit Erleichterung beim Stehen und Intensivierung im Sitzen und Liegen
Schenkelhals	Belastungsabhängige Hüftschmerzen; Gefahr der pathologischen Fraktur: prophylaktische operative Osteosynthese zu diskutieren.

Tabelle 19.4. Neurogene Schmerzen (Beispiele)

Lokalisation	Symptome/Probleme
Periphere Nerveninfiltration	Persistierendes Brennen, Hypästhesie, Dysästhesie, Schmerz beginnt häufig vor Sensibilitätsstörung
Plexus-brachialis-Infiltration	Ausstrahlender Schmerz in Arm und Schulter, Parästhesien in den Fingern
Plexus-lumbalis-Infiltration	Ausstrahlende Schmerzen über Leiste, Oberschenkel, Knie, Waden und Fuß; Schmerzen beginnen häufig vor den anderen Symptomen wie Parästhesien oder Reflexausfälle
Plexus-sacralis-Infiltration	Schmerzen im Becken; Schmerzen im Damm
Epidurale spinale Kompression	Intensive Schmerzen (Gefahr der Paraplegie!)

Tabelle 19.5. Viszerale Schmerzen (Beispiele)

Lokalisation	Symptome/Probleme
Hirn	Kopfschmerzen, v. a. im Liegen
Pleura	Schmerzen v. a. bei geringer Ergussmenge; Schmerz atemabhängig – intensiver bei tiefem Atmen
Darm	Krämpfe
Leber	Schmerzen durch Kapseldehnung, gelegentlich Schmerzen in der rechten Schulter

ausmachen, werden durch direkte Zerstörung der Knochen mit Reizung des Periosts, gelegentlich auch – bei drohender Fraktur – durch Instabilität hervorgerufen.

19.5.2 Therapiebedingte Schmerzen

Bei ca. 15 % der Krebspatienten können Schmerzen als Folge medizinischer Maßnahmen auftreten, z. B. Schmerzen nach Operationen oder Schleimhautentzündungen nach Radio- oder Chemotherapie (Tabelle 19.6).

19.5.3 Tumorassozierte Schmerzen

Definition

Unter tumorassozierten Schmerzen verstehen wir Schmerzen als Folge von nicht bösartigen Begleiterkrankungen, die bei Tumorpatienten gehäuft auftreten.

Beispiele sind die Neuralgie nach Herpes Zoster und Schmerzen bei Venenthrombosen. Schmerzen dieser Art finden sich bei 5–10 % der Patienten.

19.5.4 Tumorunabhängige Schmerzen

Etwa 5–10 % der Tumorpatienten leiden an Schmerzen, deren Ursache von der Tumorkrankheit unabhängig ist und die oft schon vorbestanden haben. Beispiele sind Migräne oder Schmerzen bei degenerativen Wirbelsäulenerkrankungen.

19.6 Beurteilung der Schmerzen

Wie bei allen Symptomen ist auch bei Schmerzen eine sorgfältige Beurteilung Voraussetzung für eine erfolgreiche Therapie. Die Beurteilung erlaubt Aussagen über die Ursachen und die Prognose der Schmerzen sowie die Behandlungsmöglichkeiten. Wichtig ist, daran zu denken, dass Schmerzen auch durch andere Ursachen als den Tumor ausgelöst werden können.

Tabelle 19.6. Therapiebedingte Schmerzen (Beispiele)

Auslösende Therapie	Art und Ursache der Schmerzen	Beginn der Schmerzen	Dauer der Schmerzen (unbehandelt)
Operative Eingriffe	Akuter postoperativer Schmerz Chronischer postoperativer Schmerz: – Postmastektomiesyndrom – Postthorakotomiesyndrom – Phantomschmerz nach Amputation	Unmittelbar nach dem Eingriff Wochen bis Monate nach dem Eingriff	Stunden bis Tage Monate bis Jahre
Chemotherapie	Mukositis Myalgie/Arthralgie Hautnekrosen nach Extravasat von Zytostatika	Während oder kurz nach Abschluss der Chemotherapie	Tage bis Wochen
	Periphere Neuropathie (Vincaalkaloide, Platinderivate) Aseptische Knochennekrosen (Kortison)	Während der Chemotherapie oder Wochen/Monate nach Abschluss	Wochen bis Jahre
Radiotherapie	Mukositis	Während oder kurz nach Abschluss der Radiotherapie	Wochen bis Monate
	Knochennekrose	Wochen/Monate nach Abschluss	Wochen bis Jahre

Bei jedem Schmerzzustand muss an die Möglichkeit einer nicht tumorbedingten Genese gedacht werden.

Die Beurteilung stützt sich auf:
- die Erfassung der Schmerzen nach Schmerztyp, Lokalisation, Intensität etc.,
- die Erfassung der aktuellen und früherer Schmerzbehandlungen,
- die Erfassung der psychosozialen Komponenten,
- eine sorgfältige körperliche Untersuchung (nicht nur der schmerzhaften Stelle).

Erfassung und Beurteilung ist eine ärztliche Aufgabe. Die Pflegenden können und sollen bei entsprechender Fachkompetenz einzelne Teile der Erfassung im Verlauf der Behandlung übernehmen. Wichtig ist (auch hier) ein konstanter gegenseitiger Informationsaustausch zwischen Patient, Pflegenden und Ärzten.

Die Pflegenden sollten den Patienten, der unter Schmerzen leidet, gut beobachten. Dabei spielen das Bewegungsmuster und der Gesichtsausdruck eine wichtige Rolle. Die Atemfrequenz, die Pulsgeschwindigkeit und der Blutdruck sind unzuverlässige Schmerzindikatoren, da chronische Schmerzen in der Regel weder einen Blutdruckanstieg noch eine Tachykardie verursachen.

Die Beurteilung der Schmerzen ist ein kontinuierlicher Prozess, nicht eine einmalige Handlung.

Die Beurteilung erfolgt:
- zu Beginn der Schmerzbehandlung,
- wiederholt während der Behandlung: häufiger zu Beginn, bis sich der gewünschte Erfolg eingestellt und stabilisiert hat; dann in größeren Abständen,
- bei jedem neuen Schmerzereignis.

19.6.1 Erfassung der aktuellen Schmerzen

Lokalisation

Die Erfassung von Lokalisation und Ausbreitung der Schmerzen ist wichtig für die Beurteilung. Ein Körperschema ist gelegentlich nützlich, damit der Patient allein oder zusammen mit der Pflegenden die Schmerzpunkte einzeichnen kann (Abb. 19.3). Dies hat gewisse Vorteile:

Schmerzbeurteilungsblatt

Datum __________

Name __________ Alter __________ Zi.Nr./extern __________

Diagnose __________ Arzt __________

Krankenschwester __________

1. Ort: Markiert von Patient oder Schwester

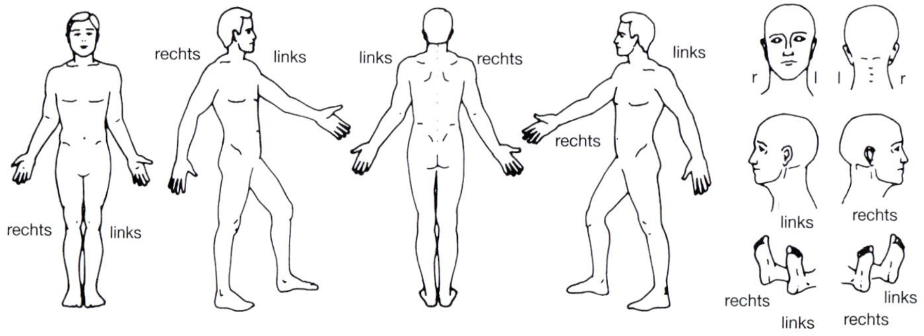

rechts links rechts links links rechts links rechts

r l l r

links rechts

rechts links links rechts

2. Stärke von Patient beurteilt/Skala: __________
   jetziger Schmerz __________
   stärkster Schmerz __________
   beste Schmerzlinderung __________
   tolerierbare Intensität __________
3. Art: (Aussage der Patienten) z.B. stechend, pulsierend u.s.w. __________
4. Wann/Dauer: __________
5. Wie äußert sich der Patient über die Schmerzen: __________
6. Was lindert? __________
7. Was verursacht und verstärkt? __________
8. Wirkung der Schmerzen:
   Begleitsymptome (z.B. Nausea) __________
   Schlaf __________
   Appetit __________
   Physische Bewegungen __________
   Zwischenmenschliche Beziehungen __________
   Psychische Veränderungen __________
   Konzentration __________
   Verschiedenes __________
9. Weitere Kommentare: __________
10. Behandlungsplan/Pflegeplan: __________

Abb. 19.3. Schmerzbeurteilungsblatt. (Mit freundlicher Genehmigung von The C. V. Mosby Company)

- Der Patient kann Schmerzpunkte einzeichnen, die er nicht genannt hat.
- Sprachliche Schwierigkeiten werden überbrückt.
- Arzt und Pflegende können die Schmerzausdehnung genauer erfassen und mit dem Patienten verbalisieren.

Intensität

Die Erfassung der Schmerzintensität kann informell geschehen (»Als wie stark würden Sie Ihre Schmerzen bezeichnen?«) oder mit Hilfe speziell entwickelter Erfassungsmethoden. Diese erlauben es, die Schmerzintensität auf einer Skala von 1–10 zu erfassen. ◘ Abb. 19.4 zeigt einige häufig angewandte Schmerzskalen. Diese Skalen können erfahrungsgemäß von den meisten Patienten problemlos benutzt werden. Das Messresultat muss schriftlich dokumentiert werden (s. ▶ Abschn. 19.6.4).

Die Häufigkeit der »Schmerzmessung« hat sich nach der klinischen Situation und den Bedürfnissen des Patienten zu richten. In instabilen Situationen, z. B. bei hospitalisierten Patienten mit starken, noch nicht kontrollierten Schmerzen, muss die Messung mehrmals täglich, evtl. stündlich, durchgeführt werden. In stabilen Situationen, etwa bei ambulanten Patienten mit gut eingestellter Schmerzmedikation, genügt die Messung in größeren Abständen, z. B. wöchentlich oder monatlich anlässlich der Arztkonsultationen. Einige Patienten schätzen es allerdings, auch in diesen stabilen Situationen regelmäßig selbständig die Schmerzintensität zu erfassen und zu dokumentieren. Andere Patienten empfinden diese Routine als bürokratische Schikane.

Eine Studie der schweizerischen Krebsliga (◘ Abb. 19.5) zeigt, dass Schmerz – obwohl eine subjektive Empfindung – in seiner Intensität erstaunlich präzis und reproduzierbar erfasst werden kann, zumindest von geschulten Personen.

Charakter

Jeder Patient charakterisiert seine Schmerzen sehr individuell, auch in Abhängigkeit von seinem Wortschatz. Die Beschreibungen sind unterschiedlich: pulsierend, krampfartig, brennend, stechend usw. Sie können wertvolle Informationen enthalten und wichtige Hinweise auf die Schmerzursachen geben, z. B. ob es sich eher um einen viszeralen oder einen neurogenen Schmerz handelt (s. ▶ Abschn. 19.4.2).

Auslösende oder verschlimmernde Faktoren

Verschiedene Faktoren, die häufig übersehen werden, können das Auftreten oder die Intensität der

Visuelle Analogskala – VAS (0–10)

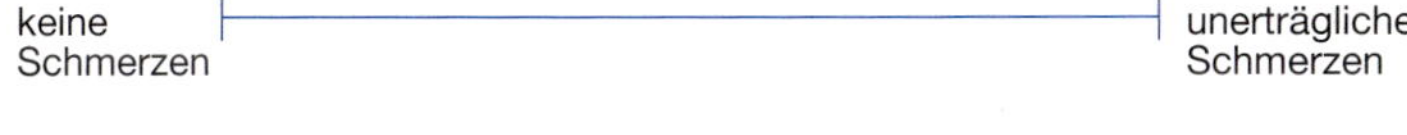

Nummerische Skala

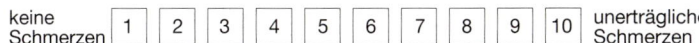

keine Schmerzen | 1 | 2 | 3 | 4 | 5 | 6 | 7 | 8 | 9 | 10 | unerträgliche Schmerzen

Umschreibende Skala

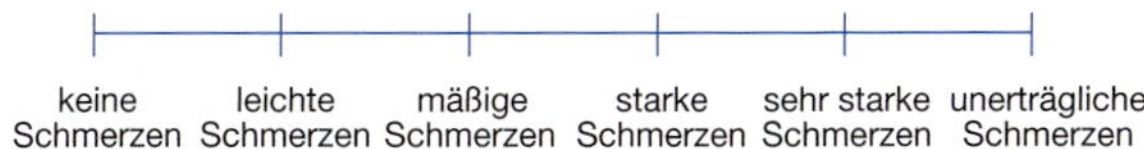

Smiley-Skala

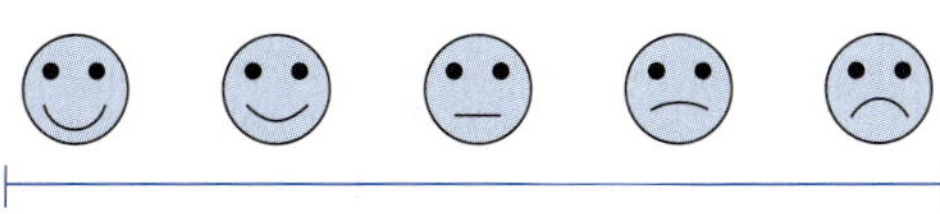

◘ **Abb. 19.4.** Beispiele verschiedener Skalen für die Erfassung der Schmerzintensität. (Aus »Palliativmedizin auf einen Blick«, Schweizerische Krebsliga 2000)

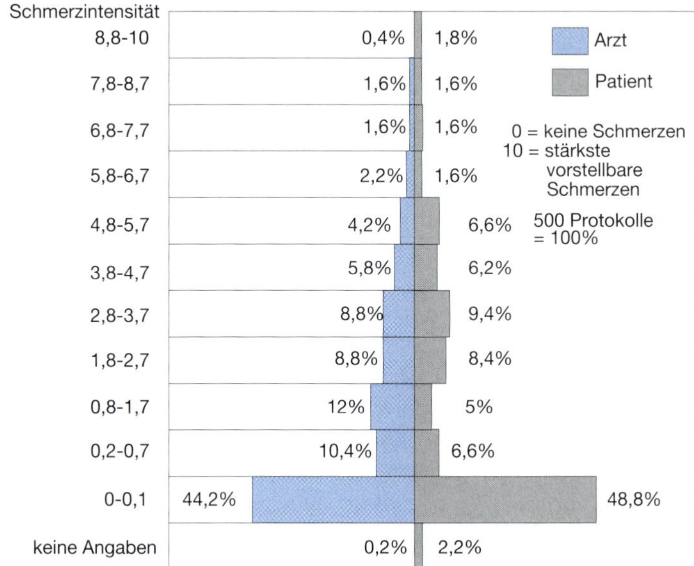

Abb. 19.5. Beurteilung von Schmerzen durch Arzt bzw. Patienten: In einer Untersuchung der Schweizerischen Krebsliga beurteilten 500 Patienten und ihre Ärzte unabhängig voneinander die aktuellen Schmerzen. Einschätzung der aktuellen Schmerzen auf einer Skala von 0 (keine Schmerzen) bis 10 (stärkste vorstellbare Schmerzen) durch Arzt (*links*) und Patienten (*rechts*)

Schmerzen beeinflussen. Dazu gehören beispielsweise:
- die Körperlage,
- körperliche Aktivitäten (inkl. Kauen und Schlucken oder Husten),
- verschiedene Speisen (z. B. blähendes Gemüse),
- der Stuhlgang (resp. Obstipation),
- evtl. auch verschiedene Wetterlagen.

Der Patient sollte stets gefragt werden, welche Faktoren seine Schmerzen auslösen oder verschlimmern. Diese Faktoren können nicht immer beseitigt werden und weisen dann darauf hin, dass es sich um einen therapeutisch schwierigen »Incidental Pain« (s. ► Abschn. 19.4.1) handelt. Oft können auslösende oder schmerzverstärkende Faktoren aber mit einfachen pflegerischen Maßnahmen günstig beeinflusst werden.

19.6.2 Aktuelle und frühere Schmerzbehandlungen

Folgende Fragen sind im Hinblick auf die Behandlungsplanung zu beantworten:
- Welche Schmerzmittel benützt der Patient aktuell und in welcher Dosierung?
- Wie gut wirken sie?
- Welche Nebenwirkungen zeigen sich?
- Welche früheren Erfahrungen mit Schmerzmitteln gibt es?

Die Patienten wissen oft selbst am besten, was ihnen bei früheren Schmerzepisoden Erleichterung gebracht hat. Vielfach können nichtmedikamentöse Methoden wie Massagen, Wickel etc. Erleichterung verschaffen. Gelegentlich können auch negative Erfahrungen mit Schmerzmitteln die Kooperation des Patienten erschweren. Bei Patienten, die bei früherer Einnahme von starken Analgetika erbrochen haben, beobachtet man häufig eine Abneigung gegenüber Schmerzmitteln.

19.6.3 Psychosoziale Faktoren

Psychosoziale Faktoren spielen für die Schmerzwahrnehmung und -verarbeitung eine zentrale Rolle und müssen deshalb sorgfältig erfasst werden. Es ist beispielsweise wichtig zu erfahren, wieviel der Patient über seine Krebskrankheit weiß (und wissen will): Patienten, die über ihre Krankheit nicht oder ungenügend informiert sind, sind oft gezwungen, Fragen in Bezug auf ihre Krankheit über das Thema »Schmerz« zu kommunizieren. Auch ungelöste familiäre Probleme oder depressive

Verstimmungen können sich als schmerzverstärkende Faktoren äußern. Auf folgende Faktoren ist speziell zu achten:
- familiäres / berufliches Umfeld,
- finanzielle Probleme,
- Informationsstand in Bezug auf die Tumorerkrankung,
- Hinweise auf aktuellen oder früheren Abusus von Alkohol, Medikamenten oder Drogen,
- ggf. frühere psychiatrische Erkrankungen.

Außerdem können in bestimmten Fällen weitere Probleme vorliegen:
- Der Patient und seine Angehörigen wissen zu wenig Bescheid über die Schmerzbehandlung; z. B. herrscht oft eine übermäßige Angst vor dem Gebrauch von Schmerzmitteln, besonders Opiaten (s. ▶ Abschn. 19.11.8). Eventuell hat der Patient oder jemand aus seiner näheren Umgebung eine Medikamentenabhängigkeit miterlebt.
- Da der Patient die Pflegenden nicht stören oder den Arzt nicht von der eigentlichen Tumortherapie ablenken will, hält er sich zurück mit Klagen über Schmerzen.
- Um die Progression der Krankheit nicht wahrnehmen zu müssen, verneint der Patient eine Zunahme der Schmerzen.
- Als Folge seiner religiösen Erziehung mag der Patient auch der Überzeugung sein: »Das ist meine Strafe, und ich muss das aushalten.«

19.6.4 Dokumentation

Genau wie Blutdruck, Körpertemperatur oder -gewicht muss bei Schmerzpatienten auch die Schmerzintensität nicht nur regelmäßig erfasst, sondern auch schriftlich festgehalten werden. Für hospitalisierte Patienten sind in spezialisierten Abteilungen für Palliativpflege spezielle Dokumentationsblätter in Gebrauch, auf denen alle diese Informationen integriert und dokumentiert werden können. Die Dokumentation der Schmerzintensität soll solange weitergeführt werden, bis das geplante Ziel der Schmerzbehandlung erreicht ist.

Für ambulante Patienten hat sich ein sog. *Schmerztagebuch* als geeignet erwiesen. Darin können Schmerzintensität, Basis- und Reserve-Schmerzmedikamente sowie Nebenwirkungen tabellarisch festgehalten werden (◘ Abb. 19.6). *Diese Dokumentation ist vor allem bei Patienten hilfreich, bei denen sich die Einstellung der Schmerztherapie als schwierig erweist.*

Für die Mehrzahl der Patienten, bei denen unter einer korrekt durchgeführten Therapie die Schmerzen gut kontrolliert werden können, ist die routinemäßige Führung eines solchen Schmerztagebuchs nicht nötig. Gelegentlich wird aber auch von diesen Patienten diese Dokumentationsform geschätzt. Es steht dann als Zeichen der Übernahme von Verantwortung und der aktiven Teilnahme an der Schmerzbehandlung.

19.6.5 Stadieneinteilung und prognostische Faktoren

Stadieneinteilungen sind sinnvoll, wenn sich daraus Hinweise auf die Therapie oder die Prognose ableiten lassen. In diesem Sinne ist die in Edmonton (Kanada) entwickelte Stadieneinteilung für Krebsschmerzen hilfreich (ESS: Edmonton Staging System for Cancer Pain): Sie erlaubt, Schmerzen nach klinischen Gesichtspunkten einzuteilen und die Erfolgsaussichten der Schmerztherapie abzuschätzen:

Edmonton-Staging-System (ESS) für Krebsschmerzen

Kriterien für die Stadieneinteilung (die mit * markierten Kriterien sind prognostisch ungünstig)

- A: Schmerzmechanismus
  - A1 Viszeral
  - A2 Knochen und Weichteile
  - A3* Neuropathie
  - A4* Gemischt A3 und andere
- B: Schmerzcharakter
  - B1 Ständig
  - B2* Ausgelöst (»incidental«)
- C: Bisherige Behandlung
  - C1 <60 mg Morphinäquivalent/Tag
  - C2 60–300 mg Morphinäquivalent/Tag
  - C3 >300 mg Morphinäquivalent/Tag

▼

- D: Kognitive Funktionen
  - D1 Normal
  - D2 Gestört
- E: Psychosoziale Probleme
  - E1 Nicht ausgeprägt
  - E2* Sehr ausgeprägt
- F: Toleranzentwicklung
  - F1 <5 % der Initaldosis/Tag
  - F2* >5 % der Initialdosis/Tag
- G: Suchtanamnese (Alkohol/Drogen)
  - G1 Keine
  - G2* Ja

Stadien und Prognose

- Stadium 1 – gute Schmerzprognose: Gutes Ansprechen auf Schmerztherapie wahrscheinlich
  - alle 1 (A1–G1)
  - A2
  - C2
- Stadium 2 – variable Schmerzprognose
  - C3 (Bei genügend Erfahrung in Schmerzbehandlung wahrscheinlich ohne prognostische Bedeutung)
  - D2
- Stadium 3 – schlechte Schmerzprognose: Gute Schmerzkontrolle ist schwierig zu erreichen
  - A3/4 (Neuropathischer Schmerz)
  - B2 (Ausgelöster Schmerz)
  - E2 (Ungelöste psychosoziale Probleme)
  - F2 (Dosissteigerung mehrmals wöchentlich nötig)

Beispiel

Eine 50-jährige Frau mit Skelettmetastasen eines Mammakarzinoms nimmt täglich 120 mg eines retardierten Morphinpräparates ein (C2), leidet aber noch immer unter bewegungsunabhängigen (B1) Rückenschmerzen (A2). Die Opiatdosis wurde in den letzten 10 Tagen nicht erhöht (F1). Die kognitiven Funktionen sind nicht gestört (D1), es bestehen keine besonderen psychoso-

Datum		1.1.	1.1.	1.1.	1.1.	2.1.	2.1.
Zeit		9.00	9.40	17.00	17.40	6.00	6.30
Intensität des Schmerzes	10						
	9						
	8	Liegen		Ruhe		Auf-	
	7	X		X		stehen	
	6					X	
	5						
	4						X
	3						
	2		X				
	1				X		
	0						
Basis-Medikation							
Morphin ret. Tbl. 10mg 2x1 (8.00/20.00)							
Lactitol abends 1 Messbecher							
Reserve-Medikation							
Morphin Tropfen 2%		10		20			
Paracetamol-Tbl bei Knochenschmerzen						X	
Domperidon-Tbl. bei Übelkeit		2					
Nebenwirkung							
Übelkeit/Erbrechen		Ü leicht					
Stuhlgang							

Abb. 19.6. Beispiel eines »Schmerztagebuchs« (Schweizerische Krebsliga), geeignet für ambulante Patienten

zialen Probleme (E1), keine Suchtanamnese (G1). Auf Grund dieser Kriterien liegt ein ESS-Stadium 1 vor, d. h. dass nach einer Anpassung der Schmerzbehandlung mit großer Wahrscheinlichkeit eine gute Schmerzkontrolle erwartet werden kann.

In diesem System wird erneut deutlich, dass folgende Faktoren eine ungünstige Prognose für die Schmerzbehandlung bedeuten und oft für »therapierefraktäre Schmerzen« verantwortlich sind:

- neuropathische Schmerzen,
- ausgelöste (»inzidentale«) Schmerzen,
- ungünstige psychosoziale Faktoren.

Andererseits sind eine hohe initiale Opiatdosis oder die Notwendigkeit der Dosissteigerung keine Zeichen für eine schlechte Schmerzprognose.

19.7 Ablauf und Ziele der Schmerzbehandlung

Am Anfang jeder Behandlung steht – wie bereits betont – eine Beurteilung. Diese sollte folgende Fragen klären:

19.7.1 Diagnose der Schmerzursache

Wie in ► Abschn. 19.5 beschrieben, ist nicht jeder Schmerz bei einem Tumorpatienten durch den Tumor verursacht. Hüftschmerzen beispielsweise können viele, sehr unterschiedlich zu behandelnde Ursachen haben:

Mögliche Ursachen von Hüftschmerzen bei einem Tumorpatienten

Ursachen	Beispiele
Tumorbedingt	Osteolytische Metastase im Schenkelhals
Therapiebedingt	Aseptische Nekrose nach hoch dosierter Kortikosteroidtherapie »Pseudorheumatismus« nach Kortikosteroidtherapie Spritzenabszess
Tumorassoziert	Beckenvenenthrombose
Tumorunabhängig	Coxarthose

Vor jede Schmerzbehandlung gehört deshalb eine Diagnose der Schmerzursache. Ohne Diagnose darf – außer bei akuten Schmerzen – keine Analgetikabehandlung eingeleitet werden. Oft kann mit einer einfachen, auf die Schmerzursache gezielten Behandlung der Schmerz definitiv beseitigt werden.

19.7.2 Entscheidung für einen Behandlungsplan

Bei tumorbedingten Schmerzen ist vorerst zu entscheiden, ob als Schmerzbehandlung die Grundkrankheit (d. h. der Tumor) mit einer auf den Tumor gerichteten, tumorspezifischen Therapie behandelt werden kann und soll. Als Alternative kommt die Therapie von Komplikationen in Frage, z. B. die operative Fixation einer schmerzhaften, instabilen Skelettmetastase, und schließlich – häufig in Kombination mit den beiden erstgenannten Methoden – die symptomatische Schmerzbehandlung mit Analgetika.

19.7.3 Individuelle Bestimmung des Behandlungsziels

Wie oben erwähnt, sprechen nicht alle Schmerzen gleich gut auf eine Therapie an. Die für die Schmerzprognose entscheidenden Faktoren sind bekannt (s. ► Abschn. 19.6.5).

! Es ist wichtig, gemeinsam mit dem Patienten ein realistisches Ziel für die Schmerztherapie festzulegen. Dies hilft, Enttäuschungen auf Seiten der Patienten und der Betreuer zu vermeiden.

Ziele bei symptomatischer Schmerztherapie sind:

I Schmerzfreier Nachtschlaf
II Schmerzfreiheit bei Tag ohne körperliche Aktivität
III Schmerzfreiheit bei Tag mit körperlicher Aktivität

Vor allem bei durch Bewegung oder Belastung ausgelöstem Schmerz (Incidental Pain) ist Stufe III oft nicht oder nur mit teils erheblichen Nebenwirkungen zu erreichen.

19.7.4 Wiederholte Neubeurteilung

Die Schmerzbehandlung ist kontinuierlich und wiederholt zu beurteilen. Solange der Patient nicht schmerzfrei ist, erfolgt die Beurteilung bei jeder Dosiserhöhung; ebenso bei jedem neu auftretenden Schmerz. Besonders wichtig ist eine Neubeurteilung bei Schmerzen, die auf die Behandlung nicht im erwarteten Maß ansprechen.

19.8 Möglichkeiten der Schmerzbehandlung

19.8.1 Schmerzbehandlung durch eine spezifische Tumortherapie

Bei tumorbedingten Schmerzen ist prinzipiell die Behandlung der Grundkrankheit – d. h. des Tumors – die sinnvollste und wirksamste Methode der Schmerzbekämpfung.

Ob eine spezifische Tumortherapie in Frage kommt, hängt von verschiedenen Faktoren ab. Ist das Ziel der Tumorbehandlung in erster Linie die Schmerzbehandlung, so ist die Wahl zwischen Chirurgie und Radiotherapie (als lokal wirksame Therapien) einerseits und Chemo- bzw. Hormontherapie (als Systemtherapie) andererseits zu treffen. Die Punkte, die bei dieser Entscheidung zu berücksichtigen sind, wurden in ▶ Kapitel 6 diskutiert.

Indikationen für Schmerzbehandlungen durch spezifische Tumortherapie (Beispiele)

- Chirurgie:
  - Schmerzhafter Darmverschluss bei Kolonkarzinom
- Radiotherapie:
  - Schmerz bei isolierter Skelettmetastase
- Chemo- oder Hormontherapie:
  - Schmerzen bei multiplen Skelettmetastasen

19.8.2 Schmerzbehandlung durch die Therapie von Komplikationen

Auch die Therapie von schmerzhaften Komplikationen bietet dankbare Möglichkeiten der Schmerzbehandlung. Als Beispiele seien genannt:

- Operative / interventionelle Methoden:
  - Osteosynthese zur Stabilisierung von schmerzhaften Skelettmetastasen,
  - Einlegen eines Blasenkatheters bei schmerzhafter Harnverhaltung;
- Medikamentöse Möglichkeiten:
  - Hemmung der Knochenresorption bei osteolytischen Skelettmetastasen durch Bisphosphonate (z. B. Clodronat, Pamidronat, Zoledronat),
  - virostatische Behandlung schmerzhafter viraler Infekte, z. B. von Herpes-simplex-Stomatitis.

19.8.3 Schmerzbehandlung durch Nervenblockaden und neurochirurgische Methoden

Hartnäckige, vor allem neuropathische und viszerale Schmerzen können durch vorübergehende oder dauernde Blockierung bzw. Zerstörung der betreffenden Nerven behandelt werden. Die Indikation zu diesen Eingriffen muss heute – dank besserer Möglichkeiten der medikamentösen Schmerztherapie (auch der rückenmarksnahen Therapie, s. ▶ Abschn. 19.11.4) – nur noch selten gestellt werden.

Probleme dieser Methode sind:

- Die Wirkung ist lokal begrenzt.
- Die Wirkung ist meist – auch bei definitiver Ausschaltung eines Nervs – zeitlich begrenzt, sie hält in der Regel nur einige Monate an.
- Häufig treten schwere unerwünschte und im Einzelfall unvorhersehbare Komplikationen (Lähmungen, Schmerzzustände) auf.

Blockaden können reversibel (vorübergehend) oder irreversibel (definitiv) ausgeführt werden. Reversible Blockaden werden mit Lokalanästhetika durchgeführt, sie eignen sich vor allem als Test für die Wirksamkeit der Methode vor einer definitiven Blockade. Für die definitive Neurolyse kommen

z. B. Infiltrationen mit Alkohol oder Phenol in Frage, daneben chirurgische Methoden wie die scharfe Durchtrennung, kryochirurgische Zerstörung oder Diathermie.

Folgende Blockaden werden heute noch durchgeführt:

- Blockade des N. splanchnicus (z. B. thorakoskopisch),
- Blockaden des Plexus coeliacus.

Indikationen für diese Blockaden sind hauptsächlich hartnäckige Schmerzen im Oberbauch, verursacht durch inoperable Pankreas- oder Kolonkarzinome.

Die direkte *Elektrostimulation des Rückenmarks* durch neurochirurgisch implantierte Elektroden kommt bei ausgewählten neuropathischen Schmerzen, z. B. bei Armplexusläsionen, gelegentlich zum Einsatz. Sie ist nicht zu verwechseln mit der TENS (transkutane elektrische Nervenstimulation), deren Wirkung bei Tumorpatienten kaum über die eines Plazebos hinausgeht.

Eine wichtige Rolle spielt die Neurochirurgie bei der Implantation von Kathetern zur Durchführung der rückenmarknahen intraspinalen Schmerzmitteltherapie (s. ► Abschn. 19.11.4).

19.8.4 Symptomatische medikamentöse Schmerzbehandlung

Zur symptomatischen Behandlung von Schmerzen stehen verschiedene Schmerzmittel, sog. Analgetika (von griechisch *an* = »ohne« und *algos* = »Schmerz«) zur Verfügung. Analgetika beeinflussen die Schmerzwahrnehmung, haben jedoch keinen Einfluss auf die Schmerzursache. Ihr Einsatz soll – wo immer möglich – mit einer spezifischen Tumortherapie bzw. der Behandlung der schmerzauslösenden Komplikation kombiniert werden.

19.9 Prinzipien der medikamentösen Schmerzbehandlung

Zur Schmerzbehandlung stehen Opiate und Nicht-Opiate zur Verfügung. Medikamente aus den beiden Gruppen können einzeln oder kombiniert verabreicht werden. Unter bestimmten Umständen werden zusätzlich sog. Co-Analgetika eingesetzt (s. ► Abschn. 19.12).

Nicht-Opiate. Dazu gehören z. B. Paracetamol und die sog. nichtsteroidalen Antirheumatika. Wegen ihres wichtigsten Wirkungsmechanismus werden sie auch »peripher wirksame Analgetika« genannt. Diese Bezeichnung ist heute weitgehend verlassen, da die Nicht-Opiate ihre analgetische Wirkung nicht nur peripher, sondern auch über Mechanismen im Zentralnervensystem ausüben. Die Nicht-Opiate werden im ► Abschnitt 19.10 eingehender besprochen.

Opiate. Opiate sind die wichtigsten Medikamente in der Behandlung von Tumorschmerzen. In ► Abschnitt 19.11 finden sich dazu detaillierte Ausführungen.

! Unabhängig von der Wahl des Medikamentes gelten für die medikamentöse Behandlung chronischer Tumorschmerzen folgende Prinzipien:

- **Die Verabreichung erfolgt regelmäßig (»by the clock«) zu festgelegten Zeiten. Die Abstände richten sich nach den pharmakologischen Eigenschaften des gewählten Medikaments (Wirkungsdauer, Stoffwechsel, Ausscheidung). Die Verabreichung »nach Bedarf« ist bei chronischen Schmerzen falsch und führt in der Regel zu einer schlechteren Schmerzkontrolle und vermehrt unerwünschten Wirkungen (▫ Abb. 19.7a,b).**
- **Die Dosierung erfolgt individuell. Es gibt bei Opiaten keine Standarddosierung! Die für den einzelnen Patienten individuell richtige Dosierung ist abhängig von der Intensität seiner Schmerzen und von der von ihm gewünschten Schmerzkontrolle. Auch Alter, Körpergewicht und Begleiterkrankungen sind bei der Dosierung zu berücksichtigen (für ältere Patienten und für Patienten mit eingeschränkter Nierenfunktion sind meist geringere Dosierungen ausreichend).**
- **Die Verabreichung erfolgt in der Regel peroral. Bei der Therapie chronischer Schmerzen mit regelmäßigen Analgeti-**

kagaben ist die transdermale und parenterale Verabreichung (i.v., s.c., i.m.) nur in wenigen speziellen Fällen von Vorteil (s. ▸ Abschn. 19.11.4).
- **Für sog. Schmerzdurchbrüche ist eine Schmerzmittelreserve vorzusehen und festzulegen.**
- **Zu erwartende Nebenwirkungen der Schmerzmitteltherapie müssen vor Behandlungsbeginn mit dem Patienten besprochen werden. Die bei Opiaten immer auftretende Obstipation muss prophylaktisch behandelt werden (s. ▸ Abschn. 19.11.3).**
- **Patienten, Pflegende und Angehörige müssen durch den Arzt über den Behandlungsplan orientiert werden.**
- **Die Schmerztherapie soll möglichst einfach gestaltet werden. Kombinationen von mehr als zwei Analgetika und mehreren Applikationsformen sind meist unnötig. Sie führen zu vermehrten Nebenwirkungen und Komplikationen und erschweren die Kooperation des Patienten.**

19.10 Nicht-Opiate

In der Behandlung von Tumorschmerzen werden hauptsächlich zwei Gruppen von nichtopiathaltigen Analgetika eingesetzt:
- nichtsaure Analgetika, z. B.:
  - Paracetamol,
  - Metamizol (z. B. Novalgin);

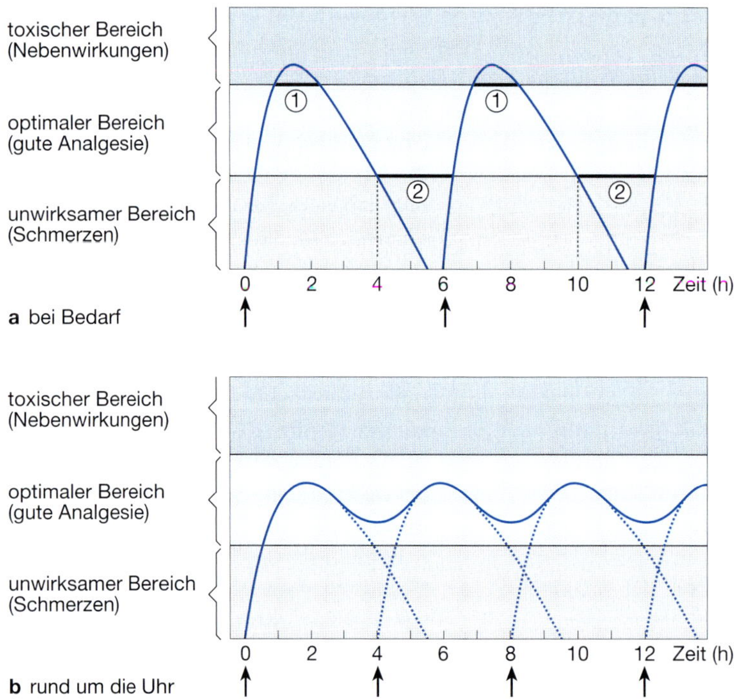

Abb. 19.7a. Plasmakonzentration des Analgetikums bei Behandlung »bei Bedarf«. Wiederholung bei einer Plasmahalbwertszeit von 4 h: Die hohe Einzeldosis führt zu Nebenwirkungen, trotzdem verspürt der Patient wegen des zu großen zeitlichen Intervalls zwischen den Einzeldosen Schmerzen. *1* Zeitspanne mit toxischer Konzentration (Nebenwirkungen); *2* Zeitspanne mit ungenügender Konzentration (Schmerzen); ↑ Einzeldosen des Analgetikums. **b** Plasmakonzentration des Analgetikums bei Behandlung zu festen Zeiten (»rund um die Uhr«). Regelmäßige, 4-stündliche Gabe eines Analgetikums mit einer Plasmahalbwertszeit von 4 h: Bei einer im Vergleich zu Abb. 19.7a deutlich geringeren Einzeldosis verspürt der Patient keine Schmerzen, der toxische Bereich wird nie erreicht. ↑ Einzeldosen des Analgetikums

- nichtsteroidale Antirheumatika, z. B.: Azetylsalizylsäure (z. B. Aspirin), Diclofenac (z. B. Voltaren).

19.10.1 Paracetamol und Paracetamol

Diese Medikamente wirken hauptsächlich:
- analgetisch und
- antipyretisch (fiebersenkend).

Ihr Wirkungsort scheint vorwiegend im zentralen Nervensystem zu liegen. Im Gegensatz zu den nichtsteroidalen Antirheumatika (s. u.) hemmen sie die Prostaglandinsynthese in den peripheren Geweben kaum und wirken deshalb auch praktisch nicht entzündungshemmend. Novalgin besitzt zusätzlich spasmolytische Eigenschaften.

Paracetamol und Novalgin werden wegen ihrer praktisch fehlenden Nebenwirkungen bei schwachen Tumorschmerzen gerne eingesetzt. Ihre Anwendung ist wesentlich sicherer als die der konventionellen nichtsteroidalen Antirheumatika. Eine Dosissteigerung über 4 g pro Tag bringt in der Regel keine Wirkungssteigerung und ist zu vermeiden (Tabelle 19.7).

19.10.2 Nichtsteroidale Antirheumatika (NSAR)

Die Bezeichnung »nichtsteroidale Antirheumatika« (NSAR) für diese Medikamentengruppe erklärt sich aus ihrer Geschichte: Sie wurden ursprünglich für die Rheumatologie entwickelt, wo sie an Stelle von Kortison und anderen Steroidhormonen erfolgreich als Antirheumatika eingesetzt wurden. NSAR (Tabelle 19.8) wirken:
- analgetisch (schmerzhemmend),
- antipyretisch (fiebersenkend) und
- antiphlogistisch (entzündungshemmend).

In der Onkologie ist besonders die analgetische und antiphlogistische Wirkung der NSAR wichtig. Sie werden vor allem bei schmerzhaften Skelettmetastasen eingesetzt, bei denen eine entzündliche Komponente an der Schmerzauslösung beteiligt ist.

Es empfiehlt sich, bei der Erstverordnung eines NSAR Tumorpatienten darauf aufmerksam zu machen, dass sie sich durch den Hinweis »gegen rheumatische Schmerzen« in der Packungsbeilage nicht verwirren lassen; sonst könnten sie annehmen, der Arzt habe – da sie ja nicht an Rheuma leiden – ein falsches Medikament verordnet.

Wirkungsmechanismus

NSAR hemmen die Synthese von Prostaglandinen. Prostaglandine entstehen im Gewebe unter der Wirkung des Enzyms Cyclooxigenase (COX). Prostaglandine haben zahlreiche wichtige physiologische Funktionen: Sie sind z. B. für die ausreichende Durchblutung der Schleimhäute des Magen-Darm-Traktes, für die Nierenfunktion und für die Funktion der Thrombozyten wichtig. Diese »physiologischen« Prostaglandine werden durch das Enzym COX-1 synthetisiert. Bei Entzündungen werden im beteiligten Gewebe durch ein anderes Enzym (COX-2) zusätzlich Prostaglandine gebildet: Diese sind für die typischen Entzündungssymptome, wie vermehrte Durchblutung (Rötung), Schwellung

Tabelle 19.7. Paracetamol und Novalgin

Stoffname	Präparatename in Deutschland, Schweiz, Österreich (Beispiele)	Richtlinie für Einzeldosis [mg]	Intervall [h]	Toxizität
Paracetamol	D: Ben-u-ron, Paracetamol CH: Panadol, Dafalgan, Tylenol A: Apacet, Mexalen	500–1000	4–6	Lebernekrosen (nur bei Überdosierung >12 g/Tag)
Dipyron/ Metamizol	D, CH, A: Novalgin	500–1000	4 -6	Agranulozytose (sehr selten: weniger als 1 Fall/Mio. Wochen Novalgineinnahme)

* Die WHO teilt diese Medikamente in die Klasse I der Analgetika ein

Tabelle 19.8. Nichtsteroidale Antirheumatika

Stoffname	Präparatenamen in Deutschland, Schweiz und Österreich (Beispiele)	Richtlinie für Einzeldosis [mg]	Intervall [h]
Azetylsalizylsäure	D/CH/A: Aspirin	500–1000	4–6
Diclofenac	D/CH/A: Voltaren	25–50 100 (Retard)	8 24
Ibuprofen	D/CH/A: Brufen	200–600	6–8
Mefenaminsäure	D: Parkemol CH: Ponstan A: Parkemol	500	6–8
Indometacin	D: Amuno CH, A: Indocid	25–50	6

* Die WHO teilt diese Medikamente in die Klasse I der Analgetika ein

und teils auch Schmerz, verantwortlich, da Prostaglandine an peripheren Schmerzrezeptoren als Schmerzreiz wirken.

Die klassischen NSAR hemmen alle Enzyme der Prostaglandinsynthese, d. h. sowohl COX-1 als auch COX-2. Entsprechend wird auch die Bildung von physiologischen Prostaglandinen verhindert. Das erklärt das breite Nebenwirkungsspektrum der klassischen NSAR (s. u.). Es wurden deshalb sogenannte selektive COX-2-Hemmer entwickelt. Wegen des erhöhten Risikos kardiovaskulärer Komplikationen mussten diese größtenteils wieder aus dem Verkauf gezogen werden.

Unerwünschte Wirkungen der klassischen nichtsteroidalen Antirheumatika

Wirkungsort	Unerwünschte Wirkung
Schleimhäute des Magendarmtrakts	Magen-Ulzera (Blutungen/ Perforation) Gastritis Übelkeit/Erbrechen Oberbauchschmerzen Colitis (Diarrhö)
Blutgerinnung	Hemmung der Thrombozytenfunktion (Blutungsgefahr)
ZNS	Kopfweh, Tinnitus, Schwindel Übelkeit
Niere	Akutes/chronisches Nierenversagen
Allergische Reaktionen	Vasomotorische Rhinitis, Urtikaria, Bronchialasthma, anaphylaktischer Schock
Interaktionen mit anderen Medikamenten	
Antikoagulantien	Verstärkung der Antikoagulation!
Lithium	Erhöhte Lithiumkonzentration im Serum
Methotrexate	Erhöhte Serumkonzentration Risiko erhöhter Toxizität!

Konventionelle NSAR in *hohen* Dosen sind zur Behandlung von tumorbedingten Schmerzen nicht zu empfehlen: Lieber niedrig dosierte NSAR mit einem Opiat kombinieren oder ganz auf Opiate wechseln.

19.11 Opiate

19.11.1 Definitionen

Definition

Opium ist der eingetrocknete Milchsaft des Schlafmohns (Papaver somniferum). Opium enthält zahlreiche natürliche chemische Verbindungen, darunter Morphium, Codein und Papaverin. Opium wird nicht mehr als Medikament eingesetzt.

> *Opiat* ist ein natürlicher Bestandteil des Opiums (z. B. Morphin oder Codein) sowie aus diesen abgewandelte, sog. halbsynthetische Opiate (z. B. Diamorphin = Heroin).
>
> *Opioide* ist ein Überbegriff für alle Substanzen, die an Opiatrezeptoren (s. ▶ Abschn. 19.2.3) gebunden werden. Unter der Bezeichnung Opioide werden natürliche, halbsynthetische und auch vollsynthetische (z. B. Methadon, Fentanyl) Wirkstoffe zusammengefasst. Auch die körpereigenen Endorphine (s. ▶ Abschn. 19.2.3) zählen zu den Opioiden.

Im alltäglichen Gebrauch – und auch in diesem Kapitel – werden die Begriffe Opioide und Opiate häufig gleichbedeutend angewandt, d. h. unter Opiaten werden auch die vollsynthetischen Opioide verstanden.

19.11.2 Einteilung der Opiate

Opiate wirken durch die Bindung an spezifische Rezeptoren (Opiatrezeptoren), die vor allem im Hirn und im Rückenmark vorkommen. Zum Verständnis der unterschiedlichen Dosierungen und der Einteilung der Opiate ist eine kurze Darstellung ihrer *Bindung an die Rezeptoren* sinnvoll:

Affinität. Voraussetzung für die Auslösung eines Effektes ist die Bindung des Opiates an den Rezeptor. Unter *Affinität* versteht man die Neigung einer Substanz, z. B. eines Opiates, an seinen Rezeptor zu binden. Je höher die Affinität, desto geringere Mengen sind nötig, um einen bestimmten Anteil der Rezeptoren zu besetzen. Hat ein Opiat eine höhere Affinität als ein anderes, so kann mit ihm in kleineren Dosen die gleiche Wirkung erreicht werden (◘ Abb. 19.8); das eine könnte als »starkes Opiat«, das andere als »schwaches« bezeichnet werden. Entsprechend ihrer Affinität wurden Opiate durch die WHO mehr oder weniger willkürlich in starke bzw. schwache Opiate eingeteilt. Heute werden alle agonistisch (rezeptorerregend) wirkenden Opiate immer mehr als eine einzige pharmakologische Gruppe betrachtet.

Aktivität. Nicht mit dem Begriff Affinität darf der Begriff der *Aktivität* verwechselt werden. Als Aktivität (oder Wirksamkeit, engl. »efficacy«) bezeichnen wir die Fähigkeit eines Medikamentes, am Rezeptor eine Wirkung auszulösen:

- *Reine Agonisten* sind Opiate, die bei der Bindung an den Rezeptor die volle Wirkung auslösen. Beispiele sind Morphin, Codein, Pethidin (siehe ◘ Tabelle 19.9).

> **!** **Bei einem reinen Agonisten wird mit zunehmender Dosierung eine zunehmende Wirkung erreicht.**

- *Partielle Agonisten* sind Opiate, die auch bei voller Besetzung der Rezeptoren nur eine niedrige Aktivität auslösen. Nach Erreichen der maximalen Wirkung – die geringer ist als die eines reinen Agonisten – bringt eine Dosiserhöhung keine Wirkungssteigerung! Man spricht von *Plateau-* (oder englisch *ceiling-*)*Effekt*. Ein typisches Beispiel für einen partiellen Agonisten ist das Buprenorphin (z. B. Temgesic) (Opiat A in ◘ Abb. 19.8). Buprenorphin ist zwar nur ein partieller Agonist, hat aber eine hohe Affinität zum Rezeptor. Das heißt, dass der (beschränkte) Effekt mit geringen Milligrammdosen erreicht werden kann.

Die hohe Affinität bei nur partieller Aktivität kann höchst unerwünschte Folgen zeigen: Wird einem Patienten, der mit einem reinen Agonisten in hoher Dosierung behandelt wird, zusätzlich Buprenorphin verabreicht, so verdrängt dieses – wegen der hohen Affinität – den reinen Agonisten vom Rezeptor. Dies kann – wegen der nur partiellen Aktivität – zu einem akuten Entzugssyndrom mit Verstärkung der Schmerzen führen.

> **!** **Partielle Agonisten sind in der Behandlung chronischer Tumorschmerzen nur von beschränktem Wert.**

- *Gemischte Agonisten/Antagonisten:* Diese Opiate zeigen agonistische Wirkung an bestimmten Opiatrezeptoren (z. B. dem Kappa-Rezeptor) und schwach antagonistische Wirkung an

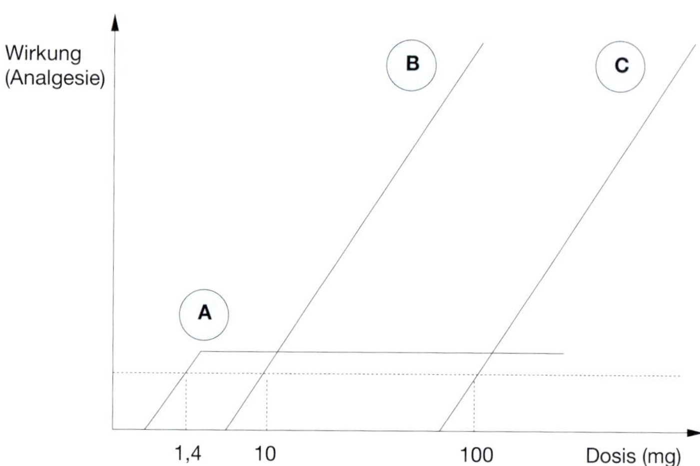

Abb. 19.8. Dosis-Wirkung-Kurven von verschiedenen Opiaten. *A* zeigt den Plateau-Effekt bei einem partiellen Antagonisten (z. B. Buprenorphin): Auch bei Erhöhung der Dosis kann die maximale Wirkung nicht gesteigert werden. *B* und *C* stellen die Verhältnisse bei reinen Agonisten dar: Bei Erhöhung der Dosis kann die Wirkung beliebig gesteigert werden. *B* entspricht einem so genannten starken Opiat (z. B. Morphin), *C* einem so genannten schwachen Opiat (z. B. Codein)

anderen Rezeptoren (z. B. dem μ-Rezeptor). Ein typisches Beispiel ist das Pentazocin (z. B. Fortral, Fortalgesic). Auch Pentazocin zeigt einen *Plateau-Effekt* und sollte in der Behandlung von chronischen Tumorschmerzen nicht eingesetzt werden.

- *Reine Antagonisten* lösen am Rezeptor keine Wirkung aus. Wegen ihrer großen Affinität verdrängen sie jedoch dort gebundene Agonisten. Sie können deshalb zur Behandlung von Überdosierungen bzw. Vergiftungen eingesetzt werden. Ein typischer reiner Antagonist ist Naloxon (z. B. Narcan).

Unerwünschte Wirkungen von Opiaten

Zentral	Peripher
Übelkeit/Erbrechen/ Inappetenz	Obstipation
Sedation	Mundtrockenheit
Atemdepression	Harnverhaltung (Dysfunktion des Blasensphinkters)
Verwirrung/Halluzinationen	Magenentleerungsstörung (Dysfunktion der Pylorusmuskulatur)
Dysphorie/Depression	Pruritus
Myoklonien (Muskelzuckungen)	Hautrötung (Flush)
Hyperalgesie/Allodynie	Hypotonie

19.11.3 Unerwünschte Wirkungen von Opiaten und ihre Behandlung

Opiate kommen im Zentralnervensystem nicht nur in Regionen vor, die der Schmerzmodulation dienen. Zudem finden sie sich auch außerhalb des ZNS, beispielsweise in den Schleimhäuten des Magen-Darm-Traktes, wo sie die Sekretion und Motilität beeinflussen. Entsprechend können Opiate neben der erwünschten Analgesie zu zahlreichen unerwünschten Wirkungen führen. Der Begriff »unerwünscht« ist allerdings relativ: Bei unruhigen Patienten kann eine Sedation durchaus erwünscht sein, ebenso die Dämpfung des Atemzentrums bei schwerer Atemnot.

Festzuhalten ist, dass Opiate – im Gegensatz etwa zu den Analgetika vom Typ der nichtsteroidalen Antirheumatika – auch bei Langzeitanwendung nie zu Organschäden führen: Sie verursachen keine Leber-, Nieren- oder Knochenmarkstoxizität. Opiate zählen somit zu den sichersten in der Onkologie angewandten Medikamenten. Unerwünschte Wirkungen der Opiate sind jedoch teilweise nicht zu vermeiden. Sie können und müssen behandelt werden, zum Teil bereits prophylaktisch.

Übelkeit und Erbrechen

Nicht für alle Patienten unter Opiatbehandlung sind Übelkeit und Erbrechen ein Problem. Bei einigen wenigen kann dadurch allerdings eine Opiatbehandlung unmöglich werden. Bei den meisten Patienten

Tabelle 19.9. Opiate: Einteilung nach Wirkung am Rezeptor

Opiat-Gruppe	Stoffname	Präparatenamen in Deutschland, Schweiz und Österreich	Wirkungsdauer bei p.o.-Gabe [h]	WHO-Klasse*	Bemerkungen
Reine Agonisten	Morphin	D: MSI, MST, Kapanol, Sevredol CH: Morphin, MST Continus, Sevre-Long, Sevredol A: Vendal, Morapid, Mundidol, Kapanol	4–6 (Retardformen: 8–24)	III	Das wichtigste Opiat zur Behandlung von chronischen Tumorschmerzen; gilt als Standard
	Nicomorphin	CH/A: Vilan	4	III	
	Hydromorphon	D: Palladon CH: Opidol A: Hydal	12	III	Beim Abbau entstehen weniger aktive Stoffwechselprodukte als bei Morphin, deshalb bei Patienten mit Niereninsuffizienz besonders geeignet
	Codein	D: Codeinum CH: Tricodein A: Codein	4–6	II	Wird im Körper zu Morphin umgewandelt. Etwa 10 % der Bevölkerung besitzen das für diese Umwandlung nötige Enzym nicht, bei diesen wirkt Codein nicht analgetisch
	Oxycodon	D: Oxygesic CH: Oxycontin A: OxyContin	Retardformen: 8–12	III	Beim Abbau entstehen weniger aktive Stoffwechselprodukte als bei Morphin, deshalb bei Patienten mit Niereninsuffizienz besonders geeignet
	Dihydrocodein	D: DHC CH: Codicontin A: Codidol	Retardformen: 8–12	II	
	Fentanyl	D/CH/A: Durogesic D/CH/A: Actiq	72 (Pflaster) 2 (Lutschtablette mit Applikator)	III	Als transdermales System im Handel Rascher Wirkungseintritt (5 Min.). Nur zur Behandlung von Durchbruchschmerzen. Teuer
	Pethidin	D/CH: z. B. Dolantin A: z. B. Arodan	2–3 (!)	III	Kurze Wirkungsdauer. Beim Abbau entstehen aktive Metaboliten mit langer Halbwertszeit und unerwünschten Wirkungen, daher für die Behandlung chronischer Schmerzen ungeeignet
	Methadon	D: L-Polamidon CH: Ketalgin A: Heptadon	6–12	III	Lange Halbwertszeit; scheint für die Behandlung neuropathischer Schmerzen besonders geeignet zu sein
	Tramadol	D/CH/A: Tramal	4–6 (Retardformen: 12)	II	Tramadol bindet nicht nur an Opiatrezeptoren, es beeinflusst auch die Bindung und Freisetzung anderer Neurotransmitter (Serotonin und Noradrenalin); diese verunmöglichen wegen zahlreicher unerwünschter Wirkungen eine Dosissteigerung bei starken Schmerzen
	Tilidin	D: Valoran N, CH: Valoron A: nicht im Handel	4–6 (Retardformen: 8–12)	II	
Partieller Antagonist	Buprenorphin	D/CH/A: Temgesic D/CH/A: Transtec	5–8 72 (Pflaster)	III	Sublinguale Form für die Behandlung chronischer Tumorschmerzen ungeeignet;
Gemischter Agonist/ Antagonist	Pentazocin	D/A: Fortal CH: Fortalgesic	2–3 (!)	III	Für die Behandlung chronischer Tumorschmerzen ungeeignet: Plateau-Effekt der Analgesie; häufig unangenehme ZNS-Nebenwirkungen (Verstimmung, Alpträume)
Reiner Antagonist	Naloxon	D/CH/A: Narcan			Zur Behandlung der Opiat-Überdosierung, vor allem in der Notfallmedizin

* Die WHO hat die Opiate mehr oder weniger willkürlich in schwache (Klasse II) und starke (Klasse III) Opiate eingeteilt. Pharmakologisch sind alle Agonisten gemeinsam zu betrachten (s. Text).

tritt Übelkeit und evtl. Erbrechen nur vorübergehend zu Beginn der Opiattherapie mehr oder weniger ausgeprägt auf. Deshalb sollten bei Beginn der Behandlung Antiemetika verabreicht werden. Diese können während der ersten 3–5 Tage prophylaktisch mit dem Opiat verabreicht oder in Reserve gehalten werden. Nausea und Erbrechen halten in der Regel nicht länger als eine Woche an. Die Antiemetika können dann reduziert oder sogar abgesetzt werden.

Als Antiemetika kommt z. B. in Frage:

- Metoclopramid, prophylaktisch: 4–6 × täglich 10 mg p.o.
- bei Brechreiz: 10 mg p.o. oder rektal, stündlich zu wiederholen bis 6x/Tag.

! Die Pflegenden sollen den Patienten über opiatinduzierte Nausea und/oder Erbrechen informieren und unterstützende Maßnahmen ergreifen (s. ► Kap. 20).

Obstipation

Fast alle Patienten, die wegen chronischer Schmerzen Opiate erhalten, zeigen wegen der verminderten Darmtätigkeit eine Obstipation. Diese kann sehr belastend sein und sogar selbst wieder Schmerz auslösen.

! Solange der Patient Opiate einnimmt, bleibt die Obstipation bestehen. Es ist wichtig, die Obstipation zu verhüten und nicht erst dann zu behandeln, wenn der Patient darunter leidet. Deshalb müssen Laxantien *prophylaktisch, frühzeitig* (mit Beginn der Opiatbehandlung) und *während der ganzen Dauer* der Opiatbehandlung eingesetzt werden.

Laxantien müssen vom Arzt verordnet werden. Bewährt hat sich die Kombination eines den Darm stimulierenden Abführmittels (z. B. eines Sennapräparats) mit einem Weichmacher (z. B. Lactulose oder Lactitol).

! Ballaststoffhaltige Laxantien sind ungeeignet: Wegen Übelkeit oder Inappetenz können die Patienten die für die Wirkung der Ballaststoffe nötigen Flüssigkeitsmengen meist nicht einnehmen.

Die Pflegenden können viel dazu beitragen, um die opiatinduzierte Obstipation zu mildern:

- Dem Patienten erklären, dass Obstipation eine erwartete und während der ganzen Dauer der Opiattherapie anhaltende unerwünschte Wirkung ist.
- Dem Patienten erklären, dass die Obstipation behandelt werden kann und muss.
- Nach früheren Stuhlgewohnheiten fragen (viele Leute sind an einen täglichen Stuhlgang gewöhnt, manche fast davon besessen); der Begriff »Obstipation« wird von den Patienten sehr individuell interpretiert. Erklären, dass ein täglicher Stuhlgang zwar wünschenswert, aber nicht nötig ist. Stuhlgang alle 2–3 Tage ist auch akzeptabel.
- Nach Verordnung Laxantien verabreichen – prophylaktisch, regelmäßig und vom 1. Tag der Opiattherapie an.
- Nach der Wirksamkeit früher eingenommener Laxantien fragen.
- Auf eine ausreichende Trinkmenge achten.
- Eventuell Digitaluntersuchung durchführen und den trockenen, eingedickten Stuhl entfernen, bevor andere Maßnahmen ergriffen werden.
- Eventuell Einlauf nach Verordnung (s. ► Kap. 21).

Sedation

Schläfrigkeit und Trägheit werden zu Beginn der Schmerztherapie mit Opiaten beobachtet. Normalerweise vermindert sich die Sedation nach einigen Tagen bzw. klingt ganz ab. Sie ist dosisabhängig, d. h. bei einer Steigerung der Dosis tritt die Sedation vorübergehend wieder vermehrt auf. Nicht zu vergessen ist allerdings, dass der Patient auch bei nicht oder ungenügend behandelten Schmerzen wegen Schlafmangel sehr müde sein kann. Eine ausreichende Schmerztherapie führt dann wegen des vorbestehenden Schlafmangels zu vermehrtem Schlaf – dies ist nicht mit Sedation zu verwechseln.

Die Pflegenden können dazu beitragen, einige dieser Probleme zu beseitigen:

- Dem Patienten erklären, dass bei einer längeren konstant dosierten Medikamenteneinnahme die Sedation abnehmen wird.
- Den Patienten nach dem für ihn tolerierbaren Sedationsniveau fragen (einige Patienten nehmen lieber etwas mehr Schmerzen in Kauf, um wach zu bleiben): Stört die verminderte Konzentrationsfähigkeit seine Beziehungen zur Familie, seine Entscheidungsfähigkeit?

- Dem Patienten erklären, dass das häufige Schlafbedürfnis am Anfang eine normale Folge von schmerzverursachter Schlaflosigkeit sein kann.
- Dem Patienten helfen, das vermehrte Schlafbedürfnis in seinen Tagesablauf zu integrieren (s. ▶ Kap. 27).

Unter einer optimal eingestellten Opiattherapie macht sich die Sedation bei Patienten in gutem Allgemeinzustand in der Regel wenig oder gar nicht bemerkbar. Eine Opiatbehandlung allein bedingt weder generell eine Arbeitsunfähigkeit noch verhindert sie (nach Abklingen der anfänglichen Sedation und bei stabiler Dosierung) das Führen von Motorfahrzeugen. Arbeitsfähigkeit und Fahrtüchtigkeit sind vom Patienten mit dem behandelnden Arzt zu diskutieren. Falls der Patient unter Opiaten sediert bleibt, müssen eine Opiatüberdosierung oder andere Ursachen, z. B. eine Hyperkalzämie, ausgeschlossen werden.

Atemdepression

Atemdepression und Atemstillstand ist eine von Ärzten und Pflegenden gefürchtete Komplikation der Opiattherapie. Bei korrekter Durchführung der Schmerzbehandlung tritt jedoch nie ein Atemstillstand auf.

Opiate wirken hemmend auf das Husten- und Atemzentrum. Dieser Effekt wird therapeutisch bei starkem Husten und bei schwerer Atemnot ausgenützt (s. ▶ Kap. 26). Schmerzen wirken stimulierend auf das Atemzentrum. Solange ein Patient Schmerzen angibt, ist nicht mit einer Atemdepression zu rechnen, ebensowenig bei langsamer peroraler Titrierung. Ein Risiko besteht dagegen in folgenden, in der Behandlung von Tumorschmerzen unüblichen Situationen:

- intravenöse Gabe von Opiaten (vor allem bei Patienten, die noch nie mit Opiaten behandelt wurden),
- bei Beginn einer peroralen Opiattherapie mit von Anfang an hoher Dosierung, vor allem von retardierten Präparaten (anstelle einer korrekten Titrierung),
- bei zusätzlicher intrathekaler Applikation von Lokalanästhetika oder Opiaten bei Patienten unter vorbestehender Opiatbehandlung.

Harnverhaltung

Harnverhaltung kann gelegentlich zu Beginn oder im Verlauf einer Opiattherapie vorübergehend auftreten. Bei neuauftretenden Unterbauchschmerzen ist daran zu denken und sind entsprechende therapeutische Maßnahmen zu ergreifen. Nicht einfach die Opiatdosis erhöhen!

Verwirrung und Halluzinationen

Diese beiden Symptome sind in der Regel Zeichen einer Überdosierung bzw. Opiattoxizität. Sie sind entsprechend zu behandeln (s. ▶ Abschn. 19.11.6).

Myoklonien (Muskelzuckungen)

Unwillkürliche Muskelzuckungen, vor allem im Gesicht oder an den Extremitäten sind ein typisches Zeichen der Opiattoxizität. In der Regel ist die Dosis zu reduzieren oder das Präparat zu wechseln (s. Opioid-Rotation, ▶ Abschn. 19.11.6).

Hyperalgesie und Allodynie

Unter Hyperalgesie versteht man eine erhöhte Empfindlichkeit auf Schmerzreize. Als Allodynie bezeichnet man einen Schmerz, der durch einen üblicherweise nicht schmerzauslösenden Reiz erzeugt wird, z. B. durch die Berührung eines Kleidungsstückes. Hyperalgesie und Allodynie sind oft (paradoxe) Zeichen einer Opiattoxizität.

19.11.4 Verabreichungsformen von Opiaten

Orale Verabreichung

Die orale Verabreichung ist die übliche Form der Opiatgabe bei chronischen Schmerzen. Sie ist einfach durchzuführen, wirksam und billig. Einzig bei Patienten mit Schluckstörungen und Magen-Darm-Problemen (gehäuftes Erbrechen, Resorptionsstörungen etc.) sind andere Verabreichungswege vorzuziehen. Injektionen (s.c., i.m., i.v.) wirken lediglich schneller, sind aber nicht wirksamer als die perorale Medikation (s. auch ▶ Abschn. 19.11.7).

Für die orale Anwendung stehen rasch wirksame Formen (Tropfen, Suspension, Tabletten) und Retardformen (Tabletten, Kapseln, Suspension) zur Verfügung. Die nichtretardierten Formen haben eine Wirkungsdauer von zirka 4 h.

! Eine 2 %-ige Lösung von Morphin-HCl enthält pro Tropfen 1 mg Morphin. Diese Lösung ist zur Einstellung einer Opiattherapie sehr geeignet, da die individuell nötige Tagesdosis sehr präzise ermittelt werden kann.

Morphinlösungen haben einen bitteren Geschmack, sie werden von einigen Patienten deshalb gerne beispielsweise mit Organgensaft verdünnt.

Morphin steht auch als orale *Retardform* zur Verfügung. Ihre Wirkungsdauer beträgt 8–12 h, d. h. sie muss nur 2–3-mal täglich eingenommen werden. Es existieren ebenfalls Retardformen mit einer Wirkungsdauer von 24 h. Diese extrem retardierten Formen haben sich bis jetzt nicht durchgesetzt.

Retardformen sind ungeeignet bei instabilen Schmerzzuständen und zur Einstellung einer Opiattherapie: Der verzögerte Wirkungseintritt und die lange Wirkungsdauer erschweren eine exakte Dosisfindung. Primär mit Retardpräparaten behandelte Patienten erhalten meist eine unnötig hohe Opiatdosis mit entsprechend starken Nebenwirkungen. Retardformen sind wegen des verzögerten Wirkungseintrittes auch als Reserve bei Schmerzdurchbrüchen ungeeignet. Als Reservemedikation sind besser orale Präparate mit rascher Wirkung vorzusehen. *Retard-Tabletten dürfen nicht zerteilt oder zermörsert werden.* Bei Schluckstörungen oder für Sondenkost kann aus Granulat eine Suspension hergestellt werden.

Vor- und Nachteile der oralen Opiattherapie

Vorteile	Nachteile
– Einfach – Billig (vor allem Morphinlösung) – Konstante Medikamentenspiegel bei regelmäßiger Anwendung – Anwendung schmerzlos – Mobilität des Patienten bleibt gewährleistet (Arbeit/Freizeit) – Patient bleibt unabhängig, kann Medikament in der Regel ohne Hilfe einnehmen	– Unsichere Resorption bei Magen-Darm-Störungen, z. B. bei wiederholtem Erbrechen (gilt vor allem für Retardformen)

Rektale Verabreichung

Vor allem bei Übelkeit oder Erbrechen sowie bei Schluckstörungen sind Suppositorien eine gute und sichere Alternative zur oralen Verabreichung. Die Dosierung ist gleich wie bei den oralen Formen. Es sind Suppositorien mit nichtretardierter und mit Retardwirkung erhältlich.

Die rektale Verabreichung ist nicht angezeigt bei

- Durchfall,
- Entzündungen/Verletzungen im Bereich von After und Enddarm,
- Neutropenie und Thrombopenie,
- Abneigung des Patienten gegenüber der rektalen Applikation.

Falls die Dosierung es erfordert, können zwei Suppositorien gleichzeitig eingeführt werden. Die rektale Verabreichung von Retard-Tabletten ist wegen der unsicheren Resorption nicht als Dauerlösung zu empfehlen.

Transdermale Verabreichung

Die Opiate Fentanyl (ein reiner Opiatagonist) und Buprenorphin (ein partieller Opiatantagonist) können mit sog. transdermalen Systemen als Hautpflaster verabreicht werden. Mit dem erst kürzlich eingeführten Buprenorphin-Pflaster liegen noch keine größeren Erfahrungen vor.

Das Fentanyl-Pflaster (D/CH/A: Durogesic TTS) und das Buprenorphin-Pflaster (D/CH/A: Transtec) geben ihren Wirkstoff während etwa 72 h konstant ab. Das Pflaster muss deshalb nur alle 2–3 Tage ersetzt werden. Seine Anwendung wird von vielen Patienten geschätzt, ist jedoch mit einigen Problemen verbunden:

- Erst 24–72 h nach der ersten Applikation eines Pflasters sind konstante Plasmakonzentrationen des Wirkstoffs vorhanden; d. h. für diese Dauer sind überlappend andere Opiate in der Regel peroral zu verschreiben.
- Nach ersatzloser Entfernung des Pflasters klingt die Plasmakonzentration erst innerhalb von Tagen ab: Bei Verabreichung anderer Opiate ist in dieser Zeit mit schlecht steuerbarer Toxizität zu rechnen).
- Die Resorption durch die Haut ist temperaturabhängig. Fieber, körperliche Anstrengung oder Heizdecken führen zu vermehrter Resorp-

tion und damit höheren Plasmaspiegeln bzw. vermehrt unerwünschten Wirkungen.
- Bei sehr fetter oder sehr stark behaarter Haut und vor allem bei kachektischen Patienten mit fehlendem subkutanem Fett ist die Resorption gelegentlich unregelmäßig.

Das schwächste Fentanyl-Pflaster (12 μg Fentanyl/h) entspricht einer oralen Tagesdosis von etwa 45 mg Morphin (nach Angaben des Herstellers). Viele Patienten brauchen geringere Morphindosen, sind also – falls die Angaben des Herstellers korrekt sind – mit dem schwächsten Fentanyl-Pflaster bereits überdosiert.

Vor- und Nachteile der transdermalen Verabreichung

Vorteile	Nachteile
– Geeignet bei Patienten mit Schluckstörungen, Erbrechen, Resorptionsstörungen – Geeignet bei stabilen Schmerzzuständen – Von Patienten in der Regel wegen einfacher Handhabung geschätzt	– Ungeeignet bei akuten und instabilen Schmerzen – Unsichere Resorption bei schwer kranken und körperlich aktiven Patienten – Gelegentlich Hautreizungen und Allergien durch das Pflaster – Bei hohen Dosen werden große Hautflächen mit Pflastern beklebt – Relativ teuer

Subkutane Injektionen

Die Verabreichung ist einfach und kann vom Patienten oder von den Angehörigen evtl. selbst durchgeführt werden. Es gibt dafür allerdings in der Behandlung chronischer Schmerzen wenige Indikationen, am ehesten für die Behandlung von Schmerzspitzen, wenn die perorale Verabreichung nicht möglich ist. Für die Dauertherapie ist die subkutane Infusion (s. u.) vorzuziehen. Bei schwer kranken Patienten ist die Resorption, d. h. der Wirkungseintritt unzuverlässig. Bei gut eingestellter peroraler Dauertherapie sind subkutane Injektionen als Reservemedikation in der Regel nicht sinnvoll.

Intramuskuläre Injektionen

In der Regel wirken i.m.-Injektionen, die Resorption ist jedoch unsicher. Bei Fehlen eines venösen Zugangs kann bei akuten Schmerzen eine i.m.-Injektion indiziert sein. Bei chronischen Tumorschmerzen gibt es hingegen kaum Indikationen für die schmerzhafte i.m.-Analgetikainjektion.

Intravenöse Injektion

Die i.v.-Injektion führt zu einem sehr schnellen Wirkungseintritt und ist deshalb für akute, extreme Schmerzen geeignet. Die Wirkungsdauer ist kürzer als bei anderen Applikationen. Die i.v.-Injektion bleibt speziellen Situationen vorbehalten. Bei chronischen Schmerzen ist sie nur sinnvoll für die Reservemedikation von Patienten, die mit einer i.v.-Dauerinfusion von Analgetika behandelt werden.

Dauerinfusionen

Die Indikation für die Anwendung von parenteralen Dauerinfusionen (subkutan oder intravenös) ist gegeben, wenn.
- die perorale Medikamenteneinnahme nicht möglich ist (Dysphagie, Erbrechen, gastrointestinale Probleme wie Obstruktion oder Resorptionsstörungen, und bei bewusstlosen Patienten, die vorher während langer Zeit Opiate peroral erhielten);
- Suppositorien oder transdermale Systeme nicht indiziert sind.

Mit *Infusionspumpen* ist heute eine genau dosierte Dauerinfusion von Schmerzmitteln möglich. Dank dem Einsatz von kleinen, tragbaren Infusionspumpen können auch ambulanten Patienten oder Patienten in der häuslichen Pflege eine Schmerztherapie mit Dauerinfusionen ermöglicht werden.

Die Dauerinfusion kann *subkutan* oder *intravenös* angewandt werden. Seltener kommt auch ein intrathekaler oder epiduraler Zugang in Frage (s. u.). Für die Langzeit-Schmerzbehandlung ist die subkutane Infusion wesentlich einfacher, komplikationsärmer und gleich wirksam wie die intravenöse Dauerinfusion. Eine intravenöse Infusion ist vor allem sinnvoll bei Patienten, die aus anderen Gründen einen dauernden intravenösen Zugang brauchen. Bei Patienten mit Thrombo- oder Neutropenie ist die Indikation zur subkutanen Dauerinfusion zurückhaltend zu stellen.

Vorteile und mögliche Probleme der subkutanen Infusion

Vorteile	Mögliche Probleme
– Konstanter Medikamentenspiegel – Dosisänderungen leicht möglich – Reservemedikation kann ebenfalls subkutan gegeben werden	– Lokale Reizungen an der Infusionsstelle; diese können vermindert werden, wenn die Infusionsstelle ausreichend oft gewechselt wird (alle 3–7 Tage) – Erfolgt zusätzlich zur Analgesie eine Flüssigkeitssubstitution, übersteigt das verabreichte Flüssigkeitsvolumen evtl. die Resorptionskapazität des Gewebes; dies verursacht einen inkonstanten Medikamentenspiegel

Epidurale/intrathekale Applikationen

In gewissen Fällen bietet die sog. rückenmarksnahe Schmerzmittelapplikation eine wertvolle Alternative. In der Regel wird dabei Morphin oder Buprenorphin, häufig kombiniert mit einem Lokalanästhetikum, epidural oder intrathekal über einen permanenten Katheter appliziert (▣ Abb. 19.9a,b). Vor der definitiven Einlage des Katheters muss das Ansprechen auf die rückenmarksnahe Analgesie gesichert sein. Der Katheter ist oft mit einem subkutanen Port verbunden, die Einlage erfolgt durch einen Anästhesisten oder einen Neurochirurgen. Die Medikamentengabe kann als Bolus oder kontinuierlich, evtl. mit einem PCA-Gerät (s. u.) durchgeführt werden. Wichtige Indikationen sind neuropathische Schmerzen im Beckenbereich und den Beinen, beispielsweise bei Plexusinfiltrationen durch Tumoren im kleinen Becken.

Folgende *Probleme* können bei lang dauernder Therapie auftreten:

- Verschiebung des Katheters,
- Leckbildung im Katheter,
- Fibrinbildung und Fibrosierung um die Katheterspitze (nur bei epiduraler Anwendung),
- Infekte.

Patientenkontrollierte Schmerztherapie (PCA)

Bis vor kurzem war der Patient für die Verabreichung von Schmerzmitteln vom Arzt oder von den Pflegenden abhängig. Grundsätzlich sollte aber jede Schmerztherapie bei chronischen Schmerzen vom Patienten kontrolliert werden. Der gut informierte und instruierte Patient kann entscheiden, ob die Medikamentenwirkung ausreichend ist oder nicht und auch, ob und wann er Reservemedikamente benötigt.

Die PCA (engl. »patient controlled analgesia«) wurde ursprünglich für die postoperative Opiatapplikation mittels spezieller Pumpen entwickelt. Diese Pumpen erlauben dem Patienten, sich – neben einer fixen, vorgegebenen intravenösen Dauerapplikation – wiederholt nach Bedarf zusätzlich einen Analgetikabolus zu applizieren. Solche »PCA-Pumpen« werden heute auch bei chronischen Schmerzen für subkutane, intravenöse und epidurale Anwendungen sowohl stationär wie ambulant eingesetzt.

Auch die perorale Analgetikatherapie, bei der der Patient selbst verantwortlich und informiert Dosisanpassungen durchführt, kann als PCA bezeichnet werden.

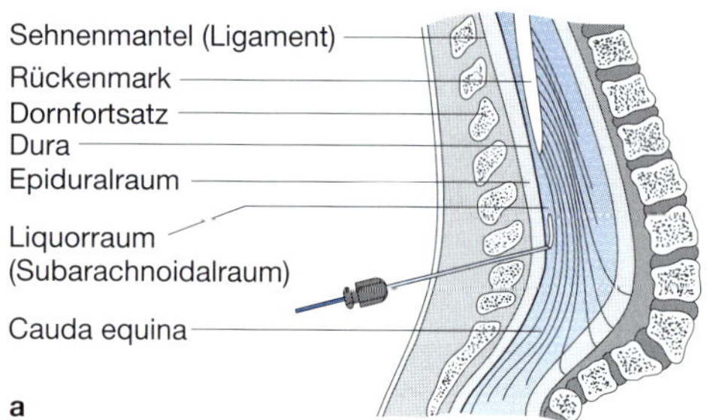

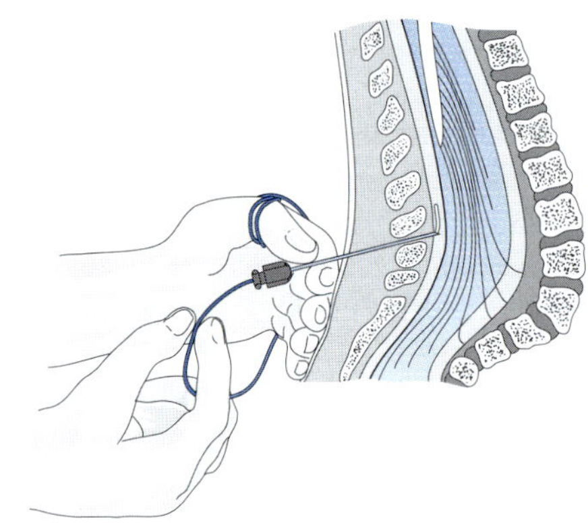

▣ **Abb. 19.9a, b.** Rückenmarksnahe Applikation von Opiaten intrathekal (Liquorraum) oder epidural (außerhalb des Liquorraumes). **a** Intrathekal (spinal), **b** epidural (peridural, extradural)

19.11.5 Praktische Durchführung der Opiattherapie

Bemerkungen zum WHO-Stufenplan

Die WHO hat vor 30 Jahren ein Schema zur stufenweisen Behandlung von chronischen Tumorschmerzen vorgeschlagen. Danach sollen Schmerzen zuerst mit Nicht-Opiaten (Stufe I) behandelt werden. Bei ungenügender Schmerzkontrolle sollen dann zuerst »schwache« Opiate (Stufe II), schließlich »starke« Opiate (Stufe III) eingesetzt werden. Dieses Schema zeigt die Notwendigkeit einer planmäßigen und systematischen Behandlung und hat weltweit dazu verholfen, Tumorpatienten Zugang zur Opiattherapie zu verschaffen.

Aus heutiger Sicht ist die unkritische Anwendung dieses Schemas aus folgenden Gründen *nicht* zu empfehlen:

- Bei mittelstarken oder starken Schmerzen sollte besser bereits als erste Behandlung ein Opiat eingesetzt werden. Nicht-Opiate sind in diesen Situationen ungenügend wirksam und haben in hohen Dosierungen wesentlich mehr unerwünschte Wirkungen als Opiate (s. ► Abschn. 19.10.2).
- Die Unterscheidung in »schwache« und »starke« Opiate ist willkürlich. »Schwache« Opiate in hoher Dosierung haben gleiche Wirkungen und Nebenwirkungen wie »starke« Opiate in niedriger Dosierung (s. ► Abschn. 19.11.2). Auf den Gebrauch »schwacher« Opiate kann ohne Nachteile verzichtet werden (es ist allerdings u. U. für Patienten und Angehörige psychologisch von Bedeutung, ob »Morphin« oder beispielsweise »Tramal« verschrieben wird – s. ► Abschn. 19.11.7). Auch ist für den Arzt die Verabreichung einiger »schwacher« Opiate einfacher, da sie nicht den bürokratischen Vorschriften der Betäubungsmittelkontrolle unterliegen.

Therapiebeginn

Wir bevorzugen die Einstellung mit *Morphin-Tropfen (2 %):* Es kann damit präzise und relativ rasch die individuell nötige Dosis gefunden (titriert) werden (s. ► Abschn. 19.11.4). Die Tropfen müssen (entsprechend der Wirkungsdauer von Morphin) regelmäßig alle 4 h eingenommen werden. Bewährt haben sich folgende Einnahmezeiten und Richtlinien:

- 06.00, 10.00, 14.00, 18.00, 22.00, (02.00) Uhr. Häufig kann um 22.00 Uhr die doppelte Dosis verabreicht und dafür auf die Nachtdosis um 02.00 Uhr verzichtet werden.
- Die *Anfangsdosis* richtet sich nach der Schmerzintensität und dem Alter, Körpergewicht und Allgemeinzustand (Nieren- und Leberfunktion) des Patienten. Bei mittelstarken Schmerzen von Patienten, die noch nicht mit einem Opiat behandelt wurden, genügen meist 3–10 mg als Einzeldosis.
- Als *Reserve* soll der Patient bei ungenügendem Erfolg zusätzlich stündlich 3–5 mg einnehmen. Die regulären Einnahmezeiten verschieben sich durch die Einnahme der Reservedosis nicht. Täglich oder alle paar Tage wird aufgrund der gebrauchten Reservedosen die neue Grunddosis festgelegt.

Beispiel

Ein Patient nimmt 4-stündlich fix 8 mg Morphin ein. Er brauchte in den vergangenen 24 h zusätzlich 3-mal eine Reservedosis (2 × 5 mg, 1 × 2 mg). Seine Tagesdosis betrug somit 6 × 8 mg (Grunddosis) und 12 mg (Reserve), total 60 mg. Die 4-stündliche Grunddosis für den nächsten Tag beträgt 10 mg (60 mg : 6).

! Zur Einstellung von opiatnaiven Patienten (die noch nie mit einem Opiat behandelt wurden) sollen keine Retardpräparate benutzt werden: Eine exakte Dosisfindung ist schwierig. Wegen des verzögerten Wirkungseintritts bleibt der Schmerz oft zu lange unkontrolliert, eine Überdosierung der Retardform ist häufig die Folge.

Umstellung auf Retardform

Innerhalb von 7–14 Tagen kann bei den meisten Patienten ein stabiler Zustand erreicht werden, indem bei konstanter Tagesdosis eine gute Schmerzkontrolle erreicht wird und die Reservedosis nicht oder nur gelegentlich benötigt wird. Jetzt kann – falls vom Patienten gewünscht – auf eine Retardform gewechselt werden: Die Tagesdosis Morphin-Tropfen entspricht 1 : 1 der Tagesdosis des oralen Morphin-Retardpräparats.

Beispiel
Ein Patient braucht eine Tagesdosis von 60 Tropfen (= 60 mg) 2 %-ige Morphinlösung. Er erhält neu 60 mg Morphin retard täglich. Bei Anwendung eines Präparats mit einer Wirkungsdauer von 12 h entspricht diese Dosis also einer Einnahme von 2 × 30 mg täglich.

Auch Patienten mit guter Schmerzkontrolle unter Retardpräparaten brauchen für Schmerzdurchbrüche eine *Reservedosis*. Diese soll zirka 10 % der Tagesdosis betragen und darf *nicht als Retard-Form* verordnet werden. Ein häufiger Fehler in der Schmerztherapie ist die zu niedrige Dosierung der Reservedosis. Bei einer Tagesdosis von 60 mg Morphin beträgt die Reservedosis 5–10 mg Morphin, bei einer Tagesdosis von 300 mg aber etwa 30 mg!

Anpassung der Opiatdosierung im weiteren Verlauf

Die Opiatdosis muss im Verlauf der Erkrankung oft angepasst werden. Bei Zunahme der Schmerzen wegen Progredienz des Tumors oder Toleranzentwicklung (s. ▶ Abschn. 19.11.7) wird die Dosis erhöht, oft in Schritten von 10–30 % der alten Dosierung. Muss die Opiatdosis auffallend stark gesteigert werden, ist eine Neubeurteilung vorzunehmen!

Bei guter Schmerzkontrolle kann häufig die Opiatdosis auch reduziert werden. Es ist zu beachten, dass in diesen Fällen auch die Reservedosis reduziert wird.

! Eine *Maximaldosis* gibt es bei Opiaten (reinen Agonisten vom Morphin-Typ) nicht.

Die zur guten Schmerzkontrolle nötige Dosis ist individuell sehr verschieden, sie liegt in der Regel zwischen 30 und 240 mg Morphin täglich. Tagesdosen bis 5.000 mg sind aber in Ausnahmefällen nötig und werden toleriert.

Wechsel zwischen verschiedenen Opiatpräparaten

Der Wechsel von einem Opiat zu einem anderen kann in zwei Situationen nötig sein:

- Bei der Verwendung eines sog. schwachen Opiats (WHO-Stufe II) ist der Wechsel auf ein stärkeres Opiat (WHO-Stufe III) sinnvoll, wenn die Gabe hoher Dosen unpraktisch (große Anzahl Tropfen oder Tabletten) oder ungenügend wirksam ist.
- Bei Opiattoxizität (s. ▶ Abschn. 19.11.6).

Für den Wechsel wird in einem ersten Schritt die Tagesdosis des aktuellen Opiats (inklusive verwendeten Reservedosen) zusammengezählt. Mit Hilfe einer Umrechnungstabelle (sog. Äquivalenztabelle) wird dann die Tagesdosis des neuen Opiats berechnet (Tabelle 19.10) und aus Sicherheitsgründen um 20–30 % reduziert (die Äquivalenzdosen sind nicht nur vom Medikament, sondern auch von der Dauer der Anwendung abhängig und deshalb variabel). Aus dieser Tagesdosis wird die Einzeldosis berechnet, ebenso eine Reservedosis des neuen Opiates (zirka 10 % der Tagesdosis). Nach jedem Präparatewechsel sind die Patienten während einiger Tage in Bezug auf Unter- oder Überdosierung zu kontrollieren.

Beispiel
Die Schmerzen eines Patienten sind mit täglich 600 mg Tramadol (6 × 2 Kapseln à 50 mg) knapp kontrolliert. Der Patient möchte nicht mehr so viele Kapseln einnehmen, eine Dosissteigerung wäre aber nötig. Er soll auf perorales Morphium umgestellt werden. Entsprechend der Äquivalenztabelle entsprechen 50 mg Tramadol 10 mg Morphin, 600 mg Tramadol also 120 mg Morphin. Sicherheitshalber wird diese Dosis um 20–30 %, also um 30 mg reduziert, es resultiert eine Tagesdosis von 80 mg Morphin. Wir verschreiben 2 × täglich 40 mg eines oralen Morphin-Retardpräparats und als Reserve 10 Tropfen 2 %-ige Morphinlösung.

Wechsel zwischen verschiedenen Anwendungsformen

Wird von einer oralen auf eine intravenöse oder subkutane Opiatverabreichung gewechselt, muss die Dosierung neu berechnet werden. Bei parenteraler Verabreichung (i.v./s.c.) genügt die Hälfte bis ein Drittel der oralen Dosierung.

Beispiel
Ein Patient mit einer Tagesdosis von 80 mg Morphin peroral muss wegen zunehmenden Schluckstörungen auf eine subkutane Infusion umgestellt werden. Seine neue Tagesdosis beträgt 25–40 mg Morphin.

Tabelle 19.10. Äquivalente Dosierungen verschiedener Opiate (Äquivalenztabelle)

WHO-Gruppe	Stoffname	Präparatename in Deutschland, Schweiz, Österreich (Beispiele)	Orale Dosis [mg]*
II	Codein	D: Codeinum CH: Tricodein A: Codein	100
	Dihydrocodein	D: DHC CH: Codicontin A: Codidol	40
	Tramadol	D/CH/A: Tramal	50
	Tilidin	D: Valoran N, CH: Valoron A: nicht im Handel	100
III	Morphin	D: MSI, MST,Kapanol, Sevredol CH: Morphin, MST Continus, Sevre-Long, Sevredol A: Vendal, Morapid, Mundidol, Kapanol	10
	Nicomorphin	CH/A: Vilan	10
	Oxycodon	D: Oxygesic CH: Oxycontin A: OxyContin	5
	Hydromorphon	D: Palladon CH: Opidol A: Hydal	2
	Pethidin	D/CH: Dolantin A: Arodan	80
	Methadon	D: L-Polamidon CH: Ketalgin A: Heptadon	(1 -) 5 (-10)
	Buprenorphin	D/CH/A: Temgesic	1,4
	Pentazocin	D/A: Fortal CH: Fortalgesic	60

* In der Literatur finden sich unterschiedliche Angaben. Eine individuelle Anpassung ist *immer* nötig!

Beim Wechsel von oraler auf rektale Verabreichung und umgekehrt wird die ursprüngliche Dosis beibehalten.

Beim Wechsel von einem transdermalen System (Pflaster) zu oraler oder parenteraler Verabreichung und umgekehrt, richte man sich nach den Angaben des Herstellers. Diese sind allerdings mit Vorsicht zu interpretieren: Beim Wechsel von Pflastern zu parenteraler Verabreichung mit Dosierung nach Vorschrift des Herstellers wurden schwere Überdosierungen beobachtet.

Kombinationen mehrerer Opiate

! Kombinationen verschiedener Opiate sind nicht sinnvoll.

Kann ein Patient mit einem sog. schwachen Opiat nicht befriedigend eingestellt werden, soll *nicht zusätzlich* ein starkes Opiat verordnet, sondern das schwache abgesetzt und durch ein starkes ersetzt werden. Die Beurteilung der Wirkung und vor allem der Nebenwirkungen ist bei Kombinationen mehrerer Opiate erschwert oder unmöglich.

Das Opiat für die Schmerzreserve sollte in der Regel identisch sein mit dem Opiat der Basismedikation. Eine Ausnahme ist möglich bei der Behandlung mit Fentanyl-Pflastern. Der Wirkstoff Fentanyl – als reiner Opiat-Agonist – kann in der Schmerzreserve problemlos durch einen anderen reinen Agonisten, z. B. Morphin, ersetzt werden.

Im Gegensatz zur Kombination mehrerer Opiate sind Kombinationen von Opiaten mit Nicht-Opiaten, z. B. Codein und Paracetamol, sinnvoll und nützlich, vor allem für die Behandlung schwacher Schmerzen.

19.11.6 Opiattoxizität

Zeichen der Opiattoxizität sind:
- Myoklonien (unwillkürliche Muskelzuckungen, s. ► Abschn. 19.11.3),
- Halluzinationen und Verwirrung,
- Allodynie und Hyperalgesie (s. ► Abschn. 19.11.3)
- therapieresistentes Erbrechen.

Als Ursache wird die Akkumulation von Stoffwechselprodukten der Opiate betrachtet. Diese tritt häufig bei Niereninsuffizienz oder nach Verabreichung von Opiaten in hoher Dosierung auf.

Zur Behandlung der Opiattoxizität gehören folgende Maßnahmen:
- Reduktion der Dosierung, evtl. nur Auslassen von 1–3 Dosen.
- Evtl. Wechsel auf ein anderes Opiat (sog. »Opiat-Rotation«): durch die unterschiedlichen Stoffwechselwege einzelner Opiate besteht bei einem Wechsel die Möglichkeit, dass evtl. weniger toxische Abbauprodukte anfallen. Der Wechsel auf ein anderes Präparat erfolgt nach den unter 19.11.5 beschriebenen Regeln (Berechnung der äquivalenten Dosis, s. ◘ Tab. 19.10).
- Kontrolle und evtl. Korrektur der Flüssigkeitszufuhr: Auslösend für eine Opiattoxizität ist oft eine Verschlechterung der Nierenfunktion, z. B. als Folge einer ungenügenden Flüssigkeitsaufnahme.
- Behandlung der Symptome, z. B. Gabe von Haloperidol bei Halluzinationen.

19.11.7 Der »opiatresistente« Schmerz

Gelegentlich sprechen Schmerzen nicht oder ungenügend auf Opiate an. Die Übersicht zeigt mögliche Ursachen dieser »opiatresistenten« Schmerzen.

Ursachen »opiatresistenter« Schmerzen

- Probleme von Seiten des Tumors oder Komplikationen der Therapie:
  - Komplikationen des Tumors (z. B. neuaufgetretene Fraktur)
  - Neuropathische Schmerzen (z. B. bei Infiltration eines Nervenplexus)
  - Harnverhaltung oder massive Obstipation als Folge der Opiattherapie
  - Allodynie/Hyperalgesie als Folge einer Opiattoxizität
- Psychosoziale Probleme:
  - In seltenen Fällen können Patienten ihre Ängste und Befürchtungen in Zusammenhang mit ihrem Krebsleiden nur als »Schmerz« kommunizieren (s. ► Abschn. 19.6.3)
  - Mitunter nehmen Patienten die vorgeschriebenen Medikamente nicht ein aus Angst vor »Sucht«, »Wirkungsverlust« oder Nebenwirkungen (s. ► Abschn. 19.11.8).
- Schlechte Schmerztherapie:
  - Zu niedrige Dosierung der Opiate (Angst vor »Atemdepression«)
  - Zu lange Intervalle zwischen den Einzeldosen
  - Sinnlose Kombinationen (z. B. Morphin und Buprenorphin oder Codein und Pentazocin)
  - Zu hohe Dosen von dafür ungeeigneten Opiaten (Buprenorphin, Tramadol)
  - Mehrfacher Wechsel der Analgetika vor Ausschöpfen der optimalen Dosis
  - Ungeeignete Anwendungsformen, z. B. perorale Verabreichung von Retardpräparaten bei Resorptionsstörungen oder Subileus

! Weitaus der häufigste Grund für sog. »Opiatresistenz« sind Fehler in der medikamentösen Schmerzbehandlung.

Bei »Opiatresistenz« oder unerwartetem Mehrbedarf von Opiaten ist in jedem Fall eine sorgfältige Neubeurteilung durchzuführen. Dabei sind besonders die aufgeführten organischen Ursachen und psychosozialen Probleme zu berücksichtigen und die durchgeführte Therapie zu überprüfen.

19.11.8 Mythen und Ängste in Zusammenhang mit Opiaten

Einem optimalen Einsatz der Opiate in der Behandlung chronischer Tumorschmerzen stehen nicht nur die genannten unerwünschten Wirkungen im Wege. Häufiger verhindern unbegründete Ängste und Befürchtungen eine wirkungsvolle Schmerztherapie. Man liest, hört und sieht in den Medien Beiträge über Drogenprobleme, die Krankheiten und das Elend, das die Drogensüchtigen oft begleitet. Diese Berichterstattungen verursachen Ängste und Vorurteile. Außerdem besteht weit verbreitete ein ungenügendes Wissen über die Pharmakologie der Opiate. Dies verleitet Ärzte und das Pflegepersonal dazu, Schmerzmittel »nach Gefühl« statt nach den Regeln der Pharmakotherapie zu verordnen bzw. zu verabreichen.

> **Definition**
>
> Die zentralen Begriffe zu diesem Themenkomplex lassen sich wie folgt definieren:
>
> *Sucht*: Chronischer, zwanghafter Gebrauch einer Substanz, der zu einer physischen, psychischen oder sozialen Beeinträchtigung der Konsumenten führt und trotzdem fortgesetzt wird.
>
> *Toleranz*: Die körperliche Adaptation (Gewöhnung) an eine Substanz auf physiologischer Ebene, die eine abnehmende Wirksamkeit bei wiederholter Anwendung herbeiführt.
>
> *Physische Abhängigkeit:* Zeigt sich durch Entzugserscheinungen bei abruptem Absetzen der Behandlung.
>
> *Missbrauch:* Jede regelwidrige Verwendung einer Substanz, verbunden mit einer Schädigung des Konsumenten oder anderer Beteiligten in physischer, psychischer, ökonomischer, juristischer oder sozialer Hinsicht.

Zahlreiche Fragen zu Opiaten und Opiatmissbrauch tauchen immer wieder auf. An dieser Stelle sollen nur einige der häufigsten falschen Auffassungen von Patienten, Pflegenden und Ärzten besprochen werden.

»Opiate machen süchtig und abhängig.« In dieser verallgemeinernden Form stimmt die Aussage nicht. Wenn Opiate bei Tumorpatienten zur Bekämpfung von Schmerzen eingesetzt werden, entsteht nicht die gleiche psychische Abhängigkeit von Opiaten wie sie bei Drogensüchtigen beobachtet wird. Der Patient nimmt das Medikament, damit er schmerzfrei ist, aber nicht, um ein Glücksgefühl zu erleben. Der Tumorpatient hört mit der Einnahme von Opiaten auf, wenn kein Grund mehr zur Einnahme besteht, d. h. wenn er keine Tumorschmerzen mehr hat.

Es gibt allerdings auch bei Tumorpatienten eine gewisse *physische Abhängigkeit* von Opiaten. Beim abrupten Absetzen der Behandlung werden Entzugserscheinungen auftreten. Auch sterbenden/bewusstlosen Patienten muss man die Opiate weiter verabreichen, um Entzugssymptome wie Durchfall, Unruhe usw. zu vermeiden. Die Entzugserscheinungen sind aber nur theoretisch ein Problem; sie schränken eine wirksame Anwendung dieser Medikamente durch den Arzt nicht ein. Wenn infolge einer wirksamen Tumorbehandlung der Schmerz nachlässt, geschieht das nicht von einem Tag auf den anderen; entsprechend reduziert der Patient seine Opiatdosis langsam, bis er das Schmerzmittel nach einigen Wochen schließlich ganz absetzt. Entzugssymptome treten bei dieser langsamen Dosisreduktion nicht auf.

»Opiate verlieren mit der Zeit ihre Wirkung.« Diese Aussage ist Ausdruck einer weitverbreiteten, aber unbegründeten Angst vor einem Wirkungsverlust der Opiate. Viele glauben, dass man die starken opiathaltigen Schmerzmittel nicht »zu früh« einsetzen sollte, dass diese im späteren Verlauf ihre Wirkung verlieren und dann, »wenn man es wirklich braucht«, nicht mehr nützen. Diese Haltung führt dazu, dass der Patient mit dem Medikament »spart«, d. h. weniger als die verordnete Dosis einnimmt. Die gleiche Haltung kann Ärzte dazu veranlassen, wirksame Schmerzmittel oft erst sehr spät einzusetzen oder zu niedrig zu dosieren, oder Pflegende, nach eigenem Ermessen weniger Schmerzmittel als verordnet zu verabreichen.

Wohl ist im Verlauf einer Schmerztherapie wegen der *Toleranzentwicklung* eine gewisse Dosiserhöhung erforderlich, um die analgetische Wirkung aufrecht zu erhalten, aber dies ist problemlos möglich, da die unerwünschten Wirkungen nicht entsprechend zunehmen. In der Regel wird aber eine Erhöhung der Dosis durch eine Progredienz der Tumorerkrankung und nicht durch die Toleranzentwicklung erforderlich.

»Opiate verordnen bedeutet: Endstadium.« Dieses Vorurteil ist sehr oft zu Beginn einer Opiatbehandlung anzutreffen. Viele der Beteiligten fürchten bei der Verordnung von Opiaten, dass die Krankheit ein sog. Endstadium erreicht hat und der Arzt den Patienten aufgegeben hat. Dies ist keineswegs so: Starke Tumorschmerzen sollen mit den nötigen Schmerzmitteln behandelt werden, unabhängig davon, wie gut oder wie schlecht die Prognose ist. Der Einsatz von Opiaten schließt die Einleitung oder Weiterführung einer gleichzeitigen spezifischen Tumortherapie nicht aus. Gelegentlich erlaubt sogar erst eine wirksame Schmerzlinderung die Einleitung einer Behandlung, z. B. wenn ein Patient wegen der Schmerzen sonst nicht ruhig unter dem Bestrahlungsapparat liegen könnte.

»Opiate schwächen.« Diese Aussage resultiert oft aus den Bildern der Medien oder aus eigenen Beobachtungen von ausgemergelten, kranken Drogenabhängigen. Patientenbezogen ist diese Befürchtung nicht gerechtfertigt, denn der schlechte Gesundheitszustand von vielen Drogenabhängigen hat mit den Opiaten nur indirekt zu tun und beruht v. a. auf der Verwahrlosung, die mit den unhygienischen Rahmenbedingungen ihrer Lebensweise zusammenhängt. Bei Krebspatienten erlaubt die Schmerzbehandlung wieder den Schlaf und ermöglicht so nach vielen wegen Schmerzen durchwachten Nächten Erholung und Kräftigung. Schwäche bei mit Opiaten behandelten Tumorpatienten ist nicht durch die Opiate, sondern durch den Tumor bedingt.

»Spritzen wirken besser als Tabletten.« Diese Aussage wird von vielen Patienten, Pflegenden und Ärzten gemacht. Die Empfehlung zur oralen Einnahme der Opiate stößt beim Patienten oft auf Widerstand. Für ihn besteht eine klare Hierarchie in der Wirksamkeit verschiedener Medikamente: Tropfen sind schwach, Tabletten sind schon etwas wirksamer, aber immer noch schwächer als Spritzen. Die wirksamste Applikationsform scheint vielen eine parenterale Verabreichung zu sein. Diese Vorstellung führt dazu, dass sich manche Patienten nicht ernst genommen fühlen, wenn ihnen gegen starke Schmerzen ein Opiat in Tropfenform empfohlen wird. Hier muss ein informierendes Gespräch erfolgen und dem Patienten Folgendes vermittelt werden:

Analgetika wirken bei peroraler Aufnahme als Tropfen oder Tabletten *genauso stark* wie bei Verabreichung als Injektion oder als Infusion. Bei der Injektion tritt die Wirkung nur etwas früher ein als bei der peroralen Einnahme. Der rasche Wirkungseintritt spielt aber bei der prophylaktischen Einnahme bei chronischen Tumorschmerzen keine Rolle. Anders ist dies bei akuten Schmerzen, z. B. bei einem Unfall; hier muss rasche Schmerzfreiheit durch eine Injektion erreicht werden.

Die perorale Schmerzmittelzufuhr, z. B. Morphinlösung, ist wirksam, einfach zu handhaben und billig. Sie macht den Patienten unabhängig von Arzt und Pflegenden, auf die er sonst bei den Injektionen angewiesen ist. Im Übrigen können Injektionen bei längerer Therapiedauer auch als sehr schmerzhaft empfunden werden, z. B. bei kachektischen Patienten. Dank der langsameren Aufnahme führt die perorale Schmerzmittelzufuhr zu konstanteren Konzentrationen im Organismus, was für die Schmerzprophylaxe wünschenswert ist. Injektionen sind mit größeren Konzentrationsschwankungen verbunden. Unmittelbar nach der Injektion werden hohe, oft toxische Konzentrationen erreicht, die dann rasch wieder in einen Bereich abfallen, der schon unter der wirksamen Konzentration liegt.

19.12 Adjuvante Medikamente (Co-Analgetika)

Adjuvante Medikamente, auch als Co-Analgetika bezeichnet, sind keine eigentlichen Schmerzmittel. Sie können jedoch in speziellen Situationen – zusätzlich zu Analgetika eingesetzt – deren analgetischen Effekt verstärken.
Co-Analgetika sollen nur bei eindeutigen Indikationen verordnet werden und ersetzen die klassischen Analgetika (Nicht-Opiate und Opiate) nicht.

Das Verhältnis zwischen Nutzen (Schmerzlinderung) und unerwünschten Wirkungen ist bei den adjuvaten Analgetika im Allgemeinen schlechter als bei Opiaten.

Anxiolytische Medikamente (vom Typ der Benzodiazepine) und Neuroleptika haben *keine* analgetische Wirkung. Sie sollten deshalb nicht für die adjuvante Schmerztherapie eingesetzt werden. Mögliche Indikationen für diese Medikamente bei Tumorpatienten sind angstgefärbte Schlafstörungen (Anxiolytika) und Übelkeit oder Verwirrung (Neuroleptika).

19.12.1 Kortikosteroide

Kortikosteroide (Cortison, Prednison, Dexamethason: Fortecortin) reduzieren Ödeme und wirken entzündungshemmend. Auf diesen Mechanismen beruht ihre analgetische Wirkung. Sie werden vor allem bei Schmerzen wegen Hirntumoren (primären Hirntumoren und Metastasen) und bei tumorbedingter Rückenmarkskompression eingesetzt. Ihre Wirkung tritt innerhalb von Stunden bis wenigen Tagen ein; sie sind deshalb als überbrückende Maßnahme geeignet, bis eine gleichzeitig eingeleitete Chemo- oder Radiotherapie zu wirken beginnt. Bei längerer Anwendung ist mit den üblichen Nebenwirkungen der Kortikosteroide zu rechnen (Cushing-Syndrom), die Behandlung soll deshalb möglichst kurz und mit der geringsten wirksamen Dosis durchgeführt werden.

19.12.2 Antidepressiva

Antidepressiva, vor allem die sog. trizyklischen Antidepressiva, besitzen eine gewisse analgetische Wirkung. Diese beruht auf der Hemmung von Neurotransmittern (Noradrenalin, Serotonin). Sie können vor allem bei Neuropathien mit kontinuierlichen, z. B. brennenden Dysästhesien eingesetzt werden.

! Vor der unkritischen generellen Anwendung von Antidepressiva als Schmerzmittel bei onkologischen Patienten ist zu warnen. Ihre analgetische Wirkung ist deutlich schlechter als die der Opiate und Nicht-Opiate, ihr Nebenwirkungsspektrum aber ausgeprägt. Auch der Einsatz als Antidepressiva ist in jedem Fall kritisch zu prüfen; längst nicht alle Tumorpatienten leiden an einer mit Medikamenten zu behandelnden Depression!

Am meisten Erfahrung in der Behandlung von neuropathischen Schmerzen besteht mit Amitryptilin (D/CH/A: Saroten/Laroxal). Häufige Nebenwirkungen sind Mundtrockenheit, Obstipation, Tachykardien, Harnverhaltung, Sedation und Verwirrung.

19.12.3 Antikonvulsiva

Antikonvulsiva, die üblicherweise zur Behandlung von Epilepsien eingesetzt werden, sind bei Neuropathien oft sehr hilfreich. Am meisten Erfahrung besteht mit Gabapentin (z. B. D/CH/A: Neurontin). Unerwünschte Wirkungen sind Schwindel und Müdigkeit.

19.12.4 Bisphosphonate

Bisphosphonate (z. B. Pamidronat[1], Clodronat[2], Zoledronat[3]) hemmen die Resorption von Knochensubstanz in der Umgebung von Skelettmetastasen. Sie wirken dadurch bei Skelettmetastasen schmerzlindernd, gleichzeitig reduzieren sie das Risiko pathologischer Frakturen. Die analgetische Wirkung tritt meist erst im Verlauf einiger Wochen ein. Die Resorption bei oraler Einnahme ist schlecht, das Medikament wird deshalb in der Regel parenteral verabreicht. Als Nebenwirkung werden Fieber, Kopf- und Muskelschmerzen sowie Übelkeit beobachtet. Der Einsatz von Bisphosphonaten bei Hyperkalzämie wird in ▶ Kap. 35 beschrieben.

19.13 Pflegerische Maßnahmen

Die Betreuung von Patienten mit chronischen tumor- oder therapiebedingten Schmerzen ist eine pflegerische Herausforderung. Die Pflegenden begleiten und betreuen die Patienten, ob es um eine kurative oder eine palliative Behandlung geht, häufig über längere Zeit, und es kommt vor, dass sie die wichtigsten Bezugspersonen für diese Patienten sind. Sie können daher mit guten Kenntnissen der

[1] D/CH/A: z. B. Aredia
[2] D/CH: z. B. Ostac, A: z. B. Bonefos
[3] D/CH/A: z. B. Zometa

Schmerzphysiologie, der Pharmakotherapie und begleitender Pflegeinterventionen einen wichtigen Beitrag zur Behandlung der Schmerzen leisten.

Bei jedem Krebspatienten mit Schmerzen sind die Probleme, sowohl die physischen als auch die psychischen, anders gelagert. *Deshalb muss immer eine individuelle und differenzierte Erfassung erfolgen und ein gemeinsamer Pflegeplan ausgearbeitet werden.* Die pflegerischen Interventionen müssen in Zusammenarbeit mit dem Patienten, den Ärzten, anderen Fachleuten des Teams und den Angehörigen ausgearbeitet werden.

Besondere Aufmerksamkeit muss der ambulanten Betreuung geschenkt werden. Immer mehr Patienten werden langzeitig außerhalb der Krankenhäuser behandelt. Dies bewirkt oft eine unregelmäßige Erfassung und Beurteilung der Schmerzen und der Wirksamkeit der Schmerzbehandlung. Interventionen und Instruktionen müssen dem Patienten und dem Alltag, auch dem der Angehörigen angepasst werden.

19.13.1 Verabreichung von Medikamenten und Information des Patienten

Für diesen wichtigsten Teil der Schmerzbehandlung sollten die Pflegenden über Grundkenntnisse der Analgetika verfügen sowie Verabreichungsarten, Dosierungen, unerwünschte Wirkungen und mögliche Kombinationen kennen.

Maßnahmen vor Beginn der Schmerzbehandlung

Information an die Patienten und die Angehörigen

- Die Pflegenden vergewissern sich, ob der Patient vom Arzt schon über die Schmerzbehandlung informiert wurde
- Es ist wichtig zu wissen, ob ein Zeitpunkt für die Beurteilung des Therapieerfolges festgelegt ist
- Vor Beginn einer medikamentösen Therapie soll der Patient über folgende Punkte informiert worden sein:
  - Chronische Schmerzen müssen prophylaktisch behandelt werden

  - Die Patienten und die Angehörigen sollten über die in Frage kommenden Medikamente und andere Maßnahmen informiert werden
  - Alle Analgetika haben eine beschränkte Wirkungsdauer, sie müssen deshalb bei chronischen Schmerzen regelmäßig eingenommen werden
  - Abweichungen von den vorgeschriebenen Einnahmezeiten können zu Wirkungsverlust bzw.Toxizität führen
- Die Pflegenden vergewissern sich vor Beginn einer *Opiattherapie*, dass der Patient die häufigsten unerwünschten Wirkungen kennt und über die Gegenmaßnahmen informiert ist (s. ► Abschn. 19.11.3):
  - Übelkeit meist während der ersten Tage der Opiattherapie
  - Obstipation während der ganzen Dauer der Opiattherapie: Notwendigkeit der *dauernden* und prophylaktischen Einnahme von Laxantien
  - Schläfrigkeit meist während der ersten Tage der Opiattherapie
- Auf Ängste in Bezug auf die Opiattherapie sprechen die Pflegenden den Patienten und seine Angehörigen aktiv an und klären bestehende Missverständnisse (s. ► Abschn. 19.11.8)
- Schriftliche Information, z. B. Broschuren der Krebsligen usw., erst nach den mündlichen Erklärungen abgeben

Allgemeine Interventionen während der Therapie

- Die Medikamente werden zur angegebenen Zeit und korrekt in der verordneten Dosis verabreicht. Nicht warten, bis der Patient selbst um Schmerzmittel bittet!
- Die Pflegenden erfassen und dokumentieren die Wirkung und – falls vorhanden – die unerwünschten Wirkungen des Medikaments genau, vor allem zu Beginn der Schmerztherapie
- Falls das verordnete Analgetikum anders als erwartet (zu wenig/zu stark) wirkt, wird der Arzt benachrichtigt.
- Die Pflegenden sprechen mit dem Arzt unbedingt frühzeitig, falls sie selbst nicht mit der Verordnung einverstanden sind. Auf keinen Fall darf

▼

das Medikament ohne schriftliche Verordnung weggelassen oder in reduzierter Dosis verabreicht werden!
- Die *Einstellung der Pflegenden* zu Schmerzen und zur Schmerztherapie ist von großer Bedeutung und kann die Wirkung der Medikamente unterstützen. Es sollten deshalb folgende Punkte beachtet werden:
  - Die Pflegenden zeigen dem Patienten verbal und durch ihre Haltung, dass sie seine Schmerzen ernst nehmen und ihm helfen wollen, diese zu reduzieren
  - Der Patient soll ermutigt werden, aktiv an der Planung schmerzlindernder Maßnahmen teilzunehmen
  - Eine positive Haltung der Pflegenden kann die Wirkung der Schmerztherapie günstig beeinflussen

Bis zur maximalen Wirksamkeit der medikamentösen Behandlung können einige Tage verstreichen. Die Pflegenden unterstützen in dieser Zeit den Patienten und helfen ihm zu verstehen, dass die »Schmerzfreiheit« vielleicht nicht gerade am 1. Tag eintritt.

Falls eine Linderung der Schmerzen eingetreten ist, sollte betont werden, dass ein weiterhin positiver Verlauf zu erwarten ist. Dies gilt besonders für Patienten, die ständig Angst haben vor der Rückkehr der Schmerzen, bei denen die Pflegenden aber davon überzeugt sind, dass die Schmerzen unter Kontrolle sind. Allgemein sind folgende Punkte bei der *Information* von Patienten mit Schmerzen zu beachten:
- Unwissenheit über Schmerzen kann die Angst verstärken; dies wiederum erhöht die Intensität der Schmerzen. Erhält der Patient genaue Informationen über seine Schmerzen, besonders über deren physiologische Ursachen, dann vermindert dies meist seine Angst.
- Der Arzt hat den Hauptbeitrag zu leisten mit der erstmaligen Information des Patienten. Er sollte die Pflegenden über den Inhalt der gegebenen Information informieren *oder* die Pflegenden sind während der Information des Patienten durch den Arzt anwesend.

Die Pflegenden können dem Patienten erklären, dass – falls eine Maßnahme seine Schmerzen nicht lindert – andere Maßnahmen möglich sind. Manchmal leidet der Patient unter so starken Schmerzen, dass ein Gespräch nicht angebracht erscheint. Die Pflegenden dürfen die Bereitschaft für ein Gespräch nicht überschätzen. In diesem Fall sollten sie die nötigen Schmerzmedikamente verabreichen und erst dann Anleitungen geben, wenn die Schmerzerleichterung eingetreten ist.

Ausgezeichnete Broschüren für Betroffene und Angehörige über Tumorschmerz von Krebsligen und Informationdiensten unterstützen die Gespräche mit Patienten und Angehörigen.

19.13.2 Verminderung schmerzerzeugender Reize

Es gibt einige unangenehme Reize, die sowohl im Krankenhaus als auch zu Hause Schmerzen verursachen oder verstärken können. Es existieren viele Möglichkeiten, diese Reize zu reduzieren oder sogar zu verhindern. Hieraus ergeben sich wichtige Möglichkeiten für pflegerische Maßnahmen.

Bewegungsschmerz

Diese Schmerzen, ob von Skelettmetastasen oder anderen Ursachen stammend, werden von sehr vielen Patienten als besonders stark empfunden. Sie schränken die Patienten im normalen Tagesablauf, im Haushalt, bei der Arbeit usw. ein und binden den stationären Patienten noch stärker an sein Bett. Am häufigsten tritt der Bewegungsschmerz bei Knochenmetastasen auf. Die Pflegenden können folgende Hilfe anbieten:
- Anpassungen bei den einfachsten Aktivitäten des täglichen Lebens, wie Waschen, Essen, Lagerungswechsel, beim Betten; beim aufstehen von Stühlen, Betten etc.
- Vermeiden von Streckbewegungen: Gegenstände wie Papiertaschentücher, Getränke, Radio/Telefon in die Nähe des Patienten stellen;
- Kleidungsstücke vereinfachen, z. B. keine Kleiderverschlüsse (wie Reißverschlüsse und Knöpfe) an ungeeigneter Stelle, Schuhbänder usw;
- Vereinfachen der Arbeitsumgebung (Haushalt mit entsprechenden Geräten, bewusstere Körperhaltung, Büromöbel umstellen usw.);
- Die Sitzfläche erhöhen, z. B. von Stühlen oder WC-Brillen.

Schmerzen bei diagnostischen und therapeutischen Eingriffen

In der Onkologie lösen folgende Prozeduren häufig Schmerzen aus:
- Venenpunktionen,
- Punktionen von implantierten Kathetersystemen,
- Verbandwechsel,
- Knochenmarkpunktion (Biopsie, Aspiration),
- Lumbalpunktion,
- Aszites- und Pleurapunktionen.

Diese Schmerzen sind wohl meist kurz und vorübergehend, können aber in der Regel gelindert oder vermieden werden. Eine schlecht durchgeführte Punktion bleibt oft lange in Erinnerung. Viele Patienten haben deshalb Angst vor einer Wiederholung des therapeutisch nötigen Eingriffs.

Die Pflegende muss sicher sein, dass der Patient über den Ablauf des geplanten Eingriffs orientiert ist. Manche Patienten möchten bereits vor dem Eingriff umfassend informiert werden, andere erst während des Eingriffs und wieder andere überhaupt nicht. Die Pflegende sollte diesen Wünschen möglichst entsprechen. Aussagen wie »Jetzt wird es weh tun« oder »Jetzt sticht's« ohne vorherige Erklärung sollten vermieden werden.

Mögliche Maßnahmen zur Vermeidung von Schmerzen bei Eingriffen

Injektion eines Lokalanästhetikums. Bei Knochenmarkspunktionen, Biopsien usw. wird in der Regel Lidocain 1–2 % lokal appliziert. Lokalanästhetika könnten unmittelbar nach der Injektion brennen. Es ist genügend Zeit für den Wirkungseintritt einzuplanen, die Wirkung ist erst nach einigen Minuten optimal.

Anästhesierende Cremes. Als wirksame lokal anästhesierende Methoden stehen z. B. Emla Creme oder Emla Patch zur Verfügung. Damit kann z. B. bei Punktionen von Venen oder implantierten Kathetersystemen eine sehr gute Anästhesie erreicht werden. Emla (engl. »eutectic mixture of local anesthetics«) ist eine Kombination von Lidocain 2,5 % und Pritocain 2,5 %. Diese Lokalanästhetika dringen durch die Haut und erzeugen eine betäubte Hautfläche. Die Präparate wird angewandt:
- mit einem Okklusivverband oder Pflaster 60–90 min vor der Punktion;
- nur auf intakter Haut;
- nie auf Schleimhäuten oder auf offenen Hautstellen.

Das Pflaster hat ein mit Emla imprägniertes rundes Polster. Es passt z. B. genau über ein implantiertes Portsystem. Es ist ebenfalls nützlich bei einer s.c. Injektion, z. B. mit Zoladex bei ambulanter Betreuung. Das Pflaster kann Hautallergien auslösen; in diesen Fällen sollte nur die Creme (ohne Okklusivverband) angewandt werden.

Die Wirkungsdauer liegt zwischen 2 und 3 Stunden. Die Patienten sind in der Regel sehr zufrieden mit der Anwendung. Sie können instruiert werden, wie und wo man es anklebt.

Kältespray. Kältesprays führen durch eine Unterkühlung (<10°) innerhalb von 10–15 s zu einer lokalen Unempfindlichkeit der Haut. Die Methode ist geeignet für kurze, vom Patient als schmerzhaft empfundene Punktionen, z. B. Venenpunktionen, Portpunktionen, Lumbalpunktionen, wenn Emla-Creme aus Zeitgründen nicht appliziert werden kann. Das Spray wird nach der Desinfektion direkt auf die vorgesehene Stichstelle appliziert. *Eine zweite Hautdesinfektion muss durchgeführt werden.* Der Patient muss informiert werden, dass es für einen Moment sehr kalt wird. Manche Patienten empfinden die Auftauphase als unangenehm. Inkorrekte, d. h. zu lange Anwendung des Sprays kann lokale Erfrierungen (Frostbeulen) verursachen.

Schmerzen beim Verbandwechsel

Schmerzen beim Wechsel eines Heftpflasters können sehr unangenehm sein. Zu möglichen Maßnahmen und detailierten Informationen s. ► Kap. 24.

Schmerzen bei Läsionen im Mundbereich

Mukositis (Orale) kann zu sehr schmerzhaften Läsionen führen. Für detaillierte pflegerische Maßnahmen s. ► Kap. 25.

Schmerzen bei Verdauungsproblemen

Erbrechen, Obstipation oder Diarrhö können Schmerzen auslösen. Für detaillierte Informationen s. ► Kap. 20 und 21.

19.13.3 Allgemeine Bemerkungen zu nicht medikamentösen Maßnahmen

In der internationalen Pflegeliteratur ist zurzeit in der Schmerzbehandlung ein eindeutiger Trend hin zu nicht medikamentösen Methoden zu beobachten. Diese Methoden sind meist patientenfreundlich, mit wenig Risiken verbunden und billig in der Anwendung. Ihr Potential wird aber manchmal überwertet und gelegentlich missbraucht. *Bei chronischen Tumorschmerzen ersetzen diese Maßnahmen eine korrekte medikamentöse Therapie nicht.* Sie sind aber u. U. eine wichtige *Ergänzung* zur Pharmakotherapie. Die Pflegenden können solche Methoden, zusammen mit den Patienten in sein Alltag einbauen.

19.13.4 Physikalische Methoden

Physikalische Methoden können durch definierte Hautstimulation eine Schmerzlinderung bewirken. Für die Pflegenden sind sie leicht in die tägliche Schmerztherapie zu integrieren. Die Pflegenden sollten die Maßnahmen mit dem Arzt absprechen. Die Zusammenarbeit mit einem Physiotherapeuten kann hilfreich sein.

Man darf bei starken Schmerzen von physikalischen Maßnahmen keine Schmerzfreiheit erwarten, aber sie bieten eine Möglichkeit, die Schmerzintensität zu lindern oder zu verändern (stechender Schmerz wird stumpf usw.). Diese Methoden sind meist mit einer direkten menschlichen Berührung verbunden. Dies spielt bei der Wirksamkeit wohl eine Rolle, denn das Verhältnis zwischen Patienten und Pflegenden wird dadurch verstärkt.

Wärmeapplikation

Diese altbewährte Methode verhilft oft zur Schmerzlinderung und Muskelentspannung. Die Wirkung ist jedoch nicht sehr dauerhaft, denn das Gewebe verliert die Wärme nach der Entfernung der Wärmequelle rasch. Für Patienten mit oberflächlichen Tumoren oder Metastasen soll diese Technik mit dem Arzt abgesprochen werden. In bestrahlten Körperregionen darf sie nur nach Rücksprache mit dem Radiotherapeuten durchgeführt werden.

Folgende Applikationsmethoden können angewandt werden:
- feuchte warme Kompressen und Wickel,
- trockene Wärme, z. B. Heizkissen, Gelbeutel (Hot-Cold Pack),
- konventionelle Bäder, Sitz- oder Sprudelbäder mit oder ohne Badezusatz.

Kälteapplikation

Kälte kann länger wirken als Wärmeapplikation, denn sie wird, je nach Fettgehalt der Haut, durch die isolierende Wirkung des Fettgewebes in der Muskulatur zurückgehalten. Die Vasokonstriktion bleibt auch etwas länger erhalten als die Vasodilation. Beispiele für diese Methode sind:
- trockene Kältepackungen (selbstgemacht mit Eis oder Gelbeutel),
- feuchte kalte Wickel (mit oder ohne Eis).

Zu dieser Methode gehört auch die direkte Eisapplikation (ohne Schutzhülle). Kälte kann bei postherpetischen Neuralgien nützlich sein. Man benutzt je nach Größe der Hautfläche entweder ein Stück Eis oder ein weiches, in Wasser-Eis-Gemisch eingetauchtes Tuch. Dieses wird mit einer leichten, streichelnden Bewegung über der empfindlichen oder schmerzhaften Stelle appliziert. Die Applikationsdauer beträgt ca. 5–10 min, je nach Verträglichkeit.

Massage

Falls die Methode nicht medizinisch kontraindiziert ist, kann durch eine Massage physische und psychische Entspannung erreicht werden. Am häufigsten wird die Rücken- und Schulterpartie massiert. Man kann aber auch die Extremitäten, Hände und Füße einbeziehen. Seitens der Patienten wird eine Massage im peripheren Gebiet des Schmerzes manchmal angenehmer empfunden als direkt am Ort des Schmerzes. Die Art der Massage hängt ab von der Erfahrung der Pflegenden und von den Wünschen des Patienten. Die Berührung vermittelt einen menschlichen Kontakt und wirkt beruhigend – besonders dann, wenn die Massage in einer Entspannungsphase durchgeführt wird. Eile wirkt dabei kontraproduktiv.

Das Einreiben mit einer Salbe oder Lotion (z. B. Mentholpräparate) erzeugt manchmal eine

Schmerzlinderung, wahrscheinlich nicht durch die direkte Wirkung, sondern eher im Sinne einer Ablenkung: Manche Patienten verspüren ein kühles, andere ein warmes Gefühl. Man darf die Präparate nicht auf offene Stellen oder direkt auf Schleimhäute applizieren.

Vor- und Nachteile der physikalischen Maßnahmen

Vorteile	Nachteile
– Kaum mit Risiken verbunden – Meist einfach auszuführen – Verlangt wenig Patientenaktivität; günstig für Patienten in schlechtem Allgemeinzustand oder in schlechter emotionaler Verfassung – Verwandte und Freunde können in die Pflege (Krankenhaus und häusliche Pflege) integriert werden	– Wirksamkeit ist nicht voraussehbar – Erleichterung ist meist von kurzer Dauer und meist auf die Körperoberfläche beschränkt

19.13.5 Ablenkung

Das Prinzip der Ablenkung besteht darin, die Aufmerksamkeit des Patienten durch einen anderen Reiz vom Schmerz wegzulenken. Verschiedene Sinnesreizungen (Hören, Sehen, Tasten) können die Schmerzverträglichkeit verbessern. Mögliche Ablenkungsmethoden sind z. B. Fernsehen (alleine oder mit einer anderen Person), ein Bild malen, spielen, ein Ereignis oder Erlebnis beschreiben, Musik oder Hörspiele hören, beten oder Meditation. Ablenkung darf durchaus auch lustig sein!

! Ablenkungsmethoden dürfen nicht an die Stelle der Verabreichung von Schmerzmedikamenten treten.

19.13.6 Ruhe und Entspannung

Ein erschöpfter und angespannter Patient kann schlecht mit seinen Schmerzen umgehen. Seine subjektiven, evtl. negativen Gefühle können einen Teufelskreis hervorrufen: Schlechter Schlaf und Ruhelosigkeit führen zu einer Herabsetzung der Schmerzschwelle; diese wiederum verstärkt die physischen Schmerzsymptome und die Angst; die Folge davon ist, dass der Kranke erneut vom Schlaf und von der Entspannung abgehalten wird (s. ▶ Kap. 27).

19.13.7 Andere Methoden der nicht medikamentösen Schmerztherapie

Techniken wie Hypnose, Biofeedback, Akupunktur, Akupressur, Fußreflexzonenmassage, TENS (»transcutaneous electrical nerve stimulation«), Entspannungstherapien, Meditation usw. sind andere Methoden, die zur Schmerzlinderung empfohlen werden. Nicht alle diese Methoden sind bei Tumorpatienten mit chronischen Schmerzen anwendbar. Sie können bei Tumorschmerzen eine medikamentöse Schmerztherapie nicht ersetzen, sondern im besten Fall ergänzen.

Werden die Pflegenden mit Nachfragen zu diesen Methoden konfrontiert, sollten sie genügend informiert sein, um eine qualifizierte Antwort geben zu können, ob eine Anwendung über-

Vor- und Nachteile ablenkender Maßnahmen

Vorteile	Nachteile
– Mit wenig Risiko verbunden – Im Allg. nur mit geringer physischer Anstrengungen von Seiten des Patienten verbunden – Für kurzfristige Schmerzepisoden gut geeignet (z. B. bei schmerzhaften Behandlungen, Verbandwechsel) – Kann den Wünschen und Bedürfnissen der Patienten gut angepasst werden	– Verlieren bei Wiederholung ihre Wirkung – Ungeeignet für Schmerzepisoden, die länger als 1 h dauern – Es müssen oft verschiedene Ablenkungsmethoden ausprobiert werden, um herauszufinden, was erfolgreich ist; dies verlangt zeitliches Engagement von den Pflegenden – Patienten mit chronischen, nicht oder schlecht kontrollierten Schmerzen haben oft keine Energie für Ablenkungen

haupt in Frage kommt. Es soll keinesfalls ein vorschneller Versuch mit diesen Methoden unternommen werden. Die meisten Patienten können sich nicht ohne Übung entspannen bzw. spontan meditieren usw. Es ist auch zu berücksichtigen, ob ein Patient bereits Erfahrungen mit Entspannungsübungen hat. Nur ausgebildete Fachleute sollten diese Methoden anwenden. Die Kosten werden teilweise von den Krankenversicherungen übernommen.

19.13.8 Aufbau einer Beziehung zum Schmerzpatienten

Nicht jeder Patient geht davon aus, dass die Pflegenden zuverlässig für ihn sorgen. Vertraulichkeit, Erwartungen und Kompetenz der Pflegenden werden hinsichtlich der vielfältigen physischen und emotionalen Aspekte des Schmerzes häufig in Frage gestellt. Im Krankenhaus wie auch in der häuslichen Betreuung sollten die Pflegenden versuchen, eine Beziehung zum Patienten aufzubauen.

Mögliche Vorgehensweisen für den Aufbau einer Beziehung zum Patienten

- Der Patient muss wissen, dass die Pflegenden seine Beschwerden ernst nehmen, unabhängig davon, ob eine Ursache objektiviert werden kann oder nicht.
- Dem Patienten kann vor allem dadurch geholfen werden, dass er seine wirklichen Gefühle zu erkennen geben und ausdrücken kann. Die Pflegenden geben dem Patienten dadurch die Möglichkeit, weinen oder schreien zu dürfen. Die Energie, die der Patient für die Verdrängung eines Gefühls braucht, ermüdet ihn und macht ihn für Schmerzreize noch empfänglicher.
- Die Pflegenden helfen dem Patienten, realistische Ziele für seinen Alltag zu finden – totale Schmerzfreiheit ist nicht immer ein realistisches Ziel. Vor allem bei Schmerzen aufgrund von Skelettmetastasen bleibt die Mobilität und Arbeitsfähigkeit gelegentlich eingeschränkt. Wird der Patient darauf vorbereitet und lernt er, seine Ziele an seine Möglichkeiten anzupassen, so erspart ihm dies viele Enttäuschungen.
- Die Pflegenden können, falls der Patient dies wünscht, etwas aus ihrem Alltag erzählen, z. B. über Bücher, die sie gelesen haben oder über ihre Freizeitbeschäftigung.
- Um einen körperlichen Kontakt herzustellen, kann die Pflegende evtl. die Hand auf eine schmerzende Stelle legen.
- In einigen Situationen gibt es für die Pflegenden nichts, was sie aktiv zur Schmerzlinderung beitragen können, auch wenn sie noch so gern etwas für den Schmerzpatienten tun möchten. Hier ist oft schon die physische Präsenz – ohne Aktivität und ohne Worte – hilfreich. Dies heißt nicht nur physisch präsent zu sein, obwohl es manchmal auch nur dies ist, sondern vielmehr Verfügbarkeit und Offenheit gegenüber dem Patienten zu zeigen.

19.13.9 Einbezug von Personen aus dem Umfeld des Patienten

Während der Schmerzepisoden brauchen Menschen aus dem Umfeld des Patienten manchmal ebensoviel Hilfe und Beistand durch die Pflegenden wie der Patient selbst. Dies betrifft Angehörige, Freunde, Bekannte und andere Teammitglieder. Die Pflegenden können aber umgekehrt auch Leute aus dem Umfeld des Patienten in die Schmerzbehandlung integrieren: Diese Personen können den Patienten evtl. in Bezug auf die Wirksamkeit einer schmerzlindernden Methode ermuntern. Besucher sorgen für eine länger dauernde Ablenkung und vermindern die Einsamkeit und Langeweile im Krankenhaus bzw. zu Hause.

Eine *negative Interaktion* entsteht oftmals, wenn der Besucher selbst Angst vor Schmerzen hat oder wenn der Wunsch, dem Patienten zu helfen oder ihn zu beschützen, enttäuscht wird. Der Patient klagt vermehrt über Schmerzen und reagiert mit Durchbruchschmerz unmittelbar nach dem Besuch. Sollte eine Person durch ihre Anwesenheit und ihr Verhalten die Verschlechterung der Schmerzsituation bewirken, kann die Pflegende den Patienten ansprechen und fragen, ob er selbst einen Zusammenhang zwischen Besucher und Schmerzepisoden sieht. Ist dies der Fall, kann die Pflegende – falls der Patient dies wünscht – die betreffende Person bitten, vorläufig von weiteren Besuchen abzusehen.

Mit den heute allgemein kürzeren Spitalaufenthalten wird es zunehmend schwieriger, diese Aspekte zu berücksichtigen.

Maßnahmen zum Einbezug von Angehörigen

- Die Angehörigen dazu ermutigen, der Medikation der Patienten ebenfalls ihre Aufmerksamkeit zu widmen
- Angehörige bitten, z. B. Bücher oder bevorzugte Musikkassetten usw. mitzubringen
- Eine Person, die zur Linderung der Schmerzen des Patienten beiträgt, ermutigen, mit den Besuchen, Telefonaten, Briefen usw. fortzufahren
- Einen Besucher darin unterstützen, etwas mitzubringen, was dem Patienten schon einmal die Schmerzen gelindert hat, sofern es vom Arzt nicht als kontraindiziert bezeichnet wird
- Kulturelle Einflüsse können eine wichtige Rolle in der Behandlung und Betreuung spielen. Die zunehmende kulturelle Vielfalt stellt für die Pflegenden eine neue Herausforderung dar.

19.13.10 Interdisziplinäre Zusammenarbeit

Beim Versuch, dem Patienten zu helfen, verspüren die Pflegenden oft eine riesige Last. Ist es nicht so, dass sie manchmal vielleicht zuviel Verantwortung übernehmen? Es gibt zahlreiche Fachpersonen, die mithelfen können, das Ziel der Schmerzlinderung zu erreichen. Zum Beispiel können Sozialarbeiter, Psychologen/Psychiater, Seelsorger, Ernährungsberater, Physio- und Ergotherapeuten direkt mit den Patienten oder indirekt über die Pflegenden einen Beitrag zur Schmerzbehandlung leisten.

Interdisziplinäre Arbeit verlangt einen regelmäßigen Austausch von Informationen und eine klare Regelung der Verantwortung.

19.14 Schmerztherapie in speziellen Situationen

19.14.1 Ältere Patienten

Es sollte selbstverständlich sein, dass auch bei älteren Patienten eine optimale Schmerztherapie durchgeführt wird. Dies ist in der Praxis leider nicht immer der Fall. Verschiedene *Vorurteile* sind dafür verantwortlich:

- »Ältere Patienten verspüren Schmerzen weniger stark als jüngere«.
- »Ältere Patienten sollten wegen Nebenwirkungen nicht mit Opiaten behandelt werden«.
- »Die Aussagen von älteren Patienten über ihre Schmerzen sind wegen der Altersdemenz nicht zu verwerten«.

Bei der Schmerztherapie von älteren Patienten ist aber in der Tat auf einige Besonderheiten zu achten:

- Schmerzerfassung und Beurteilung:
  - Ältere Patienten leiden neben den Tumorschmerzen oft zusätzlich unter anderen, degenerativ bedingten Schmerzen, vor allem unter Schmerzen des Bewegungsapparates.
  - Die Aufnahme der Schmerzanamnese ist bei schlechtem Gehör, verminderter Sehkraft oder eingeschränkten kognitiven Funktionen erschwert und evtl. zeitraubend. Der Gebrauch von visuellen Skalen für die Erfassung der Schmerzintensität ist gelegentlich unmöglich.
- Medikamentöse Behandlung:
  - Ältere Patienten nehmen wegen Begleitkrankheiten (Herzinsuffizienz, Diabetes etc.) häufig Medikamente ein. Diese können zu Interaktionen mit den Analgetika (Opiate und Nicht-Opiate) führen, z. B. einer verstärkten Sedation oder verstärkten Übelkeit.
  - Die Nierenfunktion ist bei älteren Patienten fast immer eingeschränkt, oft auch die Leberfunktion. Dies führt zu einer verminderten Ausscheidung der Abbauprodukte der Opiate, d. h. zu einer erhöhten Wirksamkeit und Toxizität.
  - Opiate sind bei älteren Patienten in der Regel deutlich niedriger zu dosieren. Das gilt *besonders* bei einem verfrühten Einsatz

von Opiat-Pflastern, denn sie können leicht zu einer Überdosierung führen. Auch bei alten Patienten gilt jedoch, dass die Dosis individuell entsprechend der Schmerzlinderung einzustellen ist, denn auch für ältere Patienten gibt es keine »Standard-Dosis«. Wegen der reduzierten Nierendurchblutung besteht auch ein deutlich erhöhtes Risiko von Nierenschäden durch nichtsteroidale Antirheumatika. Auch diese Medikamente sind im Alter vorsichtig zu dosieren.
  - Ältere Patienten können aufgrund von Behinderungen gelegentlich Suppositorien nicht selbst einführen. Dies ist bei der Verordnung von rektal applizierten Medikamenten zu beachten.
- Psychosoziale Faktoren:
  - Ältere Patienten fürchten oft, ihrer Umgebung zur Last zu fallen. Sie äußern Beschwerden, auch Schmerzen, deshalb gelegentlich nicht oder nur zurückhaltend.
  - Angehörige können als »Vermittler« eine wichtige Rolle spielen und sollten in die Schmerzbehandlung älterer Patienten einbezogen werden.

19.14.2 Drogenabhängige

Die Schmerzbehandlung von Tumorpatienten mit einer Drogensucht (aktiv oder in der Vergangenheit) stellt eine besondere Herausforderung dar. Sicher muss der Tumorschmerz auch bei diesen Patienten optimal behandelt werden, d. h. in der Regel auch mit Opiaten. Der Einsatz von Opiaten darf wegen der Suchtanamnese nicht abgelehnt oder verzögert werden. Es gelten die üblichen allgemeinen Richtlinien für eine korrekte Opiattherapie, insbesondere muss auch bei diesen Patienten die nötige Dosis individuell ermittelt werden.

Folgende Punkte sind bei diesen Patienten speziell zu beachten:

- Eine exakte Anamnese in Bezug auf die benutzten Drogen ist wichtig. Sie hilft, die nötige Dosierung zu ermitteln und Entzugssymptome zu verhüten.
- Die intravenöse Anwendung von Opiaten ist, wenn immer möglich, zu vermeiden!
- Die Opiatdosierung soll in der Regel rasch bis zur optimalen Wirkung gesteigert werden.
- Die Opiatbehandlung muss mit einem *reinen Agonisten* durchgeführt werden (Entzugssymptome bei Anwendung von partiellen oder gemischten Agonisten).
- Bei bestehendem Drogenmissbrauch müssen Entzugssymptome wegen zu niedrigen Opiatdosen vermieden werden.
- Die Kompetenz für die Verordnung der Opiate muss klar geregelt sein und sollte bei einer einzigen Person liegen.
- Die Reservemedikation bei Schmerzdurchbrüchen (Dosis/Applikationsweise) muss klar festgehalten sein.
- Die Behandlung soll in Zusammenarbeit mit einem in der Drogenarbeit erfahrenen Arzt (Psychiater) geschehen.
- Ängste von aktuell nicht mehr abhängigen Patienten und ihren Angehörigen wegen eines Rückfalls müssen ernstgenommen werden.

19.14.3 Patienten in der häuslichen Pflege

Entscheiden sich Krebspatienten in Absprache mit ihren Angehörigen, zu Hause gepflegt zu werden, kommt der Schmerzbehandlung eine zusätzliche Bedeutung zu. Dabei ruht ein großer Teil der Verantwortung für Pflege und Behandlung der Patienten auf den Schultern der Angehörigen, die oft wenig professionelle Unterstützung erfahren. Obwohl es wenige Untersuchungen zum Umgang mit Schmerzen in der häuslichen Pflege gibt, zeigen sich doch folgende Tendenzen:

- Manche Patienten nehmen – bzw. ihre Angehörigen verabreichen – Schmerzmedikamente in zu niedrigen Dosierungen oder weniger häufig als verordnet, aus Angst vor der Abhängigkeit, infolge von Missverständnissen bezüglich der Dosierung oder wegen einer allgemeinen Skepsis gegenüber der Schmerzbehandlung (s. ► Abschn. 19.11.8).
- Die Angehörigen sind oft mit technischen Problemen überfordert, z. B. bei komplizierten Dosierungsvorschriften, Dauerinfusionen, Sonden, Pumpen usw.

- Nichtpharmakologische Methoden, z. B. Wickel, Kompressen oder Massagen werden zu Hause häufiger angewandt.
- Viele Fragen in Zusammenhang mit Schmerzen werden gegenüber Ärzten und Pflegenden nicht geäußert: Wird sich der Schmerz verschlimmern? Wie lange können Patienten mit Schmerzen zu Hause betreut werden? Wer übernimmt die Kosten?

Es sind daher bei der häuslichen Pflege von Schmerzpatienten besondere Aspekte zu berücksichtigen. Ein Problem kann beispielsweise auch für die Pflegenden selbst auftreten, und zwar bezüglich ihrer Kompetenzen in der Dosierung der Schmerzmittel: Manche Ärzte geben Pflegenden »freie Hand« bei der Dosisanpassung, unabhängig davon, wie viel Erfahrung sie mit Tumorpatienten und Schmerzbehandlung haben. Sollten die Pflegenden sich in dieser Situation überfordert fühlen, müssen sie dies früh genug dem behandelnden Arzt deutlich mitteilen.

Für die Schmerztherapie bei Patienten, die zu Hause gepflegt werden, benötigen die Pflegenden u. U. auch ein größeres zeitliches Engagement (längerer Weg, mehrmaliges Vorbeischauen oder Telefonieren; s. ▶ Kap. 43).

Hinweise zur häuslichen Pflege von Schmerzpatienten

- Den Patienten besuchen, wenn möglich bevor er aus dem Krankenhaus entlassen wird oder möglichst sofort anschließend zu Hause, um eine bestmögliche Kontinuität der im Krankenhaus begonnenen Schmerzbehandlung zu erreichen
- Hilfestellung für Patient und Angehörige geben, um den Sinn und die Notwendigkeit der verordneten Schmerzmedikamente zu verstehen; für korrekte Einnahme sorgen; mündliche und schriftliche Anweisungen geben
- Genügend Zeit einplanen für Angehörige, die die Schmerzbehandlung selbst ausführen. Falls parenterale Schmerzmittel nötig sind, die für die Verabreichung am besten geeignete Person informieren und instruieren

- Sorgfältige Instruktion des Patienten und der Angehörigen in Bezug auf unerwünschte Wirkungen und Einleiten von *vorbeugenden* Maßnahmen (z. B. gegen Obstipation)
- Auf unerwünschte Wirkungen achten und entsprechende Maßnahmen treffen
- Gespräch über Vorbehalte und Befürchtungen in Bezug auf die Analgetika initiieren
- Hilfe leisten, um korrekte nichtpharmakologische Maßnahmen zu wählen und inkorrekte zu verhüten
- Eine Kontaktliste erstellen (24 h) für Notsituationen

19.4.4 Schmerzbehandlung bei sterbenden Patienten

Ungenügende Schmerz- und Symptomkontrolle bei Sterbenden äußert sich – falls verbale Äußerungen nicht mehr möglich sind – durch Unruhe und Stöhnen. Dies stellt auch für anwesende Angehörige eine große Belastung dar, die die spätere Erinnerung an das Sterben prägen kann.

Eine bereits eingeleitete Schmerztherapie ist bei Sterbenden unbedingt weiterzuführen. Häufig ist allerdings die Applikationsart der Analgetika und die Dosis anzupassen:

Anpassung der Applikationsart

Meist können Sterbende keine oralen Medikamente mehr einnehmen. Als Alternative kommen Suppositorien oder die parenterale Applikation (Injektion oder Infusion) in Frage. Ein Wechsel auf ein transdermales System (Pflaster) sollte in der instabilen Situation des sterbenden Patienten nicht ohne klare Indikation vorgenommen werden. Für Dosisanpassungen bei Änderung der Applikationsweise s. ▶ Abschn. 19.11.5.

Dosisanpassungen

Eine Änderung ist bei zuvor konstanter und gut eingestellter Dosierung oft nicht nötig. Da bei Sterbenden die Trinkmenge und damit die Diurese oft abnimmt, reduziert sich auch die Ausscheidung der Opiate, dadurch kann die Toxizität zunehmen. In diesen Fällen ist die Dosierung zu reduzieren.

Eine Dosiserhöhung wegen Zunahme der Schmerzen ist selten nötig. Oft wird jedoch bei Sterbenden wegen terminaler *Atemnot* die Opiatdosis erhöht. Dazu ist eine Dosissteigerung von etwa 50 % oder mehr nötig. Die Opiatdosis kann und soll in diesen Fällen solange erhöht werden, bis sich die Atemfrequenz normalisiert und die Dyspnoe abnimmt. Es ist im Einzelfall möglich, dass durch diese terminale Dosiserhöhung eines Opiates das Eintreten des Todes beschleunigt wird. Es handelt sich dann aber nicht um eine strafbare und ethisch fragwürdige aktive Sterbehilfe, die dadurch definiert ist, dass ihr *Ziel* das Herbeiführen des Todes ist.

! Bei der Gabe von Opiaten bei Sterbenden, die unter schwerer Atemnot oder Schmerzen leiden, ist das Ziel die Erleichterung von Dyspnoe oder Schmerzen. Die Beschleunigung des unmittelbar bevorstehenden Todes wird bestenfalls in Kauf genommen.

Es handelt sich hier somit um eine sowohl juristisch zulässige wie ethisch vertretbare, sog. *indirekte* Sterbehilfe.

19.15 Schmerzen – Anreiz für Verbesserungen

Trotz Fortschritten stehen der Schmerzbehandlung und Betreuung von Tumorpatienten nach wie vor Schwierigkeiten im Wege. An folgenden Punkten muss noch gearbeitet werden, wenn ALLEN Patienten ihr Recht auf eine optimale Schmerzlinderung gewährleistet werden soll.

- Vorurteile und Mythen bzgl. der Opiate müssen weiterhin abgebaut werden.
- Regulatorische und politische Barrieren müssen geändert werden.
- Institutionen und Praxen müssen anerkannte Richtlinien einsetzen und durchsetzen.
- Institutionen und Praxen müssen eine entsprechende Qualitätskontrolle gewährleisten.
- Es muss vermehrt interdisziplinär zusammen gearbeitet werden.
- Weiterbildung für Ärzte und Pflegende auf ALLEN Praxisniveaus muss regelmäßig offeriert werden.
- Informationsveranstaltungen für Patienten und Angehörigen z. B. durch Krebsligen müssen durchgeführt werden.

Für viele Pflegende sind die diskutierten Probleme und die vorgeschlagenen Maßnahmen nichts Neues. Heute können die meisten tumorbedingten Schmerzen mit Analgetika oder mit einer Kombination von Medikamenten und nicht pharmakologischen Maßnahmen gelindert werden.

Manchmal ist es jedoch schwer verständlich, warum trotzdem immer wieder Patienten unter Tumorschmerz leiden müssen. Obwohl wirksame Therapien und pflegerische Maßnahmen zur Verfügung stehen, werden diese nicht immer richtig eingesetzt!

Mit der korrekten Ausführung der zurzeit verfügbaren Therapien, mit der kontinuierlichen Beurteilung der Schmerzen wie der Wirksamkeit der Maßnahmen und mit der Weitergabe von Information innerhalb des Teams kann eine befriedigende Schmerzkontrolle bei über 90 % der Tumorpatienten erreicht werden!

Weiterführende Literatur

Beubler E (2000) Kompendium der medikamentösen Schmerztherapie. Springer, Berlin Heidelberg Wien New York

Husebø S, Klaschik E (2003) Palliativmedizin. Springer, Berlin Heidelberg New York Tokyo

Jamison RN, Schein JR, Vallow S, Ascher S, Vorsanger GJ, Katz NP (2003) Neuropsychological effects of long-term opioid use in chronic pain patients. J Pain Symptom Manage 26(4): 913–921

Neuenschwander H et al. (2000) Palliativmedizin auf einen Blick. Schweizerische Krebsliga

Strumpf, M, Krebsscherz (2001) In: Zenz M, Jurna I (Hrsg) Lehrbuch der Schmerztherapie, 2. Aufl. Wissenschaftliche Verlagsgesellschaft mbH, Stuttgart

Twycross R (1994) Pain Relief in Advanced Cancer. Churchill Livingstone, Edinburgh London

Mc Caffery M, Pasero C (1999) Pain: Clinical Manual. C V Mosby, St. Louis Baltimore Boston

Übelkeit und Erbrechen

H. P. Honegger, B. Fichmann, T. Radujko

Übelkeit und Erbrechen sind außerordentlich unangenehme Störungen, vor allem, wenn sie wiederholt auftreten. Die möglichen Ursachen sind mannigfaltig: Bei bösartigen Erkrankungen werden sie entweder durch den Tumor, seine Komplikationen oder durch therapeutische Maßnahmen hervorgerufen. Übelkeit und Erbrechen können zu einer starken Beeinträchtigung des Allgemeinzustandes führen; falls sie therapieinduziert sind, können sie die Ablehnung einer Behandlung zur Folge haben. Ziel dieses Kapitels ist es, die wichtigsten Grundlagen zu vermitteln und Anleitungen für die antiemetische Therapie und für pflegerische Maßnahmen zu geben.

20.1 Begriffserläuterungen

Übelkeit (Nausea). Subjektive Empfindung von Unwohlsein in Rachen- und/oder Magengegend, Neigung zum Erbrechen. Übelkeit kann einhergehen mit Schwitzen, Speichelfluss, Blässe und Tachykardie.

Erbrechen (lat. vomitus, griech. emesis). Kräftiger Auswurf von Mageninhalt aus dem Mund; als »Trockenerbrechen« wird ein Brechakt ohne Auswurf von Mageninhalt bezeichnet.

Antizipatorische Übelkeit/antizipatorisches Erbrechen. (Antizipatorisch: lat. vorwegnehmend). Unwohlsein bzw. Erbrechen Stunden bis Tage vor oder in Erwartung einer Chemotherapie. Resultat einer Konditionierung durch vorausgegangene, oft unangenehme Erfahrung während der Chemotherapie. Ausgelöst z. B. durch bekannte optische Eindrücke oder Gerüche usw.

Verzögertes Auftreten von Übelkeit und Erbrechen. Übelkeit und Erbrechen, die 24 h nach Chemotherapie oder später beginnen, und/oder länger als 24 h dauern. Meist weniger schwerwiegend als das akute Erbrechen; besonders häufig nach Cisplatintherapie. Verzögertes Erbrechen bewirkt Dehydratation, Gewichtsverlust und somit eine Verschlechterung des Allgemeinzustandes. Ursache sind verzögert ausgeschiedene Zytostatika und/oder deren Metabolite.

! Übelkeit und Erbrechen treten bei Tumorpatienten meist gemeinsam und oft gleichzeitig auf. Es ist aber darauf hinzuweisen, dass vor allem nach Chemotherapie Erbrechen ohne Übelkeit auftreten kann, und dass umgekehrt viele Patienten nur unter mehr oder weniger starker Übelkeit leiden, ohne zu erbrechen.

Schweregrade von Übelkeit/Erbrechen. Die Beurteilung des Ausmaßes von Übelkeit und Erbrechen erfolgt entsprechend der »common toxicity criteria« (CTC) der World Health Organisation (Tabelle 20.1).

Beurteilung der Wirkung einer antiemetischen Substanz. *Komplette Kontrolle* durch eine antiemetische Substanz bedeutet, dass weder Übelkeit noch Erbrechen beobachtet wurde.

Überwiegende Kontrolle (engl. major control) heißt, dass lediglich 1–2 Episoden von Erbrechen über 24 h festgestellt wurden.

20.2 Pathophysiologie des Erbrechens

Biologisch entspricht das Erbrechen einem Schutzmechanismus: Es ermöglicht einem Lebe-

Tabelle 20.1. Schweregrade von Übelkeit und Erbrechen. (Nach WHO)

Schweregrad	Übelkeit	Ausmaß des Erbrechens [Brechepisoden/24h]
0	keine Übelkeit	0
1	Nahrungsaufnahme normal	1
2	Nahrungsaufnahme reduziert, aber noch möglich	2–5
3	Nahrungsaufnahme noch knapp möglich	6–10
4	Nahrungsaufnahme unmöglich	>10

wesen, giftiges Material aus dem Magen und Dünndarm zu entfernen. Da schon ein unangenehmer Anblick oder ein übler Geruch zur Auslösung des Brechaktes genügen, kann der Darm vor Aufnahme und Weiterverarbeitung von verdorbenen Nahrungsmitteln und Giften geschützt werden.

20.2.1 Auslösung des Erbrechens

Erbrechen wird ausgelöst durch Reize aus den Regionen des Rachens, des Magens und Duodenums (Afferenzen via N. vagus und N. sympathikus), des höheren Zentralnervensystems sowie durch die Stimulation des Labyrinths und/oder der Chemorezeptoren-Triggerzone (◘ Abb. 20.1).

Chemorezeptoren-Triggerzone

Die Chemorezeptoren-Triggerzone besteht aus spezialisierten Zellen, die im Boden des 4. Ventrikels im Stammhirn gelegen sind. Sie stehen in engem Kontakt mit dem Liquor zerebrospinalis und der Blutzirkulation; die Kapillaren dieser Region sind gefenstert (bedingt durchlässig). Die Zellen können daher chemische Substanzen im Liquor zerebrospinalis wie auch im Blut direkt registrieren, sie liegen also außerhalb der sog. Blut-Hirn-Schranke. Die Chemorezeptoren-Triggerzone enthält eine Vielzahl von Rezeptoren und wird durch chemische Einflüsse aus Blut und Liquor gereizt. Medikamente wie Morphin, Digitalis etc., auch Zytostatika oder deren Stoffwechselprodukte, aktivieren die Chemorezeptoren-Triggerzone und lösen Impulse aus, die wiederum das Brechzentrum aktivieren können.

Brechzentrum

Die Integration der emetogenen Reize und die Organisation der entsprechenden Antwort wird durch eine spezielle Region des Gehirns ausgeführt – das Brechzentrum. Dabei handelt es sich eher um eine funktionelle Einheit und weniger um eine genau definierte anatomische Struktur. Das Brechzentrum liegt im Stammhirn. Neuere Untersuchungen zeigen, dass der untere Anteil des Gyrus frontalis, ein Teil des Großhirns, für die Wahrnehmung der Übelkeit von Bedeutung ist.

Neurotransmitter

Neurotransmitter sind chemische Substanzen, die im Nervensystem bei der Übertragung von Reizen und Signalen aktiviert sind. Die Rezeptoren für verschiedene Neurotransmitter, die einen Einfluss auf den Brechakt ausüben, sind bekannt. Im Bereich der Chemorezeptoren-Triggerzone spielen Rezeptoren für Dopamin, Histamin, Opiate und cholinerge Substanzen eine Rolle. Auch Serotoninrezeptoren sind in dieser Region vorhanden. Zytostatika beeinflussen wahrscheinlich verschiedene

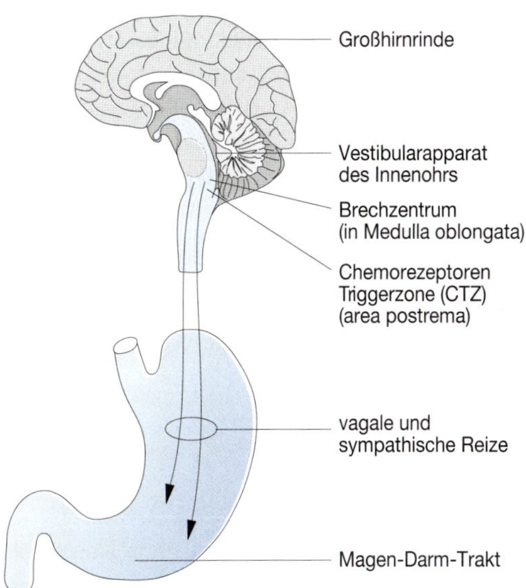

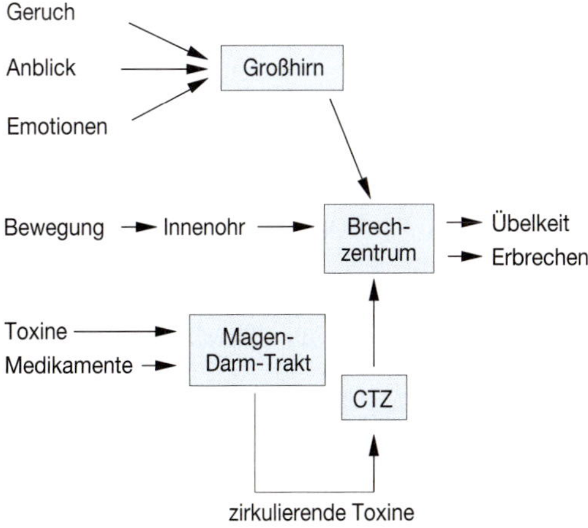

◘ **Abb. 20.1.** Schematische Darstellung der Pathophysiologie des Erbrechens. (*CTZ* Chemorezeptoren-Triggerzone)

Rezeptoren für Neurotransmitter. Die Funktion der einzelnen Rezeptoren bei der Auslösung des zytostatikainduzierten Erbrechens ist noch nicht vollständig geklärt.

Einige Antiemetika wirken als Antagonisten direkt auf verschiedene Neurorezeptoren, z. B. Metoclopramid als Dopaminantagonist. Serotonin wird heute als wichtige Überträgersubstanz beim chemotherapieinduzierten Erbrechen angesehen. Im Tiermodell kann ein Hemmstoff der Serotoninsynthese das platininduzierte Erbrechen vollständig verhindern. In gleichem Maße unterdrücken die Serotoninantagonisten beim Menschen das Erbrechen nach Gabe von Platinpräparaten.

Als neue Entwicklung auf diesem Gebiet stehen *Neurokinin$_1$-Rezeptorantagonisten* als wirksame Antiemetika zur Verfügung: Neurokinin$_1$-Rezeptoren können durch Antagonisten blockiert werden und Erbrechen verhindern. Berichte über den Einsatz von Neurokinin$_1$-Rezeptorantagonisten sind vielversprechend und weisen auf eine gute Wirkung bei der akuten Emesis und erfreulicherweise in besonderem Maße beim verzögerten Erbrechen hin.

20.2.2 Brechakt

Nach Stimulation des Brechzentrums laufen folgende Vorgänge ab:

Vor dem Brechakt:
- verstärkter Speichelfluss,
- Blässe,
- Schwitzen und
- Tachykardie.

Gefolgt von:
- rhythmischem Aufstoßen, Glottisverschluss,
- Erschlaffen des Magenkorpus (vagaler Effekt),
- Kontraktion des Duodenums, Pressen des Dünndarminhalts in den Magen,
- Zusammenziehen von Zwerchfell und Atemmuskulatur,
- Austreiben des Mageninhalts durch koordinierte Tätigkeit der respiratorischen und abdominalen Muskulatur.

Der Brechakt wiederholt sich und führt zur Reduktion des Übelkeitsgefühls.

20.3 Ursachen und Komplikationen von Übelkeit und Erbrechen

Bei Patienten mit bösartigen Erkrankungen können viele, z. T. behandelbare Gründe für Nausea und Erbrechen vorliegen, die primär keine direkte Beziehung zur Tumortherapie haben. Die häufigsten und schwerwiegendsten Formen von akuter Übelkeit und Erbrechen treten in der Regel nach Chemotherapie, etwas weniger ausgeprägt, nach Radiotherapie auf.

Akutes Erbrechen oder länger dauernde Übelkeit bzw. Erbrechen können zu einer erheblichen Beeinträchtigung des Allgemeinzustandes führen. Bleibt die Ursache unerkannt oder wird das Erbrechen irrtümlicherweise den Zytostatika zugeschrieben, bedeutet dies eine erhebliche Gefährdung des Patienten.

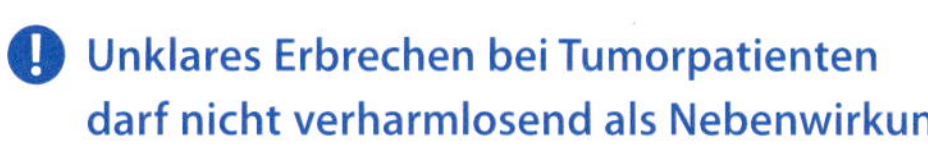

Unklares Erbrechen bei Tumorpatienten darf nicht verharmlosend als Nebenwirkung der Zytostatika angesehen werden.

Besonders problematisch ist zytostatikainduziertes Erbrechen bei aspirationsgefährdeten Patienten, z. B. mit Rekurrensparese etc. Auch beim Vorliegen einer hämorrhagischen Diathese kann Erbrechen mit der dabei einhergehenden Belastung der Schleimhäute zu einer Verstärkung von Blutungen führen.

20.3.1 Ursachen

Direkte Komplikationen des Primärtumors oder der Metastasen als Ursachen von Übelkeit und Erbrechen

- Magen-Darm-Trakt:
  - Stenosen im Ösophagus oder Magenausgang
  - Ileus
  - Lebermetastasen
- Zentralnervensystem:
  - Hirnödem
  - erhöhter Hirndruck, Tumorbefall der Hirnhaut

- Hirnmetastasen
  - Störungen des Vestibularapparates
- Atemwege: starker Husten
- Metabolische Komplikationen des Tumorleidens:
  - Urämie
  - Elektrolytstörungen
  - Hyperkalzämie
  - Nebenniereninsuffizienz
- Psychische Faktoren:
  - Aufregung
  - Angst
  - Erschöpfung

Therapiefolgen als Ursachen von Übelkeit und Erbrechen

- Medikamente:
  - Zytostatika/Hormone
  - Analgetika (Opiate, nichtsteroidale Antirheumatika)
  - Digitalis, Antibiotika, Kalzitonin etc.
- Radiotherapie

20.3.2 Komplikationen

Mögliche Komplikationen aufgrund des Erbrechens

- Störungen des Wasser- und Elektrolythaushalts:
  - Dehydratation/Exsikkose
  - Hypochlorämie und/oder Alkalose durch Verlust von Magensäure
  - Gewichtsverlust
- Risse und Blutungen in der Schleimhaut von Ösophagus und Magen (Mallory-Weiss-Syndrom)
- Aspirationspneumonie
- Pathologische Rippenfrakturen
- Verweigerung einer evtl. kurativen Chemotherapie
- Konditionierung auf weiteres (antizipatorisches) Erbrechen

20.4 Therapieinduziertes Auftreten von Übelkeit und Erbrechen

Der Mechanismus, durch den Zytostatika oder Radiotherapie Übelkeit und Erbrechen verursachen, ist nicht vollständig geklärt. Ob das Medikament selbst, einer seiner Metabolite oder ein durch das Medikament oder seine Metabolite stimulierter Neurotransmitter die entscheidenden Rezeptoren aktiviert, ist nicht bekannt. Unklar ist zudem, warum verschiedene Zytostatika in unterschiedlichem Ausmaß zu Übelkeit und Erbrechen führen, obwohl ihre chemische Struktur bzw. ihr Wirkungsmechanismus im Bereich des Zellstoffwechsels (zytostatischer Effekt) ähnlich ist.

Meist verstreicht eine gewisse Zeit zwischen der Zytostatikagabe und dem Beginn der Übelkeit und des Erbrechens – ganz im Gegensatz zur Gabe von Apomorphin, das direkt das Brechzentrum beeinflusst und sofort zum Erbrechen führt. Patienten unter Chemotherapie leiden zu verschiedenen Zeitpunkten an Übelkeit und Erbrechen, am häufigsten »akut« (2–4 h nach Chemotherapie), antizipatorisch (vor bzw. in Erwartung einer Chemotherapie) oder verzögert (24 h oder mehr nach Chemotherapie).

Neben Art, Dosis und Applikationsweise der Zytostatika sind weitere Faktoren bekannt, die die Intensität und den Verlauf von Übelkeit und Erbrechen nach Chemotherapie wesentlich beeinflussen:

- Patienten mit *lang dauerndem Alkoholabusus* leiden seltener unter Übelkeit und Erbrechen nach Chemotherapie. Dies gilt ganz besonders für das platininduzierte Erbrechen.
- Patienten, die bei einem *ersten Chemotherapiezyklus* ungenügend auf die verabreichten Antiemetika angesprochen haben, zeigen häufig eine unbefriedigende Kontrolle von akuter und verzögerter Übelkeit und Erbrechen bei weiteren Chemotherapiezyklen.
- Das *Alter* der Patienten spielt bei therapieinduzierter Übelkeit und Erbrechen nur indirekt eine Rolle: Junge Patienten vertragen Dopaminrezeptorantagonisten hochdosiert schlechter als ältere Patienten und neigen besonders zu extrapyramidalen Nebenwirkungen

(s. ▶ Abschn. 20.5.6). Bei jüngeren Patienten können deshalb diese wirksamen Antiemetika oft nicht ausreichend hoch dosiert werden. Die Serotoninantagonisten dagegen ziehen keine extrapyramidalen Nebenwirkungen nach sich und können altersunabhängig in ausreichender Dosis eingesetzt werden.
- *Psychische Faktoren* wie Ängstlichkeit, Depression, Affektlabilität führen dazu, dass Therapien schlechter vertragen werden.
- *Unsicherheit des Pflegepersonals* kann bei Patienten während der Applikation der Chemotherapie Angstgefühle auslösen, die Therapie wird entsprechend schlechter toleriert.

20.4.1 Akutes Auftreten bei Chemotherapie

Definition

Das akute Erbrechen beginnt in der Regel 2–4 h nach Applikation der Chemotherapie, kann aber auch erst nach 10–12 h auftreten.

Nicht nur die Wahl der Medikamente, sondern auch Dosis und Art der Verabreichung eines Zytostatikums beeinflussen Häufigkeit und Dauer von Übelkeit und Erbrechen. Eine verlangsamte Applikationsart (z. B. durch Dauerinfusion statt i.v.-Bolusapplikation bei Platin und Doxorubicin) zieht weniger Brechepisoden nach sich.

! Die einzelnen Patienten reagieren individuell sehr unterschiedlich auf die emetogene Wirkung.

Insgesamt verspüren mehr als 35 % der Patienten akute Übelkeit und mindestens 13 % akutes Erbrechen. Bei der stark emetogenen Chemotherapie verspüren 60 % eine verzögerte Übelkeit und 50 % ein verzögert eintretendes Brechen. Bei mäßig emetogenen Chemotherapien erleben 52 % die verzögerte Übelkeit und 28 % ein verzögertes Erbrechen.

20.4.2 Verzögertes Auftreten nach Chemotherapie

Definition

Verzögerte Übelkeit und verzögertes Erbrechen treten hauptsächlich nach hochdosierter Cisplatinapplikation auf (meist nach 2–4 Tagen) und können mehrere Tage (evtl. Wochen) dauern. Sie verhindern Flüssigkeits- und Nahrungsaufnahme und reduzieren die körperliche Aktivität.

Die durch *Cisplatin* induzierte verzögerte Übelkeit erreicht ihren Höhepunkt normalerweise am 3. Tag, um dann langsam wieder abzunehmen, bei 20–25 % der Patienten bis zum 5. Tag. Generell wird verzögerte Übelkeit nach Cisplatin häufiger gesehen, wenn am ersten Tag Metoclopramid und Glukokortikoide an Stelle von Serotoninantagonisten in Kombination mit Glukokortikoiden als antiemetisches Regime eingesetzt wurden.

Carboplatin führt häufig zu einer etwas verlängerten *akuten* Übelkeit/Erbrechen, die bis 48 h andauern kann, jedoch weniger häufig zu verzögerter Übelkeit und Erbrechen. Auch nach *Cyclophosphamid* tritt die akute Übelkeit meist erst nach 6–12 h auf, kann aber bei 10–20 % der Patienten bis 48 h oder länger andauern.

! Der Patient sollte speziell nach verzögerter Übelkeit und Erbrechen gefragt werden, da ihm ein Zusammenhang mit der Chemotherapie nicht von vornherein klar ist.

Gegenwärtig werden die Zytostatika in Abhängigkeit ihrer emetogenen Wirkung in 5 Stufen eingeteilt, in der niedrigsten Stufe verursacht das Zytostatikum bei <10 % der Patienten Übelkeit und Erbrechen, nach Verabreichung von Zytostatika der höchsten Stufe erbrechen >90 % der Patienten. ◘ Tabelle 20.2 zeigt das emetogene Potential der gebräuchlichsten Zytostatika und Zytostatikakombinationen.

20.4.3 Antizipatorisches Auftreten vor Chemotherapie

Definition

Beim antizipatorische Erbrechen handelt es sich um einen konditionierten Reflex, ausgelöst durch die Situation (Sprechzimmer, Krankenhaus) oder andere therapiebezogene Faktoren (Ärzte, Pflegende). Entscheidender Faktor ist die Chemotherapie. Je stärker akute und/oder verzögerte Übelkeit und Erbrechen während und nach einer ersten Therapie sind, um so eher wird sich die antizipatorische Übelkeit einstellen.

Nach dem 4. Chemotherapiezyklus leiden ungefähr 20–30 % der Patienten an antizipatorischer Übelkeit/Erbrechen. Für die Prophylaxe ist es wichtig, dass bereits beim ersten Chemotherapiezyklus die wirksamsten Antiemetika zur Anwendung kommen und Angstgefühle *vor* der Chemotherapie angegangen werden. Ist die antizipatorische Übelkeit einmal vorhanden, kann sie kaum beeinflusst werden.

Folgende Faktoren sind vergesellschaftet mit der Entwicklung der antizipatorischen Übelkeit/Erbrechen:

- Alter <50 Jahre,
- Schwere oder unerträgliche Übelkeit/Erbrechen nach der letzten Chemotherapie,
- Hitzegefühl, Schweißausbruch oder allgemeine Schwäche nach der letzten Chemotherapie.

Ein geregeltes Umfeld, stabile psychische Verhältnisse der Patienten ebenso wie die ermutigende Erfahrung einer verhinderten akuten und/oder verzögerten Übelkeit/Erbrechen nach Chemotherapie verringern das Auftreten von antizipatorischer Übelkeit.

20.4.4 Übelkeit und Erbrechen nach Radiotherapie

Gastrointestinale Nebenwirkungen treten unter Radiotherapie verschiedener Körperregionen auf. Neben Durchfällen sind es vor allem die Übelkeit und das Erbrechen, welche die Patienten unter Radiotherapie als unangenehm erleben. Das Aus-

Tabelle 20.2. Das Risiko der akuten und verzögerten emetischen Wirkung der wichtigsten Zytostatika

Emetogenes Potential	Medikament
Sehr hoch (über 99%)	Cisplatin >50 mg/m^2
Hoch (60–90% der Patienten)	Carmustin >250 mg/m^2 Cyclophosphamid >1500 mg/m^2 Dacarbazin Dactinomycin C Lomustin >60 mg/m^2 Mechlorethamin Streptozotocin
Mäßig bis hoch (30–60% der Patienten)	Busulfan >4 mg/m^2 Carboplatin Carmustin <250 mg/m^2 Cisplatin <50 mg/m^2 Cyclophosphamid <750–1500 mg/m^2 Cytarabin >1000 mg/m^2 Daunorubicin Doxorubicin >60 mg/m^2 Epirubicin >90 mg/m^2 Idarubicin Ifosfamid Irinotecan Methotrexate >250–1000 mg/m^2 Mitoxantron Melphalan >50 mg/m^2 Oxaliplatin Procarbazin
Tiefes bis mäßiges Risiko (10–30% der Patienten)	Bortezomib Capecitabin Cyclophosphamid (per os) Cytarabin 100–200 mg/m^2 Docetaxel Etoposid 5-Fluorouracil >1000 mg/m^2 Gemcitabin Liposomales Doxorubicin Methotrexat 50–250 mg/m^2 Mitomycin C Mitoxantron Paclitaxel Permetrexed Temozolomid Teniposid Topotecan
Niedriges Risiko (<10% der Patienten)	Bleomycin Busulfan Cladribin (2-CDA) Chlorambucil Fludarabin 5-Fluorouracil <1000 mg/m^2 Gefitinib Hydroxyurea L-Asparaginase Melphalan Mercaptopurin Methotrexat <50mg/m^2 Methotrexat (p.o.) Monoklonale Antikörper (i.a.) Thioguanin Vindesin Vinblastin Vincristin Vinorelbin

maß der Übelkeit variiert stark, im Allgemeinen beeinträchtigt die Übelkeit unter Radiotherapie das Allgemeinbefinden weniger stark als unter Chemotherapie. Die Übelkeit kann allerdings länger anhalten, wenn Bestrahlungen fraktioniert über 30 und mehr Behandlungstage durchgeführt werden. Über längere Zeit unbehandelte Übelkeit mit Erbrechen hat Dehydrierung und/oder Gewichtsverlust zur Folge und verlangt stationäre Behandlung.

Nach einer höher dosierten Radiotherapie kann üblicherweise eine erste latente Phase von einer zweiten Phase abgegrenzt werden, in der Übelkeit und stärkeres Erbrechen beobachtet wird. In einer dritten Phase erholt sich der Patient von den Symptomen.

Das Ausmaß von Übelkeit und Erbrechen unter Radiotherapie hängt von verschiedenen Faktoren ab. Vorhergehende Chemotherapien und vor allem chirurgische Eingriffe am Gastrointestinaltrakt wirken sich oft verstärkend aus. Von großer Bedeutung für das emetogene Potential der Radiotherapie ist die anatomische Lage der Radiotherapiefelder und die Höhe der Einzeldosis (▫ Tabelle 20.3).

Als Risikofaktoren für Übelkeit und Erbrechen unter Radiotherapie gelten:

- Alter <50 Jahre,
- weibliches Geschlecht,
- geringer oder kein Alkoholkonsum,
- Angst und unkontrollierte Schmerzzustände.

! Erbrechen tritt bei einer Strahlentherapie des Oberbauches in den üblichen Tagesdosen (1,8–2,0 Gy) nach 14 Tagen bei zirka 50 % der Patienten auf.

Als Ursache des radiotherapieinduzierten Erbrechens gilt der passiv gesetzte Zellschaden und die darauf folgende Freisetzung von Toxinen, die das Erbrechen nach sich zieht. Ferner spielt die Reizung der Magen-Darm-Schleimhaut und die nachfolgende Entzündung im Radiotherapiefeld eine Rolle. Besonders bei Bestrahlung des Bauchraums wird die Freisetzung von Serotonin aus speziellen Zellen des Darms (= enterochromaffine Zellen) vermutet, was letztendlich das Brechzentrum und die Chemorezeptoren-Triggerzone beeinflusst.

Bei den heute üblichen Kombinationen von Chemo- und Radiotherapie gilt es, die zu erwartende emetische Wirkung der Zytostatikakombination und die der Radiotherapie entsprechend der bestrahlten Körperregion und der Einzeldosis abzuschätzen und in Beziehung zueinander zu setzen. Zusätzliche Faktoren wie Schleimhautschädigung (Ösophagitis, radiotherapieinduzierte Durchfälle) und Myelosuppression haben auf die Betreuung derartiger Patienten einen ganz erheblichen Einfluss.

▫ Tabelle 20.3. Emetogene Wirkung der Radiotherapiefelder/Einzeldosen

	Regionen	Dosis
Stark emetogen 55–90 % der Patienten erbrechen	Ganzer Körper Obere Körperhälfte Alle Lymphknoten Ganzes Abdomen	Höhere Einzeldosen (>5 Gy)
Mäßig emetogen 10–55 % der Patienten erbrechen	Untere Brustregion Obere Bauchregion Becken Untere Körperhälfte	Geringere Einzeldosen (1,8–2,0 Gy)
Schwach emetogen 0–10 % der Patienten erbrechen	Kopf und Hals Extremitäten	

20.5 Medizinische Maßnahmen

Die ideale antiemetische Therapie wäre imstande, das durch die Chemotherapie bedingte Erbrechen vollständig, ohne Nebenwirkungen, zu verhindern. Dies gelingt heute oft, aber leider nicht immer.

Bei einer hochdosierten Chemotherapie mit optimaler antiemetischer Behandlung kommt es in etwa bei:

- 25 % der Patienten *nicht* zu Übelkeit oder Erbrechen,
- 65 % der Patienten zu Übelkeit und/oder Erbrechen in erträglichem Maße,
- 10 % der Patienten zu starker, subjektiv unangenehmer Übelkeit und/oder Erbrechen.

! Wichtige Voraussetzung für eine wirksame antiemetische Behandlung ist die umfassende *Information* des *Patienten* über die Chemotherapie, die zu erwartenden unerwünschten Wirkungen und die geplanten antiemetischen Maßnahmen.

Diese Informationen werden in erster Linie durch den Arzt gegeben. Die Pflegenden werden diese Information vertiefen und allenfalls ergänzen. Das Einbeziehen des Patienten in die Maßnahmen gegen die Nebenwirkungen fördert die Bereitschaft und die Fähigkeit, diese zu tolerieren.

Unabhängig von der Wahl eines bestimmten antiemetischen Medikaments gelten für die antiemetische Therapie folgende Richtlinien:

Antiemetika müssen *prophylaktisch* gegeben werden. Die antiemetische Therapie kommt zu spät, wenn der Patienten bereits Übelkeit verspürt oder gar schon erbricht. Je nach emetischer Wirkung der geplanten Chemotherapie (s. Tabelle 20.2) muss die antiemetische Therapie bereits *vor* Beginn der Chemotherapie einsetzen, meist bereits am Vorabend.

Die Antiemetikaprophylaxe dauert in der Regel bis ca. 2–5 Tage nach Chemotherapie, u. U. auch länger; nach Chemotherapie mit Platin kann es auch noch später zu erneuter Übelkeit und Erbrechen kommen (s. Tabelle 20.2). Die Verordnung und Abgabe von Reserveantiemetika ist angezeigt (s. ▶ Abschn. 20.6 Pflegerische Maßnahmen).

! Übermäßige Übelkeit und Erbrechen, oft Folge einer ungenügenden antiemetischen Therapie, sollten nicht Grund sein, um eine kurative zytostatische Therapie abzusetzen oder die Dosis zu reduzieren.

20.5.1 Zur Verfügung stehende Antiemetika

Stoffe aus verschiedenen pharmakologischen Gruppen besitzen antiemetische Eigenschaften. Sie unterscheiden sich in ihrem Wirkungsmechanismus und ihren Nebenwirkungen. Tabelle 20.4 gibt einen Überblick über gebräuchliche Antiemetika.

Dopaminrezeptorenblocker

Metoclopramid. Eines der wichtigsten Antiemetika, das allerdings in hohen Dosen selbst wieder störende Nebenwirkungen verursacht.

- Wirkungsmechanismus: Dopaminrezeptorenblockade im ZNS, peripher Beschleunigung der Magenentleerung.

Tabelle 20.4. Antiemetika

Stoffgruppe	Substanznamen	Präparate (Auswahl)		
		Deutschland	Schweiz	Österreich
Dopaminrezeptoren-blocker	Metoclopramid Domperidon Chlorpromazin Haloperidol	Paspertin Motilium Propaphenin Haldol	Paspertin, Primperan Motilium Chlorazin Haldol	Paspertin Motilium Largactil Haldol
Seratoninrezeptoranta-gonisten	Ondansetron Granisetron Tropisetron Dolasetron Palenostetron*	Zofran Kytril Navoban Anzemet	Zofran Kytril Navoban Anzemet	Zofran Kytril Navoban Anzemet
Substanz P/ Neurokinin-(NK_1) rezeptorantagonist	Aprepitant	Emend	Emend	Emend
Kortikosteroide	Dexamethason Prednisolon Methylprednisolon	Decadron, Fortecortin Prednisolon	Mephameson, Fortecortin, Dexamethason Prednisolon	Dexamethason, Fortecortin Prednisolon
Benzodiazepine	Lorazepam Midazolam Alprazolam Flunitrazepam Diazepam	Tavor Dormicum Xanax Rohypnol Valium	Temesta Dormicum Xanax Rohypnol Valium	Temesta Dormicum Xanax Rohypnol Valium

* neue Serotoninantagonisten und Benzodiazepine werden zur Zeit für die europäischen Märkte geprüft

Domperidon. Antiemetikum mit günstigem Einfluss auf die Magenentleerung und etwas schwächerer zentraler Wirkung.

- Wirkungsmechanismus: Dopaminrezeptorenblockade im ZNS, v. a. im Bereich der Chemorezeptoren-Triggerzone; Beschleunigung der Magenentleerung durch Erhöhung des Muskeltonus im unteren Ösophagussphinker und durch Verminderung des Muskeltonus am Pylorus.

Haloperidol. Neuroleptikum, das vor allem in der Psychiatrie bei Psychosen und Erregungszuständen eingesetzt wird. Wegen seiner psychomotorisch dämpfenden und antiemetischen Wirkung oft auch als Antiemetikum bei Chemotherapien angewandt.

- Wirkungsmechanismus: Dopaminrezeptorenblockade im ZNS, praktisch keine Wirkung am Magen-Darm-Trakt.

Chlorpromazin. Lang wirksames Neuroleptikum mit deutlich sedierender und antiemetischer Wirkung; in Deutschland nicht mehr im Handel.

- Wirkungsmechanismus: zentral Dopaminrezeptorenblockade im ZNS; peripher Antihistaminwirkung, anticholinergische und adrenolytische Wirkung.
- Vorsichtsmaßnahmen: Wirkt sedierend, beeinträchtigt die Reaktionsfähigkeit (Vorsicht im Straßenverkehr und beim Bedienen von Maschinen!), kann nach parenteraler Applikation zu Blutdruckabfall führen.

Serotoninrezeptorantagonisten (5-Hydroxytryptamin$_3$-Rezeptorantagonisten)

Verschiedene Klassen von 5-Hydroxytryptaminrezeptoren sind bekannt, antiemetisch wirksam sind nur die 5-HT$_3$-Rezeptorantagonisten. Die Neueren darunter sind potenter und selektiver in ihrer Wirkung am Rezeptor in Tiermodellen, klinisch sind die Unterschiede jedoch von geringer Bedeutung (◘ Tabelle 20.5).

- Wirkungsmechanismus: Blockiert die S3-Rezeptoren für Serotonin peripher und zentral.

Die bisher zur Verfügung stehenden 5-HT$_3$-Rezeptorantagonisten unterscheiden sich klinisch nicht in ihrer Wirkung bei Patienten unter Cisplatinbehandlung. Mehrere randomisierte Studien, die die bis heute zur Verfügung stehenden Seratoninantagonisten verglichen haben, zeigen im Wesentlichen identische Wirksamkeit.

Neurokinin-1-(Nk$_1$-) Rezeptorantagonist

Aprepitant ist ein selektiver Antagonist am NK$_1$-(Neurokinin-1-) Rezeptor und weist keine Affinität für Serotonin , Dopamin- und Kortikosteroidrezeptoren auf. Aprepitant überschreitet die Bluthirnschranke und besetzt die NK$_1$-Rezeptoren des Gehirns. Es erhöht signifikant die antiemetische

◘ Tabelle 20.5. Charakteristika der Serotoninantagonisten

	Halbwertszeit [h]		Orale Absorption	Empfohlene Dosis (für Erwachsene) [mg]	
	für Gesunde	für Krebspatienten		i.v.	p.o.
Granisetron Kytril Kevatril	3–4	9–12	100 %	1–3	2-mal 8
Ondansetron Zofran	3	5	100 %	8 (–20)	2-mal 8
Tropisetron Navoban	7		100 %	5	5
Dolasetron (metabolisiert zu Hydrodolasetron) Anzemet	7–9			1,8/kg KG	1-mal 200

Aktivität des Ondansetron und des Dexamethason und verhindert die akute und verzögerte Platin-induzierte Emesis.

Aprepitant, in Kombination mit anderen Antiemetika (vor allem Ondansetron plus Dexamethason), ist indiziert für die Behandlung der akuten und verzögerten Übelkeit/Erbrechen bei starker und mäßiger emetogener platinhaltiger Chemotherapie.

Aprepitant wird metabolisiert durch das CYP 3A4 (=Cytochrom 450 Iso Enzym); Medikamente, die auf dem gleichen Weg metabolisiert werden, führen zu erhöhter Plasmakonzentration von Aprepitant (z. B. Docetaxel, Paclitaxel, Etoposid, Vinorelbine, Irinotecan). Eine Interaktion mit Warfarin wurde beschrieben. Von chronischer, kontinuierlicher Gabe von Aprepitant wird mangels Erfahrung abgeraten.

Glukokortikoide

Die Hormone der Nebennierenrinde üben zahlreiche Funktionen in der Regulation des Stoffwechsels und des Immunsystems aus. Ihre Wirkung gegen das akute zytostatikainduzierte Erbrechen ist bekannt, der Mechanismus dieser antiemetischen Wirkung ist vorläufig unklar.

Als Antiemetika werden vor allem die oral oder parenteral verabreichbaren Glukokortikoide z. B. Dexamethason und Methylprednisolon eingesetzt, meist kombiniert mit Antiemetika vom Typ der Dopaminrezeptorenblocker oder der Serotoninantagonisten.

- Übliche Dosierung:
  - Dexamethason: 10–20 mg p.o. oder als Kurzinfusion vor Beginn der Chemotherapie, evtl. nach 3–4 h wiederholen.
  - Methylprednisolon: 40–250 mg p.o. oder als Kurzinfusion vor Beginn der Chemotherapie, evtl. wiederholen.

  Eine kürzlich durchgeführte vergleichende Studie wies darauf hin, dass zur Behandlung des akuten Erbrechens 20 mg Dexamethason gegenüber geringeren Dosen wirksamer ist. Auch bei der Unterdrückung des verzögerten Erbrechens hat Dexamethason eine wichtige Bedeutung.
- Vorsichtsmaßnahmen: Übliche Kontraindikationen der Glukokortikoide beachten (Magen-Darm-Ulzera, Diabetes mellitus, Infekte, Psychosen etc.); intravenös nur als Kurzinfusion über mindestens 5 min, um Brennen und Juckreiz perianal und am Damm zu verhindern. Bei lymphoproliferativen Erkrankungen (Non-Hodgkin-Lymphome, lymphatische Leukämie) kann durch Glukokortikoide ein akutes Tumorlysesyndrom ausgelöst werden; dieses muss durch entsprechende Vorsichtsmaßnahmen verhindert werden.

Als Antiemetika werden Glukokortikoide im Allgemeinen nur intermittierend und während kurzer Zeit eingesetzt, mit einem Cushing-Syndrom ist deshalb nicht zu rechnen.

Benzodiazepine

Benzodiazepine haben einen stark sedierenden Effekt und werden deshalb als Schlafmittel und zur Narkoseeinleitung eingesetzt. Benzodiazepine allein haben nur eine schwache antiemetische Wirkung, unterstützen aber die Wirkung anderer Antiemetika (◘ Tabelle 20.6).

◘ Tabelle 20.6. Benzodiazepine

Medikament	Dosierung	Verabreichungszeit	Dosisrepetition
Lorazepam (Temesta)	1–2,5 mg p.o.	1/2 h vor Therapiebeginn	ca. alle 8 h
Flunitrazepam (Rohypnol)	0,5–1 mg p.o.	1/2 h vor Therapiebeginn	ca. alle 8 h
Diazepam (Valium)	2–5 mg p.o.	1/2 h bis 2 h vor Therapiebeginn	ca. alle 8 h
Midazolam (Dormicum)	7,5–15 mg p.o.	1/2 h bis 1 h vor Therapiebeginn	ca. alle 8 h, falls nötig
Alprazolam (Xanax)	Initialdosis 0,5–0,75 mg	bei Bedarf und guter Verträglichkeit schrittweise Dosiserhöhung	in mehreren Gaben; Abbruch muss ausschleichend erfolgen

- Wirkungsmechanismus: Zentral Bindung an spezifische Rezeptoren im ZNS. Vor allem die als Schlafmittel eingesetzten Benzodiazepine mit raschem Wirkungseintritt können zu *anterograder Amnesie* führen: Den Patienten fehlt die Erinnerung an die der Medikamenteneinnahme folgenden Stunden. Diese »Gedächtnislücke« ist bei der antiemetischen Therapie erwünscht.
- Unerwünschte Wirkungen: Benommenheit, Schwindel, Verwirrungszustände, selten paradoxe Reaktionen mit Erregungszuständen, Angst, Halluzinationen. Bei massiver Überdosierung kann der Benzodiazepinantagonist Flumazenil eingesetzt werden.
- Vorsichtsmaßnahmen: Alle Benzodiazepine reduzieren über längere Zeit (Stunden, evtl. Tage) das Reaktionsvermögen. Nach Verabreichung muss den Patienten daher von der aktiven Teilnahme am Straßenverkehr dringend abgeraten werden!

20.5.2 Verabreichung der Antiemetika

Antiemetika sind nur auf ärztliche Verordnung zu verabreichen. Für die Gabe bei Chemotherapien gelten die folgenden Richtlinien:

- Generell wird bei *akuter* Übelkeit und Erbrechen die *Bolusinjektion* von Antiemetika bevorzugt (nicht bei allen Serotoninantagonisten).
- Mit *Kurzinfusionen* (über 15–30 min) können höhere Dosen eingesetzt werden, ihre Verträglichkeit ist besser (gilt besonders für Serotoninantagonisten).
- Länger dauernde *Dauertropfinfusionen* (gilt *nicht* für Serotoninantagonisten), gewöhnlich über 6–10 h, dienen dazu, einen konstanten Wirkspiegel aufrechtzuerhalten. Hauptvorteil ist, dass damit z. B. beim Metoclopramid unerwünschte Wirkungen wie extrapyramidale Reaktionen und Diarrhö seltener werden. Die Dauertropfinfusion von Chlorpromazin eignet sich für eine kontrollierte Sedation. Dieses Vorgehen kann in seltenen Fällen die einzige Möglichkeit zur Durchführung einer Chemotherapie sein.
- Für ambulante Therapien sind *Tabletten, Kapseln* oder *Suppositorien* die bevorzugten Arzneimittelformen, sofern sie eine genügende Menge des Wirkstoffs enthalten.
- *Retardpräparate* sind günstig für die Behandlung der länger dauernden Übelkeit bei ambulanter Behandlung.
- *Transdermale therapeutische Systeme (TTS)*, bei denen eine Kontrollmembran die kontinuierliche Abgabe eines Wirkstoffes, z. B. Scopolamin, aus dem Wirkstoffreservoir an die Haut steuert, sind für leichte Beschwerden in einer ambulanten Phase geeignet.
- *Reserveantiemetika* werden in Form von Bolus- oder Kurzinfusionen oder Suppositorien verordnet.

20.5.3 Kombinationen verschiedener Antiemetika

Antiemetika, die sich durch einen unterschiedlichen Wirkungsmechanismus und vor allem durch nicht überlappende Toxizität auszeichnen, können mit Erfolg kombiniert werden. Dies ist sinnvoll, da so gleichzeitig die Nebenwirkungen der Antiemetika und der toxische Effekt der Chemotherapie vermindert werden können. Auch pathophysiologisch gesehen ist es angezeigt, verschiedene Antiemetika mit unterschiedlichem Wirkungsmechanismus gleichzeitig einzusetzen, da man annehmen muss, dass Zytostatika auf verschiedene Weise emetogen wirken. Bei Patienten mit hoch emetogener Chemotherapie haben sich 5-Hydroxytryptamin-Rezeptorantagonisten in Kombination mit Dexamethason (20 mg) bewährt. Diese Begleittherapie führt in 70 % zu einer kompletten Kontrolle der akuten Übelkeit und des Brechens. Verzögerte Übelkeit tritt bei 2/3 der Patienten auf und kann durch die Verwendung von Dexamethason mit und ohne Metoclopramid um 50 % reduziert werden.

Patienten mit mäßig emetogener Chemotherapie erhalten prophylaktisch Dexamethason plus einen 5-Hydroxytryptamin-Rezeptorantagonisten, dies führt zu einer kompletten Kontrolle der Chemotherapie indizierten Übelkeit/Brechens bei 75–80 % der Patienten. Verzögerte Übelkeit wird bei 40–50 % dieser Patienten auftreten und kann durch Verwendung Dexamethason mit und ohne Metoclopramid vermindert werden (◻ Abb. 20.2 a–c).

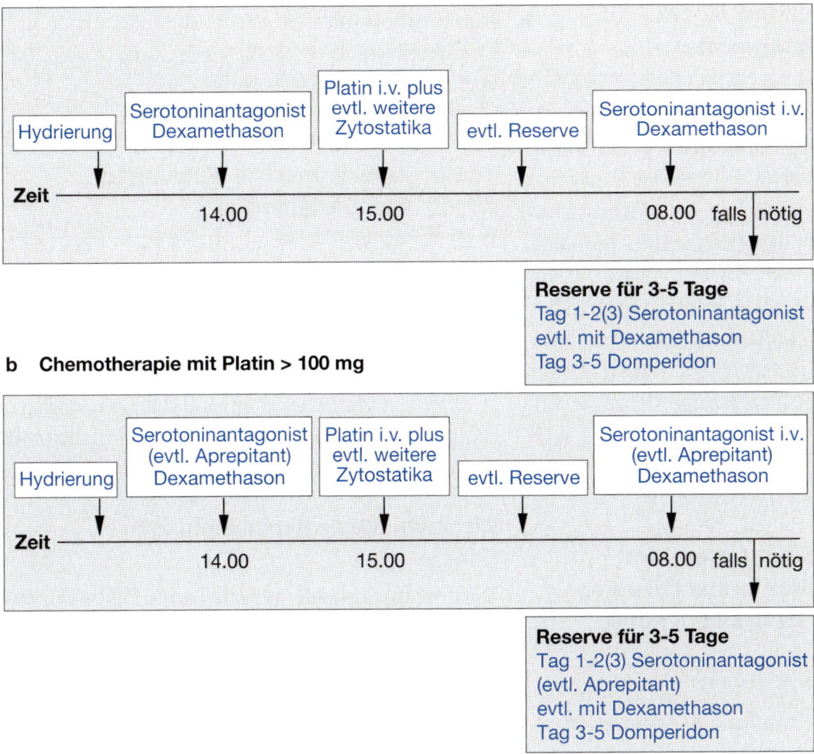

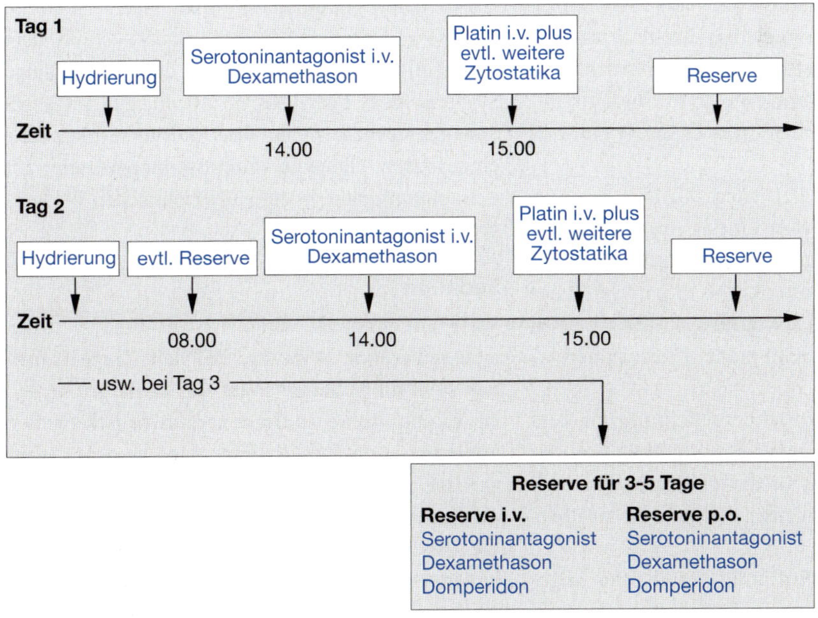

Abb. 20.2 a–c. Beispiele antiemetischer Therapieschemata. **a** Chemotherapie mit Platin < 100 mg. **b** Chemotherapie mit Platin > 100 mg primär oder wenn retraktär. **c** Chemotherapie mit Platin 20–30 mg/m^2, mehrere Tage

20.5.4 Kombination der NK_1-Rezeptorantagonisten mit einem Serotoninantagonisten

Eine randomisierte Studie verglich eine Standardtherapie mit einem Regime bestehend aus Dexamethason/und Odansetron (= Standard) ergänzt durch Aprepitant bei platinhaltiger Chemotherapie. Es zeigte sich, dass der Zusatz von Aprepitant bei 60–70 % der Patienten in der akuten Phase (0–24 h) keine Brechepisode erlebten gegenüber 40–50 % unter der Standardtherapie. Auch die verzögerte Übelkeit/Erbrechen trat während der folgenden 25–120 h deutlich weniger häufiger auf. Die günstige Wirkung von Aprepitant wurde auch während der weiteren Zyklen beobachtet.

20.5.5 Der Einsatz von Aprepitant (Konsensuskonferenz Perugia, März 2004, RJ Gralla, F Roila, M Tonato)

Als prophylaktische Behandlung des akuten Erbrechens und der Übelkeit im Rahmen einer Chemotherapie mit sehr hohem emetischem Risiko wurde erstmals eine Kombination mit drei Substanzen empfohlen, nämlich einen 5-Hydroxytryptamin-Antagonisten, Dexamethason und Aprepitant. Für diese Empfehlung bestand eine hohe Übereinstimmung, ASCO Level of evidence: I, ASCO grade of recommendation: A.

Für die gleichen Patienten wurden zur Behandlung der verzögerten Emesis Aprepitant und ein 5-Hydroxytryptamin-Rezeptorantagonist in Kombination mit Dexamethason empfohlen. Hier allerdings nur mäßiger Konsensus, ASCO Level of evidence II, aber ASCO grade of recommendation: A.

Im Allgemeinen herrscht die Meinung vor, dass weitere randomisierte Studien nötig sind, um den Einsatz des Aprepitant in der primären Therapie auch bei mäßig emetogenen Platindosen zu überprüfen.

Größere Übereinstimmung besteht bei ungenügender Wirksamkeit von Dexamethason/Serotoninantagonist nach hoch emetogener Chemotherapie. In dieser Situation wird bei der nächsten Chemotherapie der Einsatz des Aprepitant in Kombination mit dem Serotoninantagonisten und Dexamethason empfohlen. Aprepitant ist seit 2004 auch in der Schweiz kassenpflichtig.

20.5.6 Unerwünschte Wirkungen von Antiemetika

Auch die Antiemetika, die zur Behandlung der unerwünschten Wirkungen der Chemotherapie eingesetzt werden, können ihrerseits wieder zu unangenehmen Nebenwirkungen führen (▫ Tabelle 20.7). Am gravierendsten sind dabei die extrapyramidalen Nebenwirkungen der Antiemetika vom Typ der Dopaminrezeptorenblocker.

Extrapyramidale Nebenwirkungen

Ursache

Das extrapyramidale System ist ein Teil des Zentralnervensystems. Es ist im Zwischen- und Mittelhirn, vor allem in den Stammganglien, lokalisiert. Es reguliert die unwillkürliche Körperhaltung und den Muskeltonus und koordiniert bei willkürlichen Bewegungen die Mitbewegungen anderer Körperteile. Dopamine sind wichtige Überträgersubstanzen im extrapyramidalen System.

Eine Störung des Dopaminstoffwechsels liegt der häufigsten Erkrankung des extrapyramidalen Systems, dem Parkinson-Syndrom, zugrunde. Es erstaunt deshalb nicht, dass die als Antiemetika eingesetzten Dopaminrezeptorantagonisten am extrapyramidalen System unerwünschte Wirkungen zeigen.

Sedation

Viele antiemetisch wirksame Substanzen zeigen eine sedierende Wirkung. Bei den *Benzodiazepinen* steht die Sedation sogar im Vordergrund und ist wahrscheinlich indirekt verantwortlich für den antiemetischen Effekt dieser Medikamente. Eine gewisse Sedation ist während der Chemotherapie oft erwünscht. Bei ambulanten Therapien ist aber die teils lange Halbwertszeit der Antiemetika zu bedenken: Eine leichte Schläfrigkeit als Folge der Antiemetika ist in vielen Fällen über Tage zu beobachten. Sie wird von den Patienten fälschlicherweise oft auf die Zytostatika zurückgeführt.

Tabelle 20.7. Nebenwirkungen der verschiedenen gebräuchlichen Antiemetika

Substanzgruppe	Substanzname (Beispiele)	Unerwünschte Wirkungen		
		Extrapyramidal-motorisch	Sedation	Sonstige
Dopaminrezeptor-blocker	Metoclopramid	(+)++[a]	+	Magen-Darm-Störungen (meist Obstipation), Kreislaufstörungen, endokrine Störungen, Hypotension, Tachykardie
	Haloperidol	(+)++	+	
	Droperidol			
	Chlorpromazin	+++	++	Hypotension, Mundtrockenheit, Cholestase, Sehstörungen
	Domperidon	(+)	(+)	Diarrhö
Serotoninrezep-torantagonisten	Ondansetron	–	(+)	Gelegentlich Kopfschmerzen
	Granisetron			
	Tropisetron			
Glukokortikoide	Dexamethason	–	–	Schlaflosigkeit, Hyperglykämie, Juckreiz/Brennen (perianal)
	Methylprednisolon			
Benzodiazepine	Lorazepam	(+)	+(+)	Hypotension, Kopfschmerzen, Verwirrung, Benommenheit, Schwindel
Aprepitant	Emend	–	–	Kopfschmerzen, Schluckauf, Obstipation, Müdigkeit

[a] Kombination macht besonders schwere extrapyramidale Nebenwirkungen

! Der Patient und Angehörige sind auf diese Schläfrigkeit hinzuweisen und z. B. vor der aktiven Teilnahme am Straßenverkehr zu warnen.

Diarrhö

Bei der antiemetischen Behandlung mit *Dopaminrezeptorenblockern*, v. a. mit hochdosiertem Metoclopramid, können selten starke Durchfälle auftreten. Sie klingen nach Ende der antiemetischen Therapie rasch wieder ab. Falls der Patient stark beeinträchtigt ist, kann versucht werden, die Diarrhö durch die Gabe von Biperidin zu stoppen.

Diarrhö und gelegentlich auch Obstipation werden ebenso nach Gabe von Serotoninantagonisten beobachtet, sie können mehrere Tage andauern und werden vom Patienten oft als unangenehm empfunden.

Kopfschmerzen

Nach Gabe von *Serotoninantagonisten* klagen die Patienten gelegentlich über meist milde Kopfschmerzen, die aber deutlich intensiver werden können bei mehrtägiger Platin- bzw. Serotoninantagonistenapplikation. Patienten die an Migräne oder Migräneäquivalenten leiden, scheinen eher zu Kopfschmerzen zu neigen, frühzeitig eingesetzte Paracetamolgabe lindert diese Beschwerden rasch und zuverlässig.

20.5.7 Behandlung der antizipatorischen Übelkeit

! Die beste Maßnahme gegen antizipatorische Übelkeit und Erbrechen ist die Prophylaxe durch eine optimale Applikation der Antiemetika beim ersten Chemotherapiezyklus. Neben Verhaltensregeln und Relaxationstechniken bewährt sich die Gabe eines Schlafmittels in Kombination mit einem peroralen Antiemetikum schon 1–2 Tage vor der zu erwartenden Chemotherapie.

Die üblichen Antiemetika inkl. Serotoninantagonisten zeigen bei etablierter antizipatorischer Übelkeit wenig Wirkung. Zunächst sollten in erster

Linie psychologische Maßnahmen zur Anwendung kommen, die durch Benzodiazepine ergänzt werden. Lorazepam (Temesta) mit seiner anxiolytischen Wirkung und niedrig dosiertes Alprazolan (xanax) bringen oft Erleichterung.

20.5.8 Behandlung der verzögerten Übelkeit

Das verzögerte Erbrechen ist vor allem nach hochdosierter Platinapplikation häufig, erreicht das Maximum am dritten Tag und dauert gelegentlich mehr als 5 Tage an. Nach Paraplatin und Cyclophosphamid in hohen Dosen i.v. muss mit einem Erbrechen von länger als 2 Tagen gerechnet werden.

Beim Cisplatininduzierten verzögerten Erbrechen wirken Glukokortikoide, Metoclopramid und Serotoninantagonisten besser als Placebo. Als beste Prävention der verzögerten Übelkeit/Erbrechen bei hochemetogener Chemotherapie gilt heutzutage die Kombination Aprepitant mit Dexamethason/5-HT_3-Rezeptorantagonisten. Wirksam bei der Behandlung der verzögerten Übelkeit nach mäßig emetogener Chemotherapie sind Glukokortikoide in Kombination mit Metoclopramid oder mit Serotoninantagonisten.

Die beste Prävention der verzögerten Übelkeit/Erbrechen nach mäßig emetogener Chemotherapie ist der Einsatz eines 5-HT_3-Rezeptorantagonisten zusammen mit Dexamethason beim ersten Chemotherapiezyklus. Günstige Resultate werden mit der Kombination Metoclopramid plus Glukokortikoide erreicht. Bei der Behandlung von Übelkeit und Erbrechen nach Carboplatin scheint die Kombination von Dexamethason mit einem Serotoninantagonisten ab 2.-3. Tag wirksamer zu sein als die Kombination Metoclopramid und Dexamethason. Nach Cyclophosphamid (dosisabhängig) bewährt sich die Kombination Metoclopramid und Dexamethason. Erfahrungen mit Aprepitant bei nicht platinhaltigen Kombinationen gibt es kaum, von einer langdauernden Therapie mit Aprepitant wird mangels Studien abgeraten.

Generell gilt, dass neue Studien nötig sind, um die optimale Behandlung der verzögerten Übelkeit und vor allem den Einsatz des Aprepitants festzulegen. Das erfahrene Team wählt dann den im jeweiligen Land kostengünstigsten Serotoninantagonisten.

Beispiel

Die Empfehlung gilt für Cisplatin >50 mg/m^2:

- Tag 1, 2 (16-24 Std. nach Cisplatin) 5-HT_3-Antagonist, Dexamethason in Kombination mit Aprepitant Tag 1, 2, 3
- Tag 3, 4 Dexamethason 2-mal 4 mg/Tag, ergänzt durch Metoclopramid, evtl. 5-HT_3-Rezeptorantagonisten

20.5.9 Therapierefraktäre Übelkeit/Erbrechen

Wenn Übelkeit/Erbrechen trotz optimaler prophylaktischer Therapie eintritt, gilt zu überprüfen:

- Wurde die emetische Wirkung der Zytostatika richtig eingeschätzt?
- Wäre Aprepitant als Zusatz sinnvoll?
- Gibt es andere Ursachen für das Erbrechen des Patienten (Hirndruck, Ileus, andere Medikamente, Einschränkung von Nieren- oder Leberfunktion etc.)?
- Erfolgte die Dosierung der Antiemetika optimal (Einzeldosen, Intervalle)?
- Wurde das begleitende Dexamethason adäquat eingesetzt? – Evtl. Gabe von Anxiolytika zusätzlich.
- Wie wirkte das zusätzlich eingesetzte (Reserve-) Medikament (s. ▶ Abschn. 20.6 Pflegerische Maßnahmen)?

Evtl. kann ein Patient von einem Austausch der Serotoninantagonisten profitieren. In der Literatur unterscheiden sich die Serotoninantagonisten nicht, jedoch fehlen Studien, die in refraktären Situationen den Wechsel auf ein anderes Setron untersucht haben. Unserer Erfahrung nach kann der Ersatz von Ondansetron durch Granisetron gelegentlich nützlich sein.

Falls die Punkte der obigen Checkliste überprüft und optimal ausgeschöpft sind, müssen die Substanzen gewechselt werden. Empfohlen werden dann Metoclopramid 1–2 mg/kg KG in Kurzinfusion alle 4 h, in Kombination mit Diphenhydramin und Dexamethason. In seltenen therapierefraktären Fällen kann Chlorpromazin als Dauerinfusion zum Ziel führen.

20.5.10 Ausblick

Der Einsatz des Neurokinin1-Rezeptorantagonisten (Emend) zusätzlich zur Standardtherapie mit Dexamethason/5-HT_3-Antagonisten erhöhte signifikant die komplette Ansprechrate des verzögerten Erbrechens/Übelkeit. Weniger gesichert ist der Effekt des Emends auf die akute Nausea/Emesis während der ersten 24 Stunden bei hoch emetogener Chemotherapie; Emend wirkt auch bei mäßig emetogener Chemotherapie in Kombination mit Platin. Der neue 5-HT_3-Antagonist Palenosetron, als einmalige intravenöse Infusion gegeben, war in zwei randomisierten Studien der Standardtherapie mit Ondansetron/Dexamethason über 5 Tage nach Chemotherapie überlegen. Nach wie vor gilt, dass die verschiedenen 5 HT_3 im wesentlichen gleichwertig sind. Eintägige anthracyclinhaltige Chemotherapie-Kombinationen sind durch eine Kombination mit Granisetron und Alprazolam über 5 Tage besser verträglich als mit Granisetron über 5 Tage allein. Zusammenfassend kann jetzt der Einsatz von Aprepitant in Kombination mit einem 5-HT_3-Rezeptorantagonisten/Dexamethason bei hochemetogenen platinhaltigen Kombinationen empfohlen werden, durch eine adäquate Prävention von Übelkeit und Erbrechen beim ersten Zyklus vermindert sich auch die Häufigkeit des verzögerten Erbrechens. Bei mäßig emetogener Chemotherapie wird heutzutage ein 5-HT_3-Rezeptorantagonist plus Dexamethason empfohlen, die anerkannte Dosis des Dexamethasons beträgt 8 mg intravenös. Es wird anerkannt, dass die Kombination Anthracyclin plus Cyclophosphamid mit einem hohen Risiko für Übelkeit und Erbrechen einhergeht und entsprechend mit 5-HT_3-Rezeptorantagonisten und Dexamethason behandelt werden sollte. Patienten mit platinhaltiger Chemotherapie über mehrere Tage sollten 5-HT_3-Antagonisten plus Dexamethason für die akute Nausea und Erbrechen erhalten und gefolgt von Dexamethason für das verzögerte Erbrechen.

20.5.11 Prävention und Behandlung des strahlenbedingten Erbrechens

Die Strahlentherapiefelder werden so gewählt, dass ein optimaler Effekt bei möglichst geringen Nebenwirkungen zu erwarten ist. Die sekundäre Prävention umfasst die Gabe von Antiemetika je nach den zu erwartenden Nebenwirkungen.

Rund 40 % der Patienten, die eine Bestrahlung des oberen Bauchraumes erhalten, benötigen keine Antiemetika, bei den restlichen kontrolliert Metoclopramid Übelkeit und Erbrechen. Für wenige stark betroffene Patienten reichen die konventionellen Antiemetika nicht aus.

Studien (Collis et al. 1991) haben gezeigt, dass Serotoninantagonisten bei hochdosierten Strahlentherapien des oberen Bauchraumes dem Metoclopramid zunächst überlegen waren, 2–3 Tage nach der Bestrahlung zeigte sich jedoch keine Vorteil mehr. Bei noch höher dosierten Strahlentherapien (Halbkörper- oder Ganzkörperbestrahlung) mit massiver Übelkeit und Erbrechen als Reaktion sind Serotoninantagonisten in Kombination mit Dexamethason allen andern Medikamenten überlegen.

Bei der konventionellen täglichen Radiotherapie des Bauchraumes wurde mit Ondansetron und Tropisetron bei 60–80 % der Patienten eine gute Kontrolle (ohne Erbrechen) erreicht gegenüber nur 40 % mit konventionellen Antiemetika.

! In prospektiven Untersuchungen kontrollierte *Metoclopramid* bei Strahlentherapie des Bauchraumes allein bei 45 % der Patienten die Übelkeit, die restlichen Patienten erhielten *Tropisetron* zur raschen Kontrolle der Symptome.

Einige Patienten litten auch unter Tropisetron nach 1–3 weiteren Therapiewochen erneut unter Übelkeit und Erbrechen.

Von verschiedener Seite wird eine risikoadaptierte Antiemetikatherapie nach folgenden Richtlinien vorgeschlagen:

- Bei gering emetogener Behandlung genügt meist Metoclopramid/Dexamethason oder Benzodiazepine.
- Bei Persistenz der Übelkeit oder Strahlentherapie mit hohem emetogenem Risiko werden Serotoninantagonisten empfohlen, meist in Kombination mit Dexamethason.

Generell sollten konventionelle, kostengünstige Antiemetika bei niedrigem emetogenen Risiko zum Einsatz kommen. Serotoninantagonisten verbessern die Kontrolle des Erbrechens bei stark emetogener Strahlentherapie. Für ihren Einsatz (Dosis/Präparat) unter Radiotherapie gibt es jedoch noch keinen allgemein gültigen Konsens.

20.6 Pflegerische Maßnahmen

Patienten mit tumortherapiebedingter Übelkeit und Erbrechen gehören für viele Pflegende zum Alltag. Diese Beschwerden sind für die Patienten und ihr Umfeld äußerst störend und psychisch belastend, vor allem während einer ambulanten Behandlung, wenn die Patienten wieder zu Hause sind.

Pflegende nehmen beim Umgang mit therapieinduzierter Übelkeit und Erbrechen eine wichtige Rolle ein und können solche Probleme wesentlich entschärfen. Das Ziel aller Interventionen muss es sein, den Symptomen vorzubeugen.

20.6.1 Informationen vor der ersten Therapie

Vor Beginn der Therapie sollten sich die Pflegenden sowohl über die Therapie als auch über die speziellen Bedürfnisse des Patienten und seiner Angehörigen gut informieren.

Informationen für die Pflege

Vor Beginn der Therapie sollten die Pflegenden in der Regel wissen:

- Welche Therapie geplant ist,
- wie hoch das emetogene Potenzial der Therapie ist, z. B. von einzelnen Medikamenten, dem Ort und der Größe des Radiotherapiefeldes,
- wie häufig Übelkeit und Erbrechen bei dieser Therapie auftreten,
- ob Verminderung oder Verhinderung der Symptome möglich ist,
- welche Pflegeinterventionen zusätzlich zur medizinischen Verordnung in der individuellen Betreuung nötig sind.

Information für den Patienten und die Angehörigen

- Übelkeit und Erbrechen sind nicht identisch, beide Symptome treten nicht unbedingt gemeinsam und gleichzeitig auf;
- Übelkeit und Erbrechen werden von Patient zu Patient unterschiedlich gewichtet: Für viele Patienten ist Übelkeit wesentlich schwieriger zu ertragen als das eigentliche Erbrechen;
- Man wird alle Möglichkeiten einsetzen, Die diese Symptome kontrollieren könnten.

Nur wenn sich die Pflegenden vor der Verabreichung der Chemotherapie oder vor Beginn der Radiotherapie über die zu erwartende emetische Wirkung genau informieren, können sie dem Patienten sicher und verständnisvoll gegenübertreten und so wesentlich zum Erfolg der antiemetischen Behandlung beitragen: Erkennt der Patient bei den Pflegenden Unsicherheit oder Ablehnung gegenüber der Therapie, so reagiert er ängstlicher und erträgt die Nebenwirkungen schlechter.

Für eine optimale Betreuung und für die Planung der antiemetischen Therapie ist es wichtig, dass die Patienten über den Unterschied zwischen Übelkeit und Erbrechen informiert sind.

20.6.2 Erfassen und Beurteilen des Patienten

Einige Erfassungsinstrumente sind bereits erprobt. Der Aufwand, eine solches Instrument zu benutzen, kann bei potentiell hoch emetogenen Therapien (z. B. Cisplatinhaltigen) von Nutzen sein.

Folgende Punkte sollten geklärt werden:

- Kann der Pflegende sich mit dem Patienten ohne Probleme verständigen?
- Ist der Patient über die Begriffe Erbrechen, Übelkeit, Würgen (trockenes Erbrechen) hinreichend informiert?
- Ist ein Übersetzer hinzuzuziehen? Will der Patienten eine Bezugsperson in die Planung und die Begleitung während der Therapie einbeziehen?
- Sind kulturelle Besonderheiten zu berücksichtigen?

- Welche Bedeutung haben Übelkeit und Erbrechen für den Patienten?
- Glaubt der Patient schon vor Therapiebeginn, dass es zu Übelkeit und Erbrechen kommen muss?
- Inwieweit wird der Patient durch Angehörige, Freunde, Bekannte und Medien beeinflusst?
- Welche Erfahrungen hat der Patient von früheren Fällen von Übelkeit oder Erbrechen: frühere Chemo- oder Radiotherapien; bei Frauen: Schwangerschaften; Reisekrankheit?
- Wurden bereits früher Antiemetika angewandt? In welcher Dosierung, mit welchen Wirkungen und Nebenwirkungen? Gab es andere störende Symptome?
- Welche Betreuung wünscht der Patient bei Übelkeit/Erbrechen: z. B. Ablenkung, beruhigendes Gespräch, möchte er allein sein, Musik hören, ist die Verdunkelung des Zimmers erwünscht etc.?

Allgemeine Beobachtungen, z. B.:
- Wie vertrauensvoll ist der Patient?
- Plagen den Patienten Ängste? Sind diese sachlich begründet oder eher irrational?

Dokumentation der Informationen für die individuelle Planung der antiemetischen Therapie.

Patienten werden oft, ob stationär oder ambulant, von verschiedenen Personen gepflegt. Die Resultate dieser Besprechungen, resp. von Interventionen sollten notiert werden, um unnötige Wiederholungen der Befragung und der Informationen zu vermeiden.

Prüfung, ob psychologische Hilfe die Akzeptanz der Situation verbessern kann. Gezielte psychologische Betreuung kann auch für die Umgebung (Kinder, Partner) hilfreich sein bei der Durchführung und Bewältigung der Therapie.

20.6.3 Information des Patienten

Beseitigung von Unklarheiten und Vorurteilen vor Beginn der Chemotherapie/ Radiotherapie.

Besprechung des zeitlichen Ablaufs der Tumortherapie und des Zeitpunkts des Eintretens möglicher unerwünschter Wirkungen.

Information über die geplanten vorbeugenden Maßnahmen.

Besprechung möglicher unerwünschter Wirkungen der Antiemetika (Sedation, Obstipation, Diarrhö, Kopfschmerzen etc.)
- Dabei auch Information über verzögerte Übelkeit/Erbrechen.

Förderung der Eigenaktivität; dadurch wird das Gefühl des Ausgeliefertseins vermindert (z. B. durch das Angebot eines Reserveantiemetikum auf dem Nachttisch und Einnahme nach eigenem Ermessen).

Evtl. Überlassung schriftlicher Information mit der sich der Patient nach individuellem Bedürfnis befasst.

Die meisten Patienten sind heute ambulant in Behandlung. Das bedeutet, die Patienten und die Angehörigen müssen mit Übelkeit und Erbrechen zu Hause umgehen können. Eine klarer und konsistenter Informationsplan und dessen Dokumentation sind daher von größter Wichtigkeit.

20.6.4 Vorbeugen von Übelkeit und Erbrechen

Vor Therapiebeginn sicherstellen, dass eine ärztliche Verordnung für die Gabe von Antiemetika vorliegt. Diese sollte die Intensität der emetischen Wirkung der verordneten Zytostatika berücksichtigen.

Antiemetikaplan den Bedürfnissen des Patienten entsprechend anpassen und ergänzen.

Klar unterscheiden zwischen fest verordneten und als Reserve einzusetzenden Antiemetika

Übelkeit/Erbrechen prophylaktisch kontrollieren; nicht erst eingreifen, wenn der Patient erbricht:
- Kontrolle der Einnahme (Dosis, Intervalle) von Antiemetika,
- Rückfragen zu Wirkungen und unerwünschte Wirkungen der Antimetika (besonders bei ambulanten Therapien).

Bei mehrtägiger Therapie tägliche Neubeurteilung.

Bei i.v.-Injektion/Infusion auf nicht zu schnelle Gaben achten (u. a. Glukokortikoide, Ranitidin,

Folinsäure); z. B. Dexamethason i.v. kann perineal Juckreiz auslösen.
- Bei antizipatorischem Erbrechen moralische Unterstützung geben, z. B. erklären, dass diese Reaktion bekannt ist und dass man zusammen mit der Betroffenen Lösungen finden wird.
- Bei Wirkungslosigkeit sämtlicher Antiemetika, fortbestehender antizipatorische Übelkeit/Erbrechen: Therapieänderung begründen, Wechsel ankündigen und neues Vorgehen erklären.
  - Vorschläge für Änderungen der Gewohnheiten zur Unterstützung der Antiemetikagabe, z. B. Umstellung auf reizfreie Getränke, regelmäßige Belüftung des Zimmers etc.
  - Am Vorabend der Chemotherapie Verabreichung eines Beruhigungs- oder Schlafmittels (Entspannung, verhindert antizipatorisches Erbrechen), evtl. zusätzlicher Suppositorien etc.
  - Evtl. zusätzlich Suppositorien als Reserve zur Verfügung stellen, damit der Patient nichts zusätzlich schlucken muss

20.6.5 Pflegerische Begleitung während der Therapie

Die Belastungen der Betreuung der Patienten bei ambulanten und stationären Therapien unterscheiden sich wesentlich:
- Der ambulant betreute Patient belastet sein Umfeld weit stärker. Er ist unmittelbar nach einer Chemotherapie während mehrerer Tage zu Hause auf Hilfestellung und Begleitung angewiesen.
- Bei stationären Patienten übernehmen die Pflegenden in der akuten Emesisphase teilweise die Überwachungs- und Begleitfunktion.

Maßnahmen für das allgemeine Wohlbefinden
- Bei Hochrisikopatienten die notwendigen Materialien in die Nähe stellen (Nierenschale, Frotteetücher, Wasser zur Mundspülung usw.)
- Wenn bei Chemotherapie z. B. mit Cyclophosphamid, Bleomycin, Methotrexat usw. unmittelbar nach Infusionsbeginn ein metallischer/saurer Geschmack auftritt, evtl. dem Patient Pastillen mit starkem Geschmack (z. B. Eukalyptus, Pfefferminz) offerieren.
- Nach der ambulanten Therapie: Übelkeit und Brechattacken telefonisch erfragen, ggf. nötige Maßnahmen absprechen (s. dazu ▶ Abschn. 20.5.9); zusätzliche (Reserve-) Medikamente verordnen lassen entsprechend den Bedürfnissen des Patienten.
- Nach ambulanter Therapie: bei ungenügender Antiemesis sollten sich der Patient oder die Angehörigen unbedingt telefonisch melden.

Vorgehen bei Übelkeit und Erbrechen
- Nach Möglichkeit auf die Wünsche des Patienten eingehen und diese besprechen, z. B. aufsitzen lassen, für frische Luft sorgen, evtl. kühle Kompressen auf Stirn legen, kühle Getränke anbieten, Zimmertemperatur regulieren, evtl. Zahnprothesen entfernen.
- Bei Würgen/Erbrechen Umgebung kontrollieren; Quellen unangenehmer Düfte (Parfum, Blumen, Essen usw.) entfernen bzw. vermeiden.
- Patienten von Zimmergenossen mit Paravents, Vorhängen usw. abschirmen.
- Schmerzzustände kontrollieren; Würgen und Erbrechen können Schmerzen auslösen und die Schmerzschwelle senken.
- Mundspülungen anbieten; spezielle Maßnahmen bei bestehenden Mundschleimhautveränderungen beachten.
- Bei relativer Wirkungslosigkeit sämtlicher Antiemetika, bei antizipatorischer Übelkeit/Erbrechen: Therapieänderung begründen, Wechsel ankündigen und neues Vorgehen erklären:
  - Vorschläge für Änderungen der Gewohnheiten des »Normtagesablaufs«; Verabreichung eines Beruhigungs- oder Schlafmittels am Vorabend der Chemotherapie
  - evtl. zusätzliche Suppositorien; der Patient muss dann nichts schlucken.
- Beruhigende Wirkung von Berührungen ausprobieren; evtl. Versuch mit Entspannungsübungen, ggf. unter Einbezug einer Fachperson.
- Die Resultate der Maßnahmen sollten dokumentiert werden.

Diätoptimierung bei Übelkeit und Erbrechen

Bestimmte allgemeine Vorschläge werden immer wieder publiziert oder vermittelt. Man kann solche Informationen dem Patienten weiter vermitteln, ein Entscheid muss aber individuell getroffen werden. Ein Überblick über die Essgewohnheiten ist bei stationären Patienten einfacher zu gewinnen als bei ambulanten Patienten. Generelle Empfehlungen:

- Wunschkost wo möglich; evtl. Einbezug einer Diätberaterin.
- Essen und Trinken servieren, wenn der Patient es toleriert,
- den Angehörigen erklären und unterstützen, dass der Patient nicht essen muss, wenn es ihm dabei übel wird,
  - bei Problemen kann man eine Beratung organisieren,
- dem Patienten und den Angehörigen erklären: Fasten hat sich nicht bewährt!

Allgemeine Vorschläge:

- Vermeiden von großen Mahlzeiten unmittelbar vor und nach der Chemotherapie wie auch während der ganzen Therapiedauer. In der Regel sind 5–6 kleine Mahlzeiten pro Tag besser verträglich. *Fasten hat sich nicht bewährt!*
- Kalte Speisen werden besser toleriert. Warme Speisen können durch den Geruch Nausea auslösen, ebenso essende Mitpatienten.
- Kartoffeln, Knäckebrot, Toast werden meist gut toleriert.
- Süße, sehr fette, stark gesalzene/gebratene Speisen sollten i. A. vermieden werden, hierbei jedoch individuelle Vorlieben berücksichtigen.
- Appetitreiz mit sauren Speisen, sauren Bonbons versuchen.
- Gekühlte Flüssigkeiten verabreichen (z. B. Tee, Limonade, Cola).

20.6.6 Spezielle Bedürfnisse ambulanter Patienten

- Ist der Patient alleinstehend? Ist Betreuung/Begleitung gewährleistet? Evtl. zusätzliche Hilfe (Haushaltshilfe) organisieren. Vielleicht kann er während Phasen von Übelkeit oder Erbrechen nicht selber kochen.
- Besteht Arbeitsunfähigkeit aufgrund von Übelkeit/Erbrechen? Evtl. Hilfe bei den Formalitäten anbieten.
- Nach stationärem Aufenthalt und/oder ambulanter Therapie dem Patienten genaue Instruktionen bezüglich des Antiemetikaplans für zu Hause mitgeben.
- Reserveantiemetika in genügender Menge vom Arzt rezeptieren lassen (Öffnungszeiten der Apotheken beachten) oder evtl. mitgeben.
- Nach der ambulanten Therapie: Übelkeit und Brechattacken telefonisch erfragen, ggf. nötige Maßnahmen absprechen; entsprechend den Bedürfnissen des Patienten Reservemedikamente verordnen lassen.
- Eine Telefonliste aufstellen für Kontakt mit dem Behandlungsteam bei Unklarheiten der Antiemetikaeinnahme oder bei unaufhaltsamer Übelkeit/Erbrechen.

20.6.7 Beurteilung und Dokumentation der antiemetischen Behandlung

Eine gute Beurteilung und Auswertung der Wirksamkeit einer antiemetischen Behandlung ist nur möglich, wenn Übelkeit, Würgen und Erbrechen erfasst und auf einem Verlaufsblatt oder in der Krankengeschichte/im Pflegebericht dokumentiert werden. Bei der Beurteilung dieser Punkte ergeben sich allerdings häufig praktische Probleme. Hier einige Lösungsvorschläge:

Übelkeit. Übelkeit ist (wie Schmerz) ein subjektives Empfinden, das von Außenstehenden gar nicht und vom Patienten nur mit Hilfsmitteln quantitativ beschrieben werden kann. Eine Möglichkeit zur Erfassung von Übelkeit und Erbrechen bietet eine Einteilung gemäß CTC (▣ Abb. 20.3, vgl. ▣ Tabelle 20.1): Der Patient notiert ab erstem Chemotherapietag bis zum 5. Tag nach der Chemotherapie mit Zeitangabe Nahrungsaufnahme, Übelkeit, Würgen und Erbrechen.

Erbrechen. Im Gegensatz zu Übelkeit und Würgen kann das Erbrechen gut erfasst und dokumentiert werden, sowohl in bezug auf die Häufigkeit als auch auf das Volumen des Erbrochenen. Praktische Schwierigkeiten ergeben sich jedoch bei Patienten, die in kurzen Abständen wiederholt erbrechen, und bei Patienten, die nach mehrmaligem Erbrechen wegen fehlenden Mageninhalts nur noch würgen. Es empfiehlt sich deshalb generell, die Anzahl der *Brechepisoden* zu dokumentieren.

Definition

Brechepisoden werden als 2 getrennte Episoden gezählt, wenn dazwischen ein Zeitraum von mindestens 15 min ohne Erbrechen oder Würgen liegt.

Bei starkem Erbrechen ist es für die Planung des Flüssigkeitsersatzes wichtig, auch das Volumen des

Tabelle 20.9. Beurteilung von Übelkeit und Erbrechen (gemäß CTC)

Schweregrad	Übelkeit	Erbrechen [innerhalb 24 h]
0	keine Übelkeit	kein Erbrechen
1	Nahrungsaufnahme normal	1 Episode
2	Nahrungsaufnahme reduziert, aber noch möglich	2–5 Episoden
3	Nahrungsaufnahme noch knapp möglich	6–10 Episoden
4	Nahrungsaufnahme unmöglich	>10 Episoden

Name						
Datum/zeit der Chemotherapie	Tag 0 Chemotherapie	Tag 1 nach Chemotherapie	Tag 2 nach Chemotherapie	Tag 3 nach Chemotherapie	Tag 4 nach Chemotherapie	Tag 5 nach Chemotherapie
Allgemeines Wohlbefinden **keine** Übelkeit **kein** Erbrechen						
Essen/Trinken **uneingeschränkt** **einmalige** Brechattacke/24 Std.						
Essen/Trinken **leicht eingeschränkt** **leichte** Übelkeit, Erbrechen			06.00h Ü/W 07.00h E 08.30h N/T 09.00h E 15.00h E 18.30h E			
Essen/Trinken **stark gestört** **starke** Übelkeit, Erbrechen						
Essen/Trinken **unmöglich**						
Dokumentation mit	Zeitangabe: Ü = Übelkeit E = Erbrechen W = Würgen N = Nahrungsaufnahme (essen) T = Trinken					

Abb. 20.3. Beispiel für die Erfassung der Nahrungsaufnahme und der Nebenwirkungen: Hier Grad 2 nach WHO-Einteilung (vgl. Tabelle 20.1)

Erbrochenen zu bestimmen. Bei unkontrolliertem Erbrechen müssen die Pflegenden oder der Patient mit dem Arzt Kontakt aufnehmen, um die Verordnung der Antiemetika und einen evtl. Flüssigkeitsersatz zu überprüfen.

20.7 Zusätzliche unterstützende Maßnahmen

Die angegebenen medikamentösen und pflegerischen Maßnahmen genügen nicht immer, Übelkeit und Erbrechen vollständig zu vermeiden. Deshalb sollen hier weitergehende Möglichkeiten der Beeinflussung von Übelkeit und Erbrechen (besonders antizipatorisches) vorgestellt werden:

- *Psychologische Begleitung/Betreuung* durch den behandelnden Arzt, die Pflegenden, Angehörige oder Fachperson.
- Durch eine *Verhaltenstherapie* sollen Reize wie Krankenhaussituationen, Ärzte, Farbe des Chemotherapeutikums usw. mit angenehmen Empfindungen verbunden, d. h. positiv konditioniert werden. Musik, z. B. via Kopfhörer, ist u. a. als Mittel dazu geeignet; sie kann ablenken und zu Entspannung führen.
- *Maltherapie,* einzeln oder in Gruppen, dient der Ablenkung und Entspannung.
- *Massage* ist ebenfalls geeignet, Frequenz, Dauer und Intensität des Erbrechens zu senken. Auf Kontraindikationen ist zu achten!
- Mit *autogenem Training* wird versucht, eine innere und äußere Entspannung zu erreichen und damit Angstzustände zu verhindern.
- *(Selbst-)Hypnose* kann Studien zufolge antizipatorisches Erbrechen verhindern oder verringern.

Alle diese Maßnahmen müssen meist recht lange eingeübt werden, um die gewünschte Wirkung erzielen zu können. Sie werden in Kombination mit medikamentösen antiemetischen Therapien angewandt. Die genannten Methoden sollten von Fachpersonen durchgeführt werden. Es wäre hilfreich, wenn neue randomisierte Studien durchgeführt würden, um besser zu definieren, welche dieser nicht pharmakologischen Methoden in Kombination mit Antiemetika am effektivsten wirken.

! Kenntnisse über Anwendungsformen, Einsatzbereiche, Effekte und unerwünschte Wirkungen der gebräuchlichen Antiemetika und begleitenden Maßnahmen sind Voraussetzungen für die Durchführung einer erfolgreichen, möglichst nebenwirkungsarmen Tumortherapie. Es ist Aufgabe der Ärzte und Pflegenden, die auf diesem Gebiet erzielten Fortschritte und Verbesserungen auch dem Patienten zu vermitteln und damit zum Abbau der gegenüber der Chemotherapie und Radiotherapie immer noch verbreiteten Vorbehalte und Ängste beizutragen.

Weiterführende Literatur

ASCO: Gralla RJ, Osoba D, Kris MG et al (1999) Recommendations for the use of antiemetics evidence-based, clinical practice guidelines. J Clin Oncol 17: 2971–2994

ESMO Recommendations for prophylaxis of chemotherapy-induced nausa and vomiting (approved by the ESMO Guidelines Task Force: April 2002)

Gralla RJ, Roila F, Tonato M (2004) Consensus Converence on Antiemetic Therapie (Perugia, März 2004)

MASCC Antiemesis-Fragebogen (MAT), Multinational Association of Supportive Care in Cancer, Ausgabe 2004

Supportive care statement for Health professionals Nausea and Vomiting, National Cancer Institute, last modified Oktober 2004

de Wit R, Herrstedt J, Rapoport B, Carides AD, Carides G, Elmer M, Schmidt C, Evans JK, Horgan KJ (2003) Addition of the oral NK1 antagonist aprepitant to standard antiemetics provides protection against nausea and vomiting during multiple cycles of cisplatin-based chemotherapy. J Clin Oncol 21: 4105–4111

Diarrhö und Obstipation

R. Siegmund, M. Steinbach

Diarrhö und Obstipation, häufige Symptome einer gestörten Darmfunktion, stellen bei der Betreuung onkologischer Patienten nicht selten ein Problem dar. Bei einem Teil der Fälle ist eine solche Störung tumorbedingt, häufig beruht sie jedoch auf einer Vielzahl anderer Einflüsse, die in direktem oder indirektem Zusammenhang mit der Tumortherapie zu tun haben. Eine Behandlung wird häufig symptomatisch erfolgen. Bei einigen Formen ist eine optimale Versorgung jedoch nur dann möglich, wenn es gelingt, die zugrunde liegende Ursache der Störung zu erkennen und zu berücksichtigen.

Die Grundkenntnisse in Physiologie/Pathophysiologie werden vorausgesetzt und nur kurz abgehandelt.

21.1 Normale Darmfunktion und ihre Regulierung

Die tägliche Stuhlmenge (etwa 100–200 g) enthält üblicherweise nur ca. 25 % Trockensubstanz. Bestandteile und chemische Zusammensetzung erläutert ◘ Abb. 21.1. Etwa 75 % des Stuhlgewichts bestehen aus Wasser. Dies entspricht etwa 1 % der täglich durch Nahrungs- und Verdauungssäfte in den Dünndarm eintretenden Flüssigkeit. Von der Gesamtmenge werden im oberen Verdauungstrakt (Jejunum, Ileum) etwa 9 l wieder aufgenommen, 1 l Wasser gelangt weiter ins Kolon und wird hier zu 90 % resorbiert.

21.2 Diarrhö

21.2.1 Definitionen

Definition
Unter Diarrhö versteht man eine gesteigerte Stuhlfrequenz (3 oder mehr Stühle pro Tag) und das Absetzen konsistenzverminderter (ungeformter) Stühle, die häufig ein Gesamtgewicht von über 200 g pro Tag ausmachen.

Mit der Verminderung der Konsistenz ist eine Erhöhung der Wasserausscheidung über den Darm verbunden, der Stuhl wird breiig oder wässrig. In der Regel erfolgt die Passage durch den Intestinaltrakt beschleunigt.

Die Ursache einer Diarrhö kann in einer gestörten Teilfunktion oder auch in einer Kombination verschiedener Defekte liegen.

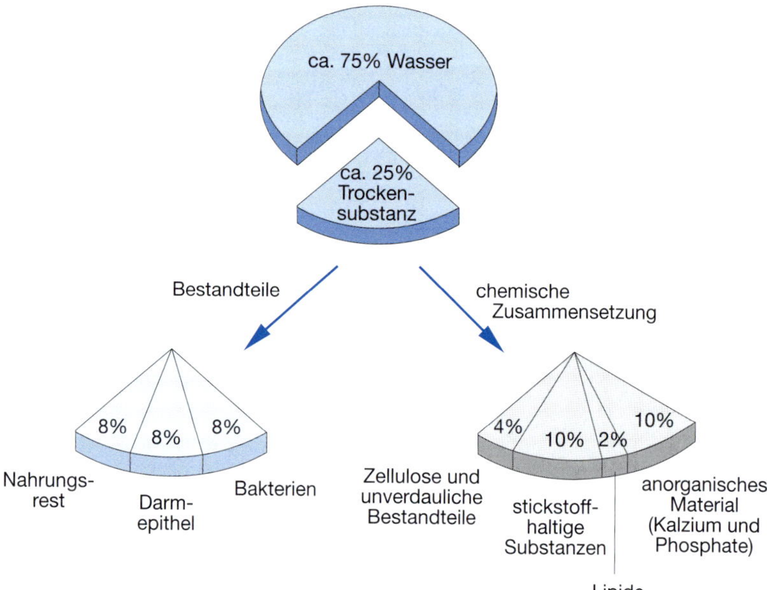

◘ **Abb. 21.1.** Zusammensetzung des Stuhls (tägliche Stuhlmenge: ca. 100–200 g, entspricht 100 %

21.2.2 Ursachen der Diarrhö bei Tumorpatienten

In gastroenterologischen Lehrbüchern ist eine Einteilung in *akute* und *chronische* Diarrhöformen üblich. Letztere werden durch eine mindestens 3 Wochen anhaltende Symptomatik definiert. Hier soll jedoch eine Einordnung bevorzugt werden, die sich an der Tumorerkrankung bzw. deren Behandlung orientiert.

Beim Tumorpatienten kommen tumorspezifische (direkter Zusammenhang mit der Tumorerkrankung oder der Tumortherapie) und tumorunspezifische Ursachen für eine Durchfallsneigung in Frage. Die einzelnen Pathomechanismen der häufigen, im Folgenden ausführlicher besprochenen Störungen sind in ◘ Abb. 21.2 dargestellt. Daneben existieren seltenere Ursachen, wie z. B. die sog. Graft-versus-host-Reaktion nach allogener Knochenmarkstransplantation, die eine immunologische Entzündung der Schleimhaut des Magen-Darm-Traktes darstellt (s. ► Kap. 12).

Diarrhö bei Zytostatikatherapie

Durch Zytostatikatherapie werden neben dem Tumorgewebe auch gesunde Gewebe angegriffen. Betroffen sind dabei vor allem solche, die einer schnellen Zellteilung unterliegen. Hierzu gehört auch die (gastro-)intestinale Schleimhaut, die in sämtlichen Abschnitten betroffen sein kann. So kann es zu diffuser Ileitis, Kolitis und Proktitis kommen. Die verursachenden Zytostatika gehören zu völlig unterschiedlichen Substanzklassen.

Diarrhö verursachende Zytostatika

Antimetabolite	Methotrexat 5-Fluorouracil Capecitabin
Alkylantien	Cisplatin
Zytostatische Antibiotika	Adriamycin Daunorubicin Bleomycin
Topoisomerase-hemmer	Irinotecan (sowohl akut als auch mit zeitlicher Verzögerung auftretend)
Andere	Actinomycin D Doxetaxel EGFR-Hemmer Cetuximab Bevituzumab

In der Regel wird durch zytostatische Behandlung die Teilung basaler Schleimhautzellen beeinträchtigt, woraus eine Funktionsstörung resultiert. Aber auch eine direkte toxische Wirkung auf die Schleimhaut (ohne vorhergehende Atrophie) ist möglich.

Von den oben genannten Zytostatika gelten v. a. 5-Fluorouracil, Irinotecan (CPT-11) und Cisplatin als häufige Auslöser bedeutsamer Diarrhöen. Der Diarrhö nach Irinotecan muss dabei besondere Aufmerksamkeit zugedacht werden, da sie oft so massiv ist, dass eine Hospitalisation des Patienten notwendig wird (s. ► Abschn. 21.2.4 Medizinische Maßnahmen).

Die Behandlung zytostatikainduzierter Schleimhautschäden kann nur symptomatisch sein. Deshalb muss, wo immer dies möglich ist, eine gewissenhafte Prophylaxe durchgeführt werden. So ist nach hoch dosierter Therapie mit Methotrexat eine perorale Gabe von Leukovorin zwingend notwendig. Da die verzögerte Diarrhö nach Irinotecan auf entzündlichen Schleimhautveränderungen im mittleren Kolon zu beruhen scheint, wird häufig ein Kortikoid zur Prophylaxe eingesetzt. Ergänzend muss ein aufklärendes Gespräch mit dem Patienten erfolgen, damit dieser rechtzeitig auf Schwierigkeiten hinweisen kann, die die regelmäßige Einnahme des Antidots gefährden könnten (s. auch ► Kap. 9).

Diarrhö bei Radiotherapie

Werden bösartige Tumoren des Bauchraums und des Beckens mit verschiedenen Arten energiereicher Strahlung behandelt, lässt es sich nicht vermeiden, dass gesunde Darmanteile mitbestrahlt werden. In der Folge können *akute* und *chronische* Schäden entstehen. Unter *Spätschäden* werden Behandlungskomplikationen zusammengefasst, die mit einer Latenzzeit von Jahren oder Jahrzehnten nach erfolgter Radiotherapie auftreten.

Treten Durchfälle noch während einer Radiotherapie auf, so sind diese meist unter Schonkost, Flüssigkeitsersatz, und symptomatischen Maßnahmen zu bessern und verschwinden spontan nach Beendigung der Behandlung. Bei anhaltender oder später auftretender Diarrhö muss eine entsprechende röntgenologische oder endoskopische Diagnostik entscheiden helfen, ob gezielte Maßnahmen zur Linderung der Beschwerden duchzuführen sind.

Pathomechanismen

Diarrhö durch	(1) Steigerung der intestinalen Sekretion	(2) Hemmung der Absorption	(3) Permeabilitätssteigerung der Darmwand	(4) Motilitätsstörung	Bemerkungen:
Tumor, umschrieben	+				z.B. villöses Adenom
Peritonealkarzinose				+	in fortgeschrittenem Stadium
Bakterielle Infektionen					
– Endo-, Exotoxine	+				bei »Abwehrschwäche« infolge Tumor oder nach Tumortherapie (Chemotherapie, Radiotherapie, Operation)
– invasive Erreger		+	+		
Abakterielle Darmentzündung		+	+		nach Chemo-/Radiotherapie
Osmotisch wirksame Stoffe (osmotische Diarrhö)	+				z.B. durch konzentrierte Sondenkost oder nach Dünndarmresektion
Erhöhung der Konzentration von Gallensäuren (chologene Diarrhö) oder Fettsäuren			+		z.B. nach Ileumresektion oder Radiotherapie
Hormonsezernierende Tumoren	+				Gastrin (Gastrinom) Kalzitonin (medulläres Schilddrüsenkarzinom) Serotonin (Karzinoid)
Zytostatika oder deren Metabolite	+				z.B. CPT-11
NSAID-Enteropathie				+	nach Einnahme von (nicht-steroidalen) Antiphlogistika innerhalb von 12 Std. auftretend
Antibiotika (antibiotika-assoziierte Diarrhö)		+?	+		
Pseudomembranöse Kolitis			+		
Hypalbuminämie			+		unterschiedliche Genese
Urämie			+?		
Nervöse Einflüsse (Angst)				+	

Abb. 21.2. Pathomechanismen der Diarrhö

Osmotische Diarrhö bei »Astronautenkost«/ Mineralwasser

Zu Beginn einer Ernährung mit hochkalorischer, voll resorbierbarer Kost treten häufig wässrige Durchfälle auf. Diese haben in der Regel ihre Ursache darin, dass osmotisch wirksame Partikel nicht schnell genug resorbiert werden können, Flüssigkeit mit sich ziehen und deshalb die Darmabschnitte beschleunigt passieren.

Diarrhö bei Antibiotikatherapie

! Bei der Antibiotikatherapie von Infektionen kommt es häufig zu Diarrhö. Ursache ist zumeist die Änderung der natürlichen Darmflora.

Eine große Zahl von physiologisch vorhandenen Darmkeimen reagiert auf die verwendeten Antibiotika sensibel und stirbt unter der Behandlung ab. Resistente darmeigene und milieubedingte Keime oder aus der Umgebung stammende Mikroorganismen können sich jetzt ungehindert vermehren und die Schleimhaut derart überwuchern, dass sie pathogen werden.

Verschiedene infektiöse Enterokolitisformen müssen von der antibiotikaassoziierten Diarrhö abgegrenzt werden (▫ Tabelle 21.1). Letztere wird als Folge eines verminderten bakteriellen Abbaus wasserbindender Makromoleküle im Kolon angesehen. Als allergische Reaktion der Darmschleimhaut auf Penicilline wird eine weitere Variante aufgefasst, die vorwiegend im rechten Dickdarmabschnitt auftritt.

Die Differentialdiagnose muss sich daneben auch auf einen Pilzbefall (Soormykose) erstrecken. Eine antibiotische Behandlung führt zwar zur Verringerung der Gesamtkeimzahl, Hefepilze werden in der Regel jedoch nicht beeinträchtigt.

! Eine Sonderform ist eine Kolitis, die durch den Erreger *Clostridium difficile* ausgelöst wird. Wegen des endoskopisch häufig eindrucksvollen Befundes wird diese auch pseudomembranöse Kolitis genannt. Ohne eine entsprechende Behandlung stellt sie ein lebensbedrohliches Ereignis dar.

Die diagnostischen Möglichkeiten sind bei der Clostridium-difficile-Kolitis häufig eingeschränkt (Neutropenie!). Abdominelle Schmerzen, Fieber und peritonitisähnliche Befunde werden beobachtet. Häufig sind die Stühle blutig. Bei Fortschreiten der Erkrankung kommt es zum septischen Schock (Perforation, toxisches Megakolon). Der Nachweis von Clostridium difficile allein stellt keinen behandlungspflichtigen Befund dar. Wenn dieser Keim jedoch in hoher Konzentration nachgewiesen wird und vor allem, wenn von ihm produzierte Toxine (Toxin A, B) nachgewiesen werden, gilt die Diagnose als gesichert. Ein Behandlungsversuch ist auch dann zu rechtfertigen, wenn wegen weiterer Risiken bei neutro- und thrombozytopenischen Patienten eine

▫ Tabelle 21.1. Befunde bei »einfacher« antibiotikaassozierter Diarrhö und Clostridium-difficile-Kolitis

	»Einfache« Diarrhö	Clostridium-difficile-Kolitis
Häufig beteiligte Antibiotika	Verschiedene	Clindamycin, Ampicillin, Cephalosporine
Dosisabhängigkeit	Ja	Üblicherweise nein
Befinden	Relativ gut	(Z. T. schwer) beeinträchtigt
Durchfälle	Milde, nicht blutig; relativ früh nach Antibiotikagabe auftretend	Ausgeprägt, z. T. blutig; i. d. R. einige Tage nach Behandlungsbeginn, aber auch noch nach Absetzen auftretend (Intervall!)
Krankheitszeichen	Gering	Oft hohes Fieber, Bauchschmerzen, Zeichen des Flüssigkeitsmangels
Koloskopie	Intakte Mukosa	Uncharakteristische bis pseudomembranöse Kolitis
Mikrobiologie	Meist negativ	C. difficile, Toxin A und B
Therapie	Vermutetes Medikament absetzen oder evtl. Dosis reduzieren	Vermutetes Medikament absetzen und spez. Behandlung einleiten (s. S. 340)

Endoskopie nicht durchgeführt werden kann (zur Therapie s. ▶ Abschn. 21.2.4).

Diarrhö nach Schmerzmitteln

Nach Einnahme bestimmter Schmerzmittel, die als *n*ichtsteroidale *A*nti*r*heumatika (NSAR) zusammengefasst werden und auch unter dem Begriff »Rheuma-Schmerzmittel« bekannt sind, kann es zu einer »NSAR-Enteropathie« kommen. Man versteht unter diesem Begriff eine Affektion des Dünn- und Dickdarmes durch episodenhafte wie auch durch dauerhafte Einnahme derartiger Wirkstoffe.

Diarrhö nach Antiemetika

Einige Antiemetika können als unerwünschte Wirkung Diarrhö auslösen (s. auch ▶ Kap. 20). Es sind dies vor allem:
- Metoclopramid,
- Domperidon,
- Serotoninrezeptorantagonisten.

21.2.3 Symptome und Folgen

! Gemeinsame Probleme aller Diarrhöformen sind neben der subjektiven Belästigung des Patienten Verluste von Flüssigkeit, Elektrolyten und Proteinen sowie eine insgesamt unzureichende Kalorienzufuhr.

Häufige Folgen entsprechender Defizite sind mit typischen klinischen Befunden in ◘ Tabelle 21.2 zusammengestellt. Daneben können schmerzhafte Entzündungen im Analbereich mit gesteigerter systemischer Infektionsgefahr (Sepsis) entstehen.

21.2.4 Medizinische Maßnahmen

Grundsätzlich stehen drei Maßnahmen im Vordergrund:
- Flüssigkeitsersatz und Ersatz von Nährstoffen und Vitaminen,
- Diät zur Entlastung des Darmtraktes,
- medikamentöse Therapie.

Eine Vielzahl von Stoffen hat eine Durchfall hemmende oder antidiarrhoische Wirkung. In Übersichten werden häufig z. B. gerbsäure- und pektinhaltige Stopfmittel genannt. Tumorpatienten ist mit diesen Mitteln kaum zu helfen. Auch Kohle ist in der Wirkung wenig angenehm und verschleiert etwaig auftretende obere gastrointestinale Blutungen. Vorzugsweise sind moderne Opioide ohne zentralnervöse Wirkung, wie z. B. Loperamid, einzusetzen. Die Substanz bewirkt, wie Opium oder Morphin, über Opiatrezeptoren der Darmwand eine Verminderung der Sekretion aus den Schleimhautdrüsen des Darmes und eine Hemmung der Peristaltik.

Loperamid wird nach jedem flüssigen Stuhlgang eingenommen. Bei schneller Passage im oberen Magen-Darm-Trakt kann bei Verwendung von Kapseln mitunter der Gelatineüberzug nicht aufgelöst werden, so dass es zweckmäßig ist, die Kapsel

◘ **Tabelle 21.2.** Klinische Probleme der Diarrhö

Verlust	Subjektive Symptome	Klinische und laborchemische Befunde
Wasser	Durst, Müdigkeit, Schwäche	Verminderter Hautturgor, trockene Schleimhäute, Hypotonie, Orthostase, Tachykardie, Oligurie, Anstieg von Gesamteiweiß und Hämatokrit, häufig Hypernatriämie
Natrium (meist als Kochsalz)	Wadenkrämpfe, Kopfschmerzen, Bewusstseinsstörungen	Inkonstante Elektrolytveränderungen
Kalium	Muskelschwäche	Zunahme von Herzrhythmusstörungen
Bikarbonat	Allgemeine Beeinträchtigung, Dyspnoe durch kompensatorisch verstärkte Atemarbeit	Hypotonie, Lethargie, kompensierte Azidose
Kohlehydrate, Proteine	Schwäche, Verstärkung des Krankheitsgefühls	Gewichtsabnahme, Zeichen des katabolen Stoffwechsels

zu öffnen und den Inhalt z. B. auf einem Teelöffel einzunehmen (Alternative: Tropfen). Nur in wenigen Fällen wird man auf Tincturs opii zurüchgreifen müssen: Die Wirkung ist schlecht steuerbar, unbeabsichtigt können ileusartige Zustände hervorgerufen werden.

Es versteht sich von selbst, dass die angegebenen Medikamente nur in den Fällen von Diarrhö wirken können, in denen als wesentlicher Pathomechanismus eine Steigerung der intestinalen Sekretion, evtl. eine vermehrte Motilität, zugrunde liegt. Ansonsten muss der Therapieeffekt enttäuschend sein. In anderen Fällen (z. B. bei Infektionen mit invasiven Erregern) kann hingegen mit der Behinderung der Ausscheidung über den Stuhl eine unerwünschte Wirkung eintreten.

Diarrhö nach Irinotecan

Es sind zwei Arten von Diarrhö zu unterscheiden (◘ Abb. 21.3):

Akute Diarrhö. Sie tritt unmittelbar nach Verabreichung von Irinotecan auf und ist im Allgemeinen begleitet von abdominalen Krämpfen, exzessivem Schwitzen, Sehstörungen und Bradykardie. Man nennt dies ein *cholinerges Syndrom*. Diese Symptomatik lässt sich möglicherweise prophylaktisch mit der Gabe von 1-mal 0,25 mg Atropin, i. v. zur Infusion oder s. c. , vermeiden. Auch therapeutisch wird Atropin 0,25 mg s. c. angewendet. Nach dem ersten Auftreten flüssigen Stuhls muss die Gabe von Loperamid (2 mg alle 2 h) regelmäßig erfolgen.

Verzögerte Diarrhö. Die Spätdiarrhö tritt erst etwa zwischen dem 2. und 8. Tag nach Irinotecaninfusion auf. Etwa 80–90 % der Patienten sind davon betroffen. Die Spätdiarrhö kann äußerst massiv sein und lange dauern. Im Vordergrund steht deshalb klar die strikte antidiarrhöische Behandlung mit Loperamid hoch dosiert, nämlich: 2 mg Loperamid 2-stündlich für mindestens 12 h und bis mindestens 12 h kein flüssiger Stuhl mehr auftritt. Dauert die Diarrhö länger als 24 h, wird zusätzlich die Verabreichung von Antibiotika empfohlen. Bei Andauern der Diarrhö über 48 h sollte der Patient hospitalisiert werden.

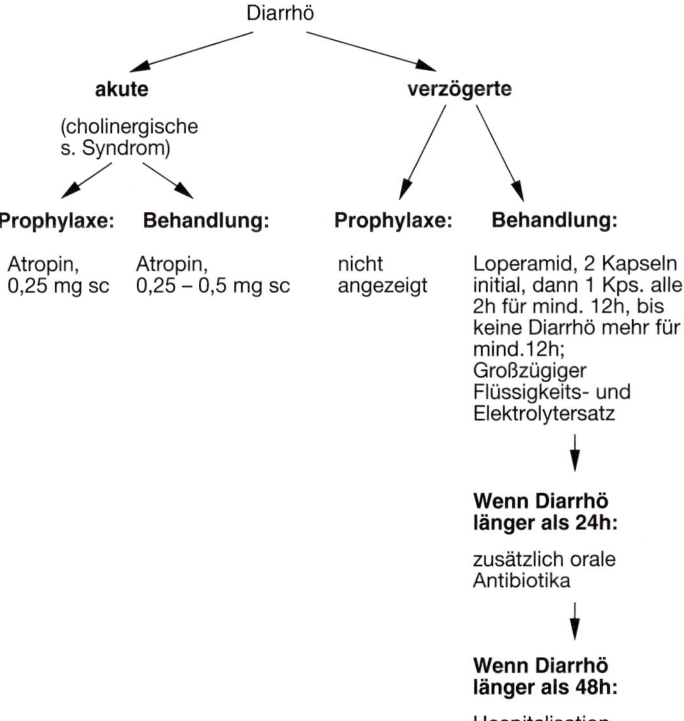
Diarrhö
akute
(cholinergische
s. Syndrom)
verzögerte
Prophylaxe:
Behandlung:
Prophylaxe:
Behandlung:
Atropin,
0,25 mg sc
Atropin,
0,25 – 0,5 mg sc
nicht
angezeigt
Loperamid, 2 Kapseln initial, dann 1 Kps. alle 2h für mind. 12h, bis keine Diarrhö mehr für mind.12h;
Großzügiger Flüssigkeits- und Elektrolytersatz
Wenn Diarrhö länger als 24h:
zusätzlich orale Antibiotika
Wenn Diarrhö länger als 48h:
Hospitalisation

◘ **Abb. 21.3.** Behandlung der Diarrhö

Da Irinotecan im Serum in den tumoraktiven Metaboliten SN-38 umgewandelt wird, der auf das Darmepithel toxisch wirkt, kann mit der Gabe von z. B. Levoflaxacin und mit Cholestyramin behandelt werden.

Um die Nebenwirkungen früh zu erkennen und zu behandeln, muss der Patient sorgfältig informiert werden. Es muss täglich eine Temperaturmessung stattfinden (beim ambulanten Patienten) und wöchentlich ein vollständiges Blutbild gemacht werden.

Sonderformen der Diarrhö. Beruht die Diarrhö auf einer Erhöhung der Gallensäurekonzentration des Darminhalts (chologene Diarrhö, z. B. nach Ileumresektion, wird vorzugsweise mit Cholestyramin (3- bis 4-mal tgl. 4 g) behandelt. In Tabelle 21.3 sind medikamentöse Maßnahmen bei Diarrhö zusammengefasst. So werden Somatostatin oder Analoga vor allem bei tumorassoziierter endokriner Diarrhö eingesetzt und in besonders hartnäckigen Fällen als »letzte Rettung«. Glukokortikoide haben ihren Platz bei entzündlichen Darmerkrankungen, der Stellenwert verschiedener Kalziumantagonisten ist noch unzureichend beurteilbar.

Wird eine Infektion wahrscheinlich oder nachgewiesen, ist unverzüglich eine gezielte Antibiotikatherapie einzuleiten (zur differentialdiagnostischen Klärung s. Tabelle 21.1). Zur Therapie, die *unbedingt oral* durchgeführt werden muss (ergänzend ist u. U. die Applikation mit Einläufen denkbar), eignen sich Vancomycin, Metronidazol und Bacitracin, die üblicherweise in 6-stündigen Intervallen verabreicht werden (s. Übersicht).

Behandlung der Clostridium-difficile-Kolitis

Substanz oral (1. Wahl):

Vancomycin:	4-mal 125 mg/Tag	7–10 Tage
Metronidazol	3-mal 250 mg/Tag	7–10 Tage
Bacitracin	4-mal 25.000 E/Tag	7–10 Tage

Als Infusion, evtl. orale Einnahme möglich:

Metronidazol 500 mg i.v. alle 6 h

Bei der Durchführung der Behandlung kommt dem Pflegepersonal eine große Verantwortung zu. Gerade im onkologischen Bereich ist die Kenntnis der pathophysiologischen Zusammenhänge unverzichtbar, da die anspruchsvolle Betreuung und Information des Patienten nur so optimal erfolgen kann.

21.2.5 Pflegerische Maßnahmen

Patienten mit Diarrhö können um so effektiver behandelt werden, je gezielter die einzelnen Maßnahmen erfolgen. Da die Pflegenden in der Regel von Kranken über Störungen der Körperfunktionen unterrichtet werden, fällt ihnen die häufig schwierige Aufgabe zu, die entsprechenden Informationen richtig einzuordnen, sie hinsichtlich der Dringlichkeit zu bewerten und möglichst differenziert an den Arzt weiterzugeben. Eine sichere

Tabelle 21.3. Medikamentöse Maßnahmen bei Diarrhö

Präparat	Einzeldosis	Bemerkungen
Loperamid	1 Kps. oder 10 ml Lsg. = 2 mg	Max. 6-mal/Tag; Vorsicht: Ileus!*
Octreotide	50 µg s.c.	Bis 3-mal/Tag, Verwendung in schweren Fällen
Tinctura opii (1 %)	5 Trpf.	Evtl. sehr langsam bis auf 3-mal 15 Trpf. steigern; Vorsicht: Ileus!
Cholestyramin	4 g	3- bis 4-mal/Tag, nur bei Durchfall als Folge ausgedehnter Dünndarmresektionen
Methysergid, Cyproheptadin, Pizotifen		Einsatz beim Karzinoid zur Antagonisierung der Wirkung von Serotonin und Histamin
Antibiotika		Nur bei nachgewiesenem Infekt!

* Bei der Therapie *mit CPT-11* kann die *prophylaktische* Gabe von Acetorphan (3-mal 200 mg/Tag für 15 Tage) eine Alternative zur hochdosierten Behandlung mit Loperamid sein. Loperamid wird hier üblicherweise oral mit 2 mg alle 2 h für 3 Tage dosiert.

Beurteilung durch die Pflegenden nach den folgenden Gesichtspunkten hilft dem Arzt, rasch und gezielt, Maßnahmen zu ergreifen:

Kriterien zur Beurteilung des Patienten mit Diarrhö

- Stuhlgang:
  - Häufigkeit
  - Volumen
  - Konsistenz
  - Farbe
  - Beimengungen (Schleim, Blut, unverdaute Bestandteile)
- Schmerzen/Krämpfe:
  - Lokalisation
  - Auftreten (vor, während, nach dem Stuhlgang?)
- Flüssigkeitsbedarf
  - Durst
  - Klinische Zeichen des Volumenmangels (s. Tabelle 21.2)
- Analbereich:
  - Zustand der Haut
  - Schmerzen z. B. bei Reinigung oder Fiebermessen

Die Pflege bei Durchfall wird als Grundkenntnis vorausgesetzt. Die Schwerpunkte bei Tumorpatienten mit Durchfall sind in Tabelle 21.4 zusammengefasst.

21.3 Obstipation

21.3.1 Definition

Die normale Stuhlfrequenz unterliegt – auch beim Gesunden – beträchtlichen Schwankungen. Verschiedene individuelle Faktoren sind für die Regelmäßigkeit des Stuhlgangs verantwortlich, u. a. körperliche Aktivität, vegetativer Tonus, Stimmungslage oder Zusammensetzung der Nahrung.

Definition

In der Regel versteht man unter Obstipation das wiederholte Ausbleiben einer Defäkation über mehr als zwei Tagen.

Von Obstipation wird mitunter auch gesprochen, wenn der Patient sein Stuhlverhalten selbst als abnorm empfindet. Diese subjektive Definition ist unbefriedigend, leistet sie doch der vorzeitigen und ungerechtfertigten Einnahme von Laxanzien Vorschub, sobald der tägliche Stuhlgang ausbleibt. Andererseits sollte auch dann von einer Obstipation ausgegangen werden, wenn keine störenden subjektiven Empfindungen wie Unwohlsein, Unruhe, oder abdominelle Beschwerden angegeben werden.

Tabelle 21.4. Hinweise zur speziellen Pflege bei Tumorpatienten mit Diarrhö

	Pflegemaßnahmen
Vorbeugung	Sondenkost in ausreichender Verdünnung verabreichen Pünktliche Verabreichung von Medikamenten als Antidot verordnet nach Zytostatikatherapie
Nahrungs- und Flüssigkeitsaufnahme	Mahlzeiten anpassen mittels klassischer diätischer Maßnahmen Zusätzlich: – Flüssigkeitsaufnahme kontrollieren und ggf. fördern – Mineralwassergehalt beachten: Sulfationenanteil ab ca. 1200 mg/l kann laxierende Wirkung haben Evtl. keine Milch oder Milchprodukte: Laktose (Milchzucker) wird durch die verringerten Verdauungsenzyme nach Chemotherapie oder abdominaler Bestrahlung unzureichend gespalten. Die Folgen sind Krämpfe und Durchfall
Analhygiene	Sanfte Pflege nach grundpflegerischen Kriterien Insbesondere bei Patienten mit Knochenmarksdepression: – Vermeidung von Verletzungen, z. B. bei Verabreichen von Suppositorien Wundprophylaxe: Schutz des Analbereichs mit fetthaltiger Salbe Wundbehandlung: Sitzbäder mit desinfizierenden Zusätzen

21.3.2 Ursachen

Bei der Normalbevölkerung sind v. a. funktionelle Störungen Auslöser der Obstipation. Im westlichen Europa ist in erster Linie der Ballaststoffmangel in der Nahrung dafür verantwortlich. An dieser Stelle soll jedoch das Gewicht auf solche Probleme gelegt werden, die mit der Krebserkrankung in Zusammenhang stehen.

Ursachen von Obstipation bei Tumorpatienten

Mechanische Störungen	Kolonkarzinom Kompression durch Tumoren außerhalb des Darms: Lymphknotenmetastasen Maligne Lymphome Strikturen (Briden): Nach Operation Nach Radiotherapie
Medikamente	Opiate und opiatähnliche Schmerzmittel Krampflösende Medikamente (Spasmolytika) Neurotoxische Zytostatika (z. B. Vinblastin) Antidepressiva Röntgenkontrastmittel (Bariumsulfat)
Eisenpräparate	
Neuromuskuläre Störungen	Rückenmarkläsionen (Paraplegie/Paraparese) Nervenläsionen im Bereich des Beckenbodens Hirnläsionen Störungen der peripheren Nerven bei Neuropathie
Psychische Einflüsse	Depression Mangel an Intimität
Stoffwechselstörungen	Hyperkalzämie Hypokaliämie Dehydrierung Schilddrüsenunterfunktion Hypophyseninsuffizienz
Schmerzen	Erkrankungen im Analbereich: Hämorrhoiden Fissuren
Immobilisation	Bettlägerigkeit des Patienten

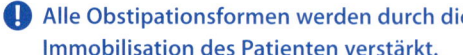

Alle Obstipationsformen werden durch die Immobilisation des Patienten verstärkt.

Mechanische Störungen

Bei einer neu auftretenden Obstipation besteht die Möglickeit, dass eine Verlegung der Dickdarmlichtung vorliegt. Die wichtigste Ursache ist das *Kolonkarzinom*. Bei bereits länger erkrankten oder behandelten Patienten kann dieselbe Problematik auch auftreten, wenn es sich um ein (ausgedehntes) Rezidiv (Anastomosenrezidiv) oder einen Zweittumor handelt. Eine reine Obstipation ist jedoch beim Kolonkarzinom ungewöhnlich. Im Allgemeinen wird ein Wechsel zwischen Obstipation und Diarrhö beschrieben. Der Patient klagt nicht über »Verstopfung«, sondern über »unregelmäßigen Stuhlgang«. Rektale Blutungen und Anämie sind hingegen häufige Symptome eines Kolonkarzinoms. Bei Lokalisation eines Tumors im Rektum, Sigma oder Colon descendens wird die gestörte Passage eher als Obstipation, bei höher gelegenen Tumoren eher als Subileus in Erscheinung treten.

Eine Lumenverlegung im Kolon kann natürlich auch durch benigne Strukturen, v. a. nach operativen Eingriffen oder Bestrahlung, durch den Darm von außen komprimierende Tumoren oder durch eine Peritonealkarzinose verursacht sein.

Zytostatika-Ileus

Eine Sonderform medikamentös bedingter Obstipation stellt der Zytostatika-Ileus dar. In unterschiedlicher Ausprägung kommt es ca. 7–10 Tage nach einer zytostatischen Therapie, insbesondere mit Vincaalkaloiden (u. a. Vincristin, Vinblastin, Vindesin und Vinorelbin), zu Darmatonie und Subileus bis zum kompletten paralytischen Ileus. Diese Nebenwirkung ist zwar selten, jedoch recht problematisch, da sie in der Regel mit einer therapiebedingten Granulozytendepression infolge Knochenmarksschädigung zusammenfällt. In dieser Situation besteht die Gefahr einer intestinalen Keiminvasion. Die Unkenntnis dieser möglichen Zytostatikanebenwirkung kann dazu führen, dass Patienten in diesem kritischen Behandlungsabschnitt ungerechtfertigt laparatomiert und damit unnötig und zusätzlich gefährdet werden.

Je nach Ausprägung des Zustandes ist eine abgestimmte konservative Therapie durchzuführen. Dazu können gehören:

- Ausschluss der Notwendigkeit chirurgischer Eingriffe,
- Verabreichung von Vincaalkaloiden unterbrechen,
- evtl. Magensonde,
- Gabe von Neostigmin oder Ceruletid,
- Mittel zur Förderung der Magenmotilität, z. B. Cisaprid,
- evtl. rektale Klysmen, Einläufe,
- parenterale Ernährung.

Medikamentenbedingte Obstipation

Eine Obstipation wird als unerwünschte Wirkung bei einer Vielzahl von Medikamenten beobachtet. Hervorzuheben sind die Wirkstoffe, die zur Behandlung akuter und chronischer Schmerzen eingesetzt werden. Bei Opiaten und bei kombinierter Einnahme von sedierenden und spasmolytischen Präparaten ist die Obstipation als Nebenwirkung so häufig, dass nicht selten eine prophylaktische Einnahme von Laxantien durchgeführt wird. Andere Medikamente, die ebenfalls bei Tumorpatienten häufig eingesetzt werden und zu Obstipation führen können, sind in obiger Übersicht aufgeführt.

Vorgehen bei Infusion mit Ceruletid

Unter Berücksichtigung der entsprechenden Kontraindikation werden 40 µg Ceruletid in 500 ml Infusionslösung (am besten 5 %ige Glukose oder isotone Kochsalzlösung) verabreicht. Bei einem etwa 70 kg schweren Patienten sollte die Infusionsdauer ca. 4 h betragen. Bei deutlich untergewichtigen Kranken muss die Tropfgeschwindigkeit verringert werden, Patienten mit Übergewicht benötigen möglicherweise eine höhere Dosierung.

! Die beste Maßnahme ist die prophylaktische, ballaststoffarme Ernährung und auch eine prophylaktische Gabe von entsprechenden Laxantien (s. auch Abschnitt »Laxantien«), falls Zytostatika verabreicht werden, welche obstipierend wirken.

Neuromuskuläre Störungen

Tumoren im Bereich des Beckenbodens (z. B. Harnblasen- oder Rektumkarzinom) und im Bereich des Rückenmarks können durch Zerstörung von Nervenbahnen zu einer Beeinträchtigung des Defäkationsablaufs führen. Diese treten nicht selten gemeinsam mit Störungen der Blasenentleerung auf. Auch zerebrale Läsionen können den Ausfall des Defäkationsimpulses verursachen. Für eine periphere autonome Neuropathie (wie bei Diabetes mellitus bekannt) schließlich kommen auch neurotoxische Zytostatika (Vincaalkaloide, Taxane) ursächlich in Frage.

Psychische Einflüsse

Bei Depressionen werden z. T. schwere Obstipationen beobachtet. Diese Ursache steht bei Tumorpatienten nur selten im Vordergrund, sollte aber der Vollständigkeit halber erwähnt werden.

Viel häufiger bestehen jedoch bei den betroffenen Patienten Hemmungen, die Defäkation im Krankenzimmer oder im Krankenbett oder gar in Anwesenheit anderer durchzuführen. Wenn möglich sollte deshalb die Intimsphäre respektiert werden.

Stoffwechselstörungen

Obstipation kommt häufig vor bei Hypothyreose, Hypophyseninsuffizienz und Hyperkalzämie. Letztere kann als paraneoplastisches Syndrom bei einer Vielzahl von Tumorerkrankungen auftreten.

Kommt es im Verlauf einer Tumorerkrankung zu Hypokaliämie (Kaliumverlust infolge Erbrechen, Diarrhö oder Nierenschädigung, z. B. durch eine antimykotische Therapie mit Amphotericin B), kann ebenfalls eine Obstipation auftreten oder verstärkt werden.

Schmerzen

Auch Schmerzen, v. a. im Bauchraum, können Ursache einer Obstipation sein. Schmerzhafte Analprozesse wie Hämorrhoiden, Analfissuren oder Rhagaden (mitunter durch Einläufe bedingt!) schwächen den Defäkationsreiz ab. In der Folge kann eine Eindickung des Stuhls auftreten, der dann nur noch durch starkes Pressen abgesetzt werden kann. Das Pressen wiederum verhindert und verzögert die Abheilung von Analprozessen.

21.3.3 Medizinische Maßnahmen

Laxantien

Bevor man die Behandlung einer Obstipation in Angriff nehmen kann, muss man versuchen, ob die jeweilige Ursache geklärt werden kann (◘ Abb. 21.4). Die Kenntnis der pathophysiologischen Zusammenhänge macht deutlich, dass nicht jede Form von »Verstopfung« sinnvoll mit Laxantien angegangen werden kann. Der Einsatz von Abführmitteln ist nur im Rahmen eines auch andere Maßnahmen umfassenden Pflegeplans zu vertreten. Ergibt eine sorgfältige Prüfung keine Kontraindikation für ihren Einsatz, muss noch berücksichtigt werden, dass bis zum angestrebten Wirkungseintritt eine bestimmte Zeitspanne verstreicht. Wo indiziert, soll deshalb der Einsatz frühzeitig erfolgen.

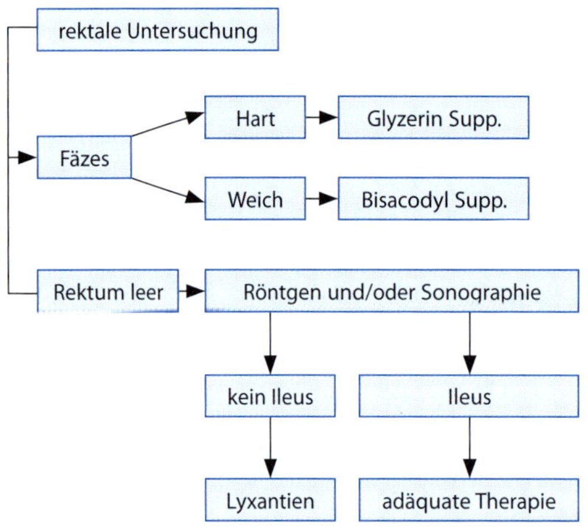

◘ **Abb. 21.4.** Fließdiagramm zum möglichen Vorgehen bei Obstipation

Laxantien werden pharmakologisch nach ihrer Wirkungsweise in verschiedene Gruppen eingeteilt:
- Gleitmittel,
- Füllmittel,
- osmotisch wirksame Abführmittel,
- andere laxierende Stoffe.

Die Anwendung dieser Substanzen ist in ◘ Tabelle 21.5 aufgeführt.

Einläufe

Einläufe sollten auf besonders »hartnäckige Fälle« beschränkt bleiben. Bei Tumorpatienten muss besonders auf deren reduzierte Abwehrsituation geachtet werden; d. h. bei der Durchführung von Einläufen muss besonders vorsichtig vorgegangen werden. Vor allem bei neutropenischen und thrombozytopenischen Patienten muss die Maßnahme gegen das Risiko der Keiminvasion und Blutung abgewogen werden.

Auf die Anwendung von ausreichend Gleitmittel wird größter Wert gelegt. Als Spülschlauch kann wegen des flexiblen Materials und der glatten Oberfläche auch ein großlumiger Harnröhrenkatheter Verwendung finden.

21.3.4 Vorbeugende und pflegerische Maßnahmen

Grundkenntnisse in der Pflege von Patienten mit Verstopfung werden vorausgesetzt. In der ◘ Tabelle 21.6 sind die Schwerpunkte in der Pflege von Tumorpatienten mit Verstopfung zusammengefasst. ◘ Tabelle 21.7 stellt häufig verwendete Laxantien sowie ihre Dosierung und Besonderheiten dar.

◘ **Tabelle 21.5.** Laxantien und Wirkungsweisen

Laxantien	Wirkungsweise
Gleitmittel	Neben dem Schmiereffekt wird die reflektorische Auslösung der Defäkation durch den Kontakt einer hypotonen Lösung mit der Rektumschleimhaut ausgenutzt
Füllmittel	Substanzen, die nicht absorbiert und verdaut werden und die zusammen mit Wasser aufquellen. Dadurch wird die Darmwand gedehnt, die Peristaltik und Defäkation reflektorisch in Gang gesetzt
Osmotisch wirksame Abführmittel	Schlecht resorbierbare Mittel, die Wasser binden und somit laxierend wirken
Antiabsorptive und sekretstimulierende Substanzen	Hemmen die Resorption von Wasser und Natriumionen. Verursachen einen Einstrom von Flüssigkeit, insbesondere auch Kalium-, Natrium-, Kalzium- und Chlorionen ins Darmlumen. Dies wirkt wiederum sekretions- und peristaltikfördernd

Tabelle 21.6. Hinweise zur speziellen Pflege bei Tumorpatienten mit Obstipation

	Pflegemaßnahmen
Vorbeugung	Erfassung der Risikofaktoren für Obstipation Frühzeitige Information der Patienten über möglicherweise auftretende Verstopfung Sorgfältige Beobachtung der Darmtätigkeit: – Bauchspannung – Wind/Blähungen/Darmgeräusche – Defäkation, Zeitabstände – Subjektives Befinden Obstipationsprophylaxe: – Ernährung/Flüssigkeitszufuhr/Bewegung
Erleichterung der Defäkation	Verabreichung von Laxantien nach Verordnung Keine Einläufe bei Leukozytopenie und Thrombopenie! Achtung bei Hämorrhoiden bei Knochenmarksdepression Patienten informieren, dass sie nicht zu stark pressen (Gefahr von Blutungen durch Druck und mechanische Verletzungen durch harte Fäzes)
Analpflege	Pflege von schmerzhaften Fissuren und Rhagaden am Anus Desinfizierende Sitzbäder

Tabelle 21.7. Häufig verwendete Laxantien, ihre Dosierung und Besonderheiten

	Mittlere tägliche Dosis für Erwachsene	Latenzzeit bis zum Wirkungseintritt [h]	Bemerkungen
Gleitmittel			
Paraffinöl	1 Esslöffel	8–12	Nicht für längeren Gebrauch (evtl. verminderte Aufnahme fettlöslicher Vitamine)
Glyzerin	1 Suppositorium oder 5 g als Klysma	2	Wirkt auch durch Reizung der Rektumschleimhaut
Füllmittel			
Leinsamen	1 bis mehrere Teelöffel	20–96	Unbedingt mit viel Flüssigkeit einzunehmen; zur Prophylaxe auch über längere Zeit geeignet. Bei Langzeit-Opiat-Behandlungen ist die Einnahme von Leinsamen etc. allein nicht ausreichend
Agar-Agar Weizenkleie Methylzellulose			
Osmotische Abführmittel			
Glaubersalz (Na_2SO_4)	10–20 g	2–4	In 0,7–1,4 l Wasser
Karlsbader Salz	5–10 g	2–4	In 0,3–0,5 l Wasser
Laktulose	10–30 ml	24–48	Mild wirksam
Macrogol	1–2 Btl. (oder mehr)	8–12	In 125 ml Wasser/Btl. auflösen
Antiabsorptive und sekretstimulierende Abführmittel			
Rhizinusöl	15–20 ml	2–4	Für alle gilt: – Führen gelegentlich zu Abdominalkrämpfen – Nicht zur Prophylaxe
Sennapräparate (in verschiedenen Abführtees und »natürlichen« Abführmitteln)		5–12 geeignet	
Bisacodyl	1–2 Dragees 1 Suppositorium	5–12 5–12	– Nicht für längerem Gebrauch geeignet

Weiterführende Literatur

Flieger D, Keller R, Fischbach W (2004) Kolorektales Karzinom. Internist 45: 786–794

Lutz L (2001) Therapie gastrointestinaler Nebenwirkungen. In: Manual Supportive Maßnahmen und symptomorientierte Therapie. Tumorzentrum München

Weiss A, Weiss H (2005) Gastrointestinale Symptome bei Tumorpatienten. Onkologe 11: 399–406

Knochenmarkdepression

H. Ludwig, Ch. Luhan

Reife Blutzellen haben eine begrenzte, von Zellreihe zu Zellreihe unterschiedliche Lebensdauer und müssen daher zur Aufrechterhaltung normaler Verhältnisse ständig nachproduziert werden (Tabelle 22.1). Dieser kontinuierliche Nachschub erfolgt durch die Blutbildung (Hämatopoese) im roten Knochenmark, dessen Zellen eine hohe Zellteilungsrate aufweisen und das in verschiedenen Skelettregionen angesiedelt ist. Im Rahmen von Krebserkrankungen und/oder deren Behandlung kann es zu Mängeln bei der Produktion von Blutzellen kommen, die unter dem Begriff »Knochenmarkdepression« zusammengefasst werden.

22.1 Physiologie der Blutbildung

Die Zellen des peripheren Blutes entstehen aus gemeinsamen Vorläuferzellen, den Stammzellen des Blutes. Diese Zellpopulation besitzt »pluripotente« Eigenschaften, d. h. sie kann sich sowohl selbst regenerieren als auch unter Einwirkung verschiedener Wachstumsfaktoren über mehrere Entwicklungsstufen in verschiedene Zellinien (Erythropoese, Myelopoese, Thrombopoese und Lymphopoese) ausreifen (Abb. 22.1). Lichtmikroskopisch lassen sich die Stammzellen nicht von kleinen Lymphozyten unterscheiden; mit Hilfe monoklonaler Antikörper können sie aber durch den Nachweis eines charakteristischen Oberflächenantigens (CD34) identifiziert und mit bestimmten Techniken angereichert werden.

In den letzten Jahren konnten Wachstumsfaktoren der Blutbildung identifiziert werden, die die Vermehrung und Ausreifung von Stammzellen sowie von Zellen der einzelnen Zellinien (s. o.) bewirken. Einige dieser Wachstumsfaktoren (G-CSF, IL-3, Erythropoetin, IL-11, SCF) stehen bereits für den therapeutischen Einsatz, z. T. noch im Rahmen klinischer Studien, zur Verfügung.

22.1.1 Erythropoese

Die Bildung der Erythrozyten (Erythropoese; s. Abb. 22.1) wird über den Sauerstoffpartialdruck (pO_2), der die Produktion von Erythropoietin in der Niere beeinflusst, sowie durch verschiedene andere Faktoren geregelt. Zur Ausreifung von Erythroblasten in rote Blutkörperchen sind Vitamin B_{12} und andere Stoffe, wie Folsäure etc., notwendig.

Tabelle 22.1. Überlebenszeit verschiedener Blutzellen

Zellpopulation	Überlebenszeit
Erythrozyten	100–120 Tage
Granulozyten	12 h
Thrombozyten	8–12 Tage

! Erythrozyten überleben in der Regel 100–120 Tage, so dass pro Tag ungefähr 1 % der gesamten Erythrozytenmasse umgesetzt, also sowohl abgebaut als auch neu produziert wird.

Die wichtigsten Aufgaben der Erythrozyten sind:
- Transport des Sauerstoffs von der Lunge zu den Organen und Geweben,
- Abtransport von CO_2 aus den peripheren Geweben zur Lunge.

Als Vehikel für den Gastransport dient das in den Erythrozyten vorhandene *Hämoglobin*, das 98 % des Proteingehalts von Erythrozyten ausmacht.

22.1.2 Myelopoese

Die Bildung von Granulozyten und Monozyten (Myelopoese; s. Abb. 22.1) wird von verschiedenen Zytokinen, die von Lymphozyten und Monozyten gebildet werden, reguliert. Diese Mediatoren (körpereigene Stoffe, die vermittelnd in Prozesse auf der Zellebene eingreifen) werden *Interleukine* genannt, wenn sie von weißen Blutkörperchen gebildet werden und letztlich wieder auf diese wirken, ihre Vermittlungsfunktion also »zwischen (inter) Leukozyten« stattfindet. Ein Beispiel dafür sind koloniestimulierende Faktoren (CSF), die die Neubildung und Ausreifung von Granulozyten anregen.

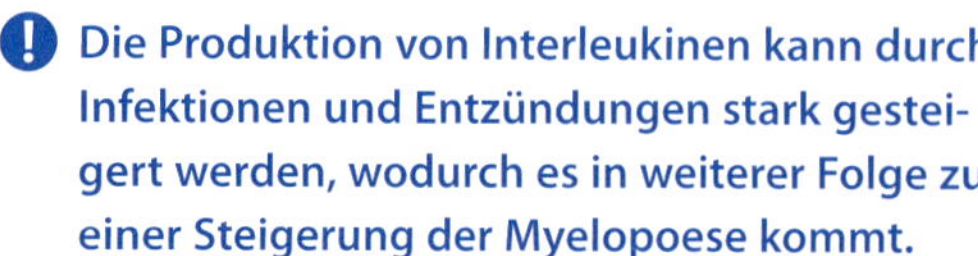

! Die Produktion von Interleukinen kann durch Infektionen und Entzündungen stark gesteigert werden, wodurch es in weiterer Folge zu einer Steigerung der Myelopoese kommt.

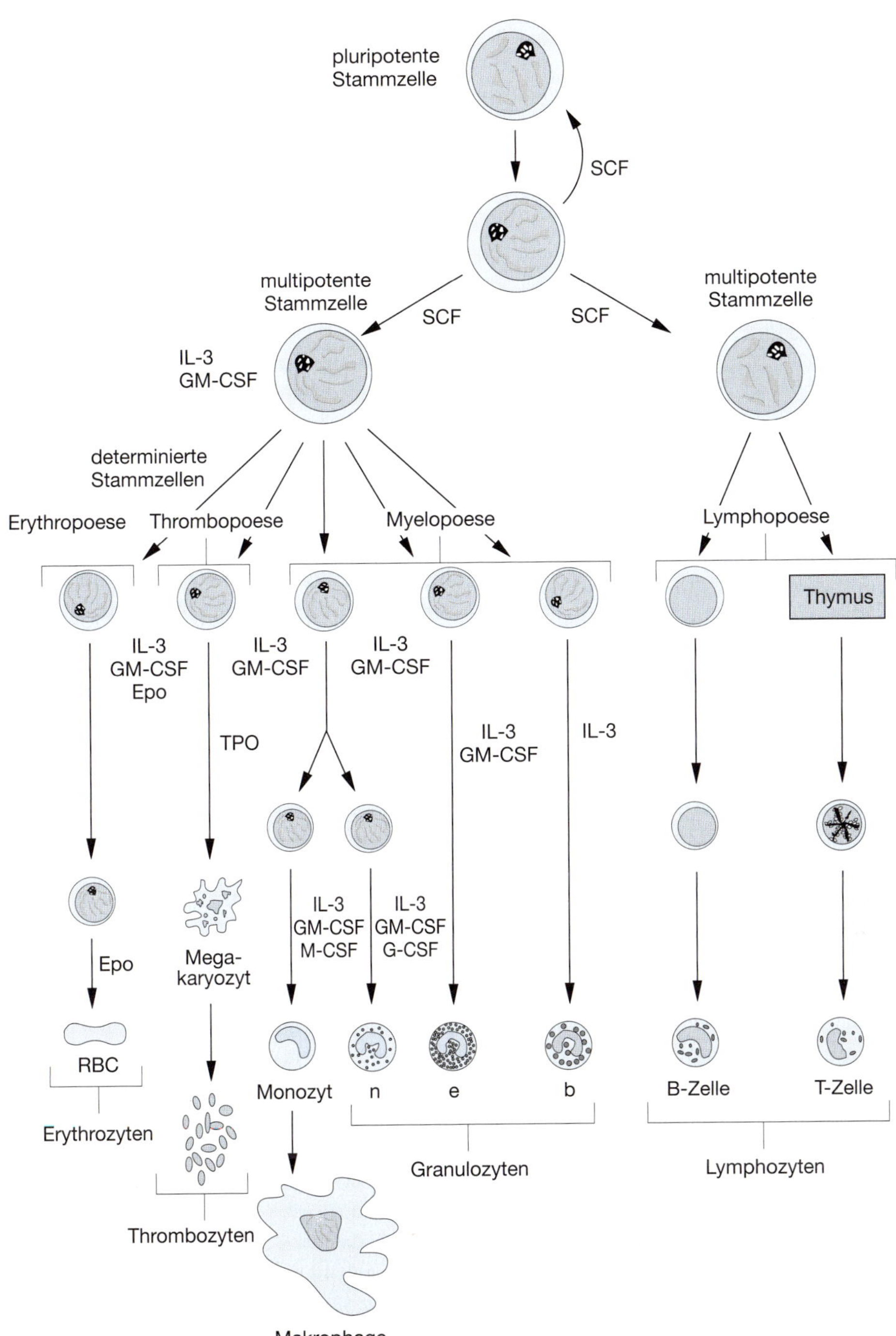

Abb. 22.1. Blutbildung und ihre Beeinflussung durch Wachstumsfaktoren (vereinfacht). *SCF* Stammzellfaktor, *IL-3* Interleukin-3, *GM-CSF* Granulozyten-Makrophagen-Kolonie-stimulierender Faktor, *G-CSF* Granulozyten-Kolonie-stimulierender Faktor, *Epo* Erythropoetin, *TPO* Thrombopoetin, *M-CSF* Makrophagen-Kolonie-stimulierender Faktor, *RBC* »Red Blood Cell«/Erythrozyt, *B-Zelle* B-Lymphozyt, *T-Zelle* T-Lymphozyt, *n* neutrophiler Granulozyt, *e* eosinophiler Granulozyt, *b* basophiler Granulozyt

Die Zellen der Myelopoese können in 4 verschiedene Zellreihen ausreifen, und zwar in neutrophile, eosinophile und basophile Granulozyten und in Monozyten. Granulozyten haben mit 12 h eine relativ kurze Lebensdauer im peripheren Blut, während Monozyten durchschnittlich 2 Tage überleben.

! Die wichtigste Aufgabe von Granulozyten und Monozyten liegt in der Abwehr von bakteriellen Infektionen.

22.1.3 Lymphopoese

Steuerungsmechanismen bei der Lymphozytenproduktion (s. ◘ Abb. 22.1) sind *Lymphokine* (von Lymphozyten gebildete Stoffe, die u. a. auf Lymphozyten zurückwirken) und Interleukine, deren Bildung durch Infektionen und Entzündungen beeinflusst wird. Die ersten Vorstufen reifer Lymphozyten entwickeln sich aus morphologisch noch nicht unterscheidbaren Stammzellen, die aber bereits auf eine Weiterentwicklung zu Zellen der lymphatischen Reihe festgelegt sind. Sie stammen von den pluripotenten Stammzellen des Knochenmarks ab. Die weitere Vermehrung und Ausreifung erfolgt in verschiedenen lymphatischen Geweben, wie Lymphknoten, Milz und Thymus.

Lymphozyten lassen sich in 2 große Gruppen unterteilen:

- *T-Lymphozyten* sind vorwiegend für die zelluläre Immunität verantwortlich. Darunter versteht man die direkte zytotoxische Aktivität gegenüber Viren und Fremdgewebe (im Rahmen von Transplantationen und Tumorgeschehen). Darüber hinaus haben T-Lymphozyten eine wichtige Regulatorfunktion, indem sie durch die Produktion von Interleukinen andere Zellpopulationen, insbesondere auch B-Lymphozyten, beeinflussen.
- Die *B-Lymphozyten* können nach Stimulation durch verschiedene Antigene (z. B. Bakterien) zu Plasmazellen ausreifen und Antikörper bilden. Durch den Kontakt mit Antigenen kommt es zur Ausbildung von antigenspezifischen Lymphozyten, die sich z. T. vermehren und ihren spezifischen Aufgaben nachkommen. Ein kleiner Teil dieser Zellen entwickelt sich zu sog. Gedächtniszellen, die bei späterem neuerlichen Kontakt mit ihrem spezifischen Antigen sofort mit einer adäquaten Immunantwort reagieren können. Dadurch werden beim Eindringen von Infektionserregern die Keime meist noch vor dem Auftreten von Krankheitserscheinungen eliminiert. Dieses Prinzip der spezifischen Immunität wird bei Impfungen prophylaktisch genutzt.

! Zur optimalen Funktion des Abwehrsystems ist ein geordnetes Zusammenspiel von verschiedenen Zellpopulationen (Lymphozyten, Granulozyten, Monozyten) und Serumproteinen (insbesondere Antikörper und Komplementsystem) erforderlich. Kommt es zu Störungen der Regulation oder zu Defekten der genannten Systeme, so können Immunmangelerkrankungen mit entsprechenden Symptomen – in erster Linie Infektionen und seltener auch maligne Erkrankungen – entstehen.

Die wichtigsten Funktionen von Lymphozyten, Granulozyten und Monozyten – zusammengefasst unter dem Begriff *Leukozyten* (weiße Blutkörperchen) – sind in ◘ Tabelle 22.2 aufgeführt.

22.1.4 Thrombopoese

Thrombozyten entstehen durch Abschnürungen des Zytoplasmas von Megakaryozyten. Zurück bleiben im Knochenmark die Megakaryozytenkerne, die letztlich von Fresszellen aufgenommen werden. Die Bildung von Megakaryozyten und die Freisetzung von Thrombozyten werden durch Thrombopoetin und bestimmte andere Serumfaktoren (IL-11 u. a.) reguliert, wobei Thrombopoetin in gleichbleibenden Mengen gebildet wird, während sich die Produktion der anderen Faktoren nach dem Bedarf (Blutung, vermehrter Abbau) richtet (s. ◘ Abb. 22.1).

Thrombozyten überleben nach Freisetzung ins periphere Blut 8–12 Tage. Ein Drittel der zirkulierenden Blutplättchen wird in der Milz gespeichert, ein Teil davon kann bei akutem Bedarf rasch zur Verfügung gestellt werden. Der Abbau von Blutplättchen erfolgt im retikuloendothelialen System (RES), nämlich in Milz, Leber und den Zellen des

Tabelle 22.2. Leukozytenfunktionen

Zelltyp		Funktionskapazität
Granulozyten	Neutrophile Granulozyten Basophile Granulozyten Eosinophile Granulozyten	Lokomotion (Wanderung an den Entzündungsort) Phagozytose und intrazelluläre Abtötung von Infektionserregern (Bakterien) Freisetzung von Entzündungsmediatoren (Histamin, Leukotriene) und Heparin Phagozytose und intrazelluläre Abtötung von bestimmten Infektionserregern (z. B. Parasiten) Freisetzung von Mediatoren der allergischen Reaktion
Monozyten	Zirkulierende Monozyten Gewebsmonozyten (Makrophagen und Histiozyten)	Phagozytose von Bakterien und Pilzen Abtötung von Tumorzellen Produktion von Lymphokinen Phagozytose und intrazelluläre Abtötung von Infektionserregern
Lymphozyten	B-Lymphozyten T-Lymphozyten	Antikörperproduktion (als ausgereifte Plasmazellen) Zytotoxische Aktivität gegenüber Viren, Fremdgewebe und Tumorzellen und Modulatorfunktion (Helferund Suppressorzellaktivität)

RES im Knochenmark. Nach Milzentfernung kann postoperativ ein vorübergehender überschießender Thrombozytenanstieg auftreten. Dieser zieht in der Regel keine thromboembolischen Komplikationen nach sich und normalisiert sich gewöhnlich innerhalb weniger Wochen. Ursache für den Anstieg ist der plötzliche Wegfall von Thrombozytenspeicherung und -abbau in der Milz.

! Die wichtigsten Aufgaben der Thrombozyten umfassen die Aufrechterhaltung der Integrität der Gefäßwände, die Einleitung der Blutgerinnung sowie das Zusammenziehen von Blutgerinnseln.

22.2 Ursachen der Knochenmarkdepression bei Tumorpatienten

Im Rahmen maligner Erkrankungen kommt es relativ häufig zur Einschränkung der Knochenmarkfunktion und dadurch zu einer unterschiedlich ausgeprägten Beeinflussung des peripheren Blutbildes. Eine Übersicht über Normalwerte für die verschiedenen Blutzellen im peripheren Blut gibt Tabelle 22.3. Für eine Veränderung dieser Werte können bei Tumorerkrankungen verschiedene Mechanismen verantwortlich sein.

Tabelle 22.3. Normalwerte für Zellen des peripheren Blutes

	Normalwert	Streuungsbreite[a]
Erythrozyten: Männer Frauen	 $5{,}4 \times 10^6/\mu l$ $4{,}8 \times 10^6/\mu l$	 $\pm 0{,}8 \times 10^6/\mu l$ $\pm 0{,}6 \times 10^6/\mu l$
Hämoglobin: Männer Frauen	 16,0 g/dl 14,0 g/dl	 ±2,0 g/dl ±2,0 g/dl
Hämatokrit: Männer Frauen	 45 % 41 %	 ±7 % ±5 %
Leukozyten	7.000/µl	±3.000/µl
Thrombozyten	290.000/µl	±50.000/µl
Retikulozyten	0,5–2,5 ‰	
Differentialblutbild: Granulozyten neutrophile – segmentkernige – stabkernige eosinophile basophile	 54–62 % 3–5 % 1–3 % 0–1 %	
Monozyten	3–7 %	
Lymphozyten	15–34 %	

[a] Bereich, innerhalb dessen ca. 2/3 der Werte gesunder Personen liegen, z. B. Erythrozyten bei Männern zwischen $4{,}6 \times 10^6/\mu l$ und $6{,}2 \times 10^6/\mu l$. Innerhalb der doppelten Streuungsbreite (zwischen $3{,}8 \times 10^6/\mu l$ und $7{,}0 \times 10^6/\mu l$ für Erythrozyten bei Männern) liegen ca. 95 % der Werte

22.2.1 Maligne, nicht vom Knochenmark ausgehende Erkrankungen

Eine Reihe maligner, nicht vom Knochenmark ausgehender Erkrankungen kann die Blutbildung des Knochenmarks verdrängen und/oder unterdrücken. So infiltrieren gelegentlich verschiedene Karzinome, wie z. B. Mamma-, Prostata- oder Bronchialkarzinome, aber auch Lymphome und das multiple Myelom größere Knochenmarkareale und verdrängen dadurch das blutbildende Gewebe. Weiterhin kann es im Rahmen myeloproliferativer Erkrankungen (z. B. bei Polyzythämia vera, idiopathischer Myelofibrose und essentieller Thrombozythämie) zu einer Fibrosierung der Knochenmarkräume kommen, wodurch die für die Blutbildung notwendige »physiologische Umgebung« zunehmend reduziert und der Blutbildung der Lebensraum entzogen wird. Neben diesen Mechanismen dürften aber auch bisher nicht näher identifizierte, die Blutbildung hemmende Faktoren von größerer Bedeutung sein. So findet man z. B. bei bestimmten Lymphomen – trotz fehlender Knochenmarkinfiltration – eine mehr oder weniger stark ausgeprägte Unterdrückung der Hämatopoese. Durch erfolgreiche Behandlung der zugrundeliegenden malignen Erkrankung lässt sich dann oft die Knochenmarkfunktion normalisieren.

22.2.2 Primäre Erkrankungen des blutbildenden Gewebes

Maligne Erkrankungen des blutbildenden Gewebes (v. a. Leukämien) können die normale Hämatopoese durch bisher nur ungenügend definierte Hemmmechanismen supprimieren bzw. direkt mechanisch verdrängen und somit eine Knochenmarkinsuffizienz hervorrufen.

22.2.3 Chemo- und/oder Strahlentherapie

Zytostatische und radiologische Behandlungsmaßnahmen können zu unterschiedlich ausgeprägten vorübergehenden, aber auch zu chronischen Schäden der Blutbildung führen.

- Die Auswirkungen zytostatischer Therapien auf die *Myelopoese* sind in der Regel dosislimitierend.
- Klinisch bedeutsame *Thrombopenien* treten meist nur bei massiv vorbehandelten Patienten oder bei Patienten mit tumorbedingter Suppression der Hämatopoese auf.
- Eine zytostatisch bedingte Verminderung der *Erythropoese* wird in Abhängigkeit von der eingesetzten Therapie und der zugrundeliegenden Erkrankung in unterschiedlicher Häufigkeit beobachtet. Führt die Anämie zu klinischen Symptomen, wie z. B. Müdigkeit, Schwäche, Atemnot und Herzinsuffizienz etc., so muss sie entweder durch die Verabreichung von Erythrozytenkonzentraten oder mit einem Wachstumshormon für erythropoetische Vorläuferzellen (Erythropoetin oder Darbepoetin) behandelt werden.
- Die im Rahmen zytostatischer Therapien zu beobachtende Leukopenie trägt zu erhöhter Infektionsanfälligkeit bei.

Das myelotoxische (knochenmarkschädigende) Potential verschiedener Zytostatika zeigt starke Unterschiede. So sind Bleomycin und Cisplatin wenig, aber Anthrazykline, Nitrosoharnstoffderivate, bestimmte Alkylanzien und Cytosin-Arabinosid ausgeprägt myelotoxisch. Der jeweilige Zeitpunkt des für die verschiedenen Zytostatika in Standarddosierung zu erwartenden *Tiefpunkts der Leukozytenwerte (Leukozytennadir)*, dessen Dauer und der Zeitpunkt der Erholung der Myelopoese sind in ◘ Tabelle 22.4 aufgeführt. Bei Hochdosistherapie mit nachfolgender Stammzelltransplantation kommt es etwa 5 Tage nach Chemotherapie zu einer mehrere Tage (3–7) währenden Neutropenie (unter 100/µl) und meist länger dauernder Thrombopenie und Anämie. Mit Hilfe von G-CSF oder Pegfilgrastim wird versucht, die Rekonstitution der Myelopoese zu beschleunigen. Schwere Thrombopenien (unter 10.000/µl) werden durch Verabreichung von Thrombozytenkonzentraten und symptomatische Anämien durch Erythrozytentransfusionen überbrückt.

In bestrahlten Regionen kommt es zu einer weitgehenden Verminderung des blutbildenden Gewebes und bei entsprechender Dosis sogar zu

Tabelle 22.4. Knochenmarktoxizität zytostatischer Substanzen in Standarddosierungen

Arzneistoff (Präparatenamen s. Anhang, vgl. ► Kap. 14)	Myelo-suppression	Nadir [Tage]		Hauptwirkung auf		
		Leuko-zyten	Thrombo-zyten	Granulo-zyten	Thrombo-zyten	Erythro-zyten
Actinomycin D	++	14–21	14–21?	+++	+	+
Amsacrin (m-AMSA)	+++	8–10	k. A.	+++	++	+
Asparaginase	(+)	0	0			
Bendamustin	++	?	k. A.	++	++	+
Bleomycin	(+)	0	0	(+)		
Busulfan	++	Abhängig von Dauer der Therapie		+	(+)	
Caelyx	+	14–21	14–21	+	(+)	+
Capecitabin	(+)	k. A.	k. A.	+	(+)	0
Carboplatin	++	17–21	17–21	+	+++	+
Carmustin (BCNU)	+++	26–30	20–25	++/+++	+/++	+
Chlorambucil	++	21–28	21–28	+++	++	+
Cisplatin	++	14	12–14	++	+/++	+/++
Cladribin	+++	>7	k. A.	+++	+	+
Cyclophosphamid	++	8–14	k. A.	++	+	+/++
Cytarabin	++	12–14	10	++	+/++	+
Dacarbazin (DTIC)	++	21–28	21–28	++	+	
Daunorubicin	+++	7–14	k. A.	+++	++	+
Docetaxel	+++	8 (median)		+++	+	+/++
Doxorubicin	+++	6–13	10–14	+++	++	+
4-Epirubicin	++	6–13	k. A.	++/+++	+/++	+
Estramustinphosphat	+	k. A.	k. A.	+	(+)	0
Etoposid	++	16	16	++	+/++	(+)
Fludarabin	+++	k. A.	k. A.	+++	++	++
5-Flourouracil	+/++	9–14	k. A.	+/++	+	0
Gemcitabin	+ (nicht vorbeh.) ++ (vorbeh.)	10–14	10+	++	+	0
Hexamethylmelamin	++	k. A.	k. A.	++	+	++
Hydroxyurea	++	10–12	k. A.	++	+/++	(+)
Idarubicin	+++	8–29	10–15	+++	++	(+)
Ifosfamid	++/+++	8–14	k. A.	++/+++	+/++	+
Irinotecan	++	8 (median)		++	(+)	+
Lomustin (CCNU)	+++	40–50	30–40	++/+++	+/++	(+)
Melphalan	+++	10–12	k. A.	+++	++	+
Mercaptopurin	++	7–14	k. A.	+	+	0
Methotrexat	++	7–10	k. A.	++	++	+
Mithramycin	+	10–14	10–14	+++	(+)	
Mitomycin	++	28–42	k. A.	++	+	(+)
Mitoxantron	++	7–14	14–16	++/+++	+/++	+
Mustargen (HN2)	+++	7–12	k. A.	+++	++	+
Nimustin (ACNU)	+++	28–42	21–35	++/+++	+/++	+
Oxaliplatin	+	k. A.	k. A.	+	(+)	0
Paclitaxel	++(+)	8–11	k. A.	++	+	+
Pentostatin	++	k. A.	k. A.	++	(+)	(+)

Tabelle 22.4. *Fortsetzung*

Arzneistoff (Präparatenamen s. Anhang, vgl. ► Kap. 14)	Myelo-suppression	Nadir [Tage]		Hauptwirkung auf		
		Leuko-zyten	Thrombo-zyten	Granulo-zyten	Thrombo-zyten	Erythro-zyten
Prednimustin	+	k. A.	k. A.	+	+	(+)
Procarbazin	++	21–30	k. A.	++	++	
Raltitrexed	+/++	k. A.	k. A.	+/++	+	0
Streptozotocin	+	k. A.		+	(+)	0
Teniposid (VM-26)	++	6–14	k. A.	++	+/++	(+)
Thioguanin	+	7–14	k. A.	+	+	0
Thiotepa	+	15	k. A.	+	+	+
Topotecan	+++	9	16	++/+++	++	++
Vinblastin	+++	4–10	k. A.	++/+++	+/++	(+)
Vincristin	(+)	4–9	k. A.	(+)	0	0
Vindesin	++	4–9	k. A.	++	+/++	(+)
Vinorelbin	++(+)	k. A.	k. A.	++	(+)	(+)

+++ stark, ++ mäßig, + gering, (+) sehr gering, 0 nicht vorhanden, *k. A.* keine gesicherten Angaben

Tabelle 22.5. Prozentualer Anteil des gesamten blutbildenden Knochenmarks, der je nach Lage und Umfang des Bestrahlungsfeldes betroffen wird

Ort der Bestrahlung	Betroffenes Knochenmark [%]
Ganzkörperbestrahlung	100
Gesamtlymphknotenbestrahlung	60–70
Mantelfeld	20–50
Paraaortale Region	20–25
Becken	15–35
Lunge und Mediastinum	20–25
Abdomen	20–25
ZNS	15–25
Kraniospinal	60–75
Brustwand und Lymphwege	15–20

einer kompletten Aplasie. Das Knochenmarkstroma reagiert nicht selten mit einer verstärkten Bindegewebsneubildung, die bis zu einer weitgehenden Fibrosierung des Markraumes führen kann (Tabelle 22.5).

Die Ganzkörperbestrahlung wird zur Vorbereitung auf eine allogene Knochenmarktransplantation angewandt und führt zu weitgehender Elimination der blutbildenden Zellen. Die Wiederbesiedlung des Knochenmarks erfolgt durch die nach der Bestrahlung und medikamentösen Behandlung transplantierten Stammzellen (s. ► Kap. 10).

22.3 Leukopenie

Leukopenien bei Tumorpatienten sind in der Regel Folgen der Chemo- und/oder Strahlentherapie oder durch die Tumorerkrankung selbst bedingt. In seltenen Fällen können auch andere Mechanismen, wie allergische oder toxische Reaktionen auf bestimmte Medikamente, zu Leukopenien führen. Es können alle Formen weißer Blutkörperchen oder nur bestimmte Unterformen mehr oder weniger stark verringert sein. In diesem Zusammenhang ist das Verständnis der folgenden Begriffe wichtig:

Definition

Leukopenie: Verminderung der weißen Blutkörperchen (Leukozyten) insgesamt, zu denen Granulozyten, Lymphozyten und Monozyten zählen, auf *weniger als 4.000/µl.*

Lymphopenie: Verminderung der Lymphozyten auf <15 % im Differentialblutbild bzw. auf *unter 1.000/µl absolut.*

Granulozytopenie: Verminderung der Granulozyten auf *unter 1.500/µl.* Von Bedeutung ist hier hauptsächlich die Verminderung der neutrophilen Granulozyten, die den weitaus größten Anteil an Granulozyten ausmachen und in der Infektbekämpfung eine wichtige Rolle spielen.

> Man spricht hier deshalb üblicherweise von *Neutropenie*. Dieser Begriff soll im Weiteren für Granulozytopenie verwendet werden.
> *Agranulozytose*: Völliges Fehlen von Granulozyten im peripheren Blut.
> *Aplasie:* Phase der völligen Unterdrückung der Blutbildung im Knochenmark, z. B. als Folge intensiver Chemotherapie.

22.3.1 Symptome und Komplikationen

Müdigkeit, Schwäche und Schweißausbrüche sind häufige klinische Symptome während neutropenischer Krankheitsphasen.

Für die Auswirkungen einer Neutropenie wie auch für die erforderlichen medizinischen und pflegerischen Maßnahmen ist nicht nur die absolute Zellzahl, sondern auch die *Dauer der Neutropenie*, die Grunderkrankung und der Allgemeinzustand des Patienten von Bedeutung.

Infektionsrisiko

! Das Infektionsrisiko steigt merklich bei Granulozytenzahlen <1.000/µl an und nimmt bei einer weiteren Reduktion auf <500/µl noch einmal sprunghaft zu.

Derart neutropenische Patienten erkranken häufig an Infektionen, wobei in 50–80 % der Fälle der Gastrointestinaltrakt und die Haut als Infektionsquellen fungieren. Ein Teil der Erreger gehört zur physiologischen Darmflora und ist nur fakultativ pathogen, nämlich bei geschwächter Abwehrlage; ein weiterer Teil stammt von einer unphysiologischen Besiedelung von Haut und Schleimhäuten. In zweiter Linie handelt es sich um sog. Kreuzinfektionen, die v. a. durch die Hände des Pflege- und ärztlichen Personals von einem Patienten auf den anderen übertragen werden. Quellen solcher nosokomialer Infektionen sind:
- Patienten (endogene Keimflora),
- Personal (Ärzte und Pflegende),
- Besucher,
- Blutderivate und transplantiertes Knochenmark,
- Infusionen,
- Luft.

Infektionen werden zusätzlich durch die Zerstörung der natürlichen Haut- und Schleimhautbarrieren, zum Teil durch invasive Prozeduren und zum Teil durch therapiebedingte Schädigungen von Haut und Schleimhäuten, begünstigt (▣ Abb. 22.2).

Diagnostische Aspekte

Die klinischen Symptome von Infektionen bei leukopenischen Patienten variieren in Abhängigkeit von der Art der Infektionserreger, den betroffenen Organen und Geweben und der Abwehrlage. Neben Müdigkeit und Abgeschlagenheit kommt es bei den meisten Patienten zu Fieber; die in solchen Situationen obligaten Blutkulturen führen aber nur bei 20 % der Fälle zum Erregernachweis.

In den letzten Jahren hat sich das Erregerspektrum als Folge der vielfältigen antibiotischen Therapien und der vermehrten Verwendung von Dauerkathetersystemen wesentlich verschoben. So sind v. a. bei Katheterinfektionen grampositive Erreger, insbesondere Staphylokokken, in den Vordergrund getreten. Neben bakteriellen Erregern spielen *bei schwer immunsupprimierten Patienten* auch Pilz- und Virusinfektionen eine beträchtliche Rolle (▣ Tabelle 22.6).

Infektionsprophylaxe

Die hygienischen Vorsichtsmaßnahmen variieren zum Teil von Therapiezentrum zu Therapiezentrum und berücksichtigen häufig lokale Besonderheiten, wie das spezifische Keimspektrum des Krankenhauses bzw. seiner Patienten und die räumlichen Gegebenheiten.

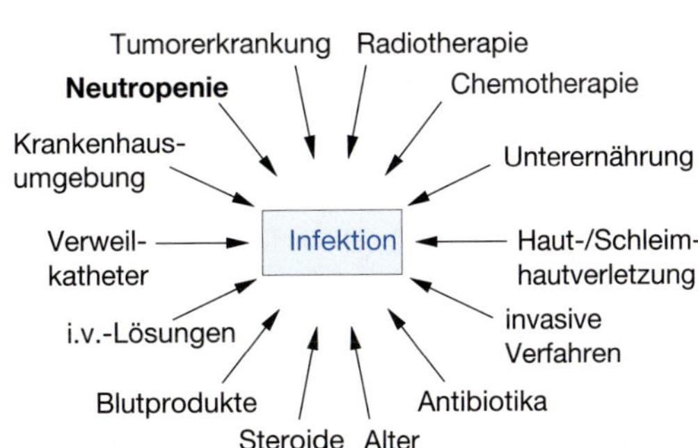

▣ **Abb. 22.2.** Risikofaktoren für Infektionen bei neutropenischen Patienten

Tabelle 22.6. Erregerspektrum bei immunsupprimierten Tumorpatienten

Erregerart	Name der Erreger
Bakterien, - grampositiv	Staphylococcus aureus Staphylococcus epidermidis Hämolysierende Streptokokken Staphylococcus pneumoniae Staphylococcus faecalis
- gramnegativ	Escherichia coli Klebsiella Haemophilus influenzae Pseudomonas aeruginosa
Pilze[a]	Candida Aspergillus Kryptococcus
Viren	Zytomegalievirus Herpes simplex Varicella zoster
Seltene Infektionserreger	Mykobakterien Pneumocystis Toxoplasmen

[a] Selten initial, häufig während der Antibiotikatherapie

Die klassische Prophylaxe – besonders zur Reduktion von Neuinfektionen – umfasst bei stationären Patienten:

- die Einhaltung strenger hygienischer Maßnahmen beim Personal – besonders hygienische Händedesinfektion vor Kontakt mit dem Patienten; Mundschutz und Überkleidung wird empfohlen;
- die Einschränkung invasiver Prozeduren, z. B. möglichst wenig Injektionen, Vermeidung von Urinkathetern und venösen Verweilkathetern;
- evtl. die Verabreichung von Immunoglobulinen bei Patienten mit multiplem Myelom, CLL (chronisch lymphatischer Leukämie) und anderen fortgeschrittenen niedrig malignen Non-Hodgkin-Lymphomen, v. a. bei ausgeprägtem Mangel an Gammaglobulinen und gehäuften bakteriellen Infektionen;
- die spezielle Unterbringung des Patienten:
  - Einzelzimmer,
  - sterile Einheit.

Einzelzimmer. Durch Unterbringung im Einzelzimmer ohne zusätzliche, über die oben angeführten Maßnahmen hinausgehende hygienische Vorkehrungen wird das Risiko der Infektion mit Keimen anderer Patienten vermindert.

Sterile Einheit. Weitgehend keimfreie Bedingungen bietet die Betreuung in einer sterilen Einheit, in der auch die Luft steril gefiltert wird. Das Betreuungspersonal betritt die Einheit in steriler Kleidung. Nahrungsmittel und Gebrauchsgegenstände werden ebenfalls sterilisiert. Derartige Einheiten werden nach wie vor für extrem infektionsgefährdete Patienten vorgehalten:

- Patienten mit schweren Immunmangelerkrankungen,
- Patienten mit hämatologischen Erkrankungen, die einer konventionellen allogenen Knochenmark-/Stammzelltransplantation unterzogen werden.

22.3.2 Medizinische Maßnahmen bei Neutropenie und Immunsuppression

Infektionsbehandlung

- Die Behandlung von Infektionen bei immunsupprimierten Patienten soll *umgehend bei den ersten klinischen Verdachtszeichen* und noch vor Vorliegen der Kulturresultate und der Resistenzbestimmung eingeleitet werden. Bei fehlendem Erregernachweis und entsprechender Klinik wird zunächst von einem bakteriellen Infekt ausgegangen.
- Bei der Wahl der Antibiotika muss darauf geachtet werden, dass ein breites, die häufigsten grampositiven und gramnegativen Keime *umfassendes Spektrum* abgedeckt wird.
- Die *Dosierung* soll *hoch* sein und die Therapie *parenteral* erfolgen. Von einer speziellen Therapieempfehlung wird hier Abstand genommen, da in jeder Einheit das Standardregime zur Reduktion des Hospitalismus in ca. 6-monatigen Intervallen gewechselt werden soll.

Kommt es ca. 3 Tage nach Einleitung einer antibiotischen Therapie nicht zur Normalisierung der febrilen Neutropenie, so empfiehlt sich ein Wechsel des Therapieregimes mit einer Erweiterung des therapeutischen Spektrums. Bei aggressiv behandelten Patienten mit Leukosen oder Lymphomen wird nach erfolgloser antibiotischer Therapie das therapeutische Spektrum auf Pilzinfektionen erweitert. Hier kommen in erster Linie Amphotericin B (z. B. Ampho-Moronal/Amphocil/Ambisome) sowie die neuen potenten Antimykotika Caspofungin (Cancidas), das vorwiegend bei Aspergillus- und Candidainfektionen wirksam ist, und Voriconazol (Vfend) zum Einsatz. Bei knochenmarktransplantierten Patienten besteht – insbesondere nach allogener Transplantation – die Gefahr einer häufig durch Zytomegalieviren verursachten interstitiellen Pneumonie. Für diese Komplikation stehen nun die CMV-wirksamen Virostatika Ganciclovir (z. B. Cymeven) und Foscarnet (Foscavir) zur Verfügung.

Lokale Pilzinfektionen

Lokale Pilzinfektionen manifestieren sich häufig in der Mundhöhle in Form von Candidainfekten, die gelegentlich auch auf den Ösophagus übergreifen können. Therapeutisch empfiehlt sich je nach Intensität des Krankheitsbildes die lokale und/oder systemische Verabreichung von Antimykotika. Orale Mundspülungen werden z. B. mit Nystatin (z. B. Nystatin Lederle oder Nystatin Jenapharm [dt.] bzw. Mycostatin [schweiz./österr.]) oder auch mit Amphotericinlösungen und parenterale Therapien mit Miconazol (z. B. Daktar bzw. Dactarin), Fluconazol sowie – bei schweren Infektionen – mit Amphotericin B durchgeführt.

Lokale Virusinfektionen

Virale Infektionen mit Herpes simplex führen nicht selten in einer chemo- und/oder strahlentherapeutisch vorgeschädigten Mundschleimhaut zu schweren Entzündungen. Im Gegensatz dazu manifestieren sich Herpes-zoster-Infektionen in bestimmten Nervensegmenten zugeordneten Hautarealen, während Varicella-zoster-Infektionen oft die gesamte Körperoberfläche befallen. Therapeutisch stehen Vaciclovir (Valtrex), Famvir und Aciclovir (z. B. Zovirax) zur Verfügung. Aciclovir kann bei schwerer Infektion auch parenteral verabreicht werden.

Lokale bakterielle Infektionen

Lokale Infektionen mit Eitererregern entwickeln sich bei schwer granulozytopenischen Patienten bevorzugt im Bereich von Kathetereintrittsstellen sowie um den Analring. Solche abszedierenden oder phlegmonösen Infektionen sind trotz intensiver lokaler und systemischer Therapiemaßnahmen meist erst nach Wiederanstieg der Granulozytenzahlen beherrschbar.

! Im Gegensatz zu nichtneutropenischen Patienten verläuft die Entzündung bei schwer neutropenischen Patienten (<500 Granulozyten/µl) atypisch, da aufgrund der fehlenden Granulozyten am Infektionsherd oft wenig oder kein Eiter produziert wird.

Gabe von Wachstumsfaktoren der Myelopoese

Komplikationen durch Neutropenie können heute durch die prophylaktische Verabreichung von Wachstumsfaktoren der Blutbildung (G-CSF: Granulozyten-koloniestimulierender Faktor sowie dessen pegylierte Formulierung Pegfilgrastim) reduziert werden. Die Verabreichung dieser Substanzen führt zu einer Verkürzung der Neutropeniedauer durch Anregung der Neubildung von Granulozyten. Dieser Vorteil wird zur Verkürzung der Therapieintervalle zwischen Chemotherapiezyklen (Dosisdichte-Konzept) sowie bei Patienten nach Hochdosistherapie und allogener oder autologer Knochenmark- bzw. Stammzelltransplantation therapeutisch genutzt.

Die Behandlung mit Pegfilgrastim bzw. GM-CSF wird kurz nach der Knochenmark-/ Stammzelltransplantation begonnen und bis zum Erreichen von Granulozytenwerten von 1000/µl fortgesetzt. Neben einer Senkung der Infektionshäufigkeit und Infektionsmorbidität kommt es auch zu einer Verkürzung der Hospitalisierungsdauer um etwa 5 Tage.

! Im Zusammenhang mit konventionell dosierter, myelotoxischer Chemotherapie ist der Einsatz hämatopoetischer Wachstumsfaktoren zur Infektionsprophylaxe insbesondere dann gerechtfertigt, wenn bei mehr als 20 % der Patienten mit einer febrilen Neutropenie zu rechnen ist. Auf diese Weise kann oft auch eine Hospitalisation des Patienten vermieden werden.

Substitution mit Immunglobulinen

Bei Patienten mit multiplem Myelom, CLL und niedrig malignen Non-Hodgkin-Lymphomen (v. a.

CLL und Plasmozytom) besteht in fortgeschrittenen Stadien häufig eine Störung der Immunabwehr mit Mangel an Gammaglobulinen. Falls Patienten mit Antikörpermangel gehäuft an bakteriellen Infektionen erkranken, kann eine prophylaktische Verabreichung von Immunoglobulinpräparaten in Erwägung gezogen werden. Bei Vorliegen einer manifesten bakteriellen Infektion können derartige Präparate zusätzlich zur antibiotischen Therapie hoch dosiert und parenteral verabreicht werden, wodurch eine Verbesserung der Infektionsabwehr erzielt wird.

Granulozytentransfusion

Da die therapeutische Wirksamkeit von Granulozytentransfusionen nicht eindeutig belegt werden konnte, wird von dieser aufwändigen Behandlungsmaßnahme in den meisten Therapiezentren Abstand genommen. Bei diesem Behandlungskonzept werden septisch fiebernden Patienten mit Granulozytenwerten von weniger als 500/µl Granulozytenkonzentrate verabreicht.

22.3.3 Pflegerische Maßnahmen bei Neutropenie

> **! Da Infektionen bei Tumorpatienten zu den häufigsten Morbiditäts- bzw. Mortalitätsursachen zählen, kommt deren Vorbeugung sowohl im Krankenhaus wie auch bei ambulanter Therapie besondere Bedeutung zu. Die Indikation für präventive Maßnahmen muss individuell gestellt werden.**

Neben der aktuellen Leukozytenzahl und der voraussichtlichen Dauer der Neutropenie spielen zahlreiche andere Faktoren eine wichtige Rolle:
- geplante weitere Eingriffe und Therapien,
- der Immun- und Ernährungsstatus des Patienten,
- Begleitkrankheiten,
- das Spektrum der Keime im Krankenhaus und zu Hause,
- die Prognose.

Bei ambulanter Therapie sind manchmal Anpassungen in der Lebensführung des Patienten und seiner Angehörigen erforderlich. Allerdings sollte die Einschränkung für den Patienten so gering wie möglich sein.

Allgemeine Infektionsprophylaxe
- Anwendung der üblichen Maßnahmen zur Wahrung einer optimalen Asepsis, insbesondere sorgfältige Desinfektion beim Legen venöser Zugänge und Verweilkatheter
- Vermeidung von unnötigen invasiven Prozeduren, z. B. s.c.-Injektionen; Punktionen im Voraus planen!
- Sorgfältige Hygiene (hygienische Händedesinfektion, besonders nach Wasserlassen/Stuhlgang) für Patienten, Angehörige sowie das Behandlungsteam
- Überprüfung des Personals und von Besuchern auf Infektionsanzeichen, insbesondere Virusinfektionen (Grippe, Halsentzündungen)
- Blumen im Zimmer wegen Gefahr bakterieller Kontamination vermeiden
- Alle Anzeichen einer Entzündung bzw. Veränderungen einer bestehenden Infektion sofort dem betreuenden Arzt zur Kenntnis bringen (Sepsisgefahr)
- Bei ambulanter Behandlung: telefonische Verbindung auch am Wochenende sicherstellen

Hautpflege bei Venenpunktion/ Verweilkatheter
- Pflege der Einstichstelle und Verbandwechsel alle 48 h. (Bei Durchfeuchtung, z. B. durch Wundsekret oder Wasser, sollen die Verbände allerdings sofort gewechselt werden, da sonst die Haut aufweicht und dadurch die Infektionsgefahr erhöht wird)
- Sorgfältige Pflege von Verweilkathetern, Vermeidung gewaltsamer Durchspülung von verstopften Kanülen und Kathetern, da die Thromben häufig bakteriell (Staphylokokken) kontaminiert sind

Mundpflege
- Überprüfung der Zahnhygiene und des Zahnstatus
- Vermeidung von Sekundärinfektionen, z. B. bei bestehender strahlen- oder chemotherapiein-

▼

duzierter Mundschleimhautentzündung, durch sorgfältige Mundhygiene, die nach jeder Mahlzeit und vor dem Schlafengehen durchgeführt werden soll (s. auch ▶ Kap. 25 Schleimhautveränderungen).

Intimpflege

- Sorgfältige perineale Hygiene nach jedem Stuhlgang
- Falls Katheterisierung unvermeidbar, sorgfältige Überprüfung des Katheters
- Beachtung von Beschwerden im Bereich der Perinealregion, insbesondere von Schmerzen, Juckreiz und Druckempfindlichkeit

22.4 Thrombozytopenie

Die Chemotherapie stellt die häufigste Ursache von Thrombozytopenien bei Tumorpatienten dar. Es können aber auch bestimmte Erkrankungen, wie z. B. Leukämien oder Lymphome, direkt zu schweren Thrombozytopenien führen. Darüber hinaus können natürlich auch bei Tumorpatienten verschiedene Ursachen, die nicht mit der Behandlung bzw. dem Tumorgeschehen zusammenhängen, ein thrombopenisches Zustandsbild herbeiführen. Hier ist z. B. die idiopathische Thrombozytopenie zu nennen. Die differentialdiagnostische Abklärung ist bedeutsam, da bei letztgenannter Erkrankung Kortikosteroide und/oder hochdosierte Immunglobulinpräparate und evtl. andere Maßnahmen (Plasmapherese, Milzentfernung etc.) zum Einsatz kommen, während zur Behandlung der tumorbedingten bzw. therapiebedingten Thrombopenie die Verabreichung von Thrombozytenkonzentraten angezeigt ist.

22.4.1 Symptome und Komplikationen

Das Risiko spontaner Blutungen steigt mit abnehmender Thrombozytenzahl und verstärkt sich beträchtlich bei Thrombozytenwerten <10.000/µl. Allerdings korreliert das Auftreten von Blutungskomplikationen nur grob mit dem Abfall der Thrombozytenzahl.

Einzelne Patienten mit chronischen Knochenmarkerkrankungen, wie z. B. Osteomyelosklerose, können mit niedrigen Thrombozytenwerten oft jahrelang symptomfrei überleben. Bei diesen Patienten wäre auch eine chronische Substitution aufgrund der langen Krankheitsdauer nicht möglich (s. unten). Blutungen im Rahmen von Thrombopenien manifestieren sich gehäuft an bestimmten Lokalisationen. Besonders gefährlich sind Blutungen im Bereich des ZNS, da sie gravierende Folgen bis zum tödlichen Ausgang nach sich ziehen können. Häufigste Lokalisationen von Blutungen sind:

- Nasen- und Mundschleimhäute,
- Magen-Darm-Trakt (Melaena),
- Haut (petechial und/oder purpuraartig),
- Zentralnervensystem.

22.4.2 Medizinische Maßnahmen: Thrombozytentransfusion

Indikation

Die Indikation zur Thrombozytentransfusion muss individuell gestellt werden.

Bei einem Abfall der Thrombozytenwerte <10.000/µl bei afebrilen Patienten bzw. <20.000/µl, wenn der Patient fiebert, wird auch bei asymptomatischen Patienten ein Ersatz empfohlen, da unter diesen Grenzwerten die Gefahr von Blutungen erheblich ansteigt. Bei höheren Thrombozytenwerten sollten nur bei Vorliegen von Blutungskomplikationen oder bei bevorstehenden chirurgischen Eingriffen Thrombozytenkonzentrate transfundiert werden.

Selbstverständlich müssen Medikamente, die die Plättchenaggregation hemmen, wie z. B. Aspirin oder andere nichtsteroidale entzündungshemmende Substanzen, bei Blutungsgefahr abgesetzt werden. Störungen der plasmatischen Gerinnung sollten generell – soweit möglich – korrigiert werden.

Verträglichkeit und Probleme der Thrombozytentransfusion

Bei erythrozytenhaltigen Thrombozytenpräparationen wird empfohlen, ABO-verträgliche Präparate zu transfundieren.

Bei erythrozytenarm hergestellten Thrombozytenkonzentraten kann auf Blutgruppenidentität zwischen Spender und Empfänger verzichtet werden, wobei allerdings mit der Möglichkeit einer Sensibilisierung gerechnet werden muss. Dies ist besonders bei Rhesus-negativen Frauen im gebärfähigen Alter zu beachten, die durch Transfusion von Konzentraten, die Rhesus-positive Erythrozyten enthalten, Rhesus-Antikörper ausbilden könnten.

Thrombozyten sind stark immunogen und tragen an ihrer Oberfläche Histokompatibilitätsantigene (HLA-Antigene). Bei wiederholter Verabreichung von Thrombozytentransfusionen kommt es daher häufig zur Sensibilisierung gegen HLA-Antigene und damit zu einem raschen Abbau transfundierter Blutplättchen, wodurch der klinische Nutzen verloren geht. In diesen Fällen müssen HLA-kompatible Thrombozyten verabreicht werden. Dies gelingt bei Fremdspendern aufgrund der enormen Variabilität des HLA-Systems nur bedingt, so dass in der Regel nur auf stark immunogene HLA-Antigene (z. B. HLA-2) Rücksicht genommen werden kann. Günstig erweist sich in diesem Fall das Zurückgreifen auf einen Dauerspender oder einen kleinen Spenderpool. Besonders geeignet sind bei chronischem Bedarf Spender aus der Familie des Patienten, die HLA-identisch oder weitgehend HLA-verträglich sind. Die Spende geschieht in diesen Fällen wegen der größeren Ausbeute durch Zellseparation (Thrombozytapherese, s. unten), d. h. die Thrombozytenkonserven werden möglichst erythrozytenarm präpariert.

Verschiedene Verfahren

Es gibt 3 verschiedene Möglichkeiten zur Substitution von Thrombozyten:

- Thrombozytenkonzentrat aus Vollblut,
- Thrombozytenkonzentrat aus Apherese,
- thrombozytenreiches Plasma.

Heute werden vorwiegend durch Apherese gewonnene Thrombozytenkonzentrate verabreicht.

Thrombozytenkonzentrate aus Apheresen

Sogenannte Blutzellseparatoren erlauben es, vom Blutspender nur die gewünschte Blutkomponente, z. B. Plasma oder Thrombozyten, zu gewinnen. Die anderen Blutbestandteile, z. B. Erythrozyten, werden dem Blutspender kontinuierlich zurückgegeben.

Definition

Man spricht von *Thrombozytapherese*, wenn dem Spender nur Thrombozyten entnommen werden, von *Plasmapherese*, wenn Thrombozyten mit dem Plasma entnommen werden.

Durch die Methode der Apherese können von einem Einzelspender in einer Spende in der Regel über 3×10^{11} Thrombozyten gewonnen werden. Dies genügt, um bei einem thrombopenischen Patienten die Thrombozyten um 20.000/µl anzuheben und eine unmittelbare Blutungsgefahr abzuwenden.

Thrombozytenersatz durch Thrombozytenkonzentrat von Einzelspendern ist vor allem angezeigt bei Patienten, bei denen eine Sensibilisierung gegen verschiedene HLA-Antigene vermieden werden soll.

Thrombozytenreiches Plasma

Dieses Präparat wird nach Sedimentation der Erythrozyten einer Frischblutkonserve durch Abheben des Plasmas gewonnen. Es enthält etwa 2/3 der Thrombozyten einer Frischblutkonserve und ist bei Zimmertemperatur maximal 72 h haltbar. Sollen die Thrombozyten beim Empfänger um 30.000/µl gesteigert werden, so ist die Verabreichung von 3–4 Einheiten thrombozytenreichen Plasmas notwendig. Wegen des großen zu transfundierenden Volumens wird thrombozytenreiches Plasma heute nur noch selten verwendet.

Bestrahlung und Filterung von Thrombozytenkonzentraten

Thrombozytenkonzentrate enthalten neben wenigen Erythrozyten auch Leukozyten. Die Transfusion dieser Leukozyten kann – wie bei der Erythrozytentransfusion – unerwünschte Wirkungen haben, insbesondere bei immunsupprimierten Patienten. Es ist deshalb u. U. angezeigt, die Leukozyten zu entfernen oder funktionsunfähig zu machen. Dies geschieht durch Bestrahlung der Konzentrate mit 30 Gy und/oder die Verwendung sog. Leukozytenfilter, die auch für Thrombozytentransfusionen erhältlich sind (s. S. 365, Übersicht »Möglichkeiten zur Entfernung von Leukozyten aus Blutkonserven«).

Wirksamkeitsprüfung

Zur Beurteilung der Wirksamkeit von Thrombozytentransfusionen sollen die Thrombozytenzahlen 1 h und 24 h nach erfolgter Transfusion bestimmt werden:

- Ist 1 h nach Verabreichung der Thrombozyten kein Anstieg zu verzeichnen, so ist von einer Sensibilisierung des Empfängers und sofortigem Abbau der transfundierten Blutplättchen auszugehen. Besteht bereits eine HLA-Sensibilisierung, kann mit Thrombozyten von HLA-typisierten und -kompatiblen Einzelspendern, evtl. Verwandten des Patienten, oft ein Thrombozytenersatz doch noch gelingen.
- Fallen die Thrombozyten nach initialem Anstieg innerhalb von 24 h ab, so weist dies auf einen gesteigerten Verbrauch von Blutplättchen hin, z. B. im Rahmen einer Sepsis oder einer disseminierten intravaskulären Gerinnung.

22.4.3 Pflegerische Maßnahmen bei Thrombozytopenie

Das Auftreten massiver Thrombozytopenien (<20.000/µl) kann für den Patienten mitunter schwerwiegende Konsequenzen haben. Eine sorgfältige Überwachung und Pflege dieser Patienten ist von besonderer Bedeutung. Weil viele Patienten auch mit sehr niedrigen Thrombozytenwerten ambulant betreut werden, sind die Informationen und Maßnahmen entsprechend anzupassen. Die pflegerischen Maßnahmen sollen auch auf *die voraussichtliche Dauer der Blutbildveränderung* abgestimmt werden.

! In dieser Situation – auch bei leichten Thrombopenien – soll möglichst auf antiaggregatorisch wirkende Medikamente (wie Azetylsalizylsäure und andere nichtsteroidale antiinflammatorische Substanzen sowie auf niedermolekulare Heparine) verzichtet werden!

Spezielle präventive und symptomatische Maßnahmen bei *schweren* Thrombozytopenien

Allgemeine Empfehlungen und Information des Patienten

- Zur Vermeidung von mechanischen Verletzungen Patientenzimmer bzw. Aufenthaltsraum umgestalten: Achtung bei engen Durchgängen, Möbelstücke ggf. umstellen oder deutlich markieren, vorstehende Ecken abpolstern
- Bei ambulanter Betreuung: für den Fall von Blutungen telefonische Verbindung zum Arzt auch an Wochenenden sicherstellen

Maßnahmen zur Prävention von Hauteinblutungen

- Auf Petechien, Ekchymosen und Purpura achten
- Vermeidung von Traumen und Punktionen, insbesondere intramuskuläre und subkutane Injektionen. Reduktion der Zahl der Venenpunktionen, Anlegen eines Druckverbandes
- Vermeidung von Nassrasuren – Verwendung von elektrischen Rasierapparaten; falls nicht kontraindiziert, Haarentferner anwenden; ggf. Patient vorschlagen, auf Rasur zu verzichten
- Vorsicht beim Schneiden und Feilen von Nägeln
- Bei Blutdruckmessung Verwendung der geringsten notwendigen Drücke

Maßnahmen bei Hauteinblutungen

- Bei großen Hämatomen Auflegen von Eisbeuteln
- Bei Hautabschürfungen ggf. lokal Thromboplastinpräparate auftragen
- In speziellen Fällen ggf. lokal Vasopressin nach Verordnung injizieren
- Versorgung von blutenden Wunden mit Druckverbänden

Maßnahmen zur Prävention von Nasenbluten

- Aufklärung des Patienten, die Nase nur vorsichtig zu schneuzen
- Anfeuchtung der Luft, falls keine Neutropenie besteht
- Regelmäßig Nasensalbe applizieren

Maßnahmen bei Nasenblutungen

- Blutdruck im Kopfbereich senken: bei liegenden Patienten Rückenlehne aufrichten, Beine tief lagern
- Kalte Kompresse oder Eiskrawatte auf den Nacken legen, um die reflektorische Kontraktion der Schleimhautgefäße zu erreichen
- Nasenflügel der blutenden Seite fest mit dem Finger an die Nasenscheidewand pressen (Kompression der Gefäße)
- Bei anhaltender Blutung Tamponade der Nase mit Mullstreifen (oder vom Arzt mittels eines speziellen Tampons – Bellock-Tamponade – durch den Mund in den Nasenrachen)

Maßnahmen gegen Blutungen im Mundbereich

- Empfehlung einer zahnärztlichen Untersuchung und Behandlung, falls erforderlich vor Therapiebeginn
- Untersuchung der Schleimhäute auf Blutungsquellen
- Diätempfehlungen: keine besonders harten oder heißen Speisen
- Eincremen der Lippen, um deren Austrocknen zu vermeiden
- Unterweisung beim Zähneputzen; keine Verwendung harter Zahnbürsten, sondern dick gepolsterte Watteträger oder Schaumstoffzahnbürste; sanfte Reinigung mit Mundduschen; Mundspülungen; keine Verwendung von Zahnseide
- Zahnprothesen (auch Teilprothesen) kontrollieren (s. ► Kap. 25 Schleimhautveränderungen)
- bei Blutungen: nach Verordnung Applikation von gerinnungshemmenden Substanzen, imprägnierten Gelantineschwämmen oder topische Applikation von Thrombin; evtl. Wiederholung dieser Maßnahmen

Maßnahmen gegen Blutungen im Magen-Darm-Trakt

- Auf Blutungssymptome (kaffeesatzartiges Erbrechen, teerfarbener Stuhl) achten
- Vermeidung von Obstipation durch entsprechende Diätempfehlungen; Verabreichung von Laxanzien nach Verordnung
- Vermeidung von Einläufen, Suppositorien und Rektaltemperaturmessung
- Bei Blutungen: nach Verordnung systemische und/oder topische Applikation von Vasopressin sowie von Protonenpumpeninhibitoren bei Verdacht auf Ulzera

Maßnahmen zur Prävention von Blutungen im ZNS

- Medikamentöse Unterdrückung von Erbrechen und Husten, um intrakranielle Druckerhöhungen zu vermeiden
- Vermeidung von Obstipation
- Vermeidung von Luftanhalten und Pressen, z. B. beim Stuhlgang, beim Aufrichten im Bett u. a.

Maßnahmen zur Prävention von Blutungen im Urogenitaltrakt

- Harnvolumen und -beschaffenheit prüfen
- Urin auf Blutbeimengung überprüfen
- Überprüfung einer eventuellen Hypermenorrhoe
- Katheterisierung bzw. Vaginalduschen möglichst vermeiden; sonst kleinlumigen Katheter und große Mengen eines Lubrikationsgels verwenden
- Empfehlung geben, beim Geschlechtsverkehr Gleitmittel zu verwenden

Pflegerische Maßnahmen bei Thrombozytentransfusionen

- Thrombozytenpräparate bei Raumtemperatur lagern (keinesfalls im Kühlschrank!)
- Tropfgeschwindigkeit nach Verordnung einstellen; im Allgemeinen wird eine möglichst kurze Infusionsdauer (ca. 15–20 min pro Beutel) angestrebt
- Überwachung der Transfusion nach hausinternen Regeln
- Auf Symptome einer Transfusionsreaktion achten:
  - Schüttelfrost, Fieber
  - Unruhe, Beklemmungsgefühl, evtl. Atemnot
  - Kopf-, Gelenk-, Gliederschmerzen
  - Übelkeit, Erbrechen
  - Urtikaria, Hautrötung
  - Temperaturanstieg, Blutdruckabfall
  - evtl. Schockzeichen, wie Tachykardie, Blutdruckabfall, Kreislaufstillstand und Oligurie.

- Bei Anzeichen einer Transfusionsreaktion:
  - Transfusion abbrechen!
  - Bei Bedarf Schockbehandlung einleiten
  - Arzt alarmieren
- Bei allen Zwischenfällen exakte Dokumentation sowie Einsendung des Thrombozytenpräparats, Begleitformular, Transfusionsbericht und 10 ml Empfängerblut an die Transfusionszentrale zur Klärung der Ursache
- Zur Vermeidung oder Verringerung von Transfusionsreaktionen bei bekannter Überempfindlichkeitsreaktion des Empfängers vor Transfusionsbeginn vom Arzt verordnete Antihistaminika und/oder Kortikosteroide verabreichen

22.5 Anämie

22.5.1 Symptome und Komplikationen

Die klinische Symptomatik von Anämien hängt vom Ausmaß der Anämie und vom Allgemeinzustand des Patienten ab. Auch die Geschwindigkeit der Anämieentwicklung spielt eine bedeutende Rolle: Steht dem Organismus genügend Zeit zur Anpassung an die veränderten Blutverhältnisse zur Verfügung, so werden die Symptome geringer ausfallen als bei plötzlichem Blutverlust.

Zu den charakteristischen Symptomen einer Anämie zählen:

- Leistungsabfall,
- Müdigkeit,
- Atemnot,
- Tachykardie und Herzklopfen, insbesondere bei Belastung.

22.5.2 Medizinische Maßnahmen

! Die exakte Abklärung der Ursachen einer Anämie stellt die Voraussetzung für die optimale Therapieentscheidung dar.

In der überwiegenden Mehrzahl der Fälle sind tumorbedingte Faktoren für die Ausbildung einer Anämie bei Tumorpatienten verantwortlich. Ursachen wie gastrointestinale Blutungen, Infektionen, Vitamin- und/oder Eisenmangel, die bei Malignompatienten zu Anämien führen, können natürlich sowohl als Tumorfolgen als auch unabhängig vom Tumorgeschehen auftreten. Für die Behandlung steht die Gabe von *Erythropoietin* bzw. *Darbepoetin* oder von *Erythrozytenkonzentraten* zur Verfügung.

Erythropoetin

Das in der Niere gebildete Hormon Erythropoietin fördert die Proliferation, Differenzierung und Ausreifung von Vorläuferzellen der Erythrozyten und hemmt deren Zelluntergang (Apoptose), wodurch die Bildung von Erythrozyten insgesamt gesteigert wird.

! Die therapeutische Verabreichung von rekombinantem (gentechnologisch hergestelltem) Erythropoietin oder Darbepoetin führt bei etwa 50–70 % der Patienten mit chronischer Tumoranämie zu einem signifikanten Anstieg der Hämoglobinkonzentration.

Die Erfolgsrate schwankt allerdings in Abhängigkeit von der zugrunde liegenden Tumorerkrankung, dem Tumorstadium und komplizierenden Begleiterkrankungen wie Infektionen sowie dem Allgemeinzustand des Patienten. Die Behandlung wird von den meisten Patienten sehr gut vertragen. Angesichts der mit der Gabe von Erythrozytenkonzentraten (Bluttransfusionen, s. unten) verbundenen Probleme und Komplikationsrisiken gewinnt die Behandlung der chronischen Tumoranämie mit Erythropoietin zunehmend an Bedeutung.

Bluttransfusionen

Muss eine Anämie rasch korrigiert werden, so empfiehlt sich die Verabreichung von Erythrozytenkonzentraten. Die Indikation für diese Therapiemaßnahme ergibt sich aber erst bei Vorliegen klinischer Symptome bzw. bei Vorliegen einer ausgeprägten Anämie.

! Die alleinige Korrektur pathologisch veränderter Blutbefunde als Indikation ohne klinische Notwendigkeit ist heute nicht vertretbar.

Probleme und Komplikationen

Bluttransfusionen können Transfusionsreaktionen nach sich ziehen, die immunologisch oder nichtimmunologisch bedingt sind.

Immunologisch bedingte Transfusionsreaktionen
- Hämolytische Transfusionsreaktionen (Antikörper gegen Erythrozytenantigene)
- Reaktionen gegen HLA-Antigene auf Leukozyten oder Blutplättchen
- Reaktionen gegen Leukozyten- oder Plättchenantigene
- Reaktionen gegen Immunglobulin (IgA)
- Andere, noch nicht exakt definierte Überempfindlichkeitsreaktionen
- Graft-versus-host-Reaktionen

Nichtimmunologisch bedingte Transfusionsreaktionen
- Kreislaufüberladung
- Infektion (Hepatitis B, Hepatitis C, Zytomegalievirus, HIV, Prionen etc.)
- Citrattoxizität, Pyrogene
- Eisenüberladung

Immunologisch bedingte Sofortreaktionen. Eine Fehltransfusion bei Verabreichung von ABO-unverträglichem Blut führt innerhalb weniger Minuten zur intravasalen Hämolyse mit typischen Symptomen, wie Angstgefühl, Lumbalschmerzen, Unruhe, Tachypnoe, Tachykardie und Übelkeit. In Abhängigkeit von der individuellen Reaktion und der Menge der transfundierten Erythrozyten können schwere Schockzustände und Nierenfunktionseinschränkungen bis zum völligen Aussetzen der Nierenfunktionen auftreten.

Bei Patienten mit *autoimmunhämolytischer Anämie* oder *Kälteagglutininerkrankung* kann selbst die Zufuhr von blutgruppenverträglichem Blut zu einer beträchtlichen Verstärkung der bereits vorhandenen Hämolyse führen. Bei diesen Patienten sollten daher nur unumgänglich nötige Bluttransfusionen verabreicht werden, wobei die Bildung von Antikörpern durch immunsuppressive Maßnahmen verhindert werden muss. Bei Patienten mit Kälteagglutininerkrankung müssen die Konzentrate auf 37°C vorgewärmt werden.

Immunologisch bedingte verzögerte Transfusionsreaktionen. Im Gegensatz zur Sofortreaktion können in bestimmten Fällen verzögerte Transfusionsreaktionen auftreten. Diese Komplikation findet sich häufig als Folge eines sog. »anamnestischen Anstiegs« von Antikörpern gegen Antigene des Rhesussystems, die durch eine frühere Transfusion oder Schwangerschaft induziert wurden. Bei diesen Patienten verläuft die Transfusion zunächst unauffällig, die transfundierten Erythrozyten werden jedoch nach 7–10 Tagen (wenn die Antikörperbildung verstärkt in Gang kommt) rasch vom retikuloendothelialen System abgebaut.

Eine Sensibilisierung gegen HLA-, Leukozyten- und Plättchenantigene sowie gegen Immunglobulin A kann bei neuerlichem Kontakt mit diesen Antigenen im Rahmen von Transfusionen zu unterschiedlich ausgeprägten Reaktionen führen. In der Regel werden Antikörper gegen Leukozyten- und Plättchenantigene gering bis mäßig ausgeprägte Transfusionsreaktionen bewirken, während Patienten mit Antikörpern gegen IgA bei Verabreichung von Serum- bzw. Immunglobulintransfusionen schwere Schockzustände entwickeln können.

Die in den Erythrozytenkonzentraten vorhandenen Leukozyten können bei stark immunsupprimierten Patienten in Einzelfällen zu einer *Graft-versus-host-Reaktion* führen (s. ▶ Abschn. 10.2.4).

Herz-Kreislauf-Störungen. Patienten mit schwerer Nieren- oder Herzinsuffizienz können selbst nach mengenmäßig geringen Bluttransfusionen ein Herz-Kreislauf-Versagen oder Lungenödem entwickeln.

Infektionsrisiko durch Transfusionen. Verschiedene Infektionserreger wie Hepatitis-, HIV- und andere Viren können durch Transfusionen übertragen werden.

> **!** **Immunsupprimierte Patienten oder Tumorpatienten, bei denen eine Knochenmarktransplantation vorgesehen ist, sollten, wenn sie CMV-Antikörper-negativ sind, nur mit Blutkonserven von CMV-negativen Spendern versorgt werden.**

Sonstige mögliche Reaktionen. Bei Massivtransfusionen können Komplikationen wie *Citrattoxizität* (Citrat ist den Konzentraten als Stabilisator zugesetzt), *Hypokaliämie* oder *Verdünnungskoagu-*

lopathie auftreten. Außerdem können durch Blutkomponenten *Pyrogene* übertragen werden.

Blutprodukte zum Zellersatz bei Anämien

Obwohl heute noch Vollblutkonserven und teilweise auch Frischblutkonserven zur Verfügung stehen, wird die Behandlung von Anämien prinzipiell mit Erythrozytenkonzentraten vorgenommen. Allerdings bestehen in verschiedenen Ländern zum Teil größere Unterschiede bezüglich der Verwendung bestimmter Blutprodukte. Im Folgenden werden verschiedene Blutprodukte beschrieben:

- Erythrozytenkonzentrate,
- Vollblutkonserven,
- leukozytenarme Erythrozytenkonzentrate.

Erythrozytenkonzentrate. Durch Sedimentation, Zentrifugation und nachfolgende weitgehende Abtrennung des Plasmas wird der Hämatokrit in den Erythrozytenkonserven auf 65–70 % angehoben und der Plasmaanteil auf 20 % reduziert. Zur Stabilisierung werden verschiedene Stabilisatorlösungen angewandt, so dass die Erythrozytenkonzentrate je nach Stabilisatorlösung 35–42 Tage gelagert werden können (Lagertemperatur 2–6°C).

> **!** **Die Lebensdauer von mit Erythrozytenkonzentraten zugeführten Erythrozyten liegt mit ca. 30–40 Tagen deutlich unter der 120 Tage betragenden Lebensdauer körpereigener Erythrozyten.**

Vollblutkonserven. Vollblutkonserven werden heute nur noch in Ausnahmefällen eingesetzt, so z. B. wenn ein akuter, durch Blutverlust aufgetretener Volumenmangel rasch korrigiert werden muss.

Leukozytenarme Erythrozytenkonzentrate. Bei Transfusionen werden neben den erwünschten Erythrozyten auch eine große Anzahl Leukozyten transfundiert: 1 Beutel Erythrozytenkonzentrat enthält ca. 1 Mrd. (10 %) Leukozyten. Die Transfusion dieser Leukozyten kann, wie oben beschrieben, verschiedene unerwünschte Folgen haben.

Aus diesem Grund werden vorwiegend Leukozytenfilter zur Entfernung von Leukozyten (Leukozytendepletion) eingesetzt. Es stehen aber auch andere Verfahren zur Verfügung.

Möglichkeiten zur Entfernung von Leukozyten aus Blutkonserven

- *Zentrifugation* des Vollblutes und Entfernung des leukozyten- und thrombozytenreichen Plasmaanteils (»buffy coat«); Entfernung von 40–80 % der Leukozyten (buffy-coat-freies Blut)
- *Filtration* des Erythrozytenkonzentrates mit Filtern aus Baumwollfasern, Zelluloseazetat oder Polyester. Die Filtration kann bereits im Blutspendezentrum oder erst während der Transfusion vorgenommen werden. Bei der Filtration am Krankenbett wird der Filter zwischen Blutbeutel und Infusionsnadel angeschlossen. Es ist aber zu bedenken, dass eine Erythrozytenkonserve auch nach Entfernung von mehr als 99,9 % der Leukozyten in der Regel noch immer über 1 Mio. Leukozyten enthält.
- *Waschen* von Erythrozytenkonzentrat in Kochsalzlösung zur Entfernung von unerwünschten Plasmabestandteilen und Leukozyten (»gewaschene Erythrozyten«) wird heute nur noch bei besonderen Indikationen durchgeführt.

Filtrierung der Blutkonserven. Die zur Lagerung der zellulären Blutkomponenten verwendeten PVC-Beutel werden mit einem speziellen Transfusionsbesteck ausgerüstet. Dieses besitzt ein Filtersystem mit einer Porengröße von 170 μm, um die mit der Dauer der Lagerungszeit zunehmend auftretenden Zellfragmente und Mikroaggregate von Erythrozyten herauszufiltern. Solche Aggregate können Mikroembolien verursachen und bei thrombopenischen Patienten zu einem deutlichen Thrombozytenabfall führen.

Bestrahlung der Blutkonserven. Bei immunsupprimierten Patienten sollten zur Vermeidung von Graft-versus-Host-Reaktionen Blutpräparationen, die Lymphozyten enthalten, vor der Übertragung bestrahlt werden. Dadurch wird die Entwicklung einer Graft-versus-Host-Krankheit verhindert.

22.5.3 Pflegerische Maßnahmen bei Anämie

Patienten mit schweren Anämien bedürfen einer sorgfältigen Beobachtung. Spezielles Augenmerk ist zu richten auf:

- die Transfusion von Erythrozytenkonserven,
- symptomatische Maßnahmen (s. u.),
- die Information des Patienten.

Maßnahmen bei Transfusion von Erythrozytenkonserven

- Beutel hinsichtlich Unversehrtheit, Blutgruppe und Patientennamen kontrollieren
- Aufwärmung der Blutkonserven ist in der Regel nicht erforderlich; nur bei Patienten mit Kälteagglutininerkrankungen müssen die Konzentrate auf 37°C vorgewärmt werden (dafür spezielle Geräte wie elektrische Blutwärmer verwenden), ebenso bei massiven Transfusionen (mehr als 3 Einheiten in rascher Folge)
- Tropfgeschwindigkeit nach Verordnung und nach hausinternen Regelungen einstellen

Maßnahmen bei Unverträglichkeitsreaktionen

- Patienten darüber informieren, dass das Risiko von Unverträglichkeitsreaktionen mit der Zahl der Transfusionen aufgrund der zunehmenden Sensibilisierung zunimmt
- Auf mögliche Symptome achten:
  - Schüttelfrost, (Fieber)
  - Unruhe, Beklemmungsgefühl, evtl. Atemnot
  - Übelkeit, Erbrechen
  - Kopf-, Gelenk- und Gliederschmerzen
  - Hautrötung, Urtikaria (Quaddeln)
  - eventuelle Schockzeichen wie Tachykardie, Blutdruckabfall und Oligurie
- Sofortmaßnahmen bei Unverträglichkeitsreaktionen:
  - 1. Abbruch der Transfusion!
  - 2. Alarmierung des Arztes und – wenn erforderlich – Schockbehandlung!

▼

- Sonstige Maßnahmen:
  - Bei ambulanter Betreuung dem Patienten prophylaktisch Medikamente für den Fall einer Unverträglichkeitsreaktion verordnen lassen (Antihistaminika, Kalziumpräparate und Glukokortikoide)
  - Zur Klärung bei allen Zwischenfällen Blutkonserve, Begleitformular, Transfusionsbericht und 10 ml Empfängerblut an die Transfusionszentrale weiterleiten
  - Genaue Dokumentation durchführen

! Wird die Kühlkette der Blutkonserve unterbrochen, was bereits bei einem Temperaturanstieg auf 10°C der Fall ist, dann soll die Konserve innerhalb von 24 h verabreicht werden.

Weiterführende Literatur

Bokemeyer C, Aapro MS, Courdi A, Foubert J, Link H, Osterborg A, Repetto L, Soubeyran P (2004) EORTC guidelines for the use of erythropoietic proteins in anaemic patients with cancer. Eur J Cancer 40(15): 2201–2216

Hess V, Biedermann B, Herrmann R (2001) Prinzipien der Chemotherapie: Chemotherapie-Nebenwirkungen und deren Behandlung. Schweiz Med Forum 43: 1081–1085

Ludwig H (2002) Anemia of hematologic malignancies: what are the treatment options? Semin Oncol 29(3 Suppl 8): 45–54

Schmoll HJ, Höffken K, Possinger K (2006) Kompendium Internistische Onkologie Standards in Diagnostik und Therapie. Teil 1: Grundlagen, Richtlinien, Antineoplastische Substanzen, Toxizitäten, prophylaktische und supportive Therapien. Teil 2: Therapie von Leukämien, Lymphomen, Soliden Tumoren, Spezielle Therapiemodalitäten, Regionale Chemotherapie, Notfälle. Teil 3: Therapiekonzepte. Springer, Berlin Heidelberg New York Tokyo

Haarausfall

K. Fellinger

Teilweiser oder vollständiger Haarausfall (*Alopezie*) ist eine häufige Nebenwirkung der medikamentösen Tumortherapie und seltener auch der Radiotherapie. Das menschliche Kopfhaar gehört zum natürlichen Schmuck von Mann und Frau. Der Verlust des Kopfhaars verändert den Menschen nicht nur äußerlich, sondern beeinflusst auch seine psychische Verfassung.

Plötzlicher Haarverlust wird von Betroffenen ganz unterschiedlich erlebt und akzeptiert. Manchen gelingt es, im Rahmen ihrer Erkrankung den Haarverlust recht gelassen als »notwendiges Übel« hinzunehmen. Andere jedoch schildern dieses Erlebnis als eindeutig einschneidende und schlimme Erfahrung während ihrer Krebserkrankung. Selten gibt es Betroffene, die eine Haarausfall bewirkende Tumortherapie klar ablehnen. Egal, wie jemand mit Haarausfall umgeht, immer bedeutet dies Abschied nehmen vom eigenen Körpergefühl, dem ureigenen Körperbild.

Ein anderer wichtiger psychologischer Aspekt des Haarausfalls ist die Tatsache, dass die Krebserkrankung plötzlich öffentlich wird. Betroffene fühlen sich äußerlich als Krebskranke gezeichnet und sehen sich nicht selten damit allen Vorurteilen der Gesellschaft gegenüber Krebs ausgesetzt.

23.1 Der normale Haarwuchs

Im Durchschnitt hat ein Mensch ca. 100.000 Haare. Jedes Haar entsteht im Haarbalg, der die Keimzellen, die Haarwurzeln und den Ansatz des Haarschaftes enthält.

Das Haar wächst trizyklisch, d. h. in drei Phasen:

1. Wachstumsphase (*Anagenphase*):
   Die Teilaktivität der Keimzelle ist hoch, denn die Haare befinden sich ständig im Wachstum, d. h. durch die hohe Teilungsrate wächst das Haar täglich um ca. 0,35 mm. Die Wachstumsphase dauert etwa 3–6 Jahre und ca. 85 % der Kopfhaare befinden sich in dieser Phase. Wie alle Zellen, die sich schnell teilen, sind auch die Keimzellen der Kopfhaare in dieser Phase sehr anfällig für Schädigungen durch Zytostatika.
   Die Körperhaare werden weniger lang und befinden sich nur während drei Monaten in der aktiven Wachstumsphase. Sie sind demnach weniger der Schädigung durch Zytostatika ausgesetzt. Damit erklärt sich, weshalb oft nur das Kopfhaar ausfällt, die Körperhaare jedoch nicht immer.
2. Übergangsphase (*Katagenphase*):
   In dieser Phase trennt sich die Haarwurzel vom Haarbalg, der Melanin- oder Pigmenteinbau wird beendet und der kolbige Haarschaft nach außen an die Kopfhautoberfläche geschoben. Der Vorgang dauert einige Wochen. Etwa 1 % der Kopfhaare befindet sich in dieser Phase.
3. Ruhephase (*Telogenphase*):
   Sie dauert 3–6 Monate; ca. 15 % der Kopfhaare befinden sich in dieser Phase. Sie sind inaktiv im Wachstum.

23.2 Therapieinduzierter Haarausfall

23.2.1 Chemotherapie

Zytotoxische Medikamente können eine totale Atrophie des Haarbalgs bewirken, das Haar fällt aus. Was noch öfter geschieht: Durch teilweise Atrophie des Haarbalgs wird eine Schwächung und Einschnürung des Haarschaftes erzeugt; äußere mechanische Einflüsse wie Haarewaschen und Kämmen, bringen dann das bereits geschwächte Haar leicht zum Brechen.

Neben dem Kopfhaar können auch Wimpern, Brauen, Barthaar und andere Körperbehaarung, besonders die Achselhaare und Haare im Genitalbereich von der Alopezie betroffen sein.

Einflussfaktoren

Der Schweregrad des Haarausfalls ist von verschiedenen Faktoren abhängig (s. auch Medikamente-Buch):

Art des Zytostatikums. Es gibt Zytostatika, die fast immer Haarausfall bewirken, z. B. Paclitaxel und auch solche, die *gar keinen* Haarausfall auslösen, z. B. Fludarabin (siehe ◘ Tabelle 23.1). Zu beachten ist, dass nicht alle Zytostatika der gleichen Wirkstoffgruppe auch gleich stark haartoxisch sind! Neue Chemotherapien, z. B. monoklonale Antikörper, verursachen keinen Haarausfall.

Tabelle 23.1. Alopezie verursachende Zytostatika, nach Schweregrad* des Haarausfalls in alphabetischer Reihenfolge

Stark	Mittel	Schwach bis gar nicht
Actinomycin	Capecitabin	Bleomycin
Amsacrin	Cisplatin	Busulfan
Daunorubicin	Cyclophosphamid	Carboplatin
Docetaxel	Dacarbazin	Carmustin
Doxorubicin	Epirubicin	Chlorambucil
Etoposid	Fluorouracil	Cytosin-Arabinosid
Etoposid-phosphat	Irinotecan	Fludarabin
	Methotrexat	Gemcitabin
Idarubicin	Mitomycin	Hydroxyurea
Ifosfamid	Vinblastin	L-Aspariginase
Paclitaxel	Vincristin	Lomustin
	Vindesin	Mechlorethamin
	Vinorelbin	Melphalan
		Mercaptopurin
		Mitoxantron
		Procarbazin
		Streptozotocin
		Thioguanin
		Thiotepa

* Schweregrad ist dosis- und kombinationsabhängig

Dosierung. Mit erhöhter Dosis steigt auch die epilierende Wirkung des entsprechenden Zytostatikums, falls dieses überhaupt eine Alopezie verursacht, z. B. bei Doxorubicin oder Busulfan. Hingegen verlieren die Patienten selbst bei höheren Dosierungen von Gemcitabin nur in seltensten Fällen ihre Haare.

Therapieplan und Applikationsart. In kurzen Zeitabständen verabreichte, hoch dosierte intravenöse Therapien verursachen oft plötzlich auftretenden, starken Haarverlust. Bei neueren Therapieschemen, z. B. FOLFOX 7, erleben die Patienten allerdings trotz höheren Dosierungen der während zwei Tagen kontinuierlich verabreichten 5-FU, einen wenig ausgeprägten Haarverlust. Tägliche perorale Medikamenteneinnahme oder in wöchentlichen Abständen in niedriger Dosierung verabreichte Zytostatika hingegen verursachen meist weniger oder keinen Haarausfall.

Kombination der Zytostatika. Werden mehrere epilierende Zytostatika gleichzeitig verabreicht (Kombinationschemotherapie), so erhöht sich meist auch das Risiko des Haarverlustes. Ausgehend vom ABVD-Schema für die Behandlung von M. Hodgkin sieht man beispielsweise, dass zusätzlich zu Bleomycin (B), das für sich allein noch kaum Haarausfall verursachen würde, Velbe (V) und Dacarbazin (D) sowie Doxorubicin (A) verabreicht werden. Dies sind Medikamente, die als mittel resp. stark eingestuft werden.

Patientenbezogene Faktoren. Der Schweregrad des Haarausfalls kann sich auch nach folgenden individuellen Kriterien des Patienten richten:
- Ältere Menschen neigen eher zu Haarausfall.
- Schlechter Enährungszustand (schlechte Versorgung mit Mineralstoffen und Vitaminen) begünstigt Haarausfall.
- Menschen mit schütterem Haarwuchs oder dünnem Haar leiden eher unter Haarausfall. Auch dauergewelltes, gefärbtes und strapaziertes Haar begünstigt Haarausfall.

Unbekannte Faktoren. Nicht immer ist der Grad des Haarausfalls vorhersehbar. Es gibt immer noch unklare Mechanismen, welche bewirken, dass Haarausfall ganz verschieden stark auftreten kann. Ein Beispiel dafür ist Topotecan.

Chronologischer Ablauf des Haarverlustes

> **!** **Chemotherapieinduzierter Haarausfall ist reversibel!**

Der Haarverlust tritt meist 10–28 Tage nach der Verabreichung der ersten Chemotherapiedosis, jedoch nie bereits in den ersten Tagen nach Therapiebeginn auf. Bis zum Verlust von ca. 50 % des ursprünglichen Haarvolumens bleibt der Haarverlust vielfach von Außenstehenden unbemerkt. Somit bleibt den Patienten genug Zeit, sich um den entsprechenden Haarersatz zu kümmern.

Erneutes Haarwachstum setzt in Einzelfällen schon unter fortgesetzter Therapie ein, i. Allg. ca. 2–4 Wochen nach Abschluss der Chemotherapie. Von diesem Zeitpunkt an kann der Patient damit rechnen, nach ca. 3 Monaten ohne Perücke auszukommen.

Das neu gewachsene Haar unterscheidet sich oft in Farbe und Beschaffenheit von der ursprünglichen Art des Haares. Bei vielen Patienten, deren Haar früher strähnig und glatt war, wächst krauses, gelocktes Haar nach, was sich etwa nach einem Jahr meist wieder normalisiert.

Hypothermie als prophylaktische Maßnahme

Die Technik der Unterkühlung (Hypothermie) der Kopfhaut beruht auf der Annahme, dass einer Schädigung der empfindlichen Haarwurzelzellen vorgebeugt werden kann, indem deren arterielle Blutversorgung während der Verabreichung des Zytostatikums und der ersten Verteilungsphase im Körper vorübergehend reduziert wird und somit weniger toxische Substanzen in die Haarwurzelzellen gelangen.

Diesen Effekt erreicht man mittels Anwendung einer Kühlhaube. Verschiedene Systeme werden dazu angeboten, am häufigsten die Kryogelhaube. Sie muss auf –13°C gekühlt sein und wird 15 Minuten vor, während und 15 Minuten nach der Verabreichung des Zytostatikums getragen. Da sie nur während 30 Minuten eine optimale Wirkung zeigt, benötigt man bei einer einstündigen Applikation drei Hauben. Neuere Systeme erzeugen eine gleichbleibende Kälteeinwirkung durch ein elektrisches Kühlsystem. Dies bedeutet aber beträchtliche Kosten.

Kriterien zur sinnvollen Anwendung:

- Die Zytostatika müssen eine kurze Halbwertzeit aufweisen, da die schädigende Wirkung sonst zu lange andauert.
- Die Zytostatikaverabreichung muss innerhalb von 30–60 Minuten erfolgen.
- Sachgerechte Kühlung und Wartung der Kühlhauben.
- Exakte Anwendung der Hauben und Einhaltung der vorgegebenen Zeitdauer der Kühlung.

Die Untersuchungen dieses Verfahrens leiden seit 30 Jahren unter zu ungenügenden, zu wenig konkreten und klinisch randomisierten Studien, um davon ausgehend zu einem Konsens über das geeignete Verfahren zu kommen.

Die Anwendung wird aktuell vor allem bei der Anwendung von Taxanen in wöchentlichen Abständen und höchstens einstündiger Verabreichung von den Herstellern der Medikamente vorgeschlagen.

Kritikpunkte und Fragen zur Anwendung der Hypothermie:

- Die Kühlung wird von Patienten nicht immer gut ertragen (Gewicht der Haube oder Kopfschmerzen durch die Kälte). Auch der zeitliche Mehraufwand kann für die Patienten, aber auch für die Pflegenden, eine Belastung bedeuten.
- Logistisch und kostenmäßig bedeutet die Anwendung der Hypothermie für jede Institution einen erheblichen Aufwand.
- Eine Garantie, dass der Haarausfall vermieden wird, gibt es nicht, da keine verlässlichen Studien zur Wirksamkeit der Hypothermie vorliegen.
  Es ist wichtig, hierüber den Patienten zu informieren.
- Die Auswirkungen auf Tumorwachstum, z. B. bei Kopfhautmetastasen, bei Lebermetastasen und bei hämatologischen Tumoren sind in klinischen Studien bisher nicht genügend belegt.
- Man weiß ebenfalls nicht
  - wie hoch bzw. niedrig die optimale Kühltemperatur sein müsste,
  - welches Modell das richtige ist, da jedes Unterschiede in Größe, Form, Kühlmethode und Temperaturschwankungen aufweist und
  - ob die Kühlung mit trockenem oder nassem Haar besser wirkt.
  - Eine Garantie, dass Haarausfall vermieden wird, gibt es nicht.

Ungeachtet der Frage, ob Hypothermie wirkt oder nicht: Die einwandfreie, jeweils auf einem individuellen Therapieschema basierende Vermittlung der Informationen über Haarverlust vor Beginn einer Therapie gilt nach wie vor als beste Betreuung.

23.2.2 Radiotherapie

Die Strahlentherapie verursacht ähnliche Effekte und Schäden in den Haarfollikeln wie die zytostatische Behandlung. Bei Kopfhautbestrahlungen ist der Alopeziegrad von der verabreichten Strahlendosis und der Art der Strahlentherapie abhängig. Bei niedriger Dosierung beginnt das neue Haarwachstum ca. 6 Monate nach Beendigung der Radiotherapie.

Nach hoch dosierter Hirnbestrahlung sind die Haarfollikel bei den meisten Patienten irreversibel geschädigt.

23.3 Information des Patienten über Haarausfall

Durch frühzeitige und sachgemäße Information über eine mögliche therapieinduzierte Alopezie können Ärzte und Pflegende dem Patienten helfen, besser mit dieser belastenden Situation umzugehen. Frühzeitig heißt:

Wenn der Patient sein Haar mit großer Sicherheit verlieren wird, muss er dies *vor* oder spätestens *bei* Therapiebeginn wissen.

Dies ist wichtig, weil jeder Patient ganz individuell Zeit braucht, um sich und seine Umgebung langsam an das veränderte Äußere zu gewöhnen. Des Weiteren müssen auch organisatorische Faktoren zur Beschaffung des Haarersatzes berücksichtigt werden. Es empfiehlt sich deshalb, anhand einer Checkliste (s. Übersicht) zu prüfen, ob der Patient eine umfassende Information erhalten hat.

Checkliste der Informationsinhalte für den Patienten vor Therapiebeginn

- Prognostizierte Reversibilität bei Chemo- und bei Radiotherapie
- Chronologischer Ablauf des zu erwartenden Haarausfalls
- Abhängigkeit von dem Medikament, der Dosierung und der Applikationsart
- Veränderte Beschaffenheit des neu wachsenden Haars
- Haarpflege vor und während der Therapie: milde Shampoos und weiche Haarbürsten verwenden und Dauerwellen oder Färben besser vermeiden
- Kosmetische Möglichkeiten, um die Zeit ohne Haare zu überbrücken
- Schutz der kahlen Kopfhaut: vor Kälte, Hitze und direkter Sonnenbestrahlung schützen durch Perücken, Hüte, Mützen, Kopftücher (s. ▪ Abb. 23.1) oder durch das Auftragen ausreichend wirksamer Sonnenschutzmittel (Cave: nach Radiotherapie keine Sonnenbestrahlung!); fetthaltige Salben schützen vor dem Austrocknen
- Möglicher Ausfall von Wimpern und Brauenhaaren: bei Verlust der Wimpern sollten die Augen mit einer Sonnenbrille vor intensivem Licht und Staub geschützt werden

23.4 Beratung über kosmetische Möglichkeiten

23.4.1 Verlust des Kopfhaars

Wie von Alopezie betroffene Patienten mit ihrer Situation umgehen und welche Variante sie zur Überbrückung der Zeitspanne ohne Haare wählen, hängt wesentlich mit der Einstellung und der Kreativität der Pflegenden und des Arztes zusammen. Diese sollten die Patienten so umfassend beraten, dass sie motiviert sind, selbst auszuprobieren, was ihnen steht, selbst zu entscheiden, ob sie eine Perücke wünschen oder andere Varianten bevorzugen. Dabei bietet das Betreuungsteam oft den geschützten Raum, wo die Patienten diese Möglichkeiten ausprobieren und wo sie auch eine ehrliche Beurteilung ihres Äußeren erwarten können.

Nackter Kopf

Es gibt immer wieder Patienten, in der Regel eher Jüngere, die keine Kopfbedeckung wünschen. Besonders im Sommer werden von ihnen Kopfbedeckungen, vor allem Perücken, als zu lästig empfunden. Da aber gerade im Sommer die Verbrennungsgefahr der Kopfhaut sehr groß ist, müssen diese Patienten unbedingt dazu angehalten werden, an ausreichenden Sonnenschutz zu denken.

Insbesondere Patienten mit Radiotherapie im Kopfbereich muss dringend geraten werden, die Kopfhaut vollständig vor Sonnenlicht zu schützen.

Bindetechniken für Tücher

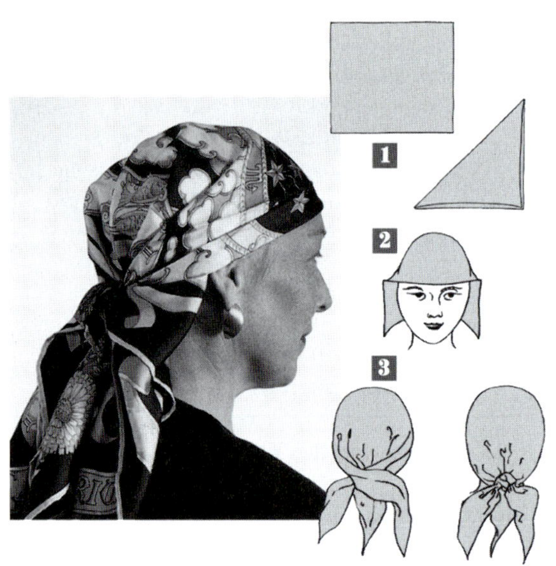

«Caroline»

1 Das Carré zum Dreieck zusammenlegen.

2 Das Tuch mit der Spitze zum Nacken tief ins Gesicht legen, die vorderen Enden seitlich nach hinten nehmen.

3 Die Enden im Nacken über der dritten Spitze verknoten.

Varianten:

- Sie können den Rand nach oben rollen.
- Sie können die Spitze über den Knoten ziehen oder die Spitzen wegstecken.
- Sie können das Tuch auf dem Hinterkopf etwas lockern, um Volumen zu gewinnen.

«Fatima»

1 Schal (50 × 160 cm) oder grosses Carré zum Schal zusammengelegt.

2 Den Schal tief über die Stirn ins Gesicht ziehen, die Enden im Nacken zu einer «Wurst» drehen und diese seitlich nach vorne nehmen. Je nach Länge des Tuches reicht die «Wurst» 1–2 mal um den Kopf.

3 Den Tuchrand vom Ende (Nacken) bis zur Stirn über die «Wurst» rollen, den restlichen Rand nach oben unter die «Wurst» schieben.

Varianten:

- Sie können die «Wurst» mit einer Brosche am Tuch befestigen.
- Sie können am Schluss eine kleine Schnecke formen.
- Sie können die «Wurst» ganz sichtbar lassen.

Abb. 23.1. Anleitung zum Binden von Kopftüchern. (Aus: Image Pool für Schweizerische Krebsliga, »Tips und Tricks im Umgang mit verändertem Körperbild«)

Kopfbedeckungen

Mit Hüten, kleinen gestrickten Mützen oder kunstvoll um den Kopf gebundenen Haartüchern kann ein vorteilhafter optischer Effekt erreicht werden (◻ Abb. 23.1). Es gibt unzählige Tuchbindetechniken, die für jeden Patienten eine tragbare Lösung ermöglichen sollten. Es ist dabei zu beachten, dass auch Seidentücher durchaus gut am Kopf halten, wenn sie richtig gebunden werden. Von Jugendlichen werden oft auch Baseball-Mützen gewählt. Ebenso häufig tragen Betroffene gestrickte Mützen oder im Sommer Strohhüte. Ältere Frauen bevorzugen im häuslichen Bereich oft einen Turban aus Baumwollfrottee.

Viele Patienten wünschen aber trotz dieser Möglichkeiten zusätzlich eine Perücke, vor allem für den außerhäuslichen Bereich.

Haarersatz

Oft sind Pflegende Erstberatende, wenn es um die Anschaffung einer Perücke geht. Sie sollten deshalb folgende Punkte in ihrer Beratung berücksichtigen:

- Frauen mit sehr langem Haar sollte aus mehreren Gründen geraten werden, die Haare kurz oder zumindest schulterlang zu tragen:
  - Kurzhaarperücken wirken natürlicher und haben zudem weniger Gewicht.
  - Wenn der Kurzhaarschnitt noch am eigenen Haar erfolgt, wird später der Wechsel zur Perücke nicht so krass wahrgenommen. Oft ziehen Patienten es vor, sich die Haare gleich selbst ganz kurz zu schneiden oder zu rasieren, bevor sie von selbst ausfallen.
  - Das Ausfallen von langen Haaren wird als störender empfunden als Haarausfall von kurzem Haar.
- Die Patienten sollten von geeigneten Friseur- oder anderen Fachgeschäften in der Umgebung beraten werden. Bei bettlägerigen Patienten ist darauf zu achten, dass die Fachperson zum Patienten kommen kann. Sollte dies nicht möglich sein, kann die Fachperson mit Hilfe folgender Anhaltspunkte eine Perücke anfertigen:
  - genaue Ausmessung des Kopfes nach Anweisung der Fachperson;
  - qualitativ gutes Foto des Patienten mit der aktuellen Frisur oder mit einer früheren, bevorzugten Frisur;
  - ein Büschel Haare des Patienten abschneiden als Muster für Farbe und Konsistenz.
- Vorurteile gegenüber Perücken erkennen und abbauen, evtl. durch Vorstellung eines anderen Betroffenen mit einer guten Perücke. An dieser Stelle ist auch zu erwähnen, dass die Scheu gegenüber Kunsthaarperücken unbegründet ist. Diese werden heute so perfekt gearbeitet, dass sie kaum mehr von Naturhaar unterschieden werden können. Natürlich hängt dies auch vom Preis ab. Sie sind aber in jedem Fall billiger als Naturhaarperücken und meist auch leichter.
- Sich vergewissern, dass Patienten vom Fachgeschäft richtig über die Pflege von Kopfhaut und Haarersatz informiert wurden.
- Abklären, inwieweit die Kosten gedeckt sind. Braucht der Patient eine oder zwei Perücken (Arbeitsbedingungen etc.)?
  In der Schweiz übernimmt die Invalidenversicherung die Kosten bis sFr. 1500,–, wenn ein vom Arzt bestätigtes Zeugnis vorliegt.
  In Deutschland und in Österreich wird den Patienten eine Perücke von der Krankenkasse bezahlt.

23.4.2 Verlust von Wimpern und Brauen

Nicht selten verlieren Patienten nach Chemotherapie auch Wimpern und Brauen. Dies verändert das Aussehen sehr stark und stört vor allem Frauen enorm. Nebst der Empfehlung zum Tragen einer Sonnenbrille kann eine gute Make-up-Beratung hier sehr hilfreich sein. Künstliche Wimpern sind eine durchaus befriedigende Alternative. Brauen können entweder nachgezeichnet werden oder auch mittels Permanent-Make-up (eine Art Tätowierung) betont werden, was sehr echt aussieht. Diese Methode ist aber recht schmerzhaft. Unbedingt unterlassen werden müssen solche Haut verletzende Behandlungen, wenn eine Granulozytopenie vorliegt!

Weiterführende Literatur

Reeves DM (2002) Alopecia in cancer. In: Yarbro CM, Frogge MH, Goodman M (ed) Cancer Symptom Management. Jones & Bartlett, Boston

Breed WP (2004) What is wrong with the thirty-year-old practice of scalp cooling for prevention of chemotherapy-induced hair loss? Support Care Cancer 12: 3–5

Grevelman EG, Breed WP (2005) Prevention of chemotherapy-induced hair loss by scalp cooling. Ann Oncol 16(3): 352–358

Macduff C, Mackenzie T, Hutcheon A, Melville L, Archibald H (2003) The effectiveness of scalp cooling in preventing alopecia for patients receiving epirubicin and docetaxel. Eur J Cancer Care (Engl) 12(2): 154–161

Batchelor D (2001) Hair and cancer chemotherapy: consequences and nursing care – a literature study. Eur J Cancer Care (Engl) 10(3): 147–163

Hautveränderungen

A. Margulies

Die Haut ist eines der Organsysteme, die vom Tumor selbst oder durch die Therapie in Mitleidenschaft gezogen werden können. Verschiedene Komplikationen, die während der Krankheit und/oder während des Therapieverlaufs auftreten, können für den Patienten und Angehörige physisch wie auch psychisch sehr belastend sein. Je nach Ursache stellen sie auch wesentliche medizinische und pflegerische Probleme dar.

Dieses Kapitel behandelt die häufigsten nicht primär tumorbedingten Hautveränderungen bei Tumorpatienten, mit denen Arzt und Pflegepersonal konfrontiert sind. Zu den einzelnen Manifestationen werden Hinweise gegeben, die geeignet sein können, die Behandlung und Pflege der Tumorpatienten weiter zu verbessern.

24.1 Anatomie und Physiologie der Haut

Die Haut ist das größte und am deutlichsten sichtbare Organ des Körpers. Sie bedeckt eine Fläche von ca. 1,8 m^2. Ist sie intakt, vermag sie einer Vielzahl von Angriffen zu widerstehen. Bei Beeinträchtigung ihrer vielfältigen Funktionen ist sie jedoch zahlreichen pathogenen Keimen ausgesetzt, einschließlich derjenigen des eigenen Körpers. Die gute Kenntnis der Hautfunktion sowie deren Beeinträchtigung ist für die Pflege von Tumorpatienten mit Hautveränderungen eine wichtige Voraussetzung.

24.1.1 Aufgaben und Funktionen der Haut

Die Haut dient als:
- Sinnesorgan zur Wahrnehmung verschiedener Intensitäten von Schmerz, Berührung und Temperatur,
- Schutzbarriere des Körpers,
- Regulation der Körpertemperatur durch Vasokonstriktion und Verdunstung,
- Aufrechterhaltung der Homöostase des inneren Milieus durch Verhinderung des Verlusts von Flüssigkeit und Elektrolyten,
- Ausscheidungsorgan.

Darüber hinaus hat die Haut resorptive Eigenschaften zur Aufnahme dermal applizierter Medikamente. Insgesamt hat die Haut große Bedeutung für das Selbstwertgefühl des Menschen und spielt eine wichtige Rolle in der Beziehung zu Mitmenschen.

24.2 Ursachen von Hautveränderungen bei Tumorpatienten

Die Hautveränderungen können tumorbedingt (s. Übersicht), therapie- oder infektionsbedingt sein.

Tumorbedingte Ursachen
- Primäre Tumoren der Haut:
  - Melanom
  - Basalzellkarzinom (Basaliom)
  - Spindelzellkarzinom (Spinaliom)
  - Kutanes T-Zell-Lymphom (Mycosis fungoides, Sezary-Syndrom)
  - Kaposi-Sarkom
- Hautinfiltration durch andere Tumoren:
  - Mammakarzinom
  - Karzinome des HNO-Bereichs
  - Bronchialkarzinom
- Leukämien
- Lymphom
- Gastrointestinale kutane paraneoplastische Syndrome

Außer direkt herbeigeführten Hautveränderungen durch chirurgische, Radio- oder Chemotherapie sowie Knochenmarktransplantation (GVHD) können als *Therapiefolgen* u. a. Probleme wie Alopezie, Extravasation, Hyperpigmentation, Fibrose und Nagelveränderungen auftreten.

Herpes simplex und Herpes zoster sind *Infektionen*, die ebenfalls bei Tumorpatienten Hautveränderungen verursachen können.

24.3 Maligne Hautinfiltrate

Maligne Läsionen treten infolge von Tumorinfiltration der Haut meist im fortgeschrittenen Krankheitsstadium auf. Diese Hautinfiltrate sind anfangs oft asymtomatische Knoten. Durch die Zunahme der Tumormasse geht ein Teil der Gefäßversorgung verloren. Deshalb können Hautinfiltrate zu Ulzerationen oder Exulzerationen, akuten oder chronischen Blutungen sowie zu einer lokalen oder systemischen Infektion führen (◘ Abb. 24.1 und 24.2). Ihr Exsudat kann klar hellgelb bis eitrig-blutig sein. Bei Ulzerationen oder Exulzerationen des häufig nekrotisierenden Gewebes können anaerobe Keime (z. B. Bacteroides) wachsen, die durch Gewebeabbau einen sehr unangenehmen Geruch verursachen. Vermutet wird, dass dies durch die zelluläre Ausschüttung von Fettsäuren bedingt ist. Hautinfiltrate sind oft eine sehr große Belastung für den Patienten, seine Angehörigen und Freunde und stellen häufig eine medizinische und pflegerische Herausforderung dar.

Das Ziel der Behandlung und Pflege ist die Linderung der Symptome und Beschwerden, auch wenn keine Heilung erwartet werden kann. Je nach Art des Hautinfiltrates sind die individuellen Bedürfnisse des Patienten und der Angehörigen zu berücksichtigen. Das gilt sowohl für kurative wie für palliative Therapien.

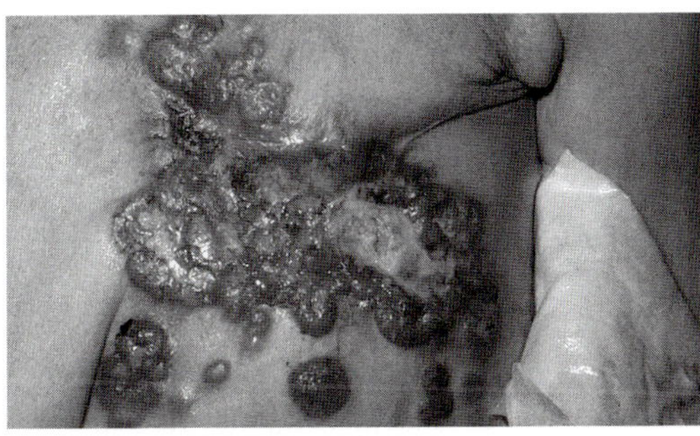

◘ **Abb. 24.1.** Ulzerierende, nässende Läsionen. (Abt. für Onkologie, Universitätsspital Zürich)

24.3.1 Medizinische Maßnahmen

Auch bei Tumoren im fortgeschrittenen, metastasierten Stadium ist eine Behandlung indiziert durch:

- systemische Chemotherapie/Hormontherapie,
- lokale Bestrahlung,
- chirurgische Entfernung oder
- eine Kombination dieser Therapiemöglichkeiten.

! Ohne eine wirksame Tumortherapie ist auch bei optimaler Pflege die Heilung eines malignen Hautinfiltrats nicht zu erwarten.

Bei Infektion der Hautinfiltrate kann evtl. eine antibiotische Therapie die durch den Infekt ver-

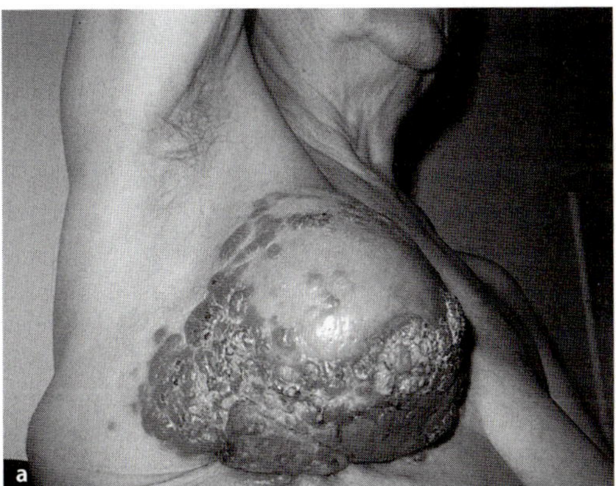

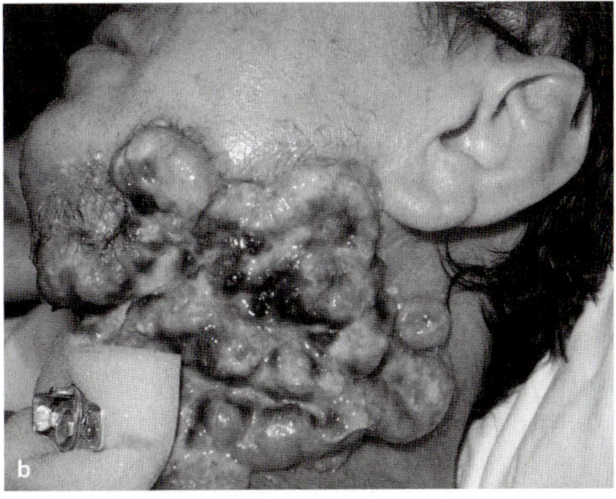

◘ **Abb. 24.2.** Exulzeriernde Läsionen an Brust (**a**) und Hals (**b**). (Abt. für Onkologie, Universitätsspital Zürich)

ursachten Symptome, z. B. die Geruchsbildung, unterdrücken.
In Frage kommen dafür je nach Erreger:

- systemische Verabreichung von Metronidazol, Clindamycin oder Ornidazol;
- topische Applikation von Metronidazol-Gel (z. B. Rozex).

Falls eine Schmerzbehandlung angezeigt ist, erfolgt diese gemäß den in ▶ Kap. 19 beschriebenen Standards.

24.3.2 Pflegerische Maßnahmen

Die pflegerischen Maßnahmen sind sowohl präventiver Natur, etwa bei noch nicht ulzerierten oder exulzerierten Hautinfiltraten, als auch lindernd bei *Blutung, Geruchsbildung, Exudaten, Schmerzen, Verletzungen* und *Superinfektionen*. Regelmäßig durchgeführte Erfassung mit Beschreibungen und gute bildliche Dokumentation erlauben eine exakte Verlaufskontrolle und helfen bei den pflegerischen Entscheidungen, welche Maßnahmen Priorität haben sollten.

Speziell bei großen nekrotischen, nicht mehr therapierbaren Tumormassen kommt der Pflege eine besondere Bedeutung zu. Die psychologischen Auswirkungen auf den Patienten und seine Angehörigen können erheblich sein, denn:

- Die Hautmetastasen können die Haut durchbrechen und exulzerieren oder ulzerieren.
- Ihr Zentrum kann nekrotisch werden.
- Bei Superinfektionen kann starker Fäulnisgeruch auftreten.

Der Patient fürchtet sich vor einem unkontrollierbaren Zustand. Vor allem der Geruch und das Unansehnliche der Tumormassen führen zur Furcht vor ablehnenden Reaktionen der Umgebung. Die Patienten haben das Gefühl, ihr Körper verfault, Verlegenheit, Scham- und Schuldgefühle entstehen. Als Folge davon zieht sich der Patient immer mehr in die Isolation zurück.

Alle pflegerischen Maßnahmen und deren Bedeutung sollten dem Patienten und den Angehörigen genau erklärt werden; auch wenn dies zeitlichen Aufwand bedeutet. Der Patient und seine Angehörigen sind jedoch sehr dankbar für jedes zusätzliche Engagement von Seiten des Pflegepersonals, sei es im Krankenhaus oder zu Hause.

Wird der Patient zu Hause versorgt, muss eine genaue Anleitung des Patienten bzw. der Angehörigen oder der externen Pflegekraft zur Durchführung der erforderlichen Maßnahmen erfolgen. In die Anleitung gehören Informationen über:

- Verbandmaterial und Prozedur,
- Wundverhaltung und Schwierigkeiten im Heilungsverlauf,
- Kosten der Materialien,

Ein gemeinsames Einüben des Verbandwechsels, dass den Patienten oder die Angehörigen darin unterstützt, die Techniken und Materialen optimal einzusetzen.

! Bei der Ausführung der pflegerischen Maßnahmen dürfen die psychologischen Auswirkungen der Hautinfiltationen für den Patienten und die Angehörige nie außer Acht gelassen werden.

In einer palliativen Situation, d. h. wenn keine Heilung der Wunde erfolgen wird, ist das Ziel, diese so lange wie möglich in einem erträglichen Zustand zu halten.

Erfassung, Beurteilung, Dokumentation

Dokumentiert werden Größe, Farbe, Tiefe/Höhe, Geruch und Blutung der malignen Läsionen sowie die Beschaffenheit des umliegende Gewebes. Als bestes Mittel zur Verlaufsdokumentation haben sich Fotografien erwiesen. Erfasst und beurteilt werden auch die Änderungen der Lebensqualität durch die maligne Hautveränderung, wie verändertes Körperbild, intimes Verhältnis und Grad der sozialen Isolation.

Ein *Verbandwechselplan* gewährleistet die Kontinuität der Wundversorgung im Krankenhaus oder zu Hause.

Zur Zeit existiert keine einheitliche Beurteilungsmethode von malignen Hautinfiltraten, weder nach Stadium noch nach Art. Ein standardarisiertes System zur Einteilung verschiedener Stadien wäre sehr wünschenswert.

Grundsätzlich ist von folgenden Faktoren auszugehen:

- Kurative oder palliative Situation,
- Wunde: Größe, Tiefe, Stadium, Ränder, Umgebung,
- Exsudate: Menge, Konsistenz,
- Geruch,
- Schmerzen.

Die Resultate der Erfassung und Beurteilung sollen helfen, ein Wundpflegeprogramm zu erstellen, welches den Betroffenen und seine Angehörigen nicht belastet und das, so lange wie möglich, selbstständig ausgeführt werden kann.

Verband

Kriterien bei der Wahl des Verbandes sind:

- Häufigkeit des Wechsels,
- Größe des Verbandes,
- Menge an Exsudat,
- Schmerzen (auch durch den Verbandwechsel),
- Blutung,
- Geruchsverminderung,
- Infektionskontrolle.

Der Verband soll so einfach aber effizient wie möglich sein, um dem Patienten und der Familie den Verbandwechsel zu erleichtern. Je besser er der Körperform angepasst ist, desto eher wird die Beweglichkeit des Körperteils erhalten. Ausreichende Saugfähigkeit und Luftdurchlässigkeit müssen gewährleistet sein. Die umliegende gesunde Haut darf durch das wiederholte Abreißen der Klebebänder nicht geschädigt werden.

In den letzten Jahren sind neue Verbandstoffe und andere Wundversorgungspräparate entwickelt worden. Mit ihnen lassen sich maligne Hautinfiltrationen sehr effizient und sauber pflegen, sie erlauben einen relativ atraumatischen Verbandwechsel und schenken dem Patienten einiges mehr an Lebensqualität, u. a. auch wegen ihrer geruchsmindernder Eigenschaften. Es werden sehr viele verschiedene Formen und Kombinationen, je nach Art und Beschaffenheit des Hautinfiltrats, angeboten. Die Wahl der Produkte richtet sich neben medizinisch-pflegerischen Gesichtspunkten auch nach Kosten und Lieferbarkeit. Es muss abgeklärt werden, ob die Krankenversicherungen die Kosten übernehmen.

Zu Verfügung stehen folgende Arten von Verbandsmaterialien, welche für maligne Tumoren geeignet sind:

Verbandsmaterial für chronische maligne Hautveränderungen	Eigenschaften
Hydrogele – mit und ohne Silber	– Für Wunden ohne Exsudat, hält das Wundgebiet feucht – Silber wirkt bakteriostatisch
Hydrofaser (z. B. Carboxymethyzellulose) – mit und ohne Silber	– stark absorbierend, bildet ein Gel und soll das Auslaufen des Exsudats verhindern – mit Silber; Bakterien werden innerhalb der Gelmasse eingekapselt
Alginat (Kalzium/Kalzium-Natrium)	Hämostatisch, stark absorbierend, einfach zu entfernen, nicht okklusiv
Schaumstoffe	Stark absorbierend, jedoch nicht geruchsmildernd; semi-okklusiv, nicht haftend
Hautschutz, z. B. SkinPrep, Cavilon Barrier Film	Schützt die Wundränder und die umliegenden, intakten Hautpartien, z. B. vor zusätzlichem Reiz des Verbandklebestoffs
Verbandstoff – mit Aktivkohle – mit Aktivkohle und Silber	Geruchsmildernd, z. T. bakteriostatisch, z. T. absorbierend

Hinweise zur Pflege bei Hautinfiltraten

Nichtulzerierende Läsionen

- Sorgfältige Hautpflege; kein Reiben
- Waschen mit lauwarmem Wasser und milder Seife; Trocknen durch Abtupfen
- Verminderung der Verletzungsgefahr:
  - Vermeidung von Druck und Reibung
  - Kleidung soll nicht reizen (rauhe Stoffe, irritierende Waschmittel) und nicht einengen (z. B. Kragen, Miederwaren, Gürtel)
  - Verbandstoff oder weiche Baumwolle/Leinenauflagen ggf. als Schutz vor mechanischer Verletzung verwenden
  - Spezielle Schutzpolster bei besonders verletzungsanfälligen Körperstellen (z. B. Körperfalten) anbringen

▼

- Schriftliche und bildliche Dokumentation des Verlaufs durchführen

Ulzerierende oder nässende Läsionen

Es ist äußert wichtig, die eingesetzten Materialien zur Wundpflege den sich ändernden Läsionen ständig neu anzupassen. Es ist deshalb hilfreich, wenn eine Liste der zu verwendenden Produkte, ihrer Eigenschaften und der Anforderungen zusammengestellt wird.
Es gelten die gleichen Richtlinien wie bei den nichtulzerierenden Läsionen. Zusätzlich zum **Reinigen und Spülen** der Wunden:

- Läsion mit NaCl 0,9 % reinigen, bis das Gewebe sauber ist. Eine größere Spritze mit z. B. einer Knopfkänüle erlaubt eine gezielte Flüssigkeitszufuhr
- Umschläge mit nassem, saugfähigem Haushaltspapier, durchtränkt mit NaCl 0,9 % oder Ringerspüllösung, 30 min auflegen, dabei alle 5 min die Auflage wechseln
- Alternativ Spülung mit Dakin-Lösung 0,4–0,5 % oder mit Ringerspüllösung durchführen; danach trocken abtupfen. Dakin-Lösung (Natrii hypochlorosi solutio chirurgicalis sextemplex) ist als Konzentrat erhältlich und muss täglich in der gewünschen Konzentration frisch hergestellt werden
- Antiseptische Mittel, z. B. Chlorhexidin, oder jodhaltige Präparate sind für einen häufigen Gebrauch im Allgemeinen zu aggressiv!
- Die Anwendung proteolytischer Enzyme zur Reinigung ist möglich, solange keine Blutungen vorhanden sind
- Reinigen mit H_2O_2 kann nur durchgeführt werden, wenn keine Granulation vorhanden ist. Danach gründlich mit NaCl 0,9% spülen. Trocken abtupfen.
- Salben und Puder sollten *unbedingt* vermieden werden: Wenn sich diese mit den Exsudaten vermischen, wird ein sehr unangenehmer Brei produziert, der sich nur schwer abspülen lässt und zudem Bakterien- oder Pilzinfektionen begünstigen kann

r

- Läsion mit einem trockenen, sterilen, *nicht klebenden* Verband abdecken

▼

- Der Verband soll nach Bedarf, je nach Geruch oder wenn er sich vollgesogen hat, mindestens jedoch 2–3-*mal täglich* gewechselt werden
- Ausgetrocknete Verbände müssen mit NaCl 0,9% befeuchtet werden, denn dies ist weniger schmerzhaft beim entfernen.
- Abschließend einen luftdurchlässigen, aber flüssigkeitsundurchlässigen Verband applizieren; bei häufigem Verbandwechsel kann beschichtetes Material (z. B. Moltex) obenauf gelegt werden. Achtung! Mazeration bei kontinuierlich okklusiven Verbänden vermeiden!
- Bei Applikation von absorbierenden Hydrofaserverbandstoffen (z. B. Aquacell) oder Kalzium- bzw. Kalzium-Natrium-Alginat-Kompressen (z. B. Kaltostat) nach Verordnung kann der Verband wegen der Absorptionsfähigkeiten u. U. 2–3 Tage belassen werden
- Absorbierender Polyuretanschaumstoff (z. B. Alledyn) ist sehr saugfähig, nicht aber geruchsneutralisierend
- Bei einzelnen, abgrenzbaren, stark nässenden Läsionen kann die Anwendung eines kleinen Stomabeutels erwogen werden
- Es ist speziell auf den Schutz der gesunden Haut rund um die Läsionen zu achten, z. B. mit Skin Pnep
- Bei Schmerzen beim Verbandwechsel
  - Schmerzmittel unbedingt ca. 30 min im Voraus verabreichen!
  - Alle Handgriffe erklären
  - Konzentrierte und möglichst zügige Versorgung mit Hilfe einer zweiten Person
  - Zur Befestigung möglichst hautfreundliche Heftpflaster oder einen Ersatz dafür verwenden
- Speziell für schwierige Hautareale wie *Axilla, Inguina, Perineum, Hals*
  - steife, dicke Verbände vermeiden
  - Körperfalten mit absorbierenden Verbandstoffen ausfüllen, um den Exsudatfluss einschränken zu können
  - Den Verband an kritischen Randpunkten einschneiden und der Körperform anpassen
- Druck vermeiden, da er zusätzliche Schmerzen, Gewebereizung und Verrutschen des Verbandes bewirken kann

▼

- Zur Fixation von großen oder problematischen Verbänden Kleidungsstücke benutzen, z. B. Sport-BH, Rollkragenpullover, leichte Miederhosen, Stützstrümpfe mit oder ohne Bein

Große exulzeriende, großflächige oder tiefe Läsionen

Zusätzlich zu den Maßnahmen bei nichtulzerierenden und ulzerierenden Läsionen:

- Maßnahmen zur Blutstillung (s. u.) und systemischen Schmerztherapie nach Bedarf
- Für die gründliche Reinigung eignen sich Mundduschen und Sprudelbäder. Mit einer Infusionsflasche und Infusionsschlauch sowie Spritzen mit Knopfkanülen kann man den Flüssigkeitsstrahl sehr gut steuern
- Bei tiefen, stark nässenden Ulzerationen die Wunde mit einer Kalzium- oder Kalzium-Natrium-Alginat-Tamponade locker auffüllen
- Großflächige nässende Läsionen können ganz oder auch nur partiell mit einer speziellen Hydrofaser- oder Schaumstoffkompresse (z. B. Aquacel, Comfeel) abgedeckt werden, darüber mit einer sterilen, nicht haftenden Gaze
- Großflächige nichtnässende Läsionen mit einem speziellen, evtl. imprägnierten, nichthaftenden Verband verbinden
- Salben und Puder vermeiden!
- Nur hautfreundliche Heftpflaster benutzen. Dabei:
  - Vermeiden einer wiederholten Befestigung von Verbandmaterial mit Heftpflaster
  - Stomaadhäsiv oder z. B. Varihesive anwenden: Applikation rund um die Läsion auf die intakte Haut; das Heftpflaster direkt auf das Adhäsiv kleben und nicht direkt auf die Haut
- Zur Fixierung des Verbandes Bänder, elastische Binden, Tubegaze, Netzverband, Sport-BH u. a. Hilfsmitel einsetzen

Entfernung von Krusten oder altem Gewebe

- *Debridement* ist nur bei Granulaten des gesunden Gewebes indiziert, da sonst Blutungen auftreten können und die Granulationszeit verlängert wird!

- Große Wattetupfer oder Gazekompressen mit H_2O_2 1–3 % tränken, auf die Läsion legen. Wenn sie leicht angetrocknet sind, sorgfältig entfernen. *Nicht antrocknen lassen* – die Wunde wird sonst aufgerissen
- Kontinuierlich nasse Kompressen mit Dakin-Lösung, NaCl 0,9 %, Ringerspüllösung oder H_2O_2 1 % applizieren und nach kurzer Einwirkungszeit entfernen; wiederholte Applikation bis das Gewebe sauber ist; mit Wasser oder NaCl 0,9 % gründlich spülen
- Trocknen nur durch Abtupfen
- Die umliegenden Hautstellen vor übermäßigem Heftpflastergebrauch schützen, evtl. durch Applikation von Stomaadhäsiv oder speziellem Pflaster (z. B. Varihesive) oder Hautschutzpräparate, z. B. Skin Prep, einsetzen

Blutende Läsionen

- Verbandwechsel wegen Blutungen nur so oft wie nötig, v. a. wegen Geruchsminderung und bei starkem Nässen durchführen. *Kein Debridement,* sondern blutstillendes Produkt (s. u.) und verschorfte Krusten belassen
- Sorgfältiges Spülen mit Wasser oder NaCl 0,9 % mit Hilfe einer Spritze und Knopfkanüle, Infusionsschlauch oder Munddusche
- Mit einem direkt aufliegenden, nicht haftenden Verband soll durch leichten Druck die Blutung gestillt werden. Gelingt die Blutstillung damit nicht, muss ein Druckverband angelegt werden. Bei kleinen blutenden Läsionen Hämostatika auf Gelatinebasis oder auf Thrombinbasis nach Verordnung auftragen

Geruchsverminderung

Allgemeine Maßnahmen

- Um das Auftreten unangenehmer Gerüche zu verhindern oder weitgehend zu verringern, statt zu überdecken, zunächst klären, wie weit der Geruch bereits vordringt:
  - durch den Verband?
  - durch die Kleider oder die Bettdecke?
  - durch das Zimmer bzw. Haus?
- Als wichtigste allgemeine Maßnahme bis zu 3-mal täglich Reinigungsprozedur wiederholen (s. o.)

▼

- Läsion nach der Reinigung eingehend beurteilen
- Metronidazol o. ä. nach Verordnung systemisch verabreichen oder einmal/Tag bis zum Wundrand auftragen (z. B. Rosex Gel)
- Bei *oberflächlichen Läsionen* nach der Reinigung (s. o.):
  - Integration eines Aktivkohlefilter (z. B. Actisorb, Carboflex) in den sauberen, weichen, gut absorbierenden, nichtklebenden Verband. Diese Option wegen hoher Kosten evtl. aufbewahren für besonders wichtige Anlässe, z. B. Familienfeste, Ferien usw.
  - Auftragen von Metronidazol Gel (z. B. Rosex)
  - Fetthaltige, impragnierte Gazen vermeiden
- In der Literatur findet sich noch ein interessantes Verfahren, das jedoch nicht als standardisierte Pflegemethode angewandt wird: Bei oberflächlichen geruchsbildenden Läsionen kann temperierter frischer Joghurt auf die Läsion und die umgebende Haut aufgetragen werden. Nach 5–10 min gründlich spülen mit NaCl 0,9 %. Den Verband wie beschrieben anlegen. Der geruchsmildernde Effekt ist bei dieser Methode vermutlich auf die Wirkung des Acidobacillus zurückzuführen
- Bei *tiefen Ulzerationen* zusätzlich je nach Zustand:
  - Wunde in der Tiefe nur leicht mit steriler Gaze auskleiden, Druckstellen vermeiden
  - Bei stark nässenden Läsionen in der Tiefe auskleiden oder auffüllen mit alginathaltigen Verbandstoffen (z. B. Kaltostat)
  - Auf den oberen Verbandteil, der ebenfalls gut absorbierend sein soll, Verband mit integrierter Aktivkohle legen (z. B. Carboflex, Actisorb Silver) oder desodorierende Tropfen auf den Abdeckverband applizieren
- Zur Raumdesodorierung:
  - Häufig das Zimmer lüften
  - Das Bett des Patienten kann in die Nähe des Fensters gerückt werden; mit Hilfe eines Ventilators kann frische Luft in den Raum gebracht werden
  - Gebrauchte Verbandmaterialien in einem gut verschlossenen Plastiksack *sofort* entsorgen
  - Aktivkohle oder Katzensand auf einem Tablett in das Zimmer stellen. Eventuell Wattetupfer mit einem desodorierenden Mittel tränken, ein Tablett oder eine Schale mit Zedernholzspan oder Eukalyptusblättern im Zimmer aufstellen. Dabei auf Geruchsvorlieben des Patienten Rücksicht nehmen.
    Achtung: Einige süß riechende Desodoranzien oder Duftöle vertragen sich nicht mit dem Geruch der nekrotischen Gewebe
- Maßnahmen zur Vorbeugung einer Superinfektion:
  - Konsequente Wundversorgung
  - Kreuzinfektion verhindern durch vorsichtige Spültechnik
  - Applikation und/oder Verabreichung der verordneten topischen und systemischen Antibiotika und Spüllösungen

24.4 Lymphödem

24.4.1 Ursachen

Obwohl nicht primär von der Haut ausgehend, kann ein Lymphödem bei Tumorpatienten mannigfaltige Hautprobleme verursachen, die medizinische und pflegerische Hilfe erfordern. Das Lymphödem hat in den letzten 10 Jahren dank besserer Operations- und Bestrahlungstechniken *deutlich* an Häufigkeit abgenommen, aber in folgenden Situationen besteht nach wie vor ein Risiko für diese Komplikation:

- nach radikaler Mastektomie, v. a. wenn die Axilla nachbestrahlt wurde,
- nach einer Lymphknotenentfernung, v. a. mit Nachbestrahlung,
- nach ausgedehnten gynäkologischen Eingriffen im kleinen Becken,
- bei ausgedehnten Tumoren des Lymphsystems oder bei lymphogener Metastasierung mit Abflussbehinderung infolge Kompression oder Zerstörung der Lymphbahnen durch den Tumor,
- nach Bestrahlung des Lymphabflusssystems z. B. bei HNO Tumoren

Das Lymphödem ist das Resultat eines gestörten Lymphabflusses, wodurch eine eiweißreiche Flüssigkeit im Gewebe stagniert. Die Haut wird weniger elastisch. Weil sich das Eiweiß staut und die

Zirkulation erschwert ist, steigt die Gefahr eines Erysipels in der Extremität. Dies fördert wiederum die Entstehung einer Fibrose.

Am häufigsten entsteht ein Lymphödem in den Extremitäten. Es zeigt sich in einer Schwellung des Gewebes, die sicht- und tastbar ist, sich bei Lagewechsel kaum ändert und nicht wegdrückbar ist. Wann sich ein Lymphödem bilden wird, ist ungewiss, d. h. es kann kurz nach der Operation oder auch viele Jahre später auftreten. In der Regel entwickelt sich ein *sekundäres* Lymphödem langsam. Kardiopulmonale Erkrankungen verursachen kein Lymphödem, aber Nierenerkrankungen können, wie auch Diabetes mellitus, die Situation verschlimmern.

Es gibt widersprüchliche Informationen zur Prophylaxe des Lymphödems. Allgemein vertretbar ist der Standpunkt*, man solle die Empfehlungen an die Patienten zur Lymphödemprophylaxe auf ein Minimum reduzieren und sich auf das als wirksam Erwiesene beschränken! »Verschiedene Merkblätter gehen in dieser Hinsicht viel zu weit, indem sie Patienten Dinge verbieten, die nicht oder nur ausnahmsweise ödemverstärkend wirken, wie z. B. Sport, Sauna, Kaffee, Tee etc. Solche Restriktionen und Verbote verhindern gerade den Weg zurück in den Alltag.« (Schweizerische Krebsliga s. Anhang). Sie können zusätzliche unnötige Ängste wecken.

24.4.2 Erfassung und Beurteilung

Das »Prinzip Selbsthilfe« ist für den Patienten sinnvoll. Nach der Operation bzw. nach der Bestrahlung kann er individuelle Instruktionen erhalten, welche Beobachtungen wichtig sind. Welche Informationen Pflegende, Ärzte und Physiotherapeuten dem Patienten mitgeben und mit welchem Nachdruck sie dies tun, ist von großer Wichtigkeit. Es müssen darüber hinaus insbesondere jene Patienten genau beobachtet werden, die ein hohes Risiko haben, ein Lymphödem zu entwickeln.

Häufige Anzeigen eines beginnenden Ödems sind:

- Veränderte Körperproportionen, Zunahme des Umfangs der betroffenen Extremität,
- Ermüdbarkeit der betroffenen Extremität,
- schlecht passende Kleider oder Schuhe und zu enge Fingerringe.

Die Beurteilung der Haut bei Lymphödem erfordert eine sorgfältige Inspektion, Messung und Dokumentation folgender Kriterien:

- Umfang der betroffenen Extremität an vorbestimmten Stellen (z. B. Oberarm/Unterarm), beim Beinödem kann man Messungen z. B. auf Höhe der Wade ausführen;
- Erytheme,
- Schuppen und Schälen der Haut,
- Temperaturveränderungen,
- schlecht heilende kleine Verletzungen, z. B. Insektenstiche, Kratzer,
- Infektionen (Erysipelgefahr!).

Verschiedene Methoden für Messungen sind in Gebrauch. Wahrscheinlich ist die Kontinuität und Genauigkeit bzw. Häufigkeit der Durchführung genauso wichtig wie die Messmethode selbst.

24.4.3 Medizinische Maßnahmen

Die palliative Behandlung des *bestehenden* Lymphödems wird oft zum eigentlichen Ziel, da die zugrunde liegenden Ursachen meist nicht therapierbar sind. Um die individuellen Bedürfnisse des Patienten zu berücksichtigen, ist häufig eine Kombination der verschiedenen Maßnahmen indiziert. Diuretika werden i. Allg. bei sekundärem Lymphödem nicht eingesetzt. Eine chirurgische Entfernung von Tumormassen und dadurch eine Verbesserung des Lymphabflusses ist zwar möglich, wird jedoch nur sehr selten durchgeführt.

Unabhängig von äußeren Verletzungen ist das Lymphödem ein sehr gutes Wachstumsmedium für Infektionserreger. Multiple Episoden eines Erysipels sind durchaus möglich, besonders bei zunehmendem Ödem. Die Hauterreger sind häufig Staphylo- oder Streptokokken. Bei Infektion muss eine antibiotische Therapie rasch eingeleitet werden, um weitere Schädigungen der Lymphgefäße und Fibrosen zu verhindern.

Bei Patienten, die wiederholte Episoden von Erysipel erleben, sollten Antibiotika zu Hause in

* Vgl. Broschüre »Lymphödem« für Fachpersonen der Schweizerischen Krebsliga.

Reserve bereitliegen. Bei ersten Anzeichen einer Infektion und nach telefonischer Besprechung mit dem Arzt geht so keine Zeit verloren, bis die Behandlung beginnt.

24.4.4 Physikalische Maßnahmen

Ideal ist es, wenn primär und so früh wie möglich eine fachmännische physikalische Entstauungstherapie durchgeführt wird (Lymphdrainage). Anschließend ist ein maßgefertigter Kompressionsstrumpf zu verordnen, um das Therapieresultat zu erhalten.

Falls physikalische Entstauung nicht möglich ist, sollte man das Ödem mit fachgerecht angelegter Dauerkompressionsbandage reduzieren und dann bestrumpfen. Als Minimalmaßnahme kommt die alleinige Bestrumpfung in Frage. Prophylaktische Entstauungstherapien sind unmittelbar postoperativ nicht indiziert. Die pneumatische Entstauung ist als alleinige Maßnahme nicht empfehlenswert, denn das Lymphödem kann dadurch verschlimmert werden.

Spezielle Hinweise zu Kompressionsbandagen und Kompressionsstrümpfen

Zweck der Kompression ist nicht das Hinauspressen der Flüssigkeit, sondern eine Unterstützung der muskulären Funktionen, was auch zu einer verbesserten Aufnahme der Flüssigkeit in die Kapillaren führt. Die Form der Extremitäten wird normalisiert, und die Proliferation von Bindegewebe wird verhindert. Wichtig ist, dass die Patienten beide Methoden beherrschen, um sie zur richtigen Zeit anwenden zu können. Es wird zwischen *Kompressionsbandage* und *Kompressionsstrümpfen* unterschieden:

- Kompressionsbandagen sind spezielle gepolsterte Bandagen für Lymphödem. Sie werden während der Reduktion der Lymphböden z. B. bei Lymphdrainage, eingesetzt und können Tag und Nacht anbehalten werden.
- Kompressionstrümpfe werden fachgerecht den Extremitäten angepasst. Der Patient trägt sie während des Tages, vor allem, wenn das Lymphödem unter Kontrolle und der Patient nicht mehr von fremder Hilfe abhängig ist. In der Regel sind die Strümpfe zu eng, um in der Nacht getragen zu werden.

Lymphdrainage

Die Einbeziehung eines ausgebildeten Lymphtherapeuten kann sehr hilfreich sein. Die Lymphdrainage ist eine manuelle Technik, mit der die Lymphflüssigkeit von der Region mit der größten Konzentration zu einer nicht belasteten Körpergegend bewegt wird.

Beispiel: Lymphödem im rechten Arm

Die Prozedur beginnt im nächstliegenden nichtbetroffenen Körperquandranten (hier im linken Oberkörper) mit einer *Vorbehandlungsmassage* zur Vorbereitung für die Aufnahme der Flüssigkeit des rechten Armes. Die Massage setzt danach bei der rechten Schulter, der Extremitätenwurzel, an. Massiert wird in Richtung Schulter. Die Massage, die an der Extremitätenwurzel begonnen hat, wird Richtung Hand fortgesetzt und endet schließlich bei den Fingern. Anschließend wird eine Kompressionsbandage appliziert, um eine neue Ansammlung der Flüssigkeit zu verhindern.

Solange offene Lymphgefäße vorhanden sind, ist eine manuelle Lymphdrainage möglich. Die Lymphdrainage sollte *nur von Fachleuten* ausgeführt werden, kann aber sowohl ambulant als auch stationär erfolgen. Die Patienten müssen mit einer länger dauernden Therapie rechnen (Monate bis Jahre).

Leider sind die physikalischen Behandlungsmöglichkeiten nicht überall erhältlich oder werden seitens der Ärzte als Maßnahme nicht akzeptiert. Für aktive, berufstätige Personen sind bestimmte Behandlungen auch zu zeitraubend. Zudem sind Bandagen z. T. schwierig allein anzubringen, besonders bei der vorherrschenden Extremität, dem Arm.

Die Kostenübernahme durch die Krankenversicherungen ist nicht einheitlich geregelt.

24.4.5 Pflegerische Maßnahmen

Vorbeugende und therapeutische Pflegemaßnahmen können sowohl im Krankenhaus als auch bei ambulanten Patienten angewandt werden. Ein

»Selbstpflegeprogramm« soll den Patienten darin unterstützen, trotz seiner Krankheit ein weitgehend normales, unabhängiges Leben zu führen. Mit der strengen Befolgung der Empfehlungen zur Prävention über einen langen Zeitraum sind für den Patienten erhebliche Einbußen an Lebensqualität verbunden. Insofern ist hier ein sorgfältiges Abwägen nötig. Manche Fachkreise empfehlen daher allgemein Zurückhaltung hinsichtlich präventiver Maßnahmen.

Es wird diskutiert, ob nicht in Fällen, wenn nach einer Operation über längere Zeit kein Lymphödem (z. B. am Arm) auftritt, unter aseptischen Bedingungen doch Venenpunktionen möglich wären oder Blutdruckmessungen durchgeführt werden könnten. Forschungsresultate zur Belastbarkeit einer lymphödemfreien Extremität fehlen leider.

Falls ein Lymphödem entsteht, sollen die Patienten nicht das Gefühl bekommen, dass sie durch falsches Verhalten diese Komplikation verschuldet haben. Entscheidend ist, Verletzungen jeder Art und chronische Überlastung des geschwollenen Arms und ein Erysipel zu vermeiden. Spezielle Diäten können übrigens nicht helfen; sie haben keinen Einfluss auf die Entwicklung des Lymphödems.

Die Haut über ödematösem Gewebe ist sehr empfindlich, gespannt und in erhöhtem Maße infektanfällig. Wegen des zunehmenden Gewichts der betroffenen Extremität kann eine falsche Körperschonhaltung Steifheit des Gelenks, Nervenkompression und Schmerz verursachen. Für den Patienten ist es oft schwierig, seine körperliche Veränderung zu akzeptieren und ins tägliche Leben zu integrieren. Ein Körperteil mit einem ausgedehnten Lymphödem ist weder für die Patienten noch seine Angehörigen »schön«, es kann nicht »versteckt« werden, und die Funktion des betroffenen Körperteils kann stark beeinträchtigt sein.

Um das normale Aussehen und die Funktion der Extremitäten solange wie möglich zu erhalten, müssen kurzfristige und langfristige Ziele gesetzt werden. Die folgenden Hinweise können Pflegenden wie Patienten als Orientierung dienen. Zusätzliche schriftliche Informationen* sollten dem Patienten nur im Anschluss an ein Gespräch mitgegeben werden.

* Schriftliche Merkblätter sind bei verschiedenen Organisationen erhältlich (s. Anhang: Wichtige Adressen).

Hinweise zur Prophylaxe von postoperativen Lymphödemen

- Bis zur Wundheilung den Patienten zu besonderer Vorsicht anhalten:
  - Keinen übermäßigen Zug auf die Wunde ausüben
  - Flexion/Abduktion der operierten Seite >45° vermeiden
  - Vorsicht beim Hochziehen am hängenden Bettbügel
  - Keine Gewichtsgymnastik durchführen
- Im weiteren Verlauf keine übermäßige Ruhigstellung fördern. Sobald der Patient wieder seine normalen täglichen und sportlichen Aktivitäten ausübt, ist keine spezielle Gymnastik mehr notwendig
- Änderungen frühzeitig erfassen (s. ▶ Abschn. 24.4.2)
- Allzu anstrengende Hausarbeit (z. B. Frühjahrsputz) oder stark belastende sportliche Aktivitäten sind zu meiden

Vorsichtsmaßnahmen bei Risikopatienten ohne Lymphödem

- Alle Instruktionen und Informationen sollten den Betroffenen normale ATL erlauben und helfen, unnötige Ängste zu vermeiden.
- Von Injektionen und Blutentnahme am betroffenen Körperteil (auch Akupunktur) wird wegen fehlender Studien z. Zeit noch abgeraten (s. ▶ Abschn. 24.4.3)
- Quetschungen, Schnitt- und Schürfwunden sowie Verbrennungen sollen gezielt vermieden werden. Bei Haushalts- und Gartenarbeiten sollen daher Arme, Hände und/oder Füße geschützt werden
- Sorgfältige Hand- und Fußnagelpflege betreiben; Nägelkauen vermeiden und Vorsicht bei Nagelhautentfernung. Eventuell Fachhilfe einbeziehen, z. B. zur Fußpflege
- Auf Anzeichen von Hautveränderungen oder -entzündungen (Erysipel) achten

Hinweise zur Pflege bei Lymphödem

- Nur *im Frühstadium* des Lymphödems (Abb. 24.3) ist eine Hochlagerung der betroffenen Extremität mit Hilfe von Kissen, Decken, Schaumstoff usw. z. B. beim Fernsehen, auf längeren Reisen oder im Liegen sinnvoll (z. B. Unterarm ca. 45° höher als Oberarm).
  Cave: Erhöhung des Armes über längere Zeit könnte zu Problemen der Schulterbeweglichkeit führen. Bei fibrosiertem Gewebe bringt eine Höherlagerung keinen Nutzen
- Allgemeine Schonung: Einschränkungen in angemessenem Maße:
  - Allzu schwere Hausarbeit (z. B. stundenlanges Fensterputzen) oder anstrengende Sportarten sind zu meiden
  - Vermeidung übermäßiger Beanspruchungen des betroffenen Körperteil (z. B. schweres Tragen)
- Einschränkung medizinischer Anwendungen:
  - Keine Injektionen und Blutentnahmen am betroffenen Körperteil, auch keine Akupunktur
  - Keine Blutdruckmessung am betroffenen Körperteil
  - Klassische Massage (Knetmassage) an der betroffenen Extremität vermeiden

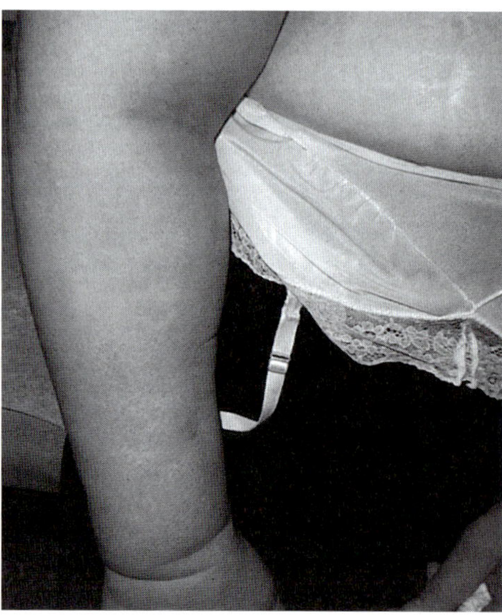

Abb. 24.3. Frühstadium eines Lymphödems. (Abt. für Onkologie, Universitätsspital Zürich)

- Vorsichtsmaßnahmen zum Schutz vor Verletzungen (s. o.) bei Arbeit und Körperhygiene beachten:
  - Schutzvorkehrungen bei Haus- und Gartenarbeiten
  - Sorgfältige Hand- und Nagelpflege
  - Benutzung elektrischer Rasierapparate statt Klingen, um kleine Schnittwunden zu vermeiden
- Auf sorgfältige Hautpflege und Hautschutz achten:
  - Um den Säureschutz der Haut zu bewahren, pH-neutral-Pflegeprodukte zum Waschen und zum regelmäßigen Eincremen/Einfetten benutzen.
  - Temperaturextreme vermeiden: keine Eisbeutel/Kompressen und keine Heizkissen benutzen
  - Vermeidung eines Sonnenbrandes
- Beachtung möglicher Anzeichen von Hautveränderungen oder -entzündungen (Erysipel). Sofort den Arzt benachrichtigen bei
  - hohem Fieber, Schüttelfrost
  - Übelkeit/Erbrechen
  - Hautrötung an der betroffenen Extremität
- Auf eine günstige Körperhaltung achten. Den Patienten über mögliche Körperlagerungen und Hilfsmittel instruieren
- Hilfe beim Anziehen von Kompressionsstrümpfen, damit die Funktion gewährleistet ist (s. ► Abschn. 24.4.4)
- Vermeidung eng sitzender Kleidung (BH, Kragen, Gürtel, usw.) und einengenden Schmucks (z. B. Fingerringe)

Maßnahmen bei offenen Läsionen

- Offene Hautstellen gründlich säubern (Infektionsprophylaxe)
- Bei andauerndem Flüssigkeitsausfluss (Lymphorrhoea) soll ein nichtklebender Verband appliziert werden; evtl. Benutzung von z. B. Aquacell-Kompressen
- Für genitale und perineale Wunden spezielle Unterwäsche bestellen
- Zur Fixierung der Verbände hautfreundliche Heftpflaster verwenden oder je nach Hautbeschaffenheit ganz meiden, Netzverband benutzen
- Auf Anzeichen eines Erysipels (s. o.) achten

Maßnahmen bei fortgeschrittenem Lymphödem

- Besonders bei fortgeschrittenem Lymphödem (■ Abb. 24.4) ist eine multidisziplinäre Behandlung in Betracht zu ziehen, da die Patienten unter den drastischen Veränderungen ihres Körperbildes vielfältig leiden. Physische und psychische Probleme sind z. B. passende Kleidung, insbesondere in der Freizeit/Sommerzeit, Veränderungen in der Partnerschaft und der Sexualität; Probleme im Berufsleben
- Alle Verletzungen der betroffenen Extremität vermeiden (s. o.)
- Auf sorgfältige Hautpflege achten
- Prüfung der gesamten Körperhaltung hinsichtlich des Übergewichts der betroffenen Extremität und Korrekturen entsprechender Fehlhaltungen. Direkte Unterstützung geben, z. B. durch breitflächige Armschlinge usw.
- Beurteilung der Einschränkung der täglichen Abläufe des Patienten und entsprechende Unterstützung anbieten:
  - Beratung für notwendige Änderungen der Kleidung, z. B. einzeln Ärmel oder Hosenbein vergrößern, Spezialanfertigung von Schuhen
  - Sozialberatung in Anspruch nehmen (für Haushaltshilfe, Versicherungsleistungen, eventuellen Berufswechsel usw.)

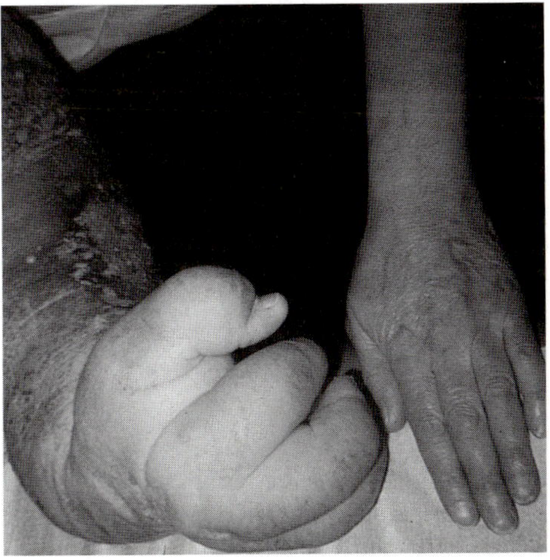

■ **Abb. 24.4.** Fortgeschrittenes Lymphödem mit Erysipel. (Abt. für Onkologie, Universitätsspital Zürich)

24.4.6 Klinische Forschung

Ein bestehendes Lymphödem ist ein chronischer Zustand. Eine kontinuierliche Unterstützung ist daher von großer Bedeutung für den Patienten und seine Angehörigen, gerade in Anbetracht des limitierten Wissens über dieses Leiden und teilweise widersprüchlicher Standpunkte zu therapeutischen Maßnahmen. Es gibt in der Literatur verhältnismäßig wenig gegenwärtige Forschung über die Inzidenz und Prävalenz von Lymphödem. Die Untersuchungszeiträume der bisherigen Studien sind meistens kurz, so dass Patienten, die 10–20 Jahre nach einer Operation kein Lymphödem entwickeln, oft nicht einbezogen werden. Publikationen beziehen sich zudem häufig nur auf Mammakarzinome.

Die Art und Ausdehnung chirurgischer Eingriffe ist variabel. Für die Diagnosestellung existiert kein einheitlicher Standard, die Angaben schwanken zwischen 2 % und 89 %. Ebenso gibt es keinen einheitlichen Messstandard, um den pathologischen Grad von Umfangsvergrößerungen definieren zu können.

24.5 Infektion mit Herpes zoster/Herpes simplex

Bei immunsupprimierten Tumorpatienten besteht immer die Gefahr einer Infektion durch Bakterien, Pilze oder Viren. Auch die Haut kann befallen werden, oft durch Viren der Herpesgruppe. Am häufigsten sind Herpes-simplex- und Herpes-zoster-Infektionen.

24.5.1 Herpes simplex

Einer der am weitesten verbreiteten Virusstämme ist das Herpes-simplex-Virus (HSV). Es wird in zwei Gruppen unterteilt:

- Herpes simplex 1 (HSV-1) und
- Herpes simplex 2 (HSV-2).

Infektionen mit HSV-1 sind gewöhnlich charakterisiert durch einen lokalen Befall der Haut im Bereich der Lippen- und Nasenregion (Herpes labialis), doch können auch Mund- oder Ösophagusschleimhaut befallen werden.

HSV-2 verursacht Infektionen der Anogenitalregion: Schamlippen, Gebärmuttermund, Glans, Penis, Vorhaut. Bei beiden Geschlechtern können Oberschenkel, Gesäß- und Analregion betroffen sein (Herpes genitalis).

Patienten, die noch nie mit dem Virus in Kontakt gekommen sind, erleiden eine Erstinfektion; die Rezidive entstehen durch eine Reaktivierung des latent in den regionalen Nervenganglien persistierenden Virus. Fieber, psychische Belastungen und Stresssituationen scheinen beim Ausbruch von Rezidiven eine Rolle zu spielen.

! Bei Morbus Hodgkin (Lymphogranulomatose) und Non-Hodgkin-Lymphomen besteht ein erhöhtes Risiko für das Auftreten einer HSV-Virämie (Zirkulation und Verbreitung von HSV im Blut), ebenso können bei immunsuppressiver Therapie, v. a. mit Kortikosteroiden, generalisierte HSV-Infektionen auftreten.

Verlauf

Noch bevor die lokalisierte Infektion überhaupt sichtbar wird, kann sich die Infektion durch Kopfschmerzen und allgemeines Unwohlsein bemerkbar machen. Am Ort der Hautinfektion verspürt der Patient oft zuerst ein Jucken, Brennen oder Ziehen. Die typischen Bläschen können wenige Stunden oder auch erst 1–2 Tage nach Virusaktivierung auftreten und nehmen dann an Größe zu. Der flüssige Inhalt der Bläschen enthält aktive Viren und ist deshalb infektiös. Die betroffenen Regionen sind sehr empfindlich gegenüber äußeren Einflüssen und gewöhnlich schmerzhaft. Die Austrocknungsphase (Abheilung), mit oder ohne Ruptur der Bläschen, ist für den Patienten besonders unangenehm, da die Krusten oder Ulzerationen bei Bewegungen oder beim Essen aufbrechen können. Dies verursacht zusätzliche Schmerzen und bietet auch eine Eintrittspforte für Bakterien und Pilze und damit die Gefahr von Superinfektionen.

Bei einem Rezidiv der HSV-Infektion treten zunächst meist keine allgemeinen Symptome auf. Komplikationen können Dissemination und/oder Organbefall sein, z. B. Herpes-Enzephalitiden. Dies ist jedoch bei Tumorpatienten relativ selten.

HSV-2-Infektionen können für die sexuellen Beziehungen des Patienten ein ernstes Problem darstellen.

Medizinische Maßnahmen

Die Diagnose wird aufgrund der körperlichen Untersuchung gestellt, evtl. können zusätzlich histozytologische, serologische und Zellkulturuntersuchungen erfolgen.

Bis heute ist noch keine Prävention von HSV-Infektionen möglich. Auch ist noch keine Methode verfügbar, die latent in den Nervenganglien persistierenden Viren zu eliminieren.

Zur Behandlung können z. B. folgende Medikamente eingesetzt werden:

- Aciclovir; Acyclovir (z. B. Zovirax),
- Tromantodin-Salbe nach Verordnung (nur in der Prodromalphase). Zur Erreichung bestmöglicher Resultate sollte die Therapie möglichst frühzeitig begonnen werden. Rein symptomatisch wirken diverse Präparate auf Zinkbasis.

24.5.2 Herpes zoster

Herpes zoster wird durch das Varizella-zoster-Virus verursacht (verwandt mit Herpes-simplex-Virus). Die Erstinfektion manifestiert sich in Form von Varizellen (Windpocken). Nach Exposition und darauf folgender Infektion entwickelt der Organismus Antikörper. Die meisten Viren werden zerstört, einige überleben jedoch in den Nervenganglien und verbleiben dort in der Latenz bis zum Zeitpunkt einer Reaktivierung. Der genaue Mechanismus der Reaktivierung ist unklar. Die Reaktivierung wird als Herpes zoster oder »Gürtelrose« bezeichnet.

Eine erhöhte Inzidenz von Herpes zoster wird bei immungeschwächten Patienten beobachtet. Das größte Risiko besteht bei:

- Morbus Hodgkin,
- Non-Hodgkin-Lymphomen,
- chronisch lymphatischer Leukämie,
- Plasmozytom,
- Chemotherapie oder Radiotherapie,
- Knochenmarktransplantation,
- Steroidtherapie.

Verlauf

Herpes zoster wird durch folgende 4 Phasen charakterisiert:

- *Prodromalphase* ohne sichtbare Läsionen, mit Fieber und Unwohlsein, Auftreten von lokalen Schmerzen, Juckreiz oder Sensibilitätsstörungen in den betroffenen Körperregionen.
- *Eruptionsphase (Exanthem)* mit dem Auftreten von erythematösen Flecken innerhalb der betroffenen Dermatome sowie von gruppierten Bläschen, die anschließend verkrusten (▫ Abb. 24.5); Konfluieren der Bläschen zu großen Blasen (evtl. hämorrhagisch oder nekrotisierend), Fieber, Kopfschmerzen, Unwohlsein, Schüttelfrost, evtl. Lymphknotenschwellungen, evtl. mit starken lokalen Schmerzen.
- *Dissemination* (bei stark immungeschwächten Patienten) mit evtl. verstreuten Läsionen über den ganzen Körper; im Rahmen einer Virämie können selten auch innere Organe betroffen sein.
- *Postherpetische Neuralgien* erleben ca. 10–15 % der Patienten, scheinbar häufiger bei älteren Patienten, auch je nach Ausbreitung und Dauer des Exanthems.

Schmerzen an den Stellen der abgeheilten Läsionen können über lange Zeit anhalten (bis zu einem Jahr oder länger). Analgetika sind meist nicht sehr wirksam. Bei offenen Läsionen besteht das Risiko von Superinfektionen mit Bakterien oder Pilzen. Bewegungsübungen bei immobilen Patienten mit Herpes zoster müssen vorsichtig ausgeführt werden, um an Bläschen oder Krusten keine zusätzlichen Verletzungen oder Risse zu verursachen.

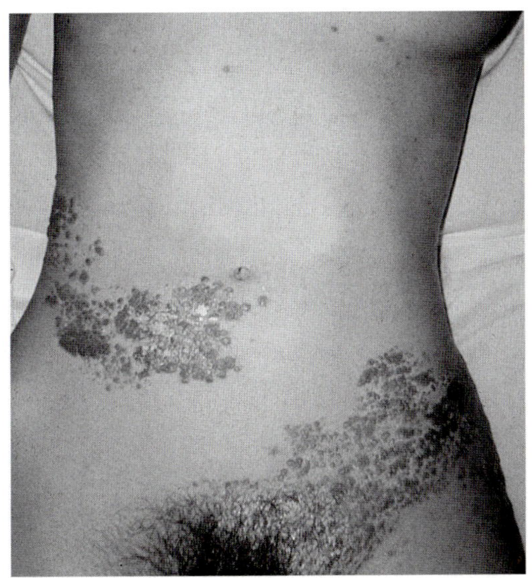

▫ **Abb. 24.5.** Herpes zoster in der Eruptionsphase. (Abt. für Onkologie, Universitätsspital Zürich)

> **!** **Ein Patient mit Herpes zoster ist infektiös für alle Personen, die noch keine Windpocken gehabt haben oder deren Immunsystem geschwächt ist. Die Übertragung erfolgt durch direkten Kontakt mit dem Wundsekret. Ein Rezidiv des Herpes zoster kann bei immungeschwächten Patienten auftreten.**

Medizinische Maßnahmen

Die Diagnose wird aufgrund der Anamnese, der körperlichen Untersuchung, der charakteristischen Prodromalzeichen und/oder des Vorliegens von Läsionen gestellt. Zusätzlich kann das Virus in Zellkulturen nachgewiesen werden.

Die Therapie einer Herpes-zoster-Infektion besteht gewöhnlich in einer antiviralen Medikation und im Absetzen einer eventuellen systemischen Chemotherapie. Ohne antivirale Therapie heilt die Krankheit gewöhnlich innerhalb von ungefähr 4 Wochen ab. Antivirale Medikamente werden angewandt, um die Eruptionsphase abzuschwächen und Symptome zu lindern.

Bei schwer immunsupprimierten Patienten sollte zur Prävention einer möglichen Dissemination eine medikamentöse antivirale Therapie durchgeführt werden mit:

- *Aciclovir* p. o. 5-mal 800 mg/Tag über mindestens 7 Tage oder – je nach Zustand – i. v. 5–10 mg/kgKG alle 8 h. Aciclovir hat bezüglich rezidivierender Herpesvirämien bei immungeschwächten Patienten prophylaktische Wirkung gezeigt. Besondere Beachtung wurde dabei Patienten nach allogener Knochenmarktransplantation geschenkt;
- *Valacyclovir* (z. B. Valtrex) p. o. 2-mal 1000 mg/Tag für ca. 1 Woche;
- *Famcyclovir* (z. B. Famvir) p. o. 3-mal 500 mg/Tag für ca. 1 Woche; die Behandlungsdauer wird vom Arzt festgelegt.

Die lokale Behandlung der Hautbläschen, z. B. mit »Schüttelmixtur« oder anderen Präparaten auf Zinkbasis, wirkt lokal kühlend und schmerzlindernd, fördert die Austrocknung der Blasen und hilft, eine Superinfektion zu verhüten. Topische antimikrobielle Medikamente sind bei ulzerierenden oder gangränösen Läsionen indiziert.

Eine Isolation ist nicht unbedingt notwendig. Als Infektionskrankheit ist Herpes zoster jedoch ein Risiko für andere immungeschwächte Patienten. Eine Ansteckungsgefahr besteht auch für das Pflegepersonal, falls keine frühere Varizelleninfektion durchgemacht wurde. Für solche Situationen sollen Schutzmaßnahmen getroffen werden.

Für die Symptomkontrolle der postherpetischen Neuralgien: neuere Studien berichten, dass die lokale Applikation von 5% Lidocain Pflastern hilfreich sein kann.

24.5.3 Pflegerische Maßnahmen bei Herpes zoster/Herpes simplex

Ziel aller pflegerischen Maßnahmen bei Herpes simplex oder Herpes zoster ist die möglichst weitgehende Linderung von Schmerzen und Juckreiz, die Verhinderung von Komplikationen und/oder Ausbreitung der Infektion auf andere und die Unterstützung von Patient und Angehörigen während der Erkrankung.

Hinweise zur Pflege bei Herpesinfektionen

Eindämmung des Infektionsrisikos

- Anweisung an immungeschwächte Patienten, den Kontakt mit infizierten Personen zu meiden, z. B. Kinder mit offenen Bläschen
- Bei Risikopatienten nach Prodromalzeichen und Auftreten von Läsionen Ausschau halten
- Während einer Schwangerschaft Kontakt mit *Herpes-zoster*-infizierten Patienten vermeiden

Beurteilung der Haut

- Läsionen untersuchen:
  - typisch sind Bläschen, Erosionen und Krusten
  - typisch bei Herpes zoster sind gruppierte Bläschen
- Bei nässenden Läsionen: Farbe, Beschaffenheit und Menge des Sekrets dokumentieren

Juckreiz

- In der Prodromalphase lokale Therapien anwenden:
  - kühle Umschläge (je nach Wunsch des Patienten)
  - Auftragen verordneter Medikamente
- Offene Läsionen solange wie möglich ohne Abdeckung an der Luft lassen; danach mit sterilem, weichem und möglichst nichthaftendem Verband abdecken
- Verordnete Antihistaminika, Antipyretika und evtl. Sedativa verabreichen

Schmerzhafte Läsionen: Minimierung der Beschwerden

- Verabreichung der verordneten systemischen Schmerzmittel (wegen möglichen Juckreizes und Schwitzens evtl. opiathaltige Medikamente vermeiden)
- Lokale Linderung durch kühle bis lauwarme Umschläge; manche Patienten empfinden sehr kühle Umschläge als wohltuend
- Umschläge mit NaCl 0,9 % auflegen, danach vorsichtig abtupfen
- Verordnete topische Medikamente auf die betroffenen Hautstellen auftragen
- Vermeidung von okklusiven und klebenden Verbänden
- Ablenkung, Entspannungsübungen, Abwechslung im Pflegealltag bieten

Verkrustete Läsionen

- Weite, bequeme Kleidung empfehlen, auch nachts mechanische Reize vermeiden durch einengende Pyjamas usw.
- Kein Debridement der Krusten!
- Speziell bei Herpes zoster Bettrahmen verwenden, der die Bettdecke hochhält

Superinfektion

- Zur Prävention einer Superinfektion (je nach Lokation der Läsionen):
  - Sorgfältig auf Zeichen einer Superinfektion achten (erhöhte Temperatur, eitriges Sekret)

▼

- Aufbrechen der Läsionen vermeiden: Fingernägel kurz schneiden, wenn nötig Baumwollhandschuhe tragen lassen
- Läsionen mit trockenen, sterilen nichthaftenden Verbänden abdecken
- Zur Verhinderung einer Einschleppung pathogener Keime gewissenhafte Händedesinfektion und Hautpflege, Intimpflege nach Ausscheidungen, Vermeidung eines Blasenkatheters falls irgend möglich, Kürzen lokaler Behaarung (z. B. Schamhaar bei HSV-2), falls es schwierig ist, die Läsionen sauberzuhalten

Bei konfluierenden Blasen:
- Verband trocken und steril halten, häufig wechseln
- Unbedingt nichthaftende Verbandsmaterialien verwenden!

Generalisierung und Augenbeteiligung

Bei Herpes simplex den Arzt über Zeichen von Pneumonie oder Enzephalitis informieren

Bei Herpes zoster den Arzt verständigen, wenn Bläschen außerhalb des befallenen Dermatoms oder der anderen Körperseite auftreten

Bei Bindehautreizung den Arzt informieren

Information des Patienten/der Angehörigen

Erfassung des Informationsstandes des Patienten über Herpesinfektionen und Abbau von Missverständnissen, z. B. bezüglich Ansteckungsgefahr, soziales Stigma

Erläuterung der Charakteristika der Erkrankung und der Therapie

Verhaltensregeln erläutern:

Vermeidung von Sonnenexposition

Vermeidung von direktem Hautkontakt mit dem infizierten Körperteil und mit infizierten Gegenständen

Vermeidung von Küssen (HSV-1) und Geschlechtsverkehr während der akuten Phase der Infektion

Postherpetische Neuralgien

Erfassung der Schmerzbeschreibung; Schmerzaussagen nicht in Frage stellen (man kann der Haut nicht ansehen, was der Patient darunter empfindet)

Bei Herpes zoster Vermeidung von Reibung durch die Kleidung:

Lockere, gut waschbare Kleidung über den schmerzhaften Stellen tragen

Hautverträgliche Gewebe wählen (keine kratzenden Wollkleider, keine rauhen Oberflächen)
- Seidene Tücher zwischen Haut und Kleidungsstück einlegen

Analgetika und Anxiolytika nach ärztliche Verordnung verabreichen

Dem Patienten Möglichkeiten zur Ablenkung und Entspannung anbieten

Evtl. nach Abheilung der Läsionen lokal hyperämisierende Salbe applizieren

Evtl. lokal anästhesierende Salbe (z. B. 2 % bis 5 % Lidocain) auftragen

Eventuell Eisapplikation nach Abheilung der Läsion (s. ► Kap. 19 Schmerz)

Vorsicht mit Capsaicin Salbe (aus Chilischoten hergestellt): eine anästhesierende Wirkung ist bisher nicht bewiesen; Patienten berichten über ein zusätzlich starkes Brennen auf ihrer Haut

24.6 Pruritus

Pruritus (Juckreiz) ist eine unangenehme, störende Hautempfindung, die von dem starken Bedürfnis zu kratzen begleitet ist. Der Ausdruck stammt von dem lateinischen Wort »pruire« (= jucken). Pruritus wird durch dieselben Nervenfasern vermittelt, die auch Schmerz fortleiten. Die innere oder äußere Stimulation der Nervenendigungen bewirkt einen Zustand erhöhter Reizbarkeit. Der Juckreiz führt zur Kratzreaktion, die den Juckreiz oftmals noch verstärkt – und somit kommt es zu einem Teufelskreis. Das starke Kratzen kann dann zur Zerstörung der Hautintegrität führen. Die Stimuli können durch innere oder äußere Faktoren verstärkt werden:
- Dilatation der Kapillaren (Wärmewirkung),
- Gewebehypoxie,
- chemische Reizstoffe,
- trockene Haut,
- psychologische Ursachen, z. B. Angst.

Die Hautempfindung »Pruritus« ist schwierig zu lokalisieren und präsentiert sich gewöhnlich als

Missempfindung in einem ganzen Hautbezirk. Wie bei Schmerzen ist die Erfassung dieser Empfindung sehr subjektiv. Meist ist der Juckreiz reversibel. Dies ist psychologisch gesehen ein äußerst wichtiger Punkt, da der Patient beruhigt werden kann.

Ursachen von Pruritus

- Aufreten bei verschiedenen Tumorkrankheiten, z. B.:
  - M. Hodgkin
  - Non-Hodgkin-Lymphom
  - Plasmozytom (multiples Myelom)
  - Leukämie
  - Kutane T-Zell-Lymphome
  - Polycythämia vera
- Unbekannte direkte physiologische Ursachen
- Folge von Radiotherapie, Chemotherapie. Biotherapie oder Opiattherapie, GUHD
- Andere Zusammenhänge, z. B. durch trockene Haut:
  - Biliäre Obstruktion (Verschluss der Gallenwege)
  - Nierenversagen
  - Diabetes mellitus
  - Allergische Dermatitis (auch medikamenteninduziert)
  - Hohes Alter
  - Veränderungen der Haut vor dem Sterben

24.6.1 Medizinische Maßnahmen

Die medizinischen Maßnahmen bei Pruritus zielen zunächst darauf, die Grundkankheit zu behandeln. Die symptomatische Behandlung des eigentlichen Juckreizes umfasst die systemische und topische Anwendung von Kortikosteroiden, Antihistaminika sowie verschiedener Cremes und Lotionen. Bei starkem, lang anhaltendem Juckreiz können Anxiolytika oder andere Psychopharmaka eingesetzt werden.

24.6.2 Pflegerische Maßnahmen

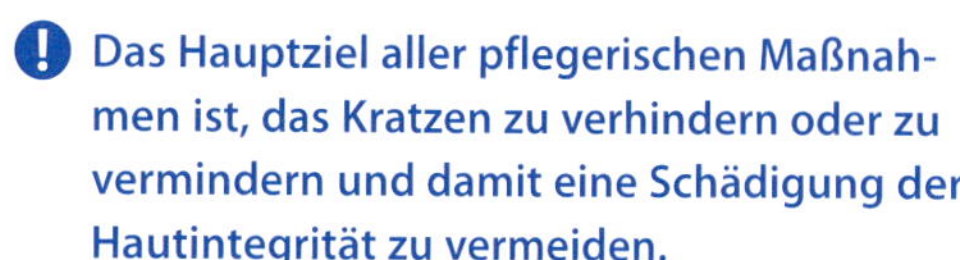

Das Hauptziel aller pflegerischen Maßnahmen ist, das Kratzen zu verhindern oder zu vermindern und damit eine Schädigung der Hautintegrität zu vermeiden.

Die Erfassung und Beurteilung von Tumorpatienten mit Pruritus bezieht sich auf die Identifikation von Hochrisikopatienten (z. B. bei M. Hodgkin) und von Faktoren, die den Drang zu kratzen beeinflussen (z. B. Zunahme bei Hitze). Obwohl die individuelle Ausprägung des Juckreizes variiert, ist er gewöhnlich am stärksten in der Nacht bei Fieber, im Perineum und bei allgemein trockener Haut. Für die Pflegeplanung ist die tägliche Beurteilung folgender Punkte wichtig:

- Lokalisation des Juckreizes,
- verstärkende Faktoren, die gelindert oder vermieden werden können,
- Häufigkeit, Dauer und Intensität des Juckreizes,
- Beurteilung der Haut:
  - Beschaffenheit, Temperatur, Farbe,
  - (Art der) Kratzspuren,
  - Hautschäden (offene Wunden, Pusteln, Schorf),
  - Verdickung und Hervorhebung der Hautlinien.

Eine schriftliche Dokumentation dieser Befunde ist für die pflegerische Kontinuität sehr hilfreich.

Hinweise zur Pflege bei Pruritus

Trockene Haut

Gewährleistung optimaler Hydrierung:
- Adäquate Flüssigkeitszufuhr (bei Bedarf bis zu ca. 3 l/Tag anbieten) und adäquate Ernährung
- Gute Raumfeuchtigkeit (ca. 30–40 %)
- Fettreiche Cremes oder Salben auftragen
- Kein übermäßiges Baden und nicht länger als eine halbe Stunde; evtl. Ölbäder

Vasodilation

Reduzierung körperlicher Anstrengung wegen Schwitzen und Überwärmung

▼

- heiße Bäder vermeiden; Bade- und Duschwasser sollten kühl bis lauwarm sein (wie es dem Patienten angenehm ist)
- Von Sauna und Dampfbädern abraten
- Für leichte Baumwollkleidung bzw. Patientenwäsche sorgen, Baumwollbettwäsche benutzen
- Kühle, nasse Umschläge am Ort des Juckreizes auflegen (ca. 20 min); die Haut trocknen lassen und bei Bedarf wiederholen
- Alkoholische Getränke reduzieren oder vermeiden
- Für eher niedrige Raumtemperaturen sorgen

Störung der Hautintegrität

- Fingernägel kurz schneiden und für saubere Hände sorgen (wegen Infektionsgefahr)
- Bei Bedarf dünne Baumwollhandschuhe während der Nacht tragen
- Rauhe, juckende (z. B. wollene) Kleiderstoffe vermeiden
- Nichtaggressive Substanzen ins Badewasser geben (z. B. Kleie oder Öle, Hafermehl)
- Alkalifreie Seifen oder Lotionen gebrauchen, gut nachspülen
- Haut durch Abtupfen trocknen, nicht reiben
- Bei größeren Verbänden möglichst kein Heftpflaster benutzen

Juckreiz

- Andere Möglichkeiten der Juckreizstillung versuchen:
  - *Leichte* Massage. Starkes Drücken und Massagen können den Juckreiz verstärken
  - Druck mit der Handfläche
  - Druck mit einer oder mehreren Fingerspitzen
- Kälteapplikation (Eisbeutel, nasser Lappen o. ä.) mit einer streichelnden Bewegung
- Auftragen von anästhesierenden Gels oder Creme, z. B. Lidocaine 2 % oder EMLA-Creme
- Wasserlösliche Cremes, evtl. auf Mentholbasis, verwenden (nur auf intakten Hautstellen!)
- Lindernde Bäder mit Zusatz, z. B. Badeöle, Kleie, Hafermehl, etc.
- Unparfümierte Hautpflegeprodukte verwenden
- Scharfe Kleiderwaschmittel meiden, Wäsche sehr gut spülen
- Kleiderstücke aus rauem Stoff oder Polyester vermeiden

▼

- Zusätzliche Reibung durch eng anliegende Kleidungsstücke, z. B. Bügel-BH, Jeans vermeiden

Nervosität und Angst

- Bewältigung von Juckreizepisoden und psychologischen Zustand des Patienten bei schweren Juckreizepisoden beurteilen, besonders wenn keine Linderung eintritt
- Positives Verhalten dem Patienten gegenüber zeigen, kein Tadeln wegen Kratzens
- Entspannungstechniken anwenden
- Ablenkungsmethoden anwenden
- Verabreichung der verordneten Beruhigungsmittel
- Dem Patienten zu verstehen geben, dass man versucht, weitere Maßnahmen zu treffen
- Häuslich tätige Pflegende über Zustand und eingeführte Maßnahmen orientieren, falls der Patient zu Hause gepflegt wird

24.7 Hautveränderungen als Folge einer Radiotherapie

Schwere Hautschäden durch Strahlentherapie sind in den letzen Jahren stark zurückgegangen. Dennoch sind pflegerische Maßnahmen notwendig, um Hautschäden vorzubeugen bzw. die – wenn auch selten – auftretenden Reaktionen zu behandeln. Auch sollte der Patient über die möglichen Begleiterscheinungen der Strahlentherapie und über Behandlungsmöglichkeiten informiert werden, denn nach wie vor haben viele Personen falsche Vorstellungen von dieser Therapieform, die oft noch mit »Verbrennungen« in Verbindung gebracht wird.

24.7.1 Ursachen

Auch wenn die Haut nicht das Zielorgan der Bestrahlung ist, so muss sie dennoch durchstrahlt werden, um tiefer liegende Strukturen zu erreichen. Ebenso ist beim Wiederaustritt der ionisierenden Strahlen aus dem Körper die Haut betroffen. Die Gewebeveränderungen werden beeinflusst durch:

- die totale Strahlendosis,
- die Höhe der Einzeldosen,
- den Zeitabstand zwischen den einzelnen Bestrahlungen,
- Strahleneigenschaften und -energie,
- die Lokalisation der bestrahlten Region,
- multimodale Therapie (z. B. Strahlentherapie plus Chemotherapie).

Die hohe Strahlensensibilität der Haut beruht auf der Teilungsaktivität der Hautzellen. Sehr empfindlich sind auch die betroffenen Gefäße, weniger Muskeln und Nervenzellen. Einige Körperregionen reagieren aufgrund ihrer Gewebestruktur oder ihrer anatomischen Lokalisation besonders sensibel auf die Einflüsse einer Strahlentherapie. Bereiche hoher Strahlenempfindlichkeit sind z. B. :

- Hautfalten infolge der Feuchtigkeit und der Reibung (Axilla, Leiste, unter den Brüsten, Gesäßspalte, Perineum, Gesicht); Schleimhaut siehe ▶ Kap. 25
- Stellen mit dünner, weicher Haut (Axilla, Leiste, Perineum);
- entzündete oder infizierte Hautstellen;
- durch Unfall oder chirurgischen Eingriff traumatisierte Areale;
- Regionen mit verminderter vaskulärerVersorgung.

Hautschäden können zusätzlich durch den Hauttyp, das Alter sowie äußere Reize begünstigt werden.

24.7.2 Verlauf

Die *akuten* Hautreaktionen treten meist in einem Zeitraum von 1–6 Wochen nach Therapiebeginn auf. Sie können einen progressiven Verlauf nehmen, der in Abhängigkeit von der applizierten Dosis in 4 Stadien eingeteilt wird (s. Übersicht). Trotz kompletter Heilung der akuten Hautschäden und »normal« aussehender Haut besteht immer das Risiko irreversibler, später auftretender Hautveränderungen. Die Stärke der akuten Reaktion entspricht nicht unbedingt den späteren Veränderungen!

Stadieneinteilung der akuten Hautreaktionen auf Bestrahlung

- *Stadium 1:* Gesamtdosis ca. 20–30 Gy (bei normaler Fraktionierung à 2 Gy pro Sitzung):
  - Erythem (entzündliche Rötung des Bestrahlungsfeldes, bedingt wahrscheinlich durch Kapillarerweiterung), ähnlich wie ein Sonnenbrand ersten Grades
  - Evtl. leichtes Ödem im Bestrahlungsfeld
  - Minimaler Schaden; die Therapie wird weitergeführt
- *Stadium 2:* Gesamtdosis ca. 30–40 Gy:
  - Zusätzlich zur Entzündungsreaktion im bestrahlten Hautareal trockene Desquamation (Abschuppung oder trockenes Schälen der obersten Hornschicht der Haut)
  - Häufig Juckreiz oder leichtes Brennen
  - Beginnender Haarausfall im Behandlungsfeld
  - Die Therapie wird gewöhnlich weitergeführt
- *Stadium 3:* Gesamtdosis ca. 40–50 Gy:
  - Entzündungsreaktion, Ödem und nässende Desquamation im bestrahlten Hautareal (weil die Zellen der Epidermis zu diesem Zeitpunkt nicht ersetzt werden, wird die Dermis offengelegt und produziert seröses Sekret)
  - Blasenbildung (entsprechend einem Sonnenbrand zweiten Grades)
  - Lokale Schmerzen
  - Der erlittene Hautschaden ist teilweise reversibel.
  - Bleibender Haarausfall im bestrahlten Gebiet.
  - Die Therapie wird evtl. unterbochen, bis sich der Hautzustand wieder gebessert hat
- *Stadium 4:* Gesamtdosis ca. 65–70 Gy:
  - Suppression der Talg- und/oder Schweißdrüsenfunktion
  - Definitiver Verlust der Haare im bestrahlten Hautareal
  - Nekrosen, irreversible Schädigung

Mögliche Spätreaktionen der Haut nach Ablauf von 6 Monaten oder später)

- Hyperpigmentierung/Depigmentierung
- subkutane Fibrosierung
- verminderte oder aufgehobene Sekretionsleistung der Talg-, Schweiß- und Speicheldrüsen)
- Atrophien
- Hyperkeratosen
- Fissuren
- Teleangiektasien

24.7.3 Medizinische Maßnahmen

Mit den heutigen Methoden der Bestrahlung werden Hautschäden tunlichst minimalisiert. Die allgemeine Tendenz ist, die geplante Dosis zu applizieren und dabei eventuell kleinere Hautschäden, die während der Behandlung auftreten könnten, in Kauf zu nehmen. Bei kurativer Absicht wird die Strahlentherapie nur bei sehr schwerwiegenden Hautbefunden unterbrochen. Bei palliativer Zielsetzung (bei Schmerzen, Einflussstauungen usw.) liegen die Strahlendosen niedriger, und die Hautschäden sind im Allgemeinen geringer ausgeprägt. Eine Dosisreduktion ist der Behandlungsunterbrechung vorzuziehen, aber sie bringt andere Probleme mit sich, z. B. längere Bestrahlungszeit und damit längere Hautexposition. Die medizinischen Maßnahmen bei Hautschäden sind somit symptomatischer Natur.

24.7.4 Pflegerische Maßnahmen

Die pflegerischen Maßnahmen bei Hautschäden nach Strahlentherapie richten sich nach Lokalisation, Art und Zeitpunkt des Schadens sowie danach, wie frühzeitig die Reaktion erkannt wurde. Je nach Institution kann die Hautpflege auch beträchtlich variieren. Die hier vorgestellten Maßnahmen sind zwar überall anwendbar, sollten jedoch auf die Übereinstimmung mit den hauseigenen Richtlinien geprüft werden.

Information an die Patienten und Angehörigen

Eine gute prophylaktische Hautpflege kann den Therapieerfolg stark beeinflussen. Patienten und Angehörigen sollten neben einer mündlichen Anleitung für die Selbstpflege auch noch schriftliche Instruktionen mitgegeben werden. Weil viele Bestrahlungstherapien ambulant durchgeführt werden, sind diese schriftlichen Informationen von Wichtigkeit.

! Grundregel ist, dass die Haut solange wie möglich trocken und geschlossen bleiben soll, um Infektion, Schmerz und ein verändertes Körperbild zu vermeiden oder zu mindern.

Die Haut sollte bei jeder Geegenheit auf folgende Veränderungen untersucht werden:
- Hautfarbe,
- Hauttrockenheit,
- Temperatur,
- Schmerzempfindlichkeit,
- Juckreiz,
- Belag/Infektion.

Sowohl die Ein- als auch die Austrittsstelle der Strahlung muss inspiziert werden. Erforderlich ist eine regelmäßige (tägliche) Hautkontrolle nach jeder Sitzung, denn je nach Größe des Strahlungfelds können verschiedene Hautreaktionen gleichzeitig auftreten. Die Dokumentation der Befunde auf einem Beurteilungsblatt (evtl. mit Beurteilungsskala) ist wünschenswert, um ein kontinuierliches Bild vom Verlauf und Schweregrad der Veränderung zu erhalten.

Durch Bestrahlung verursachte akute Hautveränderungen heilen wieder. Die pflegerischen Maßnahmen folgen den Prinzipien der heutigen Behandlung chronischer Wunden:
- Reinigen,
- Debridement,
- Blutungskontrolle,
- Geruchskontrolle,
- Vermeidung von zusätzlichen Reizen,
- Schmerzkontrolle.

Hinweise zur Pflege bei Hautveränderungen nach Radiotherapie

Prophylaxe von zusätzlichen Reizungen und Schädigungen

- Erfassung des Bestrahlungsgebiets vor Beginn der Therapie
- Patienten und Familie über die zu erwartenden Hautprobleme informieren sowie über die Prophylaxe der *mechanischen*, *chemischen* und *thermischen* Reize
- Die folgenden Irritationsfaktoren auf der bestrahlten Hautfläche vermeiden:
  - Eng anliegende Kleidungsstücke (z. B. BH, Mieder, Gürtel, Krawatten usw.)
  - Druckstellen von Brillen oder Hörgeräten (diese ggf. polstern)
  - Rauhe, juckende Kleider, z. B. Wolle, gerippter Stoff, Kunstfasern (Baumwolle bevorzugen)
  - Tragen von Schmuck
  - Nassrasur
  - Heftpflaster
  - Direkte Sonnenbestrahlung (Tragen schützender Kleidung und auch eines Hutes, Applikation von Sonnenschutzmittel Faktor 15–30)
  - Kratzen oder starke Massage
  - Feuchte Hautfalten
  - Reizende Hautpflegeprodukte wie starke Seifen, Waschlotionen und Shampoos sowie Deodorants, Parfums, Desinfektionsmittel, Lotionen mit hohem Alkoholgehalt, Phenol, Menthol
  - Schwimmen in chloriertem oder Salzwasser während der ganzen Behandlung
  - Temperaturextreme (z. B. Heizkissen, Bettflaschen, heißer Haarfön, Eispackungen, kalte Außentemperaturen)
- Duschen ist i. Allg. möglich bei besonderer Sorgfalt im Bereich der Hautmarkierung.
- Bewährt hat sich die Applikation einer durchsichtigen, luftdurchlässigen, aber wasserdichten Hautfolie, die die Hautmarkierung schützt. Sie kann während der Bestrahlung belassen werden.

Hautreaktionen mit Erythem oder trockener Desquamation (Grad 0–1)

Über die Prophylaxe hinaus, gilt es, Folgendes zu beachten:

- Tägliche Inspektion von Ein- und Austrittsstellen
- Häufige Luftexposition
- Betroffene Stellen mit lauwarmem Wasser und evtl. alkalifreier Seife waschen; trockentupfen oder kühl fönen
- Alkoholkompressen-Tupfer, Intimtücher vermeiden
- Kühle, feuchte Kompressen (NaCl 0,9 %, Ringerspüllösung, Wasser), trockene Kühlung (z. B. umhülltes Cold-Pack oder trockenen Stofflappen aus dem Gefrierfach auf warme, gerötete Stelle legen)
- Bei starken Erythemen ist die kurzzeitge Applikation einer 1 %igen Kortikosteroidcreme (z. B. Betnovate) indiziert
- Bei *trockener Schuppung* evtl. Puder oder spezielle Lotionen (z. B. Bepanthol) in den Behandlungsintervallen anwenden
- Vermeidung von Heftpflastern am Ort der Bestrahlung
- Keine parfümierten Salben oder Cremes auf die betroffenen Hautpartien aufbringen
- Gegen Juckreiz (auch bei verminderter Schweiß- und Talgdrüsenfunktionen):
  - Kühle, trockene Kompressen auflegen (z. B. Cold-Pack)
  - Mit lauwarmem Kamillosan waschen (bis zu 3-mal/Tag); trocken abtupfen oder kühl fönen
  - Auftragen von Hautlotion oder leichte Bepuderung:
    Cave: Metallhaltige Puder verstärken die Hautreaktion!
    Cave: Die Haut muss intakt sein, denn Puder auf offenen Hautstellen ist ein hervorragendes Wachstumsmedium für Pilze und Infektionserreger!

Hautreaktionen mit nässender Desquamation (◘ Abb. 24.6) (Grad 2–3)

- Beschreibung und Dokumentation des Ausmaßes der Läsion
- Hautareal sauber halten und von Verkrustungen befreien, um die Reepithelisation zu fördern:
  - Hautstelle 1–2-mal/Tag mit Wasser, NaCl 0,9 % oder mit 1 %-igem H_2O_2 spülen; kühl trockenfönen oder sehr vorsichtig abtupfen
    Cave: Ein zu häufiger Gebrauch von H_2O_2 könnte den Reepithelisationsprozess behindern

▼

- Debridement oder Salbe auftragen (z. B. Iruxol 1–2-mal/Tag)
- Alle Verbände sollten aseptisch durchgeführt werden. Beim Verbandwechsel:
  - Den Verband vor Entfernung anfeuchten
  - Auf Zeichen einer Infektion achten
  - Auftragen von Silbersulfadiazinsalbe (z. B. Flammazine), meist 1-mal/Tag, beim nächsten Verbandwechsel Restsalbe entfernen
  - Steriles nichtklebendes Verbandmaterial anwenden, besonders zum Abdecken von Reibungsstellen
  - Körperfalten (z. B. Axilla, Ingiunalregion) mit besonderer Sorgfalt pflegen
  - Puder vermeiden! Es kann zusätzliche Hautreizungen verursachen sowie das Wachstum von Bakterien und Pilzen fördern, und es bildet sich ein unangenehmer breiartiger Belag. Falls vom Arzt verordnet, zwischen den Applikationen von Puder deshalb *unbedingt* gut spülen.
- Zur Förderung der Reepithelisation ein feuchtes Wundmilieu unterstützen:
  - Einlegen von saugfähigen, nichtklebenden Kompressen
  - Evtl. Gebrauch von hydrokolloiden Gels und Verbänden (s. u.)
  - Evtl. auftragen von Falugen Creme
- Bei großen nässenden oder schwer zu behandelnden Läsionen:
  - Chirurgisches Debridement in Betracht ziehen
  - Evtl. häufigerer Verbandwechsel; nichtklebendes Verbandmaterial verwenden (z. B. Mepithel-Gaze)

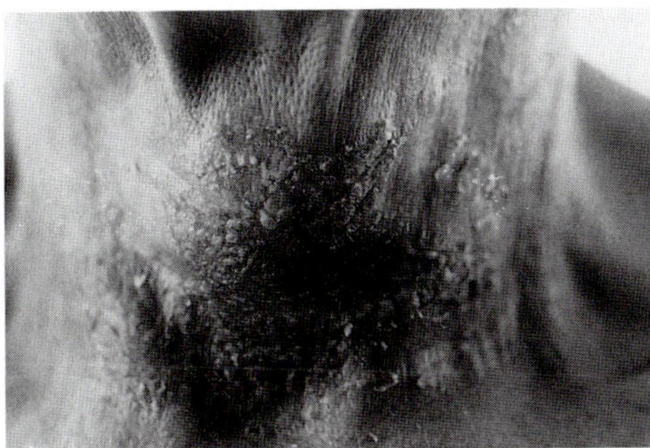

Abb. 24.6. Blasenbildung und nässende Desquamation. (Abt. für Radio-Onkologie, Universitätsspital Zürich)

- Bei Läsionen des Anogenitalbereichs:
  - Kurze lauwarme Sitzbäder (bis 5 min); kühl fönen, evtl. schützende Salbe auftragen, um Brennen beim Wasserlösen zu vermindern
  - Evtl. Spülung mit PVP-Jodlösung (Verdünnung 1:3; z. B. Braunol 2000 Lösung, 1-mal/Tag)
  - Exposition an der Luft so häufig wie möglich
- Vermeidung einer zusätzlichen Verletzung der Läsion durch Kleidungsstücke oder Leintücher
- Zu starke Wärme vermeiden, z. B. Wärmelampe, heißes Fönen
- Verabreichung systemischer Schmerzmittel nach Verordnung
- Geruchslindernde Maßnahmen durchführen (s. S. 381)

Spezielle Verbände

In einigen Radioonkologieabteilungen wird die Wundheilung mit Hilfe spezieller Verbände unterstützt. Während der normalen Reepithelisation, d. h. solange keine Infektion festzustellen ist, beobachtet man, dass eine feucht gehaltene Hautoberfläche und ein spezielles Verbandmaterial (z. B. Aquacell, Kaltostat = Kalzium-Natrium Alginate, Mepithel) den Heilungsprozess unterstützen. Der Einsatz von okklusiven Verbänden wird neu diskutiert.

Nachsorge

Nach Abschluss der Bestrahlung und wenn keine offenen Läsionen mehr vorhanden sind, wird die trockene, noch gereizte oder gerötete Haut mit Cremes oder Ölen nach Anweisung bis zur Beruhigung und Wiederherstellung der Geschmeidigkeit gepflegt. Je nach Hautverhältnis nach der Therapie ist eine mehr oder weniger häufige Nachsorge notwendig.

Bei stark nässenden Läsionen ist die Kontrolle bis zur Abheilung mehrmals in der Woche nötig.

Rasieren der bestrahlten Areale ist erst einige Wochen nach Behandlungsende wieder erlaubt. Sonnenbestrahlung ist i. Allg. zu vermeiden, nötigenfalls durch Sonnenschutzmittel mit hohem Lichtschutzfaktor zu reduzieren.

24.8 Hautveränderungen und/oder -reaktionen als Folge einer systemischen Chemotherapie

Hautreaktionen als unerwünschte Wirkungen verschiedener Zytostatika sind relativ häufig, aber meist harmlos. Systemisch treten sie oft an der ganzen Haut auf, können sich aber auch auf einzelne Hautpartien beschränken (z. B. Nagelveränderungen). Manchmal kommt es zu lokalen Reaktionen am Ort der Verabreichung. Die Ursachen sind bei vielen dieser Manifestationen unbekannt. Eine vorbestehende Hauterkrankung kann sich durch eine Chemotherapie verschlimmern (z. B. Akne) oder auch bessern (z. B. Psoriasis). Eine häufige Reaktion der Haut auf Zytostatika ist die Alopezie. Sie wird in ▶ Kap. 23 ausführlich behandelt.

24.8.1 Symptome und Ursachen

Die in den folgenden Abschnitten und Tabellen aufgeführten Medikamente sind nach alphabetischer Reihenfolge zusammengestellt. Die genannten Medikamente *können*, müssen aber nicht Reaktionen auslösen.

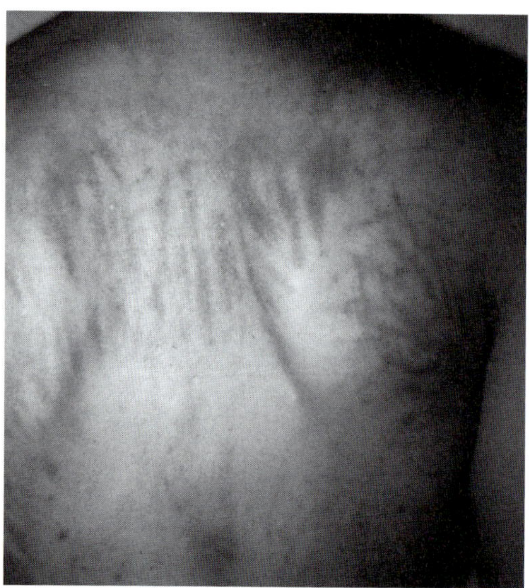

Abb. 24.7. Kratzspuren während Bleomycintherapie. (Abt. für Onkologie, Universitätsspital Zürich)

! Um im Vorgespräch bei der Information des Patienten unnötige Verunsicherung zu vermeiden, sollte betont werden, dass auch die mit Risiken behafteten Medikamente nicht zwangsläufig zu Schädigungen führen.

Hyperpigmentation

Die lokalisierte oder generalisierte Dunkelfärbung der Haut oder Schleimhaut kann bereits ca. 2–3 Wochen nach Beginn der Chemotherapie auftreten, aber auch noch 10–12 Wochen nach Abschluss der Behandlung. Ursache dieser Reaktion ist nicht dieselbe wie bei der Photosensitivität.

Häufige auslösende Medikamente*	Typische Manifestationen
Bleomycin	Manifestation besonders bei gleichzeitiger Beschädigung der Haut, z. B. durch Kratzen (Abb. 24.7)
Busulfan	Addison-ähnliche Hautveränderungen (nach längerem Gebrauch; Hyperpigmentation unter Busulfantherapie ist häufig verbunden mit anderen schweren Toxizitäten
Cyclophosphamid	Linienförmige Veränderungen der Nägel, dunkle Hautflecken (Abb. 24.8)
Daunomycin	Nägelverfärbung
Doxorubicin	Nägelverfärbung, Verdunklung der Schleimhaut in der Mundhöhle (Gingiva, Zunge, besonders bei dunkelhäutigen Personen)
5-Fluoruracil	Linienförmige Verfärbung der Haut über den Venen (keine Phlebitisreaktion), Nägel, Verfärbung der Mundschleimhaut, Abdunkeln der Haut über den Fingergelenken.

* Präparatname s. Anhang

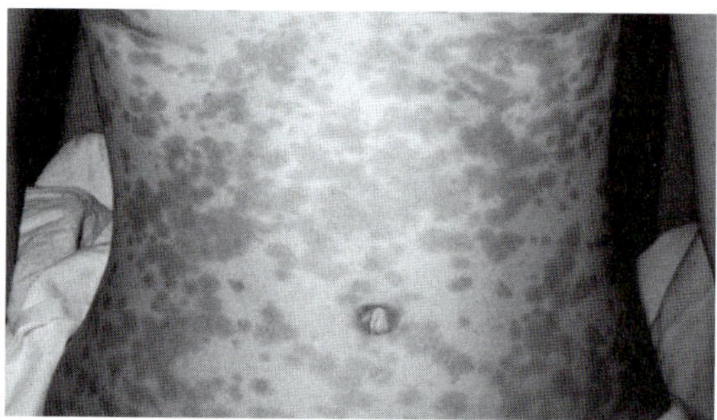

Abb. 24.8. Hyperpigmentation nach Cyclophosphamid. (Abt. für Onkologie, Universitätsspital Zürich)

Nagelveränderungen

Die Ursache dieser unerwünschten Wirkung ist unbekannt, es könnte aber ein Zusammenhang mit einer Störung der mitotischen Aktivität des Nagelbettes bestehen. Wegen dieser Wachstumsveränderung (Verlangsamung) können z. B. pigmentierte Bänder, Linien oder diffuse Hyperpigmentation sowie transversale Vertiefungen entstehen.

Häufige auslösende Medikamente*	Typische Manifestationen
Bleomycin	Pigmentierung (linienförmig), Brüchigkeit, Wachstumsveränderungen (meistens Verlangsamung)
Cyclophosphamid	Pigmentierung (linienformig)
Doxorubicin	Onycholyse (Ablösung des Nagelbettes und Verlust des Nagels) bei hoch dosierter Verabreichung in kurzen Intervallen
Docetaxel	Onycholyse, z. T. partiell
5-Fluorouracil	Flächige oder linienförmige Pigmentierung (Abb. 24.9a,b), Brüchigkeit
Paclitaxel	Brüchigkeit
Cetuximab	Paronychie (Umlauf) v. a. der großen Zehen- und Daumennägel

* Präparatname s. Anhang

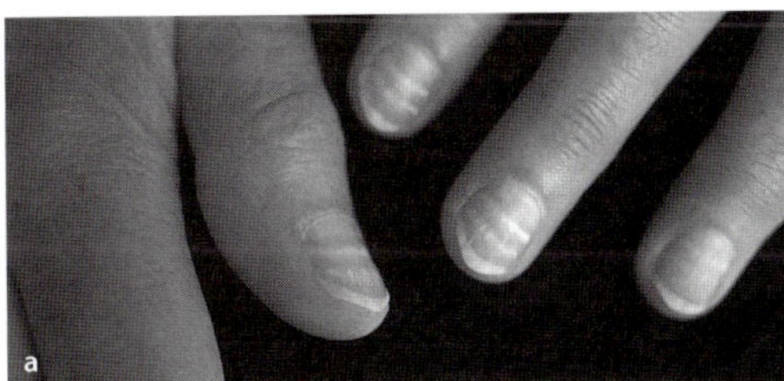

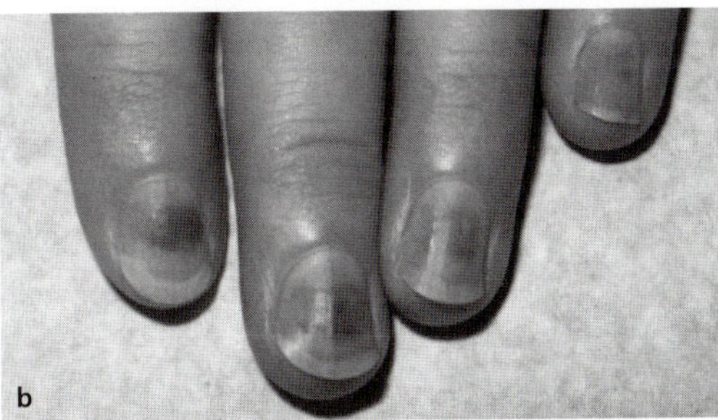

Abb. 24.9a Linienförmige und **b** flächige Nagelveränderungen während 5-Fluorouracil-Therapie. (Abt. für Onkologie, Universitätsspital Zürich)

Etwas seltener führt Daunomycin zur Onycholyse und Hydroxurea zu brüchigen Nägeln. Einige Kombinationen können mögliche Nagelveränderungen verstärken, z. B. bei VACOP-B (s. Anhang: Therapieschemata)

Hyperkeratose/Schälen

Hyperkeratose ist die Verdickung der obersten Hornhautschicht (Epidermis), besonders an Händen, Füßen oder Ellbogen, jedoch z. T. auch im Gesicht oder an Stellen von Verletzungen bzw. Druckstellen. Eventuell kommt es zu einer Störung der feinmotorischen Funktionen der Hände, wenn die Hyperkeratose mit einem Ödem verbunden ist. Typisch ist das Schälen der Haut (Abb. 24.10).

Häufigste auslösende Medikamente*	Typische Manifestatioen
All-trans Retinsäure	Schälen
Bleomycin	Hyperkeratosis an Händen, Füßen, Ellenbogen
Capecitabine	Hand-Fuß-Syndrom, Schälen
Cytosin Arabinosid	Schälen, v. a. an Händen und Füßen
Fluorouracil	Hand-Fuß-Syndrom hauptsächlich bei kontinuierlicher Infusionen
Hydroxyurea	Schälen bei langzeitiger Einnahme
Liposomales Doxorubicin	Hand-Fuß-Syndrom

* Präparatname s. Anhang

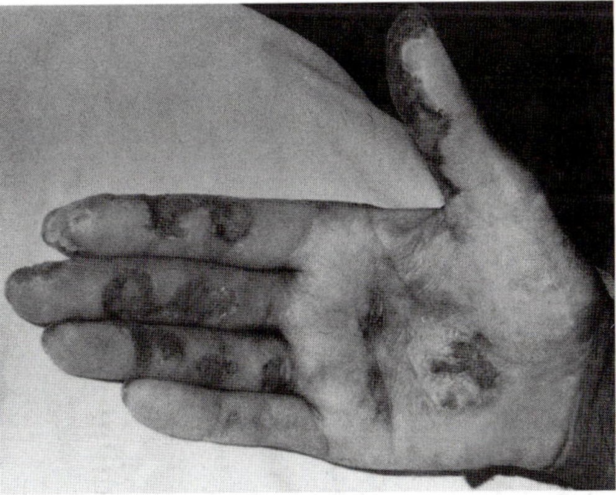

Abb. 24.10. Schälen an der Handfläche. (Abt. für Onkologie, Universitätsspital Zürich)

Photosensibilisierung

UV-Lichtstrahlen können photochemische Veränderungen auslösen, wenn sie in Kontakt mit verschiedenen biologischen Molekülen treten. Diese Hautreaktion kann durch Zytostatika, aber auch durch bestimmte andere Medikamente (z. B. Diuretika, Antibiotika, Analgetika) verursacht werden. Die Haut von dunkelhäutigen Personen wird noch dunkler, besonders auffällig ist diese Verfärbung entlang der Handlinien.

Häufigste auslösende Medikamente*	Manifestationen
Actinomycin-D, Dacarbazin, Vinblastin	Akuter Sonnenbrand, bleibende Pigmentation, erythematöser, pruritischer Ausschlag
Bleomycin	Hyperpigmentation wird durch UV-Licht verstärkt
5-Fluorouracil	Sehr rasche Pigmentierung bei Sonnenbestrahlung
Cetuximab	Hyperpigmentation der Hautpartien, die von dem Ausschlag befallen waren

* Präparatname s. Anhang

Methotrexat (hoch dosiert) verursacht keine Photosensibilisierung, sondern – sehr ähnlich aussehend – ein Erythem, das sich mit Post-UV-Exponierung verfärbt.

Aufflammphänomen (engl. »Recall«)

Wenn Chemotherapie kurz nach oder vor einer Radiotherapie verabreicht wird, können Hautschäden an den bestrahlten Hautpartien aufflammen. Es scheint, dass die Intensität dieser Reaktionen von der Zeitspanne zwischen den beiden Therapiearten abhängt. Auch die Schleimhaut kann befallen werden. Nach der Abheilung kann die Haut eine Hyperpigmentation aufweisen.

Häufigste auslösende Medikamente	Typische Manifestationen des Phänomens
Actinomycin-D, Bleomycin, Cytosin Arabinosid (hoch dosiert), Daunorubicin, Doxorubicin, 5-Fluorouracil, Gemcitabin, Hydroxyurea, Interferon, Methotrexate, Paclitaxel	Erythem, starke trockene Schuppung, Bläschenbildung oder nässende Desquamation (eher selten)

* Präparatname s. Anhang

Erythem (nichtallergische medikamentöse Hautreaktion)

Unspezifische, nicht durch allergische Mechanismen ausgelöste Hautreaktionen auf Zytostatika oder Hormone sind relativ häufig, wesentlich häufiger als die eigentlichen allergischen Reaktionen. Ihre Auslösung ist im Detail meist unklar. Spezielle Maßnahmen erübrigen sich. Auch bei Weiterführung der Therapie mit dem auslösenden Medikament bildet sich das Erythem im Verlauf von Tagen oder wenigen Wochen zurück. Zum Ausschluss einer echten allergischen Reaktion ist eine ärztliche Untersuchung angezeigt.

Häufigste auslösende Medikamente mit lokalen oder generalisierten Wirkungen		Manifestationen
Amifostine	Generalisiert	Rötung/Entzündung, Ausschläge, manchmal Pustelbildung nach der ersten Reaktion
Carmustine		
Cytosin Arabinosid	Lokal und generalisiert	
Docetaxel	Lokal	
Gemcitabin	Generalisiert	
Leukovorin	Generalisiert	
Paclitaxel (?)	Lokal	
Procarbazin	Generalisiert	
Raltitrexed	Lokal	
Topisches 5-Fluorouracil	Lokal	
GM-CSF, INF-b, IL2	Generalisiert	

* Präparatname s. Anhang

Eine spezielle Form des Erythems, welche zu einem makulopapulösen Ausschlag führen könnte, wird der Gruppe der *EGFR-Hemmer* (Cetuximab, Erlotinib, Gefitinib) zugeordnet. Diese Reaktionen auf die neuen Medikamente sind noch nicht ganz erklärbar und ein Konsens über deren Behandlung steht noch aus.

Allergische Reaktion

Durch Zytostatika und andere in der Onkologie eingesetzte Medikamente können allergische Reaktionen, Erytheme, ausgelöst werden. Ihre Erkennung ist wichtig, da das für die Allergie verantwortliche Medikament in der Regel abgesetzt werden muss. Bestimmte Hilfsstoffe in den Zytostatika, z. B. Cremophor in Paclitaxel, können ebenfalls solche Reaktionen auslösen. Bei Fortsetzung der Behandlung können – im Gegensatz zu vielen nichtallergischen medikamentösen Hautreaktionen – schwere Komplikationen auftreten. Da Tumorpatienten oft gleichzeitig auch andere Medikamente verabreicht werden (Analgetika, Antibiotika, unkonventionelle medikamentöse Therapien), ist nach Möglichkeit zu prüfen, auf welches Medikament die Allergie zurückzuführen ist.

Häufigste auslösende Medikamente	Manifestationen
L-Aspariginase (relativ häufig)	Akute Urtikaria, Angioödem
Carboplatin	Anaphylaktische Reaktion
Cisplatin	Anaphylaktische Reaktion
Cytosin Arabinosid	Allergische Kontaktdermatitis
Docetaxel	Angioödem
Etoposid	Angioödem
Leukovorin	Anaphylaktische Reaktion
Monoklonale Antikörper	Anaphylaktische Reaktion
Oxaliplatin	Anaphylaktische Reaktion
Paclitaxel	Angioödem

* Präparatname s. Anhang

Extravasation

Zu einer Extravasation kommt es verhältnismäßig selten. Für die Pflege ist jedoch die intravenöse Verabreichung von Zytostatika sehr wichtig (detaillierte Information s. ▶ Kap. 14).

Die Hautveränderung, die durch Krebserkrankung oder antitumorale Therapien hervorgerufen werden können, sind mannigfaltig. Bei einem Patienten können auch zugleich oder nacheinander verschiedene Hautreaktionen auftreten. Wichtig ist die Unterscheidung, ob die Reaktion eine bedrohliche Situation darstellt, oder ob es sich lediglich um eine kosmetisch störende Erscheinung handelt.

24.8.2 Medizinische Maßnahmen

Eine genaue Differentialdiagnose muss erfolgen, um die evtl. notwendigen Therapieänderungen einleiten zu können. Je nach Ursache können zusätzliche Medikamente verordnet werden (z. B. Antihistaminika, Antibiotika, Kortikosteriode, Analgetika). Diese Medikamente können auch vor weiteren Therapiezyklen verabreicht werden, um die Reaktion prophylaktisch unter Kontrolle zu halten.

24.8.3 Pflegerische Maßnahmen

Auch bei den Hautreaktionen nach Chemotherapie ist es wichtig, alle Veränderungen mit Schweregrad und Verlauf sorgfältig zu dokumentieren. Die pflegerischen Maßnahmen richten sich nach Art und Ausdehnung der Hautveränderungen unter besonderer Aufmerksamkeit der Reaktion des Patienten. Das veränderte Körperbild könnte eine Unsicherheit und einen sozialen Rückzug auslösen.

Hinweise zur speziellen Pflege bei Hautveränderungen

Hyperpigmentation

- Den Patienten informieren, dass diese unerwünschte Wirkung häufig bei bestimmten Medikamenten auftritt und nach Abschluss der Therapie verschwindet, wenn auch z. T. erst nach einigen Monaten
- Während der Behandlung direkte Sonnenbestrahlung vermeiden, Sonnencreme mit hohem Schutzfaktor verwenden
- Falls kosmetische Maßnahmen notwendig werden, Unterstützung des Patienten durch fachgerechte Hilfe
- Speziell bei Behandlung mit *Bleomycin*: Bei Therapiebeginn dem Patienten empfehlen, Kratzen, dauernde Druck- oder Reibstellen (z. B. beim Rucksacktragen), Prellungen u. ä. zu vermeiden

Nagelveränderungen

Den Patienten informieren, dass diese bekannte Nebenwirkung nach Abschluss der Therapie verschwinden wird; auch bei Onycholyse wachsen die Nägel wieder nach

Bei Brüchigkeit:
- Mit einer fettigen Creme regelmäßig einreiben
- Nach einem lauwarmen Handbad die Nägel kurz und gerade schneiden
- Evtl. schützenden Nagellack auftragen
- Bei gespaltenen Nägeln dünne Baumwollhandschuhe anziehen
- Bei lokalen Schmerzen systemische Therapie nach Verordnung

Speziell bei EGFR-Hemmer:
- Einengende Schuhe vermeiden
- Vorbeugung gegen Infektionen mit antiseptischen oder antibiotischen Bädern oder Cremes (nach ärztlicher Verordnung)
- Trocknende Pasten (Antimykotikum) applizieren
- Evtl. topische Kortikosteroide

Speziell bei *Onycholyse* wegen Beeinträchtigung der Fingerfertigkeit:
- Hilfe leisten bei täglichen Verrichtungen
- Falls berufliche Schwierigkeiten bestehen, soziale Hilfen vorschlagen oder organisieren
- Falls erwünscht, kosmetische Hilfe organisieren

Verabreichung von systemischer Schmerztherapie nach ärztlicher Verordnung

Von lokaler Kälteapplikation zur Verhinderung einer Onycholyse bei Docetaxel ist abzuraten. Diese in der Literatur beschriebenen Versuche haben keine guten Resultate erzeugt, und die Patienten erlebten ziemlich starke Schmerzen unter der Kälteapplikation

Hyperkeratose/Schälen

Den Patienten darüber informieren, dass er das Auftreten von Hautveränderungen melden sollte und dass die Veränderungen reversibel sind

Topische Medikamente nach Verordnung auftragen

Speziell bei feinmotorischen Störungen:
- Hilfe leisten bei täglichen Verrichtungen (z. B. Kleider zuknöpfen, Schnürsenkel binden usw.),
- Dem Patienten evtl. dünne Baumwollhandschuhe empfehlen
- Evtl. Einbeziehung eines Sozialarbeiters, falls die Berufsausübung nicht möglich ist

Speziell bei Schälen:
- Lindernde Kompresse auflegen
- Auftragen einer fettreichen, hydrierenden Lotion (z. B. Excipial Lipolotio)

Speziell bei Hand- und Fuß-Syndrom (Palmo-Plantar Erythrodysthesia)
- Kühle oder kalte Kompressen (trocken)
- Analgesie nach Verordnung
- Bewegungseinschränkung, wo Risikostellen erscheinen (z. B. lange Laufwege)
- Hände mit dünnen Baumwollhandschuhen schützen
- Einengende Schuhe vermeiden
- Vermeidung von wiederholenden Bewegungen oder Druck (z. B. Arbeitsabläufe, Händereiben)
- Auftragen einer fettreichen Creme (z. B. Excipial Fett Creme, Cold Creme, usw.)
- Warm, nicht heiss, baden oder duschen
- Psychosoziale Aspekte – auf das veränderte Körperbild achten

Photosensibilisierung

Schriftliche und mündliche Anweisung des Patienten, *direkte* Sonnenbestrahlung zu vermeiden

Darüber hinaus gehende Maßnahmen zum Sonnenschutz:
- Auf Körper bedeckende Kleidung achten; Sonnenhut empfehlen
- Anwendung effektiver Lichtschutzmittel (Faktor 15–30), auch bei leichter Bewölkung; ausreichend häufige Applikation;
  Cave: Komponenten der Sonnenschutzmittel genau prüfen, ob sie nicht Photosensibilisierung verursachen

Erstellen einer komplette Liste der Medikamente, die der Patient zu sich nimmt

Aufflammphänomen

Gegenseitige Information innerhalb des Behandlungsteams und gemeinsame Planung von Radio- und Chemotherapie, besonders hinsichtlich der Zeit zwischen den Therapien

Aufklärung des Patienten über Frühsymptome einer Reaktion

▼

- Sorgfältige Beurteilung der betroffenen Hautregion mit Dokumentation
- Mündliche und schriftliche Anweisung des Patienten zur Pflege des behandelten Hautgebietes

Erythem

- Patienten versichern, dass diese Reaktion während oder nach Abschluss der Therapie verschwinden wird
- Betroffene Hautpartie vor Reizungen, Druckstellen und großen Temperaturschwankungen schützen; zusätzliche Verletzungen (Kratzer usw.) vermeiden
- Keine Alkoholwickel oder -kompressen verwenden.
- Alkoholkarenz bei Procarbazintherapie
- Korrekte Applikation der topischen Medikamente
- Speziell bei Cetuximab – Allgemeine Maßnahmen bei EGFR-Hemmer-induziertem Hautausschlag:
  - Keine alkoholhaltigen Lösungen oder Gele verwenden
  - Auf feuchtigkeitsspendende Produkte wie Creme oder Lotionen wechseln
  - Bade oder- Duschöl benuten
  - Die betroffenen Gebiete nur mit lauwarmem Wasser waschen
  - Die Extremitäten mit feuchtigkeitsspendenden Produkten eincremen – beugt gegen Hautaustrocknung vor
  - Sonnenschutz verwenden, um einer Hyperpigmentierung vorzubeugen
  - Aknemedikamente sollten nicht benutzt werden – die Erosis wird verstärkt
  - Make-up – evtl. mit einer dermatologisch getesteten Deckcreme
  - Make-up-Entferner; mild, pH-neutrale Lotion

Allergische Reaktionen

- Bei laufender Infusion diese unterbrechen und den Arzt sofort benachrichtigen
- Bei Urtikaria/Erythema (s. o.): Hautregion vor Schäden schützen
- Bei bekannter Reaktion Allergieprophylaxe nach ärztlicher Verordnung bereitstellen
- Evtl. Infusionszeit verlängern

Weiterführende Literatur

Dow KH et al. (2002) Nursing Care in Radiation Oncology. WB Saunders, London

Faithfull S et al. (2002) »Survey of information leaflets on advice for acute radiation skin reactions in UK radiotherapy centres«, European Journey of Oncology Nursing 6 (3): 176–178.

Naylor W, Mallett J (2001) »Management of acute radiotherapy induced skin reactions: A Literature Review«, European Journey of Oncology Nursing

Moore- Higgs GJ et al. (2003) »The role of licensed nursing personnel in radiation oncology part B: integrating the ambulatory care nursing conceptual framework«, Oncolo Nurs Forum, Jan-Feb 30 (1): 59–64.

Watkins-Bruner D et al. (2001) Outcomes in Radiation Therapy: Multidisciplinary Management. Jones & Bartlett, Boston London Singapore

Henke Yarbro C et al. (2004) Cancer Symptom Management, 3rd edn. Jones & Bartlett, Boston London Singapore

Henke Yarbro C et al. (2005) Cancer Nursing: Principles and Practice, 6th edn. Jones & Bartlett, Boston London Singapore

Schiech L (2002) »Malignant cutaneous wounds«, Clinical Journal of Oncology Nursing,

Sep-Oct 6; 5: 305–309

Schleimhautprobleme

K. Fellinger

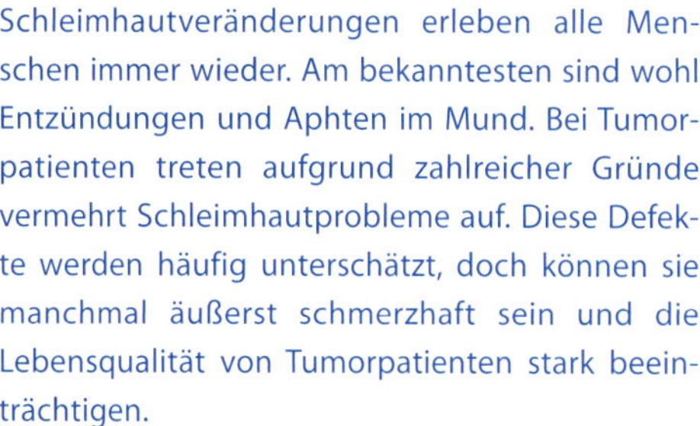

Schleimhautveränderungen erleben alle Menschen immer wieder. Am bekanntesten sind wohl Entzündungen und Aphten im Mund. Bei Tumorpatienten treten aufgrund zahlreicher Gründe vermehrt Schleimhautprobleme auf. Diese Defekte werden häufig unterschätzt, doch können sie manchmal äußerst schmerzhaft sein und die Lebensqualität von Tumorpatienten stark beeinträchtigen.

Eine Entzündung der Schleimhaut wird *Mukositis* genannt. Je nach Lokalisation wird sie als Stomatitis, (von griech. »stoma« = Mund), Ösophagitis (Entzündung der Speiseröhre), Zystitis (Blasenentzündung) usw. bezeichnet. Neben der oralen Mukositis werden in diesem Kapitel auch andere onkologiespezifische Schleimhautprobleme ausführlich beschrieben. Der Begriff *orale Mukositis* beschreibt die von Chemo- und Radiotherapie verursachten Entzündungen der oralen Mukosa.

25.1 Anatomisch-physiologische Grundlagen

Epitheliale Zellen erneuern sich ständig. Dies bedeutet eine kurze Lebensdauer der einzelnen Zelle, nämlich ca. 10–14 Tage, und eine entsprechend hohe Zellteilungsrate. Ein großer Teil der epithelialen Zellen befindet sich somit immer in der Zellteilungsphase (Mitosephase). Während der Mitose sind die Zellen besonders leicht durch äußere Reize zerstörbar. Am höchsten ist die Mitoserate bei Kindern und Jugendlichen. Die Drüsenzellen erneuern sich langsamer oder gar nicht mehr, wenn sie zu stark geschädigt wurden. Dies ist von großer Bedeutung in der Radiotherapie, (s. auch ► Abschn. 25.3.3).

25.2 Ursachen von Schleimhautveränderungen beim Tumorpatienten

Alle epithelialen Gewebe reagieren auf Reizungen immer mit einer Entzündung. Typische Zeichen einer Entzündung sind lokale Hyperämie und Ödeme, evtl. auch Erosionen und Ulzerationen. Dies führt zu einer lokalen Verminderung der Abwehr und zu Funktionsstörungen.

Mittlerweile wurden beim Ablauf der Mukositis komplexere biologische Vorgänge erkannt. So wird der Verlauf in fünf Phasen beschrieben:

1. Auslösende Phase	Entzündliche, vaskuläre Phase: Asymptomatische Rötung
2. und 3. Epitheliale Phase	Gefühl von Brennen, beginnende Schmerzen
4. Ulzerative und/oder bakteriologische Phase	Schmerzhafte Läsionen
5. Heilung	Symptomlinderung

Eine Mukositis bei Tumorpatienten kann direkt ausgelöst werden durch:
- einen Tumor,
- chemische Schädigungen durch Zytostatika (oder auch durch Nikotin und Alkohol),
- physikalische Schädigungen, z. B. Strahlen,
- mechanische Schädigungen, wie Zähneputzen mit zu harter Zahnbürste, grobe, kantige Nahrungsmittel etc.,
- thermische Schädigung, z. B. durch zu heiße Nahrungsmittel.

Indirekte Auslöser sind:
- schlechte Immunabwehrlage durch Leukozytenmangel infolge Chemotherapie: gesteigerte Infektanfälligkeit der Schleimhaut durch den ungehinderten Eintritt von Bakterien, Viren und Pilzen;
- reduzierter Allgemein- und Ernährungszustand in terminaler Phase,
- Graft-versus-Host-Reaktion nach allogener Knochenmarkstransplantation,
- Xerostomie (= Mundtrockenheit).

Das Ausmaß der Mukositis kann zusätzlich durch weitere, patientenbezogene Faktoren beeinflusst werden:
- Qualität der Mundhygiene und Intimhygiene,
- bestehende chronische Entzündungen, wie Paradontose, Bronchitis, Divertikulitis, Gastritis oder Magen-Darm-Ulzera.

25.2.1 Schleimhauttoxizität der Chemotherapie

Zytostatische Medikamente greifen hauptsächlich Zellen an, die sich in Teilung (Mitose) befinden. Da die Zellteilungsrate besonders hoch ist, ist auch die (unerwünschte) Wirkung auf das Schleimhautepithel ausgesprochen groß. Die epithelialen Zellen teilen sich nicht mehr genügend, die Schleimhaut wird dünner und anfällig für Verletzungen und Ulzerationen. Sie reagiert auf die Schädigung mit einer Mukositis.

Indirekt führt die Wirkung von Zytostatika dazu, dass die vorgeschädigte Schleimhaut leicht zur Eintrittspforte für mikrobielle Erreger wie auch für Pilzorganismen wird. Daraus resultieren lokale und mögliche systemische Infektionen. Umgekehrt kann aber auch eine Infektion der Schleimhaut zu einer Mukositis führen. Die folgenden Faktoren beeinflussen das Ausmaß:

Art des Zytostatikums. Nicht alle Zytostatika verursachen eine Mukositis, und die Schädigungen der Medikamente, die schleimhauttoxisch wirken, können je nach Lokalisation variieren. Die entsprechenden Zytostatika sind in Tabelle 25.1 aufgeführt. Die zusätzliche Verabreichung monoklonaler Antikörper scheint die Inzidenz nicht zu erhöhen (s. auch Medikamente-Buch).

Dosis und Verabreichungsart. Die Reaktion verschiedener Patienten auf dieselbe Dosis eines Medikaments ist individuell sehr unterschiedlich. Bei hoch dosierten Chemotherapien muss jedoch immer mit dem Auftreten einer Mukositis gerechnet werden. Es gibt Anzeichen, dass bei bestimmten Zytostatika die *Verabreichungsgeschwindigkeit* mitverantwortlich ist für das Ausmaß einer Mukositis: So kann je nach Zytostatikum eine kürzere Verabreichungsdauer weniger Komplikationen hervorrufen, z. B. bei Paclitaxel, Gemcitabine, oder auch umgekehrt größere Schleimhautprobleme verursachen, wie z. B. bei 5-Fluorouracil.

Medikamentenmetabolismus. Werden Zytostatika verzögert abgebaut oder ausgeschieden, z. B. bei Leber- bzw. Nierenschädigung, so führt dies neben anderen Komplikationen oft zu schweren Schädigungen der Schleimhaut.

Tabelle 25.1. Schleimhauttoxische Zytostatika und ihre spezifische Wirkung

Zytostatikum	Stomatitis	Zystitis	Enteritis	Gastritis	Konjunktivitis
5-Fluorouracil	xx		xx	x	x
Actinomycin D	xx				
Amsacrin	xx				
Bleomycin	xx				
Capecitabine	xx		xx		
Cisplatin			x		
Cyclophosphamid		xx			
Cytosin-Arabinosid	x		x		x
Dacarbacin	x				
Daunorubicin	xx				
Docetaxel	x				
Etoposid	xx	x			
Hydroxyurea	x				
Ifosphamid		xxx			
Irinotecan			xxx		
Methotrexat	xx		xx	x	x
Mitomycin	x				
Mitoxantron	x				
Podophyllotoxin	xx		x		
Raltitrexed	xx		xx		
Topotecan	x				
Vinblastin	xx				

Lokale Schleimhauttoxizität: x gering, xx mittelstark, xxx sehr stark.

25.2.2 Schleimhauttoxizität der Radiotherapie

Therapeutisch eingesetzte Strahlen wirken auch auf »gesunde« Zellen. Um die nötige Therapiedosis an den Tumor zu bringen, muss gesundes Gewebe mitbelastet werden. Dies hat für jedes Gewebe typische Folgen. Die Schleimhaut reagiert darauf mit einer Mukositis. Werden Speicheldrüsen mitbestrahlt, so resultiert daraus eine verminderte Speichelproduktion, Xerostomie (Mundtrockenheit) genannt, s. auch ▶ Abschn. 25.3.3. Die Reaktion und der Verlauf hängen von drei Faktoren ab, (s. auch ▶ Kap. 8):

- Einzeldosis und deren zeitliche Abfolge (Fraktionierung),
- Gesamtdosis,
- Volumen des therapierten Gewebes.

Bei den Therapiefolgen ist die vorübergehende akute Reaktion unter Therapie und die bleibende Spätreaktion des Gewebes zu unterscheiden (◘ Tabelle 25.2). Spätreaktionen können auch lange Zeit nach Bestrahlung auftreten und irreversibel sein.

25.2.3 Kombinierte Tumortherapie

Patienten, die vor der Radiotherapie bereits chemotherapiert wurden oder umgekehrt, sind besonders gefährdet, eine Mukositis zu entwickeln, da die Toxizität der Chemotherapie und der Radiotherapie mit einiger Verzögerung kumulieren kann (»Recall« oder »Aufflammphänomen«). Insbesondere HNO-Tumoren werden häufig gleichzeitig chemo- und radiotherapiert (s. auch ▶ Kap. 24).

25.2.4 Direkte Tumorwirkung

Verschiedene Tumoren können an sich eine Mukositis bewirken. In erster Linie sind dies lymphatische Tumoren und Leukämien, die einerseits in Schleimhäute infiltrieren können, andererseits die Abwehr schwächen, was eine erhöhte Infektanfälligkeit bedeutet.

25.2.5 Schlechter Ernährungs- und Allgemeinzustand

Mangelhafte Nahrungs- und Flüssigkeitsaufnahme führen zu einer verminderten Versorgung der Schleimhaut mit Nährstoffen und Vitaminen. Sie kann ihre normalen Schutzfunktionen nicht mehr erfüllen und wird anfällig für Schädigungen jedweder Art. Oft betrifft dies Krebspatienten in terminaler Phase.

25.2.6 Graft-versus-Host-Reaktion

Im Rahmen einer akuten oder chronischen Graft-versus-Host-Reaktion treten oft schwere Schleimhautentzündungen auf (s. auch ▶ Kap. 10).

◘ Tabelle 25.2. Bestrahlungsregion und mögliche akute Schleimhautreaktionen und Spätfolgen

Bestrahlungsregion	Frühreaktion	Spätreaktion
Mund und Rachen	orale Mukositis, Uzera	Mundtrockenheit, Zahnverlust infolge Paradontose, Kariesanfälligkeit, Osteomyelitis (selten), vollständige Austrocknung der Nasenschleimhaut (Atrophie), welche zu einer Ozämie (übler Geruch) führen kann
Ösophagus	Ösophagitis	Stenose
Darm	Enteritis, Kolitis	Darmstenosierung (Ileusgefahr), Malabsorbtionssyndrom
Vagina	Vaginitis	Austrocknung der Schleimhaut, Stenosierung oder vollständige, vaginale Obliteration
Blase	Zystitis	Dysurie, Schrumpfblase

25.2.7 Zusammenhang und Wechselwirkungen verschiedener Ursachen

Zusammenfassend verdeutlicht ▫ Abb. 25.1 den Zusammenhang und die Wechselwirkung der verschiedenen Ursachen am Beispiel der oralen Mukositis. Die Mundschleimhaut bietet sich als Beispiel an, weil sie, bedingt durch die direkte Exposition mit äußeren schädlichen Einflüssen und ihrer dünnen Konsistenz, besonders anfällig für Entzündungen unterschiedlichster Ursachen ist.

25.3 Schleimhautveränderungen in Mundhöhle, Rachen und Ösophagus

25.3.1 Therapieinduzierte orale Mukositis und Ösophagitis

Eine orale Mukositis ist bei Tumorpatienten das häufigste Schleimhautproblem. Ein besonderes Risiko besteht bei:

- Chemotherapie mit Methotrexat, Bleomycin, 5-Fluorouracil und Doxorubicin, besonders bei hohen Einzeldosen und bei prolongierter Ver-

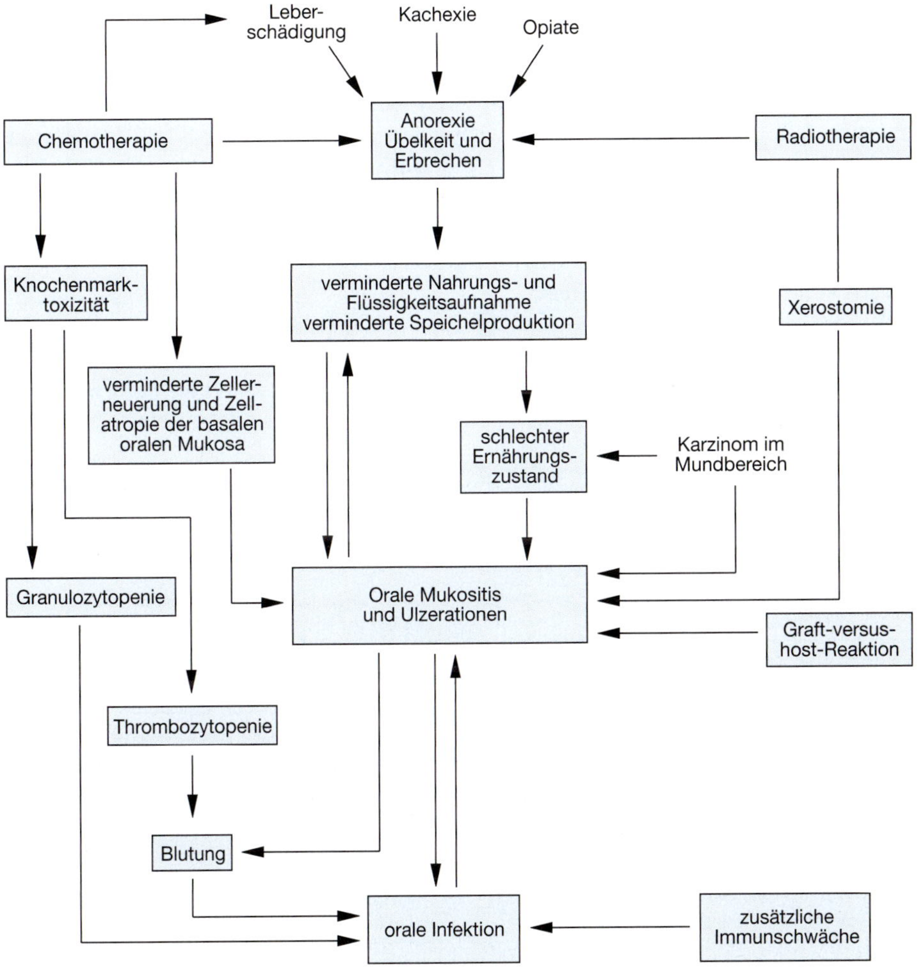

▫ **Abb. 25.1.** Zusammenhang und Wechselwirkung verschiedener Ursachen von Schleimhautentzündungen. (Mod. nach Daeffler 1985)

abreichung. Therapieschemata, die Kombinationen mit Fluorouracil beinhalten, können die Inzidenz erhöhen.
- Hoch dosierter Chemotherapie mit Cyclophosphamid kombiniert mit Busulfan, (angewandt in bestimmten Fällen bei allogener Knochenmarktransplantation und bei peripherer Stammzellentransplantation).
- Lokaler Radiotherapie im HNO-Bereich, kombiniert mit gleichzeitiger oder sequentieller Chemotherapie.

Symptome

Eine orale Mukositis kann überall an der Mundschleimhaut auftreten. Falls eine orale Mukositis nach Chemotherapie auftritt, geschieht dies bei Applikation der Zytostatika etwa zwischen dem 5. und 14. Tag nach Medikamentenverabreichung. Bei lokaler Radiotherapie kann sie schon wenige Tage nach Therapiebeginn auftreten.

Wird der Ösophagus in eine Radiotherapie miteinbezogen, so ist als Akutreaktion einige Tage nach Therapiebeginn mit einer meist vorübergehenden Ösophagitis zu rechnen. Die Ösophagitis kann jedoch auch als Komplikation einer ungenügend behandelten Stomatitis auftreten.

Eine orale Mukositis kann sich zu einer bakteriellen oder pilzbedingten Superinfektion ausweiten. Ebenso kann eine Soorstomatitis entzündliche und auch schmerzhafte Symptome aufweisen (s. a. ► Abschn. 25.3.2).

Diagnostik und Früherkennung

Um möglichst frühzeitig das Auftreten einer oralen Mukositis zu erkennen, ist es unerlässlich, bei Risikopatienten täglich den Zustand der Mundschleimhaut, des Zahnfleisches und der Zähne mit Spatel (evtl. mit feuchter Gaze umwickelt) und Taschenlampe zu kontrollieren. Dies kann durch den behandelnden Arzt oder durch entsprechend geschulte Pflegende geschehen. Die Befunde sollten erfasst und dokumentiert werden.

Ambulante Patienten können angeleitet und beraten werden, zu Hause die Mundinspektion selbst vorzunehmen.

Von verschiedenen Institutionen sind Toxizitätsbewertungen, z. B. OMAS/NCI (Sonis et al. 1999), OAG (Eilers et al. 1988/2003), WISECARE+ (Kearny 2002 oder der WHO 1979) entwickelt worden. Letztere ist exemplarisch in ◘ Tabelle 25.3 dargestellt.

! Die beste Früherkennung kann aber der Patient durchführen, wenn er sorgfältig über das Mukositisrisiko informiert wurde, d. h. wenn

◘ Tabelle 25.3. Symptome der oralen Mukositis/Ösophagitis nach WHO

Schweregrad	Objektive Symptome	Subjektive Symptome
Grad I	Leichte Rötung einzelner Stellen und Schwellungen der Mundschleimhaut bzw. Gingivae	Schmerzempfindlichkeit, Überempfindlichkeit bei heißen und scharfen Speisen und Getränken, Brennen
Grad II	Fleckenförmige Erythem, vereinzelte fibrinöse Beläge, kleine Erosionen, helle Flecken (→ <5 mm)	Schmerzen beim Essen, Einnahme weicher Speisen meist noch möglich
Grad III: fortgeschrittenes Stadium	Konfluierende Blasen, flächige Erosionen an der Mundschleimhaut, bzw. Gingivae oder Gaumen, evtl. leicht blutende Ulzerationen, betroffen ca. 25 % der Mundschleimhaut, Verkrustungen; vereinzelt oder gehäuft Aphten (schmerzende weiße oder rote kleine Bläschen)	Sehr starkes Brennen und starke Schmerzen, nicht nur bei Nahrungsaufnahme; der Patient mag oft oft nur noch Flüssiges zu sich nehmen
Grad IV	Blutende Ulzerationen, Nekrosen; betroffen ca. 50 % der Mundschleimhaut	Sehr starke Schmerzen; perorale Ernährung ist nicht mehr möglich
Ösophagitis	Dieselben Symptome wie bei oraler Mukositis	Schwierigkeiten und Schmerzen beim Schlucken von fester Nahrung und Flüssigkeit, »Kloß im Hals«, sternale Schmerzen

er selbstständig seinen Mund kontrollieren kann und z. B. ein Brennen oder andere Missempfindungen beim Essen als Zeichen einer oralen Mukositis erkennt und dem Arzt oder Pflegenden mitteilt.

Prävention

Das Auftreten einer therapiebedingten oralen Mukositis ist kaum durch präventive Maßnahmen zu beeinflussen. Das Ausmaß jedoch hängt sicher zusätzlich vom Grundzustand des Mundes und der Mundschleimhaut ab.

Prophylaktische Mundspülungen haben sich in größeren Studien als wenig wirksam erwiesen. Vor allem die Anwendung von Mitteln mit antibiotischer Wirkung wie Chlorhexidin (s. Tabelle 25.4) sollte unterlassen werden, da der Nutzen nicht nachgewiesen werden konnte. Mundspülmittel mit antibiotischer Wirkung sollen – wie jedes Antibiotikum – nur gezielt und nach Rücksprache mit dem Arzt eingesetzt werden.

! Ziel aller Maßnahmen ist grundsätzlich die Erhaltung einer sauberen, intakten Schleimhaut.

Ist die Schleimhaut schon vor Therapiebeginn geschädigt, bedeutet dies einen zusätzlichen Risikofaktor: Speisereste bleiben im Mund zurück und zersetzen sich chemisch. Die Schleimhaut wird so zusätzlich gereizt.

Ein Versuch zur Prävention ist die »Kryotherapie« bei *Bolusgaben* von Fluorouracil als Monotherapie und bei *Bolusgaben* von Fluorouracil-Leucovorin. Sie besteht darin, dass der Patient während der Zytostatikaverabreichung etwa eine halbe Stunde lang Eiswürfel oder Wassereis lutscht, damit durch die Minderdurchblutung weniger der toxischen Substanz in die epithelialen Zellen gelangt. Die Wirkung dieser Methode ist in kleineren Studien als hilfreich beschrieben worden.

Medizinische Maßnahmen

Die Ziele einer Behandlung sollten folgende drei Punkte beinhalten:
- effiziente Schmerzlinderung,
- rasche Abheilung der oralen Mukositis,
- Vermeidung eines Superinfekts.

Je nach Ausmaß muss vom behandelnden Arzt eine Dosisreduktion oder evtl. eine *Unterbrechung der Chemo- oder Radiotherapie* in Erwägung gezogen werden. Tumortherapien mit kurativer Absicht werden jedoch, auch bei stärksten Nebenwirkungen, nach Möglichkeit ohne Kompromisse durchgeführt, um die Chance auf Heilung nicht zu mindern (vgl. ► Kap. 9). Ist also eine Unterbrechung nicht möglich, besteht in der Gabe von Wachstumsfaktoren die Chance, die Granulozytenzahl zu steigern und damit die Heilung zu beschleunigen.

Zur *Schmerzlinderung* kommen bei kleinen lokalen Läsionen in erster Linie lidocainhaltige Medikamente, lokal angewendet, in Betracht. Falls diese Maßnahme nicht reicht, sollen zusätzlich unbedingt genügend systemisch wirksame Schmerzmittel, einschließlich Opiate, verordnet werden. Vor allem auch bei Ösophagusbefall reichen örtlich wirksame

Tabelle 25.4. Desinfizierende Präparate

Produkt / Präparat	Dosis	Anwendungsmethode	Nebenwirkung	Beurteilung (auf Basis von Studien, Literatur)
Povidon-Iodum	Verdünnen 1:8 bis 1:16	p. o. spülen 2- bis 3-mal täglich	Kann Übelkeit und Geschmacksstörungen bewirken	Insbesondere empfohlen bei Kombination RT/CT
Bietet antivirale, antibakterielle und antifugale Wirksamkeit				*Nicht in der Granulationsphase einsetzen*
				Weitere Studien, um die Anwendung in einem weiteren Spektrum zu stützen, sind erforderlich

Chlorhexidine wird von den international anerkannten Experten, die sich mit oraler Mukositis befassen, nicht empfohlen. Da es jedoch sehr häufig und für viele Anwendungen eingesetzt wird, wird es in dieser Aufstellung berücksichtigt, um den Missbrauch mit diesem Mittel zu stoppen
Mit freundlicher Genehmigung der Onkologiepflege Schweiz, Standard orale Mukositis

Medikamente nicht aus, da sie nicht richtig an den Schmerzort gelangen oder die Gefahr besteht, dass der Schluckreflex gestört wird.

Medikamente und Mundspülmittel, die in der Stomatitisbehandlung zur Anwendung kommen, sind in ◻ Tabelle 25.4 bis 25.7 aufgeführt.

Pflegerische Maßnahmen

Die intensive Mundpflege, ca. 4-mal täglich, ist der wichtigste pflegerische Aspekt bei einer bestehenden oralen Mukositis. Die entsprechenden Mittel zur Spülung, Reinigung und Schmerzlinderung sind in ◻ Tabelle 25.7 aufgeführt.

◻ **Tabelle 25.5.** Schmerzbehandlung

Produkt / Präparat	Dosis	Anwendungsmethode	Nebenwirkung	Beurteilung (auf Basis von Studien, Literatur)
Topische Anästhetika Lidocain Gel 2%		Wird so oft wie nötig mit einem durchgetränkten Wattestäbchen über die Läsion oder die entzündete Stelle verteilt	Bei Spülungen des ganzen Mundes können Probleme mit dem Schluckreflex auftreten	Besonders hilfreich vor einer Mahlzeit – Wirksamkeit ist zeitlich begrenzt – Systemische Aufnahme ist nicht klar definiert – Darf nicht prophylaktisch eingesetzt werden
Mittel zum Abdecken und Gels		Patienten dürfen bis zu einer Stunde nach Anwendung weder essen noch trinken	Der Schutzfilm kleidet die ganze Mundhöhle aus anstatt nur auf wenige, einzelne Läsionen zu wirken Der Geschmack wird nicht immer toleriert	Mittel zum Abdecken und Gels werden von den international anerkannten Experten, die sich mit oraler Mukositis befassen, nicht empfohlen – Spezifische, kontrollierte Studien sind nicht vorhanden – Onkologiespezifische Probleme, z. B. Aplasie, Superinfektionen wurden bisher nicht erforscht Zu den Auswirkungen auf die Mundflora liegen keine Unterlagen vor

Mit freundlicher Genehmigung der Onkologiepflege Schweiz, Standard orale Mukositis

◻ **Tabelle 25.6.** Systemische Maßnahmen

Produkt / Präparat	Dosis	Anwendungsmethode	Nebenwirkungen	Beurteilung (auf Basis von Studien, Literatur)
NSAR Medikamente	500-1000 mg/ pro Dosis	Max. 4 x 2 Tbl./d p. o.	Siehe medizinische Information e. g. Arzneikompendium, wird allgemein sehr gut vertragen	– Für geringe oder mittelstarke Schmerzen – Nur sinnvoll bei Patienten, die schlucken können – i. v. falls der Patient Tabletten nicht schlucken will resp. kann
	Paracetamol	i. v. gemäß ärztlicher Verordnung		
Kombinationen von Codein *mit Paracetamol*	Gemäß ärztlicher Verordnung	Genügend, um die Intensität der Schmerzen zu senken	Siehe medizinische Information e. g. Arzneikompendium	Sehr zu empfehlen, wenn die Intensität der Schmerzen den Einsatz rechtfertigen *(Patient bestimmt mit)*
Tramadol				
Morphin p. o, i. v., *evt. kontinuierliche Infusion*				

Übereinstimmendes Urteil aller auf Evidenz basierenden Studien und Berichte in der Literatur: beim Einsatz von Schmerzmitteln nicht sparen, Morphin i. v. sollte eingesetzt werden bei Patienten , die die normalen täglichen Verrichtungen nicht mehr bewältigen und nicht schlucken können

Mit freundlicher Genehmigung der Onkologiepflege Schweiz, Standard orale Mukositis

Tabelle 25.7. Spül- und Reinigungsmittel

Produkt / Präparat	Dosis	Anwendungsmethode	Unerwünschte Wirkungen	Beurteilung (auf Basis von Studien, Literatur)
Wasser	So häufig, wie der Patient es wünscht	So viel der Patient wünscht	Keine	– Entfernt und wäscht lose Ablagerungen aus – Nicht reizend, billig, leicht erhältlich
Natriumchlorid	1/2–1 Teelöffel Salz/1 Liter Wasser, mind. 2- bis 4-mal täglich	1–2 Esslöffel, mind. 2- bis 4-mal täglich oder so oft, wie der Patient wünscht resp. verträgt	Geschmack ist nicht immer erträglich, kann Übelkeit, Würgen, Brechreiz verursachen	– Entfernt und wäscht lose Ablagerungen aus – Nicht reizend, billig, leicht erhältlich
Natriumbicarbonat	1/2–1 Teelöffel Natriumbicarbonat in 1 Liter Wasser, mind. 2- bis 4-mal täglich	1–2 Esslöffel, mind. 2- bis 4-mal täglich oder so oft, wie der Patient wünscht resp. verträgt	Geschmack ist nicht immer erträglich. Kann Übelkeit, Würgen, Brechreiz verursachen	– Entfernt und wäscht lose Ablagerungen aus – Ändert kurze Zeit den pH-Wert – Kann verdicktes Sekret lösen
Salz/ Natriumbicarbonat	1/2–1 Teelöffel Salz, 1/2–1 Teelöffel Natriumbicarbonat in 1 Liter Wasser, mind. 2- bis 4-mal täglich	1–2 Esslöffel, mind. 2- bis 4-mal täglich oder so oft, wie der Patient wünscht resp. verträgt	Geschmack ist nicht immer erträglich. Kann Übelkeit, Würgen, Brechreiz verursachen	– Entfernt und wäscht lose Ablagerungen aus – Ändert kurze Zeit den pH-Wert – Kann verdicktes Sekret lösen Das optimale Verhältnis von Salz/Natriumbicarbonat ist bisher noch nicht in kontrollierten Studien nachgewiesen worden
H_2O_2 3% Wasserstoffsuperoxyd	1 Teil 3% H2O2, 3 Teile Wasser	1–2 Esslöffel, mind. 2- bis 4-mal täglich, *nur während 1–2 Tagen auf dem Höhepunkt der nekrotischen Periode*	Geschmack ist nicht immer erträglich. Kann Übelkeit, Würgen, Brechreiz verursachen. Kann Brennen bewirken	– *Ausschließlich* zur Entfernung von Ablagerungen und *nekrotischem Gewebe* – Sollte nicht angewandt werden, wenn das Gewebe granuliert – Kann das Auftreten von Candida albicans verstärken, wenn es zu häufig angewandt wird
Weiche Zahnbürsten		Nach jeder Mahlzeit		– Evidenz dafür, dass Zahnbürsten aus Schaumstoff gleichwertig zu Zahnbüsten seien, liegt nicht vor. Zur allgemeinen Vorbeugung oder zur Kontrolle von Zahnsteinbildung werden sie nicht empfohlen – Anzuwenden, wenn keine orale Mukositis ersichtlich, der Mund jedoch gereizt ist – Nur einzusetzen, wenn weiche Zahnbürsten nicht vertragen werden, bspw. Wenn Läsionen am regulären Zähneputzen hindern – nur für die Zeit, während Läsionen vorkommen
Schaumstoffbürsten		Nach jeder Mahlzeit		
Wattestäbchen		Nach jeder Mahlzeit		

▼

Tabelle 25.7. *Fortsetzung*

Produkt / Präparat	Dosis	Anwendungsmethode	Unerwünschte Wirkungen	Beurteilung (auf Basis von Studien, Literatur)
Elektrische und Ultraschall-Zahnbürsten *Sind zulässig, wenn der Patient sie einzusetzen weiß*		Wie die Bürsten technisch angewandt werden, sollte vor Therapiebeginn überprüft werden. *Überprüfung durch Dentalhygieniker oder entsprechend ausgebildetes Pflegepersonal*		
Zahnpasta	- Milde fluorhaltige Zahnpasten anwenden, etwa solche für Kinder - Keine Zahnpasten für weißere Zähne			- Vorlieben des Patienten sind mit in Betracht zu ziehen - Fluorhaltige Zahnpasten werden empfohlen
Neu: »Fingerpads« mit Zahnpaste				- kann über den Finger gestülpt werden, dann Zähne damit abreiben
Zahnseide		Patienten sind zu instruieren, wie sie Zahnseide einsetzen können, ohne sich zu verletzen		- Nur anzuwenden, wenn keine Zahnfleischblutungen festzustellen sind (500 μl Granulozyten)

Alle Spülmittel können bei Raumtemperatur oder gekühlt angewandt werden, je nach dem wie sie der Patient vorzieht. Natriumbicarbonat ist auch als »Natron« bekannt. Es handelt sich *nicht* um Backpulver!
Mit freundlicher Genehmigung der Onkologiepflege Schweiz, Standard orale Mukositis

Aufgabe der Pflegenden ist es auch, den Patienten zu instruieren und ihn zu motivieren. Die Mundpflege ist meist unangenehm für den Patienten und kann deshalb zwischen Patient und Pflegenden Spannungen hervorrufen. Es gelingt oft nur mit viel Geduld, den Patienten immer wieder neu zu motivieren. Argumente zur Durchführung der Mundpflege könnten sein:

- bessere Geschmacksempfindung beim Essen, insgesamt qualitativ und quantitativ bessere Nahrungsaufnahme;
- bessere Wirkung der lokalen Schmerzmittel.

Die einzelnen pflegerischen Maßnahmen sind unter »Hinweise zur Pflege bei oraler Mukositis/Ösophagitis und Soorstomatitis« aufgeführt.

25.3.2 Bakterielle, virale und Soorstomatitis

Infektionen der Mundschleimhaut sind meist zurückzuführen auf mangelhafte Infektabwehr infolge verminderter Granulozytenzahl nach Radio- oder Chemotherapie. Ein weiterer begünstigender Faktor ist eine Immunsuppression durch Steroidtherapie. Eine Infektion entwickelt sich oft auf dem Boden einer durch Zytostatika bedingten oralen Mukositis (*Superinfektion*).

Infektionserreger

Die häufigste Infektion der Mundschleimhaut ist die Pilzinfektion, hervorgerufen meist durch candida albicans (Candidiasis). Sie wird auch *Soorstomatitis* genannt.

Virale Infektionen sind am ehesten bedingt durch Herpes simplex oder varizella. Bakterielle Infektionen sind eher selten und werden meist durch gramnegative Erreger hervorgerufen, hauptsächlich durch Pseudomonas. Ein anderer grampositiver Erreger bakterieller Infektionen ist der Staphylococcus aureus.

Symptome und Diagnostik

Die Symptome der häufigsten Infektionen sind in Tabelle 25.8 aufgeführt.

Tabelle 25.8. Symptome bei Infektion der Mundschleimhaut

Infekterreger	Erscheinungsbild	Subjektive Symptome
Candida albicans	Weiche, weiße oder gelbliche Flecken, meist ausgedehnt über die ganze Zunge und/oder an der Mukosa der Mundhöhle (nicht verschiebbar wie fibrinöse Ausschwitzung nach Radiotherapie!)	Meist keine Schmerzen. Geschmacksempfindung nimmt ab, Gefühl von »Watte auf der Zunge«, Appetitverlust
Herpes simplex	Symmetrische Erosionen an den Mundwinkeln, tiefe Risse, oft bedeckt von einer weiß-grauen Haut; vereinzelt oder gehäuft auftretende Bläschen, die nach ca. 12 h aufbrechen, ihr Exsudat verkrustet; oft Ulzerierung und Nekrotisierung; Vorkommen: Lippen, Übergang zur Mundschleimhaut, Zunge, Zahnfleisch und oberer Gaumen	Pruritus, Brennen, teilweise sehr starke Schmerzen
Gramnegative Keime (Pseudomonas aeruginosa)	Cremig-feuchte Ulzera an Mundschleimhaut und/oder Zahnfleisch, weiche Ränder; evtl. erhöhte Läsionen, umschlossen von einem roten Ring, Zentrum gelblich-weiß, trocken; bei Progression nekrotisches Zentrum; starker übler Geruch	Unterschiedlich schmerzhaft
Grampositive Keime (Staphylococcus aureus)	Bräunlich-gelbe, trockene runde Erhöhungen, evtl. ulzerierend	Pruritus, Brennen, sehr starke Schmerzen

Für die Diagnostik gelten grundsätzlich die gleichen Maßnahmen wie unter Abschnitt orale Mukositis aufgeführt. Bei Leukämiepatienten und Patienten in Sterilpflegeeinheiten sind häufige diagnostische Kontrollen notwendig wie:

- regelmäßige bakterielle und virale Abstriche der Mundhöhle,
- regelmäßige Temperaturmessung (bis zu 3-mal täglich),
- evtl. Entnahme von Blutkulturen.

Medizinische Maßnahmen

Die Therapie der Candidiasis besteht in der lokalen Applikation von Fungistatika. Immer häufiger wird auch eine systemische Therapie mit Fluconazol gewählt, da die Einnahme oraler Fungistatika sehr unangenehm ist. Gebräuchliche Medikamente sind:

- Fluconazol-Kapseln
- Nystatin (flüssig)
- Amphotericin (Lutschtabletten oder flüssig),
- Ketoconazol (Tabletten),
- Itraconazol (Kapseln).

Bei Herpes simplex an Lippen oder Mundschleimhaut kann meist nur symptomatisch zur Linderung beigetragen werden (s. u.). Um eine Ausdehnung oder einen Rückfall zu verhindern, kann vom Arzt zusätzlich systemisch Aciclovir oder Valaciclovir verordnet werden. Die lokale Anwendung von Aciclovir ist von begrenztem Nutzen, weil das Aciclovir-Gel nur im Frühstadium aufgetragen wirksam ist, also bevor Bläschen sichtbar sind. Zudem ist es bei offenen Bläschen äußerst schmerzhaft.

Pseudomonas- oder Staphylococcusinfektionen (eher selten) werden immer systemisch mit Antibiotika behandelt.

Hinweise zur Pflege bei oraler Mukositis/Ösophagitis/Soorstomatitis

Erhaltung einer intakten Schleimhaut bei Risikopatienten

- Ausführliche Information und Instruktion des Patienten
- Unnötige desinfizierende Mundspülmittel, wie Chlorhexidin, vermeiden
- Normale Zahnreinigung mit weicher Zahnbürste, Reinigung der Zahnzwischenräume mit Zahnseide oder speziellen Zahnstäbchen (2–4-mal täglich). Zahnprothesen ebenso regelmäßig entfernen und reinigen, Zahnfleisch dabei auf Läsionen und Druckstellen kontrollieren.
Cave: Bei Thrombozytenwerten unter 10.000 µl oder bei Blutungen diese Maßnahmen unterlassen (s. ► Abschn. 25.3.4)

▼

- Gabe von genügend Flüssigkeit, um Austrocknung der Schleimhaut zu vermeiden
- Keine Zitronenglycerinstäbchen und keine stark alkoholhaltigen Mundwasser wie Hexetidin anwenden, da sie die Schleimhaut austrocknen
- Einen Zahnstatus empfehlen vor Beginn einer Chemotherapie; vor Hochdosistherapien und Radiotherapie im HNO-Bereich ist die Zahnsanierung unerlässlich: Verborgene Eiterherde, Paradontose oder Karies begünstigen eine Stomatitis. Zudem können sie in der granulozytopenischen Phase zur Gefahr für den Patienten werden. Extraktionen und andere Eingriffe im Zahnbereich sind in dieser Phase problematisch und müssen individuell diskutiert werden
- Zahnreinigende Kaugummis zur Anregung der Speichelproduktion und zur Reinigung der Zähne empfehlen
- Mechanische und chemische Verletzungen vermeiden

Zusätzliche Maßnahmen bei bestehender oraler Mukositis

- Information des Patienten, dass die Symptome vorübergehend sind
- Erfassung, Beurteilung und okumentation des Verlaufs und der getroffenen Maßnahmen
- Reinigung der Mundschleimhaut
  - Intensivierung der Mundspülungen auf 4-6 mal täglich (s. ◘ Tabelle 25.8)
  - Bei Verkrustungen Reinigung mit H_2O_2 1–3 % (Patienten über Schaumentwicklung orientieren, evtl. zur Geschmacksverbesserung einige Tropfen Pfefferminz beigeben).
  - Bei Granulation *kein* H_2O_2 1–3 % verwenden, sondern mit NaCl 0,9 % reinigen
- Schmerzlinderung, wenn möglich Schmerzfreiheit (Grad I-IV):
  - Lokalanästhetika nach Bedarf und nach Absprache mit dem Arzt auftragen, ca. 10 min vor dem Essen und zwischendurch
  - Evtl. ein systemisch wirkendes Schmerzmittel jeweils 30 min vor dem Essen verabreichen oder regelmäßig, nach festem Zeitplan (auch Morphin kann mit guter Wirkung eingesetzt werden
  - Prothesenträgern ist zu empfehlen, die Prothese nur zum Essen und bei Besuch zu tragen
  - Nahrung anpassen (s. u.)
- Erhaltung oder Förderung einer genügenden Nahrungszufuhr zur Optimierung des Allgemeinzustandes (Grad III–IV):
  - Der Patient soll nur das essen, was ihm schmeckt und keine Schmerzen verursacht, um ihm die Lust am Essen nicht ganz zu nehmen
  - Vitamin- und Nährstoffbedarf beachten
  - Die Kost des Patienten evtl. pürieren. Mit Milch, Joghurt, Ovomaltine, Hüttenkäse, Eiscreme oder auch mit warmen oder kalten Gemüsecremesuppen kann diese Zeit oft überbrückt werden
  - Evtl. Benutzung eines Trinkhalmes empfehlen, um schmerzende Stellen »umgehen« zu können
  - Lokale Schmerzmittel ca. 10 min vor dem Essen auftragen
  - Kann sich der Patient wegen der Mukositis nicht ausreichend ernähren, ist die Indikation zur Sondenernährung oder zur parenteralen Ernährung durch den Arzt zu prüfen. Dies gilt besonders für Patienten mit kurativen Therapien im HNO-Bereich, die oft über Wochen mit einer PEG-Sonde ernährt werden müssen. Eine Alternative bilden u. U. hyperkalorische Präparate per os

Bei bestehender Soorstomatitis

- Gute Information des Patienten, dass die Symptome sehr schnell abklingen können
- Gute Erfassung und Dokumentation
- Beim Abklingen der Infektion, zur Vermeidung eines Superinfekts:
  - Evtl. systemische Antimykotika nach ärztlicher Verordnung
  - Mundpflege und Mundspülungen 4-6 mal täglich
  - Korrekte Anwendung der bzw. Fungistatika: Lokale Fungistatika immer nach vorhergehender Reinigung der Mundhöhle verabreichen. Anschließend möglichst 20 min Nahrungs- und Flüssigkeitskarenz, um eine optimale Wirkung der Medikamente zu erreichen

Eher Lutschtabletten anwenden, da längere Verweildauer. Amphotericin-Lutschtabletten werden meist als unangenehm empfunden. Der Patient soll deshalb informiert werden, dass sie nach 20 min herausgenommen werden dürfen

Fungistatische Suspensionen evtl. zusammen mit konzentriertem Fruchtsaft als Eiskugeln (an Stäbchen) verabreichen, um den Geschmack erträglicher zu machen

- Zahnprothesen müssen sorgfältig gereinigt werden.

Ausgleich des Appetitverlustes:
- Nahrungsaufnahme und Flüssigkeitszufuhr des Patienten kontrollieren, evtl. Kalorienzufuhr steigern
- Geschmacksverstärkung: Verabreichung von stark gewürzten (nicht scharfen!) Nahrungsmitteln und Getränken mit starkem Eigengeschmack (z. B. Rauchfleisch, saure Gurken, Kraftbrühe, koffeinhaltige Getränke), sofern dadurch keine Schmerzen auftreten

Zur Vermeidung des Verklebens im Mund nach Einnahme von Milchprodukten immer Reinigung der Mundhöhle, da Milchreste leicht mit dem Pilzbelag verkleben und das »Wattegefühl« des Patienten verstärken

25.3.3 Xerostomie (Mundtrockenheit)

Xerostomie ist die Folge von verminderter Produktion von Speichel. Sie tritt hauptsächlich auf:
- nach lokaler Radiotherapie im HNO-Bereich bei Mitbestrahlung von Speicheldrüsen; in Abhängigkeit der Dosis und der Anzahl betroffener Speicheldrüsen ist sie vorübergehend oder bleibend, eine Erholung der Speicheldrüsenfunktion kann bis zu einer Dosis von 36 Gy innerhalb von 3–6 Monaten erwartet werden;
- nach chirurgischen Eingriffen im HNO-Bereich; das Ausmaß hängt ebenfalls ab von der Ausdehnung des Eingriffes und der Anzahl betroffener Speicheldrüsen.

Auch die folgenden Medikamente können vorübergehend eine – meist mildere Form – von Mundtrockenheit bewirken:
- Opiate,
- Antidepressiva,
- Neuroleptika,
- Antiemetika,
- Antihistaminika,
- Spasmolytika,
- Diuretika.

! Patienten mit Xerostomie sind Risikopatienten für eine orale Mukositis und Infektionen der Mundhöhle, da eine trockene Schleimhaut anfälliger ist für Schädigungen jedwelcher Art. Ebenso sind Karies und Paradontose häufig. Deshalb muss der Patient mit länger dauernder Xerostomie aufgefordert werden, regelmäßig den Zahnarzt aufzusuchen.

Symptome

Die Mundtrockenheit wird meist vom Patienten als erstes beklagt. Sie äußert sich aber auch durch schwerfälligeres Sprechen, die Zunge klebt leicht am Gaumen. Auch der Geschmackssinn nimmt ab, da die Nahrung nicht mehr genügend mit Speichel vermischt wird: Es werden weniger Geschmacksstoffe gelöst, und somit wird die Berührungsfläche mit den Geschmackspapillen auf der Zunge geringer. Der Geschmacksverlust führt meist auch zu einem Appetitverlust und ist oft langfristig das Hauptproblem.

Medizinische Maßnahmen

Um bleibende Spätschäden nach kurativer Radiotherapie im HNO-Bereich zu verhindern, wird – meist innerhalb klinischer Studien – gelegentlich prophylaktisch Amifostin verabreicht (s. ► Abschn. 9.1.7). Es soll eine Schutzwirkung auf die Zellen der Speicheldrüsen ausüben. Wenn die Speicheldrüsen nicht ganz zerstört wurden, kann auch ein Versuch mit Pilocarpin hydrochlorid p.o. gemacht werden. Pilocarpin kann in Apotheken zubereitet werden, neu ist es auch als Salagen Tabletten im Handel. Es erhöht die Speichelproduktion, kann aber verschiedene Nebenwirkungen, z. B. Kopfschmerzen, verursachen. *Cave* bei Asthmapatienten! Nebenwirkungen sind erhöhtes Schwitzen, evtl. vermehrter Tränenfluss durch übersteigerte parasymphatische Stimulation.

Hinweise zur Pflege bei Xerostomie

- Vermeidung von Karies und Paradontose:
  - Dem Patienten konsequente intensive Mundpflege empfehlen und ihn anleiten
  - Regelmäßige Fluorgabe (vom Zahnarzt verschrieben)
  - Regelmäßige Kontrolle der Zähne durch den Zahnarzt
  - zuckerzufuhr vermindern
- Befeuchtung der Mundschleimhaut:
  - Häufige Gabe von Wasser, Tee, Bouillon etc., evtl. löffelweise, Eis zum Lutschen geben
  - Regelmäßig künstlichen Speichel (z. B. Glandosan) verwenden, falls vom Patienten toleriert; darauf achten, dass der Patient auch eine kleine Flasche für unterwegs hat, sofern der künstliche Speichel nicht schon in Sprayform vorhanden ist
  - Dem Patienten kleine Plastikflasche mit Wasser für unterwegs empfehlen, evtl. Augenpipette zur Befeuchtung benutzen
  - Befeuchtung der Luft (möglichst Ultraschallverdampfer), außer bei neutropenischen Patienten (<500 Granulozyten/µl) wegen der Gefahr eines Pseudomonasinfektes
  - Zuckerlose Bonbons oder Kaugummi empfehlen, falls eine Restspeichelproduktion vorhanden ist
- Forcierung der Speichelproduktion bei noch teilweise funktionierenden Speicheldrüsen:
  - Kaugummis empfehlen, z. B. V6 Zahnreinigungskaugummis (wirkt fluorierend und ist zahnschonend) oder andere im Handel erhältliche Produkte, die nicht zu scharf sind
  - Verabreichung von Pilocarpin (Salagen) nach ärztlicher Verordnung (s. auch ▶ Abschn. 25.3.3)
- Verhütung von zusätzlichen Irritationen und Verletzungen der Mundschleimhaut (s. ▶ Abschn. »Hinweise zur Pflege bei oraler Mukositis«)
- Ausgleich des Geschmacks- bzw. Appetitverlustes:
  - Vermeidung von trockener Nahrung: Brot in Milch oder Kaffee »tunken«, Fleisch, Teigwaren, Reis mit Sauce empfehlen (Geschmacksverstärkung)
  - Nahrungsmittel mit starkem Eigengeruch empfehlen, der Patient kann so wenigstens den Geschmack erahnen
  - Kleine, dafür häufigere Mahlzeiten
  - Auf kalorienreiche Nahrung achten
- Förderung der Dünnflüssigkeit des Speichels:
  - Flüssigkeitszufuhr forcieren
  - Entfernung von zähem Speichel mit Natriumbicarbonatspülung oder H_2O_2 1 %
- Für freie Atemwege Patienten zum Aushusten anleiten und motivieren

25.3.4 Schleimhautblutungen bei Thrombopenie

Eine Thrombopenie als Folge der Knochenmarksdepression äußert sich oft durch Blutungen des Zahnfleisches und der Mundschleimhaut, da diese sehr anfällig sind für direkte mechanische Verletzungen.

Bei Thrombozytenwerten unter 20.000/µl ist die Blutungsneigung bereits deutlich erhöht. Spontane Blutungen treten bei Werten unter 10.000/µl häufig auf.

Zugrunde liegende Zahnfleischerkrankungen (Paradontose), schlechter Zustand der Zähne (Karies) wie auch eine orale Mukositis oder Fieber begünstigen in hohem Maß Blutungen. Der Schweregrad der Blutungskomplikation hängt daher nicht ausschließlich von der Thrombozytenzahl ab.

Symptome

Erstes Symptom ist häufig Zahnfleischbluten beim Zähneputzen oder beim Kauen von groben Nahrungsmitteln. Durch Mikrotraumen können Blutungen und Hämatome in der Mundschleimhaut entstehen. Bei bestehender oraler Mukositis beginnen Ulzera wieder zu bluten. Im Allgemeinen sind diese Blutungen, ob spontan oder mechanisch ausgelöst, ohne zusätzliche Maßnahmen schwer zu stillen.

Diagnostik und Früherkennung

Als diagnostische Maßnahme bei Risikopatienten steht an erster Stelle die Thrombozytenkontrolle, u. U. täglich. Die Blutungsneigung wird bei der täglichen Mundinspektion kontrolliert. Bei der Benutzung des Spatels zur Mundinspektion ist jedoch Vorsicht geboten: Ein leichter Druck gegen das Zahnfleisch kann bereits eine Blutung auslösen, deshalb den Spatel mit feuchter Gaze umwickeln. Der Patient muss täglich gezielt nach Zahnfleischbluten befragt werden. Zusätzlich ist hier auch das Nasenbluten zu erwähnen, eine häufige Folge der Thrombopenie. Der Mechanismus ist derselbe wie bei der Mundschleimhaut.

Medizinische Maßnahmen

Die wirksamste Behandlung zur Stillung von Blutungen ist der Thrombozytenersatz (s. ▶ Kap. 22). Lokal kann Thrombin in Form einer Lösung appliziert werden, um die Blutgerinnung zu fördern (5000 E mit 50 ml NaCl 0,9 % verdünnt). Bei Nasenbluten kommen oft Tamponaden mit blutstillendem Medikament (Thrombin) zum Einsatz.

Hinweise zur Pflege bei Thrombopenie an Mundschleimhaut und Nasenschleimhaut

- Eingehende Information des Patienten über die Ziele der Maßnahmen:
  - Durch sorgfältige Mundpflege die Schleimhaut möglichst intakt und feucht halten, um eine Superinfektion bei bestehenden Läsionen zu vermeiden, siehe auch Hinweise zur Pflege bei oraler Mukositis
- Vermeidung von Mikrotraumen:
  - Ab Thrombozytenwerten unter ca. 10.000/µl sollte der Patient keine Zahnbürste mehr verwenden, eher Mundddusche auf schwächster Stufe, dick gepolsterte Watteträger, mit Zahngel benetzt, oder z. B. Dentaswab (Schaumstoff)
  - Zahnseide oder Zahnstäbchen sind bei Thrombopenie generell verboten!
  - Keine Klemmen zur Mundpflege benutzen, nur Wattestäbchen. Manchmal gelingt dem Patienten eine sanfte Mundpflege besser mit seinem Finger (jedoch gut gereinigt!)
  - Prothesen regelmäßig auf Druckstellen kontrollieren; evtl. nur zum Essen und für Besuch einsetzen
  - Nahrung evtl. pürieren
- Feuchtigkeit der Nasenschleimhaut fördern:
  - Evtl. Anwendung von Dexpanthenol-Nasensalbe (z. B. Bepanthen)
  - Luftbefeuchter einsetzen, falls keine Granulozytopenie besteht
  - Patient instruieren, nicht allzu stark die Nase zu schnäuzen
- Blutungen im Mund stillen:
  - Lokale Kühlung mittels Eis, evtl. auch in Form von Wasserglacé oder Sorbets
  - Lokale Applikation von Thrombin nach Verordnung
- Blutungen in der Nase stillen:
  - Evtl. Nasentamponade mit Thrombinlösung durch den Arzt veranlassen
  - Kühlung von Stirn und Nacken, Oberkörperschräglage

25.3.5 Leukämische Infiltrate

In Spätstadien von Leukämieerkrankungen, besonders bei Monozytenleukämien, kommt es häufig zu Leukozytenansammlungen im Zahnfleisch oder in der Mundschleimhaut. Durch diese Infiltration entstehen lokale Entzündungen, welche zu Schmerzen und blutenden Ulzera führen können.

Symptome

Die Symptome bei leukämischen Infiltraten können sehr gering sein, (je nach Lokalisation und Ausmaß), sie können jedoch für den Patienten auch sehr unangenehm werden. Meist treten sie in terminaler Situation auf. Es können dies sein:

- Schmerzen durch:
  - mechanische Belastung (Nahrung),
  - freie Zahnhälse,
  - Lockerung der Zahnhalterung,
- Blutungen,
- Behinderungen beim Sprechen, Kauen und Schlucken.

Medizinische und pflegerische Maßnahmen

Nach Möglichkeit wird die Grundkrankheit behandelt. Ist dies nicht mehr möglich, steht die symptomatische Behandlung im Vordergrund. Auch eine lokale Bestrahlung kann zur Linderung beitragen. Meist kann der Verlauf nur wenig beeinflusst werden. Wichtig ist aber auch hier die Vermeidung einer zusätzlichen Infektion durch intensive Mundpflege und sorgfältige Reinigung der betroffenen Stellen mit H_2O_2 1–3 % sowie eine wirksame Schmerzlinderung

25.4 Schleimhautveränderungen der Bindehaut

Gewisse Medikamente, vor allem hoch dosiertes Cytosin-Arabinosid, aber auch Methotrexat, können zu einer toxisch-entzündlichen Bindehautentzündung führen. Symptome sind:
- Brennen und Jucken der Augen,
- vermehrter Tränenfluss,
- Rötung der Bindehaut,
- Schmerzen.

! Bei hoch dosiertem Cytosin-Arabinosid muss unbedingt eine prophylaktische Therapie durchgeführt werden. Diese unerwünschte und für den Patienten sehr lästige Nebenwirkung kann so in vielen Fällen vermieden oder schnell gelindert werden.

Folgende Behandlung empfiehlt sich:
- tagsüber nicht steroidhaltige Tropfen
- für die Nacht Vitamin-A- und -D-haltige Salbe, bei Schmerzen steroidhaltige Tropfen bei Bedarf.

25.5 Schleimhautveränderungen des unteren Verdauungstraktes

25.5.1 Erosive Gastritis

Bei der *erosiven Gastritis* handelt es sich um ein gut abgrenzbares Krankheitsbild, das klinisch durch Blutungen (Hämatemesis, Melaena) charakterisiert ist. Endoskopisch finden sich multiple oberflächliche Defekte in einer sonst normalen oder einer entzündeten Schleimhaut.

Ursachen der erosiven Gastritis bei Tumorpatienten sind:
- Magenkarzinom,
- Medikamente:
  - nicht-steroidale Antirheumatika (häufig!), z. B. Voltaren, Indocid u. a.
  - Salizylate (häufig), z. B. Alcacyl, Aspirin etc.
  - Kortikosteroide,
  - gewisse Zytostatika (selten, z. B. 5-Fluorouracil, Methotrexat),
- Alkohol,
- »Stress«, vor allem im Zusammenhang mit Blutverlust:
  - postoperativ,
  - nach Blutungen,
  - bei schwerem Nieren-, Leber- oder Kreislaufversagen.

Die Symptome der erosiven Gastritis können in sehr unterschiedlichem Ausmaß auftreten. Im Vordergrund stehen die Zeichen der Blutung:
- Hämatemesis,
- Melaena,
- okkulte Blutverluste im Stuhl.

Gleichzeitig können Oberbauchbeschwerden bestehen wie Druck- und Völlegefühl oder Magenkrämpfe. Die Diagnose kann nur durch die Gastroskopie mit Sicherheit gestellt werden.

! Oft zeigt eine gastroskopisch ausgeprägte erosive Gastritis keinerlei Symptome!

Medizinische Maßnahmen

Bei akuter Blutung sind die üblichen Maßnahmen je nach Ausmaß des Blutverlustes zu treffen. Ansonsten werden Säure bindende (z. B. Muthesa) oder säureproduktionshemmende Medikamente (z. B. Zantic, Nexium) gegeben. Prostaglandinähnliche Substanzen (z. B. Cytotec, Prostin), schützen die Schleimhaut, vor allem bei durch Antirheumatika ausgelösten Erosionen; ihr Einsatz zur Prophylaxe ist sinnvoll. Vom Arzt muss überprüft werden, ob nichtsteroidale Antirheumatika und Salizylate ersetzt werden können. Kortikoide sollen nach Möglichkeit ersetzt oder in der Dosis reduziert werden. In der Antiemetikatherapie wird daher möglichst auf Kortikoide verzichtet.

Pflegerische Maßnahmen

Das Hauptgewicht der pflegerischen Maßnahmen liegt auf der Beratung des Patienten bezüglich Ernährung und Risikofaktoren. Er sollte informiert werden, dass sich spezielle Magendiäten (z. B. viel Milch, säurearm, ungewürzte Speisen etc.) als wenig wirksam erwiesen haben. Als Empfehlung kann ihm vielmehr geraten werden, alles zu essen, worauf er Lust hat und was er gut verträgt. Jeder Patient reagiert anders, deshalb sollte er selbst »testen«, was ihm bekommt.

! Bei Gastritis sollen unnötige Reizungen der Schleimhaut durch Alkohol, Nikotin und Koffein vermieden werden. Antibiotika und andere, die Magenschleimhaut reizende Medikamente sollten, falls nicht anders verordnet, nicht auf leeren Magen eingenommen werden.

25.5.2 Enteritis/Kolitis

Eine Enteritis (Dünndarmentzündung), bzw. Kolitis (Dickdarmentzündung) tritt bei Tumorpatienten häufig auf und äußert sich in zum Teil heftigen Durchfällen, wobei die Zellen der Dünndarmschleimhaut meist empfindlicher reagieren als die Zellen der Dickdarmschleimhaut. Ursachen dafür sind:

- Tumor (Kolonkarzinom),
- Radiotherapie: Unter Bestrahlung des Darms oder anderer Organe im Abdomen oder Becken, insbesondere von Uterus und Ovar, aber auch bei Bestrahlung der Lendenwirbelsäule oder des Beckenskeletts, können 1–2 Wochen nach Therapiebeginn Tenesmen und Durchfälle auftreten. Diese Akutreaktion bildet sich nach der Therapie zurück. Nach hohen Dosen am Darmepithel jedoch können Durchfälle andauern;
- Chemotherapie: 5-Fluorouracil kann Diarrhö auslösen; ganz besonders Irinotecan kann sehr starke Diarrhö – über einige Tage andauernd – verursachen (s. ▶ Kap. 21).
  Die Prophylaxe und Therapie der Diarrhö sowie pflegerische Maßnahmen werden in ▶ Kapitel 21 behandelt.

25.6 Schleimhautveränderungen des Urogenitaltraktes

25.6.1 Zystitis

Eine Zystitis ist meist eine sehr unangenehme Komplikation und verlangt in der Regel eine medizinische Intervention. Beim Tumorpatienten kann die Zystitis entweder *direkt* oder *indirekt* ausgelöst werden. Direkte Ursachen sind:

- Blasenkarzinom oder andere abdominale Tumoren, die in die Blase einwachsen,
- Zytostatika:
  - Ifosfamid,
  - Cyclophosphamid, vor allem wenn hoch dosiert,
  - evtl. Adriamycin, verabreicht nach Cyclophosphamid-Therapie oder Radiotherapie,
- Radiotherapie, wenn die Blase ganz oder teilweise in die Bestrahlung miteingeschlossen wird und in Abhängigkeit von der Strahlendosis Akutreaktion und/oder zystitische Beschwerden als Spätfolgen.

Indirekte Ursache ist die Immunsuppression durch Zytostatikatherapie, die das Auftreten einer Zystitis begünstigt. Die Infektanfälligkeit ist daneben besonders hoch, d. h. eine Kontamination mit Bakterien leicht möglich, durch mangelhafte und falsche Intimpflege oder durch Kathetereinlagen und andere Manipulationen.

Symptome, Diagnostik und Früherkennung

Die Symptome der Zystitis sind relativ deutlich:

- häufiges Wasserlösen von kleinen Mengen, verbunden mit Brennen und Jucken,
- Spasmen,
- Mikro- oder Makrohämaturie,
- Urinverhalten.

Für die Diagnostik sind zunächst die subjektiven Symptome des Patienten wegweisend, bei unklarem Fieber erfolgt eine Urinkontrolle. Zur Früherkennung wird vom Beginn der Chemo- bzw. Radiotherapie an regelmäßig der Urin kontrolliert. Bei Urinverhalten kann eine Restharnbestimmung andere Ursachen ausschließen.

Medizinische Maßnahmen

Zur Prophylaxe bei Ifosphamid und hoch dosiertem Cyclophosphamid muss unbedingt die erforderliche Dosis des Antidots Uromitexan verabreicht werden. Dies erfolgt nach einem ganz genauen Zeitplan. Es darf keinesfalls Verzögerungen geben! Daneben muss die Flüssigkeitszufuhr deutlich gesteigert werden, immer unter Berücksichtigung von Allgemeinzustand und Alter des Patienten. Bei hoch dosierten Behandlungen sind Flüssigkeitsmengen bis zu 6 l notwendig, mitunter als intravenöse Gabe. Der Sinn dieser Maßnahme ist, die Stoffkonzentration von schädlichen Abbauprodukten in der Blase möglichst gering zu halten und eine schnelle Passage der Toxine zu ermöglichen.

Zur Schmerzlinderung kann der Arzt Analgetika oder Spasmolytika verordnen. Bei nachgewiesener Infektion werden Antibiotika verabreicht.

Hinweise zur Pflege bei Zystitis

- Maßnahmen einer wirksamen Prophylaxe durchführen:
  - Verordnete Flüssigkeitsmengen bei Zytostatikatherapien auf jeden Fall einhalten. Bei verstopftem Venenkatheter muss unverzüglich ein neuer Venenzugang gesucht werden
  - Bei Therapie mit Ifosphamid und hoch dosiertem Cyclophosphamid absolut genaue zeitliche Verabreichung des Antidots Uromitexan. Schon eine vergessene oder verspätete Dosis kann Komplikationen hervorrufen!
- Gewährleistung einer ausreichenden Flüssigkeitszufuhr zur Vermeidung der Konzentration von Reizstoffen in der Blase:
  - Patienten zum Trinken anspornen
  - Entsprechende Diätberatung (Suppen, Milchdrinks)
  - Evtl. intravenöse Flüssigkeitszufuhr vorschlagen
  - Patienten ermuntern, regelmäßig Wasser zu lösen und den Urin nicht zurückhalten (vor allem nachts)
  - Möglichst Nikotin, Alkohol, Koffein und scharfe Gewürze vermeiden
- Maßnahmen zur Schmerzlinderung:
  - Schmerzmedikamente nach Verordnung verabreichen
  - Evtl. Wärmeanwendung bei Spasmen (Heizkissen)
- Infektbekämpfung und Maßnahmen zur Vermeidung einer Superinfektion:
  - Kontrolle und Instruktion des Patienten bei der Intimpflege
  - Slipeinlagen empfehlen oder häufiges Wechseln der Unterwäsche
  - Keine Sitzbäder
  - Kathetereinlagen nur wenn unbedingt nötig und nach Rücksprache mit dem Arzt; absolut steriles Arbeiten bei diesen Manipulationen!

25.6.2 Vaginitis/Vulvitis

Die Vaginitis bzw. Vulvitis kann aus unterschiedlichen Gründen auftreten, als akute, entzündliche Reaktion (therapiebedingt) oder als zusätzliche Superinfektion.

Die pflegerischen Aufgaben konzentrieren sich auf drei wesentliche Punkte, nämlich die Prophylaxe der akuten Entzündung und der Infektion bei Risikopatientinnen, die Vermeidung einer Ausdehnung, wenn es zu einer Infektion gekommen ist und die angepasste Schmerzbekämpfung und Linderung der Entzündungsreaktion (s. Hinweise zur Pflege, S. 585).

Ursachen

Akute entzündliche Reaktionen der Vaginalschleimhaut und der Vulva sind zu beobachten:
- bei perkutaner oder intrakavitärer Bestrahlung der Vagina/Vulva, in Abhängigkeit von der Dosis,
- nach gewissen hoch dosierten Chemotherapien, z. B. mit Methotrexat oder Fluorouracil.

Infektionen der Vaginalschleimhaut können bei Tumorpatientinnen immer vorkommen, hervorgerufen bei schlechtem Allgemeinzustand durch Immunsuppression oder Granulozytopenie. Oftmals handelt es sich dabei um vormals bestehende virale Infektionen (Herpes) oder Pilzinfektionen, die wieder neu aufflammen. Es treten aber auch neue Infektionen bakteriellen oder viralen Ursprungs auf.

Symptome und Diagnostik

Eine Vulvitis wird infolge der Ödembildung (Labienschwellung) meist schnell von der Patientin bemerkt. Die typische Symptome wie Ausfluss, Juckreiz, Brennen und Schmerzen sollen unverzüglich näher abgeklärt werden.

Bei Patientinnen mit intrauterinen oder vaginalen Einlagen sollte die Vaginalschleimhaut regelmäßig inspiziert werden.

Medizinische Maßnahmen

Infektiöse Vaginitis

Die Behandlung setzt sich, je nach Infektionserreger und Ausmaß, aus lokal angewendeten und z. T.

zusätzlich systemisch wirksamen Medikamenten zusammen.

Die Patientin sollte bis zur Abheilung keinen Geschlechtsverkehr haben. Wichtig ist es, auch den Partner über die einzuhaltende Abstinenz zu informieren. Wenn er angesteckt wurde, ist eine gleichzeitige Behandlung angezeigt.

Zur Behandlung stehen verschiedene Medikamente zur Verfügung:

- bei mikrobieller Infektion:
  - Metronidazole, lokal als Salbe/Ovula, systemisch per os,
  - evtl. systemisch wirksame spezifische Antibiotika;
- bei Herpes simplex:
  - z. B. Aciclovir (Zovirax) lokal als Gel (nur bei geschlossenen Bläschen!), systemisch parenteral,
  - zinkhaltige Präparate als Antiphlogistikum, in Form von Salben lokal gegen Juckreiz;
- bei Pilzbefall:
  - Fluconazol per os (Kapsel), 1–2-malige Verabreichung,
  - Nystatin, Miconazole, Econazole (je nach Präparat als Creme, Gel, Lösung, Spray oder auch als Ovula erhältlich) nach Verordnung;
  - Ketoconacol Tabletten nach Verordnung 200 mg/Tag (Amphothericin parenteral).

Akute Entzündungsreaktion nach Radiotherapie

Im Vordergrund steht eine adäquate Schmerztherapie durch lokale Applikation von Lidocain bzw. Xylocain viscosum 2 %, evtl. ergänzt mit systemisch wirksamen Schmerzmitteln. Zur Linderung der Entzündungsreaktion können Kamillosan-Spülungen und -Sitzbäder angewandt werden. Sulfonamid- und östrogenhaltige Cremes oder Ovula (Wiederaufbau der natürlichen Schleimhaut) kommen ebenso zum Einsatz. Östrogenhaltige lokale Medikamente dürfen jedoch nicht systemisch wirksam sein, um ein evtl. hormonabhängiges Tumorgeschehen (z. B. Mammakarzinom) nicht zu beeinflussen. Offene Stellen sollten mit desinfizierenden Lösungen (z. B. Polyvidon) behandelt werden. Bei Nekrosen ist die sorgfältige Abtragung und Reinigung (z. B. mit H_2O_2 1–3 %) notwendig (s. auch ▶ Kap. 14 und 28).

Spätfolgen nach Vaginitis bei intrauterinen/intravaginalen Einlagen

Die Spätfolgen sind ausführlich in ▶ Kap. 8 beschrieben.

Hinweise zur Pflege bei Vaginitis/Vulvitis

- Prophylaxe der akuten Entzündung und der Infektion:
  - Information der Patientin über mögliche Nebenwirkungen und deren Symptome
  - Anleitung der Patientin zur Selbstkontrolle, evtl. Gebrauch eines Handspiegels empfehlen
  - Anleitung zur sorgfältigen Intimpflege mit ph-neutralen Mitteln oder Kamillosan, mindestens 2-mal täglich:
    Weichen Waschlappen verwenden, nur jeweils einmal gebrauchen.
    Keine Intimsprays verwenden!
  - Möglichst keine Tampons verwenden
  - Keine einschneidende Kleidung wie enge Jeans oder zu kleine Slips
  - Die Patientin soll nur Baumwollslips, keine Wäsche aus synthetischen Geweben tragen
- Maßnahmen zur Abheilung und um die Ausdehnung eines bestehenden Infekts zu vermeiden:
  - Grundregel ist: in feuchtem Milieu keine fetthaltigen, sondern nur wasserlösliche Mittel verwenden, z. B. Kamillosan, um den Abfluss des Sekrets zu gewährleisten
  - Kamillosan-Duschen, jedoch keine Sitzbäder (Verschleppung der Bakterien)
  - Spülungen mit Polyvidon-Jod-Lösung
  - Bei jeder Toilettenverrichtung Reinigung mit Kamillosan-Feuchttüchern; bei der Reinigung nur tupfen, nicht wischen, um Anus und Harnleiter nicht zu kontaminieren
  - Slipeinlagen empfehlen, darauf achten, dass sie nach jedem Toilettengang gewechselt werden
  - Konsequente Applikation der lokal wirksamen Medikamente zur Infektbekämpfung
  - Regelmäßige Verabreichung von verordneten systemisch wirksamen Medikamenten nach Verordnung
- Angepasste Schmerzbekämpfung und Linderung der Entzündungsreaktion:

- Vor allem bei Vulvitis kein Toilettenapier benutzen, sondern nur duschen und kalt trocken föhnen (wird als angenehm empfunden)
- Kamillosan-Duschen und -Spülungen nach genauer Instruktion anwenden
- Darauf achten, dass bei vermehrtem Ausfluss Perineum, Klitoris, Harnröhrenausgang und Anus möglichst trocken bleiben durch saugfähige Slipeinlagen
- Offene Stellen mit desinfizierenden Mitteln (Polyvidon-Jod-Lösung) behandeln
- Lokale Applikation von Lidocain nach Verordnung
- Wenn nötig, konsequente systemische Schmerzprophylaxe
- Konsequente Applikation der verordneten Sulfonamid- oder östrogenhaltigen Creme

Weiterführende Literatur

Hoeffken K, Kolb G, Wedding U (Hrsg) (2002) Geriatrische Onkologie. Springer, Berlin Heidelberg New York Tokyo

Husebo S, Klaschik E (2003) Palliativmedizin, 3. Aufl. Springer, Berlin Heidelberg New York Tokyo

Onkologiepflege Schweiz (2005) Pflegestandard orale Mukositis.

Tucker SM (1998) Pflegestandards in der Onkologie. Ullstein Medical, Wiesbaden

Atemnot

L. Jost, A. Margulies

Atemnot wird in der Fachsprache Dyspnoe (griech. »dys« = schlecht, »pnoia« = Atmung) genannt und ist eine bei onkologischen Patienten im Verlauf der Krankheit häufig anzutreffende subjektive Empfindung, deren Ausmaß nicht streng von objektivierbaren Messwerten, wie z. B. der Blutgase, der Lungenfunktionsmessung, der muskulären Atemarbeit oder der feststellbaren körperlichen Leistungsfähigkeit bzw. den Reserven des Kreislaufs, abhängig zu sein braucht. Diskrepanzen zwischen objektiv schwerer Beeinträchtigung der Atmung und einer geringen subjektiven Störung – oder auch umgekehrt – kommen häufig vor und entsprechen nicht einer bewussten Verharmlosung (Dissimulation) bzw. einer Simulation durch die Betroffenen. Die Ursachen dieser Diskrepanzen sind nicht umfassend erklärt.

Eine länger dauernde Störung der Atemfunktion kann zu einem unbewussten Vermeidungsverhalten führen, das die wahrgenommenen Beschwerden verringert. Zusätzlich können Adaptationsvorgänge bei den Chemo- und Mechanorezeptoren sowie bei der Endorphinproduktion die Wahrnehmung der Atemnot vermindern. Daneben sind vor allem bei rasch aufgetretenen Atemstörungen emotionale Faktoren wie Angstgefühle und Schmerzen sehr wichtig und verstärken das Empfinden der Dyspnoe.

26.1 Symptome

Die Atemnot äußert sich in leichteren Fällen nur als Kurzatmigkeit bei größeren alltäglichen Anstrengungen, z. B. beim Treppensteigen, oder im Falle schwerster Atemnot schon in Ruhe. Eventuell besteht eine *Orthopnoe*, d. h. der Patient leidet im Liegen mehr an Dyspnoe als im Sitzen.

Atemnot schon beim Sprechen oder sogar schon in Ruhe ist oft mit Angstgefühlen verbunden, welche die Dyspnoe noch verschlimmern und zur sog. Hyperventilation führen können. Schwere Atemnot ist ein medizinischer Notfall, da der Kreislauf z. B. bei einer Hustenattacke instabil werden kann oder die Patienten bereits Zeichen eines Schockzustandes aufweisen können. Gelegentlich führen Stenosen zu Stridor, bei jedem Atemzug hörbaren Pfeifgeräuschen. Dieses Pfeifen beim Eintamen weist auf ein Hindernis der oberen Luftwege hin, beim Ausatmen dagegen auf ein Hindernis im Bereich der Bronchien oder kleineren Luftwege.

Symptome der Atemnot

- Atemfrequenz >20–40 Züge/min
- Tiefere Atemzüge (sofern die Atemtiefe nicht z. B. durch Schmerzen beeinträchtigt ist)
- Blässe und Zyanose
- In- und/oder exspiratorischer Stridor
- Unstabiler Kreislauf mit Tachykardie, evtl. Tachyarrhythmie, Hypotonie, Schwitzen

Zur Einschätzung des Schweregrads und möglicher Zusammenhänge stehen verschiedene Messparameter zur Verfügung. Die Objektivierung der vom Patienten subjektiv empfundenen Atemnot dient der Planung geeigneter medizinischer und pflegerischer Maßnahmen.

Messparameter zur Objektivierung der Atemnot

- Messung der Blutgase (Hypoxie, Hyperkapnie, Säuregrad)
- Lungenfunktionsprüfung (Lungenvolumen, Obstruktion, Restriktion)
- Einfache Klassierung der Atemnot gemäß der New York Heart Association (NYHA Grad I-IV):
  - Grad I: Atemnot nur bei großer Anstrengung
  - Grad II: Atemnot schon bei alltäglicher Anstrengung
  - Grad III: Atemnot bei geringster Belastung, z. B. beim Sprechen oder An- und Auskleiden
  - Grad IV: Atemnot in Ruhe
- Diverse Fragebogen zur detaillierteren Erfassung der Dyspnoe

26.2 Ursachen

Die Atemnot kann beim Tumorpatienten auf ganz verschiedene Weise entstehen (s. Übersicht). Häufig ist eine Kombination verschiedener Mechanismen Ursache einer schwereren Atemnot.

Einige Tumoren können direkt eine Dyspnoe verursachen, indem sie das belüftbare Lungenvolumen vermindern. Indirekt führen manche Tumoren durch Störungen der Atemmechanik oder des Sauerstofftransportes zu Dyspnoe, ohne das Lungenvolumen zu verringern. Des Weiteren kann Atemnot auch Folge der Therapie sein oder andere Ursachen haben.

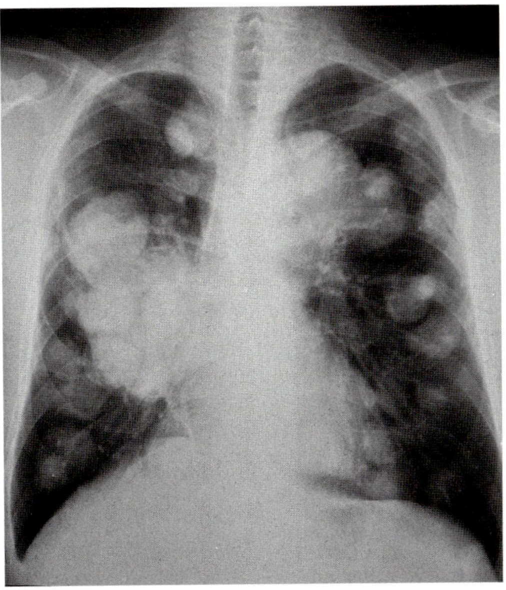

Abb. 26.1. Patient mit multiplen großen und kleinen Metastasen (*helle Flecken*) in beiden Lungenflügeln. (Abteilung für Onkologie, Universitätsspital Zürich)

Ursachen für Dyspnoe

Direkt durch den Tumor bedingte Atemnot

- Einengung der Luftwege durch einen Primärtumor oder durch Metastasen (z. B. bei Bronchial-, Ösophaguskarzinom, Lymphomen, Hodentumoren u. v. a.)
- Verlegung der Luftwege durch Sekret (Tumoren im Kopf- und Halsbereich)
- Großer Primärtumor der Lunge (Bronchialkarzinom)
- Zahlreiche Lungenmetastasen (Abb. 26.1) oder Lymphangiose der Lunge (z. B. bei Mammakarzinom)
- Pleuraerguss infolge Pleurabefall (Abb. 26.2; z. B. bei Bronchial- oder Mammakarzinom oder Mesotheliom)
- Tumorembolien (selten, z. B. bei Hypernephrom)
- Massiver Aszites mit Zwerchfellhochstand bei Peritonealkarzinose (z. B. bei Magenkarzinom, Ovarialkarzinom)

Indirekt durch den Tumor bedingte Atemnot

- Anämie infolge Tumor, Tumorblutung
- Einschränkung der Atemtiefe durch Schmerzen im Bereich der Rippen oder Wirbelsäule
- Einschränkung des Schlagvolumens des Herzens durch Perikarderguss
- Kompression großer Gefäße, evtl. mit oberer oder unterer Einflussstauung

▼

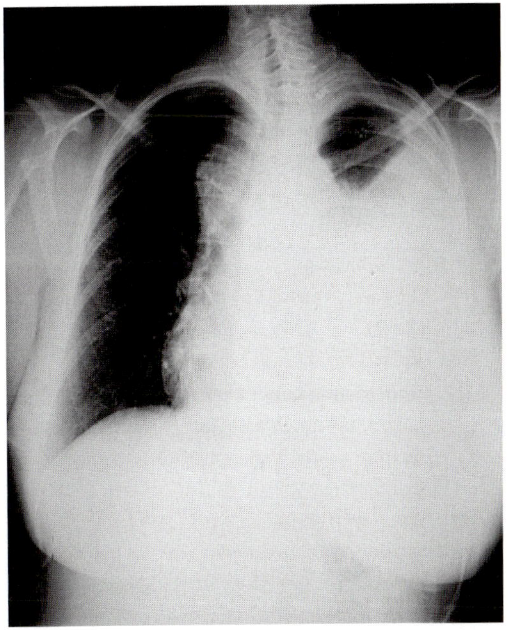

Abb. 26.2. Patientin mit fortgeschrittenem Mammakarzinom ohne Ablatio mammae und annähernder Totalverschattung des linken Lungenflügels durch einen Pleuraerguss. (Abteilung für Onkologie, Universitätsspital Zürich)

- Einschränkung der Atemtiefe durch Instabilität der Rippen bei mehrfachen pathologischen Frakturen
- Einschränkung der Atemtiefe durch Zwerchfelllähmung bei Schädigung des Phrenikusnervs oder durch tumorbedingte hohe Tetraplegie
- Poststenotische Pneumonie (z. B. hinter einem tumorbedingt eingeengten Bronchus)
- Pneumonie infolge tumorbedingter Leukopenie bzw. Neutropenie
- Pneumonie infolge Aspiration von Sekret, Getränken oder Nahrung bei Schluckstörung
- Sepsis oder metabolische Azidose
- Lungenembolie infolge Bettlägerigkeit und tumorbedingt vermehrter Gerinnung des Blutes
- Erschöpfung der Atemmuskulatur bei schwerer Kachexie

Durch die Therapie bedingte Atemnot
- Anämie infolge Chemo- und/oder Radiotherapie
- Pneumonie infolge therapiebedingter Leukopenie bzw. Neutropenie
- Zytostatikabedingte Lungenschädigung ohne Infekt (Pneumonitis), z. B. nach Gabe von Bleomycin, Busulfan, Carmustin, Cytosinarabinosid, Methotrexat, Mitomycin
- Strahlenbedingte Pneumonitis

Andere Ursachen
- Chronisch obstruktive Lungenerkrankung (COPD)
- Herzinsuffizienz mit Lungenstauung, Lungenödem oder Pleuraerguss, evtl. verschlimmert durch eine anthrazyklinhaltige Chemotherapie (z. B. mit Doxorubicin oder Epirubicin)
- Akuter Herzinfarkt
- Herzrhythmusstörungen
- Allergisches (extrinsisches) Asthma (gelegentlich auch nach Zytostatika wie Platinol)
- Asthma ohne erkennbaren Auslöser (intrinsisches Asthma)
- Massives Übergewicht

26.3 Diagnostik

Die Diagostik soll bei schwerer Atemnot rasch erfolgen und erfordert oft eine stationäre Aufnahme. Das Ziel ist, eine schnell behandelbare Ursache zu identifizieren oder auszuschließen. Folgende Untersuchungen kommen zur Bestimmung der Ursache in Betracht:
- Klinische Untersuchung,
- Thorax-Röntgenbild,
- Messung der Blutgase (perkutane Oxymetrie, arterielle Blutentnahme),
- Bestimmung der hämatologischen Blutwerte,
- evtl. HNO-Untersuchung bei Stridor,
- evtl. blutchemische Analysen,
- evtl. Lungenszintigraphie (Perfusion und möglichst auch Ventilationsszintigramm),
- evtl. Computertomographie des Thorax.

26.4 Medizinische Maßnahmen

26.4.1 Notfalltherapie der schweren Atemnot

Die Notfalltherapie ist unabhängig von der Ursache und besteht aus:
- Sauerstoffzufuhr von 2–6 l/min über eine Nasensonde oder Maske,
- Herabsetzen der subjektiven Wahrnehmung der Atemnot durch Opiate (die adäquate Dosis variiert je nach vorbestehender Opiattherapie, meist werden 5–20 mg Morphin s.c. oder i.m., evtl. Morphintropfen peroral benötigt, je nach Situation auch als Dauerinfusion möglich),

Bei Patienten, die zur Schmerztherapie bereits regelmäßig Opiate erhalten, muss die übliche Dosierung von Schmerzmitteln erhöht werden, um das Gefühl von Atemnot zu dämpfen.
- Dämpfung von persistierendem Reizhusten mit Opiaten oder zusätzlichem Codein (Dicodid),
- verbale Beruhigung bei Angst: den Patienten möglichst nicht alleine lassen,
- bei anhaltender Angst Gabe von Benzodiazepine (Lorazepam: Temesta expidet), z. B. Lorazepam 2,5 mg sublingual,

- sitzende Lagerung des Patienten,
- ggf. Absaugen von Sekret.

! Die Therapie mit sehr hohen Dosen von Opiaten kann zu Schläfrigkeit und v. a. dann zu einer sog. Atemdepression bis hin zum Atemstillstand führen, wenn gleichzeitig Benzodiazepine in höheren Dosen verabreicht werden. Eine *leichte Atemdepression* ist bei Tendenz zu Hyperventilation und Angst erwünscht. Bei schwerer Atemnot mit instabiler Kreislaufsituation kann die Atemdepression jedoch gefährlich werden, da sie ein Kreislaufversagen begünstigt. Wenn sich die Atemnot durch weiterführende Maßnahmen nicht (mehr) rasch verbessern lässt oder der Patient bzw. die Angehörigen eine weiterführende Therapie ablehnen, wird diese Gefahr zwecks Linderung der Dyspnoe berechtigterweise untergeordnet und nach Bedarf ohne obere Grenze dosiert.

Sind schwerst dyspnoische Patienten z. B. durch eine Pleurapunktion behandelbar, so sind sie diesem überall möglichen Eingriff umgehend zuzuführen und in der Zwischenzeit regelmäßig zu überwachen. Eine in solchen Situationen unerwünschte übermäßige Atemdepression durch Opiate kann mit Naloxon (Narcan) rasch korrigiert werden, eine durch Benzodiazepine bedingte mit Flumazenil (Anexate). Erkennbar ist eine übermäßige, je nach klinischer Situation behandlungsbedürftige Atemdepression z. B. an nach der Opiat- bzw. Benzodiazepingabe rasch neu auftretenden Zyanose, einem drastischen Abfall der Atemfrequenz auf subnormale Werte und an einer dadurch ausgelösten Kreislaufinstabilität mit Blutdruckabfall und dem Auftreten von Bewusstlosigkeit.

! Das Eingreifen mit Benzodiazepin- oder Opiat-Antagonisten ist bei Patienten im Terminalstadium nicht mehr angezeigt und würde nur zu einer unnötigen Belastung durch erneut wahrgenommene Atemnot und Angst führen. Eine allfällige Verkürzung des Lebens durch eine angemessene Opiatgabe an einen leidenden Sterbenden ist in Kauf zu nehmen. Das Verweigern einer ausreichenden Opiatgabe wäre ein unverzeihlicher Fehler.

26.4.2 Weiterführende Therapie der Atemnot

Weitere Maßnahmen sind abhängig von der Ursache und können aus folgenden, rasch wirksamen symptomatischen Maßnahmen bestehen:

- Punktion von Pleura- oder Perikarderguss, evtl. gefolgt von einer Pleurodese oder Instillation von z. B. Bleomycin in das Perikard,
- Punktion von massivem Aszites,
- eventuell Bronchoskopie mit Laserabtragung stenosierender, im Bronchus liegender Tumormassen,
- Einlage eines sog. Stents (Plastik- oder meist Drahtgitterrohr) zur Offenhaltung einer komprimierten Trachea oder komprimierter Bronchien (s. unten),
- eventuell Tracheotomie bei Verlegung der oberen Luftwege,
- Transfusion von Erythrozyten bei Anämie jeglicher Ursache,
- Stillen akuter Blutungen (Operation, Unterspritzen von Blutungen, evtl. Embolisation),
- Antibiotika bei Pneumonie,
- Antikoagulation bei Lungenembolie.

Technik der Pleurodese

Nach Punktion des Pleuraraumes wird der Erguss möglichst vollständig abgesaugt. Danach wird durch Injektion von Talk oder Bleomycin eine künstliche Entzündung der Pleura ausgelöst. Dies führt meist zu einer Verklebung von Lungen- und Brustfell und verhindert dadurch die erneute Ansammlung eines Pleuraergusses. Der Eingriff führt infolge der notwendigen Entzündung der Pleura zu Schmerzen, die praktisch immer mit Opiaten behandelt werden müssen.

Legen eines Stents

Die Stenose wird unter bronchoskopischer Kontrolle mit einem Ballonkatheter zuerst erweitert. Anschließend wird das komprimierte Drahtgitter (◘ Abb. 26.3a) bis unterhalb der Einengung eingeführt (◘ Abb. 26.3b) und bei korrekter Lage entfaltet (◘ Abb. 26.3c). Dadurch wird eine erneute Einengung verhindert (◘ Abb. 26.4a,b). Der Stent kann in der Regel ohne Komplikationen lange Zeit belassen werden, kann sich aber gelegentlich ver-

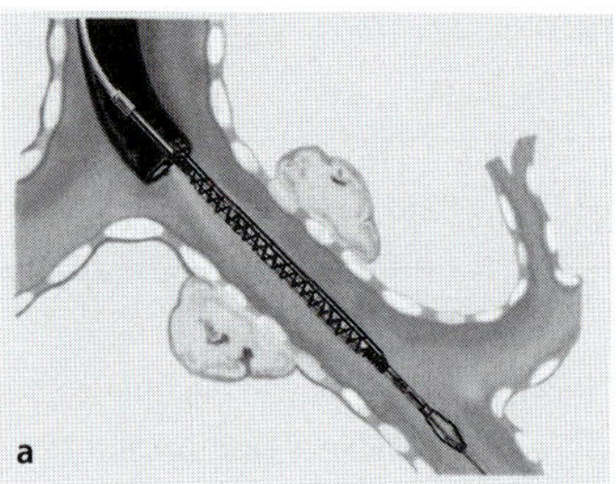
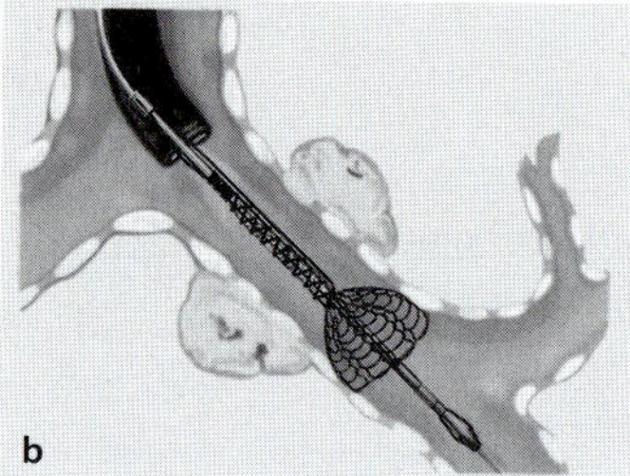
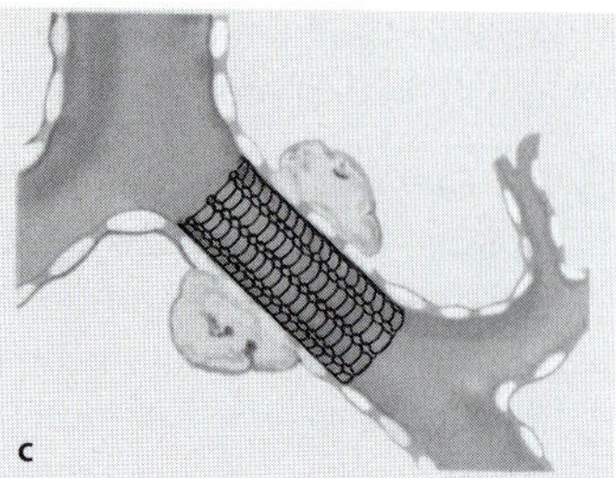

Abb. 26.3. **a** Einführung des komprimierten Stents. **b** Beginnde Entfaltung. **c** Entfalteter Stent. (Mit freundlicher Genehmigung der Fa. Boston Scientific Europe)

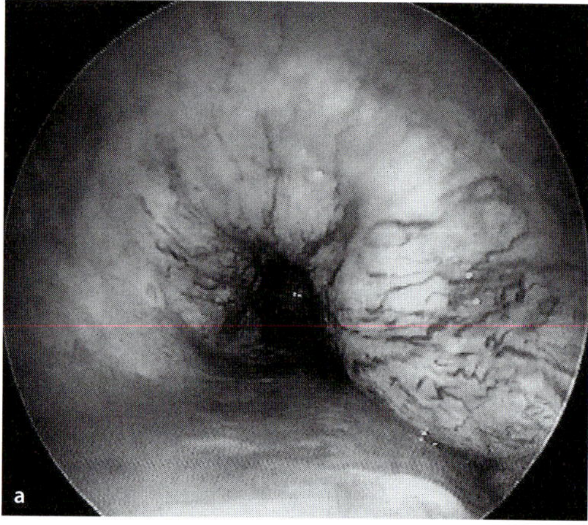
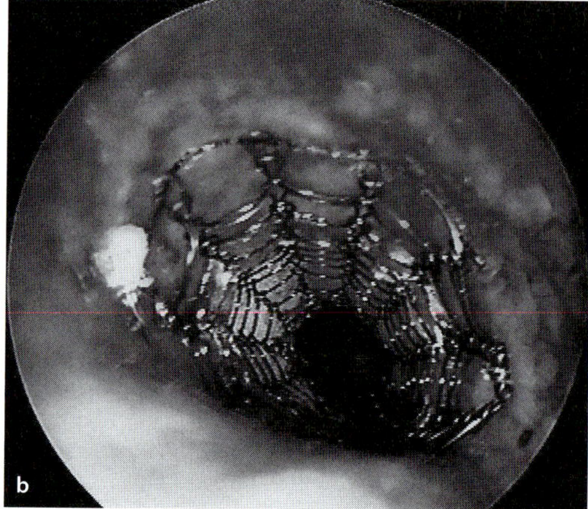

Abb. 26.4. Trachealstenose **a** vor Stent – der Tumor zeigt sich als heller Halbkreis rund um das zentral gelegene Restlumen –, **b** nach Legen eines Stents. (Mit freundlicher Genehmigung von Dr. M. Heitz, Zürich)

schieben, was eine erneute Verschlechterung der Atemnot verursacht.

26.4.3 Kausale Therapie zur Beeinflussung der Atemnot

Je nach Krankheitsphase kann eine erst- oder nochmalige kausale Therapie, d. h. eine direkt gegen das Tumorleiden gerichtete Therapie mit dem Ziel der Verbesserung der Atemnot, erfolgen:
- evtl. eine notfallmäßige Radiotherapie des Mediastinums oder
- eine Chemotherapie zur Reduktion von Tumormassen in den Lungen oder im Mediastinum.

! Bei unheilbaren Tumoren kann dies dazu führen, dass die Patientin/der Patient an einer subjektiv weniger belastenden Komplikation des Tumorleidens sterben kann. Solche palliative Therapien werden deshalb gelegentlich auch bei schon sehr fortgeschrittenem Tumorleiden noch versucht.

Bei vielen soliden Tumoren mit Kompression der Trachea, Bronchien, der großen Gefäße oder des Rückenmarks ist eine Radiotherapie meist rascher und zuverlässiger wirksam. Bei erfahrungsgemäß chemosensitiven Tumoren wie z. B. einem kleinzelligen Bronchialkarzinom oder Lymphomen kann eine akute Kompressionsymptomatik mit einer Chemotherapie aber ebensogut behandelt werden.

Bei multiplen Lungenmetastasen oder einer Lymphangiose der Lunge ist eine Radiotherapie selten sinnvoll und eine Chemotherapie vorzuziehen.

26.5 Pflegerische Maßnahmen

Atemnot (Dyspnoe) kann den Patienten, die Angehörigen und das betreuende Team sehr belasten. Insbesondere leiden Patienten oft bereits bei leichter Atemnot an quälenden Angstvorstellungen bezüglich Ersticken. Dies kann die Wahrnehmung der Atemnot noch verstärken. Umgekehrt kommt es bei sich langsam entwickelnder Atemstörung oft zu nicht klar verstandenen Anpassungsvorgängen, die das Empfinden der Atemnot trotz objektiv z. B. geringer Reserven des Kreislaufs vermindern können. Richtet man sich nur nach den spontanen Aussagen solcher Patienten, wird die Atemnot nicht immer in ihrer ganzen Tragweite wahrgenommen.

Ähnlich wie bei Schmerzen handelt es sich bei der Dyspnoe also um ein subjektives Empfinden, dessen Ausmaß nur der Patient selber beurteilen kann, dessen Verbalisierung aber oft schwierig ist. Dennoch können sich pflegerische Maßnahmen nicht nur an den objektivierbaren Größen wie Blutgaswerte etc. richten, wie dies z. B. für eine Intubation gelten mag. Um eine angemessene Pflege gewährleisten zu können, wäre eine genaue Erfassung der Atemnot wohl wünschenswert, wird aber selten systematisch durchgeführt, denn leider bleibt die Wahrnehmung dieser Symptome oft auf die terminale Krankheitsphase beschränkt, obwohl sich schon früher sinnvolle Maßnahmen treffen ließen.

26.5.1 Erfassung und Beurteilung der Atemnot

Als Messinstrumente zur besseren Erfassung der Atemnot sind verschiedenartige Fragebogen entwickelt worden. Deren Aussagen bleiben aber trotz exakter Zahlenangaben ungenau und können je nach eingesetztem Fragebogen stark variieren. Einige Erfassungsinstrumente sind schon erforscht. Oft ist eine linear-analoge Skala einsetzbar, da sie für die Patienten vergleichsweise einfach auszufüllen ist.

Der Einsatz solcher Messinstrumente zur Erfassung von Dyspnoe erlaubt:
- eine bessere Verbalisierung der Beschwerden durch den Patienten, Beschreibungen der Atemnot sind auch durch die verschiedenen ethnischen und kulturellen Faktoren beeinflusst,
- eine bessere Verbalisierung der Behinderungen und Begrenzungen, welche die Patienten erfahren, z. B. solche bei täglichen Aktivitäten wie Essen, Schmerzempfindungen, Konzentrationsfähigkeit,
- eine bessere Beobachtung des Patientenverhaltens durch die Pflegenden,
- den Aufbau einer Beziehung zum Patienten und seinen Angehörigen auch in Bezug auf Ängste und Unsicherheiten.

Wenn solche konkreteren Informationen bezüglich des Ausmaßes der Atemnot vorliegen, lassen sich individuell angepasste Maßnahmen treffen, die sowohl im Spital wie auch zu Hause einsetzbar sind.

26.5.2 Hinweise zur Pflege bei leichter Atemnot (NYHA I-II)

Patienten stellen ihre Atemnot oft schon viel früher fest, als sie spontan darüber klagen. Obwohl sie in ihrer normalen oder sportlichen Aktivität bereits eingeschränkt sind, führen Verdrängungsmechanismen und *eine unbewusste Anpassung der Aktivitäten* durch Vermeidungsverhalten evtl. gar zum Gefühl, wieder besser atmen zu können. *Eine Nachfrage bezüglich veränderter Leistungsfähigkeit* kann hier frühzeitig Störungen aufdecken, wenn auch daraus meist kein konkreter Handlungsbedarf resultiert. Zusammen mit dem Patienten und den Angehörigen können bereits einfache Maßnahmen angezeigt sein.

Maßnahmen bei leichter Atemnot
- Rechtzeitige Organisation der Übernahme belastender Aufgaben
- Beurteilung des normalen Tagesablaufs: Anpassung einzelner Aktivitäten
  - Treppensteigen reduzieren oder vermeiden
  - Einkäufe mit Einkaufswagen oder anderen entlastenden Tragehilfen

26.5.3 Hinweise zur Pflege bei schwerer Atemnot (NYHA III)

Patienten mit schwerer Atemnot sind in ihren alltäglichen Aktivitäten deutlich eingeschränkt und dadurch oft auch verängstigt. Neben medizinischen Maßnahmen, wie z. B. Verschreibung beruhigender Medikamente oder auch Bluttransfusionen bei Anämie, können weitere Maßnahmen – zusätzlich zu den bereits bei NYHA I-II getroffenen – eine Entlastung bewirken.

Zusätzliche Maßnahmen bei schwerer Atemnot

- Unrealistische Anforderungen seitens des Patienten oder der Angehörigen beheben
- Den Patienten unterstützen, seine Grenzen der Belastung zu erkennen und diese mit dem Behandlungsteam und den Angehörigen zu verbalisieren
- Lasten möglichst schieben statt heben
- Häufig benötigte Gegenstände in Reichweite bzw. dieselbe Wohnetage stellen
- Üppige Mahlzeiten vermeiden
- Schlüpfschuhe oder Schuhe mit einem rasch bedienbaren Klettverschluss auswählen
- Auswahl einfacherer Kleidungsstücke, die kein tiefes Bücken oder belastende Bewegungen erfordern
- Ängste des Patienten oder der Angehörigen ansprechen
  - Evaluation der Bewältigung durch den Patienten/die Angehörigen, ob stationär oder zu Hause

26.5.4 Hinweise zur Pflege bei schwerster Atemnot (NYHA IV)

Patienten mit schwerster Atemnot benötigen, sofern sie nicht im Terminalstadium sind, vielfach medizinische Therapie und praktisch immer die Verabreichung von Opiaten und Sauerstoff zur Dämpfung der Atemnot. Die Sedation durch eine Morphinbehandlung ist in dieser Situation eine erwünschte Wirkung. Die Atemnot macht den Patient sehr müde, lässt ihn aber trotzdem nicht schlafen. Durch die Verabreichung von Morphin könnte der Patient zur Ruhe kommen. Die Betreuung und Behandlung während dieser Phase sollte die einfachste, aber effektivste Maßnahme sein.

! Bei sterbenden Patienten, deren Atemnot anders nicht behandelt werden kann, ist eine Zurückhaltung bei der Verabreichung des ärzlich verordneten Opiats aus Angst vor einer tödlichen Atemdepression in der Regel nicht zu rechtfertigen. Im Zweifelsfall sollen die Pflegenden den Arzt kontaktieren und diesen bitten, die Morphininjektion selbst auszuführen.

In terminalen Situationen ist in der Regel eine Dauerinfusion mit Opiaten vorzuziehen, da die Symptomkontrolle besser gesteuert werden kann als mit subkutaner, intramuskulärer oder intravenöser Bolusinjektion und der Tod dann nicht in unmittelbarem zeitlichem Zusammenhang mit einer Opiatinjektion eintreten wird.

Folgende Maßnahmen sind zu erwägen bzw. zu berücksichtigen:

Zusätzliche Maßnahmen bei schwerster Atemnot

- Lagerung für maximales Lungenvolumen und Komfort:
  - liegend mit ca. 45° Sitzwinkel
  - am Bettrand sitzend mit unterstützten Beinen und abgestützten Armen (z. B. auf Beistell-Tisch)
  - In bequemem Sessel schlafen lassen
- Sauerstoffgabe nach Verordnung; bei Klaustrophobiegefühl durch Sauerstoffmasken auf Sauerstoffbrillen wechseln
- Hilfestellung beim Essen, häufige kleine Mahlzeiten und Getränke anbieten
- Keine längeren Gespräche erwarten oder verlangen, anstrengende Gesprächswiederholungen vermeiden
- Grenzen der Bewegungsmöglichkeiten erkennen
- Dem Patienten und den Angehörigen erklären, warum Opiate günstig auf die Atemnot wirken
- Im ambulanten Bereich Instruktionen der Angehörigen z. B. bezüglich des korrekten Einsatzes von Sauerstoff zu Hause; evtl. unter Hinzuziehung von Hilfsorganisationen
- Evtl. Einbeziehung von Hilfsorganisationen

26.5.5 Hinweise zur Pflege bei speziellen Problemen

Verringerung der Schleimbildung und Behandlung von Mundtrockenheit

- Für ausreichende Luftbefeuchtung sorgen, falls nicht schon mit Sauerstoffgabe verbunden
- Häufig Lagewechsel durchführen, Falls der Patient diese verträgt
- Vorsichtiges Absaugen der Mundhöhle (evtl. Angehörige instruieren)
- Auf ausreichend häufige Mundpflege achten
- Erhöhung der Trinkmenge bzw. Vermeidung zu trockener Nahrung

Maßnahmen bei Angstzuständen

- Medizinische Maßnahmen wie die Verbreichung von Anxiolytika an Patienten und Angehörige ggf. mit dem Arzt beraten
- Ablenkende Aktivitäten anregen und unterstützen; die Angehörigen können viel beitragen, z. B. etwas vorlesen oder bevorzugte Musik mitbringen
- Ruhige Umgebung und ruhigen Tagesablauf ermöglichen
- Einbeziehung von Entspannungstechniken
- Hinzuziehung von Fachpersonen (Psychologe, Psychiater, Seelsorger) organisieren für den Patienten ebenso wie für die Angehörigen
- Eine Notfalltelefonliste für den Patienten und die Angehörige erstellen, falls der Patient zu Hause bleibt

Im Unterschied zur Schmerzbehandlung hat der Umgang mit Symptomen der Atemnot noch keine vergleichbaren Fortschritte gemacht. Es wird diesbezüglich noch einiges an klinischer und an Pflegeforschung brauchen, so bedürfen validierte Bewertungsinstrumente und Behandlungsstrategien der weiteren Erforschung.

Weiterführende Literatur

DeVita V, Hellmann S, Rosenberg SA (eds) (2004) Cancer. Principles and Practice of Oncology, 7th edn. Lippincott, Philadelphia, pp 2709–2712

Kvale PA, Simoff M, Prakash UB (2003) Lung cancer. Palliative care. Chest 123(1 Suppl): 284–311

Ripamonti C, Fusco F (2002) Respiratory problems in advanced cancer. Suppport Care Cancer 10: 204–216

Bredin M, Corner J, Krishnasamy M, Plant H, Bailey C, A'Hern R (1999) Multicentre randomised controlled trial of nursing intervention for breathlessness in patients with lung cancer. BMJ 318: 901–904

Jennings AL, Davies AN, Higgins JP, Gibbs JS, Broadley KE (2002) A systematic review of the use of opioids in the management of dyspnoea. Thorax 57: 939–944

Müdigkeit

A. Bischoff Wilhelm, Ch. Hürny

»Müdigkeit ist ein subjektives Empfinden und wird von den Betroffenen als unüberwindbares, anhaltendes Gefühl der Erschöpfung beschrieben. Genügend Schlaf und Ruhe verändern das Erleben der Erschöpfung nicht. Die Auswirkungen der Müdigkeit sind multidimensional und beeinträchtigen die Lebensqualität der Patienten. Müdigkeit ist eines der häufigsten Symptome einer Krebserkrankung und deren Behandlung. Die Faktoren, die zur Entstehung von Müdigkeit führen, sind multikausal.« (Definition der Arbeitsgruppe Onkologiepflege Schweiz, 2003)

27.1 Begriffserläuterung und Einführung

In der Literatur findet man verschiedene Ansätze für eine Definition. Allgemein wird Müdigkeit als das Zusammenwirken von verschiedenen Ursachen und Auswirkungen beschrieben, eine Erfahrung, die sich in einem Kontinuum von alltäglicher Müdigkeit und Schwäche bis zur totalen Erschöpfung bewegt. Bestimmend sind psychische, physische und soziale Faktoren. In den angelsächsischen Ländern setzte man sich mit dem Phänomen unter dem Begriff »Fatigue« auseinander.

Definition

Müdigkeit wird als Folge einer äußeren und/oder inneren Beanspruchung verstanden, die bei jedem Menschen physiologisch auftritt und den Körper vor übermäßiger Belastung schützt. Sie ist der Versuch des Organismus, sein inneres Gleichgewicht aufrechtzuerhalten.

»Zum subjektiven Erleben von Müdigkeit gehören ein unüberwindbares, anhaltendes Gefühl der Erschöpfung und eine verminderte Kapazität für physische und mentale Betätigung. Dabei tritt Müdigkeit entweder unabhängig von Aktivität und Anstrengung auf, oder es besteht ein Missverhältnis zwischen Müdigkeitsgrad und Aktivität.« (Piper 1996)

Definition

Der physiologische Schutzmechanismus zur Erhaltung der Homöostase wird als *akute Müdigkeit* bezeichnet und ist ein normales Regenerationsphänomen.

Qualitativer oder quantitiver Schlafmangel führt zu *chronischer Müdigkeit*, mit Kopfschmerzen, Konzentrationsschwierigkeiten, brennenden Augen und schweren Beinen, zunehmender Schmerzempfindlichkeit; in Extremfällen von Schlaflosigkeit können ernste Symptome wie Angst und Depression, Somnolenz, Apathie und Wahrnehmungsstörungen auftreten.

Definition

Die *chronische* Müdigkeit ist Ausdruck einer wesentlichen Gesundheitsstörung und kann zu einer starken Einschränkung der Lebensqualität führen.

27.2 Ursachen von Müdigkeit

Chronische Müdigkeit tritt häufig aufgrund von Schlafstörungen auf, bei Krebspatienten verursacht durch psychische Belastung oder körperliche Beschwerden, d. h. durch Krankheitssymptome (z. B. Schmerz, Atemnot, Juckreiz) oder therapiebedingt. Oft tragen gleichzeitig mehrere verschiedene Ursachen zur Entstehung von Müdigkeit bei.

27.2.1 Pathophysiologische Ursachen

Die Pathophysiologie der Müdigkeit ist nur teilweise geklärt.

Müdigkeit kann das erste *Symptom einer Krankheit* sein. Sie tritt begleitend auf, z. B. bei Grippe, Rheuma, Herzinfarkt, Diabetes mellitus, Krebs, HIV und Aids. Bei Depressionen ist Müdigkeit eines der Hauptsymptome. Sie wird subjektiv unterschiedlich empfunden. Betroffene beschreiben ein Gefühl fehlender Energie, fehlenden Antriebs und mangelnder Konzentrationsfähigkeit.

Mögliche pathophysiologische Ursachen*

- Akkumulation von Metaboliten und Zellabbauprodukten
- Veränderungen in der Zufuhr und Verwertung der energieliefernden Nährstoffe (Eiweiß, Fett, Kohlenhydrate, Vitamine und Mineralstoffe), z. B. bei Kachexie
- Abnormale Spiegel von bestimmten Muskelenzymen, die zu einem beschleunigten Energieverbrauch führen
- Abbau von Muskelmasse und Zunahme der Stickstoffausscheidung, nach Rückgang oder Verlust der Sauerstoffaufnahmekapazität in den Skelettmuskeln aufgrund von Immobilität (langes Sitzen oder Bettruhe)
- Veränderung des Schlaf-Wach-Rhythmus aufgrund von Schlaflosigkeit oder Schlafstörungen
- Störungen der neuromuskulären Transmission
- Entgleisung des Flüssigkeits- und Elektrolythaushaltes
- Veränderungen in den Neurohormonspiegeln, z. B. Beeinträchtigung der Neurotransmission durch die Freisetzung von Melatonin und Serotonin
- Anämie, eine ungenügende Versorgung der Zellen mit Sauerstoff
- Medikamente, die als Nebenwirkung Müdigkeit verursachen, z. B. Antihypertensiva

27.2.2 Soziale Ursachen

Ursachen im Umfeld der betroffenen Personen sowie individuelle Gewohnheiten spielen bei der Entwicklung von chronischer Müdigkeit eine wichtige Rolle.

Unter dem Druck vermehrten Erleben- und Erledigenwollens werden die biologischen Signale des Körpers, die »innere Uhr«, unterdrückt und z. B. mit koffeinhaltigen Getränken überspielt. Der Körper reagiert darauf um so stärker mit Müdigkeit. Ein fataler Kreislauf von Übermüdung, Schlafmitteleinnahme und Schlafstörungen beginnt.

Beispiele für soziale Ursachen von Müdigkeit

- Belastungen und Konflikte in der Familie, z. B. Kinderbetreuung, Pflege von Angehörigen
- Unangemessene Unterstützung und Anerkennung
- Belastungen am Arbeitsplatz, z. B. übermäßiger Lärm, Hitze, Vibrationen, Beleuchtung
- Ökonomische Faktoren, z. B. materielle Not

27.2.3 Psychische Ursachen

Müdigkeit hat auch seelische Ursachen. Für einen Krebspatienten ist das Zurechtkommen mit dem Verlauf der Krankheit und mit den Auswirkungen der Therapien oft mit belastenden Gefühlen verbunden. So muss z. B. die Gewissheit, an Krebs erkrankt zu sein und nicht zu wissen, wie die Krankheit verläuft, ob Heilung möglich ist oder ob sie zum Tod führt, begriffen und dann auch verarbeitet werden. Dies führt häufig auch zu Schlafstörungen. Etliche Betroffene reagieren auf eine Krebsdiagnose mit einer eigentlichen Depression.

Die Literatur über Angst und Depression im Zusammenhang mit Schlaf ist umfangreich und zeigt die Wechselbeziehung auf: Wachsen Angst und Depression aufgrund der Krankheit, so folgt daraus ein Mangel an Schlaf; leidet der Patient unter Schlaflosigkeit, so nehmen Angst und Depression zu.

! Manchmal haben Müdigkeit und verstärktes Schlafbedürfnis aber auch eine Schutzfunktion, dann nämlich, wenn die Gefühle überwältigend werden.

* Mod. nach: Piper B (1993) Fatigue. In: Carrieri VK, Lindsey AM, West CM (eds) Pathophysiological Phenomena in Nursing. Saunders, Philadelphia.

Beispiele für psychische Ursachen von Müdigkeit

- Angst
- Veränderungen des Selbstkonzeptes und Selbstwertgefühls, z. B. bei Depression
- Hyperaktivität oder Langeweile
- Chronische Stressoren, z. B. Konflikte in der Familie oder am Arbeitsplatz
- Krisen, z. B. nicht verarbeitete frühere Erlebnisse von Verlust und Trauer

27.3 Müdigkeit bei Krebserkrankung

Müdigkeit bei Krebspatienten kann zum einen durch die Krankheit selber, zum anderen durch die Therapie verursacht werden. Je nach Stadium der Erkrankung und Art der Behandlung tritt vermehrt akute und vor allem chronische Müdigkeit auf.

Menschen, die an Krebs leiden, sind abrupt mit Veränderungen des Alltags konfrontiert. Vielleicht müssen sie ihre Schlafgewohnheiten, ihre Ernährung, ihre Arbeit an die Gegebenheiten anpassen.

Die Auseinandersetzung mit den Gefühlen, die bei einer Krebsdiagnose ausgelöst werden, z. B. Angst, Verlust und Trauer, Schmerz, Veränderungen oder Spannungen in der Familie, überschwängliche oder nicht vorhandene Anteilnahme, erfordert viel Energie und kann leicht müde machen. Die verstärkte Müdigkeit und die gleichzeitige Neugestaltung des Alltags ist für viele Betroffenen ein mühsamer und schmerzlicher Prozess, geht es doch oft darum, Bewährtes in Frage zu stellen und sogar aufzugeben und Neues auszuprobieren, zu einem Zeitpunkt, zu dem ohnehin weniger Energie vorhanden ist.

Auch wenn die Betroffenen die Müdigkeit als belastend empfinden, sprechen nicht alle Patienten von sich aus darüber. Selbst nahestehende Menschen ihrer Umgebung erfassen deshalb häufig das Ausmaß der Belastung nicht. Hinzu kommt, dass die Betreuenden oft wenig darüber wissen, wie man mit Müdigkeit umgeht, wie man Müdigkeit behandelt oder die Auswirkungen beeinflussen kann. Weil Müdigkeit von den Betroffenen sehr unterschiedlich empfunden wird, ist es wichtig, bei der Erfassung nicht nur auf die objektiven, sondern insbesondere auf die subjektiven Aspekte einzugehen.

27.3.1 Anämie

Durch die Krebstherapie kann die Blutbildung beeinträchtigt werden. Blutungsneigung und/oder verzögerte Neubildung lassen den Hämoglobinanteil sinken. Auch die Grundkrankheit selber kann eine Anämie verursachen. Als Folge werden die Organe nicht mehr optimal mit Sauerstoff versorgt und in ihrer Funktion eingeschränkt. Die körperliche und geistige Leistungsfähigkeit kann abnehmen und Müdigkeit verursachen.

Bei sehr niedrigem Hämoglobinwert sind Bluttransfusionen indiziert oder die Gabe von Erythropoetin, das im Knochenmark die Neubildung von Erythrozyten anregt. (s. ▶ Kap. 22 Knochenmarkdepression)

27.3.2 Schmerzen

Chronische Schmerzen können, ebenso wie Analgetika, zur Müdigkeit beitragen. Schmerzen haben Auswirkungen auf den Körper und die Psyche, die den Patienten bei all seinem Tun stark beeinträchtigen. Oft werden auch die körperlichen Aktivitäten eingeschränkt; fehlt dadurch über längere Zeit das Training, führt dies zu einem Abbau der Muskelmasse und zu einer Verstärkung der Müdigkeit.

In der Regel ist es möglich, Tumorschmerzen erfolgreich zu behandeln. Verschiedene Analgetika, z. B. Opiate, verursachen jedoch meist vorübergehend als Nebenwirkung Müdigkeit (s. hierzu ▶ Kap. 19 Schmerz).

27.3.3 Terminalphase

Mit fortschreitender, nicht mehr therapierbarer Krankheit nimmt oft auch die Müdigkeit zu. Die Patienten haben häufig schon über längere Zeit zum Teil anstrengende Therapien über sich ergehen lassen müssen und sind mit der Prognose, nicht mehr geheilt zu werden, konfrontiert. Im Allgemeinen haben die Patienten in dieser Situation weniger Energie, weil der Tumor wächst, die Lebenskraft abnimmt und körperliche und/oder geistige Funktionen zunehmend eingeschränkt sind.

27.4 Therapiebedingte Müdigkeit

Die unterschiedlichen Krebstherapien verursachen oder beeinflussen aufgrund ihrer spezifischen Wirkungszusammenhänge Müdigkeit. Kombinationen von verschiedenen Therapien können dabei noch verstärkend wirken.

27.4.1 Chirurgische Therapie

Es ist normal, während der Regenerationsphase nach einer Operation müde zu sein. Verschiedene Faktoren tragen dazu bei:

- der Allgemeinzustand vor der Operation; palliative Operationen können zwar Symptome erleichtern, bedeuten aber oft eine zusätzliche physische und psychische Anstrengung;
- die Länge und Art der Anästhesie;
- der Blutverlust;
- postoperative Wundschmerzen und Analgetika;
- der Verlauf der Wundheilung;
- situationsbedingte Faktoren wie Mangel an Bewegung, Schlafstörungen etc.

Bei einer komplikationslos verlaufenen Operation verschwindet die Müdigkeit in der Regel innerhalb eines Monates wieder.

27.4.2 Radiotherapie

Bei einer Bestrahlung tritt Müdigkeit sehr häufig und abhängig von der Größe und Lokalisation des Tumors sowie der Therapiedauer auf. Sind hierbei blutbildende Systeme betroffen, kann es zu einer Anämie kommen und damit zu einer Beeinträchtigung des Sauerstofftransports (s. ▶ Abschn. 27.3.1 »Anämie«).

Die Aufnahme von Nahrung kann wegen Reaktionen der Mundschleimhaut vorübergehend beeinträchtigt sein. Der Körper erhält dadurch weniger Nährstoffe, und es steht ihm weniger Energie zur Verfügung. Die mitunter tägliche Anfahrt ins Bestrahlungszentrum, manchmal selbst die Parkplatzsuche, bedeutet oft eine zusätzliche Anstrengung.

! Bei den meisten Betroffenen nimmt während der Bestrahlung die Müdigkeit fortlaufend zu und klingt ungefähr drei Monate nach Abschluss der Behandlung wieder ab.

27.4.3 Chemotherapie

Auch die Chemotherapie kann Müdigkeit hervorrufen. Sie wird durch Nebenwirkungen der Zytostatika und zusätzlich durch deren Behandlung, z. B. durch Antiemetika, noch verstärkt.

Übelkeit und Erbrechen, Appetitlosigkeit, Reizungen der Mundschleimhäute oder Durchfall können zu einer ungenügenden Nahrungsaufnahme führen und die Energieversorgung des Körpers beeinträchtigen und so Müdigkeit verstärken. Die Wirkung der Zytostatika auf das Knochenmark kann zu einer Anämie führen (s. unten).

! Die Müdigkeit tritt in der Regel drei bis vier Tage nach der Chemotherapie auf. Bis zur nächsten Behandlungseinheit erfahren die meisten Patienten wieder eine Verbesserung.

Während sich der größere Teil der Patienten nach Abschluss der Therapien erholt, kann bei einigen die Müdigkeit über längere Zeit bestehen bleiben.

27.4.4 Immuntherapie

Bei einer Therapie mit Zytokinen, z. B. Interferon, können grippeähnliche Nebenwirkungen auftreten, wie Fieber, Appetitlosigkeit, Müdigkeit, Schwäche, Muskelschmerzen. Müdigkeit kann zum entscheidenden dosislimitierenden Faktor werden.

27.5 Auswirkungen von Müdigkeit auf den Alltag des Patienten

Personen mit chronischer Müdigkeit müssen lernen, mit den geringeren Energiereserven wirksamer umzugehen. Unter diesem Aspekt verschieben sich Sinn und Wert der alltäglichen Handlungen. Der Körper ist müde, schlapp, energielos und selbst ganz alltägliche Dinge wie z. B. die Körperpflege oder Haushaltsarbeiten strengen zu sehr an. Der Geist ist müde, Patienten haben oft Mühe, sich zu konzentrieren, sind vergesslich und nervös. Sie haben das Gefühl, in einem Loch gefangen zu sein, und können sich zu nichts mehr aufraffen.

» Chronische Müdigkeit wirkt sich ähnlich aus wie ein unsichtbarer Gipsverband, der einen Großteil des Körpers umschließt. Auch ein schwerer Gipsverband am Bein macht eine Umstellung des Alltags nötig. Vieles geht langsamer, viele Tätigkeiten werden mühsam und beschwerlich. Oft verschwindet die Müdigkeit nach kürzerer Zeit wieder, als würde der Gipsverband wieder entfernt. Manchmal ist die Müdigkeit hartnäckiger und bleibt während längerer Zeit bestehen.« (Aus: Schweizerische Krebsliga [1999] »Rundum müde.« Patientenratgeberbroschüre)

Bewegungsmangel. Fehlende körperliche Bewegung ist einerseits eine Ursache von Müdigkeit, andererseits eine der Folgen. Ein gewisses Maß an körperlicher Bewegung kann der Müdigkeit entgegen wirken.

Fehlende Bewegung ist insbesondere ein Problem, das viele Patienten bei stationärer Behandlung haben. Der Klinikalltag mit seiner Routine, Einschränkungen durch die Krankheit, z. B. durch Schmerzen, aber oft auch Langeweile, wirken sich eher ungünstig auf die Müdigkeit aus. Zu Hause ist es für die Patienten oft eine Erleichterung, sich Bewegung nach ihren Bedürfnissen zu verschaffen.

Arbeitsplatz. In unserem Kulturkreis definieren sich viele Menschen über ihre berufliche Tätigkeit. Müdigkeit kann die Arbeitsfähigkeit einschränken und zum Verlust des Arbeitsplatzes führen. Viele Betroffene erleben diese Veränderung als große Identitätskrise, die z. B. auch zum Verlust des Selbstwertgefühls und zu Rollenveränderungen in der Familie führen kann. Häufig folgen auch finanzielle Sorgen. Die Betroffenen müssen sich mit Behörden zurechtfinden, z. B. eine Rente beantragen oder Sozialhilfe in Anspruch nehmen.

Freizeit. Leben mit Müdigkeit heißt, weniger Energie zur Verfügung zu haben, und kann den Rückzug aus gewohnten Freizeitaktivitäten bedeuten. Manche Patienten haben nicht mehr die Kraft, Freunde zu treffen oder auszugehen.

Familie. Durch die Müdigkeit können sich innerhalb der Familie die Beziehungen verändern. Zudem kann Müdigkeit indirekt auch bei Familienangehörigen Müdigkeit bewirken, z. B. wenn Familienangehörige über längere Zeit intensive Pflegeaufgaben übernehmen und selbst keine Unterstützung in Anspruch nehmen oder wenn Patienten wegen der Müdigkeit ihre Rolle, z. B. als Mutter und Hausfrau, nicht mehr wie gewohnt wahrnehmen können und Aufgaben wie Einkaufen, Kochen, Waschen, Kinderbetreuung usw. an Familienangehörige delegiert werden müssen.

Sexualität. Vielleicht fühlt sich der Patient bzw. die Patientin zu müde und zu kraftlos, um sexuell aktiv zu sein. Oft genügt eine einfache offene Frage zum Thema Sexualität, und die Patienten erzählen, was sie beschäftigt, ob ihre Partnerschaft darunter leidet, ob Hilfe nötig ist und ob sie sie in Anspruch nehmen möchten.

Soziale Isolation. Langandauernde, zunehmende Müdigkeit kann zu sozialer Isolation der Patienten und auch ihrer Familien führen. Viele Kontakte, die im Alltag, in der Freizeit oder auch im Beruf ganz selbstverständlich stattfinden, fallen weg. Das soziale Netz verkleinert sich, und oftmals fehlt die Kraft, Kontakte aufrechtzuerhalten oder neue zu knüpfen.

Depression. Müdigkeit ist ein Hauptsymptom der Depression. Daneben können ein Verlust der Selbstachtung und der Hoffnung die Müdigkeit verstärken. Manche Patienten haben keine Kraft mehr, gegen die Krankheit zu kämpfen, sie mögen sich auch nicht aktiv an den Behandlungen beteiligen und haben keinen weiteren Lebensmut mehr.

Veränderte Perspektiven. Chronische Müdigkeit zwingt die Betroffenen, sich mit den Einschränkungen auseinanderzusetzen. Gelingt es ihnen, Strategien zu finden und anzuwenden, kann ihnen dies auch neue Perspektiven eröffnen. Patienten berichten, dass sie gezwungen wurden zu überlegen, welche Freundschaften sie als unterstützend empfinden, für welche Freundschaften sie ihre Energie einsetzen wollen und für welche nicht. Andere gönnen sich bewusster Ruhepausen und delegieren Arbeiten, die sie nicht unbedingt selber erledigen müssen.

27.6 Erfassung und Einschätzung von Müdigkeit

Mit der Erfassung sollen für den einzelnen Patienten die verschiedenen Ursachen von Müdigkeit geklärt und die individuellen Auswirkungen eingeschätzt werden. Es geht darum, die objektiven und subjektiven Faktoren, die darauf einen Einfluss haben, zu erkennen und zu bewerten. Die genaue Charakterisierung gibt wichtige Hinweise für Behandlungsansätze. Dabei gilt:

! Der Patient ist der Experte seiner Müdigkeit.

Gespräch

In der Regel findet die Erfassung im Gespräch mit dem Patienten statt. Wichtig ist dabei, dem Patienten durch offene Fragen (s. unten) die Gelegenheit zu geben, das Symptom der Müdigkeit aus seiner subjektiven Sicht und im Kontext seiner physischen, psychischen und sozialen Situation zu schildern.

! Der Patient soll nicht anhand von Checklisten abgefragt werden, sondern frei berichten und seine Geschichte erzählen können. Um dies zu ermöglichen, brauchen die Betreuer Schulung in Gesprächsführung und Gesprächstechnik.

Offene Fragen zur Erfassung von Müdigkeit
- Gibt es frühere Erfahrungen mit Müdigkeit, wie war das?
- Wo wird die Müdigkeit verspürt (Lokalisation)?
- Wie wird sie erlebt (Qualität)?
- Wie stark ist sie (Intensität)?
- Wie lange dauert sie an (zeitlicher Ablauf)?
- Gibt es erleichternde oder verstärkende Faktoren?
- Treten Begleitsymptome auf?
- Gibt es besondere Begleitumstände?

Wenn möglich, sollen auch Angehörige ins Gespräch einbezogen werden. Oft sind Familienmitglieder sehr sensibilisiert für Veränderungen im Zustand des Patienten und können den Betreuern wertvolle Hinweise geben.

Inhalte, die im Gespräch möglichst erfasst werden sollten, sind u. a.:
- Was bedeutet die Müdigkeit für den Betroffenen und seine Familie?
- Unter welchen Einschränkungen leidet der Patient am meisten?
- Welche Maßnahmen sind für den Patienten sinnvoll und akzeptabel und welche nicht?
- Was ist für den Patienten primär/sekundär wichtig?
- Was möchte er selber tun?
- Wo und wie kann er Hilfe in Anspruch nehmen?
- Welche Ressourcen sind vorhanden?

Weitere Möglichkeiten

Neben dem Gespräch können zur Erfassung auch Angaben über die Krankheit und Therapien aus der Krankengeschichte und der Pflegedokumentation einbezogen werden.

In der Literatur werden verschiedene Instrumente, mit denen Müdigkeit erfasst werden kann, beschrieben. So gibt es z. B. Fragebogen, Interviews, Messung mit Visual Analogue Scales, oder der Patient wird aufgefordert, ein Tagebuch zu schreiben (vgl.: Glaus A [1993] Assessment of fatigue in cancer and in non-cancer patients and in healthy individuals. Support Care Cancer 1:305–315). In der Literatur werden verschiedene Instrumente, mit denen Müdigkeit erfasst werden kann, beschrieben. So gibt es z. B. Fragebogen, Interviews, Messungen mit Visual Analouge Scales, oder der Patient wird aufgefordert, ein Tagebuch zu schreiben. Im Pflegestandard »Müdigkeit bei Patienten mit einer Krebserkrankung« (Onkologiepflege Schweiz 2003) werden verschiedene dieser Instrumente erläutert.

! Im klinischen Alltag genügt in der Regel die Erfassung der Müdigkeit im Gespräch.

27.7 Maßnahmen

Grundvoraussetzung für die Behandlung von Müdigkeit ist die Bereitschaft des Patienten dazu. Oft werden die Patienten mit gut gemeinten Ratschlägen überhäuft, die nicht in ihre Lebens- und Alltagssituation passen oder zu deren Umsetzung die Kraft fehlt.

Aus der Erfassung leitet sich ab, welche Maßnahmen für die Betroffenen sinnvoll und akzeptabel sind und welche eher nicht. Für die Behandlung von Müdigkeit gibt es grundsätzlich zwei Ansätze:

- Zuerst sollen möglichst die Ursachen für Müdigkeit, z. B. die Anämie, die Schmerzen oder die Depression, behandelt werden.
- Des Weiteren sollen die Betroffenen unterstützt werden im Erlernen und Anwenden von Strategien, die das Leben mit der Müdigkeit erleichtern.

Die Auseinandersetzung mit der Anpassung des Lebens an die Müdigkeit ist oft ein schwieriger und schmerzlicher Prozess, weil Vertrautes aufgegeben, Neues ausprobiert werden muss und häufig die dazu benötigte Kraft fehlt. Manchen Patienten hilft es, mit anderen Betroffenen über die Erfahrungen und die Gefühle zu sprechen. In diesen *Gesprächsgruppen* entsteht durch die Schicksalsgemeinschaft oft eine große Verbundenheit und gegenseitige Unterstützung.

Den Pflegenden kommt in der Beratung der Patienten eine wichtige Aufgabe zu. Die Beratung soll ressourcenorientiert sein, d. h. sie soll an das individuelle Alltagserleben der Patienten und ihrer Familien anknüpfen und vorhandene Ressourcen einbeziehen. Des Weiteren können die Pflegenden den Patienten im Gespräch emotional unterstützen, durch Information fehlendes Wissen vermitteln und evtl. falsche Vorstellungen korrigieren.

27.7.1 Unterstützung bei der Krankheitsverarbeitung

Das Zurechtkommen mit der Müdigkeit hat auch mit dem Zurechtkommen mit der Krankheit und den Krebstherapien zu tun. Deshalb kommt der Unterstützung der Krankheitsverarbeitung eine wichtige Bedeutung zu (s. auch ▶ Kap. 38 Bewältigungsstrategien bei Tumorerkrankungen).

27.7.2 Erhalten oder Wiederherstellen der Energiebalance

Dem Mensch steht für jeden Tag ein gewisses Maß an Energie zur Verfügung. Wenn wir laufend zuviel Energie verbrauchen, ohne immer wieder genügend Energie aufzubauen, kann sich der Körper nicht mehr erholen und reagiert mit chronischer Müdigkeit.

! Eine Hauptaufgabe der Pflegenden ist es, die Patienten in Strategien zum Sparen ihrer Energie anzuleiten und zu beraten.

Die vorhandene Energie soll wirkungsvoll eingesetzt und eine vermehrte Abhängigkeit vermieden werden. Dies gilt insbesondere für Patienten im fortgeschrittenen Stadium ihrer Krankheit. Im Folgenden wird auf einige dieser Techniken eingegangen.

Den Tag in Ruhe- und Aktivitätsphasen einteilen. Ein Gleichgewicht zwischen Aktivität und Ruhe ist anzustreben. Zuviel Bettruhe und Schlaf wirken sich manchmal ungünstig aus, weil der Körper dann kaum Energiereserven aufbaut. Die entsprechenden Maßnahmen sind:

- Vorüberlegungen, was der Patient selber tun kann und welche Hilfen ihm zur Verfügung stehen,
- regelmäßige Spaziergänge an der frischen Luft,
- regelmäßig leichte sportliche Betätigung, bei der größere Muskelgruppen bewegt werden.

Wenn Patienten über längere Zeit stationär behandelt werden und zudem bettlägerig sind, können die körperliche Inaktivität und auch die Langeweile Müdigkeit verstärken. Auch hier gilt, den Tag in

Ruhe- und Aktivitätszeiten zu strukturieren. Anleitungen in Bewegungsübungen oder der Einbezug der Physiotherapeutin sollten im Tagesablauf eingeplant werden.

! Zu beachten ist, dass die körperliche Aktivität generell dem individuellen Leistungsniveau angepasst betrieben wird. Im Vordergrund steht das Wohlbefinden des Patienten, nicht das Training.

Schritt für Schritt planen. Zur Bewältigung der alltäglichen Anforderungen, sollten die Patienten möglichst:
- die Aufgaben in kleinen Etappen erledigen,
- das Pensum eines ganzen Tages in einzelne Schritte aufteilen und
- vor und nach einer Anstrengung Ruhepausen einlegen.

Der Patient soll darauf achten, wann im Verlauf des Tages er am meisten Energie hat und wann er sich sehr müde fühlt. Die Aktivitäten können dann entsprechend geplant werden. Die Patienten finden mit der Zeit den ihnen entsprechenden Rhythmus im Tagesablauf.

Neuausrichtung des Alltags. Es kann notwendig sein, dass die Patienten ihren Alltag überdenken und sich kurz- und langfristig neu orientieren müssen. Es sollen bei solchen Veränderungen realistische und vor allem erreichbare Ziele gesetzt werden. Eine Tagesstruktur, z. B. die Einteilung in Ruhe- und Aktivitätsphasen und nach Prioritäten, hilft dabei, den Tag den Kräften entsprechend zu gestalten.

Prioritäten setzen. Um die Patienten zum Haushalten mit ihren Energien anzuleiten, ist es wichtig, eine Liste der Tätigkeiten, die erledigt werden müssen, zu erstellen. Diese hilft, den Überblick über anstehende Aufgaben zu erhalten und erleichtert das Setzen von Prioritäten. Ziele dabei sind:
- Die vorhandene Energie zunächst für die wichtigen Dinge reservieren, auf Unwichtiges verzichten.
- Die Patienten dabei unterstützen, bewusst das auszuwählen, was sie realisieren möchten.

Die Maßnahmen helfen auch, Schuldgefühlen, Stress und Angst vorzubeugen oder diese Gefühle abzubauen.

Vereinfachung von Tätigkeiten. Kreativität und Phantasie helfen bei der Entdeckung neuer Möglichkeiten, energieintensive Tätigkeiten durch Kräfte sparende zu ersetzen. Beispiele dafür sind:
- Anpassen der Arbeitszeit (Teilzeitarbeit oder häufigere Ruhepausen),
- Anpassen des Arbeitsplatzes (z. B. an einer langsameren Maschine arbeiten),
- Haushaltsarbeiten vereinfachen (statt stehend im Sitzen Wäsche bügeln u. ä.),
- bisherige Gewohnheiten ändern (statt Treppen steigen den Fahrstuhl benutzen usw.).

Eventuell kann auch eine Ergotherapeutin hinzugezogen werden. Viele solche konkreten Beispiele für den Patienten und Angehörige werden in Broschüren der Krebsberatungstellen aufgeführt.

Delegieren. Der Patient soll dabei unterstützt werden, Tätigkeiten zu delegieren, die er nicht unbedingt selber erledigen will und muss. Hilfsangebote von Nachbarn, Freunden und Bekannten, z. B. zum Erledigen von Gartenarbeiten, Einkäufen, Haushaltsarbeiten oder Kinderbetreuung, können genutzt werden. Dies vermittelt auch den Helfern das Gefühl, etwas Sinnvolles für den Kranken und seine Familie tun zu können. Manchmal kostet es den Patienten Überwindung, Hilfe anzunehmen oder andere um Hilfe zu bitten. Für viele Außenstehende ist es indes schwierig, dem Kranken zu begegnen; konkrete Aufgaben erleichtern in diesem Fall den Kontakt.

Einen regelmäßigen Schlaf-Wach-Rhythmus fördern. Pflegende können dem Patienten helfen, optimale Bedingungen für einen ungestörten Schlaf zu schaffen. Dazu dienen die folgenden Tipps für besseren Schlaf*:

---

* Aus: Belza B (1996) Fatigue: Assessment and Management. Unveröffentlichte Unterrichtsunterlagen, Kaderschule für die Krankenpflege, Aarau.

Maßnahmen für besseren Schlaf

- Langes Schlafen während des Tages eher vermeiden, weil es den Nachtschlaf beeinträchtigen kann. Ein kurzes Schläfchen tagsüber, z. .B. nach dem Mittagessen, kann aber durchaus gut tun. Die Patienten sollen ausprobieren, ob ihr nächtliches Schlafverhalten durch solche Tagesschläfchen beeinflusst wird
- Andere Möglichkeiten ausprobieren, sich während des Tages auszuruhen, statt zu schlafen, z. B. sitzen, sich ohne zu schlafen hinlegen, Musik hören, Entspannungsübungen machen
- Regelmäßig zu festgesetzten Zeiten abends zu Bett gehen und morgens aufstehen
- Eine leichte Spätmahlzeit einnehmen
- Einen kurzen Abendspaziergang machen
- Das Schlafzimmer als Raum mit wenig Zerstreuungsmöglichkeiten einrichten, Temperatur und Lichtverhältnisse den Bedürfnissen anpassen
- Zum Einschlafen entspannende Musik hören oder eine Entspannungsübung machen. Wenn der Schlaf nicht kommt, nach zwanzig Minuten wieder aufstehen und sich beschäftigen
- Vor dem Schlafengehen sollen vermieden werden:
  - anstrengendes körperliches Training,
  - koffeinhaltige Getränke,
  - alkoholische Getränke als Einschlafhilfe.

Sinngemäß gelten die oben erwähnten Punkte auch bei Patienten in stationärer Behandlung. Wenn immer möglich, sollten therapiebedingte Schlafunterbrechungen vermieden und auf Ruhe und Aktivität im Mehrbettzimmer geachtet werden.

27.7.3 Behandlung von Schlafstörungen

Ein Drittel aller Erwachsenen leidet unter Schlafstörungen, d. h. sie bekommen subjektiv zu wenig oder qualitativ ungenügenden Schlaf.

Die Aussage: »Ach, bin ich müde, aber ich kann nicht (ein)schlafen«, ist für Pflegende nicht fremd. Mit Krebspatienten müssen sie oft über Schlafstörungen sprechen. Dabei spielen u. a. persönliche Ansichten von Patienten und Pflegenden, der Tages-Nacht-Rhythmus in der Klinik, die Bettensituation im Zimmer und Schlafgewohnheiten des Patienten eine Rolle. Die individuellen Schlafbedürfnisse werden außerdem oft nicht genügend berücksichtigt. Eine Studie aus den USA hat gezeigt, dass sich die Schlafstörungen von Krebspatienten nicht wesentlich von denen der Patienten mit einer gutartigen Krankheit unterscheiden. Bei Krebspatienten kommt verstärkend die Angst vor der malignen Erkrankung und vor der Therapie hinzu.

Medizinische Behandlung des Grundleidens und der Symptome. Zu den medizinischen Maßnahmen gegen Schlafstörungen gehört zuerst die Behandlung des Grundleidens bzw. die Bekämpfung der Symptome (Schmerz, Atemnot usw.). Eine häufige Ursache von Schlaflosigkeit bei Krebspatienten sind Schmerzen.

! Selbstverständlich trägt eine optimale Schmerztherapie viel zu einem ungestörten Schlaf bei.

Ärztliche Gabe schlaffördernder Mittel. Die Möglichkeiten des behandelnden Arztes, den Schlaf mit Medikamenten zu verbessern, sind sehr vielfältig. Mögliche Wechselwirkungen sollen dabei beachtet werden, sind jedoch in ihrem genauen Ausmaß oftmals nur schwer vorauszusehen. Wichtig ist, dass in der Praxis an die Möglichkeit der gegenseitigen Beeinflussung zweier Medikamente gedacht wird und eventuelle Veränderungen registriert werden.

In den meisten Fallen ist es ratsam, schlaffördende Mittel (Benzodiazepine, Barbiturate oder Neuroleptika) nur für kurze Zeit zu verwenden.

! Bei Krebspatienten ist es im Allgemeinen wenig sinnvoll, mit Schlafmitteln stark zurückhaltend zu sein. Die gezielte Gabe entsprechender Medikamente ist hier zumeist unumgänglich. Es kann Aufgabe der Pflegenden sein, durch genaues Erfassen der aktuellen Problematik Ansätze für eine optimale Medikation zu finden.

Das Suchtpotential ist bei Krebspatienten relativ gering. Oft kann mit Medikamenten eine schwierige Phase im Krankheitsverlauf überbrückt werden, indem der Patient genügend Schlaf bekommt.

27.7.4 Einbezug der Familie

Da Müdigkeit sich auch auf die Familienangehörigen auswirkt, ist es wichtig, sie einzubeziehen. Angehörige haben Vermutungen über die Müdigkeit der Patienten, manchmal sind Angehörige selber müde, wollen dies aber nicht zeigen, um die Patienten zu schützen. Bleiben diese Gedanken und Vermutungen unausgesprochen, führt dies leicht zu Missverständnissen und zu Konflikten. Gespräche können helfen, über Belastungen, mögliche Unterstützung und nicht zuletzt über die Gefühle zu sprechen.

Die Pflegenden können den Patienten und die Familienangehörigen ermutigen, miteinander über folgende Fragen zu sprechen:
- Wieviel gegenseitige Hilfe ist für den Patienten und für die Angehörigen gut?
- Welche Art von Hilfe könnte in Anspruch genommen werden?
- Was möchte und kann jeder selber tun?
- Welche Tätigkeiten können vereinfacht oder delegiert werden?
- Wie erleben die einzelnen Familienmitglieder die Situation des Patienten?

27.7.5 Beeinflussung der Müdigkeit durch die Ernährung

Eine ausgewogene Ernährung ist anzustreben. Pflegende können durch die Beobachtung oder Befragung der Patienten und/oder der Angehörigen falsche Essgewohnheiten zu erfassen suchen und Empfehlungen zur gesunden Ernährung geben. Hinweise auf die Möglichkeit einer Mangelernährung können u. a. die Einnahme geringer Nahrungs- (1/4-Portionen) oder Flüssigkeitsmengen, wiederholte oder andauernde Durchfälle, Gewichtsverluste (auch bei Übergewichtigen!) und diverse Laborwerte geben.

Zur Verbesserung der Nährstoffzufuhr im Alltag sollen auch folgende Fragen geklärt werden:
- Ist der Patient fähig, seine Ernährung auch zu Hause seinem Krankheitszustand anzupassen?
- Wer kauft ein, wer kocht? Wäre die Mahlzeitenlieferung durch einen Mahlzeitendienst möglich?
- Welche Fertigprodukte könnten eingesetzt werden?
- Ist der Einsatz von Spezialprodukten (Zusatznahrung, Vitamin- und Mineralstoffpräparate) nötig?

Mit Hilfe einer medizinischen Ernährungsberatung können die Betroffenen nach individuellen Möglichkeiten suchen, ihre Ernährung bedarfsgerecht zu gestalten. Dabei werden sowohl persönliche Bedürfnisse und alltägliche Probleme als auch medizinisch relevante Faktoren berücksichtigt.

! Eine ausgewogene, dem effektiven Bedarf entsprechende Ernährungsweise kann verhindern, dass eine tumor- oder therapiebedingte Müdigkeit durch Nährstoffmangel verstärkt wird. Frühzeitige ernährungstherapeutische Maßnahmen sind daher eine Möglichkeit, die Lebensqualität der Betroffenen zu verbessern (s. auch ▶ Kap. 29 Ernährung).

27.8 Beratung und Information

Müdigkeit tritt vorübergehend über kürzere oder auch längere Zeitabschnitte auf und ist abhängig von verschiedenen Faktoren. Die Mitglieder des Betreuungsteams aus den Bereichen ärztliche Versorgung, Pflege, Sozialarbeit, Ernährungsberatung, Physiotherapie und Seelsorge, können durch Information und Beratung die Betroffenen und ihre Angehörigen im Umgang mit Müdigkeit unterstützen. Die Beratungstellen der Krebsligen vermitteln weiterführende Information, z. B. Beratung und Broschüren.

Patientenratgeberbroschüren
- »Rundum müde«, herausgegeben von der Schweizerischen Krebsliga, Effingerstrasse 40, Postfach 8219, CH-3001 Bern
- »Fatigue, so können Sie mit Müdigkeit bei Krebs umgehen«, herausgegeben von der Deutschen Krebsgesellschaft e. V. , Paul-Ehrlich-Strasse 41, D-60596 Frankfurt/Main

Weiterführende Literatur

Action on Fatigue. A European Educational and Research Initiative for Oncology Nurses (1996) Excerpta Medica, Amsterdam

Nail, L, Fatigue in Cancer Symptom Management, 2004, 3. Edition, Jones & Bartlett Publishers

Nationale Standards in Onkologiepflege; Konzept, Leitfaden für die Praxis, Standard Fatigue, 2003, Onkologiepflege Schweiz

Neuenschwander H, Bruera E (1998) Asthenia. In: Doyle D et al., eds. Oxford Textbook of Palliative Medizine, Oxford, U.K: Oxford Medical Publications 573–582

Neurotoxizität

C. Bokemeyer, A. Margulies

Wenn die Behandlung maligner Erkrankungen zu einer Langzeitremission bzw. zu einer Heilung führt oder ein anhaltender palliativer Effekt erreicht wird, können Langzeitnebenwirkungen wie Neurotoxizität verschiedener Therapien bestimmend für die Lebensqualität des Patienten sein. Neben einer zytostatischen Therapie kann auch eine Radiotherapie, v. a. bei Bestrahlung von Strukturen des ZNS (Gehirn und Rückenmark), zu Neurotoxizität führen. Heute erlauben die Fortschritte in der supportiven Therapie von Tumorpatienten durch verbesserte antiemetische Prophylaxe und hämatopoetische Wachstumsfaktoren zunehmend den Einsatz von hoch dosierten oder multiplen Zyklen von Chemotherapien , für die dann Organtoxizitäten wie die Neurotoxiztät limitierend werden.

28.1 Definition

Definition

Grundsätzlich kann unter Neurotoxizität jede Beeinträchtigung des Nervensystems durch tumorspezifische Therapien verstanden werden.

Eine mögliche Unterscheidung trennt nach dem zeitlichen Auftreten neurotoxischer Störungen akute Nebenwirkungen von der chronischen Neurotoxizität, die häufig erst nach mehrfacher Applikation zytostatischer Substanzen und bei Erreichen einer bestimmten kumulativen Gesamtdosis auftritt.

Ein zweites wichtiges Unterscheidungsmerkmal betrifft die Lokalisation des neurologischen Schadens: Man unterscheidet zwischen dem peripheren Nervensystem mit dem Prototyp der sog. peripheren Polyneuropathie und dem zentralen Nervensystem mit Nebenwirkungen an Gehirn und Rückenmark. Schwerpunkt dieses Kapitels ist die durch Verabreichung von Zytostatika hervorgerufene Neurotoxizität.

28.2 Ursachen neurologischer Symptome

Häufig ist es schwierig, einen eindeutigen kausalen Zusammenhang zwischen neurologischen Symptomen und den eingesetzten Zytostatika herzustellen. Auch die Tumorerkrankung selbst sowie andere Begleiterkrankungen beim Patienten können zu neurologischen Symptomen führen, die von den Nebenwirkungen der eingesetzen Chemotherapeutika unterschieden werden müssen. Einige Ursachen neurologischer Symptome bei Tumorpatienten, die differentialdiagnostisch gegen zytostatikainduzierte Schädigungen abgegrenzt werden müssen, zeigt die folgende Übersicht.

Ursachen neurologischer Symptome bei Tumorpatienten

- Metastasierung ins zentrale Nervensystem, z. B. bei kleinzelligem Bronchialkarzinom und beim Mammakarzinom
- Direkte Tumorinvasion in Hirnhäute oder das Rückenmark, z. B. beim Plasmozytom und bei Lymphomen
- Nerven(wurzel)einklemmung durch den Primärtumor, z. B. bei Lymphomen oder Bronchialkarzinom in Rückenmarksnähe
- Aussaat von Tumorzellen im Liquorraum, z. B. bei Leukämien oder beim Mammakarzinom
- Folgewirkungen von Operation oder Strahlentherapie, die direkt Nervenstrukturen in ihrem Verlauf schädigen können
- Metabolische Störungen/Elektrolytentgleisungen, z. B. Veränderungen im Magnesium- oder Kaliumhaushalt durch Tumorzerfall
- Paraneoplastische Syndrome, z. B. Muskelschwäche (Myasthenie) bei kleinzelligem Bronchialkarzinom; typisch bei Tumoren der Thymusdrüse
- Tumorembolie/Infarkt durch Abspülung von Tumorzellgerinseln ins Gehirn oder in die Lunge, z. B. beim Nierenzellkarzinom
- Nebenwirkungen von Begleitmedikationen wie Schmerzmittel oder Schlafmittel
- Vorerkrankungen, die das Nervensystem schädigen, z. B. Diabetes mellitus, Alkoholabusus, Vitaminmangel

28.3 Chemotherapieinduzierte neurologische Symptome

Zytostatika können akute und chronische neurologische Symptome hervorrufen, die entweder vorwiegend das periphere oder das zentrale Nervensystem betreffen oder beide Komponenten beeinflussen können.

Die Mechanismen der zytostatikainduzierten Neurotoxiztät sind bisher nur zum Teil bekannt. Einige Zytostatika können die Blut-Liquor-Schranke überwinden wie z. B. CCNU, Cytarabin hoch dosiert, 5-Fluorouracil, Methotrexat hoch dosiert und Topotecan. Andere Substanzen, wie z. B. Ifosfamid, bilden zum Teil neurotoxische Metaboliten.

Der Ort der Schädigung bestimmt das klinische Bild: Vincaalkaloide, Taxane und Thalidomid führen vorwiegend zu einer Schädigung des Axons der Nervenfaser, während Cisplatin und Oxaliplatin eine Schädigung der Nervenfaserscheide (Demyelinisierung) hervorruft. Cisplatin schädigt vor allem die großen, sensorischen Fasersysteme, während die Vincaalkaloide eher die feineren Fasern betreffen. Die Störungen können je nach Zytostatikum dominant zentral (5-Fluorouracil, Ifosfamid, Cytarabin), peripher sensorisch (Cisplatin, Oxaliplatin, Thalidomid, Bortezomib) oder sensomotorisch (Vincaalkaloide, Taxane) sein.

28.3.1 Zentrale Neurotoxizität

Zu den einzelnen neurologischen Symptomkomplexen, die nach Zytostatikatherapie beschrieben werden, gehört die zentrale Gehirnschädigung (Enzephalopathie), die sich in einer Veränderung der Wahrnehmung, Lethargie und Bewusstseinsstörung manifestiert. Eine Sonderform der zentralen Schädigung stellt die Beeinflussung des Kleinhirns dar (zerebellare Dysfunktion), die vorwiegend zur Einschränkung der Feinmotorik (Ataxie) führt. Die intrathekale Gabe von Zytostatika kann insbesondere bei wiederholter Anwendung mit Hirnhautreizung (Arachnoitiden) und Schädigungen des Rückenmarks assoziiert sein. Einige ausgewählte Substanzen, wie z. B. Vincristin, können zu einer inadäquat hohen Sekretion des antidiuretischen Hormons aus der Hypophyse führen, so dass eine Flüssigkeitsretention im Körper und eine verminderte Urinausscheidung resultieren.

28.3.2 Periphere Neuropathie

Die direkte Schädigung peripherer Nerven kann isoliert die Hirnnerven, besonders aber die langen Fasersysteme an den Armen und Beinen betreffen. Diese sog. periphere Polyneuropathie äußert sich in einer Abschwächung der Sehnenreflexe, einer verminderten Wahrnehmung von sensiblen Reizen insbesondere an den Fingerspitzen und der Fußsohle und in schwer wiegenden Fällen auch in motorischer Schwäche der betroffenen Extremitäten. Die Patienten berichten häufig von Gangunsicherheit und strumpf- oder handschuhförmigen Gefühlsstörungen an den Extremitäten. Die Feinmotorik kann dadurch so weit eingeschränkt sein, dass Tätigkeiten wie Schreiben, Nähen oder das Auf- und Zuknöpfen von Hemden beeinträchtigt werden.

◻ Tabelle 28.1 ordnet die verschiedenen neurotoxischen Symptomkomplexe einzelnen zytostatischen Substanzen zu und gibt Beispiele für klinische Symptome.

28.4 Spezifische Aspekte zur Neurotoxizität ausgewählter zytostatischer Substanzen

28.4.1 Vincaalkaloide

Das erste als neurotoxisch erkannte Vincaalkaloid war Vincristin. Neurotoxizität ist die dosislimitierende Nebenwirkung dieser Substanz. Der neurologische Schaden kann sich dabei als periphere oder autonome Polyneuropathie oder als zentraler neurotoxischer Schaden manifestieren. Die folgende Übersicht zeigt die klinische Symptomatik der vincristininduzierten Neurotoxizität.

Tabelle 28.1. Übersicht über neurotoxische Effekte zytotoxischer Substanzen

Klinisches Bild (Ort der Schädigung)	Typische Substanzen	Symptome (Beispiele)
Enzephalopathie (Großhirnschädigung)	*Häufiger*: Asparaginase, Carmustin (BCNU), Cytarabin (HD und i.th.), Fludarabin, 5-Fluourouracil (i.v. und orale Derivate), Hexamethylmelamin (Altretamin), Ifosfamid, Interferone und Interleukin 2 (bei gestörter Blut-Hirn-Schranke), Methotrexat (HD und i.th.), Procarbazin, Thiotepa (v. a. HD) *Seltener*: Cisplatin, Cyclophosphamid, Vincristin	Veränderte Wahrnehmung, Desorientiertheit, Halluzinationen, Bewusstseinsstörung, Koma, Kopfschmerzen
zerebrale Dysfunktion (Kleinhirnschädigung)	Carmustin, Cytarabin, 5-Fluorouracil, Hexamethylmelamin	Eingeschränkte Feinmotorik, Bewegungsstörung, Gangunsicherheit
Myelopathien/Arachnoitiden/ (Rückenmark und Rückenmarkshäute)	Cytarabin (i.th.), Thiotepa (i.th.), Methotrexat (HD und i.th.)	Aufsteigende Lähmungen, Schmerzen im Rücken und am Hals (bes. bei Beugung)
Syndrom der inadäquaten ADH-Sekretion (SIADH) (Hypophyse)	Cyclophosphamid, Vincaalkaloide	Verminderte Urinausscheidung, Elektrolytstörungen
Hirnnervenstörungen (Hirnnerven)	Cisplatin, Taxane, Vincaalkaloide	Augenmuskellähmung, Gesichtsschmerzen, Fazialisparese
Periphere Polyneuropathie (periphere Nerven)	*Häufiger*: Cisplatin, Docetaxel, Hexamethylmelamin, Misonidazol, Oxaliplatin, Paclitaxel, Procarbazin, Vincristin, Vindesin, Thalidomid *Seltener*: Cytarabin, Etoposid, m-Amsacrin, Methotrexat, Teniposid, Vinblastin, Vinorelbine, Bortezomib	Abgeschwächte Sehnenreflexe, Gefühlsstörungen (Parästhesien) an peripheren Extremitäten, motorische Schwäche

i.v. intravenös, *i.th.* intrathekal, *HD* Hochdosis; *häufiger*: > 5 % Inzidenz, *seltener*: < 5 % Inzidenz

Neurotoxische Nebenwirkungen von Vincaalkaloiden (Prototyp Vincristin)

- Periphere Polyneuropathie:
  - Verlust der tiefen Sehnenreflexe
  - Parästhesien an Finger- und Zehenspitzen
- Motorische Polyneuropathie:
  - Schwäche der unteren Extremität
  - Gangunsicherheit
- Zentrale Neuropathie:
  - Augenmuskellähmungen (Ophthalmoplegie)
  - Fazialisparese
- Autonome Polyneuropathie:
  - Obstipation
  - Blasenatonie
  - Orthostatische Hypotension
  - Errektions- und Ejakulationsstörungen

Die Neurotoxizität der Vincaalkaloide hängt sowohl von der Einzeldosis als auch von der insgesamt applizierten kumulativen Dosis ab. Bei einigen Patienten tritt die Symptomatik bereits nach der ersten Applikation auf, meistens beginnen die Symptome (Kribbelparästhesien) ab einer Gesamtdosis von 6–8 mg Vincristin.

! Die Rückbildung der Symptome dauert in der Regel Wochen bis Monate. Ein Teil der Symptomatik kann langfristig persistieren oder sogar irreversibel sein. Mindestens ein Drittel der mit Vincristin behandelten Patienten entwickelt Symptome der Polyneuropathie.

Prinzipiell haben alle Vincaalkaloide ein neurotoxisches Potential. Dieses ist für Vincristin deutlich stärker ausgeprägt als für Vinblastin und Vindesin. Das neueste Derivat Vinorelbine besitzt das geringste neurotoxische Potential. Für Vinblastin und Vinorelbine sind eher die hämatologischen Nebenwirkungen dosislimitierend. Möglichkeiten, das Ausmaß der Neurotoxizität zu begrenzen, sind die Limitierung der applizierten Vincristin-Einzeldosis auf maximal 2 mg sowie eine Reduktion der Vincristindosis, insbesondere bei Patienten über 70 Jahren (1 mg absolut) oder bei Vorschädigung der peripheren Nerven.

28.4.2 Cisplatin

Die Neurotoxizität von Cisplatin gehört zu den typischen Nebenwirkungen dieser Substanz und ist von der Höhe der Einzel- und insbesondere der kumulativen Dosis abhängig. Bei einer Gesamtdosis von 300–500 mg/m^2 haben über 50 % der Patienten neurotoxische Symptome. Diese umfassen in erster Linie eine periphere sensorische Polyneuropathie, weniger häufig (< 10 % der Patienten) eine autonome Neuropathie oder sehr selten die zentrale Enzephalopathie, wobei Einzelfälle von vorübergehender Blindheit, retrobulbärer Neuritis und Krampfanfälle beschrieben sind.

Eine Beeinträchtigung der motorischen Nervenfasern tritt normalerweise nicht auf. Im Gegensatz zu Vincristin betrifft die periphere Polyneuropathie durch Cisplatin in der Regel zunächst die Zehen und die Füße und weniger die obere Extremität. Der Verlust des Achillissehnenreflexes ist ein frühes Zeichen, ebenso eine aufgehobene Vibrationswahrnehmung. In schweren Fällen entwickelt sich eine sensorische Ataxie durch die Unfähigkeit, die Gelenkstellung in den Extremitäten wahrzunehmen.

Selbst bei Abbruch der Cisplatintherapie können die neurotoxischen Symptome für Monate anhalten oder sogar noch zunehmen. Die klinische Ausprägung geht mit der irreversiblen Anreicherung von Cisplatin in den Hinterwurzelnervenzellen des Rückenmarks einher. Cisplatin führt auch zu einer dosisabhängigen Schädigung des Innenohrs (Ototoxizität). Typische Symptome sind klingende Ohrgeräusche (Tinnitus), die den Patienten subjektiv stark belasten können und ein Hörverlust im Hochtonbereich (Frequenz $\geq$ 4000 Hz). Ab einer Gesamtdosis von 300–400 mg/m^2 Cisplatin weisen ca. 30 % der Patienten diese Symptome auf, die nur teilweise reversibel sind. Eine gleichzeitige Therapie mit Cisplatin und weiteren ototoxischen Medikamenten, wie z. B. Aminoglykosidantibiotika, sollte möglichst vermieden werden.

28.4.3 Oxaliplatin

Die Neurotoxizität ist eine der wesentlichen Nebenwirkungen von Oxaliplatin. Dieses Drittgenerationsplatinderivat wird heute vorwiegend in der Therapie der kolorektalen Karzinome, aber auch bei anderen platinsensiblen Malignomen eingesetzt. Es sind zwei Formen der Neurotoxizität zu unterscheiden:
- die kurz nach Infusion bei vielen Patienten in milder Ausprägung auftretende kälteabhängige Dysästhesie;
- die mit höherer kumulativer Dosis auftretende typische periphere Polyneuropathie.

Kältedysästhesien äußern sich in Schmerzen an den Fingern, etwa bei Waschen in kaltem Wasser, beim Herausnehmen von Speisen aus dem Kühlschrank oder an den Akren (z. B. Nasenspitze, Ohrläppchen) bei kalter Außentemperatur. Diese Nebenwirkung tritt kurzfristig nach der Infusion auf und betrifft mehr als die Hälfte der Patienten. Sie ist in der Regel innerhalb weniger Tage rückbildungsfähig.

Die periphere Polyneuropathie hingegen ist nur begrenzt rückbildungsfähig. Sie tritt ab kumulativen Dosen von 400–600 mg/m^2 häufiger auf (entspricht ca. 4–6 Therapiezyklen). In Einzelfällen wurde eine Abmilderung dieser zum Teil schmerzhaften Form der peripheren Neuropathie durch die Gabe des Medikaments Gabapentin berichtet.

Erste Ergebnisse an noch kleinen Patientenkollektiven zeigten außerdem, dass durch eine Infusion von 1,25 g Magnesiumsulfat und 1,375 g Calciumgluconat vor Oxaliplatinapplikation die Rate an Oxaliplatin-induzierter Neuropathien deutlich gesenkt werden kann.

28.4.4 Cytarabin

Diese Substanz kann bei hoch dosierter intravenöser Anwendung und bei intrathekaler Gabe neurologische Symptome verursachen. Dazu gehören generalisierte Symptome der Enzephalopathie wie Verwirrtheit, Abgeschlagenheit, Desorientierung, Halluzination und Kopfschmerz, seltener eine periphere Polyneuropathie. Am häufigsten ist eine Beeinträchtigung der Kleinhirnfunktion, woraus Schwindel und Einschränkungen der Feinmotorik resultieren. Diese tritt bei 15–30 % der Patienten unter einer Hochdosis-AraC-Therapie (> 1 g/m^2 in mehrfachen Dosen) auf. Sie beginnt meistens akut innerhalb weniger Tage nach Behandlung und wird von Kopfschmerzen, Gedächtnisstörungen und Benommenheit begleitet. In der Regel gehen diese neurologischen Symptome innerhalb weniger Tage nach Beendigung der Therapie zurück.

Die intrathekale Gabe von Cytarabin kann eine vergleichbare Neurotoxizität hervorrufen wie die intravenöse Gabe. Der Abbau von Cytarabin aus der spinalen Flüssigkeit verläuft langsamer als im Blut, so dass neurotoxische Symptome auch verzögert auftreten können. Das Risiko einer ZNS-Toxizität ist deutlich erhöht bei gleichzeitiger oder sequentieller Radiotherapie.

28.4.5 Ifosfamid

Im Gegensatz zu Cyclophosphamid führt Ifosfamid häufiger zu einer zentralen Neurotoxizität, da im Ifosfamidstoffwechsel ein potentiell hirngängiger neurotoxischer Metabolit gebildet wird. Zu den akuten Symptomen gehören visuelle und akustische Halluzinationen, Konfusion, Persönlichkeitsveränderungen, Unruhe und Angstgefühle sowie Krampfanfälle und Bewusstseinsstörungen. Fast immer beginnen diese Symptome innerhalb von 1–2 Tagen nach hoch dosierter Ifosfamidtherapie. Sie betreffen etwa 10 % der mit Hochdosis-Ifosfamid (> 5 g/m^2) behandelten Patienten. Die Rückbildung dauert von Tagen bis zu einer Woche.

28.4.6 Taxane

Sowohl für Paclitaxel als auch – seltener – für Docetaxel kann die periphere Polyneuropathie die dosislimitierende Nebenwirkung sein. Wenn auch in seltenen Fällen zentrale Nebenwirkungen beschrieben sind, so betrifft das klinische Bild häufig die peripheren Nerven mit handschuh- bzw. sockenförmigen oder peroralen Parästhesien, Verlust des Vibrationsempfindens und der tiefen Sehnenreflexe und Ausbildung einer orthostatischen Hypotonie. Eine vorbestehende Polyneuropathie bei Diabetes mellitus oder Alkoholabusus sowie die gleichzeitige Behandlung mit anderen neurotoxischen Substanzen, wie Cisplatin oder Vinorelbine erhöhen das neurotoxische Risiko deutlich.

Die Ausbildung der Neurotoxizität hängt sowohl von der Höhe der Einzeldosis als auch der kumulativ applizierten Dosierung ab, wobei allerdings keine klare Schwellendosis bis zum Auftreten von Neurotoxizität identifizierbar ist. Die wöchentliche Gabe von Paclitaxel ist mit einem höheren Risiko verbunden als die dreiwöchentliche höher dosierte Gabe. Die Rückbildung neurotoxischer Symptome beansprucht zumindest Wochen bis Monate und ist zum Teil unkomplett.

28.4.7 Nucleosidanaloga

Bei der klinischen Enwicklung der Protosubstanz aus dieser Wirkstoffgruppe, dem Fludarabin, war die zentrale Neurotoxizität eine entscheidende Nebenwirkung. Da Veränderung der zentralen Wahrnehmung, Lichtscheue, Sehschwäche, generalisierte Krampfanfälle, spastische Paralysen und Koma berichtet wurden, ist für die heutige klinische Routine eine niedrigere Dosisempfehlung eingeführt worden.

> **!** **Neurotoxische Symptome leichterer Ausprägung sind seltener geworden und betreffen noch 5 % der Patienten.**

Cladribin und Pentostatin, zwei weitere Substanzen aus dieser neuen Wirkstoffgruppe, können ebenfalls vergleichbare Formen der Neurotoxizität induzieren, wenn sie in entsprechend hohen

Dosierungen appliziert werden. Die Häufigkeit von neurotoxischen Nebenwirkungen scheint aber geringer als bei Fludarabin zu sein.

28.4.8 Thalidomid

Thalidomid, das ursprünglich gegen morgendliche Übelkeit bei Schwangeren entwickelt wurde und durch seine hohe Rate an Missbildungen in den 60er Jahren traurige Berühmtheit erlangte, gewinnt wegen seiner hemmenden Effekte auf das Gefäßwachstum in der Tumortherapie zunehmend an Bedeutung. Seine Wirksamkeit konnte bereits bei zahlreichen, vor allem hämatologischen Erkrankungen, wie z. B. dem Plasmozytom, gezeigt werden. Eine sensible periphere Polyneuropathie tritt dosisabhängig unter Thalidomid bei 20–50 % der Patienten auf. Bei progredienter Polyneuropathie wird derzeit das vorübergehende Aussetzen der Thalidomidgabe empfohlen.

28.4.9 Bortezomib

Bortezomib (*Velcade*) gehört zur neuen Gruppe der Proteasomeninhibitoren, die derzeit im Rahmen von klinischen Studien in ihrer Effektivität bei verschiedenen hämatologischen und onkologischen Erkrankungen geprüft werden. Beim Plasmozytom ist Bortezomib für die Rezidivtherapie zugelassen worden. Eine periphere Polyneuropathie wurde im Rahmen dieser klinischen Studien bei 10–20 % der Patienten beobachtet. Erfahrungen zu Dosisabhängigkeit oder Möglichkeit einer Prophylaxe gibt es derzeit noch nicht.

28.5 Radiotherapie

Das Nervengewebe gilt zwar generell als nur gering strahlenempfindlich, aber neurotoxische Schäden sind insbesonders nach prophylaktischer Schädelbestrahlung bei Kindern mit akuter lymphatischer Leukämie und Patienten mit kleinzelligem Bronchialkarzinom aufgefallen. Neben der Gesamtstrahlendosis scheint auch die tägliche Dosis der Strahlentherapie (Fraktionierung) von Einfluss zu sein. Als mittelfristige Nebenwirkung (innerhalb einiger Monate) kann es in seltenen Fällen zu einer Leukoenzephalopathie kommen mit schwersten zentralen Funktionsstörungen. Als Langzeitfolge werden v. a. bei Kindern nach Leukämietherapie eine reduzierte Hypophysenfunktion (Wachstumsretardierung) sowie psychische Auffälligkeiten und Intelligenzminderung gefürchtet.

! Die mittel- bis langfristigen zentralen Neurotoxizitäten sind in der Regel irreversibel.

Es ist auch bekannt, dass nach Mehrfachbestrahlungen mit Feldüberschneidungen Rückenmark- und Armplexusschäden (Myelitis bis Querschnittsymptomatik) auftreten können.

28.6 Prävention und Therapie neurotoxischer Nebenwirkungen

28.6.1 Medizinische Maßnahmen

Die Therapie einer etablierten Neurotoxizität zytostatischer Substanzen hat sich als äußerst schwierig erwiesen. Ein therapeutisches Prinzip, das in den letzten Jahren zunehmend eingesetzt wurde, ist die Bekämpfung der *zentralen Neurotoxizität* von Ifosfamid durch die Gabe von Methylenblau. Hiermit scheint eine rasche Rückbildung neurotoxischer Symptome möglich zu sein. Die prophylaktische Gabe von oralem Methylenblau zur Vorbeugung von Ifosfamid-induzierter zentraler Neurotoxizität hat im Rahmen von Studien keine eindeutige Effektivität zeigen können. Für Thiaminderivate konnte dagegen in letzter Zeit zunehmend ein prophylaktischer und therapeutischer Effekt auf die Ifosfamid-induzierte neurologische Symptomatik nachgewiesen werden.

Die Therapie einer etablierten *peripheren Polyneuropathie* nach Vincaalkaloiden, Cisplatin oder Taxanen hat sich bisher als frustran erwiesen. Eine Vielzahl von Präparaten wie Thioctazid, Vitamin-B-Präparationen u. ä. wurden eingesetzt, jedoch ohne eindeutig belegten Erfolg. Physikalische Maßnahmen (Krankengymnastik, Elektrotherapie, Bäder) können bei einigen Patienten subjektiv helfen.

> **! Angesichts der schwierigen Therapie erscheint eine Prophylaxe von chemotherapieinduzierten neurologischen Funktionsstörungen umso wichtiger, um das Ausmaß der Neurotoxizität zu verringern.**

Verschiedene Substanzen, wie neurotrope Hormone (»nerve growth factor«), Thiolderivate und Aminosäure-/Vitamingemische werden eingesetzt. Mit dem Thiolderivat Amifostin steht ein zugelassenes Zytoprotektivum zur Verfügung, für das in randomisierten Studien ein protektiver Effekt bezüglich des Schweregrades von Neurotoxizität und deren Häufigkeit bei cisplatinhaltigen Chemotherapien nachgewiesen werden konnte. Gleichzeitig gibt es keinen Hinweis, dass die antitumorale Wirksamkeit der Zytostatika durch Einsatz dieses Zytoprotektivums reduziert wird.

Für die vincaalkaloidinduzierte Polyneuropathie wurde insbesondere Glutaminsäure als Präventivum untersucht. Auch diese Substanz ist nicht als Medikament zugelassen, aber konnte in mehreren Studien eine gewisse Effektivität zeigen.

Bei der Oxaliplatin-induzierten Polyneuropathie zeigte die Infusion von Magnesiumsulfat und Calciumgluconat vor Oxaliplatinapplikation in ersten Studien eine prophylaktische Wirkung. Zur symptomatischen Therapie der Oxaliplatin-induzierten Polyneuropathie wiesen mehrere klinische Studien eine Effektivität der Antikonvulsiva Carbamazepin und insbesondere Gabapentin (*Neurontin*) bei besserer Verträglichkeit und spiegelunabhängiger Dosierung nach.

Der Einsatz derartiger Zytoprotektiva sollte vor allem bei Patienten erwogen werden, die bereits neurologische Vorschädigungen aufweisen und/oder bei denen eine hohe kumulative Dosierung von neurotoxischen Substanzen wie Vincaalkaloiden, Taxanen oder Cisplatin geplant ist.

28.6.2 Pflegerische Maßnahmen

Patienten, die langzeitig unter neurotoxischen Problemen wie feinmotorischen Störungen, Gefühllosigkeit der Extremitäten, Hörverlust und/oder Schmerzen leiden, sind von der Einschränkung ihrer normalen Körperfunktionen, Aktivitäten und Kompetenzen bedroht. Diese Änderungen im Alltag des Patienten könnten zu erhöhter Verletzungsgefahr und psychischen Stresssituationen wie Angst vor unkontrollierten Schmerzen oder Existenzproblemen, z. B. durch Arbeitsunfähigkeit, führen.

Ob medikamentöse, Strahlen- oder chirurgische Therapie, möglichst gute Vorkenntnisse über die geplanten Behandlungen und deren eventuell auftretenden unerwünschten Wirkungen sollten die Pflegenden in die Lage versetzen, zusammen mit dem Patienten und dem Arzt die ersten Anzeichen von Neurotoxizität *möglichst frühzeitig* zu erkennen. Eine Anpassung der Dosis, der Austausch einer Substanz oder ein Therapiestopp sind manchmal notwendig.

Ziel der frühzeitigen Beobachtungen und der in der Folge aufgelisteten symptomatischen Pflegemaßnahmen ist es, dem Patienten trotz seiner Einschränkungen einen sicheren und komplikationsfreien Ablauf der Therapie und die Aufrechterhaltung *möglichst vieler normaler täglicher Aktivitäten zu gewährleisten*. Der Patient muss auch mit entscheiden, ob die neurotoxischen, unerwünschten Wirkungen für ihn, in seinem Alltag, akzeptabel sind.

> **! Übereinstimmende Informationen aller Beteiligten für den Patienten hinsichtlich der Dauer der Erholungszeit und des Risikos bleibender Langzeitfolgen sind besonders wichtig.**

Je nach Art und Grad der Neurotoxität kommen pflegerische Interventionen vor allem bei den folgenden Problemen in Frage:

- Parästhesien/Dysästhesie (periphere Neuropathien): u. a. Kribbeln, »Ameisenlaufen«, brennendes Gefühl, Schmerzen,
- Gefühllosigkeit der Extremitäten (Sensibilitätsverlust)/Einschränkung der motorischen Funktionen (sensorische Ataxie),
- Hörverlust,
- Darmatonie (s. auch ▶ Kap. 21 Diarrhö/Obstipation)

Sehverlust ist ein selteneres Ereignis. Über *Müdigkeit* ist in ▶ Kap. 27 nachzulesen. Falls *Probleme im*

Bereich der Sexualität auftreten, müssen diese mit Diskretion angesprochen werden (s. ▶ Kap. 30).

Einzelne Probleme von Patienten sind mitunter sehr schwer nach den genannten Bereichen zu trennen: Schwierigkeiten beim Halten einer Tasse beispielsweise können sowohl durch Gefühllosigkeit als auch durch motorische Schwäche oder eine Kombination beider Probleme begründet sein. Das gleiche gilt für Gehstörungen – oft sind sensible, motorische und zerebelläre Probleme dafür verantwortlich.

Pflege bei Parästhesien/Dysästhesie (periphere Neuropathien)

- Mit dem Patienten zusammen die Intensität und Art der Parästhesien besprechen
  - erfassen, ob sie einseitig oder beidseitig aufgetreten sind
- Physikalische Maßnahmen, z. B. (gemäßigte) Kälte- oder Wärmeapplikation, je nach Symptom anbieten. Temperaturextreme vermeiden. Bei sehr kaltem Wetter soll der Patient warme Handschuhe, Socken bzw. warme Schuhe tragen. Diese physikalischen Maßnahmen erzeugen zwar keine Rückkehr zu den normalen Empfindungen, die Patienten spüren jedoch oft eine angenehme, wenn auch nur kurze und oberflächliche taktile Veränderung
  - Erfassen, wie der Patient diese Symptome beschreibt
- Informationen zum Kälteschutz sind besonders wichtig bei einer Therapie mit Oxalipalatin (siehe Medikamente)
- Verabreichung eines Schmerzmittels und/oder Psychopharmakums oder eines Antiepileptikums nach Verordnung. Weil neurogene Schmerzen auf Opiate nicht immer optimal ansprechen, ist nach dem individuellen Befinden des Patienten die Zugabe von Psychopharmaka zu erwägen
- Ergotherapie integrieren als Hilfe zur Bewältigung der täglichen Arbeit
- Zu möglichen Einschränkungen des sicheren Auto- und Radfahrens soll der Arzt konsultiert werden

▼

Pflege bei Gefühllosigkeit der Extremitäten und Einschränkung der motorischen Funktionen

- Informationen über Sicherheitsmaßnahmen mit dem Patienten besprechen
- Vermeidung von Verletzungsgefahren, z. B.:
  - Schnittwunden beim Nägelschneiden, bei Haushaltaktivitäten
  - Verbrennungen, z. B. im Umgang mit Heizkissen, heißen Pfannen u.ä.
  - Erfrierungen bei zu starker und zu langer Kälteexposition
  - Druckstellen durch mangelnden Lagewechsel (>2 h in einer Position)
- Guten Augen-Hand-Kontakt üben, z. B. trainieren, ein Objekt während der Greifbewegung zu fixieren
- das Krankenzimmer oder die Wohnung auf Gefahren hin inspizieren und prüfen:
  - Genügend Licht?
  - Sichere Bodenverhältnisse?
  - Sind die Badzimmerverhältnisse sicher, rutschfest?
  - Objekte, über die man stolpern könnte?
  - Sind viele Treppen vorhanden?
  - Stehen die Möbel fest oder auf Rädern?
  - Zusammen mit dem Patienten und/oder seinen Angehörigen die Umgebung von zu Hause und notwendige Änderungen besprechen.
- Auf lokale Infektionen achten
- Die Fähigkeiten im täglichen Leben erfassen und folgende Punkte mit dem Patienten besprechen resp. anbieten.
- Hilfe bei den Aktivitäten des täglichen Lebens anbieten:
  - Hilfe beim An- und Auskleiden: z. B. Knopfverschlüsse öffnen und schließen, Schuhe zubinden. Einfache und sichere Lösungen vorschlagen, z. B. Klett-oder Reißverschluss mit zusätzlicher Schlaufe, Mokkassins mit einem guten Halt
  - Körperhygiene erleichtern, z. B. durch elektrische Zahnbürste, Verlängerungsstück für Haarkämme, Rasierapparate, Lippenstifthalter etc.)
  - Für problemloses Essen und Trinken schwer zu handhabende Geschirrteile vorübergehend

▼

durch z. B. Tassen mit gut greifbaren Henkeln und leichtes Geschirr ersetzen; evtl. können Trinkhalme hilfreich sein
- Haushaltsarbeit erleichtern: Vorschläge für einfacheres Hantieren beim Abwaschen, Nähen, Kochen, etc. geben. Ergotherapie integrieren und Einsatz spezieller Geräte oder Hilfsmittel vorschlagen
- Bei Schreibschwierigkeiten: Einführung spezieller Hilfsmittel oder Geräte unter Einbezug von Physio- oder Ergotherapie
- Auto und Fahrrad fahren: Bei schweren Einschränkungen soll der Arzt zu Möglichkeiten und Risiken des sicheren Fahrens befragt werden

- Rehabilitation vorschlagen, um Behinderungen zu verringern und Immobilität zu verhindern
- Evtl. Sozialhilfe organisieren als Hilfestellung bei der weiteren Ausübung des Berufs, der Fingerfertigkeit verlangt, z. B. Hochbauzeichner, Sekretärin, Computerfachperson
- Spezielle Maßnahmen bei Ataxien (Gehstörungen):
  - Sicherheit bei Mobilisation gewährleisten: Gebrauch von Gehstöcken, Krücken, Eulenburg; Begleitung durch die Pflegenden
  - Auf gute Schuhe mit rutschfesten Sohlen achten: Schuhe mit hohem Fußgelenkteil geben mehr Halt und Sicherheit
  - Physiotherapie, Massage und Stretching einsetzen, Erhaltung des Muskeltonus durch Gebrauch von Fußbrettern und Armstützen

Der Patient entwickelt oft eigene Ideen, wie er sich mit seinen Einschränkungen zurechtfindet. In schwierigeren Situationen können aber auch Angehörige, Freunde und externe Pflege für spezifische Hilfeleistungen eingesetzt werden.

Pflege bei Hörverlust

Bei der Anamnese soll abgeklärt werden, ob eine Hörschädigung oder ein Hörverlust schon vorhanden ist (z. B. bei älteren Patienten oder vorausgegangener hoher Lärmbelastung). Das ist besonders wichtig vor dem Einsatz von *Platinpräparaten*. Häufig bemerkt der Patient die Einschränkung des Hörvermögens beim Telefonieren oder wenn mehrere Personen gleichzeitig sprechen

- Bei Patienten, für die ein gutes Gehör existentiell wichtig ist (z. B. Berufsmusiker), muss der Arzt zusammen mit dem Patienten entscheiden, ob man die Verabreichung von Cisplatin vertreten kann oder ob prophylaktisch z. B. Amifostine verabreicht werden soll
- Den Patienten informieren über mögliche Veränderungen der Hochtonwahrnehmung
- Den Patienten darum bitten, frühzeitig mitzuteilen, wenn z. B. Tinnitus oder andere Hörveränderungen auftreten
- Bei Patienten mit schwerem Hörverlust auf Blickkontakt während des Gesprächs achten und langsam sprechen
- Umgebung ruhig gestalten: zu viele Nebengeräusche erschweren das Hörvermögen
- Evtl. nichtverbale Methoden der Kommunikation nutzen: Schreibblock oder Computer

Pflege bei Darmatonie

- Information des Patienten über die Wichtigkeit eines regelmäßigen Stuhlgangs während der Therapiedauer und die Notwendigkeit, über Änderungen rasch zu berichten.
- Die Ess- und Trinkgewohnheiten des Patienten überprüfen:
  - Genügend Flüssigkeitszufuhr?
  - Ballaststoff*arme* Ernährung?
- Im Bedarfsfall Gabe von verdauungsfördernden Mitteln:
  - Einsatz von Laxativen frühzeitig und nach Verordnung
  - Bei schwerer Obstipation Einläufe, kleines Klistier nach Verordnung

Weiterführende Literatur

Bokemeyer C, Frank B, Rhee J van, Berger C, Schmoll HJ (1993) Peripheral neuropathy following cancer therapy. Tumordiagn Ther 14: 232–237

Cavaletti G, Bogliun G, Crespi V et al. (1997) Neurotoxicity and ototoxicity of cisplatin plus paclitaxel in comparison to cisplatin plus cyclophosphamide in patients with epithelial ovarian cancer. J Clin Oncol 15(1): 199–206

Cavaletti G, Marzorati L, Bogliun G, Colombo N, Marzola M, Pittelli MR, Tredici G (1992) Cisplatin-induced peripheral neurotoxicity is dependent on total-dose intensity and single-dose intensity. Cancer 69(1): 203–207

De Gramont A, Figer A, Seymour M et al. (2000) Leucovorin and fluorouracil with or without oxaliplatin as first-line treatment in advanced colorectal cancer. J Clin Oncol 18(16): 2938–2947

Eleutherakis-Papaiakovou V, Bamias A, Dimopoulos MA (2004) Thalidomide in cancer medicine. Ann Oncol 15(8): 1151–1160

Jagannath S, Barlogie B, Berenson J et al. (2004) A phase 2 study of two doses of bortezomib in relapsed or refractory myeloma. Br J Haematol 127(2): 165–172

Kaplan RS, Wiernik PH (1982) Neurotoxicity of antineoplastic drugs. Semin Oncol 9: 103–130

Lainè-Cessac P et al. (1998) Acute oxaliplatin neurotoxicity dramatically improved with intravenous calcium and magnesium salts. 11ieme Congrès Annuel de la Société Francaise de Pharmacologie, XIXemes Journée de pharmacovigilance, Nancy, France

Rieger C, Fiegl M, Tischer J, Ostermann H, Schiel X (2004) Incidene and severity of ifosfamide-induced encephalopathy. Anticancer Drugs 15: 347–350

Wilkes GW (2004) In: Yarbro CH, Hansen Frogge M, Goodman M (eds) Cancer Symptom Management, 3rd edn. Jones & Bartlett, Boston

Ernährung

M. E. Heim, W. Blind

Bei der Entstehung von Krebserkrankungen kommt der Ernährung eine wesentliche Rolle zu (s. ► Kap. 3 und 4). Die Empfehlungen, wie sie zur Tumorprävention formuliert werden, lassen sich jedoch nicht generell auf die Ernährung von Krebskranken anwenden: *Tumorprävention* durch Ernährung und *Ernährungstherapie* bei bereits bestehender Krebserkrankung dürfen nicht miteinander verwechselt werden. Was zur Prävention sinnvoll ist, muss noch lange nicht für jeden Tumorpatienten sinnvoll sein, sondern kann u. U. sogar schaden.

Auch messen Betroffene der Ernährung eine wichtige Bedeutung bei. Darum werden in der Therapie und Nachsorge die Betreuer von Krebskranken immer wieder mit ernährungsmedizinischen Fragestellungen konfrontiert – sei es, weil tumorbedingte Ernährungsstörungen vorliegen, sei es, weil ein Patient mit der Frage an sie herantritt, wie er sich jetzt eigentlich ernähren soll.

29.1 Bedeutung der Ernährung für Tumorpatienten

Generell muss zwischen zwei Patientengruppen unterschieden werden:
- Patienten ohne Ernährungsstörungen, die nach einer Krebserkrankung als tumorfrei angesehen werden, und
- Patienten mit tumor- oder therapiebedingten Ernährungsstörungen (besonders häufig bei Tumoren im Gastrointestinaltrakt) und/oder mit fortgeschrittenem Tumorleiden.

Für die Patienten der ersten Gruppe gelten hauptsächlich die allgemeinen Ernährungsempfehlungen zur Tumorprävention.
- Die tägliche Kost sollte überwiegend aus pflanzlichen Lebensmitteln bestehen, insbesondere aus Gemüse, Obst und Vollkornprodukten.
- Ärzte und Betreuer sollten konkrete Tipps geben: Nicht einfach »Essen Sie mehr Gemüse«, sondern Mengenangaben machen (z. B. 5 Portionen Obst und Gemüse pro Tag und mindestens ein Vollkornprodukt).

So können die Patienten für eine gesunde Lebensführung gewonnen werden, die auch zur Prävention anderer Erkrankungen (z. B. Herz-Kreislauf-Erkrankungen, Diabetes mellitus) sinnvoll ist. Tumorpatienten sind in der Regel in hohem Maße motiviert, ihre Ernährung umzustellen. Durch ihre Eigenaktivität möchten sie auf den weiteren Gesundungsverlauf positiven Einfluss nehmen.

Bei Patienten mit Ernährungsstörungen und/oder fortgeschrittenem Tumorleiden ist eine »Präventivernährung« dagegen nicht indiziert. Die *Ernährungstherapie* zielt auf:
- Erhalt bzw. das Erreichen eines adäquaten Ernährungszustands,
- Linderung von Therapiefolgestörungen und
- Verbesserung des Wohlbefindens.

Hinzu kommt, dass durchzuführende Therapien bei einem guten Allgemeinzustand vom Patienten besser vertragen werden. Essen und Trinken dienen nicht nur der reinen Nahrungsaufnahme, sondern fördern auch Spaß und Freude am Leben. Gerade für Tumorpatienten sind Appetit und die Fähigkeit, (wieder) essen zu können, ein Stück mehr Lebensqualität.

! Patienten und ihre Angehörigen müssen bei bestehenden Ernährungsproblemen ausreichend beraten werden, damit Essen und Trinken so lange wie möglich in heimischer Umgebung beibehalten werden können (s. auch ► 29.6.4).

29.2 Ernährungszustand und Prognose

Gewichtsverlust und *Mangelernährung* gelten als charakteristische Merkmale von Krebserkrankungen, die bei mehr als der Hälfte der Patienten im Krankheitsverlauf beobachtet werden. Ursache der Gewichtsabnahme ist zum einen die aufgrund von Appetitlosigkeit verminderte Nahrungsaufnahme oder *Anorexie*, zum anderen der *erhöhte Energieverbrauch* durch gesteigerten oder veränderten Stoffwechsel infolge der Tumorerkrankung. Ein Gewichtsverlust entsteht dann, wenn der Energieverbrauch größer ist als die Energiezufuhr.

Ernährungszustand und Gewichtsverlust haben Einfluss auf den Behandlungserfolg und die Überlebenszeit. Nachgewiesen wurde dies für

- Sarkome, Dickdarm- und Prostatakarzinome sowie Non-Hodgkin-Lymphome: Ein Gewichtsverlust von 5–10 % wirkt sich als negativer prognostischer Faktor auf die Überlebenszeit aus.
- Mamma-, Kolon- und Bronchialkarzinome sowie akute Leukämien: Das Ansprechen auf die Tumortherapie ist schlechter, wenn in den letzten 6 Monaten vor Therapie ein Gewichtsverlust aufgetreten ist.

! Gewichtsverlust und Ernährungszustand sollten als eigenständiger prognostischer Faktor berücksichtigt werden, wenn über die Indikation zu einer palliativen Therapie, z. B. bei Bronchial- oder Pankreaskarzinomen, zu entscheiden ist.

29.3 Ernährungsphysiologie

Der *Energie- und Nährstoffbedarf von Tumorpatienten* muss jeweils individuell ermittelt werden. Er orientiert sich an:

- Ernährungszustand,
- Art der Erkrankung,
- Begleiterkrankungen,
- tumorspezifischer Therapie,
- klinischem Zustand,
- Prognose.

Grundlage der Energie- und Nährstoffzufuhr für Tumorpatienten sind die Referenzwerte der Deutschen Gesellschaft für Ernährung (DGE) für die Ernährung Gesunder (Tabelle 29.1). Ergänzende Informationen werden in den entsprechenden Abschnitten gegeben.

29.3.1 Energiebedarf

Der tägliche Energiebedarf ist von verschiedenen Faktoren abhängig, z. B. der Körpergröße, dem augenblicklichen Gewicht, der körperlichen Arbeit, dem Alter und Geschlecht sowie der Außentemperatur. Er setzt sich zusammen aus:

- *Grundumsatz* (Ruheumsatz): Energieverbrauch eines entspannt liegenden Menschen 12 h nach der letzten Nahrungsaufnahme bei konstanter Raumtemperatur von 20°C; erforderlich für die Herztätigkeit, Atemtätigkeit, Gehirnfunktion, Magen-Darm-Trakt etc.;
- *Leistungsumsatz*: Energieverbrauch für körperliche Anstrengungen (Muskeltätigkeit), geistige Tätigkeit (Gehirntätigkeit), Wärmeregulation (steigt bei höherer oder niedriger Umgebungstemperatur).

Der *Grundumsatz* stellt bei üblicher körperlicher Belastung den größten Teil des Energieverbrauchs dar (ca. 70 %) und korreliert stark mit der fettfreien Körpermasse. Er beträgt in der Regel *1 kcal pro h und kg Sollgewicht** (24 kcal/kg Sollgewicht/Tag). Im Mittel wird von einem Tagesenergieverbrauch (Grundumsatz + Leistungsumsatz) von 30 kcal pro kg Sollgewicht ausgegangen, um das Körpergewicht konstant zu halten.

! Auch bei Tumorpatienten ist meist eine Energiezufuhr von täglich 30–40 kcal/kg Sollgewicht ausreichend, um das Gewicht konstant zu halten bzw. zuzunehmen. Der Tagesenergiebedarf kann aber auch, je nach Stoffwechsellage, bis zu maximal 45–50 kcal/kg Sollgewicht betragen.

* *Sollgewicht* Broca-Normalgewicht = Körpergröße in cm – 100; Beispiel: Bei einer Körpergröße von 163 cm beträgt das Broca-Normalgewicht 63 kg (163 – 100).

Tabelle 29.1. Energie- und Nährstoffzufuhr für Erwachsene. (Nach DGE 2000)

Eiweiß [g][a]	Fett [g][a]	Kohlenhydrate [g][a]	Flüssigkeit [ml][b]	Energie [kcal][c]	Ballaststoffe [g][c]
0,8	1,0	4,0–6,0	30–40	1.800–3.100	mindestens 30

a pro kg Normalgewicht/Tag, *b* pro kg Körpergewicht/Tag, *c* Gesamttagesbedarf.

29.3.2 Makronährstoffe

Der Energiebedarf des Körpers wird durch die drei Grundnährstoffe Fett (F), Eiweiß (E) und Kohlenhydrate (KH) gedeckt. In der Regel wird folgende Verteilung empfohlen:
- 55–60 % Kohlenhydrate,
- 10–15 % Eiweiß,
- 25–30 % Fett.

Eiweiß und Kohlenhydrate liefern pro Gramm 4 Kilokalorien (kcal), ein Gramm Fett dagegen 9 Kilokalorien. Die empfohlene Verteilung bei einem Tagesbedarf von 2.000 kcal ergibt (nach DGE 2000):
- Eiweiß: 200–300 kcal = 50–75 g,
- Fett: 500–600 kcal = 55–65 g,
- Kohlenhydrate: 1.100–1.200 kcal = 275–300 g.

! Es muss natürlich immer die Stoffwechsellage und der Ernährungsstatus des jeweiligen Tumorpatienten berücksichtigt werden. Neue Erkenntnisse zeigen, dass eine kohlenhydratarme und fettreiche Ernährung bei ausreichender Eiweißzufuhr für den Tumorstoffwechsel eher ungünstig ist, der untergewichtige onkologische Patient also seinen Energiebedarf besser über die Fette in der Nahrung decken kann.

Protein (Eiweiß)

Proteine sind die grundlegenden Bausteine jeder Körperzelle. Alle Enzyme, viele Hormone und die für die Abwehr des Körpers wichtigen Immunglobuline sind aus Proteinen aufgebaut. Biologisch am hochwertigsten ist Eiweiß, das alle essentiellen Aminosäuren in der Zusammenstellung enthält, wie sie der Körper braucht. Hochwertige Eiweiße wie Fleisch-, Fisch-, Ei- und Milcheiweiß sind reich an diesen essentiellen Aminosäuren. Auch pflanzliche Eiweiße enthalten essentielle Aminosäuren, jedoch von Pflanze zu Pflanze in unterschiedlichen Mengen. Durch entsprechende Kombinationen, z. B. verschiedene pflanzliche Nahrungsmittel oder pflanzliche und tierische Nahrungsmittel, wird eine ausreichende Versorgung des Organismus mit hochwertigem Eiweiß sichergestellt. Dies ist besonders dann wichtig, wenn sich – wie bei Tumorpatienten häufig der Fall – ein Widerwillen gegen Fleisch einstellt.

Günstige fleischlose Proteinkombinationen

Milch und Milchprodukte, Ei und Hülsenfrüchte kombiniert mit Getreide oder Kartoffeln

Müsli	Kartoffeln mit Rührei
Vollkornbrot mit Quark oder Käse	Linseneintopf mit Brot
Pellkartoffeln mit Quark	Bohnensalat mit Mais
Kartoffelauflauf mit Käse	Kartoffeln und Tofu
Vollkornpfannkuchen	Kartoffeln und Bohnen

Erwachsene benötigen täglich etwa 0,8 g Eiweiß pro kg Sollgewicht. Darüber hinaus ist zu beachten:
- Bei Tumorpatienten, die aufgrund von verstärktem Eiweißabbau (Proteinkatabolie) und Malnutrition häufig mangelernährt sind, kann eine Eiweißzufuhr bis zu 1,5 g/kg Sollgewicht und Tag notwendig sein.
- Zusätze von bestimmten Aminosäuren (Arginin, Glutamin) und RNA-Nukleotiden (Hefeproteine) können möglicherweise den Ernährungszustand und die Immunabwehr von Tumorpatienten verbessern.
- Bei Niereninsuffizienz und stark eingeschränkter Leberfunktion muss die Eiweißzufuhr der Restfunktion der Organe angepasst werden, wobei der Minimalbedarf bei 0,3–0,4 g/kg Körpergewicht und Tag liegt. Hier sollte man sich hochwertiger Proteinträger bedienen, die viele essentielle Aminosäuren enthalten (s. o.).

! Es muss auf eine ausreichende Deckung des Energiebedarfs durch Kohlenhydrate und Fett geachtet werden, um eine energetische Verwertung von Körpereiweiß zu verhindern.

Fett

Nahrungsfette sind eine wichtige Energiereserve im menschlichen Organismus und Träger der essentiellen Fettsäuren *Linolsäure, Alphalinolensäure* und *Eicosapentaensäure* sowie der fettlöslichen *Vitamine A, D, E* und *K*. Die Fette werden nach dem Muster der zugehörigen Fettsäuren eingeteilt:
- *Gesättigte Fettsäuren* sind nicht essentiell und dienen nur der Energieversorgung. Hauptsächlich tierische Lebensmittel (Wurst, fettes Fleisch, Käse) enthalten eine Menge davon in versteckter Form.
- *Einfach ungesättigte Fettsäuren* können vom Organismus selbst hergestellt werden. Haupt-

vertreter ist die Ölsäure, die reichlich in Olivenöl und in Rapsöl enthalten ist.
- *Mehrfach ungesättigte Fettsäuren* sind essentiell, können im menschlichen Körper nicht aufgebaut und müssen mit der Nahrung zugeführt werden (Linolsäure, Alphalinolensäure, Eicosapentaensäure):
  - Mais- und Weizenkeimöl, Sojaöl, Sonnenblumenöl und Walnussöl sind besonders reich an *Linolsäure.*
  - Hauptsächlich Leinöl, aber auch Rapsöl, Sojaöl und Walnussöl enthalten viel *Alphalinolensäure.*
  - Die essentielle *Eicosapentaensäure* (Omega-3-Fettsäure) findet sich in höheren Konzentrationen nur im Fett von Fischen, die in kalten Gewässern leben (Makrele, Hering, Lachs). Eine Vorstufe der Eicosapentaensäure ist die Alphalinolensäure. Sie kann jedoch im menschlichen Organismus nur in geringen Mengen in Eicosapentaensäure umgewandelt werden.

Die tägliche Fettaufnahme sollte 30 % der Gesamtkalorien nicht übersteigen. Pflanzliche Fette in Form von Sonnenblumen-, Soja-, Oliven-, Raps-, Maiskeim- und Leinöl sind zu bevorzugen. Darüber wird auch der Bedarf an essentiellen Fettsäuren gedeckt. Die wünschenswerte Zufuhr liegt bei ca. 10 g/Tag; diese entspricht etwa 15 g Sonnenblumenöl. Regelmäßige Fischmahlzeiten fördern die Versorgung mit Eicosapentaensäure.

! Beim Tumorpatienten richtet sich die Fettaufnahme nach der klinischen Sitation: Die Kost muss oft fettreich sein, weil der untergewichtige onkologische Patient seinen Energiebedarf besser über die Fette decken kann. Zusätze von Omega-3-Fettsäuren (Fischöl) können möglicherweise die Immunkompetenz verbessern.

Für die Diätetik spielt auch die Kettenlänge der Fette (Triglyceride) eine Rolle, weil Verdauung und Resorption davon in hohem Maße mitbestimmt werden. Die Kettenlänge beschreibt die Anzahl der Kohlenstoff-(C-)Atome im Fettmolekül, wobei die *langkettigen Fettsäuren* (LCT: »long chain triglycerides«) mehr als 12 C-Atome und die *mittelkettigen Fettsäuren* (MCT: »middle chain triglycerides«) 6–10 C-Atome aufweisen. Die mittelkettigen Triglyceride werden leichter aus dem Darm resorbiert und schneller abgebaut als die langkettigen. Natürlicherweise kommen mittelkettige Fettsäuren nur in geringen Mengen vor, z. B. in Butter.

In Fällen, wo die Ausnutzung des Nahrungsfettes vermindert sein kann, z. B. nach totaler Magenresektion oder nach Bauchspeicheldrüsenoperationen, können ganz oder teilweise spezielle Diätfette (MCT-Margarine und -öl) eingesetzt werden (s. ▶ 29.4.2).

Kohlenhydrate

Kohlenhydrate sollten mengenmäßig den Hauptanteil in der täglichen Kost ausmachen. Je nach Zahl der Zuckermoleküle werden sie in hochmolekulare Kohlenhydrate (Polysaccharide: Stärke und Ballaststoffe) und niedermolekulare Kohlenhydrate eingeteilt. Zu letzteren zählen Monosaccharide (Traubenzucker und Fruchtzucker sowie Disaccharide (Haushaltszucker, Milchzucker, Malzzucker).

Alle Kohlenhydrate, mit Ausnahme der Ballaststoffe, werden im Verdauungstrakt zu Einfachzuckern abgebaut, bevor sie ins Blut aufgenommen werden. Die Ballaststoffe werden nur zum Teil im Dickdarm von Bakterien gespalten und haben nur einen geringen Anteil an der energetischen Verwertung. Sie verbessern und regulieren aber die Verdauung, binden Schadstoffe im Darm (Entgiftungsfunktion) und fördern das Wachstum und die Aktivität von Darmbakterien. Viele Befunde sprechen für protektive Wirkungen in Bezug auf chronische Darmerkrankungen bis hin zum Dickdarmkrebs sowie eine Senkung erhöhter Cholesterinwerte.

! Die tägliche Kost sollte mindestens 30 g Ballaststoffe enthalten. Sehr gute Quellen sind Vollkorngetreideprodukte, Obst und Gemüse.

Die folgende Tabelle zeigt ausgewählte Lebensmittel mit insgesamt ca. 30 g Ballaststoffen:

Nahrungsmittel	Menge [g]	Ballaststoffe [g]
3 Scheiben Vollkornbrot	150	12
2 Scheiben Vollkornknäckebrot	20	3
3–4 Kartoffeln	250	6
2 große Möhren	200	7
1 großer Apfel	150	3,5

Entscheidend für die Auswahl kohlenhydrathaltiger Lebensmittel für den onkologischen Patienten ist immer der klinische Zustand, die individuelle Verträglichkeit und die eingeschränkte Verdauungsleistung bei einigen Krankheitsbildern bzw. akute Störungen wie Durchfälle. Hier gilt es abzuwägen zwischen einem Optimum und einem Minimum (bzw. dem völligen Weglassen) von Ballaststoffen (s. auch ▶ 29.4). Eine wichtige Rolle in der Krankenernährung spielen auch die *Dextrine.* Sie sind leichter verdaulich als Stärke, da sie bereits erste Abbauprodukte darstellen, z. B. *Maltodextrin* aus Maisstärke (s. auch ▶ 29.6.4).

Die täglichen Zufuhrempfehlungen liegen bei 55–60 % der Gesamtenergie. Neue Erkenntnisse zeigen, dass die Kost für Patienten mit fortgeschrittener Tumorerkrankung jedoch eher kohlenhydratarm sein sollte, weil eine kohlenhydratarme und dafür fettreiche Ernährung bei bedarfsgerechtem Proteinanteil für den Tumorstoffwechsel eher ungünstig ist.

29.3.3 Mikronährstoffe

Vitamine sind essentielle Nahrungsbestandteile und werden vor allem als Katalysatoren für eine Vielzahl von Stoffwechselprozessen im Organismus benötigt. Vitamine sind fett- oder wasserlöslich:

Wasserlösliche Vitamine	Fettlösliche Vitamine
B-Vitamine (B_1, B_2, B_6, B_{12}), Niacin, Folsäure, Biotin, Pantothensäure, Vitamin C	Vitamin A, D, E und K

Die fettlöslichen Vitamine können im Körper gespeichert werden, so dass bei vorher ausreichender Versorgung der Körper auch eine Zeit lang mit einer geringeren Aufnahme auskommt. Die wasserlöslichen Vitamine müssen dagegen annähernd täglich zugeführt werden, da der Organismus sie nur wenige Tage entbehren kann.

Mineralstoffe (Natrium, Kalium, Kalzium, Phosphor, Magnesium) sind für den Organismus essentiell. Sie regulieren den Wasserhaushalt und die Muskeltätigkeit, sind wichtig für den Aufbau von Knochen und Zähnen und für die Blutgerinnung. Der Bedarf muss dem klinischen Zustand angepasst werden.

Spurenelemente wie Eisen, Zink, Mangan, Kupfer, Selen, Chrom, Molybdän, Kobalt, Jod und Fluor unterstützen die Aktivität von Enzymen. Ihr Vorhandensein ist für den normalen Ablauf biochemischer Vorgänge notwendig.

! Bei mangelernährten und untergewichtigen Tumorpatienten sowie bei Chemo- und Strahlentherapie (besonders in kombinierter Form) ist häufig der Bedarf an Vitaminen, Mineralstoffen und Spurenelementen erhöht und eine Substitution notwendig, um einem Mehrbedarf gerecht zu werden oder bereits vorhandene Defizite auszugleichen. Dies gilt besonders für die Vitamine A (Beta-Carotin), C und E sowie das Spurenelement Selen.

29.3.4 Flüssigkeitsbedarf

Der Wasserbedarf des Körpers ist abhängig von der klinischen Situation und variiert zwischen 30–40 ml/kg KG/Tag. Das sind *etwa 2,5 l täglich,* wovon 1,5 l als Trinkflüssigkeit und 1 l mit der Nahrung aufgenommen werden. Im Organismus selbst werden durch Oxidation 0,3 l Wasser gebildet. Bei starken Wasserverlusten, z. B. infolge von Durchfall, Erbrechen, Fieber und Schwitzen oder bei Ileostoma, steigt der tägliche Bedarf.

29.4 Krankheits- und therapiebedingte Ernährungsstörungen

Im Zusammenhang mit Operationen, Chemo- und Strahlentherapie treten häufig Ernährungsprobleme auf, die durch verschiedene Maßnahmen gelindert werden können. Die nachfolgenden allgemeinen Ratschläge können jedoch eine individuelle medizinische und Ernährungsberatung nicht ersetzen!

Die Gründe für Störungen des Ernährungszustandes sind vielfältig. Durch die Tumorerkrankung kann sich die gesamte Stoffwechselsituation des Organismus verändern. Als Folge davon können sich ein erhöhter Energiebedarf, Appetitlosigkeit, Widerwillen gegen bestimmte Speisen und Geschmacksstörungen einstellen. Nicht zuletzt lähmen Angst und Sorge um den weiteren Verlauf der Erkrankung den Appetit und lassen Essen und Trinken in den Hintergrund treten.

Darüber hinaus können Tumoren im Bereich der Mundhöhle, des Rachens, der Speiseröhre, des Magens, des Darms oder die Folgen der Tumortherapie die Nahrungsaufnahme und -verwertung in Form von Schluckbeschwerden, Übelkeit, Erbrechen und Durchfällen direkt beeinträchtigen. Neben diesen Beschwerden gilt die *Anorexie* als Hauptgrund für eine unzureichende spontane Nahrungsaufnahme.

29.4.1 Appetitlosigkeit und Mangelernährung (Anorexie und Kachexie)

Appetitlosigkeit (*Anorexie*) und Geschmacksstörungen führen zu verminderter Nahrungsaufnahme, die im weiteren Verlauf zusammen mit Stoffwechselveränderungen eine Mangelernährung (*Tumorkachexie*) hervorrufen können.

Ursachen der Tumorkachexie

Gesteigerter Energieverbrauch
- Tumorstoffwechsel
- Hormone

Verminderte Energiezufuhr
- Patientenbedingt:
  - Appetitlosigkeit
  - Geschmacks- und Geruchsstörungen
  - Depression, Stress
  - Schmerzen
  - Nahrungsmittelabneigungen
- Tumorbedingt:
  - Stoffwechselveränderungen
  - Obstruktionen
  - Hirnödem
  - Metastasen
- Bedingt durch die Tumortherapie:
  - Übelkeit, Erbrechen
  - Stomatitis
  - Diarrhö
  - Mundtrockenheit
  - Ileus

Verschiedene Zytokine, insbesondere der Tumornekrosefaktor (TNF-alpha), sind an der Entwicklung des Kachexiesyndroms beteiligt. Begleiterscheinungen der Erkrankung wie Fieber und Schmerzen, die Auswirkungen von Therapiemaßnahmen wie Chemo- und Strahlentherapie, aber auch der psychische Zustand des Patienten mit Depressionen und Ängsten können die Mangelernährung verstärken. Eine normale Nahrungsaufnahme kann den Gewichtsverlust nicht immer aufhalten. Da die Kachexie die Prognose verschlechtert, sollte die Mangelernährung möglichst früh diagnostiziert und behandelt werden.

! Die tumorinduzierte Mangelernährung führt zu körperlicher Schwäche, Muskelschwund, Anämie, Infektneigung und Wundheilungsstörungen. Die kausale Therapie ist die operative Entfernung oder kurative Behandlung des Tumors.

Maßnahmen zur Vorbeugung bzw. Behandlung von Mangelernährung
- Bei Appetitlosigkeit sollten die vom Patienten bevorzugten Lebensmittel (Wunschkost) gegeben werden (s. auch ► 29.6.4).
- Kleinere kalorienreiche Mahlzeiten sollten häufig (6–8mal pro Tag) angeboten werden.
- Da der Appetit morgens oft am besten ist, empfiehlt sich ein gehaltvolles Frühstück.
- Eine individuelle Diätberatung sollte frühzeitig eingeleitet werden.
- Appetitanregend können auch ein Aperitif (Campari, Sherry) oder Tees aus Wermut, Schafgarbe oder Salbei (z. B. Salus) wirken.
- Auch Essen in Gesellschaft, an einem schön gedeckten Tisch, fördert die Nahrungsaufnahme.
- Psychologische Unterstützung, evtl. auch kurzfristig Psychopharmaka, können das Allgemeinbefinden bessern und sich auch auf die Nahrungszufuhr günstig auswirken.
- Bei Völlegefühl kann eine Beschleunigung der Darmtätigkeit durch Metoclopramid oder Domperidon helfen.
- Die *medikamentöse Therapie* der Appetitstörungen ist von begrenzter Wirkung:
  - *Glukokortikoide* können kurzfristig den Appetit und die Stimmung verbessern, führen aber selten zu einem Gewichtsanstieg.

▼

- *Hochdosierte Gestagene* (z. B. Megesterolacetat, 160 mg tägl., oder Medroxyprogesteronacetat, 500–1000 mg tägl.) führen zu einer Zunahme an Körperfett.
- Omega 3-Fettsäuren (Fischöl, Eicosapentaensäure [EPA]) konnten bei Patienten mit fortgeschrittenem Pankreaskarzinom die Gewichtsabnahme reduzieren. 1–2 g EPA täglich können als Kapsel (z. B. Epamax) oder als hochkalorische Trinknahrung (ProSure) gegeben werden.
- Andere Substanzen wie *Anabolika, Melatonin* und *nichtsteroidale Antiphlogistika* (z. B. Ibuprofen) werden derzeit geprüft.

Die Ernährung sollte durch eine an die besonderen Bedürfnisse des Patienten angepasste vollwertige Ernährung, ggf. auch durch Nährstoffergänzungen (z. B. Maltodextrine) erfolgen. Erst wenn die normale Nahrungszufuhr nicht mehr möglich oder ausreichend ist, sollte künstliche Ernährung eingesetzt werden.

29.4.2 Behandlungsbedingte Ernährungsstörungen

Art und Ursachen der Störungen

Schleimhautschädigung, verminderte Speichelbildung, Mundtrockenheit. Diese Probleme treten häufig nach Operationen, aber auch nach Strahlen- und Chemotherapie im Mund-, Kiefer- und Rachenbereich (Kopf-Hals-Bereich) auf (s. ▶ Kap. 25 »Schleimhautveränderungen« und auch ▶ Kap. 33 »Probleme bei Tumoren im Kopf-Hals-Bereich«).

Sodbrennen und Zurückfließen von Dünndarminhalt in die Speiseröhre. Diese Beschwerden können nach Speiseröhrenoperationen und Magenresektionen (Gastrektomie) auftreten.

Früh- und Spätdumping. Nach Gastrektomie kann es durch Sturzentleerung der Nahrung in den Dünndarm zum *Frühdumping* oder durch zu schnelle Kohlenhydrataufnahme und Insulinausschüttung nach 1–3 h zum *Spätdumping* kommen. Das Frühdumping führt zu Bauchschmerzen, Schwitzen, Übelkeit und Erbrechen. Beim Spätdumping kommt es durch zu rasche Kohlenhydrataufnahme zu Unterzuckerung, die sich durch Schwitzen, Zittern und Kreislaufstörungen äußert.

Diarrhöen. Zu Durchfällen kommt es häufig nach Strahlentherapie im Bauchraum und nach Chemotherapie mit 5-Fluorouracil, Cisplatin und Irinotecan. Auch nach Darmresektionen können je nach Ausmaß der Resektion (mehr als 50 % des Dünndarms reseziert) durch verminderte Flüssigkeitsresorption erhebliche Diarrhöen auftreten (s. ▶ Abschn. »Kurzdarmsyndrom«; zu Maßnahmen bei Durchfällen s. ▶ Kap. 21 »Diarrhö und Obstipation«).

Kurzdarmsyndrom. Eine dauerhafte orale Ernährung ist noch bei einem Meter Restdünndarmlänge möglich. Schwere Diarrhöen treten insbesondere postoperativ und nach größeren Ileumresektionen auf.

Fettverwertungsstörungen (Fettmalabsorption). Fettverwertungsstörungen treten selten nach Magenteilresektion, häufig nach totaler Magenresektion und nach Bauchspeicheldrüsenoperationen (Pankreaskopfresektion und totale Pankreatektomie) auf. Bei Berücksichtigung der Ernährungsempfehlungen (s. S. 467) und Substitution von Pankreasenzymen sind extreme Fetteinschränkungen nur selten erforderlich. Falls trotz der unten aufgeführten Maßnahmen die Nahrungsfette nur mangelhaft verdaut werden, kann es zu *Fettstühlen* (helle, übelriechende Stühle, Fettdurchfall) kommen. Wieviel Fett letztendlich vertragen wird, muss individuell ausgetestet werden.

Milchzuckerunverträglichkeit (Laktoseintoleranz). Eine Milchzuckerunverträglichkeit kann z. B. infolge von Magenresektion, aber auch nach Strahlen- und Chemotherapie auftreten.

Maßnahmen und Empfehlungen zur Vorbeugung und Behandlung

Sodbrennen und Zurückfließen von Dünndarminhalt in die Speiseröhre

- Gründlich kauen, häufige (6–8 oder mehr) kleine Mahlzeiten über den Tag verteilen
- Nicht zu flaches Liegen und Schlafen mit etwa 45° erhobenem Oberkörper

- Beschleunigung der Darmbewegung durch Metoclopramid oder Domperidon

Früh- und Spätdumping

- In Ruhe essen und gründlich kauen
- Häufig kleine Mahlzeiten essen
- Kohlenhydrate sollten bevorzugt als ballaststoffreiche Vollkornprodukte verzehrt werden
- Auf Milch sollte wegen häufig bestehender Laktoseintoleranz verzichtet werden. Besser verträglich sind fettarmer Joghurt, Sauermilch oder Sojabohnenmilch
- Während der Mahlzeiten sollte nicht getrunken werden (1/2 h vorher sowie 1/2 h hinterher)
- Manchmal bessern sich die Beschwerden auch durch Zugabe von Ballaststoffen, die den Speisebrei andicken, wie z. B. Pektin, Johannisbrotkernmehl oder Guar (LEJ-Guar, Guarverlan, Glukotard)
- Körperliche Aktivitäten direkt nach den Mahlzeiten vermeiden
- Speziell zur *Vorbeugung des Spätdumpings* sollten schnell resorbierbare Kohlenhydrate wie Weißbrot, Zucker, Cola-Getränke etc. möglichst gemieden und dafür häufig kleine Portionen ballaststoffreicher Getreideprodukte gegessen werden

Ernährungstherapie bei Kurzdarmsyndrom

- Die orale Flüssigkeitszufuhr kann nach Rückgang der Flüssigkeitsverluste auf 2,5 l/Tag begonnen werden, z. B. mit chemisch oder nährstoff-definierter Diät (s. ► Abschn. 29.6.4). Anschließend erfolgt Kostaufbau über mehrere Tage mit 6 kleinen Mahlzeiten am Tag (Nährstoffrelation: 50 % Kohlenhydrate, 20 % Proteine, 30 % Fett)
- Zu den Mahlzeiten sollte nicht getrunken werden (jeweils 1 h vor bis 1 h nach dem Essen)
- Bei erhaltenem Kolon sollte die Fettzufuhr limitiert werden, wobei ca. 50 % durch mittelkettige Triglyceride (MCT) ersetzt werden können
- Bei chologener Diarrhö und Ileumresektion unter 100 cm ist die Gabe von Cholestyramin (2 g etwa 2–3mal täglich) sinnvoll
- Bei hohen Flüssigkeitsverlusten kann orale Reisstärke-Elektrolyt-Lösung helfen
- Fett- und wasserlösliche Vitamine (s. ► Abschn. 29.3.3) und Mineralstoffe (Kalzium, Magnesium, Eisen, Zink) sollten substituiert werden

▼

- als *Langzeittherapie:*
  - Energie- und proteinreiche Nahrung, 6–8 Mahlzeiten täglich (35 kcal pro kg Sollgewicht, bei Resektion über 50 % 1,5–2fache Kalorienmenge)
  - Lactosearme bzw. -freie Kost
  - Bei erhaltenem Kolon ggf. Ersatz von 50 % des Fettes durch mittelkettige Triglyceride
  - Keine Flüssigkeit zu den Mahlzeiten, wenig hypotone Getränke
  - Substitution von Mineralstoffen (Kalzium, Magnesium, Eisen, Zink), fett- und wasserlösliche Vitamine, evtl. Pankreasenzyme (z. B. Kreon, Pankreatan, Panzytrat)

Fettverwertungsstörungen (Fettmalabsorption)

- Empfehlenswert sind Butter, ungehärtete Pflanzenmargarine und kaltgepresste Pflanzenöle.
- Wichtig für die Verträglichkeit ist die gleichmäßige Verteilung über den Tag und die entsprechende Relation der Fette (30 %) zur Gesamtenergiezufuhr: bei einer Zufuhr von z. B. 2.400 kcal Fettanteil von ca. 80 g
- Substitution von Pankreasenzymen
- Nicht empfehlenswert sind:
  - fettes Fleisch, fette und geräucherte Wurstsorten (z. B. Salami, Cervelatwurst, fette Blut- und Leberwurst), Schmalz, Speck, Talg, Mayonnaise
  - fettreiche Käsesorten (mehr als 45 % F. i. Tr.)
  - fetter Fisch wie Makrele, Hering, Aal, Matjes, alle geräucherten Fische, Fischkonserven, panierter Fisch (bekömmlich sind fettarme Fische wie z. B. Scholle, Seelachs, Forelle, Rotbarsch, Schellfisch)

Fettstühle

- Eher fettarme Nahrung
- Mittelkettige Triglyceride (MCT, z. B. in Ceres mct Öl und Ceres mct Margarine*) werden leichter verdaut und schneller und vollständiger resorbiert als Butter, Pflanzenmargarine und Pflanzenöl (LCT-Fette):
  - Der Austausch sollte langsam und schrittweise erfolgen: Am 1. Tag 20 g auf alle Mahlzeiten

* Ceres-Margarine und Ceres-Speiseöl sind in Reformhäusern und über den Postweg erhältlich bei Union Deutsche Lebensmittelwerke GmbH, Dammtorwall 15, 20355 Hamburg.

verteilt. Bei Verträglichkeit tägliche Steigerung um 5–10 g. Die MCT-Enddosis kann im Bedarfsfall bis 100 g täglich erhöht werden, wenn eine gleichmäßige Verteilung über den Tag erfolgt.
  - MCT-Margarine empfiehlt sich als Streichfett, kann aber auch den Speisen nach dem Garen zugegeben werden (langes Warmhalten oder Wiederaufwärmen kann zu einem bitteren Nachgeschmack führen). MCT-Öl eignet sich für die Zubereitung von Salaten und kalten Speisen. Darüber hinaus gibt es inzwischen weitere MCT-haltige Lebensmittel wie z. B. Käse und Brotaufstriche.
- Es empfiehlt sich, fettlösliche Vitamine (Vitamin A, D, E, K) zu substituieren

Milchzuckerunverträglichkeit (Laktoseintoleranz)
- Vermeiden von Milch und daraus hergestellten Produkten wie Mixgetränke, Pudding und Süßspeisen
- Hart-, Schnitt-, Weich- und Sauermilchkäse sind praktisch laktosefrei
- Bei den Sauermilchprodukten werden häufig Naturjoghurt, Quark, Dickmilch und Kefir vertragen. Die Verträglichkeit muss immer individuell ausgetestet werden.
- Laktosefreie Milch: MINUS L, Sojamilch, Reismilch, Hafermilch
- Industriell hergestellte Trinknahrungen sind meist laktosefrei (s. ▶ Abschn. 29.6.4)

29.5 Unkonventionelle Krebsdiäten

Viele Krebspatienten möchten sich aktiv an ihrer Behandlung beteiligen und mehr Autonomie gewinnen. Etwa 50 % aller Tumorpatienten nutzen unkonventionelle oder alternative Therapieverfahren zusätzlich zur schulmedizinischen Behandlung (s. ▶ Kap. 11). Subjektive Theorien der Krankheitsentstehung und Heilungstheorien beeinflussen das Handeln. Hierbei ist die Ernährung für die Patienten von besonderer Bedeutung: »Der Mensch ist, was er isst« (Feuerbach). Zahlreiche »Krebsdiäten« werden angepriesen, die versprechen, die Krebserkrankung heilen zu können. Ihnen liegt häufig eine bestimmte Weltanschauung (z. B. Makrobiotik) zugrunde, oder sie basieren auf zweifelhaften bzw. falschen wissenschaftlichen Theorien.

! Zu warnen ist vor Diäten, bei denen der Tumor durch Fasten ausgehungert werden soll (z. B. Breuß-Kur), da es hierdurch zur Unterversorgung mit vielen wichtigen Nährstoffen, Vitaminen und Mineralstoffen kommt.

Darüber hinaus wird die Freude am Essen durch die oft sehr einseitige Ernährung stark eingeschränkt. Beispiele für einseitige Kostformen:
- *Reine »Rohkost-Therapie« nach Wandmarker* oder *Instincto-Therapie nach Burger*: Milch, Milchprodukte und Getreide sind nicht erlaubt.
- *Makrobiotische Kost* enthält viel Getreide und hat einen sehr niedrigen Fettgehalt; bei der strengen *Makrobiotik nach Oshawa* kann die Versorgung mit Eiweiß, Vitaminen und Mineralstoffen zu niedrig sein.
- Die *Trennkost nach Hay* postuliert, dass Eiweiß und Kohlenhydrate nicht gemeinsam verdaut werden können, wodurch es zur Übersäuerung kommen soll. Die Theorie ist wissenschaftlich nicht begründet. Auch ist eine Trennung von Kohlenhydraten und Eiweiß bei den meisten Lebensmitteln nicht möglich. Eine vollwertige Ernährung ist allerdings mit der Trennkost durchaus zu erreichen.

! Das Interesse der Patienten und ihrer Angehörigen an Ernährungsfragen sollte durch gezielte Ernährungsberatung gefördert werden, um Irrwege zu vermeiden und die Lebensqualität sowie den Ernährungszustand der Patienten zu verbessern.

29.6 Praxis der Ernährungstherapie

29.6.1 Diagnostik des Ernährungszustands

Bei Tumorpatienten wird die Häufigkeit einer Mangelernährung mit etwa 50 % angegeben, jedoch können je nach Tumorart bis zu 90 % der Patienten davon betroffen sein. Bei Tumoren im Gastrointestinaltrakt führt sogar oft erst der unfreiwillige

Gewichtsverlust zur Diagnosestellung. Die Kontrolle des Ernährungsstatus sollte so früh wie möglich beginnen.

Zur Erfassung einer Mangelernährung und der Körperzusammensetzung stehen eine Anzahl anthropometrischer, laborchemischer und immunologischer Methoden zur Verfügung.
Unverzichtbar sind:
- die Erfassung des Gewichtsverlaufs,
- die Erfassung möglicher Ernährungsstörungen (Anorexie, Übelkeit, Erbrechen),
- die genaue Quantifizierung der tatsächlich aufgenommenen Nährstoffe.

Zur Erfassung von Komponenten der Körperzusammensetzung (Gesamtkörperwasser, intra- und extrazelluläres Wasser und fettfreie Körpermasse) bietet die *bioelektrische Impedanzanalyse (BIA)* recht verlässliche Daten. Die Methode basiert auf dem Zusammenhang zwischen Wechselstromwiderstand und Flüssigkeitsgehalt des menschlichen Körpers. Die Messungen sind einfach und schnell am Krankenbett und ohne Belastung für den Patienten durchführbar.

! Eine gezielte Ernährungsbehandlung ist erforderlich bei manifester oder drohender Mangelernährung. Ungewollter Gewichtsverlust von mehr als 10 % des Ausgangsgewichts in den letzten 6 Monaten oder mehr als 5 kg in den letzten 4 Wochen machen eine unzureichende Nährstoffversorgung wahrscheinlich.

Bei der Einschätzung des Ernährungszustands sollte berücksichtigt werden, dass einige Patienten vor ihrer Erkrankung übergewichtig waren. Andererseits können Flüssigkeitseinlagerungen eine Gewichtsabnahme verschleiern.

Ein wichtige diagnostische Maßnahme zum Nachweis einer Mangelernährung ist die *quantitative Analyse der täglich aufgenommenen Nahrung.* Hieraus ergeben sich auch Anhaltspunkte bezüglich Ernährungsgewohnheiten und Vorlieben eines Patienten, die für die Ernährungsberatung von Bedeutung sind. Die Analyse kann unterschiedlich erfolgen.
- Die Kalorien- und Flüssigkeitszufuhr pro Tag wird geschätzt. Dazu werden der Patient oder seine Angehörigen ausführlich befragt.
- Der Patient führt unter Anleitung einer Fachkraft über 7 Tage ein Ernährungsprotokoll, in das er sämtliche aufgenommenen Speisen und Getränke notiert.

  Im klinischen Alltag wird man sich häufig für die erste Möglichkeit entscheiden.

Klinisches Beispiel zum Vorgehen
- Ausgangswerte:
  - Patient, männlich, 56 Jahre, 163 cm Körpergröße, Magenkarzinom
  - wog vor der Erkrankung 65 kg und wiegt nach der Operation 50 kg
- Ziel der Maßnahmen:
  - das Gewicht nicht unter 50 kg absinken lassen oder
  - den Patienten auf sein Ausgangsgewicht zurückbringen
- Kalorienbedarf des Patienten:
  - um sein Gewicht zu halten, mindestens 30 kcal/kg Sollgewicht pro Tag*: bei 63 kg Broca-Normalgewicht (63 × 30) = 1.890 kcal/Tag
  - um zuzunehmen mindestens 40 kcal/kg Sollgewicht pro Tag: (63 × 40) = 2.520 kcal/Tag
- Ergebnis der Schätzung oder des Ernährungsprotokolls
  - Empfehlung bei z. B. nur ca. 1.400 kcal pro Tag: Kleine Zulagen, regelmäßig über den Tag verteilt, in den Speiseplan einbauen
  - Empfehlung bei z. B. nur ca. 600 kcal am Tag: Um eine Verschlechterung des Ernährungszustands zu vermeiden, sollte die künstliche Ernährung (enteral, als Trinknahrung oder über Sonde) begleitend zur oralen Ernährung eingesetzt werden.

29.6.2 Ziele der Ernährungstherapie und -beratung

Wesentliche Voraussetzung für die erfolgreiche Ernährungstherapie und -beratung des Tumorpatienten ist, dass er in seiner stets individuellen Situation einfühlend verstanden und begleitet wird. **Die mögliche Bedeutung einer bedarfsgerechten Ernährung für den weiteren Verlauf der Erkrankung sowie die Verträglichkeit der Thera-**

* Sollgewicht = Broca-Normalgewicht (Körpergröße in cm – 100).

pie muss dem Patienten verständlich vermittelt werden, um ihn auch bei Ernährungsproblemen zum Essen zu bewegen.

Da alle Tumortherapien (chirurgische Eingriffe, Chemotherapie und/oder Strahlentherapie) evtl. selbst Nebenwirkungen mit sich bringen können, ist ein guter Ernährungszustand des Patienten bereits vor Beginn einer entsprechenden Therapiemaßnahme wünschenswert. Auch aus der Sicht des Patienten selbst trägt ein guter Ernährungszustand vor allem zu seiner Leistungsfähigkeit und Vitalität bei. Deshalb ist es besonders günstig, wenn die Ernährungsberatung bereits zum Zeitpunkt der Diagnosestellung beginnt. Erstrebenswerte Ziele ernährungstherapeutischer Maßnahmen bei onkologischen Patienten sind demnach:

- Optimierung der Energie- und Nährstoffaufnahme,
- Verbesserung des Allgemeinbefindens als Voraussetzung für körperliche und seelische Leistungsfähigkeit,
- hierdurch besseres Funktionieren des Immunsystems,
- baldige Entlassung in die häusliche Umgebung anstreben bzw. dem Patienten ermöglichen, Essen und Trinken so lange wie möglich in heimischer Atmosphäre beizubehalten.

! Entgegen auch anderslautenden Behauptungen gibt es keine spezielle Ernährung oder Diätform, die einen vorhandenen Tumor beseitigt. Ernährungstherapie hat daher nie das Ziel, Tumoren selbst zu bekämpfen oder Tumorzellen zu vernichten. Sie ist ausschließlich auf die Unterstützung des Gesamtorganismus ausgerichtet.

29.6.3 Stufen der Ernährungstherapie

Die Wahl der individuell geeigneten Ernährungsform sollte sich am folgenden »Stufenschema« orientieren:

1. Ernährungsberatung
2. Adaptierte Kost
3. Orale Nährstoffsubstitution
4. Künstliche Ernährung oral oder über Ernährungssonde (enterale Ernährung):
   - nährstoffdefiniert (hochmolekular)
   - chemisch definiert (niedermolekular, sog. Astronautenkost)
   - spezielle Lösungen (Zusätze von Arginin, Fischöl, RNS, Glutamin)
5. Künstliche Ernährung (parenterale Ernährung):
   - periphervenös
   - zentralvenös

Im Folgenden werden die verschiedenen Ernährungsformen erläutert:

- *Orale Ernährung:* Der Patient kann sich oral mit natürlichen Lebensmitteln ausreichend ernähren und erhält über eine individuelle Kostzusammenstellung alle essentiellen Nähr- und Wirkstoffe (s. ► 29.6.4).
- *Supplemente zur oralen Ernährung*: Bei nicht ausreichender oraler Ernährung können zusätzlich energie- und eiweißreiche Zusatznahrungen und bilanzierte Ergänzungsdiäten gegeben werden (s. S. 472f.).
- *Enterale Ernährung*: Kann ein Patient mit den vorgenannten Möglichkeiten nicht ausreichend ernährt werden, ist die enterale Ernährung die physiologischere Form der künstlichen Ernährung. Sie bezeichnet die Zufuhr von flüssiger Trink- und Sondennahrung unter Einbeziehung des Magen-Darm-Trakts. Oral oder über eine Ernährungssonde erhält der Patient ausschließlich bilanzierte Diäten (s. ► 29.6.5).
- *Parenterale Ernährung*: Entfällt die Verdauungs- und Resorptionsleistung des Gastrointestinaltrakts ganz, ist die Ernährung mit Infusionslösungen indiziert. Die Nährstoffe werden dem Körper direkt über zentral- oder periphervenöse Katheter zugeführt (s. S. 478f.).

29.6.4 Orale Ernährungstherapie

! Da die Ernährung möglichst physiologisch und komplikationslos erfolgen soll, ist die orale Ernährung so lange wie möglich den künstlichen Formen vorzuziehen.

Das Eingehen auf subjektive Bedürfnisse und individuelle Vorlieben bedeutet, dass ein regelmäßiger Kontakt zwischen Ernährungsfachkraft und

Patient gehalten werden muss, der besonders bei anorektischen Patienten wichtig ist. Allgemein ist zu beachten:

- Wunschkost und die Verteilung der Nahrung auf 5–8 kleinere Mahlzeiten können die Energieaufnahme steigern.
- Da erfahrungsgemäß morgens am meisten gegessen wird, sollte gerade das Frühstück ansprechend und appetitlich sein.
- Auch Ablenkung, z. B. in Gesellschaft essen, kann die spontane Nahrungsaufnahme steigern.
- Betreuer von Tumorpatienten sollten daran denken, dass Krebskranke gute und schlechte Tage und nicht immer den gleichen Appetit haben. Wenn ein Kranker an schlechten Tagen unter Druck Speisen essen soll, die er an guten Tagen gern isst, so kann er gegen diese Aversionen entwickeln und mit ihnen schlechte Gefühle verbinden.
- Familienangehörige sollten so wenig wie möglich über bevorstehende Mahlzeiten sprechen. Schon gar nicht dürfen Kranke zum Essen gezwungen werden!

Hyperkalorische Ernährung

Um an Gewicht zuzunehmen, muss der Körper mehr Kalorien über die Ernährung zugeführt bekommen, als er verbraucht. Das bedeutet, dass die bisherige Nahrungsaufnahme nicht verringert und eine ausreichende Menge an zusätzlicher Energie und Nährstoffen zugeführt wird. Zusätzliche Kost, in welcher Form auch immer, führt also nur zur Gewichtszunahme, wenn auch eine ausreichende Menge davon verzehrt wird.

! Es gilt grob die Faustregel: Zusätzliche 500 kcal pro Tag können in einer Woche zu einer Gewichtszunahme von 500 g führen.

Geeignete Möglichkeiten zur Kostanreicherung sind:

- Verzehr fettreicher Lebensmittel, da Fett eine doppelt so hohe Energiedichte hat wie Proteine und Kohlenhydrate.
- Suppen, Saucen und Milchspeisen können mit Sahne, Butter, Eigelb oder Creme fraiche angereichert werden.
- Zum Knabbern zwischendurch und auch bei plötzlich auftretendem Appetit in der Nacht sollten immer Kleinigkeiten, z. B. Nüsse, Studentenfutter oder Schokolade griffbereit sein (s. u.).
- Bei Milchprodukten sollten generell die hochprozentigen Sorten (Sahnejoghurt, Sahnequark, Schmand, Schlagsahne, Creme fraiche) verzehrt werden.

»Extras« für zwischendurch oder zur Anreicherung der Mahlzeiten (jeweils 250 kcal)

- Knabbereien, Süßigkeiten:
  - 50 g Studentenfutter
  - 100 g Trockenfrüchte
  - 40 g Walnüsse, Erdnüsse oder Haselnüsse
  - 1/2 Tafel Schokolade
  - 250 ml Speiseeis
  - 60 g Kräcker
- Milch und Milchprodukte:
  - 1 Becher (170 g) Sahnejoghurt mit Frucht
  - 2–3 EL (70 g) Creme fraiche
  - 70 g Camembert oder Brie (50–60 % F. i. Tr.)
  - 70 g Doppelrahmfrischkäse (60–70 % F. i. Tr.)
  - 2 Scheiben Schnittkäse (40–50 % F. i. Tr.)
  - 2 Gläser (400 ml) Milch
  - 2 Tassen (270 ml) heiße Schokolade
- Kuchen/Gebäck:
  - 1 Stück (60 g) Plunderstückchen
  - 1 Stück (60 g) Blätterteigstückchen
  - 1/2 Stück (80 g) Schwarzwälder Kirschtorte
  - 1/2 Stück (60 g) Buttercremetorte
  - 1 Stück (60 g) Marmorkuchen
- Obst:
  - 2 große Bananen (300 g)
  - 4 mittelgroße Äpfel
  - 4 mittelgroße Birnen
  - 360 g Weintrauben
- Getränke:
  - 2 Gläser (450 ml) Fruchtsaft
  - 1 Flasche (330 ml) Malzbier
- Sonstiges:
  - 1 Matjesfilet (90 g)
  - 1 Bismarckhering (110 g)
  - 2 Kartoffelpuffer (100 g)

! Gelegentlich fürchten Patienten, eine kalorien- und fettreiche Ernährung »füttere« den Tumor auf Kosten des gesunden Organismus. Diese Angst ist unbegründet, weil eine kohlenhydratarme und fettreiche Ernährung bei bedarfsgerechtem Proteinanteil für den Tumorstoffwechsel eher ungünstig ist. Nahrungsfette sind deshalb während eines Gewichtsverlustes Kohlenhydraten ausnahmsweise vorzuziehen.

Auch *kalorienreiche Getränke* können einen erheblichen Beitrag zur Energieaufnahme leisten. Zudem lässt sich flüssige Kost bei Appetitlosigkeit oft leichter verzehren als feste Speisen. Empfehlenswert ist die Zubereitung energiereicher Mixgetränke (s. u.), die im Schnitt 500 kcal enthalten. Zudem können *Maltodextrin* oder ein *Eiweißkonzentrat*, z. B. Protein 88 (s. ▶ 29.6.4) zur Kalorienanreicherung in Puddings, Cremespeisen oder Getränke eingerührt werden.

! Eine hyperkalorische Ernährung nach einer primären Tumortherapie kann besonders dann zur Normalisierung des Körpergewichts beitragen, wenn keine operations- oder therapiebedingten Beeinträchtigungen vorliegen.

Die vorgenannten einfachen diätetischen Maßnahmen können bei *Milchzuckerunverträglichkeit* (Laktoseintoleranz) und *Fettverwertungsstörungen* (Fettmalabsorption) nur begrenzt angewendet werden (s. hierzu ▶ 29.4.2).

Zusatznahrungen (Supplemente)

Zusatznahrungen sind immer dann angebracht, wenn es nicht gelingt, mit normalen Lebensmitteln allein Gewichtsverluste auszugleichen.

Nährstoffkonzentrate. Die Steigerung der Nährstoffzufuhr kann durch Anreicherung der Speisen mit *Nährstoffkonzentraten* erfolgen. Es handelt sich dabei um Trockenpulver auf Kohlenhydratbasis (z. B. Maltodextrin) oder auf Eiweißbasis (z. B. Protein 88). Eine Supplementierung mit Vitaminen, Mineralstoffen und Spurenelementen erfolgt damit nicht.

- *Maltodextrin* wird aus Maisstärke gewonnen und kann zur Energieanreicherung in Speisen und Getränke (Suppen, Fruchtsäfte, Tee, Kaffee) eingerührt werden. Es ist geschmacksneutral und in der Regel gut verträglich. Beim Dumping-Syndrom sollte es nicht verwendet werden.
- *Eiweißkonzentrate* können helfen, einen erhöhten Eiweißbedarf auszugleichen. Da sie einen

Energiereiche Mixgetränke

	Banane	Mokka	Tomate
Zutaten	175 ml Vollmilch oder Joghurt 1 Banane 10 g (1 EL) Pflanzenöl 30 g Maltodextrin 10 g (1TL) Honig 50 g Magerquark 1 TL Zitronensaft	250 ml Vollmilch 20 g (2 TL) Honig 40 g Maltodextrin 20 g (2 EL) flüssige süße Sahne 10 g Eiweißkonzentrat oder 50 g Magerquark 3 TL löslicher Kaffee, in etwas heißer Milch aufgelöst	200 ml Tomatensaft 10 g (1 EL) flüssige süße Sahne 45 g Maltodextrin 10 g (1 El) Pflanzenöl 15 g Eiweißkonzentrat
Zubereitung	Alle Zutaten im Mixer pürieren	Zutaten zusammenrühren und mit geschlagener Sahne garnieren	Maltodextrin und Eiweißkonzentrat mit wenig Tomatensaft glattrühren. Restliche Zutaten unterrühren. Nach Belieben mit Tabasco, Salz, Pfeffer und frischen Kräutern abschmecken
Nährwert	495 kcal 14 g Eiweiß 16 g Fett 72 g Kohlenhydrate	477 kcal 15,5 g Eiweiß 15 g Fett 69 g Kohlenhydrate	384 kcal 17 g Eiweiß 13,5 g Fett 57 g Kohlenhydrate

leichten Milchpulvergeschmack haben, sollten sie bevorzugt in Milch und Milchprodukte (Milch, Kakao, Süßspeisen, Kartoffelpüree) verarbeitet werden, um Geschmacks- und Akzeptanzprobleme zu minimieren.

Trinknahrungen. Eine andere Form von Supplementen stellen industriell gefertigte Trinknahrungen dar (*bilanzierte Diäten oder Formeldiäten*), die zusätzlich Vitamine und Mineralstoffe enthalten. Diese Supplemente:

- sind häufig wie die entsprechenden Sondennahrungen zusammengesetzt;
- können als ergänzende Zusatzernährung eingesetzt werden;
- sind bilanziert, d. h. mit 2.000 ml Trinkmenge wird der Tagesbedarf eines Erwachsenen mit allen notwendigen Nährstoffen gedeckt, sie erlauben also auch eine vollständige, bedarfsgerechte Ernährung, z. B. bei Kaustörungen, ohne dass der Patient auf eine Ernährungssonde angewiesen ist;
- sind erhältlich mit und ohne Ballaststoffen sowie mit einer normalen (1 kcal/ml) als auch mit einer hohen Energiedichte (1,3–1,5 kcal/ml);
- bieten die Möglichkeit, bei erhöhtem Eiweißbedarf bzw. Eiweißmangel gezielt Protein zu supplementieren.

Trinknahrungen gewährleisten eine ausgewogene Zufuhr aller Energie liefernden Nährstoffe (15 % Protein, 30 % Fett, 55 % Kohlenhydrate). Hat ein Patient Schwierigkeiten, größere Mengen Nahrung aufzunehmen, sind hochkalorische Produkte mit 1,5 kcal/ml günstiger. Erhältlich sind die Flüssignahrungen in Flaschen zu 500 ml und Tetraverpackungen zu 200 ml mit süßen und pikanten Aromen. In Trinknahrungen sind die Nährstoffe sehr konzentriert enthalten. Darum sollten sie *in kleinen Schlucken über den Tag verteilt* getrunken werden, weil der Darm auf eine zu schnelle Zufuhr mit Durchfällen reagieren kann.

Für bestimmte Krankheitsbilder (Diabetiker, niereninsuffiziente Patienten, onkologische Patienten) werden *adaptierte Trinknahrungen* (in fettmodifizierter Form, mit Fetten mittelkettiger Triglyceride etc.) angeboten. Sie unterscheiden sich durch Abweichungen von der Standardenergierelation und/oder modifizierte Nährstoffkomponenten, z. B. durch höheren Fettanteil, Nukleotide, Omega-3-Fettsäuren für onkologische Patienten. Die genaue Zusammensetzung der einzelnen Trinknahrungen ist den Produktinformationen der Hersteller* zu entnehmen.

Zusatznahrungen, sinnvoll eingesetzt, können in bestimmten Phasen einer Erkrankung einen wertvollen Beitrag in der Versorgung von Tumorpatienten leisten. Besonders Kranke, die bereits beim Anblick von Nahrungsmitteln abgeschreckt sind, trinken häufig gern diese leicht verdaulichen Getränke. Es sollten aber kleine Trinkmengen (200 ml Tetraverpackungen) verwendet werden, denn:

- 500 ml Flaschen wirken – ähnlich wie große Nahrungsmengen – häufig abschreckend,
- kleine Mengen bieten mehr geschmackliche Abwechslung.

29.6.5 Künstliche Ernährung

Klassische Indikationen zur künstlichen Ernährung sind dann gegeben, wenn Patienten:

- nicht essen können (z. B. bei Schluckbeschwerden, Übelkeit, Erbrechen),
- nicht essen dürfen (z. B. nach operativen Eingriffen an den Verdauungsorganen),
- nicht essen wollen (z. B. bei Anorexie, psychischen Zuständen von Depressionen und Ängsten).

Künstliche Ernährung kann auf enteralem oder parenteralem Wege erfolgen. *Enteral* bedeutet die Zufuhr von flüssigen Nährsubstraten in Form von Trinknahrung (s. o.) und Sondennahrung in den Magen-Darm-Trakt (Magen, Duodenum oder Jejunum). *Parenteral* werden die Nährstoffe direkt in die Blutbahn appliziert und so dem Stoffwechsel zugeführt. Die Formen der künstlichen Ernährung und ihre Unterschiede werden schematisch in ◘ Abb. 29.1 dargestellt.

* Eine Übersicht aller auf dem Markt befindlichen Anbieter und ihrer Diätprodukte gibt der Diätverband im Internet unter www.diaetverband.de.

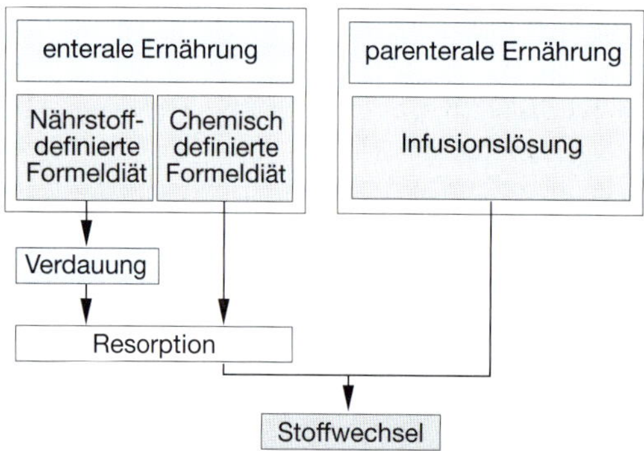

Abb. 29.1. Formen künstlicher Ernährung

Enterale Ernährungstherapie (Sondenernährung)

Die enterale Ernährung nutzt den Magen-Darm-Trakt und stellt gegenüber der parenteralen Ernährung die physiologischere Form dar. Sie bewirkt z. B. eine Erhaltung der Darmschleimhaut als natürliche Bakterienschranke und eine Stimulation gastrointestinaler Hormone und sollte bei Patienten mit funktionstüchtigem Gastrointestinaltrakt immer vorrangig gewählt werden. Ernährt wird mit bilanzierten Diäten *(Formeldiäten)* mit exakt definierter Zusammensetzung. Der Ausdruck *bilanziert* besagt, dass mit einer individuell errechneten Flüssigkeitsmenge der Tagesbedarf eines Erwachsenen mit allen notwendigen Nährstoffen gedeckt wird. Unterschieden wird – je nach Indikation – zwischen einer nährstoffdefinierten (NDD) und einer chemisch definierten Formeldiät (CDD):

- Für die nährstoffdefinierte Variante sind ein intaktes Funktionieren von Verdauung und Resorption Voraussetzung.
- Chemisch definierte Formeldiäten werden bei gestörter Verdauung, aber intakter Resorptionsfunktion eingesetzt.

Die genaue Zusammensetzung der bilanzierten Diäten ist den Produktinformationen der Hersteller* zu entnehmen. In der folgenden Übersicht sind bilanzierte Diäten zusammengestellt.

* Eine Übersicht aller auf dem Markt befindlichen Anbieter und ihrer Diätprodukte gibt der Diätverband im Internet unter www.diaetverband.de.

Formen bilanzierter Diäten

Bedarfsdeckende bilanzierte Diäten

- *Nährstoffdefinierte Formeldiäten/NDD* (hochmolekulare Substrate). Hier liegen die Nährstoffe (Eiweiß, Fett und Kohlenhydrate) in weitgehend natürlicher Form vor:
  - Fett als langkettige Fettsäuren (Maiskeim- und Sojaöl) oder als Mischung aus LCT und MCT
  - Protein in intakter Form, z. B. als Milch- oder Sojaprotein
  - Kohlenhydrate bestehen aus intakten Polysacchariden und Maltodextrinen, die aus Maisstärke gewonnen werden. Ballaststoffe sind teils nicht, teils in Mengen von 1–1,5 g/100 ml enthalten
  - Energiedichte: normokalorisch (1 kcal/ml) und hochkalorisch (1,5–1,6 kcal/ml)
  - Verdauungsphysiologische Gegebenheiten: Die Digestions- und Resorptionsleistung muss weitgehend normal sein
- *Chemisch definierte Formeldiäten/CDD* (niedermolekulare Substrate): Die Nährstoffe sind bereits vorverdaut und können vom Darm (oberes Jejunum) direkt resorbiert werden:
  - Fett (Sojaöl) besteht größtenteils aus leicht verdaulichen, mittelkettigen Fettsäuren (MCT). Ausreichend enthalten sind auch essentielle Fettsäuren
  - Eiweiß (Milch-, Fleisch- und Sojaeiweiß) in Form von freien Aminosäuren, Oligopeptiden und Peptiden
  - Kohlenhydrate in Form von Maltodextrinen
  - Ballaststoffe sind nicht enthalten
  - Energiedichte: 1 kcal/ml
  - Verdauungsphysiologische Gegebenheiten: Eingeschränkte Digestion und Resorption, die Verdauungsleistung des Magens und Dünndarms entfällt ganz, die Resorption der Nährstoffe erfordert nur ein sehr kurzes Darmsegment, jejunale Sondenlage

> **Stoffwechseladaptierte, nährstoff-modifizierte Diäten**
> Hochmolekulare Diäten, deren Gehalt an Eiweiß, Fett oder Kohlenhydraten im Vergleich zu Standardnahrungen für den Einsatz bei bestimmten Krankheitsbildern modifiziert ist:
> - Eiweiß- und natriumarm bei *Niereninsuffizienz*
> - Reich an verzweigtkettigen Aminosäuren bei *Leberinsuffizienz*
> - Kohlenhydrate, die die postprandiale Glykämie weniger beeinflussen (Stärke, Fruktose und Ballaststoffe), für *Diabetiker*
> - Hoher Anteil leicht verdaulicher MCT-Fette bei *eingeschränkter Fettverdauung* oder *Fettresorption*
> - Eiweiß- und fettreich sowie kohlenhydratarm für *onkologische Patienten*, z. T. höherer Gehalt an den Vitaminen A, C und E sowie Zusätze von immunonutritiven Bestandteilen (Glutamin, Arginin, Selen, RNA-Nukleotide) und Eicosapentaensäure (EPA)

Indikationen für die Sondenernährung

Bei Tumorstenosen, Kopf-Hals-Tumoren, insbesondere bei Schluckstörungen unter Chemo- und Strahlentherapie, und bei Tumorkachexie hat sich eine mittel- oder langfristige Ernährung über Ernährungssonden bewährt.

Sondensysteme

▫ Abbildung 29.2 zeigt mögliche Zufuhrwege. Zur Auswahl stehen:

- nasoenterale Ernährungssonden (gastral/duodenal/jejunal),
- perkutane Ernährungssonden mit:
  - perkutaner endoskopischer Gastro- und Jejunostomie (PEG/PEJ) mit *Durchzugsmethode Fadentechnik* oder *Direktpunktionsmethode*,
  - Feinnadelkatheter-Jejunostomie (FKJ).

Nasoenterale Sonden. *Nasogastrale Sonden* setzen eine normale Entleerungsfunktion des Magens voraus, da sonst ein Aspirationsrisiko besteht. Vorteil ist die Möglichkeit der Bolusgabe (etwa 250 ml der Nährlösung). Bei unruhigen und bewusstlosen Patienten sollte die Sonde im Dünndarm liegen.

Nasogastrale Sonden sollten dann Anwendung finden, wenn die Ernährung nur über eine kurze Zeit durchgeführt werden muss (4–6 Wochen). Hierfür muss der obere Gastrointestinaltrakt passierbar sein. Nicht einsetzbar sind sie bei Entzündungen und Stenosierungen im Ösophagus, bei Erbrechen oder Nichttolerierung durch den Patienten. Nasensonden stellen für mobile Patienten oft eine kosmetische Beeinträchtigung dar. Abhilfe schaffen hier Nasenoliven (z. B. Freka-Nasenolive). Hiermit kann das äußere Ende der Sonde im Nasenvorhof versenkt werden.

Nasoenterale Sonden werden transpylorisch, entweder endoskopisch oder mit einer speziel-

Nasoenterale Magen-, Duodenal-und Jejunalsonden

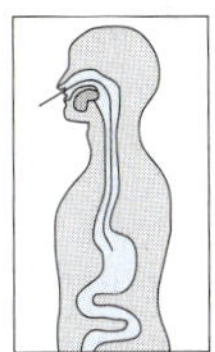

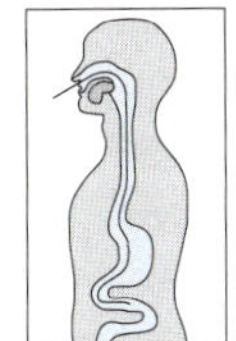

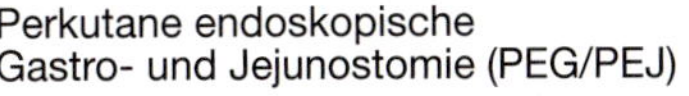

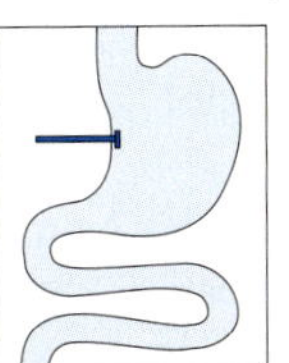

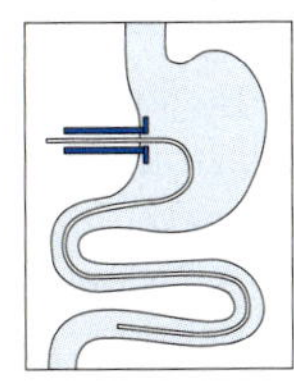

Chirurgische
Feinnadelkatheterjejunostomie (FKJ)

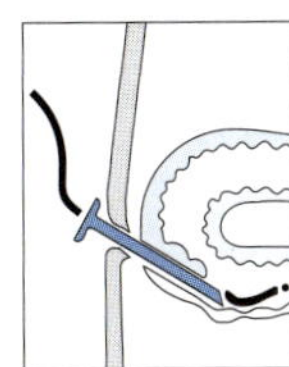

▫ **Abb. 29.2.** Sondensysteme für die enterale künstliche Ernährung

len Sonde mit Zug- und Halteballon (Salvisond), durch Peristaltik platziert. Rechtsseitenlage mit leicht erhöhtem Oberkörper und die Gabe von Metoclopramid beschleunigen die Passage. Eine Röntgenkontrolle der Lage ist obligatorisch. Die kontinuierliche Zufuhr der Sondennahrung kann über Tropfinfusion oder tragbare, batteriebetriebene Pumpen erfolgen.

Perkutane Sonden. Sie sind komplikationsarm und sollten besonders bei längerfristiger enteraler Ernährung (länger als 4–6 Wochen) eingesetzt werden. Sie sind für die Patienten verträglicher als nasale Sonden.

Kontraindikationen für perkutane Ernährungssonden sind:
- Blutgerinnungsstörungen,
- Peritonitis,
- Pankreatitis,
- Ileus,
- Aszites,
- Peritonealkarzinose.

Die perkutane endoskopische Ernährungssonde kann sowohl gastral als auch intestinal plaziert werden. Dies kann mit der Durchzugsmethode (◘ Abb. 29.3) oder der Einstichmethode erfolgen.
- Bei der *Durchzugsmethode* wird der Magen während der Gastroskopie mit Luft gefüllt und die Lichtquelle gegen die Bauchwand gerichtet. Einen Tag vor Legen der Sonde sollten Antacida abgesetzt werden, auch eine Mundspülung mit einer desinfizierenden Lösung ist empfehlenswert. Nach Desinfektion und Lokalanästhesie wird an der hellsten Stelle der Bauchhaut (Diaphanie) eine Kanüle in den Magen eingestochen, durch den ein Haltefaden eingeführt und mit dem Gastroskop aus dem Mund gezogen wird. Dann wird die PEG-Sonde mit dem Faden verknotet und durch die Bauchhaut gezogen. Unter leichtem Zug wird sie dann mit einer Halteplatte an der Bauchdecke fixiert. Der PEG-Katheter sollte frühestens nach 2 Wochen entfernt werden, anschließend besteht mindestens 12 h Nahrungskarenz.
- Bei der *Direktpunktionsmethode (Einstichtechnik)* wird unter gastroskopischer Kontrolle ein Trokar in den Magen eingeführt und hierüber ein Ballonkatheter platziert, über den der Magen an die Bauchwand gezogen wird. Eine Alternative ist die Spreizsonde Memosond, bei der nach Durchspülen mit 60°C warmem Wasser eine Rückhaltespirale zur Magenfixierung entsteht. Bei Stenosen im Ösophagus, die keine Passage des Endoskops erlauben, kann eine Direktpunktion nach Luftinsufflation unter sonographischer oder Durchleuchtungskontrolle erfolgen.
- Die *Feinnadelkatheterjejunostomie (FKJ)* erfordert eine Bauchoperation in Vollnarkose und kann bei größeren abdominellen Eingriffen, insbesondere bei Stenosierungen im oberen Verdauungstrakt, angelegt werden. Die Punktion des Jejunums erfolgt etwa 20 cm distal des Treitz-Bandes, wobei ein 10 cm langer subseröser Tunnel in der Darmwand angelegt wird und die Darmschlinge mit der Kathetereintrittsstelle an der Bauchwand fixiert wird. Wegen der tiefen Lage der Ernährungssonde (s. ◘ Abb. 29.2) ist diese Methode ausschließlich für Ernährung mit chemisch definierter Kost geeignet.

Applikation der Sondennahrung

Für die *kontinuierliche Ernährung* über Sonden eignen sich verschiedene batteriebetriebene Pumpen. Die Ernährung sollte mit geringer Zufuhrrate beginnen (z. B. 20 ml/h) und täglich um 20 ml/h gesteigert werden, so dass nach 5–7 Tagen die volle kalorische Versorgung gesichert ist. Dann empfiehlt sich bei ambulanter Therapie die Zufuhr in Ruhepausen, z. B. nachts. Über alle genannten Zufuhrwege der enteralen Ernährung kann die erforderliche Flüssigkeits- und Nährstoffversorgung des Patienten nach individueller Bilanzierung sichergestellt werden.

Die Auswahl der Sondennahrung sowie der individuell notwendigen Applikationsform (Bolus-, Schwerkraft- oder Pumpenapplikation) richtet sich nach der Grunderkrankung und der Positionierung der Sondenspitze (gastral/duodenal/jejunal).

Gastrale Sondenlage. Beispiel für eine Zufuhr von 2.000 ml Nährsubstrat:
- Am 1. Tag langsame Zufuhr einer Flasche mit 500 ml (20 ml/h) oder intermittierende Zufuhr verteilt auf 5 Mahlzeiten à 100 ml Bolus.

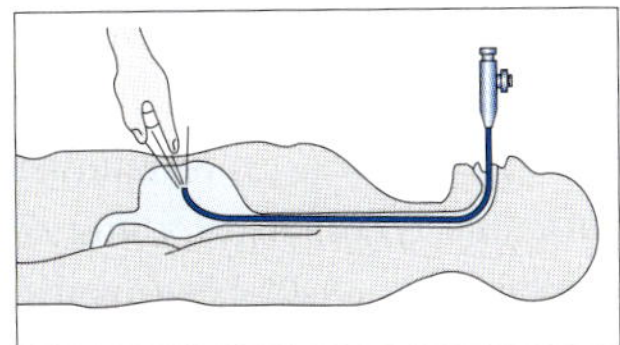

1. Lokalisation der Punktionsstelle durch Palpation und Lichtquelle (Diaphanoskop)

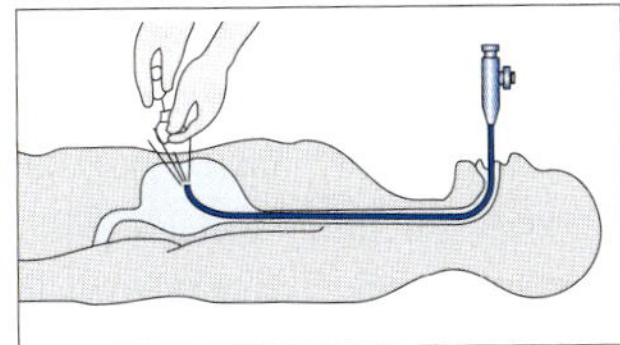

2. Lokalisationanästhesie und Punktion des Magens

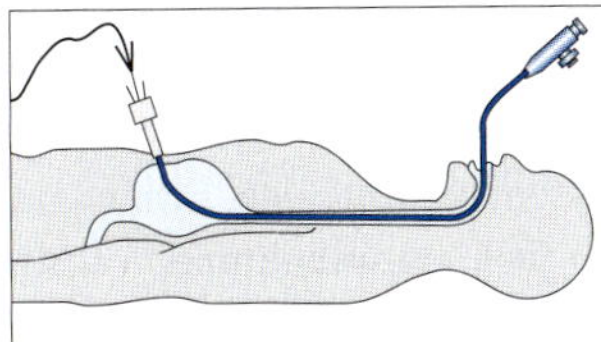

3. Legen des Führungsfadens

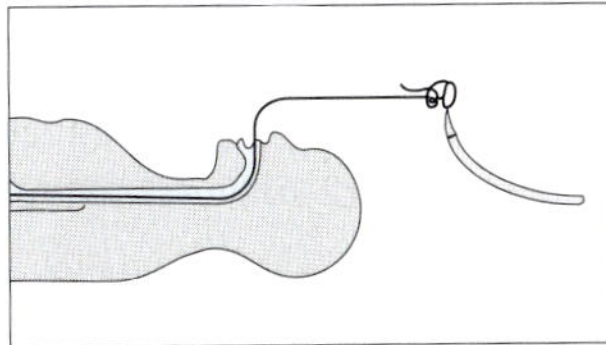

4. Befestigen der Sonde

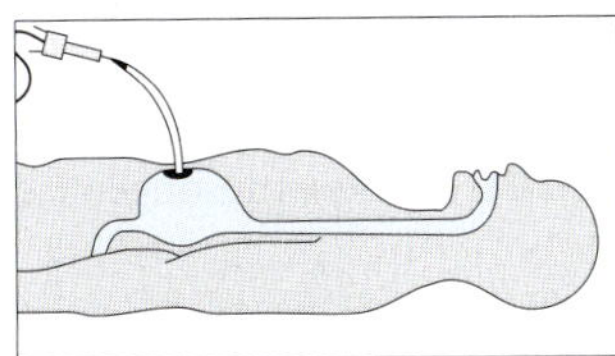

5. Sondendurchzug

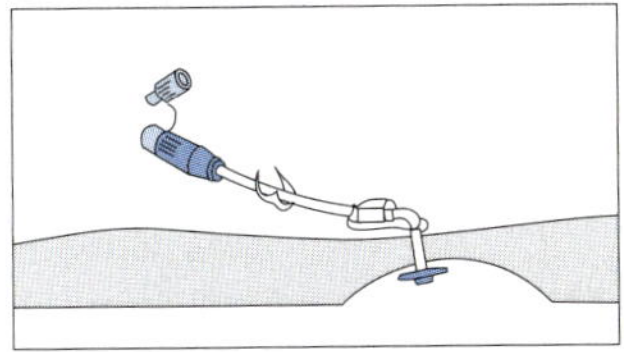

6. Befestigen der äußeren Halteplatte und Sondenfixierung

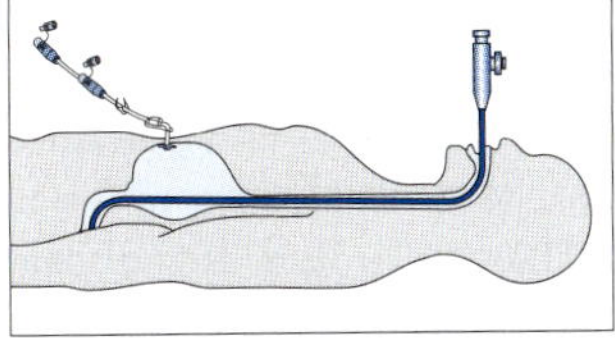

7. Transpylorische Platzierung der Sondenspitze im Duodenum oder Jejunum

Abb. 29.3. Legen einer perkutanen Sonde: Technik der PEG (perkutane endoskopische Gastrostomie) nach der Durchzugsmethode

- Bis zum 4. Tag bei guter Verträglichkeit auf die komplette erforderliche Substratmenge steigern (täglich um 500 ml). Bei Unverträglichkeit kontinuierlich applizieren: Alle 24 h um jeweils 20 ml/h erhöhen auf 40, 60 bzw. 80 ml/h. Nur nach komplikationsfreiem Verlauf die Substratmenge steigern, ansonsten noch weiter die Menge beibehalten, die keine Beschwerden verursacht.

Duodenale/jejunale Sondenlage. Hier muss die Nahrung kontinuierlich über eine Ernährungspumpe appliziert werden, da es bei zu schneller Zufuhr bzw. Bolusapplikation in den Dünndarm zum Dumping-Syndrom kommt. Die Aufbauphase kann 5–7 Tage oder länger dauern, in dieser Zeit geringe Substratmengen (10–50 ml/h) mit einer niedrigen Osmolarität verabreichen. Eventuell die Kost mit Wasser oder Tee verdünnen.

Spülen der Sonden

Um Verstopfungen der Sonden vorzubeugen, sollten diese nach jeder Nahrungszufuhr sowie vor und nach jeder Medikamentenapplikation gespült werden. Dazu eignen sich stilles Wasser, Kamillen- und Fencheltee (ca. 20–50 ml). Nicht zu verwenden sind säurehaltige Flüssigkeiten wie Früchtetees, weil die darin enthaltenen Säuren die Ausflockung des Proteins in der Sondennahrung und somit eine Sondenverstopfung bewirken.

Parenterale Ernährungstherapie

Bei der parenteralen Ernährung (PE) entfällt die Verdauungs- und Resorptionsleistung des Gastrointestinaltraktes ganz. Die Nährstoffe werden dem Körper direkt über peripher- oder zentralvenöse Katheter zugeführt.

Indikationen

Eine parenterale Ernährungstherapie ist indiziert, wenn der Gastrointestinaltrakt wegen Obstruktion und Resorptionsstörungen, Durchfall und Erbrechen für die Nahrungszufuhr nicht genutzt werden kann. Dies ist der Fall:
- wenn enterale Ernährung kontraindiziert ist,
- bei Ileus,
- bei Kurzdarmsyndrom.

Eingesetzt werden kann die parenterale Ernährung:
- kurzfristig unterkalorisch als *periphervenöse* Ernährung,
- zentralvenös als *total parenterale* Ernährung,
- als total parenterale *Heimernährung* mittels bleibendem Zugang (Port).

Infusionslösungen und Zusätze

Es sind verschieden zusammengesetzte Infusionslösungen* verfügbar, die entsprechend der Indikation und dem Nährstoffbedarf einzeln, kombiniert oder gemischt dem Patienten verabreicht werden können:
- *Einzellösungen* enthalten Aminosäuren oder Kohlenhydrate, mit und ohne Elektrolyte,
- *Komplettlösungen* enthalten eine Kombination aus Aminosäuren, Kohlenhydraten und Elektrolyten,
- *Aminosäuren-Speziallösungen* sind angepasst an bestimmte Organinsuffizienzen (Leber/Niere),
- *Fettemulsionen*,
- *AIO-Lösungen* (All-in-one-Lösungen),
- *Glutamin* in Form von L-Alanin-L-Glutamin als Konzentrat. Dieses Dipeptid muss einer Trägerlösung beigemischt werden.

Im Gegensatz zu Einzellösungen, wo Aminosäuren, Glukose oder Fett jeweils einzeln verabreicht werden, erleichtern AIO-Lösungen die parenterale Langzeiternährung durch die Verabreichung nur einer einzigen Nährlösung. Diese vollständigen Infusionslösungen enthalten Aminosäuren und als Energiequelle Glukose und Fett (AIO-Lösungen).

Da viele Patienten bei Beginn einer parenteralen Ernährung bereits mangelernährt sind, liegen in der Regel keine Vitaminreserven im Körper vor. Vitamine sollten daher von Anfang an substituiert werden. Auch bei den Spurenelementen ist eine Substitution, zumindest im Rahmen einer langfristigen kompletten parenteralen Ernährung erforderlich. Multi- und Einzelvitamine sowie Spurenelemente sind als Zuspritzpräparate erhältlich. Zink dient der Unterstützung des Immunsystems, wirkt Diarrhöen entgegen und verbessert die Wundheilung. Darum sollte dieses Spurenelement bereits kurzfristig gegeben werden. In bedarfsgerecht zusammengesetzten Komplettlösungen ist Zink schon enthalten.

Periphervenöse Ernährung

Periphervenöse Ernährung ist immer unterkalorisch, weil eine Osmolarität von 800 mosm/l als obere Grenze anzusehen ist. Sie ist geeignet als kurzfristige Überbrückungsmaßnahme
- nach Operationen, zur Zufuhr von Wasser, Elektrolyten, Medikamenten und dem obligaten Bedarf an Glukose (Einzellösung mit Glukose und Elektrolyten);
- in katabolen Stoffwechsellagen zur Deckung des Proteinbedarfs durch die Zufuhr von Aminosäuren. Gleichzeitig sollte der obligate Glukosebedarf (100–130 g) abgedeckt werden, um die Verwertung der Aminosäuren für die körpereigene Produktion von Glukose zu vermeiden (Komplettlösung mit Aminosäuren, Glukose und Elektrolyten);
- zur Deckung des Grundbedarfs an essentiellen Fettsäuren, Aminosäuren, Elektrolyten, Vitaminen und Spurenelementen. ◘ Tabelle 29.2 gibt ein Beispiel für die Applikation einer periphervenösen Komplettlösung plus Fett.

Bleibender Zugang

Ist eine *langfristige parenterale Ernährung* erforderlich (z. B. Kurzdarmsyndrom, Ileus), wird ein bleibender Zugang durch einen zentralen Venen-

* Eine Übersicht gibt die »Rote Liste« des Bundesverbandes der Pharmazeutischen Industrie e. V., Editio Cantor, Aulendorf.

Tabelle 29.2. Beispiel zur periphervenösen Ernährung

Menge [ml]	Nährwert [kcal]	Aminosäuren [g]	Glukose (10 %) [g]	Fett [g]
2.000[1]	720	60	120	
250	500			50
2.250	**1.220**	**60**	**120**	**50**

[1] Elektrolyte [mmol]: Na^+ 100, K^+ 50, Ca^+ 6, Mg^{++} 6, Cl^- 161,2. Vitamine, Spurenelemente sowie weitere Elektrolyte müssen dem Bedarf angepasst werden.

verweilkatheter (z. B. Hickman- oder Broviac-Katheter) oder durch ein subkutan implantiertes Kathetersystem (Port), meist im Bereich der V. subclavia, gelegt. Hierüber ist eine bedarfsgerechte Ernährung möglich. Außerdem wird der Patient in die Lage versetzt, z. B. bei der heimparenteralen Ernährung, sich selbst die erforderlichen Nährlösungen zuzuführen.

Die *sorgfältige Pflege des zentralvenösen Katheters* ist besonders wichtig, da Katheterinfektionen die häufigste Komplikation der langfristigen parenteralen Ernährung darstellen. Folgende Hinweise sind zu beachten:

- Arbeiten am Infusionssystem durch Pflegende, Patient oder Angehörige sollten immer unter aseptischen Bedingungen, d. h. mit sterilen Handschuhen, erfolgen.
- Die Kathetereintrittsstelle ist alle 2 Tage neu zu verbinden.
- Das Infusionssystem muss täglich gewechselt werden.
- Nährlösungen sollten bei Raumtemperatur innerhalb von 24 h Stunden infundiert sein.
- Der Ernährungskatheter sollte weder zur Blutabnahme noch zum Zuspritzen von Medikamenten verwendet werden.

Praktische Hinweise zur parenteralen Ernährung

- *Komplettlösungen*, die 35–50 g/l Aminosäuren und 100–200 g/l Kohlenhydrate und Elektrolyte enthalten, sind geeignet.
- *Fettemulsionen* (10 % und 20 %) können separat verabreicht oder auch den Komplettlösungen beigemischt werden. Vorher sollte aber die Kompatibilität sichergestellt werden. Fettemulsionen garantieren bei nur geringem Volumen eine hohe Kalorienzufuhr. So enthält 1 l einer 10 %igen Fettemulsion bzw. 0,5 l einer 20 %igen Fettemulsion bereits 1.000 Kalorien.
- Damit sich der Organismus an die Verstoffwechselung der hoch konzentrierten Energieträger anpassen kann, sollte *langsam begonnen werden*, z. B. am 1. Tag 50 % des Kalorienbedarfs, am 2. Tag 75 % und am 3. Tag die errechnete Gesamtmenge. Je nach individueller Gegebenheit kann die tägliche Infusionsdauer zwischen 12 und 24 h variieren.
- Besonders bei Fettemulsionen ist ein zu schnelles Infundieren häufig der Grund für die Unverträglichkeit von Fett, daher sollte die Infusionszeit für 500 ml einer 20 %igen Fettemulsion mindestens 8 h betragen.
- Bei der heimparenteralen Ernährung können die Infusionen über Nacht erfolgen. Dadurch bleiben die Patienten tagsüber mobil.
- Untersuchungen haben gezeigt, dass in katabolen Stoffwechsellagen ein erhöhter Bedarf an der Aminosäure Glutamin besteht. Die zusätzliche Gabe von Glutamin wirkt sich positiv auf die Stickstoffbilanz, die Proteinsynthese und die Lymphozytenaktivität aus. Glutamin kann in Form des Dipeptids L-Alanin-L-Glutamin supplementiert werden. Es wird ferner angenommen, dass die zusätzliche Gabe bei der parenteralen Langzeiternährung die Darmschleimhaut vor Atrophie schützt und somit die Barrierefunktion unterstützen kann.

Parenterale Heimernährung

Zur Durchführung der parenteralen Heimernährung (wie auch der enteralen Heimernährung) sind im Vorfeld diverse organisatorische Aspekte abzuklären:

- die Schulung des Patienten und seiner Angehörigen bereits in der Klinik und auch nach der Entlassung aus dem Krankenhaus zu Hause, bis der Patient sicher und selbständig die parenterale Ernährung durchführen kann;
- die Sicherstellung der häuslichen Versorgung durch den Patienten selbst, durch Angehörige, Pflegedienst, Hausarzt;
- die Versorgung mit den notwendigen Komponenten wie Sonden, Ernährungspumpen, Verbandsmaterial, Sondennahrung, Infusionslösungen und Infusionspumpen; industrielle Anbieter offerieren dazu komplette Produkt- und Dienstleistungsprogramme.

! Die Auswertung bisheriger Studien zum klinischen Nutzen der parenteralen Ernährung zeigt günstige metabolische Effekte bei mangelernährten Patienten in Fällen, wo keine enterale Ernährung möglich ist. Als Operationsvorbereitung und als Basis für Chemo- und Strahlentherapie sollte sie rechtzeitig und nicht erst dann eingesetzt werden, wenn bereits eine ausgeprägte Tumorkachexie aufgetreten ist. Darüber hinaus kann die parenterale Heimernährung lebensverlängernd sein für Menschen mit z. B. Kurzdarmsyndrom oder Ileus.

29.6.6 Ernährung und Flüssigkeitssubstitution bei terminal kranken Patienten

Für Patienten mit weit fortgeschrittener Tumorerkrankung und für sterbende Patienten ist die Ernährung oft von geringer Bedeutung. Ernährungstherapeutische Maßnahmen in dieser Situation haben ausschließlich das Ziel, das Wohlbefinden der Patienten zu erhalten oder zu verbessern. Auch hier sollte, soweit möglich, die orale Nahrungszufuhr bevorzugt werden. Oft ist es erforderlich, auch den Angehörigen zu vermitteln, dass eine künstliche Ernährung dem sterbenden Patienten nicht mehr helfen kann.

Ebenso wie die Nahrung sollte in dieser Phase auch die Flüssigkeitszufuhr nur auf Wunsch des Patienten, um Beschwerden zu lindern und das Befinden zu verbessern, erfolgen. Zu hohe Flüssigkeitsmengen können zu Ödemen, Schmerzen durch Schwellungen im Tumorbereich und verstärkter unerwünschter Sekretion führen.

Bei Durstgefühl und Mundtrockenheit sind zusätzlich zur Flüssigkeitssubstitution sorgfältige Mund- und Lippenpflege, Befeuchtung von Lippen und Zunge sowie Luftbefeuchtung durch Kaltvernebler hilfreich.

Wenn Flüssigkeit nicht mehr geschluckt werden kann, besteht die Möglichkeit, statt einer intravenösen Flüssigkeitszufuhr Elektrolyt- oder Glukoselösung (etwa 1–1,5 l) auch durch subkutane Infusion mit speziellen Kanülen (z. B. Q subcutanes Infusionsset, Fa. Braun Melsungen) am Oberschenkel oder in der infraklavikulären Region zu infundieren. Alternativ kann Flüssigkeit auch durch eine rektale Sonde als Tropfeinlauf zugeführt werden, solange keine Diarrhöen bestehen und ausreichend resorbiert werden kann.

Grundsätzlich sind Ernährung und Flüssigkeitszufuhr in dieser Phase eher zu begrenzen, um den Patienten nicht mit unnötigen medizinisch-technischen Maßnahmen zu belasten. Auf lebensverlängernde Maßnahmen kann verzichtet werden, wenn der urteilsfähige Patient dies wünscht oder sich vor der Terminalphase hierzu eindeutig, z. B. durch Patientenverfügung, geäußert hat.

Weiterführende Literatur

Biesalski HK et al. (Hg) (1999) Ernährungsmedizin, 2. Aufl. Thieme, Stuttgart

Biesalski HK, Köhrle J, Schürmann K (Hrsg) (2002) Vitamine, Spurenelemente und Mineralstoffe, 2. Aufl. Thieme, Stuttgart

Deutsche Gesellschaft für Ernährung e. V. (Hg) (2000) Referenzwerte für die Nährstoffzufuhr, Art.-Nr. 120010

Fresenius AG (Hg) (1996): Fresenius Kompendium. Bad Homburg

Kalde S, Kolbig N, Vogt M (Hg) (1997) Enterale Ernährung. Fischer, Stuttgart

Kasper H (2000): Ernährungsmedizin und Diätetik, 9. Aufl. Urban & Schwarzenberg. München/Wien/ Baltimore

Müller M (1998) Ernährungsmedizinische Praxis. Springer, Berlin Heidelberg New York Tokyo

Sexualität

W. Rhomberg, M. Rhomberg

Onkologische Behandlung berührt auch Bereiche der Sexualität des Patienten. Durch Verbesserungen der Therapie ist mit höheren Heilungsraten und gleichzeitig mit vermehrter Langzeittoxizität und in manchen Fällen auch mit erhöhten genetischen Risiken zu rechnen. Da das Pflegepersonal oft einen besseren Zugang zu persönlichen Problembereichen des Patienten hat, sollte es auch in der Lage sein, dem Kranken bezüglich einer anstehenden Therapieentscheidung oder in der Diskussion um eventuelle Therapiefolgen beizustehen. Dazu bedarf es eines bestimmten Grundlagenwissens.

30.1 Definition

Definition

Sexualität umfasst Verhaltensweisen und Bedürfnisse des Menschen, die mit seinem Sexualtrieb und seiner Differenzierung als Mann und Frau zusammenhängen.

Voraussetzung für die menschliche Sexualität sind eine normale Entwicklung der Genitalorgane, des peripheren und zentralen Nervensystems sowie eine adäquate Gefäßversorgung und Hormonbalance. Die Intaktheit dieser Systeme ist gewissermaßen die Rahmenbedingung, die ein Geschlechtsleben auf einer organisch-biologischen Basis zulässt. Für den Menschen bedeutet Sexualität grundsätzlich nur die Möglichkeit zu einem Geschlechtsleben. Sie sollte gelenkt und geprägt sein vom Geist und der Persönlichkeit des Menschen. Sie dient der Entfaltung der Liebe zwischen Mann und Frau sowie der Fortpflanzung.

30.2 Physiologie und Sexualverhalten

Im Alter ist eine natürliche Abnahme der sexuellen Aktivität festzustellen. Die Zahl der meist gefäßbedingten erektilen Dysfunktionen nimmt zu (25 % bei den 65-Jährigen), und die Sexualforscher stellen eine Verschiebung der Lebensinteressen – weg von der Fokussierung auf einen häufigen Sexualvollzug – fest. Wenn bedacht wird, dass ein Großteil der an Krebs erkrankten Personen einer höheren Altersstufe angehört, so deutet sich zumindest bei den älteren Patienten eine gewisse Relativität des Problemkreises an. Wichtiger werden ohne Zweifel Überlegungen zu organschonenden Operationen, Fragen der Familienplanung und genetische Beratungen bei jüngeren Patienten sein, die eine kurative Chance und eine entsprechend hohe Lebenserwartung haben.

30.3 Ursachen bei Tumorpatienten

Störfaktoren

Psychologische Faktoren	Verminderung des Selbstwertgefühls Dominierendes Krankheitsbewusstsein Reaktive Depression Vermeintliche Ansteckungsgefahr Manifestwerden latenter Beziehungsstörungen
Tumorbedingte Ursachen	Unspezifische Einflüsse (Reduktion des Allgemeinbefindens) Tumorbefall reproduktiver Organe Tumorbefall des ZNS (Hirntumor, Querschnitt) Tumorbefall endokriner Organe Störungen durch äußere Veränderungen, Geruchsbildung etc.
Therapiebedingte Störungen	
Chirurgie	Rekonvaleszenz nach Operationen Funktionelle Störungen nach Eingriffen an Genitalorganen oder Nervensystem Infektionen und Wundschmerz Stomadefekte
Radiotherapie	Reduktion des Allgemeinbefindens (bei großvolumigen Bestrahlungen) Hautreaktionen Radiogene Kolpitis Sterilität (Bestrahlungen am Becken)
Chemotherapie	Verminderung der Libido durch Übelkeit und andere Nebenwirkungen Hemmung der Spermiogenese und Verminderung der Testosteronproduktion/Ausbleiben der Menstruation Teratogenität und Mutagenität
Hormontherapie	Libidoverlust Libidosteigerung (z. B. Androgene) Erektile Dysfunktion Infertilität bzw. Sterilität

Die psychologischen Auswirkungen v. a. operativer Eingriffe sind beispielsweise beim Mammakarzinom relativ gut untersucht worden. Wenig Beachtung fanden bisher die Befindlichkeiten der Patienten mit Ovarialkarzinomen oder Tumoren des männlichen Genitaltrakts. Vereinzelte Studien bei Patienten mit Hodentumoren ließen erkennen, dass zwar das Selbstwertgefühl der betroffenen Patienten deutlich litt, die Zuneigung der Partnerin aber eher zunahm und die eheliche Beziehung nicht gefährdet wurde.

30.4 Spezifische Probleme bei bestimmten Therapien

30.4.1 Chirurgische Therapie

Sieht man von der Allgemeinstörung ab, die jeder größere Eingriff mit sich bringt (Wundschmerz, Rekonvaleszenz), so sind Störungen der Sexualfunktion überall dort zu erwarten, wo die reproduktiven Organe in Mitleidenschaft gezogen oder Nerven und Gefäße unterbrochen wurden, die die normale Funktion der Genitalorgane gewährleisten. Die gravierendsten Eingriffe sind bei der Frau sicher die Entfernung der Beckenorgane sowie die Exstirpation von Vulva und Vagina, beim Mann die Penisamputation. Aber auch die Ausräumung der retroperitonealen Lymphknoten oder die Verletzung von Nerven bei einer Prostatektomie oder Rektumamputation wirken sich negativ auf die Sexualfunktionen aus.

Da die chirurgische Problematik eng mit Art, Größe und Ausbreitung eines Tumors verbunden ist, wird sie themenüberschneidend auch im Abschnitt »Spezifische Probleme bei bestimmten Tumoren« (s. ▶ Abschn. 30.5) erwähnt.

30.4.2 Strahlentherapie

Die Verträglichkeit einer Strahlenbehandlung ist variabel. Sie hängt von vielen Faktoren ab. Es ist naheliegend, dass während der Phase einer stärkeren Reduktion des Allgemeinbefindens oder bei Übelkeit und Brechreiz die Bereitschaft zum Sexualleben gestört ist. Dies gilt wie für jede andere Krankheit. Fühlen sich die Patienten während der Therapie gut, so steht einem normalen Lebensablauf nichts im Wege. Jedenfalls besteht keine allgemeine Kontraindikation für ein normales Sexualleben während der Zeit einer Strahlentherapie.

Belastung von Keimdrüsen und Genitalorganen beim Mann

Beim Mann besteht nur selten die Indikation zu einer direkten Bestrahlung der Gonaden. Zu beachten ist hingegen die Streustrahlung bei Feldern, die in Gonadennähe liegen. Je nach Dosis, Feldgröße und -lage kann in ungünstigen Einzelfällen eine Streustrahldosis bis zu 2500 cGy erreicht werden, z. B. bei der Bestrahlung von Oberschenkelsarkomen. Die durchschnittlichen Streustrahldosen bei gonadennahen Bestrahlungen liegen zwischen 50 und 400 cGy. Sie können durch Verwendung einer massiven Gonadenkapsel aus Blei in bestimmten Situationen deutlich herabgesetzt werden. Aufgrund der hohen Strahlenempfindlichkeit der Keimzellen führen diese Dosen in der Regel zu einer reversiblen Hemmung der Spermiogenese, in Einzelfällen auch zu einer jahrelangen Azoospermie.

> **!** **Die Dosisgrenze, ab der beim Menschen mit einer irreversiblen Azoospermie gerechnet werden muss, ist nicht genau bekannt. Gegenwärtig darf angenommen werden, dass Dosen von 400–600 cGy zu einer Störung der Spermiogenese über einen Zeitraum von 2–5 Jahren führen. In Einzelfällen kann die Störung irreversibel sein, insbesondere nach Einzeldosen in dieser Höhe.**

Neben bestmöglicher Abschirmung und überlegter Felderwahl sind die Patienten auf diese mögliche Nebenwirkung aufmerksam zu machen, und es ist wegen der genetischen Risiken von einer Schwangerschaft der Partnerin bis etwa 2 Jahre nach einer gonadennahen Bestrahlung abzuraten. Betroffen sind besonders Patienten mit Becken- und Leistenfeldern oder Weichteilsarkomen des Oberschenkels.

Belastung von Keimdrüsen und Genitalorganen bei der Frau

Eine Strahlentherapie kann auch bei der Frau zu einer vorübergehenden oder bleibenden Sterilität führen. In den meisten Fällen ist sie vorübergehend, wenn es sich um Streustrahlungen zwischen 400 und 2000 cGy handelt, und in einem hohen

Prozentsatz permanent, wenn die Ovarien direkt im Bestrahlungsfeld liegen. Jede höher dosierte Bestrahlung im Beckenbereich führt zur Suppression der Ovarialfunktion mit möglichem Libidoverlust und Sistieren der Menstruation. Auf die Probleme der Bestrahlung bei bestehender Schwangerschaft wird in ► Abschn. 30.7.2 eingegangen.

30.4.3 Chemotherapie

Hier gilt wie bei jeder Therapie, dass eine Beeinträchtigung des Allgemeinbefindens durch Nebenwirkungen der Zytostatika das Bedürfnis nach sexueller Aktivität vermindern wird. Die Skala der relevanten, negativen Auswirkungen reicht von Übelkeit und Brechreiz über Haut- und Schleimhautreaktionen bis zur Schädigung des zentralen und peripheren Nervensystems und anderer Organe.

Fertilitätsprobleme

Von größerer praktischer Bedeutung sind indessen Schädigungen am Keimepithel der Gonaden. Eine Therapie mit mehreren Zytostatika (speziell unter Einschluss von Alkylanzien) führt bei der Mehrzahl der Patienten zu vorübergehender Infertilität oder Amenorrhö. Von der Problematik sind gegenwärtig v.a. junge Männer und Frauen mit Morbus Hodgkin oder Patienten mit fortgeschrittenem Hodentumor betroffen.

Neben der Spermiogenese kann eine Chemotherapie bei Männern auch die Leydig-Zellen des Hodens, d. h. die Produktion des männlichen Geschlechtshormons Testosteron beeinträchtigen. Diese Schädigung ist meist irreversibel. Sie tritt – wie oben erwähnt – vor allem nach intensiven Chemotherapien bei malignen Hodentumoren oder Morbus Hodgkin auf. Sie manifestiert sich meist erst viele Jahre nach Abschluss der Chemotherapie mit einem vorzeitigen Nachlassen der Libido und der Potenz sowie der Entwicklung einer Osteoporose. Bei Nachweis der verminderten Testosteronproduktion ist in der Regel ein Hormonersatz angezeigt.

Analog dazu muss bei einer Chemotherapie der Frau mit unterschiedlichen Amenorrhö- und Sterilitätsraten gerechnet werden. ◘ Tabelle 30.1 zeigt die Häufigkeit einer Azoo- und Oligospermie beim Mann sowie einer Amenorrhö bei der Frau nach Anwendung einiger gebräuchlicher polyzytostatischer Schemata. Die Häufigkeit der Amenorrhö ist alters- und dosisabhängig. Dauert eine Chemotherapie viele Monate und ist sie mit einer Strahlentherapie kombiniert worden, so ist die Amenorrhö häufiger und nachhaltiger. Je mehr sich eine Frau der natürlichen Menopause nähert (Alter >40 Jahre), desto eher bewirkt die Chemotherapie ein irreversibles Ende der Menstruation.

Ein Index für die Keimzellschädigung bei Mann und Frau ist die Erhöhung der hypophysären Hormone LH und FSH (Gonadotropine) im Serum.

Mutagene und teratogene Wirkungen

Neben einer somatischen Keimzellschädigung (z. B. Verminderung der Spermiogenese) sind durch Zytostatika theoretisch auch Mutationen am genetischen Material der Keimzellen möglich (*mutagene Wirkung*). Dies würde bedeuten, dass Kinder, die nach Abschluss einer Chemotherapie

◘ Tabelle 30.1. Einfluss polyzytostatischer Therapien auf Spermiogenese und Menstruation. (Mod. nach Schmoll u. Weiß 1986)

Therapieschema (Anzahl der Zyklen)	Azoo und Oligospermie (Häufigkeit) [%]	Erholungsrate (nach dem 2. Jahr) [%]	Amenorrhö (Häufigkeit) [%]
MOPP (6)	100	<10	43
MVP (6)	100	selten	79
ABVD (6)	54	100	0
BEP (4)	100	83	–
CMF (6)	–	–	78

MOPP Mustargen, Oncovin, Procarbazin, Prednisolon (bei Morbus Hodgkin); *MVPP* Mustargen, Velbe, Procarbazin, Prednisolon (bei Morbus Hodgkin); *ABVD* Adriamycin, Bleomycin, Velbe, DTIC (bei Morbus Hodgkin); *BEP* Platinol, Vepesid, Bleomycin (bei Hodentumoren); *CMF* Cyclophosphamid, Methotrexat, 5-Fluorouracil (bei Mammakarzinom).

(bei Vater oder Mutter) gezeugt wurden, ein erhöhtes Risiko von genetischen Defekten oder Erkrankungen aufweisen.

! Bis heute liegen glücklicherweise keine Hinweise auf *mutagene Wirkungen* beim Menschen vor. Möglich ist jedoch eine *teratogene Wirkung* der Chemotherapie, d. h. eine Schädigung des Embryos durch eine während der Schwangerschaft durchgeführte Behandlung der Mutter.

Das Problem teratogener Wirkungen wird in ▶ Abschn. 30.7 »Schwangerschaft und Tumorerkrankung« diskutiert.

30.4.4 Hormontherapie

Jede Hormontherapie mit pharmakologischen Dosen greift tief ins Gefüge des Hormonhaushalts ein. Alle hormonellen Therapien können zunächst die Sexualität im Sinne einer Steigerung oder Verminderung der Libido beeinflussen. Dazu kommen nach einer unterschiedlichen Latenz erektile Dysfunktionen, Störungen im Menstruationszyklus und bei der Spermiogenese. Da die Bedeutung der Hormontherapien in der Onkologie rasch wechseln kann, wird darauf verzichtet, alle gegenwärtig praktizierten Therapien im Einzelnen zu besprechen. Wir greifen 4 wichtige Beispiele einer solchen Therapie heraus:

- gegengeschlechtliche Hormontherapie beim Mann,
- gegengeschlechtliche Hormontherapie bei der Frau,
- Tumortherapie mit Gestagenen,
- roborierende (»stärkende«) Hormontherapie.

Gegengeschlechtliche Hormontherapie beim Mann

Diese Therapie wird beim Prostatakarzinom eingesetzt und umfasst die Orchiektomie sowie den Einsatz von Antiandrogenen, LH-RH-Agonisten und evtl. Östrogenen. Ziel der Behandlung ist es, die körpereigene Androgenproduktion auf ein Minimum zu reduzieren bzw. die Androgenwirkung zu blockieren. Durch die Eingriffe werden sowohl Libido und Potenz als auch die Fertilität häufig stark herabgesetzt, nicht aber in jedem Fall zum Erlöschen gebracht. Außer bei Orchiektomie sind die Veränderungen reversibel.

Gegengeschlechtliche Hormontherapie bei der Frau

Solche Maßnahmen kommen beim Mammakarzinom als Ovarektomie, als Gabe von LH-RH-Agonisten oder Antiöstrogenen (z. B. Tamoxifen) zum Einsatz. Diese Therapieformen haben einen unklaren Einfluss auf die Sexualität der Frau. Unter Tamoxifen kann Fluor oder vaginale Trockenheit mit der möglichen Folge einer Dyspareunie auftreten.

Tumortherapie mit Gestagenen

Gestagene werden in fortgeschrittenen Stadien des Endometrium- und Mammakarzinoms und gelegentlich beim Nierenzellkarzinom angewandt. Die Mehrzahl der behandelten Patienten hat ein höheres Alter und ein fortgeschrittenes Krankheitsstadium. Spezifische Veränderungen der sexuellen Befindlichkeit sind nicht bekannt geworden.

Roborierende (»stärkende«) Hormontherapie

Zur Roborierung, aber auch zur Behandlung der aplastischen Anämie werden vereinzelt Androgene eingesetzt. Eine Steigerung der Libido ist möglich. Weit verbreitet ist die Anwendung von Kortikoiden zur Anregung des Appetits und zur Verbesserung des Allgemeinbefindens. Diese Hormone können bei längerem Gebrauch zur Störung der Hypophysen-Nebennieren-Achse führen.

30.5 Spezifische Probleme bei bestimmten Tumoren

30.5.1 Mammakarzinom

Der Verlust einer Brust bedeutet für viele Frauen einen erheblichen Eingriff in die leibliche und psychische Integrität. Subjektiv wird von einigen die »Vollwertigkeit als Frau« in Frage gestellt; manche glauben, ihrem Partner nicht mehr zu genügen. Das Problem wird von den Patientinnen jedoch unterschiedlich verarbeitet: Bei einigen bleibt nach der Entfernung einer Brust ein ständiger Stachel im Körperbewusstsein zurück, andere können die

Operation scheinbar rasch und vollständig akzeptieren. Die befürchteten psychologischen Folgen beim Partner scheinen indessen beschränkt zu sein. Eine Untersuchung an süddeutschen Nachsorgekliniken zeigte bereits 1985, dass nach einer Brustamputation nur 1 % der Ehen als mutmaßliche Folge des Eingriffs geschieden worden sind.

Erfreulicherweise ist die Therapie des Mammakarzinoms im letzten Jahrzehnt wesentlich differenzierter geworden und bietet den Frauen v. a. durch die Möglichkeit der brusterhaltenden Operation eine Verbesserung an. Auch bezüglich der operativen Rekonstruktion einer Brust gibt es neue Möglichkeiten.

Wie andere Frauen in der Postmenopause leiden auch Patientinnen mit operiertem Mammakarzinom oft unter Wallungen und anderen klimakterischen Beschwerden. Der Einsatz von Östrogenen als Hormonersatz in dieser Situation ist umstritten, da Östrogene theoretisch eine Stimulation des Tumors bewirken können. Studien zur Klärung dieser Frage sind im Gange. Vorläufig sollten – außerhalb von Studien – bei Status nach Mammakarzinom Östrogene nur im Einzelfall und risikoadaptiert verschrieben werden.

30.5.2 Ovarialkarzinom

Bei der Therapie des Ovarialkarzinoms werden im Gegensatz zum Hodentumor nach Möglichkeit beide Keimdrüsen operativ entfernt. Daraus resultiert eine Sterilität der Frau. Die Fähigkeit zum Geschlechtsverkehr wird nicht betroffen, sieht man von einer möglichen Beeinträchtigung der Libido ab, bedingt durch niedrige Östrogenspiegel im Serum und psychische Faktoren. Die Symptome der Menopause können sich relativ abrupt entwickeln. Beim Auftreten von Östrogenmangelerscheinungen und generell bei jüngeren Frauen ist eine Substitution mit Östrogenen zu empfehlen.

30.5.3 Uteruskarzinom

Am häufigsten entstehen Probleme der Sexualsphäre bei den Karzinomen der Gebärmutter, insbesondere beim Zervixkarzinom. Der Grund liegt darin, dass Zervixkarzinome schon früh auf die Vagina übergreifen können und die Therapie in diesem Bereich aggressiver sein muss als beim Korpuskarzinom. Kontaktblutungen treten oftmals schon als erstes Symptom der Erkrankung auf. Hauptprobleme bilden dann aber Therapiefolgen wie vaginale und abdominale Wundschmerzen nach einer Operation, radiogene Kolpitis und mögliche Obliteration (Verschluss) der Vagina als Strahlenspätfolge. Sterilität ist unvermeidbar.

Nach einer operativen Entfernung des Uterus besteht eine Wunde am Scheidenstumpf, die in der Regel nach 2–3 Wochen problemlos verheilt sein sollte. Im Einzelfall kann eine erhöhte Empfindlichkeit der Scheide länger andauern – dann sind Wunddehiszenzen, lokale Entzündungen oder überlagernde psychologische Störmechanismen auszuschließen.

Die radiogene Kolpitis (entzündliche Veränderung der Scheide) wird sowohl unter einer perkutanen Bestrahlung als auch bei der intrakavitären Therapie beobachtet. Nach einer perkutanen Bestrahlung klingt die Kolpitis nach wenigen Tagen ab, nach intravaginalen Radium-, Caesium- oder Iridiumeinlagen kann sie über Wochen andauern und dann allmählich in einen teilweisen oder vollständigen Verschluss der Scheide übergehen. Manchmal bleibt eine Atrophie der Schleimhaut zurück.

Therapeutisch empfehlen sich entzündungshemmende Vaginalovula und Kamillosansitzbäder. Mittel zur Vorbeugung eines Vaginalverschlusses sind:

- lokale Applikation östrogenhaltiger Salben,
- systematische Anwendung eines Vaginaldilatators,
- eine frühzeitige Wiederaufnahme des Geschlechtsverkehrs.

30.5.4 Vulva- und Vaginalkarzinom

Diese beiden Karzinome sind eher selten und betreffen Frauen in höherem Alter. Beim Vulvakarzinom ist die Operation die Therapie der Wahl. Bei radikaler Operation müssen sensible Bereiche (Introitus und distales Vaginaldrittel) entfernt werden. Eine sexuelle Aktivität der vulvektomierten

Frauen ist nicht ausgeschlossen, wenn der Introitus vaginae als Folge des chirurgischen Eingriffs nicht zu eng geworden ist. Eine evtl. aufgetretene Stenose kann chirurgisch korrigiert werden.

Beim Vaginalkarzinom wird oft primär bestrahlt. Je nach Sitz und Größe des Tumors und der strahlentherapeutischen Auslastung kann ein kleiner, funktionell intakter Vaginalanteil erhalten bleiben. Häufig ist jedoch mit einer weitgehenden Obliteration der Vagina zu rechnen. Sollte in seltenen Fällen bei jungen Frauen die radikale Exstirpation der Vagina indiziert sein, so ist nach einer entsprechenden Beobachtungszeit eine plastische Rekonstruktion der Scheide als Zweiteingriff durchführbar.

30.5.5 Prostatakarzinom

Auch hier sind es weniger die zerstörenden Wirkungen des Tumors auf die Genitalorgane, sondern die notwendigen Behandlungen, die zu Problemen in der Sexualsphäre führen. Alle gegenwärtig gebräuchlichen Therapien (Operation, Bestrahlung, hormonelle Behandlung) können in unterschiedlicher Häufigkeit funktionelle Probleme verursachen. Der Primärtumor selbst führt zu Obstruktionssymptomen und selten zu Schmerzen, gelegentlich kann eine Hämatospermie auftreten.

Die radikale Prostatektomie hat in 50–80 % der Fälle eine erektile Dysfunktion zur Folge. Die Häufigkeit dieser Störung kann durch die Operationstechnik nach Walsh gesenkt werden, wobei das für die Erektion verantwortliche Gefäß-Nerven-Bündel erhalten wird. Behandlung der Wahl für den manifesten Schaden ist zurzeit die intrakavernöse Pharmakotherapie mit Papaverin, Phentolamin oder Prostaglandin E-1. Neuerdings kann auch Sildenafil (z. B. Viagra) versucht werden, wobei die Erfolgsrate recht hoch zu sein scheint.

Nach einer radikalen Strahlenbehandlung wird eine erektile Impotenz bei 20–30 % der Patienten beobachtet. Ein Teil der Störungen dürfte durch psychische Faktoren mitbestimmt sein. Auch hier bietet sich als Therapie der Versuch einer intrakavernösen Pharmakagabe oder Sildenafil (z. B. Viagra) p. o. an.

30.5.6 Hodenkarzinom

Ein Tumorbefall betrifft in 95 % der Fälle nur eine Seite. Die Primärtherapie der *Seminome* beschränkt sich auf die Entfernung des betroffenen Hodens und die Nachbestrahlung der paraaortalen Lymphabflussgebiete mit 20–30 Gy. Da der Hoden der Gegenseite kompensatorisch einspringt, wird ein Hormondefizit kaum je zum Problem, sofern es nicht vorbestanden hat. Zu beachten ist die Streustrahlung aus einem eventuellen iliakalen Feld, die zu vorübergehenden Depressionen der Spermiogenese beitragen kann.

Komplexere Probleme kommen auf Patienten mit *nichtseminomatösen Tumoren* (Teratokarzinom, embryonales Karzinom etc) zu. Diese Tumoren sind heute auch im Stadium der Fernmetastasierung in einem hohen Prozentsatz heilbar, wenn neben der operativen Entfernung des Primärtumors eine mehrmonatige Therapie mit Zytostatika und bei Bedarf auch die Resektion von restlichen Metastasen (retroperitoneale Lymphome) erfolgt. Durch diese Zusatztherapien können Probleme in der Sexualsphäre entstehen, über die der Patient aufgeklärt werden muss:

- Störungen der nervösen Versorgung des Genitalbereichs durch retroperitoneale Lymphadenektomie (mögliche Aspermie und erektile Dysfunktion);
- Keimzellschäden durch Zytostatika:
  - Infertilität durch Störung der Spermatogenese, meist reversibel,
  - Hypogonadismus (Schädigung der Androgen-Produktion), irreversibel, aber substituierbar (mit Testosteron);
- (fragliche) genetische Risiken im Falle einer Zeugung.

30.5.7 Peniskarzinom

Dieser Tumor ist selten. Häufig kann eine Infektion mit humanem Papillomvirus nachgewiesen werden. Die Diagnose wird oft spät gestellt, da Schamgefühl und die Angst vor einem größeren Eingriff in dieser Körperregion den Gang zum Arzt verzögern.

Die funktionellen Störungen, die bei der Therapie des Peniskarzinoms entstehen können, sind sehr variabel. Beratungen und aufklärende Gespräche mit dem Patienten sind daher nur sinnvoll, wenn der Therapieplan feststeht.

Die chirurgische Tumorentfernung ist die Therapie der Wahl. Je nach Lage und Größe der Geschwulst bieten sich als Operationen die Zirkumzision, eine Penisteilamputation oder eine vollständige Entfernung des Organs an. Im Falle der beiden erstgenannten Operationen bleibt die Fähigkeit zum Geschlechtsverkehr erhalten, und sogar nach einer Penisteilamputation ist bei einem Teil der Patienten eine Orgasmusfähigkeit gegeben.

Mögliche Folgen einer primären oder adjuvanten Bestrahlung sind regionäre Fibrose- und Ödembildung sowie eine Beeinträchtigung der Spermiogenese durch Streustrahlung.

Was die primäre Organschonung betrifft, so wird man heute – analog zum Mammakarzinom – den am wenigsten verstümmelnden Eingriff wählen und zusätzlich eine Strahlenbehandlung mit oder ohne Zugabe von Zytostatika durchführen. Bei kleinen Tumoren unter 3–4 cm Durchmesser bietet sich auch eine Laserbehandlung als primäres organerhaltendes Verfahren an.

30.6 Pflegerische Begleitung

In den vorangegangenen Abschnitten wurde eine Fülle von Störungen in der Sexualsphäre aufgezeigt, die durch maligne Tumoren und ihre Therapie ausgelöst werden können. Dieses Wissen für den Patienten nutzbar zu machen, ist aber gar nicht so einfach. Es bestehen psychologische Hindernisse, oft auch auf Seiten des Pflegepersonals. Inwieweit die Pflegenden einem Patienten mit Störungen auf diesem Gebiet helfen können, hängt von mehreren Faktoren ab:

- Beziehung zur eigenen Sexualität und eigenen Sitten,
- Wissen um die ethische und religiöse Einstellung des Patienten,
- Kenntnis der angewandten Therapie und ihrer möglichen Folgen,
- ausreichend Zeit für das Gespräch.

Die Bedeutung sexueller Fragen variiert bei jedem Menschen stark und verlangt dementsprechend eine individuelle Annäherung und unvoreingenommene Haltung. Ob ein Gespräch entsteht, ist letztlich von den Bedürfnissen des Patienten und der Gesprächssituation abhängig. Es soll in diesem Zusammenhang auch festgehalten werden, dass das Pflegepersonal von sich aus die angesprochene Thematik nicht unbedingt aufgreifen muss. Ohne eigene innere Bereitschaft wäre ein solches Gespräch nicht fruchtbar.

Der Patient sollte den Eindruck bekommen, dass seine Störungen oder Probleme legitim sind, dass sie respektiert werden und er mit einer Person seines Vertrauens darüber sprechen kann.

Pflegerische Aspekte bei der Gesprächsführung

- Pflegende sollten sich Einblick in die möglicherweise veränderte Rolle eines Patienten in der Familie oder einer Gemeinschaft verschaffen und auf diesbezügliche Bemerkungen des Patienten hören.
- Dem Patienten kann entgegengekommen werden, seine Gefühle darüber zu äußern, z. B. mit offenen und eher allgemeinen Fragen wie: »Manche Patienten fürchten den Verlust der Gebärmutter, eines Hodens etc., und dass dieser Verlust ihr Leben ändern könnte. Was meinen Sie dazu?«
- Es sollten Vorurteile und Fehlinterpretationen bezüglich der Auswirkungen von Tumorkrankheiten korrigiert werden, z. B. eine vermeintliche Ansteckungsgefahr bei Tumorleiden (Ausnahme: HIV-positive Patienten mit dafür typischen Tumoren). Es darf auch darauf hingewiesen werden, dass Schmerzen, Übelkeit oder Stomaprobleme behandelbar sind und nicht zwingend ein Störfaktor sein müssen.
- Die Pflegenden sollen auf nahe liegende und oft übergangene Hilfsmittel hinweisen, die die äußere Erscheinung des Patienten bewahren können, z. B. Perücken, Prothesen oder spezielle Kleidung.
- Es kann Hilfe geleistet werden, indem Patienten auf Beratungsstellen oder Selbsthilfegruppen aufmerksam gemacht werden.

30.7 Schwangerschaft und Tumorerkrankung

30.7.1 Schwangerschaft und Disposition zur Tumorentstehung

Ein Tumor als direkte Folge einer Schwangerschaft, speziell einer Molenschwangerschaft, ist nur das Chorionepitheliom der Frau, das sich in 1/50 Blasenmolen entwickelt. Dieses Karzinom hat eine besondere Stellung hinsichtlich seiner Pathogenese und Klinik. Es ist bei einem guten Teil der Patientinnen auch im Stadium der Metastasierung durch eine Chemotherapie noch heilbar.

Bezüglich anderer Tumoren sind unsere Kenntnisse zu dieser Frage gering. Sie stammen aus der epidemiologischen Forschung. So scheinen Frauen mit wenigen oder keinen Geburten in der Anamnese häufiger an einem Ovarial- oder Mammakarzinom zu erkranken im Vergleich zu Frauen ohne dieses Merkmal. Es handelt sich dabei aber nur um grobe statistische Zusammenhänge.

30.7.2 Schwangerschaft bei bestehender Tumorerkrankung

Beim Menschen ist vorläufig wenig über das Tumorverhalten während einer Schwangerschaft bekannt. Ungewöhnlich aggressive und schnelle Krankheitsverläufe sind beim Mammakarzinom und beim Melanom bekannt geworden. Daraus wurde abgeleitet, dass eine Schwangerschaft neu entstandene Tumoren, besonders wenn sie hormonabhängig sind, in ihrem Wachstum fördert. Unser Wissen geht aber selten über Einzelbeobachtungen hinaus. Aus diesem Grund sind wir heute nicht in der Lage, im Einzelfall eine bestimmte Prognose zu geben, wenn in der Schwangerschaft ein bösartiger Tumor diagnostiziert wurde. Dementsprechend kann in einem solchen Fall keine allgemeine Empfehlung für einen Schwangerschaftsabbruch gegeben werden. Selbstverständlich wird man versuchen, den Tumor möglichst rasch zu entfernen, ohne die Schwangerschaft zu gefährden. Es ergeben sich immer wieder gute Lösungsmöglichkeiten in dieser Situation.

Bei Inoperabilität bleibt im Einzelfall der mutmaßliche Krankheitsverlauf bezüglich einer Gefährdung von Schwangerschaft und Geburt abzuschätzen und die Notwendigkeit einer sofortigen Strahlen- oder Chemotherapie zu prüfen. Eine Gefährdung der Schwangerschaft durch den Tumor ist in erster Linie von der Tumorlage abhängig. Wenn Organe wie Gehirn oder Rückenmark von einem bösartigen Tumor betroffen sind, ist ein normaler Geburtsablauf gefährdet. Eine Lösung bietet hier jedoch die Sectio am Ende der Schwangerschaft, sofern vorher kein Spontanabort eingetreten ist. Insgesamt sind solche Situationen aber äußerst selten.

Wenn Bestrahlungen in Beckennähe oder eine zytostatische Therapie notwendig werden, drohen teratogene Wirkungen. Was die Strahlenexposition angeht, so werden in der Literatur Grenzdosen zwischen 10 und 25 cGy diskutiert, ab welchen eine Schädigung der Frucht möglich ist. Diese nicht einfachen Überlegungen gelten für das Streustrahlenrisiko. Würde eine therapeutische Bestrahlung des Beckens im 1. Trimenon notwendig (sehr selten!), bliebe eine bestehende Schwangerschaft ohnehin nicht intakt.

Bezüglich einer Zytostatikatherapie wissen wir aus Tierversuchen, dass sie bei tragenden Muttertieren gesetzmäßig zu Missbildungen führt. Wenn auch die Verhältnisse beim Menschen nur lückenhaft bekannt sind, so zeigen doch auch hier retrospektive Studien mit kleinen Fallzahlen eindeutig die teratogene Potenz von Zytostatika, insbesondere von Alkylanzien und Antimetaboliten. Auf der anderen Seite zeichnet sich immer klarer ab, dass Schäden am Embryo hauptsächlich durch zytostatische Einwirkungen im 1. Schwangerschaftsdrittel entstehen, während nach einer Zytostatikatherapie im 2. und 3. Schwangerschaftsdrittel weitgehend über normale Geburten ohne Missbildungen berichtet wurde.

! Die Frage nach einer Interruptio stellt sich derzeitigen Erkenntnissen nach hauptsächlich bei einer unumgänglichen Zytostatikaexposition der Leibesfrucht im 1. Schwangerschaftstrimenon.

30.7.3 Schwangerschaft nach früher durchgemachter Tumorerkrankung

Ist ein Tumorleiden in früheren Jahren *chirurgisch* behandelt und mutmaßlich geheilt worden, so bestehen keine Bedenken gegen eine später geplante Schwangerschaft. Im Einzelfall bleibt natürlich die Prognose der früher behandelten Tumorkrankheit zu berücksichtigen. Bei hohem Rezidivrisiko (fortgeschrittene kolorektale Tumoren, Bronchialkarzinom etc.) sollte eine Schwangerschaft vermieden und eine konsequente Antikonzeption über einen Zeitraum von 3–4 Jahren durchgeführt werden. Schwieriger wird die Entscheidung, wenn das Rezidivrisiko über viele Jahre bestehen bleibt, z. B. beim fortgeschrittenen Mammakarzinom. Hier hilft nur eine offene Aussprache mit den betroffenen Patientinnen und eine Berücksichtigung möglichst vieler Prognosefaktoren.

Neben der chirurgischen Behandlung sind vielfach jedoch zur Sanierung eines Tumors *Bestrahlungen* oder eine *Chemotherapie* notwendig. Diese Behandlungen haben sowohl teratogene als auch mutagene Nebenwirkungen, d. h. sie können theoretisch Veränderungen in den Keimzellen auslösen, also die Erbsubstanz von Frau und Mann betreffen. Die hier anstehenden Fragen sind wichtig, da eine große Zahl von Tumoren, die allein durch eine Strahlen- oder Chemotherapie geheilt werden können, Personen im Alter zwischen 20 und 40 Jahren betreffen. Die notwendige Beratung hat Folgendes zu berücksichtigen (s. auch ▶ Abschn. 30.4):

- somatische Schäden der Spermiogenese; Risiko und Dauer der Infertilität;
- Mutationsrisiken; bei Mutter und Vater theoretisch möglich;
- Probleme der Spermakonservierung.

30.7.4 Empfehlungen zur Kontrazeption bei Tumorerkrankungen

Es gibt tumor- und therapiebedingte Situationen, die den Verzicht auf eine Schwangerschaft nahe legen. Die Indikation zu einer Kontrazeption (Schwangerschaftsverhütung) steht mit folgenden Fragen in Verbindung:

1. Kann eine bestehende oder durchgemachte Tumorerkrankung durch eine Schwangerschaft ungünstig beeinflusst werden (Gefährdung der Mutter)?
2. Kann das Kind durch eine bestehende oder durchgemachte Tumorerkrankung gefährdet werden?
3. Hat eine laufende oder abgeschlossene antineoplastische Therapie teratogene oder mutagene Nebenwirkungen?

***Zu 1:* Gefährdung der Mutter.** Es gibt kein gesichertes Wissen darüber, ob eine Schwangerschaft im Einzelfall ein manifestes oder latentes Tumorleiden negativ beeinflusst. Allgemein gilt: Je mehr Zeit seit einer Tumordiagnose verstrichen ist und je besser die Prognose eingestuft werden kann, desto eher wird man einen Kinderwunsch der Eltern unterstützen können. Dazu einige Beispiele und Empfehlungen, die notwendigerweise Mängel haben und manchen Ermessensspielraum offen lassen:

Einer Frau mit frühem Mammakarzinom (T1/T2, N0) kann nach der Primärtherapie eine Karenzfrist von 2–3 Jahren empfohlen werden. Sind Lymphknotenmetastasen diagnostiziert worden, verschlechtert sich die Prognose in der Prämenopause, und es ist eine 3–5-jährige Antikonzeption auf nichthormoneller Basis anzuraten. Bei ausgeprägtem Kinderwunsch trotz unsicherer Prognose muss das Für und Wider einer Konzeption mit den Eltern ausführlich besprochen werden. Zu einer längerfristigen Antikonzeption ist auch jungen Frauen mit anderen Tumoren und schlechter Prognose zu raten. Beim Morbus Hodgkin (in Vollremission) sollte die Wartefrist nach Abschluss einer Radio- oder Chemotherapie etwa 2 Jahre betragen. Ähnliches gilt für akute Leukosen.

***Zu 2:* Gefährdung des Kindes.** Die Frage, ob eine Übertragung des Tumorleidens auf die Frucht möglich ist, kann verneint werden.

***Zu 3:* Teratogene oder mutagene Nebenwirkungen.** Die Keimzellen in den Gonaden können sowohl durch Bestrahlungen unterhalb des Zwerchfells als auch durch eine Chemotherapie somatisch und genetisch geschädigt werden (s. o.).

> **! Junge Patienten, die eine Radio- oder Chemotherapie erhalten (haben), müssen auf jeden Fall entsprechend dem gegenwärtigen Wissensstand informiert und beraten werden – am besten im Beisein des Ehepartners.**

Methoden der Schwangerschaftsverhütung

Zur Schwangerschaftsverhütung aufgrund einer Tumorerkrankung stehen i. Allg. die gleichen Methoden wie in der Familienplanung zur Verfügung.

Bei Patientinnen mit hormonabhängigem Mammakarzinom ist besonders zu beachten, dass östrogenhaltige Ovulationshemmer (»Pille«) kontraindiziert sind. In dieser Situation ist es wichtig zu wissen, dass es im Zyklus der Frau eine gut erkennbare, 100 % unfruchtbare Zeit gibt (symptothermale Methode der natürlichen Empfängnisregelung).

Spermakonservierung

Falls beim Mann eine intensive Zytostatikatherapie oder eine Bestrahlung in unmittelbarer Nachbarschaft der Gonaden geplant ist, besteht die Möglichkeit, vor der Behandlung Sperma durch Einfrieren konservieren zu lassen (Kryokonservierung) und so die Reproduktionskapazität zu erhalten.

Voraussetzung ist eine kurable Krebserkrankung bei jungen Patienten (z. B. Morbus Hodgkin, maligne Hodentumoren) und ein möglichst normales Spermiogramm. Aus noch nicht vollständig geklärten Gründen haben beispielsweise Patienten mit einem malignen Hodentumor nur in 25–50 % der Fälle eine normale Spermienzahl. Zählt man noch die Patienten mit einer pathologischen Spermaqualität dazu, bleibt höchstens ein Viertel der Patienten, bei denen eine Kryokonservation sinnvoll ist.

Eine verminderte Spermienzahl wird auch bei Patienten mit Morbus Hodgkin berichtet, insbesondere bei Fieber in der Anamnese. Bei Patienten mit Morbus Hodgkin oder Hodentumoren scheint zusätzlich eine erhöhte Verletzlichkeit der Spermien durch den Einfrier- und Auftauprozess zu bestehen, so dass die Chance einer erfolgreichen Insemination für diese Patienten insgesamt eher gering ist. Diese Probleme können neuerdings durch den Einsatz der ICSI (intrazytoplasmatische Sperminjektion) zum Teil gelöst werden. Deshalb sollte bei jungen Patienten mit einem heilbaren Tumor und dringendem Kinderwunsch die Möglichkeit einer Spermakonservierung erwähnt sowie deren Umstände und Chancen erläutert werden. Entsprechende Institutsadressen sind an dermatologischen oder urologischen Abteilungen zu erfragen.

Für junge Frauen sollte man die noch experimentelle Methode des »ovarian tissue banking« im Auge behalten. Mittels Laparoskopie werden ungefähr zwei Drittel des Eierstockgewebes entnommen und eingefroren. Das Gewebe muss nach Abschluss der Chemotherapie retransplantiert werden.

Weiterführende Literatur

Rötzer J (2005) Natürliche Empfängnisregelung. 29. Aufl. Herder, Freiburg Basel Wien

Teichmann AT (1996) Empfängnisverhütung. Eine vergleichende Übersicht über alle Methoden, Risiken und Indikationen. Thieme, Stuttgart

Schmoll HJ, Höffken K, Possinger K (Hrsg) (2004) Kompendium Internistische Onkologie, 4. Aufl. Springer, Berlin Heidelberg New York Tokyo

Voeth JM, Blomberg RC, Adler L (eds) (1980) Body Image, Self-Esteem, and Sexuality in Cancer Patients. Frontiers of Radiation Therapy and Oncology, Vol. 14. S. Karger, Basel New York

Stomapflege

A. Fleischmann, K. E. Matzel*

* Überarbeitung des von A. Eidner verfassten Kapitels der 1. und 2. Auflage

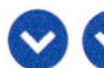

In diesem Kapitel werden operativ angelegte, künstliche Ausgänge der Stuhl bzw. Harn ableitenden Wege behandelt. Die Anlage und das Tragen eines solchen Stomas stellen für die betroffenen Patienten in der Regel neben der Grunderkrankung, die den künstlichen Ausgang erforderlich macht, eine erhebliche psychische Belastung dar. Das Stoma ist stigmatisiert. Die Furcht im Umgang mit der ungewohnten und neuen Situation und die Angst vor der sozialen Isolierung sind groß. Nicht zuletzt deswegen sollte bei der Indikationsstellung, der Anlage und bei der Unterweisung des Patienten im Umgang mit dem Stoma große Sorgfalt walten. Der Patient lernt zu erfahren, dass das Stoma keine soziale Diskriminierung zur Folge haben muss.

31.1 Begriffserklärung

Definition

Stoma (Mehrzahl: Stomata) bedeutet »Öffnung«. Der Begriff *Ostomie* ist ein Synonym. Gemeint ist die künstlich geschaffene Verbindung zwischen einem Hohlorgan und der Haut.

Gemäß dieser Definition könnten Stomata auch als *Fisteln* bezeichnet werden. Dieser Begriff wird aber im Allgemeinen für Stomata nicht verwendet. Die lateinische Bezeichnung »Anus praeter naturalis« für Darmstomata sollte heute nicht mehr gebraucht werden. Der international verwendete neutrale Begriff Stoma oder auch Ostomie erlaubt durch entsprechend beschreibende Vorsätze eine genauere Bezeichnung der Ostomie.

31.2 Ostomien des Darms

31.2.1 Indikationen

Ziel der Stomaanlage ist die Ausleitung des Darminhalts. Im Grunde kann sie bei jedem operativen Eingriff an Dünndarm, Kolon und Rektum erforderlich werden. Die Stomaanlage ist in den meisten Fällen Teil eines mehrschrittigen operativen Behandlungskonzepts. Sie kann aber auch einzige und definitive Behandlungsmaßnahme bestimmter Erkrankungen sein. Es ist zwischen absoluten und relativen Indikationen zu unterscheiden.

Absolute Indikationen

Die Anlage eines Stomas ist bei Tumorpatienten in den folgenden Situationen zwingend und unvermeidbar:

- Entlastung des Darms bei akutem Verschluss;
- Ausleitung des Darms bei intraabdominellen septischen Komplikationen;
- Inkontinenz: permanenter funktioneller Defekt des anorektalen Kontinenzorgans infolge entzündlicher Erkrankungen (z. B. nach Strahlentherapie), bei Karzinomen (Rektumkarzinom, Analkarzinom);
- Verlust des natürlichen Ausgangs nach resezierender Operation (Rektumamputation).

Relative Indikationen

Die Stomaanlage kann bei bestimmten Erkrankungen und operativen Eingriffen im Sinne einer vorübergehenden Ausschaltung erkrankter oder operativ behandelter Darmabschnitte hilfreich sein, ist aber in diesen Situationen nicht zwingend notwendig:

- palliative Behandlung inkurabler, mit wiederholten Subileus- oder Ileuszuständen einhergehender Erkrankungen (meist metastasierender Malignome);
- Schonung neugeschaffener, technisch aufwendiger oder störanfälliger Darmneuverbindungen im Rahmen resezierender Eingriffe oder Enddarmrekonstruktionen (z. B. Pouchanlage bei Kolektomie mit Proktomukosektomie);
- vorübergehende »Stillegung« von Darmabschnitten bei entzündlichen Darmerkrankungen (z. B. Colitis ulcerosa, Morbus Crohn).

31.2.2 Stomalokalisation und Stomaformen

Nach der anatomischen Lokalisation des Stomas sind Ileostomien und Kolostomien; nach der Anlageform und dem Behandlungskonzept endständige und doppelläufige Stomata sowie definitive und vorübergehende Stomata zu unterscheiden.

Da zum Teil beachtliche Abstände zwischen Bauchraum und Hautniveau bei der Anlage von Stomata überwunden werden müssen, eignen sich alle gut beweglichen Darmabschnitte zur Stomaanlage: Ileum, Colon transversum (Querkolon), Colon descendens und Sigma (■ Abb. 31.1). Davon abhängig ist die Benennung:

- *Enterostomie*: allgemein für im Bereich des Darms befindliches Stoma;
- *Ileostomie:* im Bereich des Ileums platziertes Stoma;
- *Kolostomie*: im Dickdarm (Colon transversum, Colon descendens oder Sigma) lokalisiertes Stoma.

Die Zusatzbezeichnung zur Form – endständig oder doppelläufig – beschreibt die Anzahl der Öffnungen eines einzelnen Stomas. Sie ist abhängig vom Gesamtbehandlungskonzept:

Endständige Stomata (eine Öffnung = ein Lumen) werden in der Regel angelegt, wenn es sich um ein definitives Stoma handelt und eine Rückverlagerung nicht mehr geplant oder möglich ist, z. B. Deszendostoma bei abdominoperinealer Rektumresektion aufgrund eines Karzinoms, Ileostoma bei totaler Proktokolektomie aufgrund einer entzündlichen Darmerkrankung (■ Abb. 31.2).

Doppelläufige Stomata (zwei Lumen) werden in der Regel in Situationen angelegt, in denen ein operativer Wiederanschluss vorübergehend ausgeschalteter Darmanteile geplant ist oder in denen eine Entlastung ausgeschalteter Darmanteile nach 2 Richtungen (Stoma und Via naturalis) zwingend erforderlich ist.

Die Form des sichtbaren Stomaanteils wird nach der Stuhlfestigkeit gewählt:

- Bei dünnflüssigem Stuhl (Dünndarmstuhl) wird das endständige Stoma prominent (■ Abb. 31.3 b), der Stuhl zuführende Schenkel eines doppelläufigen Ileostomas prominent und der abführende (funktionell ausgeschaltete) Schenkel plan angelegt (■ Abb. 31.4). Die Prominenz des Stomas erleichtert die Versorgung und ermöglicht es, Hautreizungen durch den aggressiven Dünndarmstuhl, der reich an Verdauungsenzymen ist, zu vermeiden.

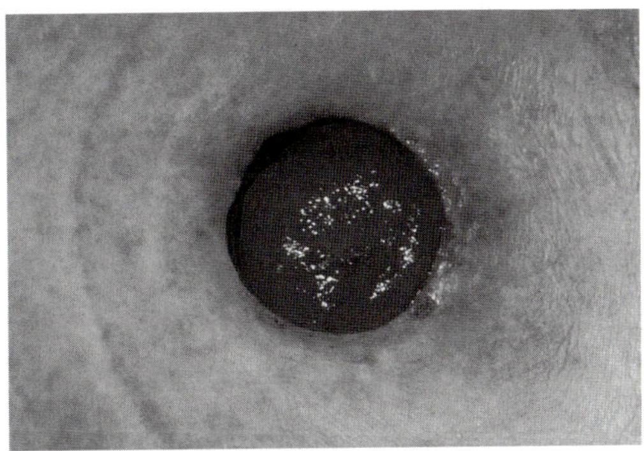

■ **Abb. 31.2.** Endständige Kolostomie (30 mm Ø)

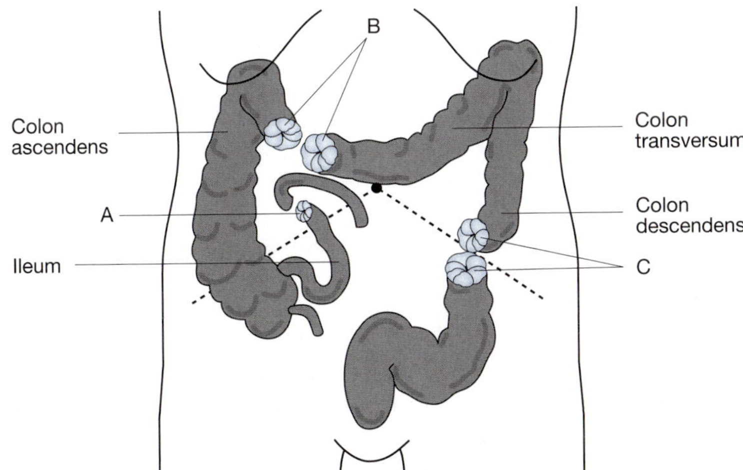

■ **Abb. 31.1.** Schematische Darstellung des Abdomens mit Ileostoma (*A*), Transversostoma (*B*) und Descendostoma (*C*)

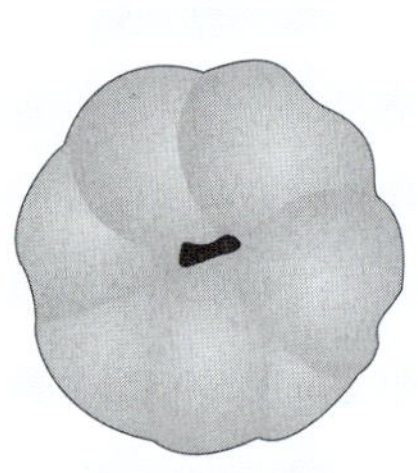

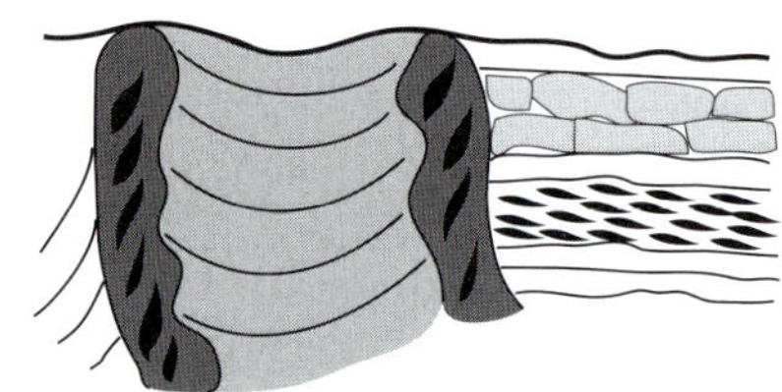

a

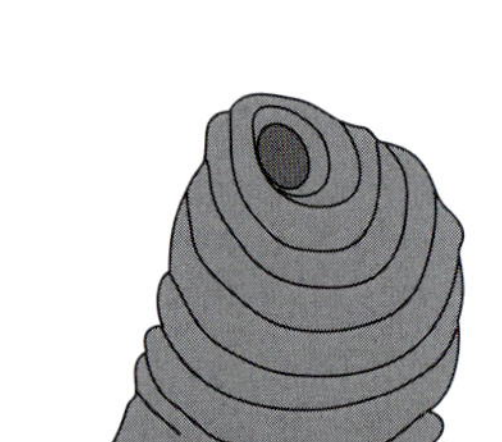

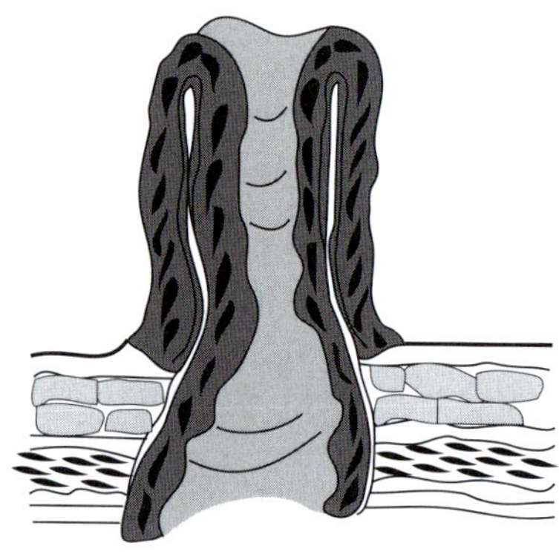

b

Abb. 31.3a,b. Anlage eines planen endständigen Kolostomas (**a**) und eines prominenten endständigen Ileostomas (**b**) durch sämtliche Schichten der Bauchdecke

- Dickdarmstomata fördern dickflüssigen oder geformten Stuhl. Die Zusammensetzung des Stuhls ist weniger aggressiv für umliegende Hautanteile. Die Anlage des Stomas erfolgt knapp (0,5 cm) über Hautniveau (Abb. 31.3 a).

31.2.3 Stomaplatzierung

! Für eine optimale Selbstversorgung ist die künftige Lage des Stomas von entscheidender Bedeutung. Da intraoperativ am liegenden, überstreckten Patienten die Hautfalten und Fettpolster nicht beurteilbar sind, muss die richtige Stomaplatzierung vorher am stehenden, sitzenden und sich bewegenden Patienten festgelegt werden. Damit sich der Patient später selbst versorgen kann, muss er bestätigen, dass er die vom Chirurgen und Stomatherapeuten vorgeschlagene Stomaplatzierung an seinem Bauch sehen kann.

Bei der Markierung ist für alle Ostomien zu beachten:

- Lage im Rektusmuskel,
- genügend Distanz zum Nabel und zur Operationswunde,
- glattes Hautareal (10 × 10 cm),
- Abstand zum Rippenbogenrand und zur Leiste,
- Platzierung fern von Falten oder alten Narben,
- Platzierung nicht auf dem Verlauf des Hosen- oder Rockbundes,
- Platzierung muss vom Patienten einsehbar sein; bei korpulenten Menschen daher u. U. Platzierung im Oberbauch.

Die präoperative Auswahl der Stomaplatzierung erfolgt durch das probeweise Anlegen eines Stomabeutels. Hat man sich definitiv für eine bestimmte Stelle entschieden, muss diese so angezeichnet werden, dass die Markierung während der Operation nicht abgewaschen werden kann. Am besten geschieht dies durch einen speziellen Stift oder eine intrakutane Injektion mit Indigocarmin oder Methylenblau.

31.2.4 Stomaanlage

Die Anlage eines Stomas erfolgt immer topographisch außerhalb des Operationszugangs über eine eigene, einzelne Inzision, möglichst immer im Bereich der Rektusmuskulatur.

Der oder die stomatragenden Darmanteile werden durch sämtliche Schichten der Bauchdecke ausgeleitet: Peritoneum, hinteres Rektusmuskelfaszienblatt, Rektusmuskulatur, vorderes Rektusscheidenblatt, subkutanes Fettgewebe und Haut (▫ Abb. 31.3 a,b und 31.4).

Besondere Sorgfalt bei der Anlage des Stomas ist darauf zu verwenden, dass die Durchtrittspforten der stomatragenden Darmabschnitte durch unelastische Schichten der Bauchdecke (Muskelfaszie, Haut) nicht zu eng gewählt werden, um eine Strangulation und Minderdurchblutung der stomatragenden Darmanteile zu vermeiden. Zu große Durchtrittspforten führen andererseits zur Ausbildung von parastomalen Hernien.

Bei der Anlage eines endständigen Stomas wird der mobilisierte Darmabschnitt, der das zukünftige Stoma tragen wird, durch die geschaffene Durchtrittspforte gezogen. Der Darm muss sich dafür ohne Spannung bis zur Bauchdecke ziehen lassen. Syphonartiger Verlauf der betreffenden Darmanteile soll vermieden werden. Handelt es sich um ein Ileostoma, erfolgt die Einnaht prominent (▫ Abb. 31.3 a); handelt es sich um ein Kolostoma, wird der Darm knapp über Hautniveau fixiert (▫ Abb. 31.3 b).

Bei *doppelläufigen Stomata* wird eine Darmschlinge (Loop) vor die Bauchdecke verlagert. Ein Rückgleiten der Darmschlinge wird durch das Einnähen eines Kunststoffsteges, der vorübergehend belassen wird, verhindert. Unter Erhalt der mesenterialen Darmwand wird das Darmlumen eröffnet. Beim Kolostoma erfolgt diese Eröffnung zentrisch; das Kolostoma wird knapp über Hautniveau eingenäht. Beim Ileostoma ist die Darmwandinzision exzentrisch zu platzieren; der stuhlfördernde Schenkel wird ausgestülpt und prominent, der abfahrende Schenkel plan im Hautniveau fixiert (▫ Abb. 31.4).

31.3 Harn ableitende Stomata

Durch Änderung und Verbesserung der medizinischen Behandlungsmöglichkeiten sinkt die Notwendigkeit zur Anlage von Urostomata seit Jahren. *Indikationen* bestehen bei Verlust (z. B. Zystektomie wegen eines Blasenkarzinoms) oder irreversibler Schädigungen (z. B. nach Strahlentherapie der Blase) der unteren Harn ableitenden Wege (Blase, Harnröhre). (s. ► Kap. 47.2).

Wie bei der Anlage von Darmstomata ist die *Platzierung* von Urostomata sorgfältig zu planen und durchzuführen. Fehler können die Lebensqualität der betroffenen Patienten erheblich einschränken.

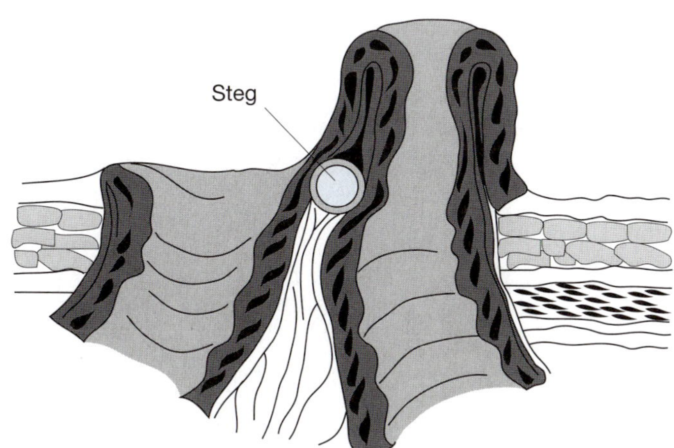

▫ **Abb. 31.4.** Anlage eines doppelläufigen Loopileostomas über einen Zügel oder Steg

31.4 Stomatherapie

31.4.1 Inhalte der Stomatherapie

Definition

Die Stomatherapie befasst sich mit dem Personenkreis der Stomaträger. Ihr Ziel ist die bestmögliche Wiedereingliederung dieser Menschen in Familie, Beruf und Gesellschaft.

Besondere Verdienste in der Stomatherapie haben sich Dr. Turnbull und Norma Gill (USA) erworben, indem sie eine Schule für Stomatherapie gründeten. Größten Wert legten sie auf die optimale Technik der Stomaversorgung. Dazu gehört insbesondere die Anleitung zur Selbstversorgung, um die Betroffenen unabhängig zu machen. Damit wird die Voraussetzung für eine soziale und psychische Rehabilitation geschaffen. Dieses Konzept wurde international anerkannt und fand weltweit Verbreitung.

Außer dem fest umrissenen Aufgabenbereich sind Unterricht an Krankenpflegeschulen, Vorträge bei Fortbildungsveranstaltungen und die eigene Weiterbildung wesentliche Inhalte der Tätigkeiten in der Stomatherapie.

31.4.2 Versorgungssysteme

Es ist wichtig, dass Stomatherapeuten und Pflegende auf unterschiedliche Versorgungssysteme zurückgreifen können, um für jeden Patienten eine optimale Abdichtung zu erreichen.
Kriterien zur Wahl eines Systems sind:

- Lage und Größe des Stomas,
- Prominenz des Stomas (unter/auf/über Hautniveau),
- Stuhlkonsistenz,
- Geschicklichkeit und Bedürfnisse des Patienten.

Auf jeden Fall sollte die Versorgung des Stomas möglichst einfach, aber dennoch sicher sein. Eine kompliziert zu handhabende Versorgung erschwert die Situation des Patienten unnötig.

Es werden zwei Versorgungssysteme angeboten: einteilige und zweiteilige. Für beide Systeme sind geschlossene, ausstreifbare und spezielle Urinbeutel sowie Minibeutel erhältlich.

Zur Haftung auf der Haut werden heute bei beiden Systemen die Beutel mit *Hautschutzplatten* auf der Basis von Pektin, Carboxymethylzellulose und Gelatine kombiniert. Das *Adhäsivmaterial* hat die Fähigkeit, auf der Haut zu haften, Feuchtigkeit aufzusaugen, ohne sich schnell zu zersetzen. Diese Hautschutzmaterialien werden von den allermeisten Patienten gut vertragen. Einige Hersteller umrahmen die Hautschutzplatte mit einem mikroporösen Pflaster. Das Naturprodukt *Karaya* (indisches Baumharz) wird wegen seiner Wärmelabilität, seiner begrenzten Möglichkeit der Flüssigkeitsaufnahme und häufig aufgetretenen allergischen Reaktionen kaum mehr als Hautschutzmaterial eingesetzt.

Für runde Stomata werden Hautschutzplatten mit verschiedenen vorgefertigten Lochgrößen angeboten, bei ovalen Stomata muss das Loch im Hautschutz maßgerecht von Hand mittels Nagelschere zugeschnitten werden.

Einteilige Systeme

Bei einem Einteiler ist der Beutel mit einer flexiblen Hautschutzplatte verschweißt. Hautschutz und Beutel werden untrennbar als Einheit aufgeklebt und entfernt (◘ Abb. 31.5). Die Tragezeit ist von der Ausscheidung abhängig und liegt bei 6–24 h (Kolostomie) über 1 Tag (Urostomie) bis 1–2 Tage (Ileostomie).

Zweiteilige Systeme

Hier wird der Beutel auf einer separaten *Basisplatte*, die aus dem oben beschriebenen Hautschutz-

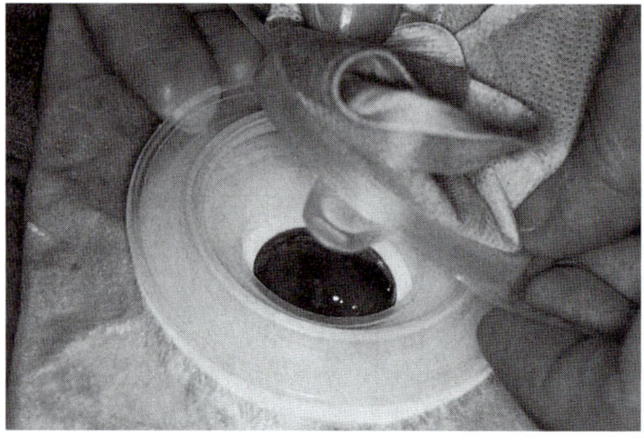

◘ **Abb. 31.6.** Zweiteiliges konvexes System. (Mit freundlicher Unterstützung der Firma Hollister Incorporated)

gemisch besteht, befestigt. An beiden Teilen ist ein Kupplungsteil integriert, um das System zu schließen. Der Beutel kann dadurch öfters gewechselt werden als die Basisplatte, die 3–4 Tage auf der Haut verbleibt. (◘ Abb. 31.6). Das Zuschneiden der Hautschutzplatte und die Befestigung des Beutels auf dem Fixierring erfordern eine gewisse Fingerfertigkeit.

Besondere Ausstattungsmerkmale

Stomabeutel werden heute mit einem *Aktivkohlefilter* angeboten. Es sei darauf hingewiesen, dass die Wirksamkeit der Aktivkohle nur ca. 6–12 h anhält.

Für Problemostomien, wie Retraktionen (eingesunkenes Stoma) oder Stomalokalisationen in Narben oder Hautfalten, stehen konvexe Versorgungen zur Verfügung. Sie haben eine gewölbte Platte, die sich besonders gut den Vertiefungen und Hautfalten anpasst (◘ Abb. 31.7). Sie sind für alle Ostomiearten mit den speziellen Beuteln sowie als Ein- und Zweiteiler verfügbar (s. auch ▶ Abschn. 31.8).

Kolostomieträger, die durch die Irrigation kontrollierte Entleerungen haben, d. h. für 1–2 Tage »ausscheidungsfrei« sind, können zur Abdeckung einen Minibeutel, eine Stomakappe oder einen Stomastöpsel tragen. Diese Abdeckungen sind auch für Sportarten wie Schwimmen etc. gut geeignet. Die Stomatherapeuten werden auf die individuellen Bedürfnisse der Patienten eingehen.

Für alle Ostomiearten werden außer transparenten auch hautfarbene Beutel angeboten. Außerdem sind heutzutage alle Beutel auf der der Haut zugewandten Seite mit einem Vlies versehen, das das Tragen des Beutels angenehmer macht.

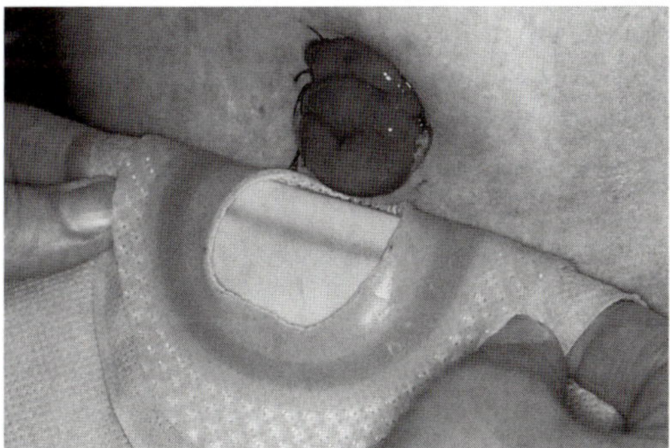

◘ **Abb. 31.5.** Einteilige Stomabeutel. (Mit freundlicher Unterstützung der Firma Hollister Incorporated)

31.4.3 Postoperative Versorgung und Beobachtung

Alle Ostomiearten werden in der Regel gleich im Operationssaal mit einem transparenten, entleerbaren Beutel versorgt. Dieser wird vorerst seitlich angebracht, wodurch die Entleerungen des Beutels für das Pflegepersonal erleichtert werden. Die Hautschutzplatte sollte das Stoma (besonders bei Ileostoma) exakt abdichten. Die Öffnung darf aber auch nicht zu eng sein, da sonst das Stoma abgeschnürt werden und sich in der Folge ein übermäßiges Stomaödem entwicklen kann. Auch Schnittverletzungen der Schleimhaut sind durch eine zu enge Lochgröße möglich.

Die Abdeckung eines frisch angelegten Stomas mit feuchten Kompressen ist heute nicht mehr üblich, denn die Schleimhaut bleibt auch im Beutel (luftdichtes System) feucht.

! Es sollten postoperativ (1.–10. Tag) alle Stomata mit transparenten Beuteln versorgt werden, damit die Schleimhaut und die Ausscheidungen ohne Manipulation am Versorgungssystem beurteilt werden können.

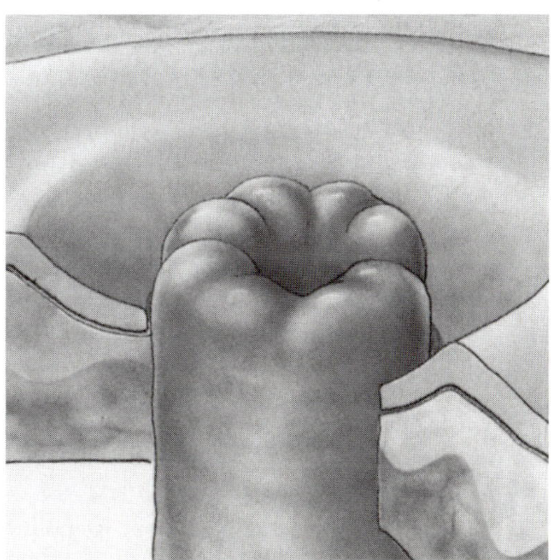

◘ **Abb. 31.7.** Beispiel für eine konvexe Stomaanlage (Mit freundlicher Unterstützung der Firma Hollister Incorporated)

Zu achten ist vorrangig auf:
- Blutung,
- Schleimhautödem,
- Schleimhautischämie,
- Schleimhautnekrose,
- Stomaausriss (postoperative Retraktion),
- Ausscheidungsbeginn, -farbe, -konsistenz, -menge.
- Bei allen Stomata muss bis zu 6 Wochen postoperativ die Größe des Stomas wiederholt vermessen und die Hautschutzöffnung angepasst werden.

Kolostomie

Nach ca. 10–14 Tagen kann auf einen geschlossenen und je nach Wunsch auch auf einen hautfarbenen Beutel mit Aktivkohlefilter übergegangen werden. Da ein großer Teil des Dickdarms zur Wasserrückresorption noch zur Verfügung steht, wird sich der Stuhl mit der Zeit verfestigen und sich meist die Zahl der Entleerungen auf 1–3 pro Tag normalisieren.

Transversostomie

Diese Art von Stoma ist meist recht groß und oval und liegt aufgrund der anatomischen Verhältnisse im Oberbauch in der Nähe des Rippenbogens. Der hervorgezogene Querdarm wird meist mit einem Steg unterlegt (s. ◻ Abb. 31.1 und 31.4). Dieser schützt den Darm vor dem Zurücksinken unter das Hautniveau. Der Steg wird etwa am 10. postoperativen Tag entfernt (s. ▶ 31.4.4)

! Bei der Entscheidung für die endgültige Versorgung ist es ratsam, die Wahl des Beuteltyps von der Stuhlkonsistenz und der Häufigkeit der Ausscheidungen abhängig zu machen. Die Ausscheidungen finden meist unkontrolliert über den ganzen Tag statt und sind von breiiger bis flüssiger Konsistenz.

Üblicherweise wird erst nach Entfernen des Steges mit dem Training begonnen.

Ileostomie

Die Ausscheidung aus dem Ileostoma ist dünnflüssig und nicht kontrollierbar. Durch den Gehalt an Verdauungsenzymen ist der Dünndarmstuhl besonders aggressiv. Bei Kontakt mit der Haut kann er diese in kurzer Zeit angreifen. Besonders entscheidend ist deshalb die bestmögliche operative Erstellung der Ileostomie und besonders beim Ileostoma muss die Lochgröße postoperativ ständig kontrolliert werden (s. ▶ 31.2.4). Der Versorgungswechsel empfiehlt sich vor den Mahlzeiten, da dann weniger Ausscheidung als nach dem Essen zu erwarten ist und das Stoma in Ruhe frisch versorgt werden kann.

Doppelläufige Anlage

Es ist wichtig, dass auch bei einem Stoma, das postoperativ mit einem Steg gehalten wird, das Loch der Hautschutzplatte dem Durchmesser des Stomas angepasst wird und nicht der Breite des Stegs. Sitzt der Steg locker und ist nicht mit Fäden fixiert, kann durch sternförmiges Einschneiden der Hautschutzplatte diese unter den Steg geklebt werden, so dass auch der Hautbezirk unter dem Steg vor Ausscheidungen geschützt ist. Ist der Steg fixiert oder steht er unter Spannung, wird die Versorgung darauf geklebt und ein spezieller Vermerk in den Unterlagen vorgenommen.

Urostomie

Urostomata sind häufig schwer zu versorgen. Oft ist die Stomaöffnung klein und hauteben angelegt (Ureter-Haut-Fisteln). Bei einem Ileum- oder Kolon-Conduit (Brigger-Blase) hat man zwar ein größeres Stoma, jedoch mehr Schwierigkeiten mit dem ständig nachlaufenden Urin. Die operativ angelegten Splints oder Schienen werden nach ca. 12–14 Tagen gezogen.

Urostomien benötigen aufgrund ihrer Ausscheidung einen Beutel, der am unteren Ende ein Ablaufsystem hat. Für die Nacht kann man diese spezielle Versorgung an einen Bettbeutel anschließen, was den Vorteil hat, dass keine nächtliche Entleerung nötig ist. Auch gibt es sog. Beinbeutel, die tagsüber zur zusätzlichen Entlastung des Stomabeutels getragen werden können.

! Unbedingt notwendig bei allen Urinbeuteln ist die eingeschweißte Rücklaufsperre. Sie verhindert am liegenden Patienten das Zurückfließen des Urins in und um das Stoma und die damit verbundene Ausbildung von Urinkristallen, Hyperkeratosen und Infektionen.

Schwierigkeiten entstehen beim Anbringen der Beutel durch ständigen Urinfluss, der die Beutelhaftung erschwert. Hier ist zu empfehlen, das Wechseln des Beutels morgens vor dem Frühstück vorzunehmen, da um diese Zeit die geringste Urinabsonderung zu erwarten ist.

31.4.4 Versorgungswechsel und allgemeine Pflegemaßnahmen

Die Pflege der parastomalen Haut ist besonders wichtig, da diese einer ständigen Belastung durch Klebstoffe ausgesetzt ist. Um eine Benetzung der parastomalen Umgebung mit Ausscheidungen und nachfolgender Irritation und Entzündung zu vermeiden, ist es wichtig, dass der Hautschutz das Stoma exakt umschließt. An dieser Stelle sei nochmals darauf hingewiesen, dass das Stoma in den ersten postoperativen Wochen um ca. 1/3 seiner Größe schrumpfen kann. Oft wird versäumt, den Patienten auf diese Tatsache hinzuweisen. Zu diesem Zweck liegen allen Beutelpackungen Schablonen bei, so dass der Betroffene selber des Öfteren die Größe kontrollieren kann (◻ Abb. 31.8). Sollten Narben, Falten oder Retraktionen die Abdichtung erschweren, so kann man versuchen, diese Vertiefungen mit Hilfe von Hautschutzpaste, Hautschutzringen oder anderem Modelliermaterial auszugleichen und darauf die Versorgung (z. B. konvexe Beutel, s. ◻ Abb. 31.7, zusätzlich mit Gürtel) anzubringen.

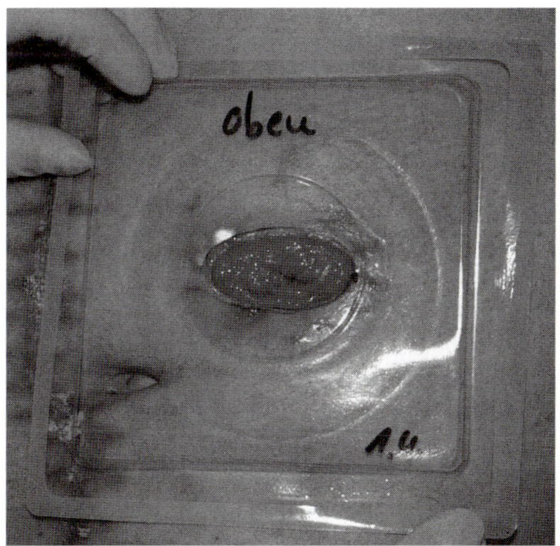

◻ **Abb. 31.8.** Anfertigen einer individuellen Schablone zum Ausschneiden des Hautschutzes

Hinweise zur Pflege beim Wechsel der Stomaversorgung

- Die alte Stomaversorgung wird abgelöst, indem man mit der einen Hand die Hautschutzplatte abzieht und mit der anderen Hand vorsichtig die Haut von der Platte löst. Die Verwendung von besonderen Lösungsmitteln ist dabei in der Regel nicht erforderlich.
- Die das Stoma umgebende Haut wird sorgfältig mit Wasser und evtl. mit einer neutralen Seife gesäubert. Spezielle Reinigungsmittel sind zwar erhältlich, normalerweise aber nicht erforderlich.
  - Auf keinen Fall sollten Äther, Alkohol oder Benzin verwendet werden, da sie den normalen Fett- und Säuregehalt der Haut zerstören und diese brüchig machen!
  - Auch ölhaltige Mittel sind in der Stomapflege zu meiden, da sie die Haftfähigkeit der Hautschutzplatte beeinträchtigen.
  - Zur Entfernung von evtl. auf der Haut verbliebenen Kleberesten werden von fast allen Herstellern spezielle Pflasterentferner angeboten, die nicht so aggressiv sind wie reiner Alkohol oder Benzin. Anschließend wird der Pflasterentferner von der Haut mit einer feuchten Vlieskompresse abgewaschen und dann die Haut mit einer anderen, weichen Vlieskompresse getrocknet.
- Nach der Reinigung können spezielle Hautschutzmittel aufgebracht werden, die entweder eine gerbende und damit abhärtende Funktion haben oder einen Schutzfilm auf der Haut bilden. Trockene und empfindliche Haut kann durch spezielle fettfreie Hautschutzcremes, die die Haftung der Versorgung kaum beeinträchtigen, gepflegt werden.
- Bei peristomaler Behaarung muss der Klebebereich regelmäßig rasiert werden (Einmalrasierer oder Elektrorasierer verwenden zur Prophylaxe der Follikulitis). Von der Benutzung von Enthaarungscremes in diesem Bereich wird abgeraten.

31.4.5 Irrigation

Definition
Bei der Irrigation handelt es sich nicht um ein Ausspülen des Darms, sondern um eine Technik zur Einleitung einer zeitlich kontrollierten und geplanten Stuhlentleerung.

Die Methode der Irrigation ermöglicht es einigen Kolostomieträgern, nur mit einer kleinen Stomaabdeckung auszukommen.

Eine erfolgversprechende Irrigation ist nur bei Patienten durchzuführen, deren Stoma im Bereich des Colon descendens oder des Sigmas liegt. Wichtige Voraussetzungen sind die Bereitschaft des Patienten, die Irrigation selbst durchzuführen, und das Fehlen medizinischer Kontraindikationen, z. B. Stenose, Syphonbildung oder Strahlenkolitis.

Die Durchführung der Irrigation dauert zu Beginn ca. 45 min, verringert sich aber im späteren Verlauf. Sie wird anfangs täglich vorgenommen und reduziert sich bei einigen Patienten nach einer Gewöhnungszeit auf jeden 2. Tag.

Mit der Irrigation kann wenige Wochen nach der Operation begonnen werden, sobald sich der Patient vom Eingriff erholt hat und bereit ist, die Technik selbst anzuwenden. Der Patient sollte mindestens 1–2-mal unter fachkundiger Anleitung irrigieren.

! Ein Darmrohr sollte niemals verwendet werden, da die Perforationsgefahr sehr hoch ist.

31.5 Ernährung

Für Stomaträger, die nicht an einer anderen diätpflichtigen Erkrankung (z. B. Diabetes) leiden, gibt es keine diätetischen Einschränkungen.

Speiseunverträglichkeiten sind individuell unterschiedlich. Einige Gemüsearten wie Kohl, Zwiebeln, Hülsenfrüchte usw. können natürlich Blähungen verursachen. Die Erstellung eines Speiseplans, in dem alles, was der Patient zu sich nimmt, und seine Reaktion darauf vermerkt wird, ist bei der Ermittlung von Unverträglichkeiten sehr hilfreich. So kann er selbst sehr schnell ermitteln, welche Speisen er gut verträgt und welche er besser meiden sollte.

Ileostomieträger müssen unbedingt angehalten werden, mindestens 2 l Flüssigkeit pro Tag zu trinken, da der tägliche Flüssigkeitsverlust über die Ileostomie erheblich ist. Empfehlenswert sind Sportgetränke (z. B. Gatorade), die u. a. Elektrolyte enthalten. Sehr schlecht verdauliche und faserhaltige Speisen wie z. B. Spargel, Pilze, Nüsse, Orangen und Obstsschalen sowie volle Körner (Müsli, Körnerbrot) sollten vom Ileostomiepatienten gemieden werden, da das Stoma verstopfen kann (sog. »Stomablockade«). Diese Gefahr kann durch sorgfältiges Kauen vermindert werden.

Urostomieträger sollten ebenfalls viel trinken, um die Urinkonzentration niedrig zu halten.

31.6 Medikamenteneinnahme

Ileostomiepatienten, die orale Medikamente einnehmen müssen, sollten mit dem Arzt besprechen, ob die verordneten Medikamente resorbiert werden können, da der Dickdarm als Resorptionsorgan wegfällt (z. B. Anti-Baby Pille).

31.7 Anleitung der Patienten und/oder ihrer Angehörigen

Sobald wie möglich wird der Patient in die Pflege mit einbezogen. Das ist besonders bei älteren Personen wichtig, da sie erfahrungsgemäß etwas längere Zeit brauchen, um sich an die neue Situation zu gewöhnen und die Handhabung der Beutel zu erlernen. Die Stomatherapeuten passen ein geeignetes System an. Welche Versorgung auch immer gewählt wird: Der Betroffene muss lernen, damit umzugehen. Darum sollte sie so einfach wie möglich und so sicher wie nötig sein.

Beim Anlernen sind folgende Zielsetzungen zu berücksichtigen:

- Kann der Patient bereits aufstehen, wird er angehalten, die Stomapflege selbst zu übernehmen. Anfangs können die Pflegenden noch helfend eingreifen, später jedoch sollte er alle Handgriffe allein ausführen, damit er bei der

Entlassung bereits die wichtigsten Grundkenntnisse der praktischen Handhabung beherrscht.

- Ist der Betroffene nicht in der Lage, seine Stomaversorgung selbstständig zu übernehmen, so müssen die nächsten Angehörigen in die Pflege mit einbezogen werden. Auch sie sollten bis zur Entlassung die nötigen Handgriffe erlernt haben.
- Zu den Instruktionen des Patienten gehört auch die Aufstellung einer Liste der benötigten Materialien mit Bestellnummern, Beutelgröße und Firmennamen. Das erleichtert dem Hausarzt das Erstellen des Rezepts und dem Fachhandel das Besorgen der entsprechenden Ware. Diese Aufstellung, die Angaben zum Stoma und die Adresse der nächstgelegenen Stomafachkraft am Heimatort des Patienten sollten in einem *Stomapass* aufgeschrieben werden, den der Patient bei der Entlassung mitbekommt. Solche Pässe sind bei den Herstellerfirmen und der ILCO erhältlich.

31.8 Stomakomplikationen – medizinische und pflegerische Maßnahmen

In der nachfolgenden Tabelle sind häufige Stomakomplikationen dargestellt.

Hernie	*Prophylaxe*: Das Heben schwerer Lasten sollte unbedingt unterlassen werden (max. 10 kg)	*Therapie*: - konservativ: Bruchband - operativ: Hernienkorrektur oder Neuanlage
Prolaps	*Problem*: Durch das Hinein- und Hinausgleiten des Darms kann es zur Bildung von Schleimhautulzera, Pseudopolypen und Blutungen kommen	*Therapie*: - operative Korrektur. Bei eingeklemmten Prolaps besteht absolute Operationsindikation (Gefahr der Darmnekrose)
Stenose	*Problem*: Stuhlverhalten, Ileusgefahr	*Therapie*: - operative Korrektur
Retraktionen	*Problem*: Hautprobleme um das Stoma durch Dichtigkeitsprobleme der Versorgung; chronische Hautprobleme können zu Stenosen führen	*Therapie*: - sorgfältiges Anpassen der Stomaversorgung - operative Korrektur

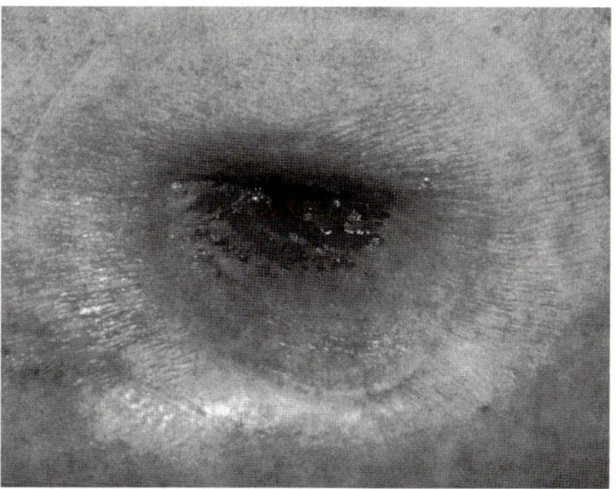

Abb. 31.9. Stomaretraktion mit Hautmazeration als Folge von Unterwanderung des Hautschutzes mit Stuhl

31.8.1 Hautprobleme

Die häufigsten Hautprobleme sind auf eine unzulängliche Versorgung und Pflege zurückzuführen. Um ihre Ursachen ausfindig zu machen, ist es unbedingt erforderlich, sich den Lokalbefund und die Unterseite der abgelösten Hautschutzplatte genau anzusehen. Außerdem sollte man gezielt nach den Pflegegewohnheiten fragen.

Leichte Rötungen ohne deutlich erkennbare entzündliche Veränderungen sind meist eine Reaktion auf ein zu vehementes Abziehen der Versorgung.

Irritation

Hautirritationen haben ihre Ursache in dauernder Benetzung der Haut mit den Ausscheidungen. Hierdurch wird die obere Epidermisschicht angegriffen. Zu Beginn ist diese Veränderung durch Rötung und einen feuchten Glanz sichtbar. Im fortgeschrittenen Stadium reicht die Schädigung bis in die tieferen Hautschichten, führt also zur Mazeration. Es kommt zu schmerzhaften, nässenden und blutenden Hautläsionen, die durch ihre narbige Ausheilung als Spätkomplikation eine Stenose zur Folge haben können.

Diese Läsionen sind nicht scharf begrenzt. Ursachen sind:

- zu große Hautschutzausschnitte,
- häufig undichte Versorgung,
- zu langes Tragen der Versorgung,
- schlechte bis mangelhafte Pflege und Hygiene.

Ist erst einmal eine Entzündung eingetreten, so ist es schwer, auf der nässenden, wunden Haut einen Beutel zu befestigen. Hier haben sich die Hautschutzplatten aus Adhäsivmaterial gut bewährt, da sie Feuchtigkeit aufnehmen und sich gut anschmiegen. Durch ihren Gehalt an Pektin und Gelatine beschleunigen diese Platten die Abheilung der geschädigten Haut.

- Die Läsion kann mit Adhäsivpuder bestäubt werden, darauf kann direkt die Hautschutzplatte oder ein hydrokolloider Hautschutzring aufgeklebt werden.
- Auch der kurzfristige Einsatz von hydrokolloiden Wundverbänden, die zwischen die Wunde und die Hautschutzplatte gelebt werden, hat sich bewährt.

! Ist eine Versorgung undicht, so muss sie baldmöglichst gewechselt werden. Ein Versuch, sie mit Pflasterstreifen erneut zu befestigen, sollte unbedingt unterlassen werden.
Wird eine Versorgung zu lange getragen, zersetzt sich der Hautschutz, und die Ausscheidungen benetzen für längere Zeit die Haut. Dies kann auch durch mangelhafte Pflege und Hygiene verursacht werden.

Allergie/Kontaktekzem

Ein Kontaktekzem kann entstehen als allergische Reaktion auf:

- Klebeflächen,
- Plastikmaterial des Beutels,
- Hautpflegemittel, Seife, Reinigungsmittel, Gürtel.

Im Gegensatz zur Irritation ist die allergische entzündliche Rötung scharf begrenzt und oft ein Spiegelbild des auf die Haut aufgebrachten Allergens, z. B. Klebefläche oder Beutel.

Bei der Plattenallergie muss die Haut mit Hilfe von Hautschutzlösungen oder zusätzlichen hypoallergenen Hautschutzplatten vor dem direkten Kontakt geschützt werden. Bei einer allergischen Reaktion auf das Adhäsivmaterial kann manchmal durch Wechsel der Produkte eine Besserung erzielt werden, denn das Angebot der Industrie unterscheidet sich u. a. in der Zusammensetzung des Adhäsivmaterials und im Einsatz verschiedener Klebstoffe. Patienten mit einer bekannten Allergie auf den Konservierungsstoff Perubalsam, der z. B. bei Kosmetika, aber eben auch bei der Herstellung von Stomaplatten verwendet wird, sollten sich speziell nach dem Anteil dieses Stoffes im Adhäsivmaterial erkundigen.

Auch das Plastikmaterial des Beutels kann bei Hautkontakt ein Ekzem auslösen. Ein häufiger Verursacher von Allergien sind auch die mikroporösen Klebeflächen, die an manchen Platten das Hautschutzmaterial umrahmen. Hier empfiehlt es sich, auf Platten mit durchgehendem Hautschutz zu wechseln.

Um herauszufinden, ob eine Überreaktion auf Reinigungs- bzw. Pflegemittel oder Seifen besteht, genügt oft das Weglassen der speziellen Mittel und der Wechsel zu einer neutralen, parfümfreien Seife.

! In den meisten Fällen benötigen Ostomieträger keine speziellen Lotionen zum Entfernen, Reinigen etc., sondern kommen mit Wasser und einer neutralen Seife aus.

Follikulitis

Die Follikulitis ist eine Entzündung der Haarbälge, die sich durch kleine rote, später eitergefüllte Pickel zeigt. Sie entsteht durch das Ausreißen der Haare beim Abziehen der Klebeflächen.

- Das Entfernen der Haare im parastomalen Bereich sollte zur Vermeidung dieser Komplikation bei jedem Beutelwechsel vorgenommen werden.
- Bei stark entzündeter Haut ist nach der Rasur eine Hautschutzplatte mit durchgehendem Adhäsivmaterial zu empfehlen, mikroporöse Klebflächen sollten nicht verwendet werden.

Pilzinfektion (Candida)

Pilzinfektionen treten im Stomabereich gehäuft auf, da hier die wichtigsten Voraussetzungen zum Gedeihen von Candida – feuchte Wärme und Luftabschluss – vorliegen. Bestimmte Bedingungen, wie verminderte Immunabwehr bei Patienten mit Chemotherapie und Steroidtherapie oder Diabetes mellitus, können den Pilzbefall noch begünstigen.

Die Candidainfektion erkennt man an den oft verstreuten »roten« Papeln oder Pusteln, die gelegentlich einen weißen schuppigen Belag aufweisen. Besteht der Verdacht einer Candidainfektion, sollte ein Arzt hinzugezogen werden. Ein Abstrich mit anschließender Kultur sichert die Diagnose. In einigen Fällen muss der gesamte Magen-Darm-Trakt mitbehandelt werden.

- Zur lokalen Behandlung kommen hier antimykotische Lotionen auf wasserlöslicher Basis, Sprays, Puder oder Gels in Frage, die täglich aufgetragen werden müssen. Salben oder Cremes sollten nicht verwendet werden, da sie die Haftung der Stomaversorgung verhindern.
- Auch hier sollte wieder eine Stomaversorgung ohne mikroporöse Klebfläche gewählt werden, wenigstens solange, bis die Infektion abgeheilt ist.

Peristomales Druckulkus

Durch unkorrekten Einsatz von konvexen Versorgungen, deren Beliebtheit in den letzten Jahren stark zugenommen hat, kann es durch zu starken Druck auf den peristomalen Bereich zu Druckulzerationen kommen. Wird die Versorgung eines Stomas, das chirurgisch korrekt (über Hautniveau) angelegt wurde, mit flachen Versorgungen häufig undicht, sollte man erst nach der Ursache forschen (z. B. falsche Technik beim Säubern oder Aufkleben), bevor vorschnell zu konvexen Versorgungen gegriffen wird. Auch Gürtel oder Bruchbandagen können Verursacher von Druckulzera sein.

Das Druckulkus heilt nach Behebung der Ursache je nach Ausprägung mit einem hydrokolloiden Wundverband zwischen dem Ulkus und der Stomaversorgung schnell wieder ab.

31.8.2 Gewebeneubildungen

Bei jeder Routinenachsorge der Patienten darf auch die Inspektion und Palpation des Stomas nicht vernachlässigt werden. Bei suspekten Befunden wie Polypenbildung oder Gewebeneubildungen müssen die Patienten einer sofortigen ärztlichen Behandlung zugeführt werden. Hat eine Krebserkrankung primär zur Stomaversorgung geführt, besteht die Möglichkeit eines Rezidivs oder einer Metastase am Stoma.

31.9 Spezielle Probleme bei Urostomien

31.9.1 Hyperkeratose

Durch ständige Feuchtigkeit der parastomalen Umgebung aufgrund von Urinkontakt kommt es zum Aufquellen der Haut (»Waschfrauenhaut«). Reaktiv verdickt sich die Hornschicht und führt zu einer Hyperkeratose, die das Stoma bis zur Stenose einengen kann. Die Ursachen liegen in einem zu groß gewählten Beutelausschnitt oder im Fehlen einer speziellen Urostomieversorgung mit Rücklaufsperre.

Die Behandlung besteht in der Anpassung der exakten Versorgung und in Spülungen mit einer Essig-Wasser-Lösung im Verhältnis 1 : 1. Dazu wird eine mit der Essig-Wasser-Lösung getränkte Kompresse für ca. 10 min auf das Stoma gedrückt.

Diese Behandlung sollte täglich mindestens einmal vorgenommen werden, bis sich die Verdickung der Hornschicht zurückgebildet hat.

31.9.2 Kristallbildung

Kristalle bilden sich bei zu hoher Harnsalzkonzentration. Sie lassen sich auch durch Reiben nicht entfernen und sitzen wie ein fester Ring um das Stoma.

Ihre Behandlung erfolgt analog der Hyperkeratose, zusätzlich durch Neutralisieren des Urin-pH-Wertes durch genügend Flüssigkeitszufuhr und/oder ergänzende Medikamente nach ärztlicher Verordnung.

31.10 Psychosoziale Probleme bei Stomapatienten

Durch die Anlage eines Stomas wird der Patient mit einer veränderten Körpersituation und Körperwahrnehmung konfrontiert. Dass sich die Ausscheidungen jetzt aus der Bauchhaut unkontrolliert entleeren, stellt für viele Betroffene ein großes psychisches Problem dar. Was jahrelang zum Intimbereich gehörte und ausschließlich allein hinter verschlossener Tür stattfand, wird jetzt vor Mitpatienten oder Familienangehörigen im Zimmer öffentlich vorgenommen. Pflegende sollten daher versuchen, soweit wie möglich auf die Intimsphäre Rücksicht zu nehmen und die nicht bettlägrigen Patienten in einem separaten Raum zu versorgen.

! Die psychosoziale Anpassung an ein Stoma braucht Zeit. Bei diesem Prozess, insbesondere zu Beginn, spielen die Pflegenden eine wichtige Rolle. Der Patient wird sie genau wahrnehmen und beobachten, wird auf ihre Bereitschaft schauen, das Stoma zu berühren, den Beutel zu leeren oder zu wechseln. Patienten und Angehörige richten sich in ihren Reaktionen und Beurteilungen oftmals nach dem Verhalten des Pflegepersonals.

Zu der veränderten körperlichen Situation kommt die Angst, die Erkrankung könnte nicht ganz beseitigt sein oder wieder auftreten. Bei der Bewältigung können außer den Bezugspersonen, Angehörige, Stomatherapeuten und Arzt, auch andere rehabilitierte Betroffene (ILCO; Adresse s. u.) behilflich sein.

31.10.1 Störung des Sexuallebens

Infolge der veränderten Körpersituation kann es, unabhängig vom Alter des Patienten, zu einer Störung des Sexuallebens kommen. Nach der Entlassung aus dem Krankenhaus und der Erholungszeit realisieren die Patienten, dass sie wieder ein normales, aktives Leben führen können. In dieser Phase können folgende sexuelle Probleme stark zum Ausdruck kommen:

- Die Patienten fühlen sich nicht mehr attraktiv und begehrenswert.
- Sie und ihre Partner fürchten sich davor, das Stoma während des Geschlechtsverkehrs zu verletzen.
- Sie fürchten ein Verrutschen des Beutels oder ein Auftreten von Winden und unangenehmer Geruchsbildung.

Diese Ängste des Stomaträgers können therapeutisch mit ausführlichen Gesprächen und genügend Informationen über Versorgungsmöglichkeiten angegangen werden.

Wesentlich anders ist die Situation teilweise nach radikalen Operationen, wie z. B. bei abdominoperinealen Rektumresektionen bei Männern. Die mögliche definitive Zerstörung der vegetativen Innervation der Geschlechtsorgane kann zu irreversiblen sexuellen Störungen führen. Diese sind therapeutisch schwer zu beeinflussen und sollten Spezialisten wie Urologen und/oder Andrologen zugeführt werden.

Patienten reden gewöhnlich nicht von sich aus über sexuelle Probleme. Besteht jedoch genügend Vertrauen auf der Basis einer tragfähigen Beziehung, so können Angehörige, Pflegende, Stomatherapeut, Arzt und Selbsthilfegruppen im Gespräch und durch ihr Verhalten wichtige Hilfestellung bieten.

Adressen:

- Deutsche ILCO e. V. (Ileostomie-Colostomie Vereinigung), Landshuter Str. 30, D-85356 Freising. Tel. 08161/934301, 934302; Fax 934304, Internet: www.ilco.de
- D. C. C. V. e. V. (Deutsche Crohn und Colitis Vereinigung), Paracelsusstr. 15, D-51375 Leverkusen. Tel. 0214–876608–0; Fax 87608–88, Internet: www.dccv.org
- D. V. E. T. (Deutsche Vereinigung der Enterostomatherapeuten), Geschäftsstelle: Virchowstr. 14, 38642 Goslar. Tel. 05321 / 51080, Internet: www.dvet.de

Weiterführende Literatur

Boelker T, Webelhuth W (2003) Durch dick und dünn, 2. Aufl. Schmücker, Menden

Feil-Peter H (2002) Stomapflege, 7. Aufl. Schlütersche, Hannover

Peters-Gawlik M (1998) Praxishandbuch Stomapflege. Huber, Bern

Stoll-Salzer E, Wiesinger G (2004) Stomatherapie. Thieme, Stuttgart

Probleme nach Mastektomie

J. Benz, V. Bojovic

Die operative Behandlung von Brustkrebs hat sich in den letzten Jahren gewandelt. Heute ist die brusterhaltende Therapie die Therapie der Wahl. Für eine Mastektomie (operative Entfernung der ganzen Brust) müssen spezielle Indikationen vorliegen. Die Ergebnisse der brusterhaltenden Therapie (mit Entfernung der Lymphknoten in der Achselhöhle und Bestrahlung der Restbrust) und der Mastektomie weisen vergleichbare Erfolgsraten auf. Vor allem bestehen keine Unterschiede bezüglich der Überlebensaussichten. Dabei besteht Übereinstimmung darin, dass die vollständige lokoregionäre Tumorentfernung nach wie vor das Behandlungsziel des primären Mammakarzinoms darstellt. Ganz allgemein gilt, dass jeder Mammakarzinombehandlung eine Aufklärung der Patientin über die im individuellen Fall möglichen alternativen Behandlungsmodalitäten vorauszugehen hat.

32.1 Kriterien für die Wahl der Therapie

32.1.1 Voraussetzung für eine brusterhaltende Therapie

Die Voraussetzungen für eine brusterhaltende Therapie von Seiten des Tumors sind gegenwärtig nicht ganz scharf definiert. Grundsätzlich ist damit zu rechnen, dass Rezidive in der betroffenen Brust um so häufiger sind, je größer der Tumor und je geringer sein Abstand von den chirurgischen Absetzungsrändern ist. Darüber hinaus gilt:

- Die Exzision des Tumors muss histologisch im Gesunden durchgeführt werden.
- Eine ausgedehnte intraduktale Tumorausdehnung bringt eine höhere Rezidivrate mit sich.
- Ein am Operationspräparat nachgewiesener metastatischer Befall der regionären Lymphknoten ist keine Kontraindikation gegen eine brusterhaltende Therapie.
- Bei Lymphknotenbefall wird im Allgemeinen eine adjuvante systemische Therapie durchgeführt.

32.1.2 Indikationen für eine Mastektomie

Gründe, die eine Mastektomie erforderlich machen, sind:

- zweifelhaftes kosmetisches Resultat nach brusterhaltender Therapie bei Missverhältnis zwischen Tumorgröße bzw. Tumorlage und Gesamtbrust,
- tumorpositive Schnittränder trotz Nachresektion,
- palpatorisch oder mammographisch erkennbare Multizentrizität,
- Ablehnung oder Unmöglichkeit der postoperativen Bestrahlung,
- Fehlen einer gut abgestimmten interdisziplinären Behandlungsgruppe von Ärzten,
- nicht gesicherte Nachsorge.

Die Mastektomie kann für die betroffene Frau eine große seelische Belastung bedeuten. Durch die Entfernung der Brust fühlen sich die Patientinnen häufig zutiefst in ihrer Weiblichkeit verletzt. Viele Dinge des normalen Lebens müssen neu bewältigt werden. Dazu gehört insbesondere die intime Begegnung mit dem Partner. Diese Momente zwingen die Frau, sich mit dem Verlust ihrer Brust auseinanderzusetzen (s. hierzu auch ▶ Kap. 30 Sexualität).

Nach der Mastektomie sind prinzipiell zwei Möglichkeiten gegeben, das Körperbild nach außen hin wiederherzustellen:

- die operative Rekonstruktion,
- die Anpassung einer externen Prothese.

Diese beiden Möglichkeiten werden im Folgenden erläutert.

32.2 Operative Rekonstruktion

32.2.1 Indikationen

Eine operative Rekonstruktion kann in den meisten Fällen durchgeführt werden. Voraussetzung dazu ist eine intakte und karzinomfreie Haut und ein Zustand nach sicher im Gesunden entferntem Tumorgewebe.

Die Entscheidung für eine operative Brustrekonstruktion kann jede Frau nur für sich selbst treffen. Sie sollte sich dabei fragen, ob der Wiederaufbau für sie mit einem Gewinn an Selbstsicherheit und positivem Lebensgefühl verbunden ist. Den Wünschen des Mannes nachzukommen, ist ein sehr problematisches Motiv für einen Wiederaufbau, denn eine Beziehung, die durch eine Amputation tiefgreifend belastet wird, kann mit einer Rekonstruktion kaum gefestigt werden.

Vor ihrer Entscheidung sollte sich jede betroffene Frau an einer entsprechenden Klinik informieren. Sie kann auch die Meinung anderer Ärzte einholen.

! Jeder Arzt, der sich mit Rekonstruktion befasst, weiß um die große psychische Bedeutung dieser Eingriffe. Er wird sich deshalb für eine ausführliche Beratung Zeit nehmen.

Zur Beratung gehört auch das Zeigen von Bildern, die Patientinnen vor und nach dem rekonstruktiven Eingriff darstellen (◘ Abb. 32.1a–c). Derartige Fotodokumente können eine oft zu hohe Erwartungshaltung auf ein realistisches Maß korrigieren; denn auch eine noch so perfekte Rekonstruktion kann nie mit dem Aussehen einer natürlichen Brust konkurrieren.

Für viele Patientinnen sind Informationsbroschüren bei der Entscheidungsfindung für oder gegen eine operative Rekonstruktion sehr hilfreich (z. B. »Eine neue Brust?«, herausgegeben von der Schweizerischen Krebsliga*).

! Nach bisherigen Erfahrungen zeichnet sich ab: Wenn eine Patientin dem Wiederaufbau unschlüssig gegenübersteht, sollte sie darauf verzichten. Ein solcher Eingriff wird ihr nur dann wirklich helfen, wenn sie von seinem Nutzen überzeugt ist.

Die operative Rekonstruktion hat keinen nachteiligen Einfluss auf den Krankheitsverlauf. Das Auffinden von Lokalrezidiven wird durch die Rekonstruktion nicht erschwert, da die meisten Lokalrezidive in der Haut oder in der Subkutis liegen und damit der physikalischen Diagnostik ohne Schwierigkeiten zugänglich bleiben. Zudem

* Bezugsquelle: Schweizerische Krebsliga: Postfach 8219, CH-3001 Bern. Internet: www.swisscancer.ch

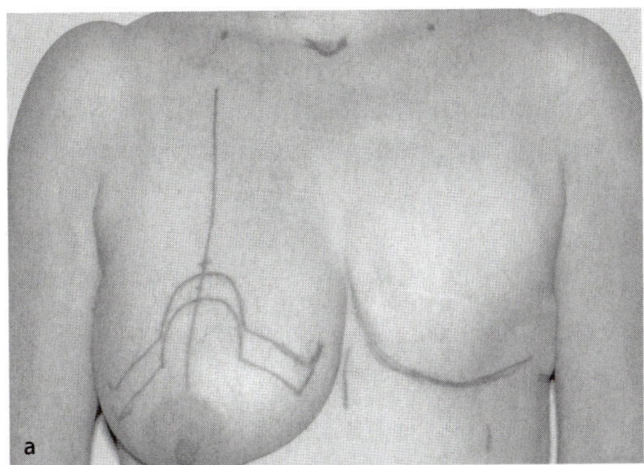

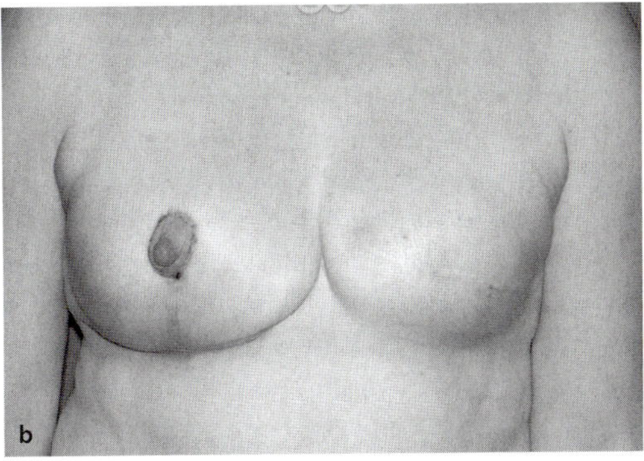

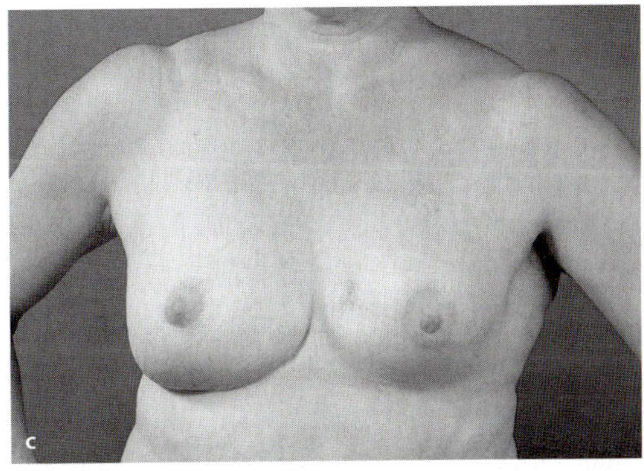

◘ **Abb. 32.1 a–c.** Fotografische Dokumentation einer operativen Rekonstruktion der linken Brust. **a** Zustand nach Mastektomie links vor dem Wiederaufbau. Um die Symmetrie zwischen links und rechts zu erreichen, muss die rechte Brust verkleinert werden. Die entsprechenden Schnittlinien sind rechts schon eingezeichnet. **b** Zustand nach Wiederaufbau mit Silikonprothese links und nach Verkleinerungsplastik rechts. Bei sehr gutem kosmetischem Resultat sind die Narben teilweise noch sichtbar. **c** Auch die Rekonstruktion des Brustwarzenkomplexes wurde durchgeführt: Freie Transplantation von Haut der Oberschenkel-Innenseite für die Rekonstruktion des Warzenhofs und von der kleinen Schamlippe für die Rekonstruktion der Brustwarze. Schlussbild 3 Monate nach Operation

werden die Prothesen heute üblicherweise submuskulär, d. h. unter dem großen und kleinen Brustmuskel implantiert, so dass auch die sehr seltenen Lokalrezidive in der Pectoralismuskulatur entdeckt werden können.

32.2.2 Zeitpunkt des Wiederaufbaus

Grundsätzlich kann ein Wiederaufbau gleichzeitig mit der Tumoroperation begonnen werden. Diese Sofortrekonstruktion mit Beginn in der gleichen Narkose wie die Operation des Primärtumors wird heute vermehrt praktiziert. Sie kann der Patientin die Verarbeitung der ganzen Problematik in dem Maße erleichtern, wie die Rekonstruktion zu ihrer Zufriedenheit gelingt. Da die Patientin durch eine sofortige Rekonstruktion nie den Zustand der fehlenden Brust erleben muss, stellt sie an das kosmetische Resultat der Rekonstruktion wesentlich höhere Ansprüche. Sie muss daher auf jeden Fall gut darauf vorbereitet sein, dass die Rekonstruktion nie ein gleichwertiger Ersatz ihrer natürlichen Brust sein wird. Das kosmetische Resultat wird durch eine evtl. nötige postoperative Bestrahlung nicht negativ beeinflusst.

Die Rekonstruktion kann aus verschiedenen Gründen auch später erfolgen. Sie soll bei Frauen ohne Lymphknotenbefall nach einem halben bis einem Jahr, bei Lymphknotenbefall nach 2–3 Jahren durchgeführt werden. Nach diesen Wartezeiten erkranken nur noch wenige Patientinnen an Lokalrezidiven, und den meisten Patientinnen bleibt die Enttäuschung durch das Auftreten eines Lokalrezidivs nach einer Wiederaufbauplastik erspart. Zudem sind die Haut- und Weichteilverhältnisse nach diesen Wartezeiten wieder elastisch genug. Wurde eine Bestrahlung durchgeführt, sollte man nach Abschluss der Therapie bis zur optimalen Verbesserung der Gewebeverhältnisse noch ein Jahr mit der Rekonstruktion warten.

32.2.3 Operationsverfahren

Die Wahl des Operationsverfahrens für die Rekonstruktion wird im Wesentlichen durch den Mastektomiedefekt bestimmt, ist aber auch von den Wünschen der Patientin und von den Erfahrungen des Operateurs abhängig.

Bei Wiederaufbauoperationen müssen drei wesentliche Strukturen der weiblichen Brust ersetzt werden:
- Brustgewebe,
- Hautmantel,
- Brustwarze und Warzenhof.

Drüsengewebe, Bindegewebe und Fettgewebe werden bei der Tumoroperation weitgehend entfernt und müssen durch ein geeignetes anderes Material ersetzt werden. Dies kann *körpereigenes Gewebe* sein oder eine *Silikonprothese*. Bei der Tumoroperation wird auch der größte Teil des Hautmantels entfernt, so dass die Haut dem Brustkorb meistens flach aufliegt. Für die mit einer Silikonprothese zu rekonstruierende Brust muss durch Dehnung oder Lappenplastik (s. u.) ein neuer Hautmantel geschaffen werden. Auch Brustwarze und Warzenhof werden bei Tumoroperationen entfernt und können rekonstruiert werden.

Brustrekonstruktion mit Silikonprothese

Expanderprothese

Wird der Wiederaufbau im *Sofortrekonstruktionsverfahren* durchgeführt, so erfolgt die Einlage einer Expanderprothese mit Silikonmantel. Es gibt verschiedene Expandermodelle. Ein Beispiel, die Expanderprothese nach Becker, zeigt ◘ Abb. 32.2. Die Expanderprothese wird nach Abschluss der Wundheilung sukzessive über ein transkutan anstechbares Ventil nach Wunsch der Patientin und unter Berücksichtigung der Form und Größe der anderen Brust mit physiologischer Kochsalzlösung aufgefüllt. Durch kontinuierliche Dehnung der vorhandenen Haut über 3–4 Monate gelingt die Bildung eines neuen Hautmantels. In dieser Zeit kann die Patientin zusätzlich eine Erstversorgungsprothese tragen (s. unten). Nach Erreichung der gewünschten Größe wird beim Expandermodell nach Becker das Auffüllventil in Lokalanästhesie herausgezogen und die Prothese als definitives Implantat belassen. Bei anderen Verfahren werden Expanderprothesen mit in die Prothese integriertem Auffüllventil in einer zweiten Operation durch eine definitive und anatomisch besser sitzende Prothese ersetzt. Beide Verfahren können auch sekundär, d. h. in zeitlichem Abstand nach Primäroperation eingesetzt werden.

Verschiebeplastik

In zeitlichem Abstand von der Mastektomie kann eine definitiv gefüllte Silikonprothese erst nach Durchführung einer Oberbauchverschiebeplastik (■ Abb. 32.3a–c) präpektoral oder subpektoral eingelegt werden. Dazu ist es notwendig, einen Hautmantel für die neue Brust zu schaffen. Dieser kann aus dem Bereich des Oberbauchs gewonnen werden, indem Gewebe von dort nach oben gerafft wird. Als Prothesen werden dabei definitiv gefüllte Silikonimplantate verschiedener Größe (Inhalt 100–600 ml) verwendet.

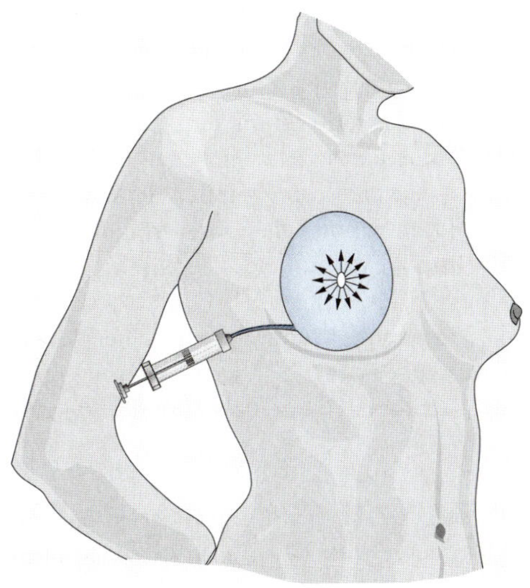

■ **Abb. 32.2.** Liegender Hautexpander zur Sofort- oder Sekundärrekonstruktion

Gesundheitliche Sicherheit von Silikonimplantaten

In den 90er Jahren wurde über Fälle von schweren rheumatischen Erkrankungen bei Patientinnen mit Silikonimplantaten berichtet. Auch andere Formen der Beeinflussung des Immunsystems wurden in zum Teil spekulativen Berichten vermutet. Dies löste eine breite wissenschaftliche Diskussion über mögliche Risiken von Silikonimplantaten aus. Heute gelten die Daten als nicht ausreichend, um eine Gefährdung anzunehmen.

Ein ursächlicher Zusammenhang zwischen Silikonimplantaten und rheumatologischen oder Erkrankungen des Immunsystems konnte nie bewiesen werden. Laut einer Konsensus-Erklärung der Deutschen Gesellschaft für Senologie vom 24. September 1998

- gibt es zuverlässige wissenschaftliche Daten, dass Silikon-Brustimplantate weder Autoimmunerkrankungen noch rheumatische Erkrankungen aulösen,

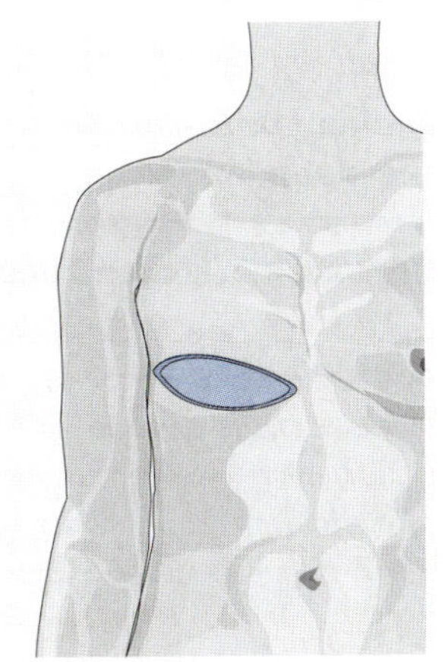

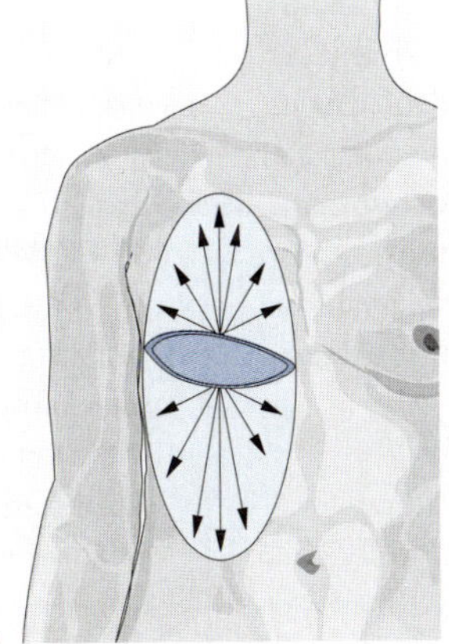

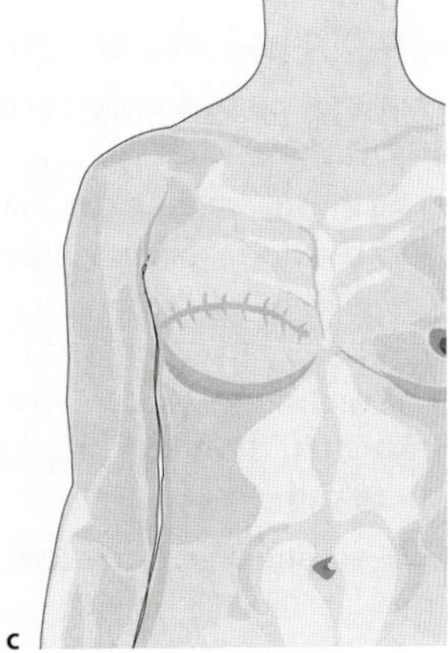

■ **Abb. 32.3 a–c.** Oberbauchverschiebeplastik. **a** Eröffnung der alten Operationsnarbe; **b** Mobilisation der Haut nach kranial und kaudal; **c** Hochziehen der Haut, Einlegen der Prothese, Vernähen der alten Operationsnarbe

- gibt es keinen wissenschaftlichen Hinweis für die Existenz von Silikonallergie, Silikonvergiftung, atypischer Silikonerkrankung oder einer neuen Silikonerkrankung. Der Körper reagiert auf jedes Implantat mit einer Fremdkörperreaktion, was jedoch nicht gleichzusetzen ist mit einer Immunerkrankung.

Kein Zweifel besteht aber daran, dass Silikonprothesen in Einzelfällen zu einer *lokalen Fibrose* des umliegenden Gewebes – mit Bildung einer Kapsel um die Prothese – führen können. Diese Kapselfibrose äußert sich u. U. mit lokalen Schmerzen, Hauteinziehungen und einer Gewebeverhärtung. Sie lässt die Brust hart und unnatürlich wirken. Die lokale Fibrose kann durch eine manuelle oder operative Kapselsprengung korrigiert werden. Das Risiko der Kapselfibrose ist bei den neuen Prothesen mit texturierter Oberfläche deutlich geringer geworden und beträgt nur noch etwa 5 %.

Moderne Silikonprothesen sind mehrschichtig ummantelt und mit einem zähen Silikongel gefüllt, das auch bei Durchstechen oder Platzen der Hülle nicht mehr ausläuft.

Brustrekonstruktion mit Eigengewebe

Schwenklappenplastik

Bei der Schwenklappenplastik wird das Gewebe ersetzt oder erweitert, indem gesundes Gewebe einer geeigneten Körperregion an die betroffene Körperstelle herangeschwenkt wird. Das Gewebe, das bei der Schwenklappenplastik verpflanzt wird, nennt man in der Fachsprache *Lappen*. Im Falle der weiblichen Brust kann mit Hilfe der Schwenklappenplastik eine neue Brust gebildet werden. Möglich sind Plastiken aus thorakoepigastrischen Lappen, Latissimus-dorsi-Lappen und Rektus-abdominis-Lappen. Diese Rekonstruktionstechniken mit körpereigenem Gewebe weisen nicht die Nachteile auf, die bei Implantation von Fremdmaterial auftreten.

Rekonstruktion von Brustwarze und Warzenhof

Zum vollständigen Wiederaufbau der weiblichen Brust gehört die Rekonstruktion der Brustwarze und ihres Warzenhofs. Dieser Eingriff wird üblicherweise 3 Monate nach Rekonstruktion der Brust durchgeführt.

Eine nichtoperative Methode zur Rekonstruktion des *Warzenhofs* ist die Tätowierung. Operative Methoden zur Rekonstruktion des Warzenhofs beruhen dagegen auf der Übertragung pigmentierter Haut auf die rekonstruierte Brust. Die naheliegenste Methode ist die Hautentnahme vom Warzenhof der Gegenseite. Voraussetzung dafür ist eine ausreichende Größe dieses Hofes und die Zustimmung der Patientin zum Eingriff auf der anderen Seite. Falls diese Methode nicht in Frage kommt, lässt sich dunkel pigmentierte Haut auch von der Innenseite des Oberschenkels entnehmen (freie Transplantation).

Mit der Rekonstruktion der *Brustwarze* findet der Wiederaufbau der weiblichen Brust seinen Abschluss. Für die Rekonstruktion der Brustwarze stehen drei Entnahmestellen zur Verfügung:
- die Brustwarze von der Gegenseite (Halbierung),
- die Entnahme von Haut aus einer kleinen Schamlippe oder
- die Entnahme eines Stückchens des Ohrläppchens.

Die Versorgung des frei transplantierten Gewebes erfolgt in den ersten Tagen über feinste Kontakte durch bei der Präparation eröffnete Kapillaren zwischen der desepithelialisierten Haut der rekonstruierten Brust und dem übertragenen Gewebe. Ein sanfter Druckverband fördert diesen Kontakt.

Sämtliche Rekonstruktionsoperationen werden in Vollnarkose durchgeführt.

32.2.4 Nachbehandlung und pflegerische Maßnahmen

Hinweise zur Pflege nach Rekonstruktion der Brust

- Unmittelbar postoperativ wird die Wunde durch Gazekompressen abgedeckt, die durch TEN (Netz-Schlauch) in situ gehalten werden
- Spätestens nach 72 h erfolgt der erste Verbandwechsel, Ersatz des TEN durch speziellen Büstenhalter
- Bis 4 Wochen postoperativ ständiges Tragen (Tag und Nacht) des Büstenhalters, Nikotinabstinenz

- Nach 4 Wochen postoperativ wird die operierte Brust wieder in die normale Körperpflege eingebunden, die Patientin trägt den Büstenhalter nur am Tag

Hinweise zur Pflege nach Rekonstruktion von Warzenhof und Brustwarze

- Nach 10 Tagen erster Verbandwechsel
- Bis 4 Wochen postoperativ körperliche Schonung, kein Nikotin
- Nach 4 Wochen postoperativ soll die Patientin den Büstenhalter nur am Tag tragen
- Operationswunden in dieser Zeit nicht nass werden lassen, darauf achten, dass die Patientin ihre Brust auch nicht von außen komprimiert oder komprimieren lässt
- Die Patientin soll das Schlafen auf dem Bauch vermeiden
- Nach einer Schonzeit von weiteren 4 Wochen kann die rekonstruierte Brust in die normale Körperpflege einbezogen werden
- Nach Abschluss der Wundheilung erhält die Patientin ein Rezept für Madecassol, Contractubex compositum oder Creme de Jouvence. Mit dieser Creme müssen die Narben während mindestens eines Jahres täglich vorsichtig eingerieben werden, um eventuelle nicht voraussehbare Keloidbildungen zu verhindern

32.2.5 Vor- und Nachteile der operativen Rekonstruktion

Die offensichtlichen Vorteile der Rekonstruktion liegen in der zurückgewonnenen Brust, in dem verbesserten Lebensgefühl und in der Möglichkeit, bei der Kleiderwahl wieder frei zu sein. Weiter ist der Wille, den Kampf gegen die Krankheit aufzunehmen, ein erster Schritt, sie zu besiegen. Oft gehört dazu auch die Entscheidung, sich nicht den sichtbaren Zeichen der Krankheit zu beugen. Der Wunsch nach Rekonstruktion wird damit zu einem Symbol der Entschlossenheit, nicht aufzugeben. Auf den Verlauf der Tumorerkrankung hat die operative Rekonstruktion allerdings keinen Einfluss: Das rezidivfreie Überleben und die Gesamtüberlebenszeit werden durch die Rekonstruktion weder verlängert noch verkürzt.

Die Nachteile der chirurgischen Rekonstruktion ergeben sich aus operativen Misserfolgen. Die häufigste Komplikation nach Rekonstruktion mit einer Silikonprothese ist die bereits erwähnte Kapselfibrose, die bei entsprechenden Beschwerden wie lokalen Schmerzen, Hauteinziehungen und harten, unnatürlichen Brüsten durch eine manuelle oder operative Kapselsprengung korrigiert werden muss. Wundinfekte oder gar Abstoßungen von Prothesen sind eine Seltenheit.

Wird eine operative Rekonstruktion durch die Patientin abgelehnt, ist das Tragen einer externen Prothese eine weitere Lösung.

32.3 Pflegerische Aspekte nach Mastektomie

! Es ist für die Pflegenden eine wichtige Aufgabe, die Patientin nach Mastektomie auf ihrem individuellen Weg »zurück in den Alltag« zu unterstützen. Dazu gehören vor allem Gespräche und Informationen.

Nach dem Eingriff steht neben der Körperpflege und einer komplikationslosen Wundheilung die Auseinandersetzung mit der körperlichen Veränderung im Vordergrund. »Leben wie zuvor« heißt nicht, einfach so zu tun, als ob sich nichts verändert hätte. Die Pflegenden leisten eine effektive Hilfe, wenn sie für offene Gespräche bereit sind. Dafür muss auch die eigene Auseinandersetzung mit dem Thema »Frausein« stattfinden. Nur wer sich der damit verbundenen Fragen selbst bewusst ist, kann Gesprächspartner sein.

Neben der allgemeinen Gesprächsbereitschaft sollte die Patientin auch informiert werden über:

- Rekonstruktionsaufbau bzw. Erstversorgungs- und definitive Prothesen,
- Selbsthilfegruppen und evtl. über Möglichkeiten, mit einzelnen selbst betroffenen Frauen Kontakt aufzunehmen
- Hilfsangebote der Krebsligen/Krebsgesellschaften,
- Gymnastikgruppen für brustamputierte Frauen,
- Leistungen der Sozialversicherungen.

Mit zeitlich und inhaltlich angepassten Informationen können die Pflegenden viel dazu beitragen, dass die brustoperierte Frau das Krankenhaus mit mehr Lebensmut verlassen kann.

32.4 Externe Prothesen

Viele Frauen verzichten nach einer Brustamputation aus verschiedenen Gründen auf eine operative Rekonstruktion. Mit individuell angepassten externen Prothesen kann auch diesen Patientinnen zu einer optisch und funktionell befriedigenden Lösung verholfen werden.

32.4.1 Erstversorgungsprothese

! Das *Ziel* der Abgabe einer Erstversorgungsprothese ist: Die Patientin verlässt das Krankenhaus mit einem äußerlich unversehrten Erscheinungsbild.

Die Abgabe von Erstversorgungsprothesen und die Information über definitive Prothesen müssen während des Krankenhausaufenthalts erfolgen. Wenn keine für diese Frage kompetente Beratungsperson im Krankenhaus arbeitet, sollen zumindest Adressen spezialisierter Fachgeschäfte vermittelt werden. Für sehr viele Patientinnen haben sich die von den Krebsligen herausgegebenen Informationsschriften als sehr hilfreich erwiesen, z. B. »Brustprothesen: Die richtige Wahl«*.

Die Erstversorgungsprothese wird 3–5 Tage nach der Mastektomie als Übergangslösung für 4–6 Wochen bis zur vollständigen Wundheilung angepasst. Sie ist so beschaffen, dass sie schon während des Krankenhausaufenthalts getragen werden kann.

Diese Prothese wird aus feiner Baumwolle hergestellt und ist mit synthetischer Watte oder Schaumstoff gefüllt (waschbar). Sie kann so modelliert werden, dass das Erscheinungsbild der operierten Frau keine Einbuße erleidet.

Die Erstversorgungsprothese passt in jeden gut angepassten Büstenhalter. Wegen ihres geringen Gewichts kann sie sehr leicht verrutschen. Dies kann verhindert werden, indem die Prothese mit wenigen Haftstichen oder mit kleinen Druckknöpfen am Büstenhalter befestigt wird oder indem die Frau ein Bodystocking trägt.

In Deutschland und Österreich übernehmen die Krankenkassen die Kosten für die Erstversorgungsprothese, in der Schweiz wird sie von der Krebsliga gratis zur Verfügung gestellt.

32.4.2 Definitive externe Prothesen

! Das *Ziel* der definitiven externen Prothese ist: Die operierte Seite wird der gesunden optisch und funktionell optimal angepasst, die Körpersymmetrie bleibt erhalten.

Für die brustamputierte Frau gilt es, nach der Operation Sicherheit und Selbstvertrauen wieder aufzubauen. Dabei sind Körpersymmetrie und Gewichtsausgleich bedeutende Faktoren. Die Anpassung und das Tragen der definitiven Prothese sind daher nicht nur aus psychologischen und kosmetischen Gründen wichtig:

Nach der Brustoperation nehmen die meisten betroffenen Frauen eine Schonhaltung ein, indem sie die Schulter der operierten Seite hochziehen. Dies wirkt sich ungünstig auf die gesamte Körperhaltung aus. Es kommt zu einer Verkrampfung und Verspannung der Muskulatur, die zu Rücken-, Schulter-, Nacken- und Kopfschmerzen führen kann. Besonders für Frauen mit schweren Brüsten ist es zur Vermeidung schmerzhafter Haltungsfehler wichtig, die definitive Prothese regelmäßig zu tragen.

! Die definitive Brustprothese soll getragen werden, sobald durch ärztliche Nachkontrolle bestätigt wurde, dass die Wundheilung vollständig abgeschlossen ist (ca. 6–8 Wochen postoperativ).

Schon während des Krankenhausaufenthalts muss die Patientin über die definitive Brustprothese informiert werden. Adressen von guten Verkaufstellen, die sich für die wichtige individuelle

* Bezugsquelle: Schweizerische Krebsliga: Postfach 8219, CH-3001 Bern. Internet: www.swisscancer.ch

Beratung und Anpassung die nötige Zeit nehmen, sollten vermittelt werden.

Bei der Auswahl der Brustprothese (◘ Abb. 32.4a,b) sind verschiedene Aspekte zu berücksichtigen:
- Art, Beschaffenheit und Lokalisation der Operationsnarbe,
- Größe, Form, Gewicht (angepasst an die gesunde Brust),
- Schwingungsverhalten und Rutschsicherheit,
- Hautverträglichkeit,
- evtl. andere Gesundheitsprobleme, z. B. ein Lymphödem.

Material. Die meisten modernen definitiven Brustprothesen bestehen aus Silikon, das bezüglich Tragekomfort, Hygiene und Pflege am besten geeignet ist. Aufgrund ihres Gewichts und ihrer Konsistenz verhält sich die Silikonprothese bei Bewegung und Berührung der natürlichen Brust am ähnlichsten. Dies ist wichtig für die Balance der Wirbelsäule und für die Vermeidung von schmerzhaften Haltungsfehlern.

Modelle. Es sind ganz verschiedene Modelle erhältlich, so auch für Patientinnen mit Teilresektion der Brust oder mit Lymphödem und mit unterschiedlichen Lösungen für die Brustwarzendarstellung. In speziellen Fällen können Prothesen auch nach Maß angefertigt werden. Jede Frau kann so ein zu ihrer Figur passendes Modell finden. Spezielle Büstenhalter verfügen z. B. über ein eingenähtes Baumwollfutter, in das die Prothese eingelegt wird. Sie gewähren dadurch bei gebückter Haltung und beim Sport mehr Sicherheit. Daneben sind neuerdings auch klebende oder selbsthaftende Modelle erhältlich (Voraussetzung: postoperativ völlig normalisierte Hautverhältnisse). Eine neue Entwicklung stellt die selbsthaftende Brustprothese dar, die jederzeit gelöst und wieder angebracht werden kann (in der Regel wie normale Prothesen mit einem Büstenhalter zu tragen).

Büstenhalter und Badeanzüge. Für Frauen mit externen Brustprothesen stehen viele Modelle von Büstenhaltern und Badeanzügen, auch Bikinis, zur Verfügung. Bei der Auswahl ist v. a. auf Komfort und Tragsicherheit zu achten. Für Frauen mit Lymphödem sind spezielle Modelle mit breiten und gepolsterten Trägern erhältlich. Diese verteilen das Gewicht der Prothese gleichmäßiger und verhindern das Einschneiden der Träger. Spezielle Badeanzüge haben auf beiden Seiten Taschen aus dem Oberstoff eingearbeitet. Auch eine brustamputierte Frau kann damit schwimmen oder am Strand liegen, ohne dass die Verletzung ihrer körperlichen Integrität von außen sichtbar ist.

Pflege der Prothese. Silikonprothesen sind leicht mit Feinwaschmittel und Babypuder zu pflegen.

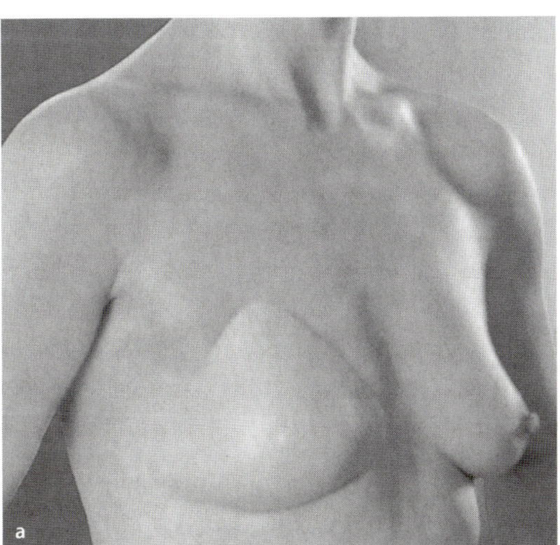

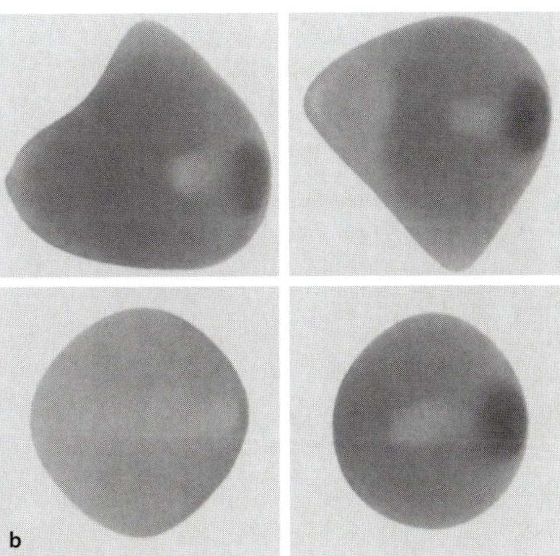

◘ **Abb. 32.4 a, b.** Verschiedene Formen von definitiven externen Brustprothesen

So bleibt die Geschmeidigkeit optimal erhalten. Klebende und selbsthaftende Prothesen brauchen etwas mehr Pflege. Die Hersteller empfehlen, nicht mit der Prothese zu schlafen: In Bauch- oder Seitenlage kann der erhöhte Druck zu Rissen oder Beschädigungen der äußeren Hülle führen oder die Form der Silikonfüllung verändern.

Lebensdauer der Prothese und Kosten. Auch bei optimaler Pflege der Silikonprothese kann sich nach einigen Jahren die Konsistenz des Materials verändern. In Deutschland übernehmen die Krankenkassen die Kosten für Anschaffung und Ersatz der Brustprothese. In der Schweiz werden diese Kosten bis zum Alter von 62 Jahren von der Invalidenversicherung (IV), nachher von den Krankenkassen vergütet.

Probleme bei Tumoren im Kopf-Hals-Bereich

M. Wolfensberger, A. Hinck

Maligne Tumoren des Kopf-Hals-Bereichs betreffen vor allem den *Kehlkopf*, die *Mundhöhle* (Zunge und Mundboden) und den *Rachen* (Rachenmandeln, Zungengrund sowie Hypopharynx), seltener die *Nase*, die *Nasennebenhöhlen* sowie die *großen Speicheldrüsen*. Histologisch handelt es sich überwiegend um *Plattenepithelkarzinome*. In der Regel sind Patienten mit malignen Tumoren im Kopf-Hals-Bereich weder nach der Operation noch während der Bestrahlung lange bettlägerig und allgemein pflegebedürftig. Je nach Lokalisation des Tumors, nach Art und Ausmaß des Eingriffs muss der Patient jedoch evtl. lernen, mit zum Teil massiven Funktionsstörungen zu leben und mit einem veränderten Körperbild umzugehen. Schwerpunkt pflegerischer Tätigkeit ist es deshalb, den Patienten während dieser Zeit, in den durch Krankheit und Behandlung ausgelösten, bzw. verstärkten Krisensituationen, zu begleiten. Oft haben die Patienten zudem lokale Probleme, die intensiver Pflege und Betreuung bedürfen.

33.1 Allgemeine Aspekte der Prognose und Pflege

Rund die Hälfte der Patienten haben zum Zeitpunkt der Diagnosestellung bereits Hals-Lymphknoten-Metastasen. Hämatogene Fernmetastasen finden sich dagegen zu diesem Zeitpunkt bei höchstens 1 % der Patienten. Etwa die Hälfte der Patienten kann geheilt werden. Dabei bieten z. Z. lediglich Chirurgie und Bestrahlung (je nach Situation allein oder in Kombination eingesetzt) kurative Chancen. Chemotherapie kommt zur Anwendung in Kombination mit Bestrahlung oder als palliative Maßnahme bei fortschreitenden Karzinomen.

Die prognostisch entscheidensten Faktoren sind Tumorlokalisation und -stadium. Die günstigste Prognose haben Larynxkarzinome, die schlechteste Hypopharynxkarzinome. Frühstadien (kleiner Primärtumor, fehlende oder geringe Halsmetastasen) haben die besseren Heilungsaussichten. Dementsprechend kommt der Frühdiagnostik eine entscheidende Bedeutung zu. Rezidive treten mehrheitlich innerhalb der ersten 2 Jahre auf. Lange rezidivfreie Remissionen, wie sie von anderen bösartigen Tumoren bekannt sind, kommen bei Plattenepithelkarzinomen des Kopf-Hals-Bereichs kaum vor.

Pflegerisch gilt es zu unterscheiden zwischen akuten Problemen, Spätfolgen der Behandlung sowie Problemen bei fortschreitenden Kopf-Hals-Karzinomen:

- Die *akuten Probleme*, die unter der Bestrahlung oder unmittelbar nach der Operation auftreten, bedingen meist eine stationäre Behandlung. Sie verschwinden nach Abschluss der Behandlung ganz oder teilweise.
- *Spätfolgen* nach Bestrahlung oder Operation machen nur selten eine erneute Hospitalisation nötig. Sie müssen aber bekannt sein, damit der Patient schon während des Krankenhausaufenthalts auf zu erwartende Schwierigkeiten aufmerksam gemacht werden kann.

Maßnahmen zur Bewältigung dieser Probleme müssen frühzeitig mit dem Patienten, seinen Angehörigen und – falls erforderlich – mit dem Sozialdienst besprochen und in der Pflegeplanung festgelegt werden.

Patienten mit einem trotz allen therapeutischen Bemühungen *fortschreitenden Karzinom* stellen die weitaus größten pflegerischen Anforderungen.

33.2 Stationäre Aufnahme und präoperative Betreuung

Große Bedeutung für den Aufbau einer vertrauensvollen Beziehung zwischen Patient und Pflegenden hat in dieser Phase das *pflegerische Erstgespräch* (Pflegeanamnese, Pflegebedarfserfassung). Dieses soll dem Pflegenden Auskunft geben über folgende Punkte:

- Wie weit ist der Patient informiert über Art der Erkrankung und Prognose?
- Was weiß er über die Behandlung und mögliche Folgen der Therapie?
- Wie sind seine sozialen und beruflichen Verhältnisse?
- Sind Angehörige oder Freunde informiert, hat er Unterstützung?
- Bestehen Abhängigkeiten von Alkohol und/oder Nikotin?

! Die Informationen, die der Patient von den Pflegenden vor der Operation erhält, sind wichtig für eine reibungslose postoperative Rehabilitation.

In der präoperativen Phase sind folgende Aspekte zu berücksichtigen:
- Oft ist es hilfreich, Maßnahmen, die postoperativ eingesetzt werden, schon vor der Operation zu erklären. So können durch die frühzeitige Begegnung mit *unbekannten Utensilien*, z. B. Kanülen oder Absauggeräten, Ängste abgebaut werden.
- Vor einem chirurgischen Eingriff in Mund oder Hals oder vor einer geplanten Bestrahlung im Kopf-Hals-Bereich ist es unerlässlich, vom Zahnarzt einen genauen *Mund- und Zahnstatus* erheben zu lassen, um eventuelle Komplikationen wie Infektionen, Karies etc. zu vermeiden.
- Verliert der Patient nach der Operation für eine bestimmte Zeit oder für immer seine Stimme, sollen Möglichkeiten der *Ersatzkommunikation* (Schreiben, Zeichnen, Einsatz elektronischer Schreibgeräte) bereits vor dem Eingriff besprochen werden.
- Bestehen bereits vor der Operation *Probleme bei der Nahrungsaufnahme* oder sind solche postoperativ zu erwarten, sind – ggf. unter Hinzuziehung einer Ernährungsberaterin – Maßnahmen zur Lösung zu erörtern.

Damit der Betroffene die Flut von Information besser verarbeiten kann, empfiehlt es sich, zusätzlich mit schriftlichem Material, Fotos und Skizzen zu arbeiten. Auch die Zusammenarbeit mit entsprechenden Selbsthilfeorganisationen hat sich als sehr effektiv und nützlich erwiesen (s. auch ▶ Abschn. 33.5.1).

33.3 Probleme in der postoperativen Phase

Das Spektrum der Probleme, die nach operativer Entfernung eines Kopf-Hals-Karzinoms auftreten können, ist sehr vielfältig. Doch während die strahlenbedingten Probleme (s. u.) meist über Wochen zunehmen und nachher nur langsam abklingen, verschwinden die meisten ungewollten operativen Folgen relativ schnell. Zudem können die Patienten diese unvermeidlichen Übel oft rational besser verstehen und darum auch besser tolerieren.

! Die ersten Tage nach einer körperlich entstellenden Operation sind für den Patienten ein wichtiger Zeitpunkt, um zu lernen, mit seinen Ängsten vor einer Begegnung mit anderen Menschen umzugehen. Gute Information und Austrittsplanung mit Einbeziehung des regionalen Pflegedienstes und des Sozialdienstes können etwas stabilere Entlassungsbedingungen für die ersten Tage zu Hause bewirken

Die Pflegenden können viel zum Abbau der postoperativen Ängste beitragen, indem sie bei ersten Spaziergängen innerhalb des Krankenhauses unsichere Patienten begleiten. Die geschützte Umgebung des Krankenhauses ist wichtig, doch Pflegende müssen in dieser mitunter nur sehr kurzen Zeit auch den Patienten darauf vorbereiten, dass das »normale Leben« anders ist: Die Reaktionen der Umgebung können evtl. negativ sein. Was physisch unter Kontrolle gebracht werden kann, gilt nicht immer in Bezug auf etwaige Problemkomplexe, die schon vor der Operation vorhanden waren, z. B. Alkoholismus.

33.3.1 Tracheotomie

Um die Atmung in der unmittelbar postoperativen Phase sicherzustellen, muss oft eine Tracheotomie angelegt werden. Dadurch wird die Nase aus dem Luftweg ausgeschaltet, Reinigung und Befeuchtung der Atemluft entfallen.

Diesen Ausfall kompensiert man am besten durch folgende Maßnahmen: Ultraschallvernebler, einen auf die Kanüle aufgesetzten Filter (»künstliche Nase«) und regelmäßige Zerstäuberinhalation beispielsweise mit NaCl 0,9%.

Die Pflege tracheotomierter Patienten verlangt weiterhin:
- tracheales Absaugen, »so oft wie nötig, sowenig wie möglich«,
- orales Absaugen nach Bedarf und Absprache mit dem Operateur,
- mindestens einmal tägliche Cuff-Druck-Messung, immer aber bei Fieberentwicklung des Patienten,

- mindestens einmal tägliche Reinigung und Pflege des Stomas und der Kanüle (bei Trachealkanüle mit Innenkanüle),
- Schutz der Umgebung vor ausgehustetem Sekret (Abdecken des Stomas mit einem Gazetuch),
- Einrichtung des Patientenplatzes, um in Notfallsituationen rasch handeln zu können (Absauggerät, Sauerstoffspender, Spekulum zum Offenhalten des Stomas, Ersatzkanüle mit Cuff),
- bei längerfristiger Liegedauer einer Trachealkanüle frühzeitiges Anlernen des Patienten zum selbstständigen Absaugen und für den Umgang bei Verlegung des Kanülenlumens durch Sekret,
- die Dekanülierung, bzw. der erste Kanülenwechsel wird immer zu zweit und durch geschultes Personal vorgenommen.

! Um in *Notfallsituationen* (Herausrutschen oder Verlegen der Kanüle) angepasst reagieren zu können, müssen nach einer Tracheotomie folgende Geräte jederzeit neben dem Bett griffbereit sein:
- **Sauerstoffspender,**
- **Absauggerät,**
- **Speculum zum Offenhalten des Tracheostomas,**
- **Ersatzkanüle mit Cuff.**

Sekret das nicht abgehustet werden kann, muss regelmäßig und schonend abgesaugt werden (s. u.). Um eine unnötige Belastung des Patienten zu vermeiden, sollte »so oft wie nötig, aber so selten wie möglich« abgesaugt werden. Fixe Absaugintervalle sind nicht empfehlenswert. Beginnt der Patient nach einigen Tagen, sich selbst abzusaugen, ist er entsprechend zu instruieren.

33.3.2 Schluckstörungen

Nach ausgedehnten Eingriffen im Mund- und Rachenraum hat der Patient fast immer Probleme beim Schlucken. In der Regel wird die Ernährung während dieser Zeit über eine perkutane *Gastrostomie-PEG* oder aber über eine *nasale Magensonde* sichergestellt (s. ▶ Kap. 27). Kann der Speichel nicht geschluckt werden, muss er abgesaugt werden. Dazu sollte der Patient baldmöglichst selbst angleitet werden. Gelegentlich ist es nötig, die Speichelproduktion durch Verabreichung von Anticholinergika einzudämmen. Sobald es die Wundverhältnisse erlauben, muss eine regelmäßige normale Mund- und Zahnpflege durchgeführt werden. Dies gilt besonders, wenn der Patient sich nicht oral ernährt.

33.3.3 Schmerzen

Bei unkompliziertem Verlauf genügen in der Regel einfache Analgetika zur Beherrschung der Schmerzen nach Eingriffen im Kopf-Hals-Bereich. Über mehrere Tage persistierende starke Schmerzen sind fast immer Zeichen einer beginnenden Komplikation (Wundinfektion, Fistelbildung; s. u.) und sollten nicht durch Gabe stärkerer Analgetika maskiert werden. Die Situation muss aber individuell beurteilt werden und erfordert in jedem Fall eine sorgfältige Information des Patienten.

33.3.4 Wundinfekte

Fast alle Eingriffe zur Entfernung von Kopf-Hals-Tumoren führen durch bakteriell kontaminiertes Gewebe. Trotz perioperativer Antibiotikaprophylaxe ist bei etwa 10 % der Patienten mit einer Wundinfektion zu rechnen. Die meisten Wundinfekte treten einige Tage nach der Operation auf. Erste Anzeichen einer Infektion sind frühzeitig zu erkennen.

33.3.5 Speichelfisteln

Definition

Unter einer Speichelfistel versteht man den Austritt von Speichel durch die Wunde. Speichelfisteln sind immer die Folge einer Insuffizienz der Schleimhautnaht.

Oft, aber nicht immer, sind Speichelfisteln vergesellschaftet mit einer Wundinfektion. Die Mehrzahl der Speichelfisteln verschließen sich spontan, gelegentlich vergehen allerdings Wochen, bis die

Sekundärheilung eintritt. Die Pflege von Patienten mit Speichelfisteln erfordert viel Geduld.

Um die Haut vor Mazeration durch den austretenden Speichel zu schützen, müssen die nassen Verbände täglich mehrmals gewechselt werden. Stomasäcke, wie sie aus der Viszeralchirurgie bekannt sind, lassen sich leider wegen der unregelmäßigen Anatomie von Kopf und Hals nur selten einsetzen.

33.4 Spätfolgen nach operativer Behandlung

Die Art der zu erwartenden funktionellen Spätfolgen ist aufgrund des durchgeführten Eingriffs weitgehend voraussehbar, das Ausmaß der Störung lässt sich dagegen oft schwer voraussagen. Beeinträchtigt werden vor allem:

- die Artikulation,
- das Kauen,
- das Schlucken,
- die Stimmbildung.

Nach einer Halslymphknotenausräumung (*Neck Dissection*), kommen folgende Symptome hinzu:

- Sensibilitätsstörungen,
- Narbenschmerzen,
- evtl. Einschränkung der Schultermobilität.

33.4.1 Artikulationsstörungen

Artikulationsstörungen sind vor allem nach Operationen an den Lippen und an der Zunge zu erwarten. Bei Entfernung von Teilen des weichen Gaumens entsteht gelegentlich ein offenes Näseln, was zu Verständigungsproblemen und – bei nasaler Regurgitation – auch zu Ernährungsproblemen führen kann. Therapeutisch kommen vor allem logopädische Maßnahmen in Frage.

33.4.2 Stimmstörungen

Eingriffe am Kehlkopf, insbesondere an den Stimmlippen, führen zu Stimmstörungen, die von leichter Heiserkeit bis zur völligen Stimmlosigkeit reichen können. Gelegentlich kann hier mit Stimmtherapie geholfen werden. Bei sehr leiser Stimme können technische Hilfen, wie z. B. spezielle Telefonverstärker, die Kommunikation erleichtern.

33.4.3 Schluckschwierigkeiten

Vorübergehende Schluckschwierigkeiten kommen nach fast allen Resektionen im Mund- und Pharynxbereich vor. Bleibende, eine angepasste Ernährung verhindernde Schluckstörungen sind dagegen selten. Motorische Ausfälle, Gewebedefekte und Narben behindern das Kauen und das Schlucken, da die Speisen nicht zwischen die Zähne geschoben bzw. in den Oropharynx befördert werden können. Sensibilitätsstörungen im Mundbereich stören den Schluckakt, da die Nahrung in den gefühllosen Mundpartien »verloren geht« und vom Patienten nicht selten mit dem Finger wieder in den brauchbaren Teil der Mundhöhle zurückbefördert werden muss. Zusätzlich fehlt vielen Patienten als Folge der Radiotherapie der notwendige Speichel, um trockene Speisen gleit- und damit schluckfähig zu machen (s. auch ▶ Kap. 25).

In all diesen Fällen hilft nur das Anpassen der Diät an die individuelle Situation (keine trockene Nahrung, Zutrinken von flüssiger Sondenkost etc.) und auch der frühzeitige Miteinbezug einer Diätassistentin. In Extremfällen muss das Anlegen einer perkutanen Gastrostomie (PEG) diskutiert werde.

33.4.4 Aspiration

Alle Patienten mit liegender Tracheotomiekanüle aspirieren geringgradig. Meist verschwindet die Aspiration jedoch nach Dekanülierung und Abschluss der Wundheilung ohne weitere Maßnahmen. Bei Störung der pharyngealen Motorik oder Sensibilität sowie nach Eingriffen am Kehlkopf selbst kann Aspiration dagegen zum quälenden Problem werden.

Die meisten Patienten aspirieren beim Trinken weit mehr als beim Essen, was bei der Planung der Diät zu berücksichtigen ist. An vielen Zentren können heute auch Logopädinnen hinzugezogen werden, die sich speziell mit Schluckstörungen befassen.

33.4.5 Nasale Regurgitation

Das Austreten von Speisen durch die Nase ist meist Folge eines inkompletten velopharyngealen Schlusses. Nasale Regurgitation beeinträchtigt die Nahrungsaufnahme auf eine für den Patienten ganz unangenehme Weise. Schluckübungen (wenn möglich unter Hinzuziehung einer speziell ausgebildeten Logopädin) und das Anpassen der Diät helfen manchmal weiter. Wenn weder damit, noch durch chirurgische Maßnahmen eine Besserung zu erreichen ist, muss eine spezielle, den Defekt obturierende (schließende) Prothese angefertigt werden.

33.4.6 Sensibilitätsstörungen und Schmerzen

Als Folge der Neck Dissection wird oft ein Teil der Haut der betroffenen Halsseite bleibend gefühllos. Leider verhindert dies nicht das Auftreten von chronischen Narben- und Phantomschmerzen, die oft durch Überbelastung und Fehlhaltung der geschwächten Schulter noch verstärkt werden. Ein Versuch mit Krankengymnastik ist immer angezeigt. Oft kommt man aber um den Einsatz von Analgetika nicht herum.

33.4.7 Lymphödem

Nach Neck Dissection, insbesondere wenn vorher oder nachher noch bestrahlt wurde, kommt es oft zur Ausbildung eines ausgeprägten Lymphödems, welches sich vor allem im Gesicht sowie submental-submandibulär manifestiert. Da das Ödem meist erst Wochen nach Abschluss der Behandlung auftritt, befürchten die Patienten, es handle sich um eine Tumormanifestation. Deshalb muss diese mögliche Komplikation schon im Voraus besprochen werden, damit der betroffene Patient nicht in Panik gerät. Sind die Patienten gut informiert, können sie meist mit dieser Veränderung leben. Bei sehr ausgeprägtem, störendem Lymphödem empfiehlt sich die Verordnung von physiotherapeutischer Lymphdrainage (s. auch ► Kap. 24).

33.5 Laryngektomie

Von den verschiedenen Funktionen des Kehlkopfs ist die Stimmbildung (Phonation) die vordergründig wichtigste. Des Weiteren dient der Kehlkopf als Weiche zwischen der Luft- und der Speiseröhre und ermöglicht damit erst das aspirationsfreie Schlucken (◘ Abb. 33.1 a).

Ein intakter Glottisschluss hat zudem die Funktion, den zum Husten nötigen intrathorakalen Druckaufbau zu ermöglichen. Neben der Stimmbildung dient der Kehlkopf somit dem Schutz der Lungen vor Aspiration und der Reinigung des Tracheobronchialsystems.

33.5.1 Beratung vor der Operation

Eine eingehende Beratung ist vor jeder totalen Laryngektomie unerlässlich. Je sorgfältiger die Aufklärung, Information und Anleitung des Patienten, desto einfacher gestaltet sich die Pflege und Betreuung nach der Operation.

Der Patient sollte *vor der Operation* Kontakt haben mit dem Stimmtherapeuten, der ihm später eine Ersatzstimme beibringen wird. Jetzt kann der Patient noch sprechen und alle Fragen stellen, die ihn bedrängen. Nach der Laryngektomie ist alles viel schwieriger. Auch der Sozialdienst der Klinik oder des Wohnortes muss evtl. eingeschaltet werden, damit eine provisorische Klärung der beruflichen Situation und der Wahrscheinlichkeit eines Wiedereinstiegs in das Berufsleben stattfinden kann.

! Die Kontaktaufnahme des Patienten mit einem Betroffenen hat sich sehr bewährt, und an verschiedenen Kliniken ist die Zusammenarbeit mit den regionalen Selbsthilfegruppen der Kehlkopflosen zur eingespielten Routine geworden. Vielen Patienten fällt nach dem Kontakt mit einem Betroffenen der Entschluss zur Laryngektomie wesentlich leichter.

Meist stellen Selbsthilfegruppen spezielle Merkblätter oder bebilderte Broschüren über das Leben nach der Laryngektomie zur Verfügung (s. Anhang: wichtige Adressen). Es ist wünschenswert, dass bei fremdsprachigen Patienten Angehörige oder ausgebildete Dolmetscher während der Zeit des Spitalaufenthaltes und der Stimmrehabilitation verfügbar sind.

33.5.2 Funktionelle Folgen der Laryngektomie

Die Folgen der *totalen Laryngektomie* (Entfernung des gesamten Kehlkopfs) sind vielfältig. Am auffälligsten ist der Verlust der Stimme (nicht der Sprache, wie man fälschlicherweise oft liest). Bei der Laryngektomie wird die Verbindung von Luft- und Speiseröhre aufgehoben. Das Ende der Luftröhre wird in die Haut eingenäht (Tracheostoma), während die Speiseröhre in ihrer normalen Lage erhalten bleibt (■ Abb. 33.1 b).

! Der Laryngektomierte kann – nach erfolgter Wundheilung – normal schlucken. Die Atmung erfolgt aber nicht mehr via Nase oder Mund, sondern über das Tracheostoma. Dabei ist der Luftröhreneingang völlig ungeschützt.

Funktionsstörungen bei Laryngektomie sind:
- fehlende Reinigung, Anwärmung und Befeuchtung der Atemluft,
- Nase schneuzen, kräftiges Blasen, Schlürfen oder Saugen ist nicht mehr möglich,
- eingeschränkte Geruchswahrnehmung (durch den Ausfall der Nasenatmung).

Intrathorakale Drucksteigerung, wie sie zum Husten oder beim Einsatz der Bauchpresse nötig ist, ist unmöglich. Umgekehrt kann sich der Patient auch nicht mehr verschlucken.

Nach *partieller Laryngektomie*, d. h. nach Entfernung von Teilen des Kehlkopfs, bleiben in der Regel alle wesentlichen Kehlkopffunktionen erhalten. Die Patienten atmen normal durch Nase oder Mund, haben kein bleibendes Tracheostoma und behalten ihre Stimme. Die Stimmqualität ist allerdings meist eingeschränkt (Heiserkeit). Je nach Art und Ausmaß der Teilentfernung werden auch gelegentlich Aspiration oder Atemnot bei Anstrengung beobachtet.

33.5.3 Stimmrehabilitation

Unmittelbar nach der Operation sind Laryngektomierte darauf angewiesen, dass ihnen »von den Lippen abgelesen« wird. Gelingt dies nicht, helfen folgende Maßnahmen:
- Der Patient soll Fragen und Anliegen stichwortartig aufschreiben.
- Fragen an den Patienten sollen immer so gestellt werden, dass sie mit ja oder nein beantwortet werden können.

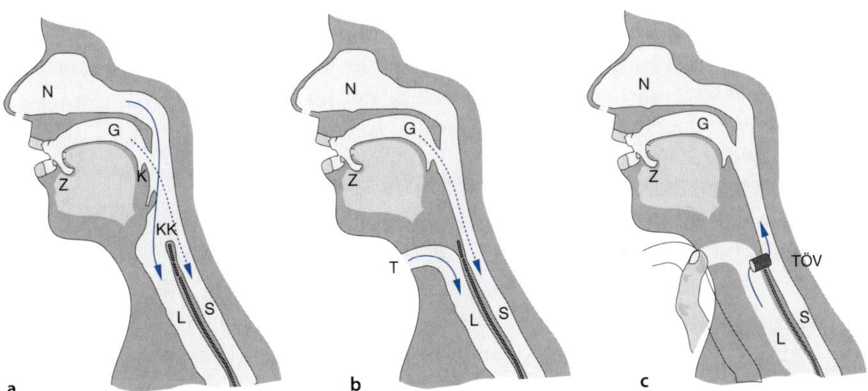

■ **Abb. 33.1 a–c.** Sagittaler Schnitt durch Kopf und Hals. **a** Normale Verhältnisse: Kreuzung von Luft- und Speisewegen im Bereich des Kehlkopfs. **b** Zustand nach totaler Laryngektomie: Vollständige Trennung von Luft- und Speisewegen. **c** Ersatzstimmbildung nach totaler Laryngektomie durch Umleitung der Ausatmungsluft mit Hilfe eines Tracheo-Ösophageal-Ventils. (*G* Gaumen, *K* Kehldeckel, *KK* Kehlkopf, *L* Luftröhre, *N* Nasenhaupthöhle, *S* Speiseröhre, *T* Tracheostoma, *TÖV* Tracheo-Ösophageal-Ventil, *Z* Zunge)

Erst nach vollständiger Wundheilung kann mit der Stimmrehabilitation begonnen werden. Dieser Aufgabe kommt eine ganz zentrale Bedeutung bei der Rehabilitation des Laryngektomierten zu. Lernt ein Kehlkopfloser nicht, wieder mündlich zu kommunizieren, verliert er fast sicher seine Arbeit und seine Freunde. Grundsätzlich geht es bei der Stimmrehabilitation darum, im Bereich des Rachens oder der Mundhöhle einen Ton zu erzeugen, der dann in üblicher Weise im Mund zu verschiedenen Lauten geformt (artikuliert) werden kann.

Im Wesentlichen gibt es 3 Möglichkeiten der Ersatzstimmbildung:

- Ösophagusstimme,
- Tracheo-Ösophageal-Ventil (Abb. 33.1 c) und
- elektrische Sprechhilfe.

Welcher Ersatzstimme der Vorzug zu geben ist, muss im Einzelfall entschieden werden. Idealerweise sollte ein Patient 2 Techniken zur Verfügung haben. Bei guter Beherrschung ist mit allen 3 Techniken auch Telefonieren möglich.

! Sehr wichtig ist, dass möglichst rasch mit der Stimmrehabilitation begonnen wird, da der Patient sich sonst in die Isolation zurückzieht und die Motivation zum Erwerb einer Ersatzstimme verliert.

Ösophagusstimme

Bei der sog. Ösophagusstimme wird Luft in die Speiseröhre geschluckt oder gepresst und dann kontrolliert ausgestoßen. Dabei werden Schleimhautfalten in Schwingung versetzt und ein Ton erzeugt, der meist etwas tiefer und rauer ist als der normale Sprechton, der aber durchaus individuellen Charakter hat und (natürlich zusammen mit der jedem Menschen eigenen Artikulationsweise) die rein akustische Identifikation eines Patienten erlaubt.

! Die Hauptprobleme der Ösophagusstimme sind der zerhackte Redefluss und die geringe Lautstärke.

Rund die Hälfte der Patienten kann damit rechnen, eine für den Alltag ausreichende Ösophagusstimme zu erwerben. Allerdings akzeptieren vor allem differenziertere Patienten den etwas an Rülpsen erinnernden Ton der Ösophagusstimme oft nur schlecht oder gar nicht. Frauen haben zudem oft Mühe, den tiefen – und damit männlichen – Ton der Ösophagusstimme zu akzeptieren.

Tracheo-Ösophageal-Ventil

Definition

Beim Tracheo-Ösophageal-Ventil handelt es sich um ein kleines Einwegventil aus Kunststoff, das unmittelbar unterhalb des Tracheostomas in ein chirurgisch gesetztes Loch zwischen Luft- und Speiseröhre eingesetzt wird. Es verhindert in der einen Richtung den Übertritt der Ausatmungsluft in die Speiseröhre, sobald der Patient das Tracheostoma mit dem Finger verschließt.

Die Stimmbildung erfolgt im Wesentlichen wie bei der Ösophagusstimme. Die Stimme ist aber in der Regel lauter. Zudem ist der Redefluss meist deutlich besser. Häufig werden diese Ventile nach den Erstbeschreibern *Blom-Singer-Prothesen* genannt, auch wenn heute häufig andere Modelle (z. B. Provox) eingesetzt werden.

! Materialalterung (alle Prothesen bestehen aus Silikon) und Pilzbefall führen nach durchschnittlich 8 Monaten zur Leckage und zwingen zum Prothesenwechsel.

Der Wechsel ist bei den heute üblichen Prothesen fast immer ambulant ohne jegliche Anästhesie möglich. In jedem Fall müssen die Patienten angehalten und instruiert werden, die Prothesen regelmäßig zu reinigen.

Elektrische Sprechhilfe

Die elektrische Sprechhilfe sieht aus wie ein Mikrofon, ist aber in Wahrheit ein batteriebetriebener Vibrator, der von außen auf die Halsweichteile gedrückt wird und so die Luftsäule im Pharynx in Schwingung versetzt. Die Tonfrequenz lässt sich während des Sprechens nicht ändern, was der Stimme einen computerhaften, monotonen Klang verleiht. Die Verständlichkeit ist aber bei korrekter Anwendung gut bis sehr gut. Die Lautstärke ist in gewissen Grenzen regulierbar. Der Redefluss ist bei geschickter Handhabung sehr gut.

33.5.4 Tracheostoma

Nach einer totalen Laryngektomie wird das Tracheostoma in der Regel chirurgisch so geformt, dass das Tragen einer Kanüle (außer allenfalls in den ersten Tagen nach der Operation) nicht nötig ist. Damit erübrigen sich auch Kanülenwechsel und -pflege.

Hinweise für den Tracheostomaträger

- Reinigung und Pflege sollen wie beschrieben erfolgen.
- Wenn möglich sollte das Stoma durch Kleidung, die das Stoma locker bedeckt, oder durch spezielle, luftdurchlässige Schutztücher abgedeckt werden. Damit schützt der Patient seine Bronchien vor Staub und sich selbst vor den neugierigen Blicken seiner Mitmenschen.
- Beim Duschen oder Baden ist das Stoma gegen das Eindringen von Wasser zu schützen.
- Beim Rasieren sollten keine kleinen Haare in das Stoma gelangen.
- Vor der Entlassung muss der Patient in der Technik des Absaugens instruiert werden, da in den ersten Wochen nach der Laryngektomie die Trachealschleimhaut viel Schleim produziert. Zudem muss er ein Gerät zum Absaugen mit nach Hause bekommen. Nach einigen Wochen reduziert sich in der Regel die Sekretmenge, so dass ein Absaugen nicht mehr nötig ist.
- Durch den Wegfall der nasalen Luftbefeuchtung wird die Trachealschleimhaut mit der Zeit trocken und brüchig. Die Folge sind oft ganz leichte Trachealblutungen. Die Austrocknung der Trachealschleimhaut kann vermieden werden durch mehrmals tägliches Einträufeln von steriler, isotoner Kochsalzlösung. Vom früher vielerorts geübten Instillieren öliger Substanzen sollte dagegen wegen der Schädigung der Lunge abgesehen werden.
- Adäquate Luftbefeuchtung (etwa zwischen 45 %–50 %) wird für zu Hause und am Arbeitsplatz empfohlen.

33.6 Folgen der Bestrahlung

Die Auswirkungen der Bestrahlung auf Haut und Schleimhaut werden in ▶ Kap. 8, 24 und 25 detailliert beschrieben. Hier sollen nur einige wichtige Fakten genannt werden.

Akut führt die Bestrahlung zu einer schmerzhaften Entzündung der Mund- und Rachenschleimhaut (Mukositis), nicht selten kompliziert durch eine Soorinfektion. Hinzu kommt – falls die Zunge bestrahlt wird – der Verlust des Geschmackssinns. Die Folgen sind Inappetenz, ungenügende Ernährung, Gewichtsverlust und reduzierte Strahlentoleranz. Vorbeugend helfen:

- häufige, sorgfältige Mundspülungen,
- Verzicht auf Alkohol, Nikotin und säurehaltige Nahrungsmittel.

Hilfe bei Schmerzen bieten:

- die lokale Applikation von lidocainhaltigen Lösungen oder Gels bzw. der Einsatz von Mundspülmitteln mit Lokalanästhetika (z. B. Sangerol),
- die Verabreichung von Schmerzmitteln vor den Mahlzeiten,
- Ulcogant Suspension.

Bei Soorbefall helfen Antimykotika.

Individuell auf den Patienten abgestimmte Diätpläne sowie *Trinknahrungssupplement* helfen, die Ernährung sicherzustellen. Genügt dies nicht, muss eine Magensonde eingeführt oder eine perkutane endoskopisch kontrollierte Gastrostomie (PEG) angelegt werden.

Nach Abschluss der Bestrahlung klingt die Schleimhautentzündung innerhalb einiger Wochen ab. Damit verschwinden auch die Schmerzen. Bis zur Erholung des Geschmackssinns und damit der Rückkehr des Appetits vergehen daher oft einige Monate.

Als Spätfolge der Bestrahlung bleibt meist eine unangenehme Trockenheit der Mund- und Rachenschleimhaut (*Xerostomie*) bestehen, die nicht selten zu einer wesentlichen Einschränkung der Lebensqualität führt.

Durch die Bestrahlung wird der Speichel zudem zähflüssig und ist schlecht zu schlucken. Darum glauben viele Patienten, sie hätten zuviel Speichel.

Versuche, die Speichelproduktion medikamentös einzudämmen, sind kontraproduktiv und sollten unterlassen werden.

Hinweise für den Patienten mit Mundtrockenheit

- In den meisten Fällen hilft nur *häufiges Trinken* (auch nachts).
- Der sog. *künstliche Speichel* befeuchtet zwar die Schleimhaut, löst bei vielen Patienten aber nach kurzer Zeit Ekelgefühle aus.
- Als Folge der Mundtrockenheit werden die Zähne anfällig für *Karies*. Es ist deshalb wichtig, dass der Patient vom Zahnarzt oder von der Dentalhygienikerin hinsichtlich der lebenslang durchzuführenden täglichen Zahnpflege angeleitet wird (s. auch ▶ Kap. 25)

33.7 Probleme bei fortschreitenden Karzinomen

Leider können nur rund die Hälfte der Patienten mit einem Karzinom im Kopf-Hals-Bereich geheilt werden. Bei der anderen Hälfte kommt es, oft schon sehr rasch, zum Auftreten eines lokalen oder zervikalen Rezidivs. Und während die Patienten bei der Erstdiagnose des Karzinoms in der Regel in gutem Allgemeinzustand sind, kommt es nach Auftreten eines Rezidivs meist innerhalb von Monaten zu einer rasch progredienten Verschlechterung. Viele dieser Patienten müssen hospitalisiert werden, da die auftretenden Probleme Patient und Angehörige überfordern.

Vor allem Exulzeration, Schmerzen, Blutungen, Verlegung der Atemwege, Schluckstörungen und damit Ernährungsschwierigkeiten stehen in diesen Situationen im Vordergrund.

Die medizinische Maßnahmen sind begrenzt auf rein palliative Maßnahmen. Die Pflege dieser Patienten stellt enorme Anforderungen. Zu den allgemeinen Schwierigkeiten der Pflege schwerkranker Patienten kommen vielfältige lokale Probleme hinzu (s. u.).

! Dem Aufbau einer sicheren Vertrauensbasis zwischen dem Patienten und dem Betreuerteam kommt eine wesentliche Bedeutung zu. Vor dem Hintergrund eines möglicherweise dramatischen Verlaufs der Krankheit und eines evtl. plötzlich eintretenden Todes erleben diese Patienten die letzten Wochen häufig auch angstvoll. Die Auseinandersetzung mit dem Tod findet oft erst spät statt und dadurch sehr intensiv, da die Patienten sich lange Zeit recht gesund fühlen. Eine sorgfältige und allzeit offene Information kann dem Patienten und auch den Ärzten und Pflegenden helfen, diese belastende Situarion durchzustehen.

33.7.1 Exulzeration

Die meisten der fortschreitenden Kopf-Hals-Karzinome exulzerieren im Endstadium. Bei Ulzeration in die Mundhöhle oder in den Pharynx stehen für den Patienten starke Schmerzen, für die Außenstehenden der penetrante faulige Geruch im Vordergrund. Ulzeration nach außen führt häufig zu einer grotesken Entstellung, die oft noch verstärkt wird durch ein massives Lymphödem. Damit wird der Patient vollends von seiner Umwelt isoliert.

Die *medizinischen Maßnahmen* umfassen:
- großzügige Schmerztherapie mit starken Analgetika,
- Verabreichung von speziellen Antibiotika gegen den meist durch anaerobe Bakterien hervorgerufenen Fötor.

Hinweise zur Pflege bei Exulzeration

- Sorgfältige, je nach Situation häufige Wundpflege mit entsprechend saugfähigem Material
- Durchführung der Schmerz- und Antibiotikatherapie
- Für gute Lüftung im Zimmer sorgen, Raumdesodorierung, evtl. Aktivkohlefilter aufstellen (für detaillierte Angaben siehe ▶ Kap. 24)
- Je nach Zustand des Patienten kosmetische Möglichkeiten mit Schals etc. diskutieren

33.7.2 Probleme mit der Ernährung

Für viele Patienten wird die Ernährung irgendwann zur Plage, sei es wegen Schmerzen, wegen Verlegung der Speiseröhre oder wegen chronischer Aspiration. Mit einer Magensonde wird der Patient sozial noch mehr isoliert. Vorzuziehen ist darum das Anlegen einer Gastrostomie. Dabei hat die perkutane endoskopisch kontrollierte Gastrostomie (PEG) die klassische Witzelfistel weitgehend ersetzt.

! Da der Patient sich vor dem Tag fürchtet, an dem er nichts mehr essen kann, sollte er frühzeitig über die Möglichkeit einer PEG informiert werden.

33.7.3 Verlegung der Atemwege

Die größte Angst vieler Patienten mit Kopf-Hals-Tumoren ist die Angst vor dem Ersticken. Tatsächlich besteht außer bei Patienten mit laryngealen oder tiefen pharyngealen Karzinomen kaum eine ernste Gefahr der akuten, vollständigen Atemwegsverlegung.

! Auch wenn kein erhöhtes Risiko einer Atemwegsverlegung besteht, sollten alle gefährdeten Patienten frühzeitig über die Möglichkeiten einer Tracheotomie informiert werden. Es fällt dem gut informierten Patienten leichter, zum gegebenen Zeitpunkt in diesen Eingriff einzuwilligen.

Eine Erweiterung der obstruierten Luftwege mittels Laser kommt in ausgewählten Fällen in Betracht. Der Erfolg ist aber leider meist nur von sehr kurzer Dauer. Häufiger als tumoröse Obstruktion ist es das zähe, schlecht abhustbare Sekret, das dem Patienten (v. a. nächtliche) Dyspnoe verursacht. Genügende Flüssigkeitszufuhr und Luftbefeuchtung helfen hier oft weiter.

33.7.4 Blutung

Blutungen aus ulzerierten Karzinomen im Kopf-Hals-Bereich ängstigen den Patienten und seine Angehörigen, da sie im Gegensatz zu innerlichen Blutungen gut sichtbar sind. Patienten mit rezidivierenden Blutungen drängen oft auf eine Hospitalisation.

Bei leichten Blutungen helfen einfache Maßnahmen wie Druck, Eisauflage oder Verätzung. Bleibt der Kreislauf trotz Blutung stabil, ist eine Bluttransfusion zu diskutieren, wenn der Patient dadurch soweit gestärkt werden kann, dass er das Bett oder sogar das Krankenhaus wieder verlassen kann.

! Massive, zum Kreislaufzusammenbruch führende Arrosionsblutungen sollten dagegen als Erlösung für den Patienten betrachtet werden und nicht Anlass zu heroischen Maßnahmen sein.

Rechtzeitige Absprache mit dem Patienten und entsprechende eindeutige ärztliche Verordnungen helfen, in solchen Situationen eine klare Linie einzuhalten (s. auch ▶ Kap. 34). Dabei ist es wichtig, dem Patienten alle auftretenden Fragen ausführlich und ehrlich zu beantworten. Diese können etwa sein:

- »Werde ich Schmerzen haben?«
- »Wie lange dauert es, bis Bewusstlosigkeit eintritt?«
- »Ersticke ich?«

Auf der Basis einer intensiven Betreuung und eines entsprechend stabilen Vertrauensverhältnisses zwischen Patient und Betreuenden kann ein Patient mit dieser schwierigen Situation eher umgehen.

Weiterführende Literatur

Happ MB, Roesch T, Kagan SH (2003) Communication needs, methods, and perceived voice quality head and neck surgery: a literature review. Cancer Nurs 26(5): 346–354

Gosselin TK, Pavilonis H (2002) Head and neck cancer: managing xerostomia and other treatment induced side effects. ORL Head Neck Nurs 20(4): 15–22

Shih A, Miaskowski C, Dodd MJ, Stotts NA, MacPhail L (2002) A research review of the current treatments for radiation-induced oral mucositis in patients with head and neck cancer. Oncol Nurs Forum 29(7): 1063–1080

Teil V Notfälle in der Onkologie

Notfälle durch Obstruktion und Infiltration

H. J. Illiger, A. Beylich

Ein drohender Darmverschluss, eine Blutung aus der Halsschlagader oder eine beginnende Querschnittslähmung sind Beispiele für Notfälle durch Obstruktion oder Infiltration bei onkologischen Patienten.

In diesen dramatischen Situationen hängt für den Patienten viel von der Beobachtungsgabe und dem raschen, zielbewussten Handeln der Pflegenden ab. Durch gute Beobachtung können sie beispielsweise den Arzt früh auf die Zeichen einer beginnenden Rückenmarkkompression hinweisen. Dies kann für das weitere Schicksal des Patienten von entscheidender Bedeutung sein, da nur durch eine rasch einsetzende Behandlung die Gefahr einer dauernden Querschnittslähmung abzuwenden ist.

34.1 Hirndruck

34.1.1 Ursachen

Jede Raumforderung im Gehirnschädel kann über kurz oder lang zu einem Anstieg des Hirndrucks führen. Die häufigsten Tumoren, die zu einer Erhöhung des intrazerebralen Druckes führen, sind Metastasen von epithelialen Tumoren. Sie führen etwa 3-mal häufiger zu Hirndrucksymptomen als primäre Hirntumoren:

Prozentuale Häufigkeit der Primärtumorlokalisationen bei Patienten mit Hirnmetastasen

Primärtumor	[%]
Brustkrebs	22
Lungenkrebs	19
Melanom	9
Nierenzellkarzinom	8
Schilddrüse	4
Magen	4
Sonstige	34

34.1.2 Symptome

Die allgemeine Drucksteigerung im Gehirn führt zunächst in drei Schritten zu den folgenden Symptomen:

- Es treten Kopfschmerzen mit Übelkeit und evtl. auch Erbrechen auf. Blutdruck und Atemfrequenz sind meist normal. Auch weitergehende neurologische Veränderungen können fehlen, die Motorik kann unbeeinflusst bleiben. Die Anfangssymptome sind also ähnlich wie bei einer schweren Migräne. Während die Kopfschmerzen bei der Migräne i. Allg. wellenförmig und krampfartig auftreten, sind bei erhöhtem Hirndruck in der Regel die Beschwerden kontinuierlich.
- Mit zunehmendem Druck, gelegentlich auch ohne Vorboten, kommt es dann zu Bewusstseinseintrübungen, Nackensteifheit und u. U. auch zu Krämpfen (vergleichbar epileptischen Zuständen), Sehstörungen, verminderter Schmerzempfindung und -reaktion, maximaler Pupillenverengung oder nachlassender Lichtreaktion.
- Bei weiter fortschreitendem Druck tritt Bewusstlosigkeit ein mit Streckhaltungen von Extremitäten, Pupillenerweiterungen, Erliegen von Schmerzreflexen, Atemstörungen, und schließlich brechen Atem- und Kreislauffunktionen zusammen.

34.1.3 Beurteilung und diagnostische Möglichkeiten

Jede Hirndrucksteigerung ist lebensbedrohlich. Je nach biologischen Eigenschaften des zugrunde liegenden Tumorleidens kann der im Allgemeinen schmerzlose Tod aus einem komatösen Zustand heraus nach Stunden bis Tagen, selten nach noch längerer Zeit eintreten. Unspezifische Symptome können diesem Stadium jedoch lange vorausgehen, so dass schon bei geringer Symptomatik, die vom Patienten dem Arzt häufig gar nicht mitgeteilt wird, die Diagnose einer Hirndrucksteigerung gestellt werden kann.

Hier sind insbesondere die Pflegenden aufgerufen, Patienten wachsam zu begleiten, um ggf.

dem Arzt gezielt Hinweise auf Missempfindungen zu geben. Bei kurativ oder auch sinnvoll und langfristig palliativ behandelbarer Grundkrankheit hat eine gezielte und rationelle Diagnostik möglichst schnell einzusetzen, um größeren Schaden zu vermeiden.

! Zur Beurteilung der Hirndrucksteigerung bzw. Hirnstammfunktionsstörung sowie der Geschwindigkeit, mit der sie sich entwickelt, ist die fortlaufende Überwachung des Patienten notwendig. Hierzu gehört die laufende Dokumentation des Zustands des Patienten, der Bewusstseinslage, der Mobilität und Reaktion auf Reize, des Verhaltens der Pupillen und Augenbewegungen, von Atmung, Temperatur sowie Blutdruck und Puls.

34.1.4 Medizinische Maßnahmen

Je nach Diagnose und Therapieziel sind medizinische Maßnahmen differenziert und situationsgerecht zu ergreifen. So wird man möglicherweise bei einem ausgiebig vorbehandelten soliden Tumor anders vorgehen als bei einem solitären zerebralen Herd bei unbekanntem und noch nicht behandeltem Primärtumor.

Unabhängig von evtl. notwendigen und gewissenhaft zu planenden lokalen Therapiemaßnahmen (Operation, Strahlentherapie) steht als Notfalltherapie evtl. schon parallel zu weiteren diagnostischen Maßnahmen die Injektion eines Kortikosteroids (Nebennierenrindenhormon) an erster Stelle, z. B. Dexamethason, Decadron-Phosphat, Millicorten – Dexamethason, i. v. mit dem Ziel, ein um einen tumorösen Herd liegendes Ödem und damit den intrakraniellen Druck zu mindern. Der Wirkungsmechanismus von Dexamethason beim Hirnödem ist weitgehend unbekannt, die Folge jedoch eine Verminderung des Hirnödems bei etwa 70 % aller Patienten. Der Erfolg setzt in der Regel innerhalb von 10–20 min. ein, selten später. Die Anfangsdosis von 4 mg kann ausreichen, um für 6–8 h alle Symptome zu beseitigen. Gelegentlich sind aber wesentlich höhere Dosen nötig (10–40 mg). Eine Wiederholung der Injektion kann alle 6–8 h nötig werden. Deshalb empfiehlt es sich, als Erhaltungsdosis 4–8 mg Dexamethason oral alle 6 h zu verordnen, bis die Kausaltherapie der Grundkrankheit Wirkung zeigt. Danach allmähliche Dosisreduktion.

Angesichts der Notfallsituation sind die üblichen Kontraindikationen für Steroide zu relativieren. Ziel sollte es aber immer sein, die Dauer der Einnahme so kurz wie möglich zu halten, so dass eine wirksame Kausaltherapie möglichst schnell einsetzen muss. Nur selten wird eine diuretische Therapie statt einer Steroidtherapie durchgeführt werden müssen.

Die Kausaltherapie hat sich an der Lokalisation und der Grundkrankheit zu orientieren. Lokal wirksame radiotherapeutische Maßnahmen, Chemotherapie oder operative Maßnahmen kommen natürlich bei primären Hirntumoren und auch bei solitären Hirnmetastasen vorrangig zum Einsatz.

34.1.5 Pflegerische Maßnahmen

Die Pflege des Patienten mit intrakraniellem Druckanstieg verlangt große Flexibilität des Pflegeteams, da die Symptome sehr vielfältig und anfangs auch unspezifisch sein können. Dies fordert von den Pflegenden *eine aufmerksame Beobachtung* sowie eine sorgfältige Überwachung des Patienten und eine genaue Dokumentation des Gesamtzustands, damit eine schnell angepasste und damit sichere Pflege gewährleistet ist. Wichtigste Pflegeziele sind jedoch die Linderung von subjektiven Symptomen (z. B. Schmerz) und die Vermeidung von weiteren Komplikationen beim immobilen Patienten.

Bei zunehmender Immobilität sind Grundkenntnisse der Pflege in Sachen Gefahr vor Dekubitus, Thrombosen vorausgesetzt. Die Angehörigen sind soweit möglich miteinzubeziehen.

Hinweise zur Pflege bei Hirndruck

Bei schwer lokalisierbaren Kopfschmerzen:
- Verabreichung von Schmerzmedikamenten nach Verordnung
- Anstrengungen wie Husten, Erbechen, Pressen beim Stuhlgang vermeiden
- Ruhige, entspannte Atmosphäre schaffen durch: Verlegung in ein Einzelzimmer, leises

Sprechen, evtl. Abdunkeln des Zimmers, Besuch nur nach Absprache bes. bei zunehmender Kompression

- Bei Übelkeit und Erbrechen: Verabreichung verordneter Antiemetika (s. auch ▶ Kap. 20)
- Bei Veränderungen der Vitalzeichen aufgrund zunehmender Hirnstammkompression, d. h. bei Bradykardie (Druckansteig), Hyper- und Hypotonien (Blutdruckregulationsstörungen), Störung der Temperaturregulation (Schädigung des Zwischenhirns), Dyspnoe, beschleunigter Atemfrequenz:
  - Regelmäßige Puls-, Blutdruck- und Temperaturmessungen, Dokumentation der Werte; Veränderungen sofort dem Arzt melden
  - Atmung beobachten und beurteilen; Verständigung des Arztes bei Veränderungen
- Bei verminderter Schmerzempfindung, Lähmungen, Krämpfen, Nackensteifigkeit, Gleichgewichtsstörungen, Sehstörungen:
  - Intensive Beobachtung des Patienten auf neurologische Veränderungen; Veränderungen dem zuständigen Arzt mitteilen
  - Vorsicht mit Wärme- und Kälteanwendungen!
  - Schutz des Patienten vor Verletzungen
  - Hilfestellung bei der Mobilisation
  - Beurteilung des Muskeltonus durch Auslösen von Schmerzreizen, Heben und Fallenlassen der Extremitäten
  - Anbringen abgepolsteter Bettgitter bei erhöhter Krampfneigung, Bereitstellen von angeordneten Notfallmedikamenten, evtl. einen Gummikeil bereit legen
  - Pupillenkontrolle wegen Stauung
  - Patienten zur Sehfähigkeit befragen bezüglich Gesichtsfeldeinschränkungen
- Je nach Lokalisation des Tumors bei Sprachstörungen, Hörstörungen, Konzentrationsschwäche, zunehmender Wesensveränderung:
  - Langsam und deutlich und dem Patienten zugewandt sprechen
  - Gespräche mit den Angehörigen zur Beruhigung und zum besseren Verständnis führen
- Bei Bewusstseinstrübung/Bewusstlosigkeit:
  - Häufiges Ansprechen
  - Patienten höchstens kurz unbeaufsichtigt lassen, wenn möglich, Angehörige in die Aufsicht einbeziehen

34.2 Rückenmarkkompression und Querschnittslähmung

34.2.1 Ursachen

Metastasen oder primäre Geschwülste im Bereich der Wirbelsäule und der Rückenmarkhäute sind Ursachen für eine Kompression des Rückenmarks bzw. von austretenden Nervenwurzeln. Diese Kompression führt zu einer Querschnittslähmung, die meist symmetrisch ist, die nach Lage der Läsion aber auch eine Betonung einer Seite aufweisen kann.

Verschiedene Mechanismen können zur Kompression des Rückenmarks führen ◘ (Abb. 34.1a–d):

- Skelettmetastasen können aus einem Wirbelkörper abbrechen und den Wirbelkanal einengen oder können kontinuierlich in den Rückenmarkkanal hineinwachsen.
- Seltener sind Metastasen auf den Rückenmarkhäuten (Meningen) Ursache für eine Rückenmarkkompression.
- Gelegentlich kann Tumorgewebe auch aus Lymphknoten vor der Wirbelsäule (durch die Foramina intervertebralia) in den Rückenmarkkanal vorwachsen, z. B. bei malignen Lymphomen.
- Mögliche weitere Ursachen sind primäre Tumoren des Rückenmarks oder der Rückenmarkhäute.

Tumoren, die häufig Querschnittsläsionen verursachen

- Bronchialkarzinom
- Mammakarzinom
- Prostatakarzinom
- Plasmozytom (multiples Myelom)
- Non-Hodgkin-Lymphome

Durch Skelettmetastasen bedingte Wirbelfrakturen verursachen nur selten eine Querschnittsläsion. Die pathologischen Wirbelfrakturen haben (wie Wirbelfrakturen bei Osteoporose) eine Zusammensinterung des Wirbelkörpers und damit eine Abnahme der Körperlänge des Patienten zur Folge. Zu einer wesentlichen Einengung des Rückenmark-

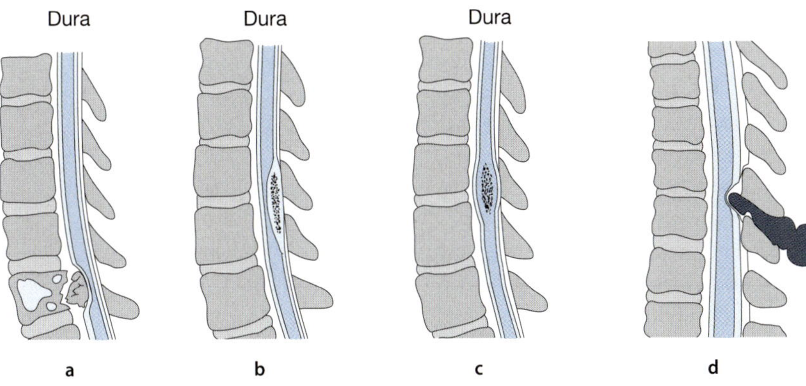

Abb. 34.1a–d. Rückenmarkkompression durch: **a** Sinterungsfraktur mit Einengung des Wirbelkanals durch Knochenfragment, **b** Tumor innerhalb der Dura, z. B. ausgehend von den Meningen oder den Nervenscheiden, (intraduraler Tumor), **c** Tumor innerhalb des Spinalkanals vom Rückenmark ausgehend (intramedullärer Tumor), **d** Tumor, der sich zwischen den Wirbelkörper oder in die Foramina intervertebrale ausdehnt, so dass der Epiduralraum eingeengt wird, z. B. bei Lymphknotenmetastasen (extravertebraler Tumor). (Nach: Henke Yarbro C, Hansen Frogge M, Goodman M (1999) Cancer Symptom Management, 2nd edt. Jones & Bartlett)

kanals durch Frakturfragmente kommt es dann, wenn die Fraktur zu einer deutlichen Abknickung der Wirbelsäulenachse führt. Wenn bei einem Tumorpatienten mit einer Querschnittslähmung eine pathologische Wirbelfraktur gefunden wird, liegt neben der Fraktur meist auch eine Kompression des Rückenmarks durch aus dem Wirbelkörper herauswachsendes Tumorgewebe vor.

34.2.2 Symptome

Die Einklemmung des Rückenmarks kann zu symmetrischen oder aber seitenbetonten Symptomen in Form von Ausfällen oder Schmerzen führen.

! Schmerzen sind bei 90 % der Betroffenen Leitsymptom und können den objektiven Befunden lange vorausgehen.

Nach Tagen bis Monaten kommen dann meist Parästhesien, d. h. Empfindungsstörungen wie Kribbeln, auch Taubheitsempfindungen und Brennen, hinzu. Auch frühzeitig schon werden Störungen beim Wasserlassen bzw. beim Stuhlgang angegeben, die bei fortschreitender Rückenmarkkompression zu einer kompletten Inkontinenz führen. Dann tritt allerdings auch die komplette Querschnittslähmung hinzu.

34.2.3 Beurteilung und diagnostische Möglichkeiten

Eine *schnelle diagnostische Entscheidung* bei Frühveränderungen ist nötig. Eine exakte Lokalisationsdiagnostik erfolgt zunächst durch eine subtile neurologische Untersuchung. Ergänzend hierzu wird dann je nach Lokalisation eine Röntgenuntersuchung der Wirbelsäule folgen. Röntgenologisch leichte Veränderungen werden sich in der Computertomographie oder NMR-Untersuchung jedoch oft als ausgeprägte Läsionen darstellen, so dass heute diese Verfahren zur weiteren Abklärung gehören. Auch intraspinal wachsende Läsionen, die keinerlei Skelettveränderungen machen, können so diagnostiziert werden. Eine Lumbalpunktion oder eine Myelographie durch Einbringen von Röntgenkontrastmittel in den Spinalkanal ist dadurch heute oft überflüssig.

! ***Frühveränderungen*** **bzw. Zeichen einer beginnenden Rückenmarkkompression sind bei gezielter schneller Therapie** ***meist reversibel.*** **Eine komplette Querschnittslähmung hingegen ist nach wenigen Stunden irreversibel. Deshalb muss eine rasche Diagnostik und Therapie, d. h. auch notfallmäßig zu jeder Tages- und Nachtzeit, erfolgen.**

34.2.4 Medizinische Maßnahmen

Chirurgie

Nach Sicherung der Diagnose ist eine notfallmäßige Intervention in der Regel unvermeidbar. An erster Stelle der Maßnahmen steht – falls möglich – die Operation. Eine schnelle Entlastung des komprimierten Rückenmarks wird durch eine *Laminektomie* (Entfernung von einem oder mehreren Wirbelbogen) erreicht. Da aber durch diese Maßnahme die auslösende Ursache nicht beeinflusst und zudem die Stabilität der Wirbelsäule geschwächt wird, ist eine *stabilisierende Operation* vorrangig in Erwägung zu ziehen. Hierzu gibt es verschiedene operative Maßnahmen, die in der Regel von vorn durchgeführt werden; die Laminektomie dagegen setzt am Rücken an. Während der stabilisierenden Operation kann man auch versuchen, den Tumor zu entfernen bzw. Metastasen auszuräumen. Die Eingabe von Knochenzement kann hierbei notwendig werden. Ein »Fixateur interne« gibt jedoch die größere Stabilität, setzt aber voraus, dass benachbarte Wirbelkörper krankheitsfrei sind oder nur geringe Läsionen aufweisen. Außerdem ist die Mobilität in der Wirbelsäule nach diesem operativen Eingriff etwas eingeschränkt.

Voraussetzungen für die Indikation zum operativen Eingriff bei Rückenmarkdepression

- Guter Allgemeinzustand
- Operabilität des Patienten
- Solitäre Metastase
- Benachbarte Wirbelkörper intakt
- Histologie des Tumors noch nicht bekannt
- Wirbelsäulenabschnitt bereits bestrahlt
- Tumor wahrscheinlich nicht strahlensensibel

Radiotherapie

Wenn die operative Intervention den lokalen Tumor nicht hat beseitigen können, ist eine Nachbestrahlung in der Regel erforderlich. Inoperable Patienten werden primär bestrahlt.

Indikationen für Bestrahlung

- Patient nicht operabel
- Tumor wahrscheinlich sehr strahlenempfindlich
- Tumor bei Operation nicht oder unvollständig entfernt

Medikamentöse Behandlung

Die Indikation für die Gabe von Zytostatika besteht nur dann, wenn der Tumor wahrscheinlich sehr empfindlich für Chemotherapie ist. Zytostatika sind bei Anzeichen einer beginnenden Querschnittslähmung in der Regel nicht ausreichend wirksam und somit nur wenigen Situationen vorbehalten (z. B. bei malignen Lymphomen). Hingegen hat eine hoch dosierte *Kortisongabe* (ähnlich wie bei der Hirndrucksteigerung) einen Sinn, wenn auch die Wirksamkeit deutlich geringer ist als bei der intrakraniellen Hirndrucksteigerung. Es gelten die bereits dargestellten Regeln der Kortisontherapie (s. ► Abschn. 34.1.4), die eine weitergehende Lokaltherapie bzw. Behandlung der Grundkrankheit nicht ausschließt.

Die lokale Applikation von Zytostatika in den Intrathekalraum ist bei einer Querschnittsläsion nicht sinnvoll. Nur bei einer diffusen Meningiosis, z. B. bei einer Leukämie oder einem malignen Lymphom,wird sie in Ergänzung zu einer lokalen Maßnahme erforderlich sein. Jedoch ist eine Meningiosis in der Regel nicht auslösende Ursache einer Querschnittsläsion.

34.2.5 Pflegerische Maßnahmen

Die Pflege des Patienten mit einer akuten Rückenmarkkompression verlangt intensive physische und psychische Betreuung. Eine wichtige Aufgabe der Pflegenden ist die genaue Beobachtung und Früherkennung von auftretenden motorischen oder sensorischen Störungen beim Patienten. Je nach Schweregrad der Lähmungserscheinungen müssen sämtliche Pflegemaßnahmen des bettlägerigen, immobilen Patienten durchgeführt werden. Bei Miktionsstörungen, Defäkationsstörungen, Thrombose sowie bei Gefahr von Dekubitus, Thrombosen und Kontrakturen sind Grundkenntnisse der Pflege vorausgesetzt.

Der Patient mit plötzlicher oder langsam fortschreitender Querschnittslähmung steht immer unter starkem psychischem Druck. Es liegt oft an den Pflegenden, bewusst auf die Ängste des Patienten einzugehen und auch, falls gewünscht, längere Gespräche mit ihm zu führen.

Hinweise zur Pflege bei Rückenmarkkompression

- Bei Schmerzen im jeweiligen Versorgungsbereich der betroffenen Nerven:
  - Verabreichung verordneter Analgetika und/oder Kortikosteroide
  - Erfassung des Schmerzes
  - Informationen über die Schmerzsituation des Patienten an den behandelden Arzt weitergeben
  - Dem Patienten und Angehörigen erklären, wie lange es vermutlich dauern wird, bis eine Linderung eintritt, z. B. bei Radiotherapie
  - Lagerung anpassen; *Cave* bei Bewegungen oder Transfermechanismen!
- Bei eingetretener Querschnittslähmung, d. h. bei schlaffen Lähmungen und Sensibilitätsstörungen distal der Leitungsunterbrechung, bei spastischen Lähmungen aller vier Gliedmaßen durch Halswirbelsäulen-Kompression, bei spastischer Paraparese der Beine durch Brustwirbelsäulen-Kompression und bei schlaffen Lähmungen durch Kompression der Lendenwirbelsäule oder als Auswirkungen von Metastasen im Sakralbereich:
  - Patienten hinsichtlich Missempfindungen, wie Kribbeln, Brennen, Dysästhesien bei Berührung, Taubheitsgefühl beobachten
  - Vorsicht bei Kälte und Wärmeanwendungen!
  - Verlaufskontrolle und Dokumentation von Bewegung gegen Widerstand, Muskeltonus und Reflexkontrolle
  - Vermeidung von Druck oder Torsionsbewegung
- Bei Ängsten, psychischer Belastung des Patienten und dessen Angehörigen:

  - Dem Patienten und dessen Angehörigen zuhören, Ängste verbalisieren
  - Zusammen mit dem Arzt realistische und ehrliche Darstellung und Erklärung des kurzfristigen/langfristigen Verlaufs
  - Ggf. Psychologen, Sozialarbeiter einschalten

34.3 Obere Einflussstauung

34.3.1 Ursachen

Tumoren oder Metastasen im oberen Mediastinum bzw. im Bereich der oberen Thoraxapparatur können eine obere Einflussstauung verursachen. Folgende Tumoren sind häufig Ursache dafür:

- Bronchialkarzinom (■ Abb. 34.2),
- maligne Lymphome,
- Thymom,
- metastasiertes Mammakarzinom.

Die tumorösen Veränderungen komprimieren die obere Hohlvene (V. cava superior) und behindern dadurch den Rückfluss im venösen und lymphatischen Bereich, so dass ein Rückstau der Flüssigkeit im Kopf-Hals-Bereich und in den Armen resultiert (■ Abb. 34.3).

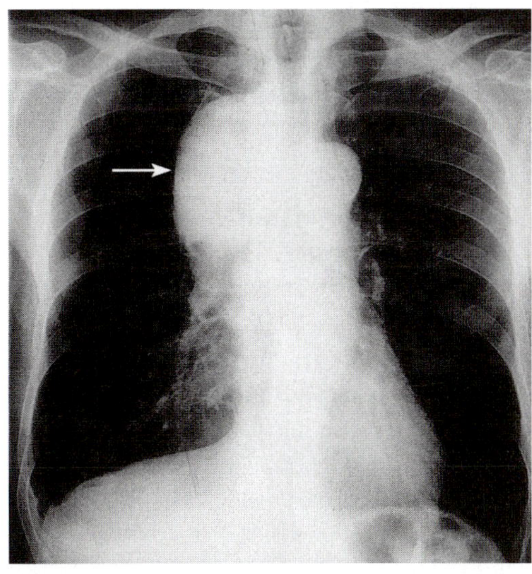

■ **Abb. 34.2.** Ausgedehntes metastasierendes zentrales Bronchialkarzinom

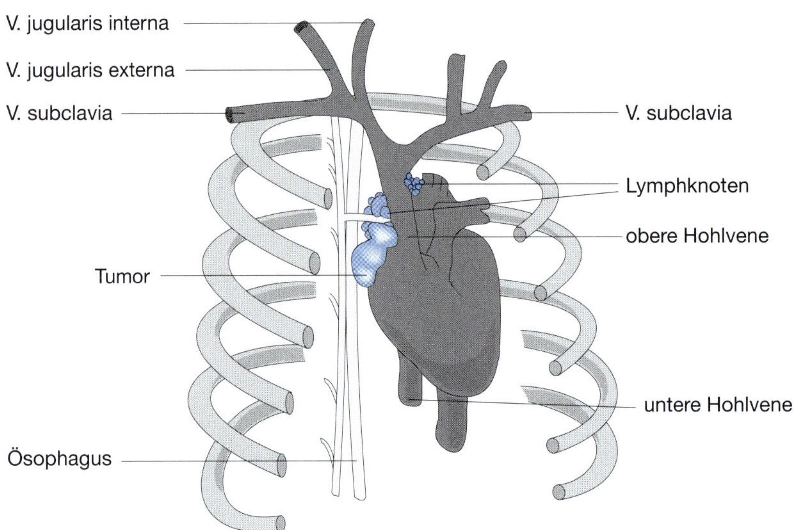

Abb 34.3. Obere Einflussstauung durch Kompression der oberen Hohlvene

34.3.2 Symptome

Subjektiv mag ein unspezifischer Kopfdruck im Vordergrund stehen. Bei der Betrachtung des Patienten zeigen sich oft nur gestaute Halsvenen. Bei weiterem Rückstau kommt dann allerdings gelegentlich auch eine extreme Schwellung des Gesichts und der Hals- sowie Armregionen hinzu. Wegen des venösen Rückstaus kommt es auch zu einer blauroten Verfärbung des Gesichts. Eine Dyspnoe wird oft infolge des gleichzeitig bestehenden Drucks auf die Atemwege beobachtet.

34.3.3 Beurteilung und diagnostische Maßnahmen

Auch wenn die klinische Symptomatik für die Diagnose einer oberen Einflussstauung spricht, muss eine exakte Dokumentation des Ausmaßes des Tumors erfolgen, da nur hierdurch eine optimale Therapieplanung möglich wird.

Ist eine bösartige Grunderkrankung bereits bekannt, wird die Therapie sich hieran orientieren. Bei unbekanntem Primärtumor jedoch wird die histologische Abklärung nötig, sofern in der vorliegenden Situation möglich. Je nach Befunden wird eine Thorakotomie, Mediastinoskopie oder Bronchoskopie, gelegentlich auch eine Lymphknotenbiopsie die Diagnose klären können, oft wird man allerdings eine Therapie auf Verdacht je nach klinischem Bild einleiten.

Die Prognose der oberen Einflussstauung ist bei unbehandelten Patienten ernst. Liegt ein therapiesensibles Grundleiden vor, kann die Prognose entscheidend gebessert werden. Wichtig ist aber auf jeden Fall, die Therapie möglichst zügig einzuleiten.

34.3.4 Medizinische Maßnahmen

Als Notfalltherapie der ersten Wahl gilt auch hier wieder die hoch dosierte Kortisontherapie, die relativ schnell zum Abklingen der Symptome führen kann. So wird es durch diese Kortisontherapie oft auch möglich, einen Zeitraum von mehreren Tagen bis zur Einleitung einer effektiven Tumortherapie zu überbrücken. Eine Behandlung mit Diuretika kann ergänzend hilfreich sein. Es gilt jedoch zu bedenken, dass es sich um eine mechanisch bedingte Wassereinlagerung handelt, die durch Diuretika in der Regel kaum beeinflusst werden kann.

Im Mittelpunkt steht die gezielte Therapie des Grundleidens, wobei sowohl eine Strahlentherapie wie auch – bei chemotherapiesensiblen Tumoren – eine Zytostatikatherapie angewendet werden kann; diese Behandlungen können neben der laufenden Kortisontherapie durchgeführt werden. Begleitende medizinische Maßnahmen wie Sauerstoffzufuhr und Heparinisierung können in Frage kommen.

34.3.5 Pflegerische Maßnahmen

! Das Pflegeziel ist die Vermeidung von Komplikationen der Ödeme in den oberen Extremitäten und gleichzeitige Linderung vorhandener Atemnot.

Vor allem Atemnot bewirkt beim Patienten starke Angst, aber auch die bläuliche Verfärbung des Gesichts infolge des venösen Rückstaus verunsichert Patienten wie Angehörige sehr. Angemessene Zeit für Informationen und Gespräche sollte deshalb eingeplant werden.

Hinweise zur Pflege bei oberer Einflussstauung

- Maßnahmen gegen Atemnot; Dyspnoe, Tachypnoe:
  - Kontrolle und Dokumentation der Vitalzeichen
  - Belastungen einschränken, evtl. Bettruhe; Vermeidung von Aktivitäten, die den Hirn- oder Thorakaldruck erhöhen; der Patient soll anstrengende Bewegungen langsam durchführen
  - Atemweg freihalten; evtl. Oberkörperhochlagerung; untere Extremitäten *nicht* hoch lagern!
  - Für ausreichende Frischluftzufuhr sorgen, ggf. Sauerstoff verabreichen
  - Ruhe vermitteln
  - Diuretika nach Verordnung
  - Mundpflege bei ausgetrockneter Schleimhaut
- Bei Ödem der oberen Extremitäten:
  - Mit dem Arzt besprechen, ob periphere Venen für z. B. Blutentnahmen, i.v.-Therapien, Venenkatheter benutzt werden dürfen
  - einengende Kleidungsstücke, Fingerringe, Uhren und Armbänder frühzeitig vermeiden
- Ängste des Patienten abbauen:
  - Gefühle des Erstickens oder »Ertrinkens«, die der Patient hat, wahrnehmen
  - Dem Patienten und den Angehörigen versichern, dass Hilfe zu jeder Zeit verfügbar ist
  - Den Patienten und Angehörige informieren, dass sich die Gesichtsfarbe und Schwellungen während der Therapie normalisieren sollten
  - Zusammen mit dem Arzt den Patienten über den Therapieablauf informieren

34.4 Intestinale Obstruktion (Darmverschluss)

Der folgende Abschnitt beschäftigt sich ausschließlich mit der mechanischen Obstruktion. Der paralytische Ileus wird in ▶ Kap. 21 (Diarrhö und Obstipation) abgehandelt.

34.4.1 Ursachen

Ein mechanischer Darmverschluss mit kompletter oder auch nur inkompletter Unterbrechung der Passage ist bei malignen Erkrankungen eine wichtige und nicht seltene Komplikation. Folgende Tumoren sind häufig Ursache dafür:
- Ovarialkarzinom (Darmverschluss bei ca. 25 % aller Patientinnen mit Ovarialkarzinom),
- Dickdarmkarzinom,
- Zervixkarzinom,
- Blasenkarzinom,
- maligne Lymphome.

Während bei Ovarial- und Darmtumoren meist der Tumor oder seine Metastasen zur Obstruktion führen, sind bei Zervix- und Blasentumoren, aber auch bei Lymphomen vorausgegangene Strahlentherapien mit nachfolgenden Fibrosen ursächlich zu nennen. Eine benigne Adhäsion oder ein Zweittumor sind eher selten.

Oft hat die maligne intestinale Obstruktion mehrere auslösende Ursachen, z. B. Tumorokklusion oder Strangbildung bei gleichzeitigem Einsatz von Medikamenten, die die Dünndarmmotilität herabsetzen.

34.4.2 Symptome

Die intestinale Obstruktion kann akut mit kolikartigen Schmerzen beginnen und zu Übelkeit und Erbrechen sowie Konstipation führen. Meist setzt jedoch die Obstruktion langsam ein, nach Wochen oder auch Monaten an Intensität zunehmend. Gehäuft kommen dann auch Episoden mit teilweisem oder auch komplettem Verschluss und relativ akuter Symptomatik hinzu.

Bei einer langsam einsetzenden Obstruktion finden sich oft ganz andere Symptome als bei einem akuten Verschluss: Im Vordergrund stehen Übelkeit und Erbrechen, Koliken und andere tumorbedingte Schmerzen. Der Stuhlgang kann lange normal bleiben, Diarrhöen sind häufiger als eine Konstipation.

34.4.3 Beurteilung und diagnostische Möglichkeiten

Die Diagnose ist bisweilen in der Anfangsphase schwer zu stellen, insbesondere, wenn die Symptome nur mild und uncharakteristisch sind. Mit fortschreitendem Prozess wird es einfacher und typischer. Allerdings verschlechtern sich Behandlungsmöglichkeiten und Prognose.

Bei der physikalischen Untersuchung fühlt man evtl. schon einen Tumor oder mehrere Knoten im Abdomen. Eine Röntgenuntersuchung des Abdomens zeigt zwar zuverlässig, dass eine Obstruktion vorliegt, aber nicht wo. Mit Kontrastmittel kann gewöhnlich zwischen Obstruktion durch Metastasen, radiogenen Schäden und Adhäsionen unterschieden werden. Eine langsame Passage von Bariumbrei deutet auf eine Motilitätsstörung hin, wie sie oft bei Ovarialkarzinomen besteht. Ein Kolonkontrasteinlauf oder eine Kolonoskopie kann bei Verschlüssen des Dickdarms hilfreich sein. Allerdings sollten solche Untersuchungen nur erfolgen, wenn chirurgische Konsequenzen sinnvoll erscheinen (◘ Abb. 34.4).

34.4.4 Medizinische Maßnahmen

Bei jedem Tumorpatienten mit einer intestinalen Obstruktion sind zunächst die Möglichkeiten einer operativen Intervention zu klären, auch wenn nur

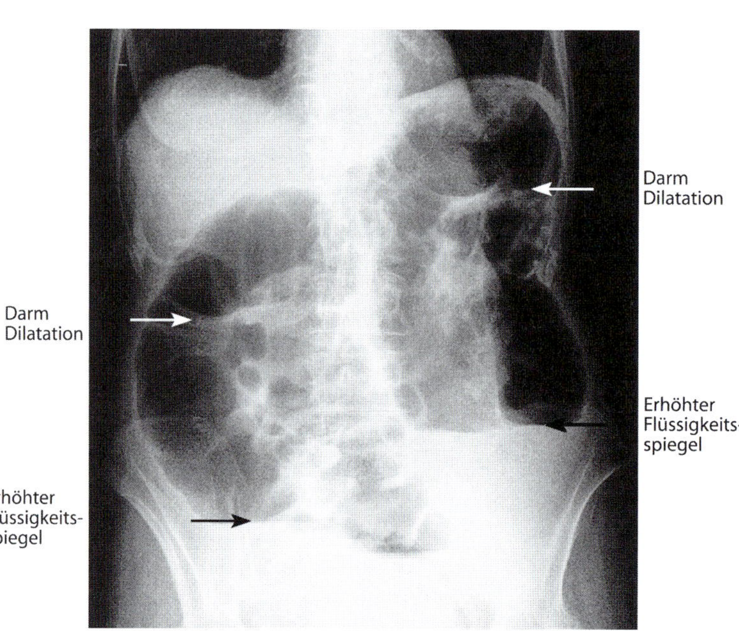

◘ **Abb. 34.4.** Paralytischer Dünn- und Dickdarmileus bei metastasierendem Ovarialkarzinom mit Darmdilatation(⇒) und erhöhtem Flüssigkeitsspiegel (→)

noch palliative Therapiechancen bestehen sollten; denn manche Patienten erleben nach einer nur palliativen Operation eine recht lange beschwerdefreie Phase. Für eine Operation kommen vor allem Patienten in gutem Allgemeinzustand mit möglicherweise solitären oder nur wenigen beweglichen Tumoren in Frage. Bei bereits stark aufgetriebenem Leib sind die operativen Möglichkeiten oft begrenzt.

Ist eine Operation nicht durchführbar, bleiben nur noch konservative Palliativmaßnahmen. Eine langfristig wirksame Behandlung der Grundkrankheit hat nur selten Erfolg, sollte aber, falls möglich, versucht werden. Der Erfolg stellt sich oft erst nach Wochen ein, so dass symptomatische Maßnahmen ergänzend zum Einsatz kommen müssen.

Die intravenöse Ernährung und das Legen eines Magenschlauchs bringen oft eine merkliche Entlastung des Magen-Darm-Trakts, stellen aber keine befriedigende Langzeitlösung des Problems dar. In der Regel sind diese Maßnahmen nur bei Patienten mit der Chance auf operative Problemlösung als vorbereitende Maßnahme sinnvoll. Bei allen anderen Patienten hilft dieses Vorgehen im Schnitt nur in einem von acht Fällen.

Rein symptomatische medikamentöse Behandlung bei Koliken und anderen tumorbedingten Schmerzen, Übelkeit und Erbrechen sowie Diarrhö müssen sorgfältig aufeinander abgestimmt werden, und zwar sowohl bezüglich der Dosis als auch des Zeitplans und der Applikationsart. Auch die Kombination verschiedener Mittel bei unterschiedlichen Symptomen muss im Einzelfall überdacht werden. So können z. B. bei bisher nur leichten Koliken Antiemetika wie Metoclopramid über eine Steigerung der Peristaltik die Symptome verstärken. Oft wird der alleinige Einsatz von Morphin oder auch Kodein als hilfreich und lindernd empfunden. Der Arzt sollte sich nicht scheuen, diese Substanzen bei Bedarf großzügig zu verordnen. Die orale Applikation, die zur Schmerztherapie normalerweise gut wirksam ist, kann bei intestinaler Obstruktion wegen der fast obligaten Übelkeit mit Erbrechen selten durchgeführt werden. Die parenterale Applikation stellt eine sinnvolle Alternative dar, insbesondere wenn eine Therapie über einen längeren Zeitraum nötig sein wird.

Die Prognose der chronischen Obstruktion ist ungünstig; trotzdem gibt es immer wieder Patienten, die über einen Zeitraum von vielen Monaten eine derartige Behandlung und Pflege benötigen. Das Ernährungsproblem in diesen Situationen ist zu lösen. Die Patienten sollten essen und trinken, was sie wünschen, möglichst aber nur in kleinen Portionen. Eine künstliche Ernährung wird nur selten nötig sein.

34.4.5 Pflegerische Maßnahmen

Das Ziel der Pflege besteht in der Linderung der Symptome und in der Vermeidung von lebensbedrohlichen Komplikationen des Darmverschlusses durch gezielte Beobachtung und Dokumentation.

Hinweise zur Pflege bei Darmverschluss

- Bei kolikartigen Schmerzen durch mechanischen Ileus und bei sehr berührungsempfindlicher Bauchdecke mit Abwehrspannung durch paralytischen Ileus:
  - Analgetika nach ärztlicher Verordnung
  - Schmerzlindernde Lagerung
  - Wärmeanwendung nach ärztlicher Rücksprache
- Bei Übelkeit und/oder Erbrechen (s. auch ▶ Kap. 20):
  - Antiemetika nach Verordnung
  - Nahrungs- und Flüssigkeitskarenz; evtl. parenterale Ernährung
  - Evtl. Magensonde legen
  - Bei dauerndem Erbrechen Früherkennung einer Exsikkose
  - Intensive Kreislauf und Flüssigkeitsüberwachung
- Bei Defäkationsstörungen, d. h. bei Diarrhö oder Obstipation (s. auch ▶ Kap. 21):
  - Beobachtung und Dokumentation der Stuhlentleerungen und deren Konsistenz
  - Evtl. Vorbereitung für eine Notoperation treffen
  - Analpflege bes. bei andauerndem Durchfall; Sitzbäder, fetthaltige Salben applizieren

34.5 Ruptur der Arteria carotis

34.5.1 Ursachen

Eine Ruptur der A. carotis, der großen Halsschlagader, führt zu einer akuten, lebensbedrohlichen Blutung. Sie kann bei Patienten mit Kopf-Hals-Karzinomen in zwei verschiedenen Situationen auftreten:

- Ruptur der Gefäßwand als Folge einer Arrosion durch einen progredienten Tumor, meist bei ausbehandelten Patienten in einem terminalen Krankheitsstadium;
- Ruptur als Folge einer therapiebedingten Gefäßschädigung.

Die therapiebedingte Ruptur kann kurz nach einer erfolgreichen Lokalbehandlung (Operation, evtl. in Kombination mit Bestrahlung) auftreten, also bei tumorfreien Patienten mit guter Prognose. Es handelt sich um eine postoperative Komplikation, meist 3–5 Wochen nach dem Eingriff, evtl. auch noch später, je nach Operationsverfahren. Risikofaktoren sind v. a. eine vorausgegangene Bestrahlung, schlechter Ernährungszustand, Begleiterkrankungen, wie Diabetes mellitus oder Arteriosklerose, und Operationsfolgen, wie Wundinfekte, Hautlappennekrosen und Pharynxfisteln.

34.5.2 Symptome

Bei der Arrosion der A. carotis infolge eines progredienten Tumors kommt es nicht selten zunächst nur zu kleineren Blutungen, bevor dann eine akut einsetzende, massive arterielle Blutung in der Regel das Leben des Betroffenen beendet. Subjektiv fühlen oder sehen viele Patienten vorher ihren Tumor wachsen, was verständlicherweise Gefühle von Angst und Hilfslosigkeit verursacht und unterhält. Auch Schmerzen und Nervenläsionen können je nach Lokalisation der Tumoren vorausgehen.

Einer postoperativen Karotisruptur geht oft eine mehr oder weniger ausgedehnte Haut- oder Lappennekrose mit meist bakteriell bedingten entzündlichen Veränderungen voraus.

34.5.3 Beurteilung und diagnostische Möglichkeiten

Die Arrosion durch einen progredienten Tumor ist ein Ereignis einer terminalen Krankheit, prognostisch also äußerst ungünstig einzustufen. Der Einsatz aller diagnostischen Maßnahmen sollte sich hieran orientieren. Ohnehin ist die aufmerksame Beobachtung des Lokalbefundes die diagnostische Methode mit der größten praktischen Relevanz, so dass sich weitergehende technische Untersuchungen wie Angiographien, Computertomographien usw. erübrigen dürften.

Die Ruptur als postoperative Komplikation ist prognostisch und somit auch therapeutisch günstiger einzustufen. Trotzdem gilt für den diagnostischen Aufwand die Einschränkung wie oben gleichermaßen, lediglich eine selektive kontralaterale Karotisdiagnostik zur Beurteilung der restlichen Hirndruckblutung bei einer u. U. durchzuführenden Karotisligatur ist als sinnvolle Maßnahme einzustufen. Wird ein derartiger Eingriff als möglich und sinnvoll erachtet, sind auch entsprechende Vorbereitungen zu treffen, um im Notfall den Patienten optimal versorgen zu können (Bestimmung der Blutgruppe, Bereitstellung von Konserven, evtl. Überprüfen der Verfügbarkeit geeigneter Frischblutspender, Instrumentarium zur notfallmäßigen Versorgung einer akut einsetzenden Ruptur).

34.5.4 Medizinische Maßnahmen

Bei einer Arrosion der Karotis durch einen progredienten Tumor sind therapeutische Ansatzpunkte äußerst begrenzt, da ja in der Regel zuvor alle üblichen gezielten antineoplastischen Maßnahmen wie Operation, Strahlentherapie und u. U. auch Chemotherapie vorausgegangen und in ihren Möglichkeiten erschöpft sind. Angesichts dieses terminalen Tumorstadiums erscheint es fragwürdig, ob man sich bei einer drohenden Ruptur noch zu einer aktiven operativen Intervention entschließen soll oder ob man nicht besser bei angemessener Sedierung dem Ereignis seinen Lauf lässt.

Bei der Gefahr einer postoperativen Karotisruptur ist die HNO-ärztliche Fachbetreuung notwendig. Dem Erfahrenen bleibt es vorbehalten, über Chancen und Grenzen einer sinnvollen operativen Intervention zu befinden.

34.5.5 Pflegerische Maßnahmen

Ziele der pflegerischen Maßnahmen sind:
- Verhütung der Karotisruptur, v. a. in der postoperativen Situation,
- Mithilfe beim Entscheidungsprozess, ob im Falle einer Ruptur intensive therapeutische Maßnahmen versucht oder unterlassen werden sollen. Diese Entscheidung kann nur in Absprache zwischen allen Beteiligten getroffen werden, d. h. zwischen dem Patienten, seinen Angehörigen, den betreuenden Ärzten und den Pflegenden.

Entscheidend ist, dass sich sowohl der Patient als auch seine Angehörigen über die Tragweite einer solchen Blutung und ihrer Behandlung bzw. Nichtbehandlung im Klaren sind.

Hinweise zur Pflege bei Ruptur der A. carotis

- Bei Rupturgefahr aufgrund von Tumorinfiltration, nach Operationen, durch Wundnekrosen, entzündliche Hautveränderung oder Entfernung eines angetrockneten Wundverbandes:
  - Beurteilung der Wunde und Verlaufsdokumentation
  - Täglicher oder nach Bedarf mehrmals am Tag *nicht okklusiver* Verbandwechsel
  - Verwendung nichtklebender Verbandstoffe
  - Angetrocknete Verbände vor dem Entfernen mit NaCl 0,9 % anfeuchten – kein Debridement!
  - Sorgfältige Hautpflege im Bereich der Wunde
  - Spezielle Aufmerksamkeit bei Verbandwechsel der Tracheastoma-Kanüle
- Zur Vermeidung eines erhöhten Drucks auf die A. carotis durch Husten, Erbrechen, Obstipation, je nach Ursache:
  - Ggf. Antitussiva verabreichen nach Verordnung
  - Antiemese nach Verordnung
  - Evtl. Magensonde zur Entlastung
  - Obstipationsprophylaxe: Verabreichung von Laxanzien nach Verordnung
  - Ausreichende Flüssigkeitszufuhr; evtl. parenteral bei Schluckschwierigkeiten
- Maßnahmen hinsichtlich der psychischen Belastung; Begegnung von Ängsten, Hilflosigkeit, Unruhe bei meist vollem Bewusstsein:
  - Klare Entscheidungen und Absprache zwischen Patient, Angehörigen, Arzt und Pflegenden über Verlauf und weiteres Vorgehen; evtl. Einbezug eines Seelsorgers oder Psychologen
  - Bei kontinuierlichen Blutungen dem Patienten und Angehörigen alle Maßnahmen – kurz – erkären; ausreichend Sedieren nach Verordnung; genügend Verbandstoff in Reichweite bereit halten
  - Ruhe und Sicherheit vermitteln

Weiterführende Literatur

Devita VT, hellman S, Rosenberg SA (eds) (2001) Cancer: Principles and Practice of Oncology, 6th edn. Lippincott, Williams & Williams, Philadelphia

Schmoll HJ, Höffken K, Possinger K (2005) Kompendium Internistische Onkologie, 4. Aufl. Springer, Berlin Heidelberg New York Tokyo

Yarbro CH, Frogge MH, Goodman M (eds) (2004) Cancer Symptom Management, 3rd edn. Jones & Bartlett, Sudbury/MA

Stoffwechsel- und Elektrolytentgleisungen

H. Ludwig, Ch. Luhan

Notfälle mit Stoffwechsel- und Elektrolytentgleisungen treten bei einem beträchtlichen Teil der Tumorpatienten während des Krankheitsverlaufs auf. Alle Zentren, in denen Tumorpatienten mit derartigen Risiken betreut werden, sollten deshalb auch die Voraussetzungen für eine optimale Behandlung solcher Komplikationen aufweisen. Konkret handelt es sich dabei um Spezialwissen und Erfahrung auf dem Gebiet der Behandlung von Notfällen und um die dazu notwendigen Möglichkeiten zur intensivmedizinischen Betreuung und zur Behandlungsüberwachung.

35.1 Hyperkalzämie

35.1.1 Ursachen und Pathophysiologie

Definition

Unter Hyperkalzämie versteht man die Erhöhung des Serumkalziumspiegels auf über 2,7 mmol/l (= 11 mg/100 ml; Normbereich: 2,3–2,7 mmol/l = 9,5–11 mg/100 ml).

Da Kalzium eine wesentliche Rolle bei der Signalübertragung in Körperzellen spielt, insbesondere bei der Reizleitung in Herzmuskelfasern und Nervenzellen, stellt hochgradige Hyperkalzämie einen lebensbedrohlichen Zustand dar.

Hyperkalzämien sind bei Krebserkrankungen relativ häufige Komplikationen. Bei *bis zu 30 % aller Tumorpatienten* kommt es im Krankheitsverlauf zu hyperkalzämischen Episoden, besonders bei:

- multiplem Myelom (Plasmozytom),
- metastasiertem Plattenepithelkarzinom der Lunge (bei Lungenkarzinomen anderer histologischer Typen, z. B. kleinzelligem Bronchialkarzinom oder Adenokarzinom, sind Hyperkalzämien seltener),
- metastasiertem Mammakarzinom,
- metastasiertem Nierenzellkarzinom,
- metastasiertem Prostatakarzinom,
- malignen Lymphomen,
- bestimmten lymphatischen Leukämien von Erwachsenen (T-Zell-Leukämien).

Der Anstieg des Serumkalziums kann langsam über mehrere Wochen, aber auch innerhalb weniger Stunden bis Tage erfolgen und unabhängig von der Ausbildungsgeschwindigkeit zu einem kritischen Zustandsbild führen. Der Entwicklung tumorassoziierter Hyperkalzämien liegen in Abhängigkeit von der onkologischen Grunderkrankung unterschiedliche Mechanismen zugrunde (▫ Tabelle 35.1).

Die folgenden Zellen sind für Knochenbildung und -resorption (Knochenabbau) verantwortlich bzw. im Knochengerüst vorhanden:

- *Osteoblasten*: Knochenbildende Zellen, die Kollagen produzieren und ausscheiden; ihre Aktivität wird durch Kalzitonin stimuliert und von Parathormon und Vitamin D gehemmt.

▫ Tabelle 35.1. Ursachen für gesteigerten Knochenabbau bei Tumorpatienten

Faktoren	Krankheitsgruppen
Osteoklasten aktivierende Faktoren (OAF), Interleukin-1, Interferon, Lymphotoxin, Tumornekrosefaktor (TNF), Verschiebung des Verhältnisses von Osteoprotegerin (OPG) zu Rank-Ligand (RANKL) zugunsten von RANKL	Plasmozytom, Non-Hodgkin-Lymphome, adulte lymphatische Leukämie vom T-Zell-Typ
Prostaglandine, insbesondere Prostaglandin E2, direkte Resorption durch Tumorzellen und andere Faktoren	Solide Tumoren *mit* Knochenmarkmetastasen (kleinzelliges Lungen-, Mamma-, Zervixkarzinom)
Parathyreoid hormone related peptide (PTHrP)	Solide Tumoren *ohne* Knochenmarkmetastasen (Plattenepithelkarzinom der Lunge, Nieren-, Pankreas-, Ovarialkarzinom)
1,25-Dihydroxy-Vitamin-D-Bildung (von pathologischen lymphatischen Zellen vermehrt produziert)	Sarkoidose, Non-Hodgkin-Lymphome

- *Osteoklasten*: Mehrkernige Zellen, die den Knochen abbauen; ihre Bildung und Aktivität wird durch Parathormon und Vitamin D stimuliert und durch Kalzitonin gehemmt.
- *Osteozyten*: ruhende Zellen des Knochengerüsts, die von kalzifizierter Knochensubstanz umgeben sind.

Beim multiplen Myelom und bei Non-Hodgkin-Lymphomen werden verschiedene Zytokine und insbesondere eine Imbalance zwischen Osteoprotegerin und Rank-Ligand für die Aktivierung der Osteoklasten (knochenabbauende Zellen) und für den damit verbundenen verstärkten Knochenabbau verantwortlich gemacht.

Solide Tumoren *mit* Skelettmetastasierung führen ebenfalls durch Freisetzung von verschiedenen Zytokinen (z. B. TGF-alpha, Interleukin-1 und -6, Interferon-alpha, Prostaglandine) zum Knochenabbau. In bestimmten Fällen dürften Tumorzellen selbst zur Knochenresorption befähigt sein.

Hyperkalzämien bei Tumorpatienten *ohne* Skelettmetastasierung sind seit dem Nachweis eines dem Parathormon verwandten Peptids (PTHrP) plausibel zu erklären. PTHrP kann von bestimmten Tumorzellen (Plattenepithel-, Lungen-, Nieren-, Pankreas- und Ovarialkarzinome) produziert werden und unterscheidet sich in seiner Struktur nur unwesentlich vom eigentlichen Parathormon, das von den Epithelkörperchen (Nebenschilddrüsen) produziert wird und in die Regulation des Kalziumstoffwechsels eingreift (◘ Abb. 35.1 und ◘ 35.2 a,b).

Auch durch *Immobilisierung* kann es zum gesteigerten Knochenabbau mit geringgradiger Erhöhung des Serumkalziumspiegels kommen. Eine schwere hyperkalzämische Krise ist allerdings dadurch nicht zu erwarten.

35.1.2 Klinische Symptome und Komplikationen

Wie eingangs erwähnt, können sich tumorassoziierte Hyperkalzämien unterschiedlich schnell ausbilden. Bei langsamer Erhöhung des Serumkalziums werden nicht selten *psychische Veränderungen* beobachtet. Zusätzlich klagen die Patienten über *vermehrten Durst*, da die erhöhte Urinmenge

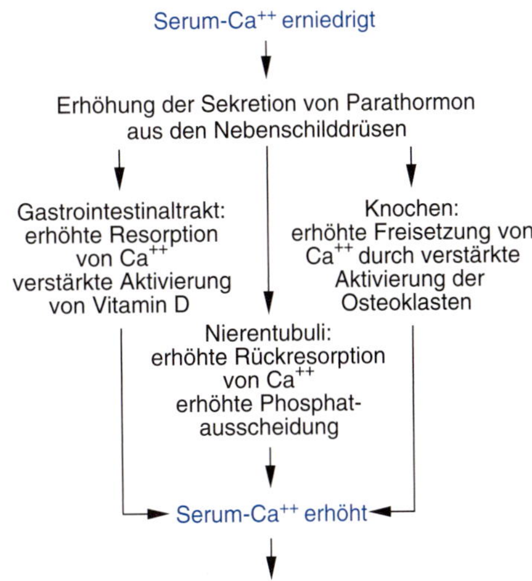

◘ **Abb. 35.1.** Einfluss des Parathormons auf den Kalziumspiegel im Serum (Ca^{++}: Kalzium)

einen beträchtlichen Flüssigkeitsverlust bedeutet. Ein weiterer Anstieg der Kalziumwerte kann eine Reihe von Symptomen auslösen (s. ◘ Tabelle 35.2). Mit zunehmendem Anstieg kann es zu einer *hyperkalzämischen Krise* kommen, die häufig mit einer Verstärkung der neuropsychologischen Veränderungen, wie Verwirrtheit oder Somnolenz bis zum komatösen Zustandsbild, einhergeht.

35.1.3 Medizinische Maßnahmen

Die Behandlung der Hyperkalzämie (◘ Tabelle 35.3) zielt auf:

- Korrektur des Flüssigkeitsdefizits,
- Verstärkung der Diurese und damit der renalen Kalziumausscheidung,
- Verminderung der ossären Kalziumfreisetzung,
- ggf. Verminderung der enteralen Kalziumaufnahme.

Hinsichtlich der Therapie der Grundkrankheit ist zu beachten:

- die Flüssigkeitsbilanz,
- die kardiale Funktion,
- der Kaliumspiegel,
- der Säure-Basen-Haushalt.

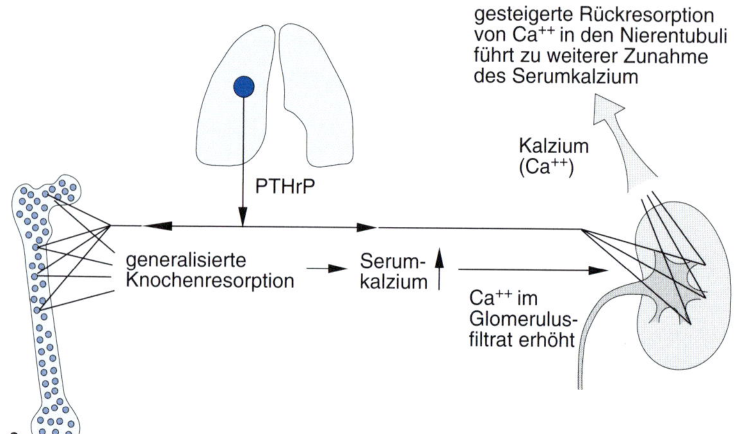

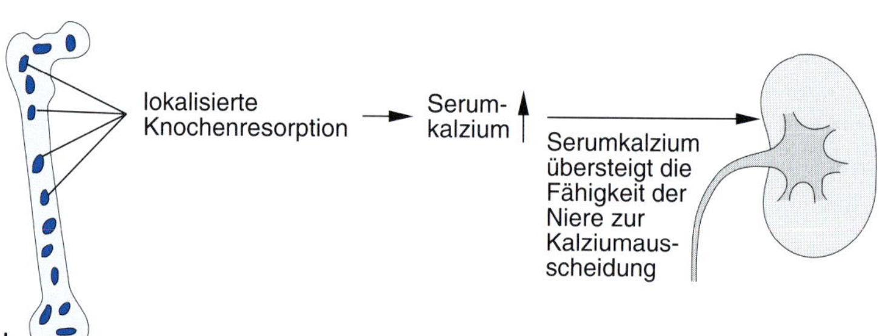

Abb. 35.2 a,b. Ursachen der Knochenresorption bei Tumorerkrankungen. **a** Plattenepithelkarzinom der Lunge. Knochenresorption durch paraneoplastische Bildung von PTHrP (»parathyreoid hormone related peptide«) durch den Tumor; **b** osteolytische Metastasen mit lokaler Knochenresorption

Bei älteren Patienten mit eingeschränkter Leistungsfähigkeit muss im Rahmen der Hydratation eine sorgfältige Flüssigkeitsbilanzierung vorgenommen werden, um eine Überwässerung und in weiterer Folge eine kardiale Dekompensation zu vermeiden. Die Verabreichung von sog. *Schleifendiuretika* wie Furosemid, z. B. Lasix, steigert die Diurese und die Kalziumausscheidung.

Die zweite wesentliche Maßnahme neben der Flüssigkeitszufuhr besteht in der i.v.-Verabreichung von *Bisphosphonaten* (z. B. Pamidronat, Ibandronat, Clodronat, Zoledronat). Diese Substanzen hemmen die Osteoklastenaktivität und damit die Knochenresorption mit Kalziumfreisetzung und führen innerhalb von 24 h zu einer signifikanten Senkung des Kalziumspiegels. Darüber hinaus können sie bei langfristiger Anwendung die Progression osteolytischer Skelettmetastasierung reduzieren, so dass sie auch in dieser Indikation verabreicht werden.

Kalzitonin führt über eine Hemmung der Osteoklastenaktivität und gesteigerte Kalziumausscheidung durch die Niere zu einer raschen Senkung des Kalziumspiegels und eignet sich zur Behandlung ausgeprägter akuter hyperkalzämischer Zustandsbilder.

Glukokortikosteroide werden v. a. bei malignen Lymphomen und Plasmozytom eingesetzt. Neben einer Anti-Vitamin-D-Wirkung, die u. a. zur Reduzierung der Kalziumresorption aus dem Darm führt, hemmen sie die Produktion verschiedener osteoklastenstimulierender Zytokine. Außerdem lässt sich gerade bei malignen Lymphomen der häufig zu beobachtende antineoplastische Effekt der Kortikosteroide therapeutisch nutzen.

35.1.4 Pflegerische Maßnahmen

Da Hyperkalzämien zu den häufigen Komplikationen von Tumorerkrankungen gehören, kommt den adäquaten pflegerischen Maßnahmen besondere Bedeutung zu (s. Übersicht).

Tabelle 35.2. Klinische Symptome der Hyperkalzämie nach betroffenem Organsystem

Organsystem	Symptome
Psyche, ZNS	Müdigkeit, Depression, Verwirrtheit, Persönlichkeitsveränderung, Somnolenz, Koma
Gastrointestinaltrakt	Anorexie, Übelkeit, Erbrechen, Bauchschmerzen, Obstipation, Ileus, Hypotonie der glatten Muskulatur
Niere	Polyurie, Azotämie, Nephrolithiasis, Polydipsie, Nierenversagen
Herz	Verkürzung der QT-Zeit, Rhythmusstörungen (Brady- und Tachyarrhythmien); bei extremer Hyperkalzämie: Bradykardie, Vorhofflimmern, Kammerextrasystolen, AV-Blockierungen
Muskulatur	Verminderter Muskeltonus, Schwäche
Stoffwechsel	Metabolische Alkalose, Dehydratation (Gewichtsverlust)

Tabelle 35.3. Medizinische Maßnahmen bei Hyperkalzämie

Behandlungsmaßnahmen	Arzneistoffe	Präparate	Dosierungen
Flüssigkeitszufuhr			3000–4000 ml/Tag
Bisphosphonate	Clodronat Pamidronat Ibandronat Zoledronat	D/CH: Ostac A: Lodronat D/CH/A: Aredia Bondronat D/CH/A: Zometa	300–600 mg/Tag i.v. 15 mg/Tag i.v. bzw. 90 mg i.v. Einmaldosis 2–4 mg als i.v. Infusion (Einmaldosis) 4 mg i.v. Einmaldosis
Kalzitonin		D: z. B. Calsynar, Karil CH: z. B. Calcitonin, Miacalcin A: z. B. Calcitonin, Sanabo	100 i. E./Tag
Fakultativ: Kortikoide	Prednisolon	D: z. B. Decortin H, Solu-Dacortin CH: z. B. Ultracorten H, Solu-Dacortin A: z. B. Solu-Dacortin	20–80 mg/Tag
Fakultativ: Diuretika	Furosemid Etacrynsäure	D/CH/A: z. B. Lasix D: z. B. Hydromedin CH/A: z. B. Edecrin	20–80 mg/Tag 50–150 mg/Tag

! Patienten mit hohem Risiko, eine tumorassoziierte Hyperkalzämie zu entwickeln, und deren Angehörige sollten prophylaktisch mit den Symptomen einer Hyperkalzämie vertraut gemacht werden, um bei eventuellem Auftreten der Störung umgehend medizinischen Rat einzuholen und die Symptome nicht mit unerwünschten Wirkungen einer Radio- oder Chemotherapie zu verwechseln und damit die Diagnose zu verzögern.

Während ansteigender Serumkalziumspiegel muss die Flüssigkeitszufuhr in Abhängigkeit vom Schweregrad der Hyperkalzämie entsprechend gesteigert werden – natürlich unter exakter Flüssigkeitsbilanzierung und Gewichtskontrolle, um einer eventuellen Überwässerung bzw. kardialen Dekompensation vorzubeugen. Durch die forcierte Entwässerung kommt es auch zu einer *vermehrten Kaliumausscheidung*, die in vielen Fällen eine Kaliumsubstitution notwendig macht. Eine solche empfiehlt sich auch, um einer erhöhten Erregbarkeit des Herzens und einer Reizleitungsstörung, die durch gleichzeitiges Vorliegen von Hyperkalzämie und Hypokalämie begünstigt wird, vorzubeugen. Bei digitalisierten Patienten ist wegen der hyperkalzämiebedingt verstärkten Wirkung von Herzglykosiden eine sorgfältige kardiale Überwachung notwendig.

Selbstverständlich sollte bei hyperkalzämischen Patienten die Aufnahme kalziumreicher Nahrungsmittel wie Milch, Käse etc. eingeschränkt werden. Bei hypophosphatämischen Patienten kann über eine Phosphatsubstitution eine zusätzliche Kalziumreduktion erreicht werden.

Es ist hilfreich, wenn sich die Pflegenden die Laborresultate ansehen, um eine bessere Vorstellung vom Verlauf der medizinischen Behandlung zu bekommen.

Hinweise zur Pflege bei Hyperkalzämie

- Maßnahmen gegen psychoneurologische Veränderungen:
  - Beachtung von Müdigkeit, Verwirrtheit, Somnolenz, Koma und Persönlichkeitsveränderungen (die Korrektur der Hyperkalzämie führt zur Normalisierung der psychoneurologischen Veränderungen)
  - Vorsichtsmaßnahmen zur Vermeidung von pathologischen Frakturen (Umstellen von ungeeigneten Möbeln, Anlegen von Steckgittern)
- Ausgleichen des Flüssigkeitsverlustes:
  - Flüssigkeitszufuhr
  - Überwachung und Dokumentation der Flüssigkeitsbilanz
  - Überwachung der Herz-Kreislauf-Funktion
- Maßnahmen bei Elektrolytstörungen:
  - Verabreichung von Diuretika zur Forcierung der Kalziumausscheidung
  - Verabreichung von kalziumsenkenden Medikamenten nach Verordnung (Bisphosphonate etc.)
  - Verabreichung von Kalium wie verordnet
- Hinsichtlich möglicher kardialer Störungen Anzeichen einer kardialen Dekompensation (Hustenreiz, Ödeme, Atemnot) beachten, genaue Pulskontrolle durchführen
- Maßnahmen bei Magen-Darm-Störungen:
  - Beobachtung des Patienten hinsichtlich Übelkeit und Erbrechen (ggf. Verabreichung von Antiemetika nach Verordnung)
  - Beachtung von Obstipation (Verabreichung von Laxanzien bzw. Klistieren nach Verordnung)
- Bei der Mobilisierung ist zu beachten:
  - Vorsicht, um pathologische Frakturen zu vermeiden
  - Einleitung physiotherapeutischer Maßnahmen und Anleitung zu isometrischen Übungen
  - Der Patient soll 4- bis 6-mal/Tag aufstehen, wenn sein physischer Zustand dies erlaubt
- Information des Patienten, sowie seiner Angehörigen:
  - Aufklärung über die Symptome der Hyperkalzämie vor Entlassung (Hinweis, dass es sich nicht um eine Nebenwirkung der Chemotherapie handelt)
  - Information über Maßnahmen zur Prophylaxe von Hyperkalzämien, ausreichende Flüssigkeitsaufnahme bis zu 3 l/Tag, körperliche Bewegung (Spaziergänge, soweit möglich), korrekte Medikamenteneinnahme
  - Diätempfehlungen (Vermeidung oder Reduktion kalziumreicher Nahrungsmittel)

35.2 Tumorlysesyndrom

35.2.1 Ursachen und Pathophysiologie

! Bei rasch fortschreitenden Krebserkrankungen kann es sowohl infolge einer Chemotherapie als auch spontan zum massiven Tumorzellzerfall kommen. Dies kann zu schweren metabolischen Entgleisungen und Störungen des Elektrolythaushalts führen und insgesamt eine bedrohliche Situation darstellen.

Am häufigsten ist das Tumorlysesyndrom in den ersten Tagen nach intensiver Chemotherapie mit Zerstörung großer Tumorzellmassen. Dies führt zu einer massiven Freisetzung von intrazellulärem Material. Dadurch wird der Purinstoffwechsel überlastet, und der Harnsäurespiegel steigt rasch an (Hyperurikämie). Ein dadurch bedingtes Nierenversagen verursacht nicht selten einen weiteren exzessiven Anstieg der Harnsäurekonzentration. Harnsäure ist bekanntlich im Serum nur schlecht löslich und fällt bereits bei geringer Konzentrationserhöhung aus. Dadurch entstehen Harnsäureniederschläge im Bereich der Nierentubuli, wodurch die Nierenfunktion weiter eingeschränkt wird und bis zur Anurie fortschreiten kann.

Durch den übermäßigen Zellzerfall werden auch große Mengen an Kalium und Phosphat freigesetzt und gelangen in den Blutkreislauf. Die Komplikationen der Hyperkaliämie betreffen in erster Linie das Reizleitungssystem des Herzens. Es kann zu Rhythmusstörungen bis zum Herzstillstand kommen, außerdem tritt eine generelle Schwäche der Muskulatur auf, die im Extremfall zu einer Lähmung führen kann.

Auch die »spontane« Entwicklung eines Tumorlysesyndroms ist möglich: Bestimmte Lymphome, Leukämien und das kleinzellige Bronchialkarzinom können in Einzelfällen derart schnell wachsen, dass das Tumorwachstum der Entwicklung des für die Versorgung notwendigen Gefäßsystems voraneilt. Als Folge der Mangelversorgung kommt es zum ausgedehnten nekrotischen Tumorzellzerfall mit den beschriebenen Folgen.

35.2.2 Klinische Symptome und Komplikationen

Die klinische Symptomatik wird durch die schnelle Freisetzung intrazellulärer Substanzen und der damit verbundenen *Hyperurikämie, Hyperkaliämie, Hyperphosphatämie und Hypokalzämie* geprägt. Diese Veränderungen können zu rasch auftretender Niereninsuffizienz mit Oligo- und Anurie führen und darüber hinaus schwere tachykarde Herzrhythmusstörungen hervorrufen. Außerdem leiden die Patienten unter Übelkeit und abdominellen Schmerzen und werden lethargisch. Bedingt durch die Hypokaliämie, können darüber hinaus schwere tetanische Muskelkrämpfe auftreten.

35.2.3 Medizinische Maßnahmen

Bei bezüglich eines Tumorlysesyndroms besonders gefährdeten Patienten sollten bereits *prophylaktisch* Maßnahmen getroffen werden. So empfiehlt sich:

- eine ausreichende Flüssigkeitszufuhr von etwa 3000–4000 ml/24 h,
- Diuretikagabe vom Typ Furosemid zur Aufrechterhaltung einer ausreichenden Diurese und zur Elimination von Kalium,
- sorgfältige Überwachung der Flüssigkeitsbilanz zur Vermeidung einer Überwässerung,
- die Verabreichung von Allopurinol parenteral in einer Dosis von 300–600 mg/24 h zur Prävention einer Hyperurikämie. Seit kurzem steht mit Rasburicase (Fasturtec) ein noch wirksameres Medikament zur Prophylaxe und Therapie der aktuten Hyperurikämie zur Verfügung.

Neben diesen unterstützenden Maßnahmen muss besonderes Augenmerk auf eine sorgfältige Planung der Tumortherapie gelegt werden. Diese muss bei gefährdeten Patienten, die einen gegenüber Chemotherapie hochsensiblen Tumor haben, mit einer niedriger dosierten Vorbehandlung eingeleitet werden, um einen zu raschen Tumorzerfall zu vermeiden. Besteht bei Patienten mit derart hochsensiblen Tumoren aus bestimmten klinischen Gründen (z. B. Einflussstauung) die Notwendigkeit, unverzüglich eine aggressive Tumortherapie einzuleiten, so muss die Ausbildung eines akuten Tumorlysesyndroms in Betracht gezogen werden. Hier sind die oben angeführten Maßnahmen unverzüglich einzuleiten. Darüber hinaus sollte der Harn zur Vermeidung der Ausfällung von Harnsäure mit Natriumbikarbonat alkalisiert und auf einen pH-Wert von etwa 7–7,5 eingestellt werden.

35.2.4 Pflegerische Maßnahmen

Das Tumorlysesyndrom stellt eine lebensbedrohliche Komplikation dar. Davon betroffene Patienten bedürfen einer intensiven pflegerischen Betreuung:

- Kontrolle der Vitalfunktionen und evtl. neurologischer Veränderungen;
- Flüssigkeitsbilanzierung;
- Kontrolle des Harn-pH-Wertes (dieser sollte auf pH 7–7,5 eingestellt sein);
- Kontrolle der Haut: Auftreten eines Ausschlags als unerwünschte Wirkung von Allopurinol.

35.3 Syndrom der inadäquaten ADH-Sekretion (SIADH)

35.3.1 Ursachen und Pathophysiologie

Tumorerkrankungen stellen die häufigste Ursache für das Syndrom der inadäquaten Sekretion von antidiuretischem Hormon (Schwarz-Bartter-Syndrom) dar. Bei diesen Patienten ist die Sekretion des *antidiuretischen Hormons (ADH)* in Relation zur Serumosmolarität inadäquat erhöht, der Harn wird nicht verdünnt, so dass es zu einer Flüssigkeitsretention kommt. Diese führt zu einer Vermehrung des extrazellulären Flüssigkeitsvolumens, ohne dass Ödeme auftreten, sowie zu einer Abnahme der Serumosmolarität.

Im Flüssigkeitshaushalt spielt das ADH, das im Zusammenspiel von Hypothalamus und Hypophyse gebildet und aus dem Hypophysenhinterlappen freigesetzt wird, eine zentrale Rolle (◘ Abb. 35.3). ADH ist in der Niere wirksam, wo es zu einer Erhöhung der Wasserrückresorption und zu einer stärkeren Konzentrierung des Harns führt. Stimuliert wird die ADH-Ausschüttung, wenn die Barorezeptoren in den Herzvorhöfen einen Blutdruckabfall oder die Osmorezeptoren im Hypothalamus einen Anstieg der Serumosmolarität registrieren. Das Kommando heißt dann: Intrazelluläres Volumen erhöhen bzw. verdünnen, Harn konzentrieren.

Bei Krebspatienten kann es zum Syndrom der inadäquaten ADH-Sekretion kommen, da verschiedene Tumoren zur ektopen Produktion von ADH befähigt sind, die sich der physiologischen Regulation entzieht. Außerdem können einige Zytostatika die ADH-Sekretion stimulieren. Auch Stress – z. B. durch Schmerzen, Verletzungen und eingreifende Operationen – führt zu einer gesteigerten ADH-Sekretion und damit zu einer Flüssigkeitsretention (s. Übersicht).

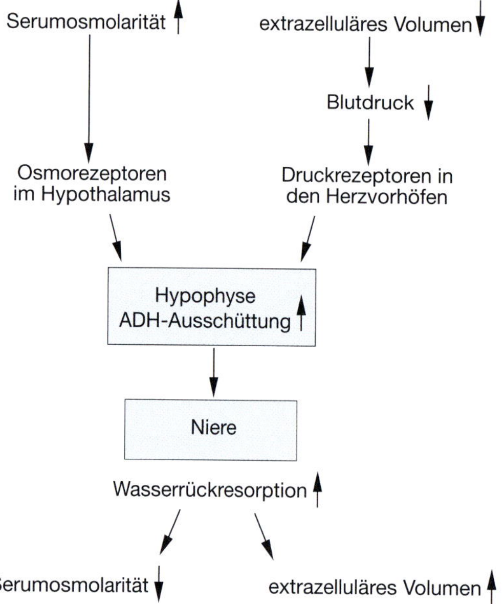

◘ **Abb. 35.3.** Regulation des Wasserhaushalts durch antidiuretisches Hormon (ADH)

Ektope ADH-Produktion und inadäquate ADH-Sekretion bei Tumorerkrankungen

Tumoren, die zur ektopen ADH-Produktion führen können

- Kleinzelliges Bronchialkarzinom und Plattenepithelkarzinom der Lunge (bis zu 10 %)
- Prostatakarzinom
- Nebennierenrindenkarzinom
- Karzinoide
- Pankreaskarzinom
- Dünndarmkarzinom
- Harnblasenkarzinom
- Endometriumkarzinom
- Non-Hodgkin-Lymphome
- Morbus Hodgkin
- Thymom

Zytostatika, die zur inadäquaten ADH-Sekretion führen können

- Cyclophosphamid
- Vincristin
- Vinblastin
- Cisplatin (selten)

Begleiterkrankungen, die zur inadäquaten ADH-Sekretion führen können

- Lungenerkrankungen (Pneumonien, Abszesse)
- Stress
- Operationen

Andere Medikamente, die zur inadäquaten ADH-Sekretion führen können
- Barbiturate
- Trizyklische Antidepressiva
- Diuretika

35.3.2 Symptome und Komplikationen

Symptome und Laborbefunde bei Patienten mit inadäquater ADH-Sekretion zeigt die folgende Übersicht.

Symptome und Laborbefunde bei inadäquater ADH-Sekretion

Klinische Symptome
- Gewichtszunahme
- Schwäche
- Lethargie
- Neurologische Symptome mit Verwirrung und in Extremfällen Bewusstseinstrübung bis zum Koma
- Ödeme und Bluthochdruck (selten)
- Anorexie, Übelkeit und Erbrechen (selten)

Laborbefunde
- Hyponatriämie (weniger als 130 mmol/l; normal: 135–155 mmol/l)
- Hypoosmolarität (unter 270 mOsmol/l; normal: 280–295 mOsmol/l)
- Niedrige Serumspiegel von Kreatinin, BUN (Blut-Harnstoff-Stickstoff), Harnsäure und Albumin
- Erhöhung der Harnosmolarität (Natriumkonzentration meist höher als 20 mmol/l)

35.3.3 Medizinische Maßnahmen

Die Therapie der Wahl bei Tumorpatienten mit ektoper Produktion von ADH ist die *Behandlung des Tumorgeschehens*. Ist dies nicht möglich oder ist das Syndrom der inadäquaten ADH-Sekretion auf zytostatische Therapiemaßnahmen oder andere Begleiterkrankungen zurückzuführen, so empfehlen sich in erster Linie folgende medizinische Therapiemaßnahmen:
- Einschränkung der Flüssigkeitszufuhr,
- Zufuhr von hypertoner Saline (3–5 %iges NaCl) und zusätzliche Verabreichung von Diuretika, z. B. Furosemid,
- Lithiumkarbonat.

Mit Hilfe der hypertonen Saline und der zusätzlichen Verabreichung von Furosemid kann die Symptomatik rasch gebessert werden. Allerdings ist nach medikamentöser Korrektur die Einhaltung einer Flüssigkeitsrestriktion notwendig. Das Antibiotikum Dimethylchlorotetrazyklin vermindert die Empfindlichkeit der Niere gegenüber ADH, während Lithiumkarbonat die antidiuretische Wirkung von ADH reduziert.

35.3.4 Pflegerische Maßnahmen

Die Pflegenden können dazu beitragen, die Frühsymptome dieser Störung zu erkennen. Zu achten ist insbesondere auf verminderte Harnausscheidung, Hyponatriämie, Veränderung der Bewusstseinslage, Lethargie, Schwäche und Gewichtsveränderung sowie Übelkeit und Erregbarkeit. Da die genannten Symptome relativ unspezifisch sind, wird nicht selten ein Initialstadium des Syndroms der inadäquaten ADH-Sekretion übersehen, die beobachteten Beschwerden fälschlicherweise als Auswirkungen der Tumorerkrankungen interpretiert.

! Bei gesicherter Diagnose ist das Hauptaugenmerk der Pflege auf den Flüssigkeitshaushalt zu legen.

Hinweise zur Pflege bei SIADH
- Information des Patienten und der Familienangehörigen über Frühsymptome und Hinweis auf die Bedeutung der rechtzeitigen medizinischen Konsultation
- Aufklärung über die Bedeutung der Flüssigkeitsrestriktion, der Präventions- und Behandlungsziele sowie über eventuelle Therapienebenwirkungen

- Information über die Notwendigkeit regelmäßiger Mundpflege/Mundhygiene bei Mundtrockenheit
- Information des Patienten, welche Medikamente kontraindiziert sind (s. Übersicht ► Abschn. 35.3.1)
- Zur Kontrolle der *Flüssigkeitsbilanz*:
  - Flüssigkeitsrestriktion laut Verordnung (Optimierung des Patientenkomforts während der Restriktionsphase)
  - Motivation des Patienten zur Kooperation und zur Mitentscheidung über Zeitpunkt der Flüssigkeitszufuhr und Art der Getränke (wobei die Diätassistentin bei der Erarbeitung von Vorschlägen behilflich sein sollte)
  - Verabreichung von Diuretika und hypertoner Saline laut Verordnung
  - Überwachung der Herz-Kreislauf-Funktion
  - Überwachung von Flüssigkeitsretention und Gewichtsveränderung (täglich wiegen)
- Zur Kontrolle des *Elektrolythaushalts*:
  - Beobachtung und Überwachung der Symptome von Hyponatriämie bzw. Hypokaliämie (Lethargie, Reizzustände, Krämpfe)
  - Sofortige Mitteilung eventueller Veränderungen an den behandelnden Arzt!
- Zur Erhebung des neurologischen Status:
  - Beobachtung und Dokumentation der Bewusstseinslage (Lethargie, Verwirrtheit, Müdigkeit, Reizbarkeit, Anfälle, Koma)
  - Adäquate Betreuung von verwirrten und komatösen Patienten
- Dokumentation des Therapieerfolgs:
  - Gewichtsverlust und Anstieg von Natrium und Serumosmolarität dokumentieren
  - Beobachtung eventueller Nebenwirkungen der Medikamente zur Kontrolle des SIADH
- Bei Therapieresistenz:
  - Reduktion bzw. Vermeidung von Schmerzen und Stresssituationen
  - Identifizierung der die ADH-Freisetzung begünstigenden Faktoren

Weiterführende Literatur

Adamietz A, Diel IJ (2003) Bisphosphonate. Onkologe 9(5): 495–509

Fuchs R (1997) Tumorinduzierte Hyperkalzämie – Diagnostik und Therapie. Onkologe 3(3): 283–292

Hentrich M, Lutz L (2001) Prophylaxe und Therapie des Tumorlyse-Syndroms. Manual Supportive Maßnahmen und symptomorientierte Therapie. Tumorzentrum München S 104–106

Jakob A, Kanz L, Bokemeyer C (1999) Metabolische Störungen als Notfall bei onkologischen Patienten. Onkologe 5(12): 1066–1074

Kath R (2004) Metabolische Entgleisungen, Gerinnungsstörungen. Onkologe 10(4): 334–344

Langfeldt LA, Cooley ME (2003) Syndrome of inappropriate antidiuretic hormone secretion in malignancy: review and implications for nursing management. Clin J Oncol Nurs 7(4): 425-430

Shuey KM, Brant JM (2004) Hypercalcemia of malignancy: Part II. Clin J Oncol Nurs 8(3): 321–323

Störungen der Blutgerinnung

H. Ludwig, Ch. Luhan

Komplexe Mechanismen sorgen für die Aufrechterhaltung der optimalen Zusammensetzung des Blutes, seiner Fließfähigkeit und der Integrität der Gefäßwände und verhindern dadurch Blutungen und Thrombosen. Störungen dieses Systems können schwerwiegende und zum Teil auch lebensbedrohliche Komplikationen nach sich ziehen. Aus den genannten Gründen kommt pflegerischen Maßnahmen, soweit diese thrombohämorrhagische Komplikationen verhindern können, große Beachtung zu.

36.1 Physiologie und Pathophysiologie der Blutgerinnung

An der Blutgerinnung sind insgesamt 13 Faktoren beteiligt, die in der Reihenfolge ihrer Entdeckung von I bis XIII durchnummeriert sind. Die Mehrzahl der Faktoren wird in der Leber – zum Teil unter dem Einfluss von Vitamin K – gebildet, was die Möglichkeit der Gerinnungshemmung mittels Vitamin-K-Antagonisten (Cumarine), erklärt.

Vereinfacht lässt sich die Blutgerinnung als stufenweiser Reaktionsprozess mit drei wesentlichen Phasen darstellen (■ Abb. 36.1):

- Bildung von *Thromboplastin (Thrombokinase)* entweder über den endogenen (Blutthrombokinase) oder über den exogenen (Gewebsthrombokinase) Weg. Daran sind verschiedene Gerinnungsfaktoren und Kalzium beteiligt.
- Die Thrombokinase aktiviert in Anwesenheit von Kalziumionen *Prothrombin* zu *Thrombin*.
- Thrombin verwandelt *Fibrinogen* in *Fibrin*.

Fibrin ist im Plasma nicht löslich und fällt daher als geformtes Eiweiß aus. Es entsteht ein unregelmäßiges Maschenwerk aus Fibrinfäden, in dem die zellulären, aber auch die plasmatischen Bestandteile des Blutes aufgefangen werden.

Durch die weitere Entwicklung bestimmter Gerinnungsfaktoren (Faktor XIII) entstehen Quervernetzungen, die das Gerinnsel stabilisieren. In weiterer Folge ziehen sich die Fibrinfäden zusammen und pressen Serum aus. Dieser Vorgang soll bei der Gefäßverletzung die Gefäßwände einander näher bringen und dadurch den Reparatur- und Heilungsprozess beschleunigen.

Das Fibrinolysesystem wirkt als Gegenspieler des Gerinnungssystems und baut darüber hinaus Endprodukte der Gerinnung ab. Analog zur Prothrombinaktivierung steht im Fibrinolysesystem die Umwandlung von Plasminogen zu *Plasmin* im Mittelpunkt. Diese Umwandlung erfolgt über

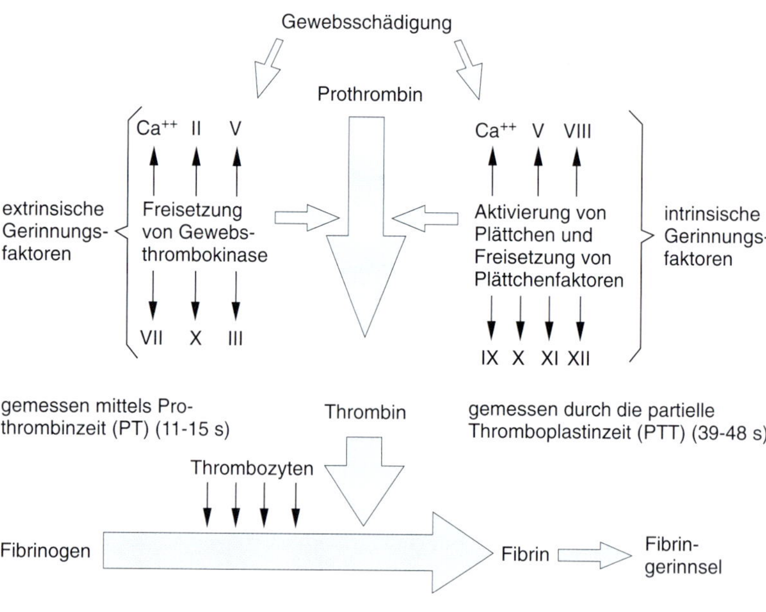

■ **Abb. 36.1.** Vereinfachtes Schema der Blutgerinnung

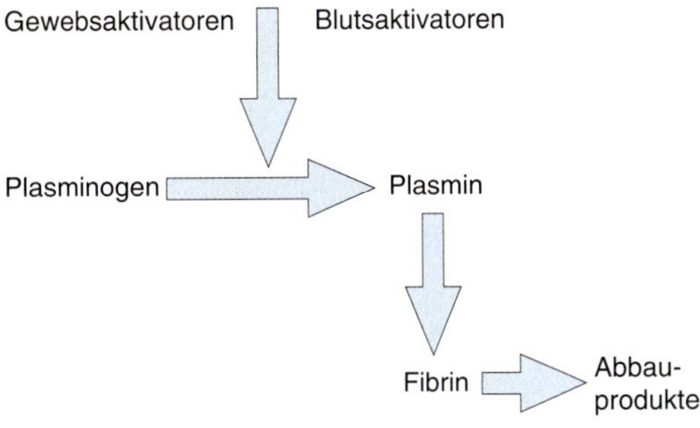

Abb. 36.2. Fibrinolysesystem

Gewebs- und Blutaktivatoren. Plasmin lysiert Fibrin und spaltet Fibrinogen und andere Plasmaproteine. Dadurch entstehen Abbau- und Spaltprodukte, die ihrerseits zum Teil die Fibrinbildung hemmen und dadurch eine gerinnungshemmende Wirkung aufweisen (Abb. 36.2).

Gerinnungs- und Fibrinolysesystem stehen somit in einer fein balancierten Wechselwirkung zueinander, wodurch sie den normalen Blutfluss ermöglichen. Störungen können sowohl eines als auch beide Systeme gleichzeitig betreffen und finden sich bei Tumorpatienten weit häufiger als bei Normalpersonen.

36.2 Thrombosen

Patienten mit onkologischen Erkrankungen unterliegen einem erhöhten Risiko für thromboembolische Komplikationen (s. Übersicht).

Ursachen der Hyperkoagulabilität bei Tumorpatienten

- Produktion gerinnungsaktivierender Faktoren durch den Tumor
- Hormontherapie
- Chirurgie
- Chemotherapie
- Kompression bzw. Infiltration von Gefäßen durch Tumorgewebe
- Immobilisierung der Patienten
- Dehydration
- Hypotension

Thrombosen sind häufiger bei soliden Tumoren, in Abhängikeit von Art und Lokalisation. Die Inzidenz schwankt zwischen 7 % und knapp 30 %. Bestimmte Tumoren, insbesondere Bronchialkarzinome und muzinproduzierende Karzinome des Gastrointestinaltrakts, dürften durch die Produktion bisher nicht näher definierter Mediatoren das Gerinnungssystem aktivieren. In speziellen Fällen stellen thrombophlebitische Veränderungen, besonders im Bereich der Extremitäten, ein erstes Verdachtszeichen für das Vorliegen einer Tumorerkrankung dar.

Darüber hinaus können tumorbedingte Gefäßkompressionen die Strömungsverhältnisse derart beeinträchtigen, dass es zur lokalen Gerinnselbildung kommt. Weiter konnte gezeigt werden, dass zytostatische Behandlungsmaßnahmen und besonders Hormonbehandlungen mit einer erhöhten thromboembolischen Komplikationsrate einhergehen. Schließlich trägt die aufgrund des reduzierten Allgemeinzustandes oder wegen einer bestimmten Therapie notwendige Bettruhe zur erhöhten Thrombosegefährdung bei.

! Thromboseprophylaxe sowie medizinische Behandlung und pflegerische Maßnahmen bei Thrombose erfolgen nach den üblichen Richtlinien.

36.3 Disseminierte intravaskuläre Gerinnung (DIG, engl. DIC)

36.3.1 Pathophysiologie

Bei der disseminierten intravaskulären Gerinnung (DIG, engl. DIC = disseminated intravascular coagulation) kommt es initial zu einer vermehrten intravaskulären Gerinnung und Thrombenbildung in kleinen Gefäßen und Kapillaren, die konsekutiv zu einem steigenden Verbrauch von Blutplättchen und Gerinnungsfaktoren, insbesondere von Faktor V, VII und Prothrombin, führt. In der Folge entwickelt sich eine Thrombopenie und eine Verlängerung der Plasmathrombinzeit (PTZ) sowie der partiellen Thromboplastinzeit (PTT). Im Weiteren kommt es zu einer sekundären Aktivierung der Fibrinolyse mit vermehrter Bildung von Fibrinogenspaltprodukten, die – ebenso wie der Verbrauch an Gerinnungsfaktoren und Blutplättchen – die Blutungsbereitschaft erhöhen.

Trotz dieser Vorstellungen sind die Pathomechanismen der DIG bis heute noch nicht vollständig aufgeklärt. Bei Malignomen werden in die Zirkulation freigesetzte Gewebsfaktoren pathogenetisch verantwortlich gemacht.

36.3.2 Symptome und Komplikationen

Die klinische Symptomatik der DIG zeigt eine große Variationsbreite. Manchmal verläuft der Krankheitsprozess *akut* und dramatisch, aber *chronische* und *subklinische* Verlaufsformen überwiegen. Akute DIG ist am häufigsten bei akuter promyelozytärer Leukämie. Auch bei Infektionen, Sepsis oder Blutungen kann eine chronische DIG in die akute, lebensbedrohliche Form übergehen. Oft wird ein DIG-Syndrom erst bei Auftreten von Blutungen entdeckt.

! Meist stehen Blutungskomplikationen im Vordergrund, die durch den Verbrauch von Gerinnungsfaktoren und Blutplättchen sowie durch den gerinnungshemmenden Effekt der in der initialen thrombotischen Phase entstehenden Fibrinogenspaltprodukte verursacht werden.

Die thrombotischen Komplikationen können den Blutungskomplikationen zeitlich vorausgehen oder gleichzeitig mit diesen auftreten. Insgesamt leidet der größere Teil der Patienten unter Hämorrhagien, insbesondere Haut- und Schleimhautblutungen, Blutungen im Bereich der Eindringstellen von Kathetern oder Punktionsnadeln sowie Blutungen im Gastrointestinal- und/oder Harntrakt. Die thrombotischen Komplikationen laufen etwas häufiger subklinisch ab und betreffen vor allem die kleinen Gefäße der Akren, in denen sich – begünstigt durch Vasospasmen – Mikrothromben ablagern. Gelegentlich finden sich eine periphere Akrozyanose und selten gangränöse Veränderungen im Bereich der Akren. Schließlich können Patienten die für eine chronische DIG charakteristischen Laborveränderungen aufweisen, ohne an einer entsprechenden klinischen Symptomatik zu leiden.

36.3.3 Diagnose

Die Diagnose erfolgt anhand folgender Befunde:
- Nachweis von Fibrinogenspaltprodukten,
- Verminderung von Fibrinogen,
- Vorliegen von fragmentierten Erythrozyten.

Infolge des Verbrauchs an Gerinnungsfaktoren kommt es zu einer Verlängerung von Prothrombinzeit (PT), partieller Thromboplastinzeit (PTT), Thrombinzeit und vor allem zur diagnostisch wichtigen Verminderung des Fibrinogenspiegels. Auch die Thrombozytenzahl ist bei DIG oft vermindert.

Im Gegensatz zur Knochenmarkschädigung ist die Leukozytenzahl bei DIG nicht vermindert.

36.3.4 Medizinische Maßnahmen

Bei fortgeschrittenen Tumorerkrankungen ist die akute DIG ein lebensbedrohliches und oft terminales Ereignis. Die erfolgreiche Behandlung einer DIG bei Tumorpatienten erfordert eine Therapie der Grundkrankheit. Dies bedeutet in erster Linie eine wirksame Bekämpfung von Sepsis bzw. Tumorprogression. Neben diesen Maßnahmen kommt der Kontrolle der Gerinnungsstörung große Bedeutung zu. Stehen *Blutungskomplikationen* im Vordergrund, so sollten die verbrauchten Gerinnungsfaktoren und Blutkomponenten substituiert werden. Bei *Thrombopenien* empfiehlt sich die Verabreichung von Thrombozytenkonzentraten. Stehen jedoch *thromboembolische Komplikationen* mit Mikrothrombenbildung im Vordergrund, so empfiehlt sich die intravenöse Heparinisierung. Widersprüchlich wird gegenwärtig der Einsatz von Heparin bei blutenden Patienten gesehen.

36.3.5 Pflegerische Maßnahmen

Patienten mit DIG benötigen eine sorgfältige Überwachung und umfassende pflegerische Betreuung. Die pflegerischen Probleme sind in vielen Punkten identisch mit denen bei Patienten mit Thrombopenien. Für detaillierte Angaben sei deshalb auf ▶ Kap. 22 (Knochenmarkdepression) verwiesen.

Hinweise zur Pflege bei DIG (DIC)

- Überwachung der Patienten während der Transfusion von Frischplasma, Thrombozytenkonserven oder Erythrozytenkonzentraten sowie während der Heparinisierung
- Bei gastrointestinalen Blutungen sind neben der systemischen Therapie (s. oben) auch lokale Maßnahmen wie orale Verabreichung von Vaspopressin, Thromboplastin und Eiswasser nach Verordnung vorzunehmen
- Flüssigkeitsbilanzierung
- Kontrolle der Vitalfunktionen
- Quantifizierung des Blutverlustes (wenn möglich)
- Vermeidung von Traumen, wie z. B. Unterlassung nicht unbedingt notwendiger Gefäßpunktionen, Benutzung weicher Zahnbürsten, Vermeidung von Verletzungen beim Rasieren
- Anlegen eines Druckverbandes auf blutende Wunden
- Überwachung der Patienten bezüglich Auftreten von Akrozyanose, da diese auf schwere Durchblutungsstörungen durch Thrombosierungen schließen lassen
- Achten auf die Einnahme von gerinnungshemmenden Medikamenten wie Azetylsalizylsäure und nichtsteroidale antiinflammatorische Substanzen – nach Verordnung absetzen
- Bei progressiver DIG Verabreichung von Sauerstoff bei Bedarf
- Bei Sehstörungen Anpassung der ATL (Aktivitäten des täglichen Lebens) und Information des Arztes
- Angst bei Patienten und Angehörigen vermindern
- Bei ambulanter Betreuung Information der Angehörigen über Behandlungsablauf und mögliche Dauerblutungen

Weiterführende Literatur

Deitcher SR, Gomes MP (2004) The risk of venous thromboembolic disease associated with adjuvant hormone therapy for breast carcinoma: a systematic review. Cancer 101(3): 439–449

Link H, Bokemeyer C (2003) Stimulation der Granulopoese mit hämatologischen Wachstumsfaktoren. Onkologe 9(5): 465–472

Pereira J, Phan T (2004) Management of bleeding in patients with advanced cancer. Oncologist 9(5): 561–570

Teil VI Psychoonkologie

Aufgaben und Arbeitsweise der Psychoonkologie

R. Schwarz, S. Claus

Im selben Maße, wie die Zahl der Krebskranken anwächst, die effektiv behandelbar sind, nimmt die Zahl derer zu, deren Erkrankung in ein chronisches Stadium einmündet und die infolgedessen oft langwierige, psychisch und physisch belastende Therapien auf sich nehmen müssen. Der Verlängerung der Überlebenszeit steht vielfach eine Einbuße an Lebensqualität gegenüber. Dies geht einher mit einer erhöhten psychosozialen Krankheitsanfälligkeit, die ihrerseits spezifische medizinische und psychosoziale supportive Behandlungsmaßnahmen erfordert.

Die offensichtliche Notlage der Erkrankten und deren Angehörigen zu lindern, erschien in gleicher Weise ein Gebot der Menschlichkeit wie eine Herausforderung an die psychosoziale Medizin und wurde erklärtes Ziel der in den siebziger Jahren errichteten psychoonkologischen Modelleinrichtungen. Die Diskrepanz zwischen den persönlichen Katastrophen, die oft mit einer Krebsdiagnose verbunden sind, und die begrenzten mitmenschlichen und fachlichen Hilfsmöglichkeiten im Klinikalltag begründete das ursprüngliche Anforderungsprofil an den psychoonkologischen Dienst. Psychoonkologie wird daher einerseits in die Tradition von Fürsorge und Seelsorge gestellt und andererseits in die der Pädagogik, wo Fortbildung, z. B. für Pflegende und Laienhelfer, gewünscht ist.

37.1 Inhalte, Kooperation und Kompetenz

Im Bereich der stationären onkologischen Versorgung entstand im Laufe der Zeit ein stark in Anspruch genommenes, charakteristisches Angebot, an dem sich auch die Tätigkeit ambulanter psychosozialer Beratungseinrichtungen orientiert:

- Sozial- und Rehabilitationsberatung,
- Krisenintervention in Einzel- und Familiengesprächen,
- Entspannungstherapie und kreative Behandlungsansätze,
- Einzel-, Familien-, Gruppenpsychotherapie,
- gemeinsame klinische Visite, Teambesprechungen und Supervision im Rahmen eines Liaison- oder Konsiliardienstes,
- Förderung von Selbsthilfe-Initiativen und Laienengagement,
- Angehörigenberatung,
- familienorientierte Beratung bei genetischen Krebserkrankungen,
- Sterbebegleitung etc.

Trotz der hohen Akzeptanz psychosozialer Dienste bei den Patienten und deren Schlüsselstellung bei der Motivierung zu Nachsorge und Rehabilitation bleiben fachlich fundierte psychoonkologische Angebote derzeit noch immer auf einige Zentren beschränkt. Das ist umso schwerer verständlich, als inzwischen eine Reihe von Studienergebnissen vorliegen, die für den Nutzen einer psychosozialen Unterstützung hinsichtlich der Lebensqualität, der Behandlungskosten und sogar auch der Überlebenszeit sprechen.

Psychoonkologische Arbeit im Krankenhaus gründet sich auf die eingespielte Kooperation aller dort Beschäftigten. Dennoch liegt die Verantwortung für die allgemeine psychosoziale Betreuung zunächst bei den Berufsgruppen, denen Behandlung und Pflege der Patienten unmittelbar obliegt. Bei sozialen oder seelischen Notlagen, die das allgemeinärztliche oder pflegerische Grundlagenwissen übersteigen, aber auch bei mangelnder psychosozialer Kompetenz und emotionaler Überforderung von Ärzten und Pflegenden müssen qualifizierte psychoonkologische Dienste – etwa von psychoonkologisch weitergebildeten ärztlichen oder psychologischen Psychotherapeuten, Sozialarbeitern und Pflegenden – hinzugezogen werden, deren Aufgabe auch in der Unterstützung und Weiterqualifizierung der primär Verantwortlichen besteht.

! Grundlegendes auf die Patienten bezogenes Ziel aller Betreuung muss sein, die Belastung durch Krankheit und Behandlung lindern zu helfen, d. h. die Auseinandersetzung des Kranken mit der neuen Lebenssituation unterstützend zu begleiten.
In gleicher Weise wie spezialisierte Psychoonkologen verfügbar sein müssen, ist eine fundierte psychoonkologische Ausbildung und eine kontinuierliche Weiterbildung der Pflegenden und Behandelnden unverzichtbar.

37.2 Therapieziel: »Lebensqualität«

Trotz aller neuen Erkenntnisse im Bereich der Grundlagenforschung sind die therapeutischen Fortschritte da eher gering, wo eine Behandlung im Frühstadium nicht möglich war. Auf jeden Fall aber wäre es ein unzweifelhafter Gewinn, wenn sich die allseits gefürchteten medizinischen Interventionen bei fortgeschrittenen Erkrankungen nebenwirkungsärmer gestalten ließen und die Lebensqualität nicht zusätzlich durch die Behandlung belastet würde. Dennoch blieb das Hauptaugenmerk ärztlichen Handelns lange Zeit fixiert auf eine Lebensverlängerung, wenn nicht auf die Heilung der Patienten. Sofern die gesundheitliche Wiederherstellung realistisch erscheint, besteht in der Regel auch Einigkeit zwischen Arzt und Patient, dass zumindest vorübergehend auch schwere Beeinträchtigungen des Befindens hinzunehmen sind.

! Vor allem aber in der palliativen Behandlungssituation sind Radikalität, Intensität und Dauer der Behandlung und der unsichere Gewinn an Überlebenszeit abzuwägen mit den therapiebedingten Beschwerden, Beeinträchtigungen und Einschränkungen in der individuellen Lebensgestaltung – also der Qualität des Lebens. Der therapeutische Fortschritt in der palliativen Tumorbehandlung bemisst sich nämlich daran, inwieweit beides, Lebensqualität und Lebenszeit, in Einklang stehen.

Dass inzwischen eine Neubesinnung medizinischer Zielsetzungen in Gang ist, wird an der zunehmenden Beachtung des individuellen, subjektiven Befindens der Kranken deutlich. Um aber eine Bewertung von Behandlungen auch hinsichtlich psychosozialer Erfolgskriterien vornehmen zu können, muss eine auch zahlenmäßige Einstufung versucht werden. Somit begegnen wir einer zweifachen Verwendung des Begriffes »Lebensqualität«:

- einmal als einer konkreten Messgröße, vor allem in Therapievergleichsstudien, oft abgekürzt mit »LQ«,
- zum anderen als Betrachtungsebene des alltäglichen Erlebens von Krebskranken, wie sie der pflegerischen und ärztlichen Sorge anempfohlen ist (Erhalt von Autonomie, Schmerzfreiheit etc.).

Der Wissenschaftler nun, der sich um die Messung von Lebensqualität bemüht, wird »analytisch« vorgehen, d. h. den komplexen Begriff in einzelne Aspekte (psychisches, körperliches Befinden, soziale Situation, etc.) zerlegen, die sich fragebogen- und zahlenmäßig erfassen lassen. Meistens handelt es sich dann um Listen einzelner Beschwerden und Symptome, so dass hier der umfassende Begriff »Lebensqualität« eigentlich kein angemessenes Wort mehr ist. Nach allgemeiner Übereinkunft (Expertenkonsens) soll auch nur dann von Lebensqualität gesprochen werden, wenn neben körperlichen Beeinträchtigungen auch seelische und soziale Aspekte Berücksichtigung finden. Für die Einschätzung der Therapieeffekte unter spezifischen Behandlungsformen und bei bestimmten Tumorerkrankungen und -stadien finden neben allgemeinen Fragebögen zusätzlich noch spezifische, auf die zu erwartenden Beeinträchtigungen abgestimmte Ergänzungsbögen (»Module«) Anwendung. Einen der in Europa gebräuchlichsten Fragebögen zur Einschätzung der Lebensqualität in der Onkologie zeigt ◘ Abb. 37.1. Dieser Fragebogen wurde speziell für Tumorpatienten zur Selbsteinschätzung ihrer Lebensqualität entwickelt. Er beinhaltet 30 Fragen zu verschiedenen Dimensionen der Lebensqualität und kann durch organspezifische Module ergänzt werden. Er wird von den Patienten nach Selbsteinschätzung ausgefüllt.

Aus psychoonkologischer Sicht ist diese Entwicklung, auch auf naturwissenschaftlicher Basis Probleme der Messbarkeit von Lebensqualität lösen zu helfen, zu begrüßen. Es muss aber jederzeit klar sein, dass die *»gesundheitsbezogene Lebensqualität«*, wie es einschränkend heißt, als Ergebniskriterium in Therapievergleichsstudien keine Aussage über den einzelnen Kranken zulässt, sondern ausschließlich in Bezug auf ein ganzes Patientenkollektiv ein Merkmal der zu beurteilenden Therapie darstellt.

Neben diesem globalen wissenschaftlichen Anliegen hat die Psychoonkologie aber auch den Auftrag, sich als eine Disziplin der psychosomatisch orientierten Krankenversorgung dem einzelnen Patienten und dessen persönlicher Notlage zuzuwenden. Für die Lebensqualität förderlich ist es hier, mittels der Methode des »helfenden Gesprächs« die Erwartungen und Ängste des Pati-

EORTC QLQ-C-30 (Version 3.0)

Wir sind an einigen Angaben interessiert, die Sie und Ihre Gesundheit betreffen. Bitte beantworten Sie die folgenden Fragen selbst, indem Sie die Zahl ankreuzen, die am besten auf Sie zutrifft. Es gibt keine »richtigen« oder »falschen« Antworten. Ihre Angaben werden streng vertraulich behandelt.

Bitte tragen Sie Ihre Initialen ein: |_|_|_|_|

Ihr Geburtstag (Tag, Monat, Jahr): |_|_|_|_|_|_|

Das heutige Datum (Tag, Monat, Jahr): |_|_|_|_|_|_|

	überhaupt nicht	wenig	mäßig	sehr
1. Bereitet es Ihnen Schwierigkeiten, sich körperlich anzustrengen (z. B. eine schwere Einkaufstasche oder einen Koffer zu tragen)?	1	2	3	4
2. Bereitet es Ihnen Schwierigkeiten, einen *längeren* Spaziergang zu machen?	1	2	3	4
3. Bereitet es Ihnen Schwierigkeiten, eine *kurze* Strecke außer Haus zu gehen?	1	2	3	4
4. Müssen Sie tagsüber im Bett liegen oder in einem Sessel sitzen?	1	2	3	4
5. Brauchen Sie Hilfe beim Essen, Anziehen, Waschen oder Benutzen der Toilette?	1	2	3	4
Während der letzten Woche:				
6. Waren Sie bei Ihrer Arbeit oder bei anderen tagtäglichen Beschäftigungen eingeschränkt?	1	2	3	4
7. Waren Sie bei Ihren Hobbys oder anderen Freizeitbeschäftigungen eingeschränkt?	1	2	3	4
8. Waren Sie kurzatmig?	1	2	3	4
9. Hatten Sie Schmerzen?	1	2	3	4
10. Mussten Sie sich ausruhen?	1	2	3	4
11. Hatten Sie Schlafstörungen?	1	2	3	4
12. Fühlten Sie sich schwach?	1	2	3	4
13. Hatten Sie Appetitmangel?	1	2	3	4
14. War Ihnen übel?	1	2	3	4
15. Haben Sie erbrochen?	1	2	3	4
16. Hatten Sie Verstopfung?	1	2	3	4
17. Hatten Sie Durchfall?	1	2	3	4
18. Waren Sie müde?	1	2	3	4
19. Fühlten Sie sich durch Schmerzen in Ihrem alltäglichen Leben beeinträchtigt?	1	2	3	4
20. Hatten Sie Schwierigkeiten, sich auf etwas zu konzentrieren, z. B. auf das Zeitungslesen oder das Fernsehen?	1	2	3	4
21. Fühlten Sie sich angespannt?	1	2	3	4
22. Haben Sie sich Sorgen gemacht?	1	2	3	4
23. Waren Sie reizbar?	1	2	3	4
24. Fühlten Sie sich niedergeschlagen?	1	2	3	4
25. Hatten Sie Schwierigkeiten, sich an Dinge zu erinnern?	1	2	3	4
26. Hat Ihr körperlicher Zustand oder Ihre medizinische Behandlung Ihr *Familienleben* beeinträchtigt?	1	2	3	4
27. Hat Ihr körperlicher Zustand oder Ihre medizinische Behandlung Ihr Zusammensein oder Ihre gemeinsamen Unternehmungen *mit anderen Menschen* beeinträchtigt?	1	2	3	4
28. Hat Ihr körperlicher Zustand oder Ihre medizinische Behandlung für Sie finanzielle Schwierigkeiten mit sich gebracht?	1	2	3	4

Bitte kreuzen Sie bei den folgenden Fragen die Zahl zwischen 1 und 7 an, die am besten auf Sie zutrifft.

29. Wie würden Sie insgesamt Ihren *Gesundheitszustand* während der letzten Woche einschätzen?

1 2 3 4 5 6 7

sehr schlecht ausgezeichnet

30. Wie würden Sie insgesamt Ihre *Lebensqualität* während der letzten Woche einschätzen?

1 2 3 4 5 6 7

sehr schlecht ausgezeichnet

Abb. 37.1. Fragebogen der European Organization for Research and Treatment of Cancer (EORTC). (Aus: Schmoll, Höffken, Possinger (Hrsg) Kompendium Internistische Onkologie Teil 2, 3. Auflage 1999 Springer Berlin Heidelberg New York Tokyo)

enten zu Worte kommen zu lassen, seine Phantasien über die Krankheitsentstehung und Behandlung (»subjektive Theorien«) kennenzulernen und nach Abwägen der objektiven und subjektiven Gegebenheiten einvernehmlich zu einer Behandlungsentscheidung zu finden.

! Einbußen an Lebensqualität sind dann am geringsten oder können am besten ertragen werden, wenn der Patient hinreichend in die Therapieentscheidungen einbezogen wurde.

Weiterführende Literatur

Holland J (1998) Psychooncology. Oxford University Press, New York Oxford

Hürny Ch (2003) Psychische und soziale Faktoren in Entstehung und Verlauf maligner Erkrankungen. In: Uexküll T, Adler RH, Herrmann JM et al. (Hrsg) Psychosomatische Medizin. Urban & Fischer, München Jena S 1013–1029

Röttger K (2003) Psychosoziale Onkologie für Pflegende: Grundlagen - Modelle - Anregungen für die Praxis. Schlütersche, Hannover

Schwarz R, Bernhard J, Flechtner H et al. (1991, 1995) Lebensqualität in der Onkologie I. und II. Zuckschwerdt, München, Bern, Wien, San Francisco

Sellschopp A, Fegg M, Frick E et al. (2002) Psychoonkologie. Zuckschwerdt, München, Wien, New York

Bewältigungsstrategien (»Coping«) bei onkologischen Erkrankungen

R. Schwarz, S. Claus

»Den Krebs besiegen« – »*Coping with cancer*« – nannte der Pionier der psychosozialen Krebsforschung, Avery D. Weisman, sein Buch, das die Auseinandersetzung Krebskranker mit ihrem Leiden beschreibt. »Coping«, übersetzt als bewältigen, beherrschen, meistern, besiegen, umreißt hier ein Programm, das mehr einem heroischen Vorsatz als einer realistischen Möglichkeit gleicht.

38.1 Definition und Problematisierung des Begriffs

Angesichts der Tatsache, dass die Ursachen von Krebserkrankungen immer noch nur unvollständig bekannt sind, stellen vielfach Früherkennung und Frühbehandlung die einzigen echten Heilungschancen dar, so dass von wirklichem Besiegen im Sinne Weismans (s. o.) kaum gesprochen werden kann. Allerdings ist jeder organische Krankheitsprozess – bei Krebs gilt dies wegen der Unkalkulierbarkeit des Verlaufs besonders – begleitet von seelischen und sozialen Beeinträchtigungen, die ebenfalls verarbeitet und überwunden werden müssen. Mit »Coping« meint Weisman dann auch eher die Auseinandersetzung mit diesen psychosozialen Krankheitsfolgen:

- Wie versuchen Menschen unter schweren Belastungen ihre seelische Gesundheit und soziale Balance zu erhalten oder wiederherzustellen?
- Wovon hängen Erfolg oder Misserfolg dieser Bemühungen ab?

Es geht also einerseits um die äußere, besonders aber um die innere Realität »Krebs«, um die bedrohlichen, z. T. schrecklichen Bilder und die ganz persönlichen, oft zusätzlich krank machenden Vorstellungen von dieser Krankheit – vielleicht als Strafe, als Todesurteil, als Unrecht – begleitet von Siechtum, Schmerz und Abhängigkeit.

In diesem Sinne spricht die selbstbetroffene amerikanische Schriftstellerin Susan Sontag* von der Metapher, dem Sinnbild »Krebs«:

> ... und dass die ehrlichste Weise, sich mit ihr (der Metapher, R. Sch.) auseinanderzusetzen – und die gesündeste Weise, krank zu sein, darin besteht, sich soweit wie möglich vom metaphorischen Denken zu lösen, ihm größtmöglichen Widerstand entgegenzusetzen.

Zusammenfassend lässt sich »Coping« definieren als ein Problemlösungsprozess, der auf Belastungsverminderung abzielt:

- durch Umdeutung der äußeren bedrohlichen Situation,
- durch Änderung der inneren Einstellung zu der Bedrohung,
- durch Eingehen von Kompromissen, um größtmögliche emotionale Stabilität wiederzugewinnen.

38.2 Belastende Lebensereignisse: »Stress«

Lange Zeit wurden Belastungen gleichgesetzt mit Krankheit, d. h. je stärker der Stress, um so schlechter das Befinden. Die Stressforschung verfuhr nach dem Vorbild der mechanischen Materialprüfung, bei der z. B. die Stabilität von Werkstücken unter Spannung (Stress) getestet wird. Übertragen auf den Menschen gilt Stress als Gefährdung eines inneren Gleichgewichts, dem der Organismus allerdings Regulationsmechanismen entgegensetzt. Krankheit wäre dann vielmehr Resultat einer Überforderung der regulativen Kräfte und erst in zweiter Linie Funktion der Belastung; denn diese ist bis zu einem gewissen Grade sogar für die seelische und körperliche Gesundheit erforderlich. Zur Unterscheidung zwischen gesund erhaltender und krank machender Wirkung wurden die Begriffe *Eustress* und *Disstress* eingeführt.

Im Gegensatz zu einem Werkstück kann sich der Mensch also auf Belastungen einstellen, ihnen ausweichen, Widerstand entgegensetzen und sie verändern. Wir wissen, dass Menschen unter vergleichbaren Situationen unterschiedlich reagieren. Diese Verschiedenheit hängt ab von der Art und Weise, Belastungen wahrzunehmen, ihnen begegnen zu können und von den zur Verfügung stehenden Hilfsquellen.

* Sontag S (1978) Krankheit als Metapher. Hanser, München Wien

Um in der Lage zu sein, einem unter Belastung stehenden kranken Menschen beizustehen, brauchen wir somit Informationen über seine Verhaltensweisen, seine Fähigkeiten im Umgang mit anderen und sein soziales Netz, das im Krankheitsfall mitmenschliche und materielle Unterstützung leisten kann.

38.3 Krebs als Krise

Die Erkrankung an einem Krebsleiden bedeutet für die meisten Menschen eine existenzielle Erschütterung, die ihr Anpassungsvermögen zumindest kurzfristig übersteigt und eine krisenhafte Entwicklung einleitet. Im Gegensatz zu biographisch vorauszusehenden, entwicklungsbedingten Krisen (z. B. die Pubertät, Beginn der Berufstätigkeit, etc.) sprechen wir hier von einer traumatischen Krise als einer Ausnahmesituation mit folgenden Charakteristika:

- Das Ereignis trifft meist unerwartet auf einen unzureichend vorbereiteten Menschen.
- Die körperliche, seelische und soziale Existenz erscheinen in Gefahr.
- Über den Fortgang besteht Ungewissheit, da verlässliche Orientierungshilfen und Vorerfahrungen fehlen.
- Bewährte Methoden der Konfliktlösung greifen nicht.
- Die Grenzen des individuellen Anpassungsvermögens sind erreicht oder überschritten.
- Der Handlungsspielraum ist gering.
- Fluchtmöglichkeiten sind eingeschränkt.

Selbst wenn Tumorerkrankungen typische Auslöser von traumatischen Krisen darstellen, ist das Erleben doch stark gefärbt von persönlichen Vorerfahrungen, von der Stellung des Betroffenen im Lebenszyklus und von möglichen entwicklungsbedingten Lebensveränderungskrisen.

Unsere Sicht des Patienten darf also nicht auf seine Krankheit verengt bleiben. Neben sozialen und lebensgeschichtlichen Charakteristika besitzt jeder Mensch Persönlichkeitsanteile, die aufgrund früherer Erfahrungen mehr oder weniger brüchig sind, wo Aufgaben der psychologischen Entwicklung unvollständig gelöst sind. Daraus resultieren Stärken oder Schwächen, die in einer aktuellen Krisenlage richtungsweisend sein können und die das Handeln steuern im Sinne einer produktiven Weiterentwicklung, aber auch eines unschlüssigen Verharrens oder eines Rückgriffs (»Regression«) auf kindliche Verhaltensweisen.

Der komplexe Hintergrund, gebildet durch die Art der Erkrankung, die soziale und persönliche Situation und die jeweils speziellen Lebenserfahrungen, stellt bei Krebspatienten die Basis für das Erleben der Folgeprobleme durch die Behandlungsmaßnahmen und den Krankheitsverlauf dar.

38.4 Phasen und Formen der Bewältigung

Trotz aller individueller Unterschiede haben sich eine Reihe von Reaktionsweisen herauskristallisiert, die als Schritte (Phasen) auf dem Wege zur Bewältigung gelten können.

38.4.1 Allgemeiner Krisenverlauf nach Cullberg

Vielen Phasenmodellen liegt ein 4-Stadien-Modell zugrunde, in das der skandinavische Krisenforscher A. Cullberg den Krisenverlauf allgemein eingeteilt hat:

- 1. Phase: Schockphase
- 2. Phase: Reaktionsphase
- 3. Phase: Bearbeitungsphase
- 4. Phase: Phase der Neuorientierung

Die initiale *Schockphase* stellt einen Ausnahmezustand dar, in dem die Wirklichkeit kaum wahrgenommen werden kann. In dieser Zeit besteht eine eingeschränkte Merkfähigkeit, woran besonders zu denken ist, wenn wichtige Informationen vermittelt werden sollen (s. ▶ Kap. 41). Wir können nicht damit rechnen, dass die Patienten sich an solche Mitteilungen später korrekt erinnern. Es hat sich deshalb als nützlich erwiesen, bei Situationen, deren Bedrohlichkeit vorhersehbar ist, eine Begleitperson hinzuzuziehen oder sich auf wiederholte Erklärungen einzustellen.

Die besonders schmerzhaft erlebte *Reaktionsphase* folgt auf die schließlich unvermeidbare Konfrontation mit der Realität und spiegelt die damit verbundenen Gefühle wider.

Der Übergang zur dritten, der *Bearbeitungsphase*, ist sehr anfällig für Verzögerungen auf dem Weg zum inneren Gleichgewicht. Wenn Abschied und Trauer über den eingetretenen oder erwarteten Verlust nicht möglich erscheinen, z. B. aus unüberwindbaren Verletzungen und Kränkungen oder weiterreichenden nicht verwundenen Verlusten, kann es zu einer depressiven Erstarrung kommen, die nicht selten eine psychotherapeutische Unterstützung erfordert.

Das Ziel des inneren Prozesses, trauernd Abschied zu nehmen, besteht darin, eine *Neuorientierung* mit veränderten Sinnfindungen und neuen Zielvorstellungen zu ermöglichen, was auch angesichts lebensbedrohlicher Erkrankungen nicht ausgeschlossen ist. Falls Bearbeitung und Neuorientierung aber nicht gelingen, steigert sich die Krise bis hin zu depressiven Entwicklungen. Während bei akuten, einmaligen Krisen eine Überwindung des Traumas oder sogar eine produktive Neuorientierung möglich erscheinen, muss bei Tumorpatienten mit größeren Schwierigkeiten gerechnet werden; insbesondere dann, wenn keine Heilungschancen bestehen, sind chronische Verläufe vorauszusehen. Selbst »geheilte« Patienten leben unter dem Stigma »Krebs« fortwährend in einem Zustand gesteigerter Verwundbarkeit. Sie haben das Urvertrauen in ihren Körper verloren und kämpfen mit immer wieder aufflackernden Krankheitsängsten. Die Merkmale von »krebstypischen« Krisen und darauf abgestimmten Interventionsmöglichkeiten sind in Tabelle 38.1 und 38.2 zusammengestellt.

Vereinfacht gesehen begegnen uns *zwei Typen von Krisenverläufen*, die im Folgenden skizziert werden.

Typ 1. Viele traumatische Krisen zeichnen sich aus durch ein offenes Reaktionsmuster mit Erregungszuständen, Verwirrtheit, Angstattacken und hysterisch anmutenden oder aggressiven Durchbrüchen.

Tabelle 38.1. Krisenmerkmale

Allgemein	Krebstypisch	Chronifizierung
Unerwartetes, traumatisches Ereignis	Serie von Traumata	Fortbestehen der Belastung
Gefahr für soziale, physische und psychische Existenz	Latente Angst vor Rezidiven	Selbstzerstörerisches »Coping«
Keine bewährten Verhaltensweisen verfügbar	Kontrollverlust, keine völlige Wiederherstellung	Sekundärer Krankheitsgewinn
Konfrontation unausweichlich	Metapher »Krebs«	

Tabelle 38.2. Interventionsebenen während des Krisenverlaufs

Phase	Seelisch	Sozial	Körperlich
Schock	Katharsis, Regression zur Entlastung und Erholung	Gegenwart eines Betreuers	Kurzfristige Medikation
Reaktion	»Dosierte Konfrontation«, Eigenaktivität fördern, informieren	Soziale Beziehungen stärken: zu Familie, Freunden, Betreuern; Selbsthilfe	Funktionelle Entspannung (nach Jacobson)
Bearbeitung	Reflexion der Krisenreaktion, Trauer über Verluste, Begleiten, verbliebene und neue Befriedigungsmöglichkeiten herausarbeiten	Sozialberatung, Familienberatung	Anschlussheilbehandlung, Rehabilitation
Neuorientierung	Gesprächskontakt halten, ggf. Psychotherapie	Berufliche Rehabilitation	Medizinische Nachsorge, Nachbetreuung

Verläufe dieser Art sind zwar im Augenblick Aufsehen erregend und auch beunruhigend, schaffen langfristig jedoch bessere Voraussetzungen für eine Konfliktbearbeitung.

Diese offensiven, dramatisch anmutenden Ausbrüche führen zu einer inneren Entlastung, einer Katharsis (»Reinigung«). Indem auf diese Weise Krankheit und Krankheitsfolgen in den weiteren Lebensentwurf integriert werden können, entstehen bessere Voraussetzungen für eine Neuorientierung (einbeziehender oder integrierender Bewältigungsstil).

Typ 2. Die »stumme« oder »stille« Krise entwickelt sich demgegenüber meist von anderen unbemerkt. Der Patient erscheint teilnahmslos, depressiv, gelähmt; vielleicht äußert er verdeckt Suizidgedanken. Von dem inneren Aufruhr dringt nichts nach außen, im Gegenteil herrscht eine katatonieähnliche Starre, die als Versuch zu verstehen ist, sich selber von der Katastrophe »Krebs« abzuschotten.

Chronische Krise. Im Falle der stummen Krise mit isolierendem oder ausgrenzendem Bewältigungsstil droht eine *chronische Entwicklung*, vor allem wenn die auslösende Belastung fortbesteht und wenn ein hoher »sekundärer Krankheitsgewinn« dazu kommt. So erlangen manche Patienten durch die Krankenrolle unangemessene, die Abhängigkeit eher verstärkende Entlastung von Verpflichtungen oder greifen zu letztlich selbstschädigenden Kompensationsversuchen mit Medikamenten, Drogen, Alkohol, etc.

Patienten in einer chronischen Krise sind in Gefahr, sich aufzugeben und abzukapseln. Sie sind oft voller Verbitterung und unausgesprochener Ressentiments. Komplizierend kommen funktionelle körperliche Störungen hinzu wie Kreislaufbeschwerden, Appetit- und Schlaflosigkeit, Schmerzen oder große Schmerzempfindlichkeit und hypochondrische Symptome.

Patienten in einer chronischen Krise stellen hohe Anforderungen an die Behandelnden und Pflegenden. Neben der objektiven Schwierigkeit im Umgang provozieren sie Ärger und Ablehnung bei Betreuern und Angehörigen – Gefühle, die sich diese meist nicht eingestehen mögen, die aber dennoch ein schlechtes Gewissen verursachen.

38.4.2 Phasenmodell nach Kübler-Ross

Auf der Basis des Cullberg-Krisenmodells sind verschiedene weitere Phasenschemata entstanden, um den Verlauf der Auseinandersetzung mit seelischen Erschütterungen anhand beobachtbarer psychischer Phänomene zu beschreiben.

Elisabeth Kübler-Ross* bezieht sich in ihrem Phasenmodell auf seelische Prozesse, die das krankheitsbedingte Geschehen begleiten und die als psychische Bewältigungs- und Reaktionsformen verstanden werden können. Die zeitliche Reihenfolge stellt allerdings mehr *eine Aufzählung regelmäßig beobachtbarer Phänomene* dar. Keinesfalls sind damit gesetzmäßig sich ablösende Entwicklungsschritte gemeint.

Phasen nach Kübler-Ross

- 1. Nicht-wahrhaben-Wollen und Isolierung
- 2. Zorn
- 3. Verhandeln
- 4. Depression
- 5. Zustimmung

Die Phase der *Verleugnung* oder, nach Kübler-Ross, des *Nicht-wahrhaben-Wollens* und der *Isolierung* erlaubt es, die Wirklichkeit vom Bewusstsein fernzuhalten, bis der Patient im Zuge der Behandlung oder im Gespräch mit anderen sich zu einer langsamen Konfrontation mit der Realität bereit findet. Im Übergang beobachten wir nahezu regelmäßig einen Zustand zwischen Wissen und Nichtwissen *(»middle knowledge«)* als Zeichen für das Bedürfnis nach innerem und äußerem Interpretationsspielraum.

Was bedeutet nun die Verleugnung für den weiteren Behandlungsverlauf? Der strikt verleugnende Patient (vgl. isolierender Bewältigungsstil) wird viel Zeit verstreichen lassen, bis er die krebsverdächtigen Symptome zur Kenntnis nimmt und abklären lässt, wodurch er eine wirksame Früherkennung verhindert. Im Hinblick auf die klinisch-onkologischen Erfordernisse ist mit selbstschädigendem

* Kübler-Ross E (1971) Interviews mit Sterbenden. Kreuz, Stuttgart

Verhalten durch Therapieabbrüche oder Ablehnung von Behandlungsangeboten zu rechnen. Entgegen weit verbreiteten Annahmen verweigern solche Patienten auch die sog. alternativen Therapiemethoden. Nachsorgeuntersuchungen werden nicht wahrgenommen und fallen ebenfalls der Verleugnung zum Opfer. Ein Verleugnen wirkt sich um so negativer aus, je mehr die aktive Mitarbeit des Patienten gefragt ist. In der passiv erlittenen Schocksituation der Diagnosemitteilung hat sie dagegen eine wichtige Schutzfunktion.

Wie sollen Pflegende und Ärzte mit der Verleugnung umgehen? Die Versuchung, die anfänglich adaptive Verleugnung aufrecht zu erhalten, ist auch für die Betreuer sehr groß. Bietet doch der Patient eine Möglichkeit an, die für alle Beteiligten belastende Krankheitsproblematik »zu vergessen«. Da jedoch zu erwarten ist, dass der Patient die Verleugnung nicht lange aufrecht erhalten wird und um einer späteren Enttäuschung über die »Unaufrichtigkeit« der Behandelnden und Pflegenden vorzubeugen, sollten diese um eine weitgehende Neutralität bemüht sein, die ihnen zwar erlaubt, illusionären Gedankenflügen der Patienten zu folgen, die sie aber nicht die Realität aus den Augen verlieren lässt.

! Der Patient kann die Verleugnung nur dann lockern, wenn er spürt, dass die Betreuer bereit sind, auch über belastende Themen wie Behinderungen, Abhängigkeit und Sterben zu sprechen; d. h. der Patient kann im Schutz einer vertrauensvollen Beziehung von sich aus auf den Schutz der Verleugnung verzichten. Zu vermeiden ist auf jeden Fall, die Abwehr des Patienten durch wiederholte, forcierte Aufklärungsaktionen zu durchbrechen!

Wenn die Verleugnung brüchig geworden ist, setzen oft massive Aggressionen, Schuldzuschreibungen und Neidgefühle ein, die E. Kübler-Ross unter dem Begriff »Zorn« zusammenfasst. Ein literarisches Dokument dieser Entwicklungsstufe kennen wir von dem Autor Fritz Zorn, der diesen Affekt zu seinem Pseudonym gewählt hat und der dieses Gefühl durch den Buchtitel »Mars«* (Gott des Krieges) in die nächste Potenz erhob.

Wut und Zorn finden vor allem in zwei Formen Ausdruck:
- in offener Weise durch aggressives Verhalten gegen alles und jeden
- oder verdeckt in einer mehr untergründigen Feindseligkeit.

Dahinter steht die Angst, von persönlich wichtigen Menschen verlassen zu werden, die möglicherweise gleichzeitig auf die Probe gestellt werden und die Angst vor der inneren zerstörerischen Kraft, vergegenständlicht im Krebs. Dieses Dilemma, »gleichzeitig Angst und Aggression zu spüren«, kann sich gleichsam als Kompromiss, in Form von Euthanasiewünschen äußern.

! In der Phase des Zorns besteht die Gefahr, dass sich das Behandlungs- und Pflegeteam verärgert zurückzieht, den Patienten für undankbar hält und womöglich sogar mit verdeckten, unbewussten Racheaktionen antwortet. Beim Umgang mit solchen Patienten ist zu bedenken, dass es sich um eine Reaktionsweise handelt, die aus dem persönlichen Erleben der Krankheit zu verstehen ist. Dann wird das Missverständnis weniger leicht aufkommen, dass der Zorn gegen Behandelnde und Pflegende persönlich gerichtet sei, die sich stattdessen eher als »Klagemauer« verstehen können und dadurch dem Patienten ermöglichen, Wut und Neid, z. B. auf die Gesunden, zu äußern.

Obwohl der Patient sich nun der Schwere seines Leidens und dessen Unheilbarkeit bewusst ist, versucht er dennoch, Aufschub zu erlangen, er will *verhandeln*. Wenn er dieses oder jenes Opfer brächte, vielleicht würde ihn dann das Schicksal noch ein wenig verschonen. Solche Opfer zeigen sich oft in der Hinwendung zu »alternativen« Behandlungsmethoden, für die Patienten bereit sind, große Summen aufzuwenden und Verzichtleistungen zu erbringen.

Depressive Symptome finden sich im gesamten Verlauf von Krebserkrankungen, und sie sind gleichzeitig der Hintergrund des Verlusterlebens generell. Die Verdichtung auf eine Phase der Krankheitsauseinandersetzung durch E. Kübler-Ross entspricht am ehesten einer gewissen Akzentsetzung. Die Depression des Krebskranken speist sich aus mehreren Quellen:

* Zorn F (1977) Mars. Kindler, München

- Viele Erkrankte zweifeln an ihrem persönlichen Wert durch eine reale oder phantasierte Einbuße an körperlicher Attraktivität, an Selbstständigkeit oder durch den Verlust ihrer sozialen Position.
- Gedanken werden lebendig an Versäumnisse der Vergangenheit.
- Trauer kommt auf über das so empfundene »ungelebte Leben«, oder es werden schmerzhaft erlebte Verluste aus der Vergangenheit erneut spürbar.

Von einem depressiven Erleben geprägt ist auch die vorweggenommene Trauer in Erwartung eines drohenden Verlustes: Der Patient nimmt Abschied von seinen Vorlieben, von seinen Sehnsüchten, von Menschen, die für ihn wichtig sind. Vor die Frage gestellt, weiter zu kämpfen oder zu resignieren, neigen Patienten jetzt oft zum Aufgeben.

! Die Pflegenden sollten hier ihrem Bedürfnis widerstehen, durch übertriebene Aktivität die eigene Hilflosigkeit angesichts eines sich vollziehenden Patientenschicksals bekämpfen zu wollen.

Ein zustimmendes *Akzeptieren* kommt zwar in wenigen Fällen vor, aber meist fürchten sich die Patienten und erwarten in trauriger Resignation das Ende, wobei die ruhige und verlässliche Gegenwart einer vertrauten Person eine große Hilfe ist.

Der unbestreitbare Wert der Beschreibung dieser seelischen Erscheinungen durch E. Kübler-Ross liegt in der Verstehenshilfe für die seelische Not der Krebspatienten, die sich in vielfältiger Weise ausdrücken kann. Eine feste, regelhafte Abfolge von Entwicklungsschritten, die jeder Mensch auf dem Wege zu seinem Ende durchlaufen muss, gibt es jedoch nicht. Der Versuch, Patienten in eine solche Abfolge zu drängen, wäre wenig hilfreich.

38.5 Zusammenfassung der grundlegenden Bewältigungseinstellungen

Obwohl gerade im onkologischen Krankheitsgeschehen eine Vielzahl verschiedener Belastungsfaktoren wirken und sich unterschiedliche Anpassungsanforderungen an den Patienten stellen, lassen sich dennoch einige übergeordnete Prinzipien aufzeigen. Allgemein gesehen ist im Zusammenhang mit einem lebensbedrohlichen Ereignis zweierlei zu gewährleisten:

- die Sicherung der persönlichen Existenz und
- die Aufrechterhaltung eines inneren, seelischen Gleichgewichts.

Definition

Unter einem *inneren Gleichgewicht* verstehen wir die relative Stabilität von Selbstwert, Selbstständigkeit, Autonomie und Sicherheitsgefühl auch in bedrohlichen Situationen.

Hinsichtlich des inneren Gleichgewichts sind verschiedene Haltungen denkbar: Kontaktvermeidung, Bagatellisierung, ein Sich-Ablenken oder Vermeiden von bedrohlichen Beobachtungen und Assoziationen bis hin zu einem hilflosen Versinken in Ängsten oder depressiv gefärbten Erwartungen des Unausweichlichen. Dem steht eine Auseinandersetzung mit dem Geschehen durch aktive Informations- und Kontaktsuche, gedankliches »Probehandeln« und ggf. eine Neubewertung der Situation gegenüber. Nur dadurch wird eine rationale Entscheidung und Einschätzung ermöglicht, inwieweit sich die problematische Lage verändern lässt, welche Handlungskonsequenzen sich aus der veränderten Situation ergeben, wie und woher Hilfe zu erlangen ist (einbeziehend-integrierender gegenüber ausgrenzend-isolierender Bewältigungsstil).

! Letztlich bleibt die Frage noch weitgehend unbeantwortet, welche Bewältigungseinstellungen und welche konkreten Verhaltensweisen anpassungsförderlich sind und möglicherweise auch mit einem besseren medizinischen Krankheitsverlauf einhergehen. Niemand kann sagen, was in diesem Sinne aus wissenschaftlicher Perspektive »richtig« sei.

Die klinische Erfahrung mit der Betreuung krebskranker Menschen hat gezeigt, dass immer dann, wenn Menschen zu flexiblem Einsatz sowohl von Verleugnung als auch zu couragiertem Zugehen auf andere fähig sind, wenn eine Balance zwischen situationsangemessener partieller Übertragung von

Verantwortung auf andere und selbstständiger, aktiver Auseinandersetzung gefunden ist, die Kooperationsfähigkeit und Entscheidungsfreiheit des Patienten insgesamt erhalten und Autonomie und Würde, selbst beim Pflegebedürftigen, gewahrt bleiben können.

Ungünstige und den weiteren Krankheitsverlauf eher belastende Reaktionsweisen sind z. B. das nicht selten zu beobachtende Schwanken zwischen Depressivität, Verzicht und Zurückweisung von Verantwortung einerseits und »Größenphantasien« andererseits bei überzogenem Selbstständigkeitsideal. Dieses Verhalten wird auf der Handlungsebene begleitet von appellativen, gelegentlich sogar als erpresserisch empfundenen Aktionen, die nicht selten in selbstschädigende Kreisläufe einmünden. Übertriebener Aktivismus bedeutet nicht nur deshalb, weil gehandelt wird, ein »besseres« Coping. Auch Handeln kann in den Dienst der Verleugnung treten.

Es leuchtet unmittelbar ein, dass die Formen des Umgangs mit der Erkrankung im konkreten Einzelfall unterschiedlich sein müssen, je nach Eigenarten des Verlaufs, nach therapeutischer Beeinflussbarkeit, nach Schwere der Symptomatik und leib-seelischer Beeinträchtigung, und dass ein und dasselbe Verhalten je nach Erfordernis der Situation anpassungsförderlich oder -hinderlich sein kann.

Weiterführende Literatur

Cullberg J (1978) Krisen und Krisentherapie. Psychiatrische Praxis 5: 25–34

Koch U, Weis J (1998) Krankheitsbewältigung nach Krebs und Möglichkeiten der Unterstützung. Schattauer, Stuttgart

Köhle K (1997) Psychotherapie mit Sterbenden und Sterbebegleitung. In: Aulbert E, Zech D (Hrsg) Lehrbuch der Palliativmedizin. Schattauer, Stuttgart, New York, S. 837–851

Kübler-Ross E (1971) Interviews mit Sterbenden. Kreuz, Stuttgart

Sontag S (1978) Krankheit als Metapher. Hanser, München, Wien

Weis J (2002) Leben nach Krebs. Huber, Bern

Zorn F (1977) Mars. Kindler, München

Psychosoziale Bedeutung von Krebsdiagnose und Behandlung

R. Schwarz, S. Claus

Neben den regelmäßig anzutreffenden Reaktionen auf das onkologische Krankheitsgeschehen trägt jede Leidensgeschichte persönlich geprägte Besonderheiten, die sich die Betreuenden klar machen und auf die sie sich einstellen müssen.

Die Spezifität bezieht sich auf die jeweiligen Krankheitsphasen, aber auch auf Akzeptanz und Verträglichkeit der erforderlichen Therapiemaßnahmen sowie auf Beeinträchtigungen und Behinderungen seitens der erkrankten Organsysteme und die ganz persönliche Bedeutung für den Kranken.

Bevor wir auf die Verlaufseigentümlichkeiten im Krankheitsgeschehen eingehen, soll eine verbreitete Ansicht diskutiert werden, die davon ausgeht, dass es Lebensereignisse und psychosoziale Einstellungen gibt, die von vornherein das Krankheitsrisiko für Krebs erhöhen.

39.1 Seelische Krebsrisiken

Die Annahme, dass der gelungenen bzw. misslungenen Bewältigung von Krisen im Leben ein besonderer Stellenwert in der Verursachung auch körperlicher Erkrankungen zukommt, legte die Idee nahe, auch im Vorfeld einer Erkrankung an Krebs nach solchen Merkmalen zu suchen. Dabei schien sich ein spezielles, in der Persönlichkeit verankertes Verhaltensmuster in Reaktion insbesondere auf Verlusterfahrungen herauszukristallisieren, das mit dem Etikett »Krebspersönlichkeit« versehen wurde. Personen, die vor diesem Hintergrund zu Krebserkrankungen disponiert sein sollen, werden wie folgt charakterisiert:

Schon bei geringen Belastungen reagieren sie mit Vermeidenshaltung, Verleugnung und Verdrängung; sie seien unfähig, Ärger und Wut auszudrücken; nach dem Verlust nahe stehender Personen verharren sie lange Zeit in Hoffnungslosigkeit und passiv akzeptierender Haltung, sie seien autoritätsgläubig, wenig flexibel und in unkritischer Weise religiös. Die zwischenmenschlichen Beziehungen werden als flach und instabil beschrieben, Erotik und Sexualität seien gehemmt, dem eigenen Körper werde insgesamt wenig Beachtung geschenkt.

! Die Tatsache, dass bei vielen funktionellen Störungen und bei Krankheiten mit psychosomatischer Komponente wie Asthma bronchiale, Migräne, essentiellem Bluthochdruck, Psoriasis etc. ähnliche Persönlichkeitseigenschaften als mitbedingende Faktoren genannt werden, lässt Zweifel an der Krankheitsspezifität eines solchen Verhaltensmusters aufkommen. Außerdem stellt sich die Frage, ob es sich bei den genannten Eigenschaften nicht eher um Ausdrucksformen, also um Folgen der Krebserkrankung handelt als um Ursachenfaktoren. Diese Hypothese hat sich durch neuere Untersuchungen zu diesem Thema bestätigt.

Das bedeutet allerdings nicht, dass psychosoziale Faktoren oder Verhaltensweisen keine Rolle im onkologischen Krankheitsprozess spielen. Es darf inzwischen als bewiesen gelten, dass eine Reihe von individuellen und prinzipiell steuerbaren Verhaltensweisen, wie Nikotin- und Alkoholabusus, intensive Exposition gegenüber UV-Strahlen (also intensives Sonnenbaden) und vielleicht auch bestimmte Ernährungsgewohnheiten das Erkrankungsrisiko für bestimmte Tumoren stark erhöhen. Die Tatsache, dass viele Menschen trotz besseren Wissens an diesen Risiken festhalten, ist ein nicht immer leicht verständliches psychosoziales Phänomen.

Wenn individuelle Merkmale der Stressbewältigung auch nicht unwidersprochen als ursächliche Faktoren für Krebserkrankungen gelten können, so spielen solche Überlegungen im Bewältigungskontext dennoch keine geringe Rolle. Nicht selten erklären sich Patienten selber ihre Erkrankung durch seelische Erschütterungen; der Begriff des »Kummerkrebs« scheint recht gebräuchlich zu sein. Solche Erklärungsversuche gehören in einen Copingzusammenhang und sind auf jeden Fall ernst zu nehmen, ohne die Patientensicht unbedingt selbst teilen zu müssen. Die Bedeutung dieser persönlichen Ursachenzuschreibung weist nämlich auf ein Problem hin, das den Patienten sehr stark belastet, so stark, dass er es mit einer lebensbedrohlichen Krankheit in Zusammenhang bringt.

An dieser Stelle gilt es, zweierlei zu unterscheiden:
- einerseits das betreuerische Ziel, jeden einzelnen Patienten in seinem Krankheitserleben zu verstehen, aus seiner persönlichen Lebenswelt heraus,
- andererseits die verallgemeinernde Überlegung zum Stellenwert psychosozialer Faktoren in der Krebsentstehung, die in einen wissenschaftlichen Kontext gehört und die für die Betreuung des einzelnen Kranken von nur geringem Nutzen ist.

! Ganz im Gegenteil bringt die unkritische Verbreitung der Theorie einer »Krebspersönlichkeit« eher zusätzliche Belastungen und eine Behinderung der Krankheitsbewältigung mit sich. Wie die oben aufgezählte Eigenschaftsliste zeigt, wird dadurch den Krebskranken zu ihrer körperlichen Erkrankung noch ein seelisches Leiden angesonnen. Sie werden gleichsam psychiatrisiert und fühlen sich oft beschuldigt, selber in vermeidbarer Weise zu ihrer Erkrankung beigetragen zu haben. Zu der bedauerlichen Ausgrenzung vieler Krebskranker schon durch ihr bedrohliches Leiden kommt noch eine weitere Isolierung durch solche psychopathologischen Zuschreibungen hinzu, die aktives Umgehen und eine offene Auseinandersetzung mit der Krankheit und den Menschen eher erschweren.

39.2 Etappen im Krankheitsgeschehen

39.2.1 Prädiagnostische Phase

Einige sehr bedeutsame Phänomene der vordiagnostischen und prätherapeutischen Krankheitsetappe stehen in enger Beziehung zum persönlichen Bewältigungsstil von krisenhaften Entwicklungen. Gemeint sind das Früherkennungsverhalten (»Vorsorge«) und die Verzögerung der Diagnostik nach dem Auftreten krebsverdächtiger Symptome. Krankheitszeichen im Vorfeld vieler Karzinomdiagnosen (Blut im Sputum, Urin oder Stuhl, Verhärtung in der Brustdrüse, tastbare Lymphknoten etc.) sind in hohem Grade alarmierend und lösen Krisensituationen aus, deren Bewältigung von den bereits benannten persönlichen und auch soziokulturellen Gegebenheiten abhängen.

Die Bereitschaft, sich Screening- oder Früherkennungsuntersuchungen zu unterziehen und ohne Verzögerung die Diagnostik eines verdächtigen Befundes zu betreiben, haben ähnliche Persönlichkeitshintergründe, wobei die soziale Schicht, der Bildungsstand und der Informationsgrad über medizinische Zusammenhänge eine zusätzliche, nicht zu unterschätzende Rolle spielen. Ein Teil der Diagnoseverzögerung wird auch von den Ärzten herbeigeführt, die nicht immer die Bedrohlichkeit der Symptomatik sofort erkennen bzw. adäquat abklären.

Ausgehend vom Patienten, werden die längsten Verzögerungszeiten bei solchen Menschen beobachtet, die die Symptomwahrnehmung in fatalistischer Weise unterdrücken oder verleugnen, und bei solchen, die sich durch Passivität, Negativismus und Ängstlichkeit auszeichnen. Wenig tragfähige soziale Beziehungen, niedrige soziale Schicht und Desinteresse an gesundheitlichen Dingen wirken in dieselbe Richtung – allerdings auch ein aufklärungsfeindlicher, die Ängstlichkeit eher schürender Umgang mit der Krebsdiagnose. Wir kennen zwar eine persönlichkeitsabhängige, früherkennungswidrige Coping-Einstellung beim Patienten, aber auch eine Haltung im medizinischen System, die sich durch einen autoritären, die individuellen Krankheitserfahrungen ignorierenden Umgang auszeichnet und die schon im präventiven Bereich eher zur Vermeidung beiträgt als zum Sichanvertrauen.

! Ein neues Kapitel in der Krebsprävention wurde durch die Entdeckung genetisch (mit-) bestimmter Krebserkrankungen aufgeschlagen. Die weitreichenden Entscheidungen über die genetische Testung bei Häufung von Krebserkrankungen in der Familie, die persönliche Not bei positiver Befundlage, die Abwägung der Konsequenzen hinsichtlich kontinuierlicher Kontrolluntersuchungen und ggf. vorsorglicher operativer Eingriffe erfordern die enge Kooperation der Patienten und deren Familien mit Psychoonkologen, Genetikern, Chirurgen und anderen Fachdisziplinen (s. auch ► Kap. 5 Diagnostik).

39.2.2 Diagnostische Phase – Aufklärung des Patienten

Diagnostik vollzieht sich durch das Sammeln und Interpretieren von Informationen. Wenngleich sich der Prozess der Diagnosesicherung in der Regel in kleinen Schritten vollzieht, in die der Patient zugleich als Objekt und als Subjekt verwickelt ist und die er mit seinen Phantasien begleitet, wird »Aufklärung« im Vorverständnis vieler als einmaliges Ereignis missverstanden. Die Diagnoseaufklärung steht oft sinnbildlich für das ganze Krebsproblem. Die früher bei Ärzten verbreitete, heute erfreulicherweise immer seltener anzutreffende Tendenz, die Diagnose zu verschweigen, ist zu verstehen als der unterschwellige Wunsch, den Krebs ganz zu verleugnen, durch Verneinung aus der Welt zu schaffen – als ob sich mit dieser Diagnose ein unentrinnbares, sofort vollstrecktes Todesurteil verbände, das man dazu noch verkünden oder verschweigen könne.

Zu diesen Vorbehalten gegen die Aufklärung trägt sicher auch die Tatsache bei, dass die Mitteilung der gesicherten Diagnose eine akute Krisensituation heraufbeschwört, mit oft massiven Reaktionen auf Seiten der Patienten, im Sinne der »Schockphase« nach Cullberg oder der Phase des »Nicht-wahrhaben-Wollens« nach Kübler-Ross.

Dass die meisten Patienten dennoch eine Mitteilung der Diagnose wünschen, beweisen mittlerweile zahlreiche wissenschaftliche Untersuchungen. Das legt gleichzeitig die Hypothese nahe, dass die Aufklärung mehr ein Problem der Ärzte als eines der Patienten ist. Ohne hier in ganzer Breite auf das Für und Wider der Patienteninformierung eingehen zu wollen (s. hierzu auch ▶ Kap. 41 Information und Aufklärung), seien einige Punkte angesprochen, die deutlich machen, dass die Kontroverse über die Diagnoseaufklärung zwar keineswegs praktisch gelöst, so doch faktisch entschieden ist. Abgesehen von dem Wunsch der meisten Patienten nach ausreichender Information, dem gemäß eines Selbstbestimmungsrechts der Menschen schon aus ethischer Sicht Rechnung zu tragen ist, setzt die rechtswirksame Einwilligung in krebsspezifische Therapieformen eine umfassende Informiertheit voraus. Möglichkeiten der Rehabilitation und sozialrechtliche Unterstützungsangebote kann auch nur der wissende Patient in Anspruch nehmen. Unabhängig von den sachlichen Erfordernissen zeigt die Tatsache, dass sich eine Krebsdiagnose vor dem Betroffenen kaum verheimlichen lässt, dass es im Prinzip nicht mehr um ein Entweder-Oder der Diagnosemitteilung geht, sondern vielmehr um das Wie:

Es muss eine Form der Aufklärung gefunden werden, die das Vermögen des Patienten, seine Krankheit zu bewältigen, unterstützt. Dazu trägt am meisten das Angebot einer Vertrauen stiftenden Beziehung zu Arzt und Pflege – bzw. zum Behandlungsteam – bei. Durch ein kompetentes, stabiles Umfeld wird der weiteren Aushöhlung des ohnehin stark belasteten Selbstbewusstseins und Sicherheitsgefühls des Erkrankten und seiner Angehörigen entgegengewirkt, und es entstehen Voraussetzungen für eine durch äußere Querelen, Misstrauen und Heimlichkeiten ungestörte Auseinandersetzung mit der neuen Situation.

! Es versteht sich somit von selbst, dass eine Informierung von Angehörigen hinter dem Rücken der Patienten abzulehnen ist. Die inneren Prozesse der Krankheitsbewältigung werden nachhaltig unterstützt durch ein soziales Umfeld, das vorübergehend und in flexibler Weise die verloren gegangenen Kompetenzen des Patienten übernehmen kann, ohne ihn zu infantilisieren und seiner Selbstbestimmung zu enteignen.

Dieser im Sinne des Patienten verantwortliche Umgang ist vor allem bei extremen Bewältigungseinstellungen gefragt. Ganz allgemein können wir zwischen zwei entgegengesetzten Reaktionsstilen unterscheiden:
- aktive Grundhaltung mit kämpferischer Konfrontation und
- defensives Zurückweichen in Hoffnungslosigkeit und Verleugnung (s. ▶ Kap. 38).

Bezogen auf die Diagnoseaufklärung begegnen uns als Extremform dieser beiden Reaktionsstile radikal *Information fordernde* oder *Information vermeidende* Menschen.

Obwohl wir davon ausgehen können, dass die meisten über ihre Krankheit informiert sein wollen und dass diese Information im Gespräch zwischen

Arzt und Patient vermittelt wird, so begegnen wir durchaus auch Patienten, die den Eindruck erwecken, nichts wissen zu wollen, und die in konsequenter Weise auch keine direkten Fragen stellen. Dieses Verhalten stellt eine Abwehr im Sinne der *Verleugnung* oder *Vermeidung* dar, mit dessen Hilfe gefürchtete Wirklichkeitsbestandteile vom Bewusstsein ausgeschlossen oder in der Phantasie umgestaltet werden. Eine solche innere Abwehr gegen die Wirklichkeit stellt einen seelischen Schutz dar, um Zeit zu gewinnen und um sich langsam der Konfrontation mit einer schmerzlichen Realität zu nähern. Meistens ist diese Verleugnung, die im Grunde ein latentes, furchtbesetztes Wissen voraussetzt, nicht in allen Situationen durchgängig und auch nicht allen Personen gegenüber gleich. Vielfach sind Patienten erst dann in der Lage, die Realität ihrer Krankheit zur Kenntnis zu nehmen, wenn sie sich versichert haben, dass eine tragfähige persönliche Beziehung trotz der Erkrankung bestehen bleibt.

! Bei den sehr seltenen Fällen, die auf einem hartnäckigen »Nicht-wissen-Wollen« bestehen, sollten die Betreuer ihre Bemühungen um einen guten Gesprächskontakt dennoch nicht aufgeben. Solche Patienten fühlen ihr oft starkes Unabhängigkeits- oder Autonomiestreben durch die Krankheit gefährdet, und die Verleugnung hat etwas von einer trotzigen Selbstbehauptung an sich, der wir keine Gegengewalt entgegensetzen sollten.
Oft sind es aber nicht nur Eigenschaften der Patienten, die keine Fragen aufkommen lassen. Die im Falle einer Krebsdiagnose immer bereitstehende Verleugnungsneigung wird mitunter gerne vom Betreuungsteam aufgegriffen und dient als Begründung für eine zurückhaltende Informationsstrategie.

Bei den aktiv erscheinenden Patienten, die Fragen stellen und dadurch anbieten, in ein Gespräch einzutreten, fühlen sich alle Beteiligten erst einmal wohler und haben weniger Schwierigkeiten, auch unangenehme Mitteilungen zu machen. Gleichwohl besteht auch hier eine Gefahr – die der *Überinformation*. Patienten suggerieren durch ihr auf den Arzt zugehendes Verhalten eine stabile psychische Disposition, so dass ihnen oft zuviel zugemutet wird; dabei wird jedoch die Tatsache verkannt, dass diese Aggressivität eine Art Vorwärtsverteidigung darstellt, die nicht etwa psychische Stabilität, sondern eher große Ängstlichkeit bedeutet. Eigentlich erwartet der Patient eine gute Nachricht und wehrt die Angst vor der Krebsdiagnose durch forsches Verhalten ab. Nach der Mitteilung der letztlich dann doch ungünstigen Information bricht er nicht selten zusammen und gerät in eine umso tiefere psychische Krise.

Im Normalfall finden wir bei jedem Menschen beide Tendenzen in wechselnder Ausprägung. Zur Unterstützung einer aktiven, selbstverantwortlichen, »integrativen« Auseinandersetzung mit der Krebsdiagnose hat es sich als nützlich erwiesen, die Seite der Autonomie und Selbstbestimmung zu stärken, die auf Informiertsein angewiesen ist.

! Die (innere) Haltung der ärztlichen und pflegerischen Betreuer dient dem Patienten als Modell. Wenn das Betreuungsteam selber auf der Seite der Verleugnung steht, bedeutet das für den Patienten, dass die Wahrheit, die er sehr wohl ahnt, so schlimm sein muss, dass keiner sie aussprechen darf und dass seine finstersten Phantasien wohl zutreffen.

39.2.3 Primärtherapie und Rehabilitation

Mit der Behandlung des Krebsleidens sind für den Patienten zum Teil auch massive Eingriffe in seine körperliche Integrität verbunden. Jedoch tolerieren viele Menschen unter dem Eindruck einer Krebsdiagnose selbst Organverluste mit schweren Behinderungen als Preis für ihr Überleben.

Trotz allem gilt es, den lähmenden Schock soweit zu überwinden, dass eine zukunftsorientierte, rehabilitationsförderliche Einstellung entsteht, was einige Zeit in Anspruch nehmen kann, vor allem, wenn eine lange und belastende Behandlung erforderlich ist. Nicht immer reicht die vom Gesetzgeber vorgegebene Zeit der Krankengeldzahlung aus, und die Berentung leistet einem passiven Rückzug Vorschub, anstatt die Rehabilitation zu fördern.

> **Psychische Störungen nach der Krebserkrankung und der damit verbundenen Therapie – insbesondere Depressivität, Angstzustände und funktionelle Organstörungen – sind in den ersten zwei Jahren gegenüber der Allgemeinbevölkerung deutlich vermehrt. Die Häufigkeit gleicht sich allerdings später dem Bevölkerungsdurchschnitt wieder an.**

Eine erhöhte Anfälligkeit, auf Belastungen mit seelischer Dekompensation zu reagieren, bleibt jedoch erhalten, insbesondere nach neuerlichen, auch krankheitsfremden Traumatisierungen.

Wenn am Ende einer auch belastenden Therapie die berechtigte Hoffnung auf Heilung besteht, sind – individuelle Unterschiede hier außer Acht gelassen – die Aussichten auf eine Rehabilitation und psychosoziale Integration günstig, besonders dann, wenn es dem Patienten gelingt, die anfänglich eher mechanisch gegebene Zustimmung zur Therapie innerlich nachzuvollziehen, die Krebserkrankung mit ihren Folgen als gegeben hinzunehmen und einen Neubeginn zu versuchen.

39.2.4 Stadium der Nachsorge

Das Ende der Therapie, das oft mit der Entlassung aus der Klinik zusammenfällt, wird vielfach sehnlichst erwartet, mit dem Gefühl, dann das Schlimmste überstanden zu haben. Auch der Begriff »Nachsorge« vermittelt den Eindruck, jetzt sei alles durchgestanden. Fast immer gerät der Patient aber statt dessen in eine neue innere Notlage. Auch in Fällen ohne sichtbare Behinderung wird »Gesundheit« bzw. »Krankheit« zu einem Dauerthema. Selbst bei berechtigter Hoffnung auf Heilung schwebt die Angst vor einem Rückfall wie ein Damoklesschwert über dem aus klinischer Obhut Entlassenen. Dem zunehmenden Bewusstsein, jetzt für sich selber verantwortlich zu sein bzw. abwarten zu müssen, ob der eingeschlagene therapeutische Weg sich bewähren wird, entspricht eine ständige Alarmbereitschaft, auch bei bis dahin als harmlos erachteten Symptomen, was sich zu Panik und einer sekundären Hypochondrie steigern kann.

In diesem Zusammenhang nehmen die regelmäßigen Untersuchungstermine einen besonderen und doppelgesichtigen Stellenwert ein:

- Einerseits beschwören sie die alten, bedrohlichen Gefühle und Ängste vor einem Rezidiv herauf;
- andererseits versprechen sie die Aussicht auf Beruhigung, wenn nämlich das Ergebnis der Untersuchung lautet: »Ohne Befund«, also ohne Rezidiv und Metastasen.

Die Entlassung aus Klinik und Therapie bedeutet auch den Verlust einer schützenden Umgebung, in der konsequent der Krebs bekämpft wird, wo Eigenverantwortung hintangestellt werden kann und in der auf der anderen Seite die solidarische Gemeinschaft der Kranken zusammensteht.

Die Welt der Gesunden auf der anderen Seite konfrontiert den »Geheilten« mit zahlreichen Forderungen: Die vorher an das Krankenhaus delegierte Entscheidung muss nun eigenverantwortlich nachvollzogen werden, und weitere gesundheitsbezogene Schritte sind selbst zu vertreten. Darüber hinaus ist der ehemalige Patient der Alltagswelt wieder ausgesetzt, die unverändert Rollenerwartungen in Familie, Beruf und sozialem Kontext stellt und zu der ein neues Gleichgewicht zu finden ist. Nicht selten werden Übergänge in andere soziale Rollen vollzogen, die mit Abstiegen bezüglich Hierarchie und Prestige verbunden sein können. Die körperliche Versehrtheit selbst wird neben der objektiven Behinderung als Wertverlust empfunden, sowohl im materiell-ökonomischen Bereich, sichtbar an schlechteren Berufschancen, als auch psychologisch durch ein erschüttertes Selbstwertgefühl.

Während »Coping« bisher auf den innerseelischen Bereich bezogen, auf eine klinische Sondersituation beschränkt war, erweitert sich das Feld nun beträchtlich. Für manche Betroffene bieten Selbsthilfegruppen übergangsweise die Möglichkeit, in beschränkter Öffentlichkeit unter Gleichen soziale Umgangsformen bei veränderten Bedingungen einzuüben, am Modell der anderen das aktive Zugehen auf die Mitmenschen zu erproben und am Beispiel der Leidensgefährten Möglichkeiten der Neuorientierung und das Erschließen neuer Befriedigungsquellen gedanklich vorwegzunehmen. Bei körperlicher Behinderung gelten die alten Vergleichs- und Gütemaßstäbe nicht mehr. Das Anspruchsniveau kann sich nicht mehr an den Gesunden und auch nicht an den Leistungen der eigenen Vergangenheit orientieren.

! Vielfach wird auch versucht, einer therapeutischen Untätigkeit in der Nachsorgephase zu begegnen durch Hinwendung zu »alternativmedizinischen« Angeboten, die das Gefühl des passiven Abwartenmüssens mildern können (s. hierzu auch ► Kap. 11 Unkonventionelle Methoden).

Inwieweit das Gleichgewicht Umwelt–Person in akzeptabler Weise wiederhergestellt werden kann, hängt allerdings nur zum Teil von dem Betroffenen selber ab. Die Unterstützung seitens Angehöriger und Freunde ist von großem Wert, nicht nur durch materielle und praktische Hilfen, sondern auch bei der Wiedererlangung eines stabilen Selbstwertgefühls. In der Wahrnehmung von Wertschätzung durch andere kann der Betroffene auch selbst den erlittenen Wertverlust ausgleichen. Keine geringe Rolle spielt dabei die Tatsache, dass Krebserkrankungen immer noch als Stigma gelten in dem Sinne, dass Träger eines solchen Leidens gemieden werden, als trügen sie das Kainsmal auf der Stirn.

! Es gibt kaum eine Krankheit, die ein ähnlich schlechtes Image hat wie Krebs. Dieses schlechte Image überträgt sich unwillkürlich auch auf den Träger der Erkrankung. Besonders Vorstellungen, Krebs sei ansteckend oder eine Bestrafung für begangene Sünden, tragen zu der Aussonderung Krebskranker bei. Solche in der Bevölkerung weit verbreiteten Ansichten haben allerdings ebenfalls Copingfunktion – und zwar für die Gesunden, die sich dadurch von den eigenen, verborgenen Ängsten distanzieren können, möglicherweise selber an Krebs zu erkranken.

39.2.5 Progredienz

Wenn ein Rezidiv oder Metastasen auftreten und die Ängste der Nachsorgephase plötzlich Realität werden, kommt die gesamte Gefühlskaskade mit gesteigerter Heftigkeit wieder in Gang. Das erneute Fortschreiten des Leidens stellt auch in psychischer Hinsicht eine stärkere Belastung dar als die Primärbehandlungsphase, die trotz allem noch von einigem Optimismus getragen war. In dem Maße, wie die Hoffnung auf Heilung schwindet, erschöpfen sich zumindest anfänglich die Copingmöglichkeiten, und psychische Dekompensationen sind kaum vermeidbar.

Sowohl die Ängste vor Ausgrenzung, Einsamkeit, aber auch vor Autonomieverlust, als auch die Beziehungssituation mit Ärzten, dem Pflegeteam und den Angehörigen bilden ein schwer auflösbares Gewirr. Insbesondere die Arzt-Patient-Beziehung gerät durch die zunehmende Abhängigkeit, aber auch durch Enttäuschung und Wutgefühle unter Druck. Gerade solche gegensätzlichen Emotionen belasten weitere Behandlungsversuche, die nun oft mehr der Symptomkontrolle als einer positiven Beeinflussung des Grundleidens dienen. Es gibt nicht wenige Patienten, die trotz großer Angst vor schwerer Krankheit und Schmerz eine wirksame Analgetikatherapie ablehnen, weil mit der Einwilligung in eine hoch dosierte und konsequente Schmerzbehandlung die Anerkennung der Unheilbarkeit gleichgesetzt wird.

Zur Aufrechterhaltung des inneren Gleichgewichts treten nun radikale Bewältigungsversuche ein. So finden wir häufig das Phänomen der Spaltung in Gut und Böse, Idealisieren und Entwerten. Die Klinik, in der der Patient sich z. Z. befindet, wird beispielsweise hoch stilisiert, während andere Ärzte und Krankenhäuser in den dunkelsten Farben gezeichnet und mit nahezu leidenschaftlichem Hass verfolgt werden. Die Suche nach einem Schuldigen trägt zu einer inneren Ausgeglichenheit bei; das Böse und Unsichere gehört nicht zum Patienten selbst, sondern findet sich außerhalb. Parallel dazu werden Vorsätze der Nachsorgephase unter großem Verzweiflungsdruck wieder aufgegriffen. Um die Phantasie der Heilung aufrechterhalten zu können, sind die Patienten noch mehr bereit, große Opfer zu bringen, vielleicht aus dem unbewussten Wunsch der Wiedergutmachung heraus und der magischen Vorstellung, Gesundheit gegen Verzicht eintauschen zu können.

! Da insbesondere Patienten in dieser Erkrankungsphase einen großen Anteil der Klientel einer onkologischen Station bilden, wird das Behandlungs- und Pflegeteam hauptsächlich in die Konflikte dieser Krankheitssituation hineingezogen. So mag sehr rasch der Eindruck entstehen, dass Krebserkrankungen generell diesen Verlauf nehmen und dass Therapieansätze durchweg wirkungslos bleiben. Diese pessimistische Einschätzung beruht im Wesentlichen darauf, dass geheilte Patienten und Patienten in der Nachsorgephase eher selten gesehen werden, so dass nur der Teil des Krankheitsspektrums mit ungünstigem Verlauf in Erscheinung tritt. Den Pflegenden wie auch den Patienten fällt es in dieser Situation schwer, positive Aspekte, zumindest relative Fortschritte und verbleibende Befriedigungsmöglichkeiten, wahrzunehmen und daraus Kraft für den weiteren Weg zu schöpfen.

39.2.6 Präterminale und terminale Phase

Inwieweit Begriffe wie Menschlichkeit, Lebensqualität und Nächstenliebe ernst zu nehmen sind und nicht nur Sonntagsreden dekorieren, erweist sich im Umgang mit Todkranken und Sterbenden. Je fortgeschrittener die Krankheit, je schlechter die Prognose, umso mehr hängt das Befinden der Patienten von den Rahmenbedingungen ab. Die besonderen Ängste vor dem Alleingelassen werden, vor Vereinsamung und Unaufrichtigkeit finden eine Entsprechung in der sozialen Realität, in der der Tod und alles, was damit zusammenhängt, noch immer unter einem Tabu steht, das sich erst allmählich zu lockern beginnt.

Zeichen dafür sind das wachsende Interesse einer Reihe gesellschaftlicher Gruppen am Problem von Sterben und Tod. So entwickeln sich vielerorts Initiativen, die das Sterben zu Hause oder in menschenwürdig gestalteten Hospizen oder Palliativstationen unterstützen. Auch in der naturwissenschaftlichen Medizin wird palliativ- und supportivmedizinischen Problemen vermehrt Aufmerksamkeit geschenkt.

! Wenn der Patient in der Lage sein soll, den Zustand verstärkter Hinfälligkeit und Abhängigkeit hinnehmen zu können, muss eine fürsorgliche Pflegeroutine aufrecht erhalten bleiben, die auch Körperkontakte nicht vermeidet und die auf individuelle Wünsche des Kranken bereitwillig eingeht. Parallel dazu ist die Unterstützung der Angehörigen wichtig, die selbst Hilfe brauchen, um ihrem Kranken auch in den letzten Stunden beistehen zu können.

Für den Patienten ist es hilfreich, wenn er von negativen Gefühlen hinsichtlich seiner Vergangenheit und seines Körpers in seiner Hinfälligkeit Abstand gewinnen kann, wenn er seinem Leben rückblickend einen Sinn geben kann, der gute, tragende Erinnerungen an Menschen seiner Lebensgeschichte wiederbelebt. Voraussetzung dafür ist die Fähigkeit zur Trauer um den Verlust der äußeren Welt und des eigenen Körpers sowie der Verzicht auf die Verwirklichung noch offener Wünsche.

! Ziel ärztlicher und pflegerischer Bemühungen um den Patienten in der Terminalphase einer Krebserkrankung sollte es sein, dem Sterbenden die Erfahrung des Gehaltenwerdens zu vermitteln, ohne durch sinnlose therapeutische Maßnahmen den möglicherweise bereits akzeptierten Tod herausschieben zu wollen.

39.3 Therapiemaßnahmen

Das Krankheitserleben unter der Diagnose »Krebs« wird in hohem Maße und etappenweise ausschließlich von der Therapie bestimmt. Nicht immer ist von vornherein klar, was schlimmer ist – die Behandlung oder die Krankheit. Im Vergleich zu anderen Leiden gibt es in der Onkologie kaum Möglichkeiten, therapeutische Maßnahmen gegen den Tumor ohne Beeinträchtigung des Organismus durchzuführen, und bei fortgeschrittener Erkrankung fällt eine ausgewogene Entscheidung zwischen radikalem Heilungsversuch und palliativer Schadensminimierung nicht immer leicht.

39.3.1 Chirurgische Therapie

Ziel der chirurgischen Therapie ist die restlose Entfernung des Tumorgewebes. Trotz verbreiteter Ängste, die übrigens oft auf scheinbare Randerscheinungen der Operations- und Narkosevorbereitungen verschoben sind, gilt die radikale Operation am ehesten als Garant einer Heilung, wofür auch große Opfer in Kauf genommen werden. Dabei sind die Ausmaße und Spätwirkungen der operativ bedingten Einbußen, Entstellungen und Behinderungen im Augenblick der Entscheidung für oder gegen den Eingriff nicht immer realistisch einschätzbar. Operationen bei Tumoren im HNO-, Genital- und im Magen-Darm-Trakt etc. hinterlassen nicht selten massive Veränderungen im Körperbild, an die eine Anpassung nur schwer gelingt.

39.3.2 Strahlentherapie

Einem weit verbreiteten Vorurteil zufolge gilt die Indikationsstellung für eine Strahlentherapie als schlechtes Omen, als Zeichen der Unheilbarkeit. Da sich die therapeutische Wirksamkeit einer unmittelbaren Kontrolle entzieht und auch nur schwer vorstellbar ist, wird der Radiotherapie vielfach kein sehr hohes Vertrauen entgegengebracht. Zusätzlich belastend werden die überwältigenden Apparaturen und die Isolation während der Behandlung empfunden. Es hat sich gezeigt, dass ein Teil der Befürchtungen durch gründliche und leicht verständliche Information, durch freundliche Ausstattung der Räumlichkeiten und mitmenschliche Anteilnahme von Seiten des Personals gemildert werden kann.

39.3.3 Chemotherapie

Wie die Radiotherapie, so zeichnet sich auch die antineoplastische Chemotherapie oft durch erhebliche therapieassoziierte Belastungen und unerwünschte Wirkungen aus, die sich nicht immer vermeiden lassen.

In den psychosomatischen Bereich – d. h. hier durch die seelische Mitbeteiligung akzentuierte körperliche Reaktionen – fallen einige Nebenwirkungen, unter denen die Patienten besonders leiden, wenn auch in unterschiedlicher Ausprägung: Übelkeit und Erbrechen, Appetitlosigkeit, Depressivität, emotionale Labilität, Schlaflosigkeit trotz Mattigkeit und Abgeschlagenheit sowie Angstgefühle. Diese Symptomatik verstärkt sich oft im Laufe der Therapie.

Als besonders belastend werden solche Symptome empfunden, die schon in Erwartung der Therapie auftreten (»antizipatorische« Übelkeit und Erbrechen) (s. hierzu ▶ Kap. 20 Übelkeit und Erbrechen).

! Solange der Patient eine kurative Wirkung annehmen oder auch spüren kann, ist die Toleranz gegenüber den Nebenwirkungen höher.

39.3.4 Psychologische Aspekte der Tumortherapie

Patienten sind kaum in der Lage, sich gleichzeitig mit der Problematik einer Krebsdiagnose und deren Implikationen, der Belastungen und Folgen der Therapie und dazu noch mit den allgemeinen Lebensumständen im Zeichen einer Krebserkrankung oder gar mit aktuell entstandenen Konflikten auseinanderzusetzen. Wenn in vielen Krisensituationen ein aktives, problemlösendes Handeln konstruktive Lösungen verspricht, so ist unter belastenden therapeutischen Bedingungen gerade eine entgegengesetzte Haltung von Vorteil: Die Fähigkeit, sich dem therapeutischen Team überlassen zu können und vorübergehend auf Kontrolle zu verzichten, erscheint dem aktuellen Befinden und der Krisenbewältigung eher förderlich.

! Voraussetzung für eine verlässliche Unterstützung seitens der Institution ist allerdings eine reibungslose, kompetente und sichere Handhabe der technischen Erfordernisse ohne lange, zusätzlich ängstigende Wartezeiten bei einer möglichst gleichbleibend stabilen Zugewandtheit.

Unter z. T. extrem belastenden therapeutischen Prozeduren sind Patienten oft wenig geneigt, auf Gesprächsangebote im Sinne eines konfliktorientierten psychotherapeutischen Dialogs einzugehen. Viele Patienten brauchen vorerst die Möglichkeit, sich von den phantasierten oder realen Folgen ihres Leidens innerlich distanzieren zu können. Diese gefühlsmäßige Abschottung stellt im Falle einer objektiven Lebensbedrohung einen notwendigen Schutzmechanismus dar, den der Patient zur Überwindung dieser Extremsituation braucht. Neben einer Sicherheit gebenden Umgebung mit konstanten Bezugspersonen sind in dieser Situation am ehesten psychotherapeutische Interventionen sinnvoll, die dem Schutzbedürfnis entgegenkommen. Gleichzeitig wäre es wünschenswert, die wechselseitige Verstärkung von Angst, Verkrampfung und therapiebedingten Nebenwirkungen zu unterbrechen. Hier haben sich z. B. Entspannungsverfahren bewährt, die zudem auch eine deutliche Verminderung von Übelkeit und Erbrechen bewirken können. Insbesondere die Symptome im Vorfeld der Therapie sind durch verschiedene Entspannungstechniken günstig zu beeinflussen.

Die von vielen Patienten gleichwohl gewünschten Möglichkeiten zum Gespräch über die Unsicherheiten von Gegenwart und Zukunft, ggf. auch im Lichte der Erfahrungen der Vergangenheit, und über belastende Konflikte im persönlichen sozialen Netz können besser genutzt werden, wenn sich eine hilfreiche, auch psychotherapeutische Beziehung auf dem Wege eines konkreten Tuns etabliert hat.

Viele Patienten wenden sich vor allem im fortgeschrittenen Stadium ihrer Erkrankung alternativmedizinischen Verfahren zu. Darunter fallen unspezifische Immunstimulanzien, pflanzliche Heilmittel, diätetische Maßnahmen, Abschirmung gegen Erdstrahlen, Wasseradern etc. Fragen nach der spezifischen Wirksamkeit dieser Maßnahmen einmal ausgeblendet, haben diese Aktivitäten eine wichtige Funktion im Krankheitsbewältigungsprozess. Insbesondere die Kranken, die immer wieder von ängstigenden Gedanken an ihre Krebserkrankung überschwemmt werden, finden Entlastung in der Vorstellung, auch selber aktiv etwas zur Besserung ihres Befindens und zu ihrer Gesundung beitragen zu können. Sie schaffen sich durch die selbst gewählten zusätzlichen Therapieversuche den Freiraum, dessen sie sich durch die »totale Institution« Krankenhaus oft beraubt fühlen (s. ► Kap. 11 Unkonventionelle Methoden).

39.4 Spezielle Probleme bei einzelnen Tumorerkrankungen

Für die persönliche Einstellung und das Verhalten des Patienten sind nicht allein Diagnose und Prognose maßgebend. Mindestens so wichtig für die Einschätzung der späteren Anpassungsschwierigkeiten und Benachteiligungen sind die spezifischen Folgeprobleme, die bei bestimmten Tumorlokalisationen zu erwarten sind, vor allem, wenn sie mit äußerlicher Versehrtheit, mit Veränderungen der Körperfunktionen, Behinderungen und Beeinträchtigungen einhergehen.

39.4.1 Mammakarzinom

Die aus psychologischer Sicht am intensivsten untersuchte Tumorerkrankung ist das Mammakarzinom. Obwohl organerhaltende Eingriffe zunehmend an Bedeutung gewinnen, steht die Bedrohung des Verlustes der Brust im Vordergrund und stellt nach dem ersten Schock nicht selten den Hauptbelastungsfaktor dar. Die Brustamputation wird gleichgesetzt mit dem Verlust von Attraktivität, wird erlebt als Bruch im weiblichen Selbstgefühl und ist oftmals mit der Vorstellung verbunden, in Zukunft auf Partnerschaft und Sexualität verzichten zu müssen. Psychische Symptome wie Angst und Depression, zusammen mit Sexualproblemen, mit Verlust der Libido, mit Suizidgedanken, Alkohol- und Psychopharmakaabusus sind nicht selten.

Besonders stark belastet sind meist alleinstehende oder jüngere Frauen. Diese sekundären Probleme nach Brustkrebserkrankungen können durch organerhaltende Operationstechniken oder Aufbauplastiken generell verringert werden; darauf deuten eine Reihe entsprechender wissenschaftlicher Ergebnisse hin. Auch dem klinischen Eindruck nach hilft vielen Frauen ein solcher minimaler oder rekonstruktiver Eingriff über Persönlichkeitskrisen hinweg, während allerdings eine andere Gruppe stark unter Komplikationen leidet und mit dem kosmetischen Resultat nicht zufrieden ist. In diesen Fällen sind anscheinend auch Spätwirkungen noch gravierender.

39.4.2 Gastrointestinale Tumoren

Tumoren im gastrointestinalen Bereich, sofern deren operative Therapie die Anlage eines künstlichen Darmausgangs erfordert, ziehen hauptsächlich Störungen der sozialen Integration und der Sexualität nach sich. Die Beeinträchtigung des Selbstwertgefühls durch das anatomisch veränderte Körperbild verdichtet sich brennpunktartig auf die persönliche Hygiene; es kann zu wahnhaften Entwicklungen wie Geruchshalluzinationen und Verkennung der Reaktionen anderer kommen. Auch Sauberkeits- und Zwangsrituale sind nicht selten. Eine sachkundige Beratung über die Stomaanlage und -pflege ist wichtig. Inzwischen gibt es speziell ausgebildete Stomatherapeuten/-innen, die eine optimale Pflege und Anleitung der Patienten anbieten. Auch Mitglieder der Selbsthilfegruppe »ILCO« bieten sich als Ansprechpartner an (s. ▶ Kap. 31 Stomapflege).

39.4.3 Kopf-Hals-Tumoren

Die schwerwiegenden Folgen von Tumorerkrankungen im Kehlkopf- und Gesichtsbereich, wie Stimmverlust und häufig extreme Entstellungen, sind bekannt. Neben einer exakten Prothetik (Epithetik) haben sich Übungen im Bereich der sozialen Kompetenz als förderlich für die in vielen Fällen nur schwer zu leistende Krankheitsanpassung erwiesen. Die Fertigkeit, die die Patienten im Erlernen der Ösophagussprache nach Kehlkopfoperationen erlangen, hängt ganz wesentlich von ihrem Krankheitsbewältigungsstil ab. Neben einer kundigen Anleitung ist gerade hier eine aktive Einstellung und die Hilfe des sozialen Umfeldes entscheidend für die Motivation, sich diesem mühsamen Sprechtraining zu unterziehen. Neue, in Erprobung befindliche, stimmerhaltende Operationsmethoden stellen hier einen ganz wesentlichen Fortschritt dar (s. ▶ Kap. 33 Probleme bei Tumoren im Kopf-Hals-Bereich).

39.4.4 Hodentumoren

Die häufigsten Malignome bei jungen Männern sind die Hodentumoren. Abgesehen von den Nachbehandlungsfolgen rangieren sexuelle Störungen und evtl. Selbstwertprobleme verständlicherweise an erster Stelle (s. ▶ Kap. 30 Sexualität). Kompensatorisch wenden sich die Patienten oft riskanten Sportarten zu wie Bergsteigen, Motorradfahren etc.

39.4.5 Gynäkologische Tumoren

Auch beim Zervix- und Korpuskarzinom stehen sexuelle Störungen im Vordergrund. Die Entfernung des Uterus ruft vielfach starke Ängste und Depressionen hervor, verbunden mit der Trauer über Einbußen an Weiblichkeit, über den phantasierten Verlust physischer Attraktivität mit der Folge sexueller Funktionsstörungen. Gerade die immer wieder diskutierten Überlegungen über verhaltensbedingte Risikofaktoren, wie häufig wechselnde Sexualpartner, führen zu Schuld und Schamreaktionen und bedingen Ansteckungsängste auf Seiten des Partners (s. ▶ Kap. 30 Sexualität).

Weiterführende Literatur

Faller H (2001) Krankheitsbewältigung und Überlebenszeit bei Krebskranken. Psychotherapeut 2:20–35

Heim ME, Schwarz R (1998) Spontanremissionen in der Onkologie. Theoretische Modelle und klinische Befunde. Schattauer, Stuttgart New York

Holland J (1998) Psycho-oncology. Oxford University Press, New York Oxford

Meerwein F, Bräutigam W (1998) Einführung in die Psychoonkologie, 5. Aufl. Huber, Bern

Schwarz R (2004) Die »Krebspersönlichkeit« – Mythen und Forschungsresultate. Psycho Neuro 4:201–209

Bezugspersonen und soziale Situation

R. Schwarz, S. Claus

Vertrauensvolle Bezugspersonen haben einen unschätzbaren Wert für die Bewältigung von Krisen und für den späteren Anpassungsprozess. Idealerweise sind feste Bindungen zuverlässige Quellen von Trost, Zuneigung und Wertschätzung: Sie können als Garanten für die Sorge um das Wohlergehen des Patienten gelten, sind Gefährten auch in Kummer, Not, Angst, Entmutigung und Schwäche. Vertraute Menschen geben Rat, holen Informationen ein, stehen dem Patienten in praktischen Dingen bei und unterstützen ihn ggf. auch finanziell. Falls erforderlich, sind sie bereit, vorübergehend Entscheidungen und Verantwortung zu übernehmen. Für Krebspatienten kommt den Pflegenden eine oft ebenso wichtige Rolle als Bezugsperson zu wie den Angehörigen.

40.1 Die Familie

Die Einstellung der Angehörigen, ihre ermutigende und stützende Zuwendung ist auch ohne idealisierende Überhöhung der Familie angesichts einer gesundheitlichen Krise von großer Bedeutung – sie wird allerdings häufig etwas voreilig für selbstverständlich erachtet. Die Betroffenheit der Familienangehörigen und die große Belastung, die eine Krebserkrankung auch für sie bedeutet, wird häufig übersehen. Hilfsblockaden, die aus der Mitbetroffenheit resultieren, können dann leicht als Verantwortungs- oder Lieblosigkeit missdeutet werden. Die Familienverhältnisse von Krebskranken müssen nicht grundsätzlich besser sein als die von Gesunden. Konflikte, Rivalitäten, starke affektive Spannungen bilden auch hier eher die Regel als die Ausnahme. Darüber hinaus verfügen viele, insbesondere ältere Menschen, oft über keine engen Verwandtschaftsbeziehungen mehr, und nicht wenige Kranke lassen sich lieber von guten Freunden als von ihren Verwandten betreuen. Denn persönliche Beziehungen können nur dann hilfreich sein, wenn sie nicht wegen ihrer Konflikthaftigkeit selbst eine Belastung darstellen.

Auf jeden Fall sollte die psychosoziale Betreuung eines Tumorkranken das soziale Netz mit einbeziehen. Bestehen zumindest potentiell tragfähige Familienbeziehungen, so ist die gesamte Familie als »*Betreuungseinheit*« zu betrachten.

Mit welchen Vorgängen ist nun im Familienverband zu rechnen, wenn eines seiner Mitglieder an Krebs erkrankt? Regelmäßig treten Schuldgefühle auf, besonders bei Eltern krebskranker Kinder, aber auch bei Partnern und Kindern Tumorkranker. Das schlechte Gewissen, das einzelne Familienmitglieder ohnehin oft untereinander haben, lässt auf die Frage: »Was habe ich falsch gemacht?« fast immer eine belastende Antwort finden.

40.1.1 Rückzug der Angehörigen vom Patienten

Die Angst vor dem Verlust, vor dem Verlassenwerden, oft in Form einer vorweggenommenen Trauer, bestimmen den Umgang mit den Kranken, vor allem wenn sich der aufklärende Arzt zu konkreten Terminangaben bezüglich der verbleibenden Lebensspanne hat hinreißen lassen. Hilf- und Ratlosigkeit angesichts der Beschwerden und des fortschreitenden Leidens sind auch für den Begleiter schwer zu ertragen. Viele Angehörige wissen sich und dem Patienten nicht zu helfen, wenn z. B. unstillbare Schmerzen, anhaltende Übelkeit oder (Spät)Erbrechen die Situation bestimmen. Die existenzbedrohende Krankheit beispielweise des Lebenspartners rührt an eigene Todes- und Krankheitsbefürchtungen und Verlassenheitsängste. Im günstigsten Falle lassen sich diese Ängste und Probleme im Kreise der Familie besprechen, wodurch das Gefühl der Sicherheit und der gegenseitigen Verlässlichkeit wachsen kann.

! Meist ist es aber so, dass Ohnmacht und Verlustangst die Angehörigen auf sich selber zurückwerfen, so dass sie außer Stande sind, mit dem Erkrankten zu reden, da sie fürchten, ihn und sich selbst noch mehr zu belasten. In dieser Situation brauchen Angehörige gelegentlich mehr Hilfe als der Betroffene selbst. Oftmals kann man die paradox erscheinende Beobachtung machen, dass Patienten ihre gesunden Angehörigen trösten, da sie spüren, dass der andere sich verschließt und sich innerlich zurückzieht.

40.1.2 Überforderung und Überfürsorglichkeit

Überforderung

Immer wieder kommt es rasch nach Überwinden der akuten Krankheitsphase zum »Übergang zur Tagesordnung«, d. h. dem ehemaligen Patienten werden – in überfordernder Weise – die Aufgaben in Familie oder Beruf genauso wie vorher übertragen, »als ob nichts gewesen wäre«, um die Angst der vergangenen Wochen vergessen zu machen und der Besorgnis über ein mögliches Rezidiv keinen Raum zu geben.

Dieser Familientyp führt zur Überlastung des Patienten, der gezwungen wird, seine Krankheit zu bagatellisieren und die Angehörigen zu trösten.

Überfürsorglichkeit

Die entgegengesetzte, überfürsorgliche Haltung ist für den Kranken genauso schwierig, wenn nämlich die Angehörigen sich völlig die Sicht des als schonungsbedürftig erachteten Patienten zu eigen machen. Sie übernehmen – vielleicht aus latenten Schuldgefühlen heraus – die volle Verantwortung für ihn, schirmen ihn gegen alle Anforderungen und vermeintlichen Unannehmlichkeiten des Alltags ab. Der Patient, dem alles aus der Hand genommen wird, kann dann seinerseits leicht passiv, misstrauisch, ängstlich und klagsam werden. Die Rehabilitation wird auf diese Weise erschwert, zumal der Kranke nicht selten vorschnell in den Rentenstatus gedrängt wird. Mit ihrem unstillbaren Informationsbedürfnis und den immer neuen Vorschlägen bezüglich Therapie und Pflege stellen solche Angehörige manchmal ein Problem für die Betreuer dar.

Dieser Familientyp bewirkt eine totale Entmündigung des Patienten. Zum Verlust der gewohnten Funktion in der Familie und zu einer inneren Isolation des Kranken kommt eine Überforderung des Familiensystems durch ein starkes Überengagement.

! Um dem Kranken die Familie als Ort der inneren und äußeren Stütze zu erhalten, muss versucht werden, sowohl dem Rückzug der Familie als auch ihrer Selbstüberforderung durch Überfürsorglichkeit vorzubeugen.

Angehörige versuchen oft, Informationen, die der Arzt und die Pflegenden an den Patienten adressieren, zu filtern, um – wie sie sagen – Belastungen vom Kranken fern zu halten. Eine solche Aufklärungsstrategie findet auch bei den Betreuern allzuleicht leicht Anklang, war es doch früher ohnehin üblich, die Diagnose – wenn überhaupt – nur dem/den Angehörigen mitzuteilen. Ein solcher Umgang mit Informationen kann aber fatal sein und den Patienten noch mehr in die Isolation geraten lassen:

- Im Falle des *schrittweisen Rückzugs* der Angehörigen vom Patienten werden die Angehörigen sehr oft überfordert durch die meist ja viel radikalere Information, die die Ärzte den Verwandten zu geben geneigt sind. Dies belastet schließlich die Beziehungen innerhalb der Familie noch mehr. Durch das ständige Bewusstsein einer schlechten Prognose ist beispielsweise der Partner nicht mehr in der Lage, unbefangen mit dem Kranken zu sprechen.
- Im Fall der *überfürsorglichen Entmündigung* hat der Kranke ohnehin das Gefühl, dass Arzt, Angehörige und Krankenschwestern in heimlicher Komplizenschaft gegen ihn stehen. In der Tat konspiriert hier der Arzt mit den Angehörigen, was eine solidarische Haltung dem Patienten gegenüber ausschließt.

40.1.3 Partnerschaft und Sexualität

Ein zentraler Aspekt des Familienlebens ist das intime Miteinander von Partnern, das in Erotik und Geschlechtlichkeit einen wesentlichen Ausdruck findet. Gespräche über sexuelle Probleme fallen im Kontext chronischer Tumorerkrankungen besonders schwer, da hier zwei Tabubereiche – Krebs und Sexualität – zusammenkommen. Andererseits werden gerade durch Krebserkrankungen Probleme von Nähe und Sexualität in extremer Weise berührt. Das Wesentliche dabei ist nicht allein die Krebserkrankung, sondern vielmehr die sekundären, durch therapeutische Maßnahmen bewirkten Änderungen des Körpergefühls, besonders deutlich bei Mastektomie, Hysterektomie oder kastrierenden Eingriffen. Die

Krebserkrankung macht nicht nur »krank«, sondern »anders« – und oft für sich selbst nicht mehr akzeptabel. Selbstliebe und Selbstachtung aber sind Voraussetzungen für die Liebe zu einem anderen Menschen – und für die Bereitschaft, auch Liebe anzunehmen; Siegmund Freud formulierte treffend: »Liebe zur eigenen Person ist das Geheimnis der Schönheit«.

Die Kenntnis der Tatsache, dass nach Operationen, die das Selbstbild verändern, sowohl bei Frauen als auch bei Männern mit Störungen des sexuellen Erlebens gerechnet werden muss, lässt die Forderung erheben, Sexualität offensiv anzusprechen. Durch das selbstverständliche Thematisieren dieser Lebensbereiche wird es dem Patienten leichter fallen, auch seinerseits weitergehende Fragen zu stellen (s. hierzu auch ▶ Kap. 30 Sexualität).

> **! Ziel der Betreuung wird es sein, bei der Wiederherstellung der notwendigen Eigenliebe und Selbstachtung behilflich zu sein. Dazu gehört nicht selten eine elementare Aufklärung über Anatomie und Physiologie der Geschlechtsorgane und der krankheitsbedingten Veränderungen. Oft empfiehlt es sich, in das Gespräch über die Lebensweise nach der Krebsoperation auch den Partner miteinzubeziehen.**

40.2 Aufgaben und Belastungen der Pflegenden in der Onkologie

Die Pflegenden sind direkt konfrontiert mit den beschriebenen krisenhaften Entwicklungen im Zusammenhang mit dem Krankheitsgeschehen und erleben die emotionale Erschütterung der Kranken und ihrer Angehörigen unmittelbar. Sie üben ihren Beruf in großer Nähe zu schwer kranken Menschen aus, sowohl im konkreten Sinne (Intimität körperlicher Verrichtungen) als auch durch ihre – zumindest potentielle – Verfügbarkeit als Ansprechpartner für alle Fragen und Kümmernisse. Diese Nähe kann den notwendigen inneren Abstand gefährden und erschwert die Abgrenzung sowie die Fähigkeit, eigene Interessen wahrzunehmen und adäquat zu vertreten.

40.2.1 Belastung und Entlastung

Wie für den Patienten, so gilt es auch für die Pflegenden, geeignete Bewältigungsformen zu finden, um die Lebensfreude und Arbeitskraft zu erhalten. Voraussetzungen dafür sind eine befriedigende Arbeitsatmosphäre und sinnvoll geplante und durchdachte Handlungs- und Organisationsabläufe. Dadurch werden Kräfte und Zeit freigesetzt, die den Patienten zugute kommen.

> **! Supervision, psychosozial ausgerichtete Stationskonferenzen oder Balint-Gruppen sind auf einer onkologische Station unverzichtbar – als Möglichkeit zur eigenen Entlastung und zur Selbstreflektion. Voraussetzung ist ein wohlwollend–akzeptierendes und wertschätzendes Miteinander.**

Gute Teamarbeit und Festigung der beruflichen Kompetenz gedeihen am besten in einer Atmosphäre, die von einer sicheren beruflichen Identität getragen ist. Dazu gehören die Förderung einer kontinuierlich fachlichen, aber auch persönliche Weiterbildung, der Arbeitsstil einer geteilten Verantwortung und gemeinsamen Zielorientierung, wobei auf die Gefahr der Überforderung geachtet werden muss. Nicht zuletzt ist es notwendig, sich in wohlverstandener Selbstverantwortung um die Lösung auch persönlicher Konflikte zu bemühen, um diese nicht in die Arbeit mit Patienten und der Zusammenarbeit in die Arbeitsgruppe hineinzutragen.

40.2.2 Beziehungsgeflecht Patient – Pflegende – Angehörige

Die Pflegenden bleiben nicht unberührt von den emotionalen Erschütterungen des Krebspatienten und seiner Angehörigen. Als Vermittler zwischen Patient und Arzt wie auch zwischen Patient und Angehörigen sind die Pflegenden Ansprech- und Vertrauenspersonen. Sie hören zu, sie versuchen zu trösten, in sie setzen Patienten und Anghörige hohe Erwartungen. Zudem gelten sie als Garanten eines geordneten Stations- und ggf. Behandlungsablaufs. Somit liegt es auch nahe, dass Angst, Hilflosigkeit, Trauer und Enttäuschung, Ohnmacht,

Auflehnung und Wut der Patienten sich auch auf die Pflegenden übertragen und für diese als Belastungsfaktoren wirksam werden.

! Eine ganzheitliche, auch an psychosozialen Aspekten ausgerichtete Pflege fordert, dem Körperlichen nicht weniger, sondern dem Seelischen mehr Beachtung zu schenken. Sie entbindet die Pflegenden nicht von der Pflicht einer kritischen Selbstreflektion über Nähe und Distanz, Zuwendung und Abgrenzung.

Vergleichbares gilt auch für die Angehörigen des Patienten; die unterstützende Hilfe der Familie kann dem Patient und den Pflegenden sehr nützlich sein.

In den vergangenen Jahren hat sich die Einsicht durchgesetzt, dass Angehörige nicht nur als störend zu betrachten sind und dass die Pflegenden sich nicht in Konkurrenz zu ihnen (»bessere Mutter, Vater, Ehepartner etc.«) sehen sollten, sondern dass die Familie als wichtige Quelle der Unterstützung ihrerseits auch der Hilfe und Beratung bedarf. Noch immer wird die Ratlosigkeit der Familienmitglieder unserer Patienten kaum wahrgenommen und häufig unterschätzt.

40.2.3 Kooperation

Trotz der notwendigen Spezialisierung und Arbeitsteilung sollte eine ganzheitliche Sichtweise das Handeln in der (onkologischen) Pflege bestimmen, denn durch ein Zusammenwirken der beteiligten Disziplinen wird der gemeinsame Nutzen größer als der individuelle. Kooperation mit anderen Berufsgruppen ist gerade auf onkologischen Stationen unerlässlich und erfordert den eigenen Einsatz und das Zugehen auf andere.

! Die gelungene Kooperation bringt einen großen Gewinn für den Einzelnen und für das gesamte Team und stellt damit einen wichtigen Entlastungsfaktor dar.

Eine häufige Störungsquelle vertrauensvoller Zusammenarbeit findet sich in Rivalitäts- und Konkurrenzgefühlen, die nicht zuletzt auch von Schwerkranken und deren Angehörigen stimuliert werden können, wenn deren unbewusste Konfliktdynamik z. B. Stationsmitglieder gegeneinander auszuspielen scheinen. Auf der Seite des Pflege- und Behandlungsteams mag sich das in unausgesprochenen, unterschwelligen (Besitz-)Ansprüchen äußern, vielleicht durch eine Haltung, die vermittelt: »Wem gehört der Patient eigentlich?«. Gerade die Pflegenden sehen sich mit Neidgefühlen, Besitzansprüchen und Kränkungen konfrontiert, denn sie sind es ja, die unmittelbar am Patienten handeln, die ihn pflegen und am längsten mit ihm zusammen sind. In einem gelungenen Miteinander geht es um gegenseitige Wertschätzung und nicht um »Besitzansprüche« gegenüber dem Patienten.

Als Besonderheit der Arbeit auf onkologischen Stationen kommt hizu, ein einem Klima hoher emotionaler Anspannung seitens der Patienten und Angehörigen die Arbeitsroutine aufrecht erhalten zu müssen, ohne dass das Einfühlungsvermögen darunter leidet. Was für die Pflegenden Alltag ist, erlebt der krebskranke Mensch als Extremsituation.

Kooperation heißt auch, den Informationsfluss untereinander in gegenseitiger Akzeptanz offen zu gestalten, Informationen weder zurückzuhalten noch in falsche Kanäle zu lenken. Die Aufklärung des Patienten beispielsweise sollte eine gemeinsame Aufgabe sein, denn auch hier sind die Pflegenden diejenigen, die häufig als Dolmetscher für den Patienten zur Verfügung stehen müssen.

Kooperation muss erarbeitet, sie kann nicht verordnet werden. Die innere Bereitschaft dazu und das bewusste Handeln in diesem Sinne steigern Arbeitszufriedenheit, Effektivität und Effizienz, sie stellen die Basis dar, auf der jede Arbeit am und mit dem Patienten ruht. Um diesen Anforderungen gerecht zu werden, sind eine entsprechend ausgerichtete Qualifikation und ein konstruktives Engagement notwendig. Als Partner in einem eingespielten und routinierten Behandlungsteam können die Pflegenden ihren Patienten bessere Betreuer sein und die Qualität der Arbeit der gesamten Arbeitsgruppe positiv beeinflussen. Die Ideologie, selbst- und anspruchslos im Stillen zu wirken, gehört der Vergangenheit des Krankenpflegeberufes an.

Moderne Krankenpflege ist ein Beruf und eine gerecht zu entlohnende Tätigkeit, die sich der Pflege des kranken Menschen in fachgerechter Weise widmet, ausgerichtet an allgemein akzeptierten Gütemaßstäben. Diese Professionalität begründet den Anspruch auf partnerschaftliche Kooperation durch einen breiten, in gründlicher Ausbildung erworbenen Wissensfundus im Bereich des medizinisch-pflegerischen und psychosozialen Umgangs mit kranken Menschen.

Auch die typischen Qualitäten, die dem Pflegeberuf zugeordnet werden, wie Fürsorglichkeit, Barmherzigkeit, Selbstlosigkeit, Aufopferungsbereitschaft, Einfühlungsvermögen, ständige Hilfsbereitschaft etc., bedürfen in ihrer Totalität einer kritischen Revision, ausgerichtet auf deren Funktionalität für die Pflege und Nützlichkeit für den Kranken. Onkologische Pflege erfordert ein hohes Maß an Fremd- und Selbstverantwortung, bei einem häufig zu geringen Mitspracherecht.

In der Reflexion solcher Fragen ist das Erkennen der eigenen Belastbarkeit und des konkreten Belastetseins der erste Schritt auf dem Weg, eine innere Einstellung zu finden und entsprechende äußere Bedingungen zu schaffen, um keinen Raubbau an sich selbst zu treiben oder zuzulassen. Beim derzeitigen Stand der onkologischen Krankenpflege sind hier explizit auch berufspolitische Aktivitäten einzubeziehen.

40.2.4 »Helferpersönlichkeit« und Burnout

Die vielseitigen Probleme, das facettenreiche Bewältigungs- und Abwehrgeschehen im Verlauf von tumorbedingten Krisen machen deutlich, dass der Krebskranke gerade die Zuwendung der Pflegenden besonders benötigt. Berufliche und persönliche Qualifikation bilden die Basis einer heilsamen pflegerischen Beziehung zum Patienten sowie für eine effektive Kooperation aller an der Betreuung und Pflege Beteiligten.

Die Pflege in der Onkologie zeichnet sich durch einen besonders hohen, der Intensivmedizin vergleichbaren Arbeitsaufwand bei maximalem persönlichem und technischem Einsatz aus, dessen Ergebnis wegen der zahlreichen infausten Verläufe, den ständigen Trennungserfahrungen durch sterbende Patienten wenige eindeutige Erfolgserlebnisse im Sinne einer Heilung vermittelt. Die (relative) Besserung oder die verlangsamte Progredienz in einem Krankheitsverlauf zu erkennen und als einen Behandlungserfolg wahrzunehmen, ist nicht leicht, und die berufliche Befriedigung vorwiegend im pflegerischen Tun zu finden, fällt oft schwer.

Ein Arbeitsumfeld wie dieses birgt Gefahren, und die Spannweite der individuellen Reaktionen ist sehr groß:
- Die oft als gering erlebten Behandlungserfolge werden als persönliches Versagen erlebt und zunächst mit enormen zusätzlichen Anstrengungen beantwortet.
- Die Überlastung und Selbstüberforderung entstehen aus illusionären Zielvorstellungen heraus.
- Wenn andere Lösungsmöglichkeiten nicht mehr bereit stehen, kommt es zu Rückzug aus Erschöpfung und Überdruss.

Eine solche Entwicklung in ihren Anfängen zu erkennen und zu bekämpfen ist anscheinend nicht einfach. Stress und Überforderung können gerade in helfenden Berufen mit andauernden emotionalen Belastungen im Zusammenhang mit langfristigem, intensivem und engagiertem Einsatz für andere Menschen zum »Ausgebranntsein« (»Burnout«) führen. Die Sequenz »erst Feuer und Flamme – dann ausgebrannt sein« zeichnet eine Reaktionsweise aus, die Schmidbauer die Metapher vom »hilflosen Helfer« hat prägen lassen.

Für die »maligne« Reaktionsform des Burnout verantwortlich sind neben den Schwierigkeiten des Berufsalltags und einer nachlassenden Arbeitszufriedenheit die innere, auf Gratifikation durch die Patienten angewiesene Einstellung des Helfers selbst.

Wenngleich das Konzept des Burnout nicht unumstritten ist (vgl. Herschbach 1991) und keinesfalls als Besonderheit der onkologischen Krankenpflege betrachtet werden kann, hat die Diskussion um diesen Begriff zu der Forderung nach einer fundierten, auch psychoonkologische Inhalte einschließenden Fachweiterbildung geführt. Der hohe Stellenwert der konkreten Arbeitsbedingungen und die Bedeutung der Berufserfahrung in diesem Kontext ließ sich durch entsprechende Forschungsarbeiten nachweisen.

Weiterführende Literatur

Aulbert E, Zech D (1997) Lehrbuch der Palliativmedizin. Schattauer, Stuttgart New York

Herschbach P (1991) Psychische Belastung von Ärzten und Krankenpflegekräften. Edition Medizin; VHC, Weinheim

Meerwein F, Bräutigam W (1998) Einführung in die Psycho-Onkologie. Huber, Bern

Schmidtbauer W (1992) Hilflose Helfer. Rowohlt, Reinbek

Schröder C, Schmutzer G, Schröder H (2000) Belastetheit und Belastungsbedingungen von onkologischen Palliativpflegekräften im zeitlichen Verlauf und im Vergleich mit konventioneller onkologischer Pflege. Z Psychosom Med Psychother 46:18–34

Zorn F (1979) Mars. Fischer, Frankfurt

Aufklärung und Information von Tumorpatienten

M. Keller

In diesem Beitrag werden Fragen und Probleme offener Kommunikation mit Krebskranken in den verschiedenen Krankheitsphasen diskutiert. Die derzeit übliche Aufklärungspraxis kommt den Wünschen und Bedürfnissen der Patienten nicht ausreichend entgegen. Ziele und Inhalte von Information und Aufklärung in den verschiedenen Krankheitsphasen werden dargestellt und Hinweise und Anregungen gegeben, die zu einer besseren Information der Patienten beitragen und die Kommunikation mit den medizinischen Betreuern erleichtern können. Dabei soll die Situation der Pflegekräfte und ihre Rolle im Aufklärungsprozess besonders berücksichtigt werden.

41.1 Einführung

Die professionellen Betreuer von Krebspatienten stehen vor hohen Anforderungen: Sie sollen die Auseinandersetzung mit schwerer Krankheit, Tod und Sterben stellvertretend für die Gesellschaft übernehmen, zu der sie gleichzeitig auch gehören. Die alltägliche Begegnung mit Ohnmacht und Hilflosigkeit rührt bei Pflegenden genauso an eigene Ängste, an das »Berührungsverbot« des Tabus, und löst zunächst die gleichen Reaktionen des Vermeidens und Umgehens aus.

Ärztliches Handeln versteht sich vorrangig als Kampf für das Leben, gegen Ohnmacht und Tod. Auch um handlungsfähig zu bleiben, müssen die »Schattenseiten« eher abgewehrt und von der Kommunikation fern gehalten werden. Möglicherweise fällt es Pflegekräften leichter, innerhalb eines ganzheitlichen Pflegeverständnisses die Beziehung und Kommunikation mit Krebskranken als zentralen »heilenden« Bestandteil ihres Behandlungsauftrags anzusehen.

Die hier genannten Aspekte werfen ein Licht auf die Komplexität des Themas; sie deuten an, warum offene Kommunikation für alle Beteiligten, Betroffene wie Angehörige, Ärzte und Pflegende immer wieder so schwierig ist. Die Begründerin des Hospiz-Gedankens, C. Saunders, veranschaulicht dies mit einer Fallvignette:

Beispiel

Ein Patient fragte mich eines Tages: »Werde ich sterben?« Ich war zunächst irritiert und sagte dann: »Ja«. »Wird es lange dauern?« »Nein« antwortete ich. Er meinte : »Danke, dass Sie mir das so offen gesagt haben. Es ist schwer, es gesagt zu bekommen, aber ich glaube, es ist auch schwer, wenn man es aussprechen muss.«

41.2 Die Rolle von Aufklärung und Information in der therapeutischen Beziehung

In den letzten Jahrzehnten hat sich mit bemerkenswerter Geschwindigkeit ein tiefgreifender Wandel in der Arbeitsbeziehung zwischen medizinischen Professionellen – Ärzten wie Pflegenden – vollzogen. Gegenüber der früher vorherrschenden paternalistischen Haltung, nach der Ärzte zu wissen glaubten, was die richtige Therapieentscheidung ist und wie viel Wissen Patienten »vertragen«, überwiegt jetzt eine symmetrische, vom Gedanken der Gleichberechtigung getragene Patient-Behandler-Interaktion. Dass inzwischen kaum jemand mehr an der Notwendigkeit umfassender Aufklärung von Patienten, an ihrer Mitbeteiligung an Therapieentscheidungen zweifelt, dass erst ein »informed consent« – das informierte Einverständnis – des Patienten dem Arzt erlaubt, eingreifende diagnostische und therapeutische Maßnahmen durchzuführen, ist zum einen notwendige Folge veränderter und komplexerer Behandlungsstrategien, besonders bei chronischen und unheilbaren Erkrankungen, zum anderen einer veränderten Rechtsprechung, die das informationelle Selbstbestimmungsrecht von Patienten betont. Vor allem hat aber eine veränderte Haltung der Patienten selbst ganz wesentlich zu einem Einstellungswandel der Ärzte beigetragen. Umfassende Information und Aufklärung von Patienten ist inzwischen zur selbstverständlichen Voraussetzung des ärztlichen Behandlungsauftrags geworden.

Grundlage für diese veränderte Einstellung und für das Patientenrecht auf umfassende Information und gleichberechtigte Mitentscheidung (»shared decision«) ist nicht zuletzt die durch zahlreichen Untersuchungen gestützte und belegte Erfahrung, dass Patienten mit dem Wissen um schwere und lebensbedrohliche Erkrankungen ohne schwerwiegende seelische Nachteile zurechtkommen können – dass sie im Gegenteil in Hinblick auf ein realistisches Verständnis, auf Verarbeitung und Bewältigung der Erkrankung davon profitieren.

Damit ist jedoch die Frage angemessener Aufklärung keineswegs endgültig gelöst. *Die Frage ist inzwischen nicht mehr ob, sondern in welchem Umfang und wie Patienten in den unterschiedlichen Phasen ihrer Erkrankung aufgeklärt werden sollen.* Gerade bei jüngeren Ärzten ist, auch unter dem Druck drohender juristischer Konsequenzen, eine Tendenz zu forcierter, uneingeschränkter Aufklärung, häufig mit Angaben statistischer Überlebensdaten, zu beobachten, die sich mehr am eigenen Sicherheitsbedürfnis als an den Interessen von Patienten orientiert.

41.2.1 Das Informationsbedürfnis von Patienten

Der Wunsch nach umfassender Information, auch bei schwerwiegenden Erkrankungen, ist in einer Vielzahl von Untersuchungen zweifelsfrei belegt. Dies gilt auch für Tumorpatienten und betrifft die umfassende Aufklärung über die Diagnose wie auch über Behandlungsmöglichkeiten und die Prognose. Selbst im Fall einer ungünstigen Prognose mit begrenzter Lebenszeit sprechen sich Krebskranke in den meisten Befragungen für eine vollständige Aufklärung aus. Auch wenn die antizipierende Vorwegnahme von Informationsbedürfnissen gesunder Menschen nicht uneingeschränkt auf spätere reale Krankheitssituationen übertragbar ist, haben diese Bedürfnisse verbindlichen und richtungsweisenden Charakter für die Kommunikation zwischen Betroffenen und medizinischen Betreuern.

Ein weiterer wesentlicher Gesichtspunkt ist die inzwischen durch zahlreiche Untersuchungen zweifelsfrei belegte Tatsache, dass eine an den individuellen Bedürfnissen des einzelnen Patienten orientierte Aufklärung und Information die Verarbeitung und Bewältigung der Erkrankung begünstigt. Information über diagnostische und Behandlungsabläufe – als *prozedurale*: »Wie wird die Behandlung konkret ablaufen?« und *sensorische*: »Was werde ich während der Strahlen-/Chemotherapie spüren, hören, sehen?« Information bezeichnet – trägt zu kognitiver Orientierung, zum Wiedergewinn von Kontrolle, zur mentalen Vorbereitung und schließlich zum Wiedergewinn eigener Ressourcen für die Bewältigung bei. Sie kann die subjektive Verträglichkeit eingreifender Therapien (nicht jedoch die objektive Wirkung!) und die Ausprägung von Nebenwirkungen erheblich beeinflussen.

! Entscheidend und handlungsleitend ist in jedem Fall das individuelle Bedürfnis des Patienten: Zu welchem Zeitpunkt möchte er wie viel über Aspekte seiner Krankheit, Prognose und Behandlung erfahren? Dabei ist auch das Recht auf Nicht-Wissen ausdrücklich zu respektieren.

Diese individuellen und im Krankheitsverlauf variablen Bedürfnisse können nur im persönlichen Gespräch, innerhalb einer von Respekt und Vertrauen geprägten Beziehung, immer wieder aufs Neue gemeinsam eruiert werden.

Insgesamt benennen Patienten viele Bereiche, in denen sie sich von ihren Ärzten und Betreuern unzureichend informiert fühlen – ihr Informations- und Teilhabebedürfnis ist viel größer als von Ärzten und Pflegenden allgemein angenommen. Zu den häufigsten Klagen zählen mangelnde Zeit und Offenheit, aber auch einseitige, widersprüchliche oder missverständliche Informationen und ein Mangel an Kontinuität.

41.3 Die Begriffe Information und Aufklärung

Die Begriffe werden häufig als Synonyme verwendet. Besonders für die Beziehung zwischen Betreuer und Patient und im subjektiven Erleben der Kranken haben sie jedoch durchaus unterschiedliche Bedeutung, so dass eine abgrenzende Definition der beiden Begriffe sinnvoll scheint.

41.3.1 Information

Definition
Information beschreibt die Übermittlung eines sachlichen Inhalts in einer Richtung, vom »Sender« zum »Empfänger«, wobei davon ausgegangen wird, dass die Mitteilung vorhersagbar und unverändert beim Empfänger ankommt.

Der Informationstransfer gelingt um so eher, je »neutraler« eine Mitteilung ist und je weniger sie emotionale Reaktionen beim Empfänger auslöst, die zu einer Verzerrung der wahrgenommenen Mitteilung führen können. Voraussetzungen sind ein gleiches Kommunikationssystem, z. B. gleiche Sprache, und eine nicht wesentlich beeinträchtigte Empfangsqualität, z. B. Schwerhörigkeit oder kognitive Einschränkungen beim Empfänger.

! Auf Seiten sowohl des Patienten als auch des Betreuers können Störungen dazu führen, dass die Information anders ankommt als beabsichtigt. Dies können vom Betreuer ausgehende nonverbale Signale sein, oder auch die Stimmung und emotionale Befindlichkeit des Patienten. Daher sollte bei jeder gegebenen Information immer durch Rückfragen geklärt werden, was und wie es beim Patienten angekommen ist.

41.3.2 Aufklärung

Definition
Aufklärung lässt sich beschreiben als einen dialogischen Kommunikationsprozess über einen längeren Zeitraum in einer Beziehung zwischen zwei gleichberechtigten Partnern, die beide sowohl »Sender« als auch »Empfänger« sind. Angemessene Information ist eine notwendige, aber nicht ausreichende Bedingung für Aufklärung.

Gegenüber der reinen Vermittlung von Fakten soll die *subjektive Bedeutung* deutlich werden, die die Mitteilung einer Krebsdiagnose oder Progredienz für den Patienten hat, wie sie sich auf sein Leben auswirkt und welche *Gefühle* dadurch ausgelöst werden.

Aufklärung bedeutet für den Patienten den Prozess einer schrittweisen inneren Annäherung an die veränderte Wirklichkeit, der mit dem Krebsverdacht beginnt und ständigen, oft unvermuteten Veränderungen und Entwicklungen, wechselnden Stimmungen und oft widersprüchlichen Überzeugungen während des gesamten Krankheitsverlaufs unterworfen ist.

! Allein der Patient bestimmt das Tempo und das Ziel, jenseits von Kategorien wie »richtig« oder »falsch«. Wenn der Betreuer dem Patienten verlässliche Kontinuität und Einfühlung vermitteln kann, ermöglicht er damit dem Patienten die Erfahrung einer *offenen Kommunikation*, wo er sich mit seinem Erleben, mit seinen Gefühlen mitteilen und verstanden fühlen kann.

41.4 Gründe für Information und Aufklärung von Krebspatienten

Entgegen den von manchen Ärzten geäußerten Befürchtungen über schädliche Auswirkungen »schlechter Nachrichten« äußern viele Patienten vorwiegend positive Erfahrungen. Auch wenn die Mitteilung einer Krebsdiagnose oder Progredienz bei fast allen zunächst ein schockartiges Erleben, einen seelischen Ausnahmezustand auslöst, mit heftigen Gefühlen, »den Boden unter den Füßen verloren« zu haben, mit dem Eindruck des Unwirklichen, als sei »alles nur ein böser Traum«, berichten die meisten über die Erfahrung, dass dieser Zustand nur vorübergehend, Tage, manchmal wenige Wochen andauert.

Für die meisten Krebskranken ist selbst eine »schreckliche Gewissheit« leichter zu ertragen als die Unsicherheit, in der sie, zwischen Hoffen und Bangen, den eigenen ängstigenden Phantasien ausgeliefert sind.

Das Wissen um die Krankheit, konkrete Informationen, etwa über Untersuchungsbefunde oder über den Therapieablauf, sind Hilfen zur Orientierung gegen das Gefühl von Hilflosigkeit: Sie ermöglichen die gedankliche Auseinandersetzung, konkrete Vorstellungen und damit das Gefühl, die Krankheit zumindest gedanklich »in den Griff« zu bekommen. Die Kranken können, wenn auch zeitlich begrenzt, Perspektiven und Hoffnung auf Nahziele entwickeln. In der emotionalen Auseinandersetzung erleben sie, dass Depression und Verzweiflung vorübergehen, dass es »wieder anders werden« kann, und gewinnen damit Vertrauen in die eigenen Fähigkeiten der Bewältigung; dies geschieht auch in der Erinnerung an frühere erfolgreich überstandene Krisen.

Anstelle der kommunikativen Isolation, in die nicht aufgeklärte Patienten geraten, haben sie die Möglichkeit zu intensivem Austausch mit den medizinischen Betreuern, Angehörigen und Freunden; und sie können nach Unterstützung im sozialen Umfeld, z. B. von Selbsthilfegruppen suchen.

Die meisten Formen der Tumorbehandlung sind eingreifend: Operationen können zu bleibenden Verlusten von Organen oder Körperfunktionen führen, Strahlen-und Chemotherapie haben Nebenwirkungen. Nur durch ausreichende und angemessene Information, ein gründliches Abwägen von Schaden und Nutzen, können Patienten sich für eine Therapie im Sinne eines »informed consent« (informiertes Einverständnis, informierte Zustimmung) entscheiden, mit weniger Ablehnung und Angst gegenüber der Behandlung und mit nachweislich besserer Verträglichkeit.

Allerdings fühlen sich manche Patienten durch die zunehmende Tendenz zur *Überinformation* zusätzlich belastet, wenn sie über detailgenaue Einzelheiten ihrer Krankheit Bescheid wissen. Einerseits möchten sie nicht mehr auf die Kenntnis ihrer Tumormarkerwerte verzichten, leben aber andererseits in der ständigen Angst vor dem nächsten Ergebnis. Sie nehmen weniger ihr körperliches Befinden, mehr die Befunde wahr. Ängstigendes Wissen kann die Lebensqualität auch einschränken.

Ärzten und Patienten fällt es oft leichter, sich über sachlich-medizinische Aspekte zu verständigen und die Auseinandersetzung zu umgehen, was die Befunde für den Patienten bedeuten. Man spricht über die Metastasengröße, die Höhe der Tumormarker und vermeidet, über die Angst vor dem Sterben zu reden. Im Zeitalter des aufgeklärten Patienten entwickeln sich neue Abwehrstrategien und Interaktionsformen, sowohl beim Patienten als auch in der Arzt-Patient-Beziehung.

Scheinbar paradoxerweise sind gut informierte Patienten nicht immer auch gut aufgeklärt. Manche von ihnen nehmen dieses Defizit auch wahr: »Ich weiß von meinen Metastasen im Bauch, in der Haut, aber ich erfahre nicht, was eigentlich mit mir los ist.«

! Auf diese *Diskrepanzen* zwischen kognitivem Wissen und emotionalem Verstehen vermehrt zu achten, ist eine Aufgabe nicht nur der Ärzte, sondern auch der Pflegenden.

41.5 Funktion und Aufgaben der Pflegenden im Aufklärungsprozess

»Das Aufklärungsgespräch muss durch den Arzt erfolgen, es darf nicht an nichtärztliches Personal delegiert werden.« (Richtlinien der Deutschen Krankenhausgesellschaft 1984). So eindeutig grenzt die Rechtslage Kompetenzen ab, mit der Pflegende nicht selten ihre Position begründen, Aufklärung gehöre nicht zu ihren Aufgaben. Legt man ein ganzheitliches Pflegeverständnis zugrunde, dann sind Beziehung und Kommunikation mit dem Patienten zentrale Aufgaben des Behandlungsauftrags, für die viele Pflegende, nicht selten im Gegensatz zu unerfahrenen Ärzten, eine besondere Kompetenz erworben haben. Der Rückzug hinter die formal-rechtliche Situation würde einen Verzicht auf diese Kompetenz und eine Selbstbeschränkung bedeuten.

Dass Pflegende eine wichtige Funktion bei der Aufklärung haben und auch behaupten sollten, mögen folgende Anmerkungen begründen:

- Pflegende haben wesentlich mehr und intensiveren alltäglichen Kontakt mit den Patienten als die meisten Ärzte; sie registrieren aus dem »körpernahen« Kontakt, aus Äußerungen und nonverbalen Signalen viel von den Gefühlen, Stimmungen und Reaktionen des Patienten, die dem Arzt kaum zugänglich sind. Ärzte sind auf diese Beobachtungen angewiesen.
- In der Onkologie erfahrene Pflegende können den Patienten wichtige Kenntnisse und Erfah-

rungen vermitteln, die sie im Umgang mit Folgen der Chemo- und Strahlentherapie haben, und dadurch deren Ängste verringern.
- Patienten vertrauen sich oft leichter mit ihren Nöten und Sorgen, aber auch mit scheinbar banalen Mitteilungen den Pflegekräften an, mit denen sie die Ärzte nicht behelligen wollen. Wenn sie bei der Visite etwas nicht verstanden haben, fragen sie lieber eine Schwester oder einen Pfleger, um keinen »dummen« Eindruck beim Arzt zu machen. Pflegekräfte übernehmen damit oft eine »Dolmetscherrolle« zwischen Arzt und Patient.
- Pflegende übernehmen oft die Funktion, mit dem Patienten gemeinsam »schlechte Nachrichten« zu verarbeiten oder Missverständnisse mit dem Arzt zu klären (»Vermittlerfunktion«).

Manche Patienten spalten scheinbar widersprüchliche oder unverträgliche Gefühle auf: Während sie mit dem Arzt ihre optimistische, hoffnungsvolle Seite, ihr Einverständnis und Vertrauen teilen, bringen sie bei den Pflegenden ihre Verzweiflung, Angst oder auch ihre Wut, ihr Misstrauen unter, ohne sich dessen bewusst zu sein.

! Nur wenn sich alle Mitglieder des Teams untereinander austauschen, lassen sich die verschiedenen Tendenzen des Patienten, die nicht selten zu Spannungen im Team führen, verstehen und integrieren.

Pflegende sollten ihre Bedeutung und Fähigkeiten bei Information und Aufklärung nicht nur verteidigen, sondern gegenüber den anderen Berufsgruppen auch offensiv vertreten.

Voraussetzung für offene Kommunikation mit Patienten ist die ebenso offene Kommunikation zwischen den Mitgliedern des Teams; dazu sind regelmäßiger Austausch und gegenseitige Information über die Situation des Patienten unerlässlich. So sollte sich der Arzt vor einem anstehenden Gespräch mit dem Patienten mit den Pflegenden austauschen und das Ergebnis, seinen Eindruck nach dem Gespräch zurück vermitteln, um einen gleichen Informationsstand im Team zu ermöglichen und um gemeinsam das weitere Vorgehen, etwa die Miteinbeziehung von Angehörigen, zu planen. Das Minimum sollte ein Vermerk in der Patientenkarte sein.

Eine typische Situation, die nicht selten zu Spannungen zwischen Pflegenden und Ärzten führt, entsteht, wenn ein Patient stark verleugnet und den Pflegenden gegenüber äußert, nichts über seine Krankheit zu wissen: »Hier erfährt man ja von niemandem etwas«. Der Arzt wird, leicht vorwurfsvoll, aufgefordert, doch endlich mit dem Patienten über seine Diagnose zu sprechen. Dabei stellt sich nicht selten heraus, dass der Patient aufgeklärt wurde, aber sein Wissen verleugnen muss. Der gegenseitige Austausch über Gespräche mit dem Patienten hilft, solche meist aggressiv getönten Spannungen zu klären oder zu vermeiden.

Neben dem informellen Austausch erfordert bessere Kommunikation im Team formelle, institutionalisierte Strukturen in Form von Stationsbesprechungen, Falldarstellungen oder Supervision.

Die Initiative für solche strukturellen Verbesserungen geht selten von Ärzten aus; oft ist es die Aufgabe der Pflegenden, solche Veränderungen voranzutreiben. Allerdings sind sie dabei angewiesen auf die Unterstützung und das Einverständnis der Vorgesetzten, der ärztlichen und Pflegedienstleiter. Mit anfänglichen Widerständen und Rückschlägen sollte man rechnen und genügend Ausdauer aufbringen, um sich von ihnen nicht entmutigen zu lassen; die Erfolge rechtfertigen oft den Einsatz.

41.6 Themen und Inhalte der Aufklärung in den verschiedenen Krankheitsphasen

Es wird allgemein unterschätzt, welch großes Bedürfnis nach Information Patienten und Angehörige haben. Die Flut der »Pseudoinformationen«, besonders aus der Regenbogenpresse, die gutgemeinten Ratschläge von Nachbarn und Freunden irritieren und verunsichern sie zusätzlich, so dass die meisten sich von ihren medizinischen Betreuern Orientierung und umfassende Antworten auf ihre Fragen wünschen.

Themen und Fragen ändern sich, in Abhängigkeit vom zeitlichen Verlauf, von den verschiedenen Phasen der Erkrankung, der Art der Tumorbehandlung, der persönlichen Lebenssituation. Patienten sollten mit ihren offenen Fragen, auch wenn sie banal klingen mögen, ernst genommen werden und zufriedenstellende Antworten bekommen. Das trägt viel dazu bei, Vertrauen aufrechtzuerhalten und sie vor fragwürdigen oder unseriösen Behandlern zu schützen.

Die folgende Übersicht gibt einen Überblick über die wichtigsten Themen, mit denen sich Krebskranke in den verschiedenen Phasen der Erkrankung beschäftigen. Das bedeutet nicht, dass alle Patienten diese Fragen haben oder stellen oder dass diese Informationen in jedem Fall gegeben werden sollen.

> **!** **Entscheidend ist, dass die Fragen, die der Patient zum gegenwärtigen Zeitpunkt stellt, so umfassend wie möglich beantwortet werden.**

Themen und Inhalte der Aufklärung/Information

Diagnostische Phase	
Diagnosemitteilung	Krankheitsstadium Heilungschancen Sinn und Ziel der Untersuchungen Behandlungsvorschlag
Behandlungsmaßnahmen	
Operation	Vorgehen Auswirkungen auf körperliche Funktionen Sexualität/Fertilität
Strahlen- und Chemotherapie	Behandlungsziel (kurativ/palliativ) Behandlungsablauf Nebenwirkungen (körperlich und seelisch) Folgen und Einschränkungen Prävention/Behandlung von Nebenwirkungen Möglichkeiten zur Bewältigung
Übergang Krankenhaus – häusliche Versorgung	
Fragen zur Lebensführung	Ernährung Körperliche Aktivitäten Sexualität Gezielte Reha-Maßnahmen (Krankengymnastik, Lymphdrainage, Stomatraining, Logopädie, Prothesen, Hilfsmittel)
Sozialrechtliche Ansprüche	Kuren Schwerbehindertenausweis Selbsthilfegruppen, psychosoziale Betreuung Häusliche Pflege und Versorgung
Nachuntersuchungen	Ziel und Risiken regelmäßiger Kontrollen
Rezidiv/Progredienz	
Mitteilung von Befunden	Bedeutung erläutern
Behandlungsmöglichkeiten	Klare Definition des Behandlungsziels Auswirkung auf die Lebensqualität Supportive/symptomorientierte Behandlung Beratung zu »alternativen« Behandlungsmethoden Prognose: keine Zeitangaben!
Terminalphase	
Art der Pflege	Möglichkeiten von stationärer, ambulanter und Hospizpflege
Information nach Bedarf	Schmerzbehandlung/supportive Maßnahmen

41.6.1 Phase der Diagnostik und Diagnosemitteilung

Die Diagnose »Krebs« wird von den meisten Patienten zunächst wie ein Todesurteil erlebt. Deshalb sollte man versuchen, den globalen Begriff Krebs zu differenzieren und auf die Heterogenität der verschiedenen Krebserkrankungen in ihrem Verlauf und in Bezug auf Möglichkeiten der Behandlung hinzuweisen. Die Darstellung des medizinischen Befundes sollte mit verständlichen Begriffen, sachlich, ohne beschönigende Umschreibungen (»Geschwür«, »Wucherung«) und ohne Dramatisierung (»ein kindskopfgroßer Tumor«) die für den Patienten wichtigen Fakten enthalten, ohne ihn mit medizinischen Details zu überfrachten. Manche Patienten erleben es als hilfreich, Röntgen- oder sonographische Aufnahmen gezeigt und erklärt zu bekommen.

Notwendigkeit und Ziel der oft belastenden *Untersuchungen* sollten mit dem Patienten ausführlich besprochen werden, um ängstigende Phantasien zu verringern. *Befunde* sollte man erst mitteilen, wenn sie endgültig und ausreichend sicher sind.

Widersprüchliche Informationen tragen, ebenso wie »lautes Nachdenken« und differentialdiagnostische Erwägungen vor dem Patienten, nicht zum Eindruck von Kompetenz bei, sondern zu Irritation und Unsicherheit. Dem begründeten Wunsch, eine Zweitmeinung einzuholen, sollte entsprochen werden – gerade in der Onkologie.

41.6.2 Phase der Behandlung

Für alle Formen der Therapie sollte immer das Ziel (kurativ oder palliativ) deutlich benannt, Vor- und Nachteile, Nutzen und Risiken gegeneinander abgewogen werden. Von großer Bedeutung ist eine möglichst verbindliche Planung des Therapieablaufs, damit sich die Patienten konkrete Vorstellungen machen können. Bagatellisierung und Verharmlosung verringern kaum die Angst, sondern führen häufig zu Enttäuschung und Vertrauensverlust. Die schrittweise Ausdehnung der Therapiedauer, die »Salamitaktik« ist allenfalls für die Betreuer schonend, für Patienten dagegen außerordentlich belastend, etwa wenn aus ursprünglich drei geplanten Chemotherapiezyklen doppelt so viele werden.

Bei *operativen Eingriffen* sollten die zu erwartenden Einbußen an körperlichen Funktionen, die Auswirkungen auf das Körperselbstbild, die Sexualität und Fertilität immer *vorher* ausführlich besprochen werden, um dem Patienten die gedankliche Antizipation und Verarbeitung zu ermöglichen. Patienten erleben diese Informationen nahezu immer als entängstigend. Dazu gehören auch erste Hinweise auf Möglichkeiten der Rehabilitation, z. B. prothetischer Ersatz. Zumindest bei Eingriffen mit unmittelbaren Auswirkungen auf Partnerschaft und Sexualität, z. B. bei Mammaamputation oder Operation von Hoden- oder Rektumkarzinom sollte der Partner von vornherein einbezogen werden. Gelegentlich kann der Erfahrungsaustausch mit Patienten bereits präoperativ sinnvoll sein.

Besonders bei der mit angstvollen Phantasien assoziierten *Strahlen- und Chemotherapie* ist es wichtig, auf Vorerfahrungen und Informationen und auf die individuell sehr verschiedenartigen Ängste einzugehen: »Welche Vorstellungen verbinden sich für Sie mit der Behandlung?« Die eingehende, sachliche Darstellung des Behandlungsziels, die Schilderung des Behandlungsablaufs – eine Einführung »vor Ort« vor der Strahlenbehandlung wird von vielen Patienten sehr begrüßt –, der Wirkungsweise und der zu erwartenden Nebenwirkungen sind wichtige Orientierungshilfen und werden fast immer als entängstigend erlebt.

Folgen und Nebenwirkungen sollten weder verharmlosend dargestellt noch übertrieben werden, etwa durch Nennung aller seltenen Nebenwirkungen. Die Angst vor Nebenwirkungen lässt sich verringern, wenn die verfügbaren Möglichkeiten ihrer Vorbeugung und Behandlung erläutert werden (z. B. Emesisprophylaxe, Haut-und Schleimhautschutz, Perücke).

Von besonderer Bedeutung ist es, die Kooperation des Patienten zu unterstützen bzw. zu fördern, besonders bei ambulanter Behandlung. Dazu gehört auch eine vorwiegend positive Einstellung zur Therapie, die mit dem Patienten gemeinsam, am besten in mehreren Gesprächen, erarbeitet werden sollte. Die meisten Patienten sind dankbar für Anregungen, wie sie selber den Behandlungsprozess unterstützen und Nebenwirkungen verringern können. Hierzu gehört z. B. der Hinweis auf Entspannungsverfahren.

Merkblätter mit wichtigen Informationen für die unterschiedlichen Bestrahlungsregionen oder Chemotherapieschemata sind eine gute zusätzliche Informationsquelle, aber keinesfalls ein Ersatz für die persönliche, an den Bedürfnissen der Patienten orientierten Aufklärung.

! Wenn möglich, sollten Angehörige in den Aufklärungsprozess mit einbezogen werden. Bei ambulanter Behandlung ist dies unerlässlich.

41.6.3 Übergang vom Krankenhaus in die häusliche Versorgung

Am Übergang von der (meist stationären) Primärbehandlung in den häuslichen Alltag bewegen die Patienten viele Fragen nach der weiteren Lebensführung. Sie brauchen Orientierungshilfen für den Schritt in die ungewisse Zukunft, der ebenso ersehnt wie befürchtet wird. Den häufigen

Ausspruch: »Leben sie einfach weiter wie bisher« erleben viele Patienten keineswegs so entlastend wie beabsichtigt; oft fühlen sie sich mit ihren Anliegen wenig ernst genommen. Fragen zur richtigen Ernährung, zu Möglichkeiten unterstützender Behandlung, etwa die »Stärkung der Abwehr«, haben für sie einen zentralen Stellenwert, werden aber nicht selten übergangen, z. T. auch, weil es wenig gesichertes Wissen auf diesem Gebiet gibt. Das Motiv hinter diesen Fragen ist der Wunsch, selbst aktiv zu werden, einen eigenständigen Beitrag zur Gesundung zu leisten.

Die Frage: »Wie geht es weiter?« sollte immer auch die Auswirkungen von Krankheit und Behandlung auf körperliche Aktivitäten, auf Partnerschaft und Sexualität, auf Beruf, Familienleben und veränderte soziale Rollen mit einbeziehen.

Alle Möglichkeiten gezielter *Rehabilitation* (z. B. Krankengymnastik, Lymphdrainage, Stomatraining, Logopädie; s. ▶ Kap. 12) sollten dem Patienten bekannt sein. Dazu gehört auch der Hinweis auf Selbsthilfegruppen und psychosoziale Beratung.

Nur wenige Patienten sind ausreichend über ihre *sozialrechtlichen Ansprüche* (Reha-Maßnahmen, Schwerbehindertenausweis etc.) und über deren Sinn, z. B. stationärer Rehabilitation, informiert. Noch immer fürchten Patienten, das Vertrauen ihrer Ärzte zu verlieren, wenn sie mit ihnen über »alternative« Behandlungsformen sprechen. Um Patienten vor potentiellen Schäden oder finanziellen Opfern zu schützen, sollte dieses Thema möglichst von den Betreuern aktiv angesprochen werden (s. auch ▶ Kap. 11 Unkonventionelle Methoden).

Jede *Nachsorgeuntersuchung* weckt bei Patienten unvermeidbar Ängste und Unsicherheiten, aber verspricht auch eine gewisse Sicherheit und Entlastung, wenn »alles in Ordnung« ist. Zweck und Bedeutung der einzelnen Untersuchungen müssen mit den Patienten genau besprochen werden, um unrealistische Erwartungen und unnötige Ängste zu vermeiden, z. B. die Sorge um hohe Strahlenbelastungen. Es ist alles andere als beruhigend, wenn Patienten zu hören bekommen, dass das »bei ihrer Krankheit nichts ausmacht«. Auf die Gefahr der Überinformation wurde bereits hingewiesen.

41.6.4 Phase der Progredienz

Kommt es zur Progredienz der Erkrankung, zu einem Rezidiv oder zu Metastasen, stellen sich zunächst ähnliche Fragen wie zum Zeitpunkt der Diagnose, zusätzlich Fragen nach der Prognose, nach der Dauer und Qualität des verbleibenden Lebens und nach Möglichkeiten und Sinn einer weiteren Behandlung. Der Patient sollte, soweit möglich, über deren Nutzen, seine Lebensqualität (Besserung oder Einschränkung) aufgeklärt und an der Entscheidung beteiligt sein.

! Da viele Patienten froh um jeden Strohhalm, jedes Behandlungsangebot sind, ist das meist palliative Ziel der Behandlung klar zu benennen. Damit nimmt man dem Patienten nicht die Hoffnung, sondern vermeidet Illusionen und spätere Enttäuschungen.

In der Phase der Progredienz lässt sich häufig eine zunehmende *Diskrepanz zwischen Information und Aufklärung* beobachten. Den Ärzten fällt es oft schwer, die begrenzte Lebensperspektive und das Gefühl von Hilflosigkeit angesichts eingeschränkter Behandlungsmöglichkeiten zu benennen. Die Patienten suchen dagegen nach Möglichkeiten, an die sie ihre Hoffnung knüpfen können. In einer oft »stummen Absprache« werden sachlich-medizinische Themen wie die Metastasengröße oder die Tumormarkerwerte »verhandelt«, über ihre Bedeutung wird aber geschwiegen.

In dieser kommunikativen Grauzone nehmen Patienten Umbewertungen der Erklärungen des Arztes vor; Begriffe wie: das Tumorwachstum »zum Stillstand bringen«, die Metastasen »in den Griff kriegen« werden gleichbedeutend mit Heilung oder langfristigem Überleben. Ärger und enttäuschter Rückzug sind häufig, wenn die Therapie nicht den erhofften Erfolg hat.

Orientiert an den Ängsten der Patienten, vor allem vor Schmerzen, sollten ausführlich und frühzeitig die Möglichkeiten supportiver Behandlung mit der Aussicht auf weitgehende Beschwerdefreiheit besprochen werden. Wenn der Patient nicht befürchten muss, »aufgegeben« zu werden, weil er nicht mehr heilbar ist, wenn er sich darauf verlassen kann, dass alle Möglichkeiten ausgeschöpft werden, um seine Beschwerden zu verringern, ermöglicht man ihm damit eine *Umbewertung* von Hoffnung auf weitgehende Selbstbestimmung und bestmögliche Linderung von Beschwerden.

In der *Terminalphase* sollten Patient und Angehörige über Möglichkeiten der Pflege zu Hause, im Hospiz oder im Krankenhaus informiert sein und darüber entscheiden können.

41.7 Möglichkeiten zur Verbesserung des Informationstransfers

In einer Untersuchung erinnerten sich Patienten an ca. 60 % der gegebenen Informationen, weniger als die Hälfte konnten die Nebenwirkungen einer Behandlung wiedergeben. Neben den schon erwähnten Voraussetzungen, wie angemessene Sprache, sollte man berücksichtigen, dass die emotionale Befindlichkeit, z. B. ausgeprägte Angst, Depression oder der Diagnoseschock, die Konzentrations-und Gedächtnisfähigkeit erheblich beeinträchtigen können: »Ich habe alles nur noch wie durch einen dichten Nebel gehört«.

Zu einer Verbesserung des Informationstransfers trägt die Berücksichtigung folgender Punkte bei:

- Diagnosemitteilung und Aufklärung über Therapiemaßnahmen sollten möglichst nicht auf einmal, sondern in mehreren Gesprächen erfolgen.
- Die Information sollte in verständlicher Sprache, in kleinen Mengen, »dosiert« verabreicht und wiederholt werden. Möglichst keine Informationen über Telefon!
- Patienten sollten aufgefordert und ermutigt werden, auch wiederholt nachzufragen. Es gibt keine »dummen Fragen«.
- Rückfragen an den Patienten sollten klar machen, was von der gegebenen Information »angekommen« ist und *wie* sie verstanden worden ist. Entscheidend ist, was der Patient verstanden hat, nicht was ihm gesagt worden ist. (Subjektive Bewertungen können, besonders unter dem Einfluss angstvoller Phantasien, erhebliche Verzerrungen der Wahrnehmung zur Folge haben, die für Professionelle in der Alltagsroutine des Medizinbetriebs schwer nachvollziehbar sind, z. B. die »markerschütternde« Reaktion auf die Ankündigung eines Knochenmarkszintigramms).
- Merkblätter oder graphische Darstellungen tragen zum besseren Verständnis bei, Informationen sind damit jederzeit verfügbar und abrufbar.
- Die Beteiligung eines Angehörigen erleichtert das Verständnis und ermöglicht in gemeinsamer Erinnerung an das Gespräch die gedankliche Verarbeitung.

41.8 Hinweise zur Führung eines Aufklärungsgesprächs

Gesprächsführung lässt sich aus einem Buch weder lernen noch umfassend vermitteln. Wenn hier dennoch einige Aspekte zum »Wie« eines Aufklärungsgesprächs erwähnt werden, so mit zwei Zielen:

- Zur Ermutigung: Gesprächsführung ist lernbar, wobei es weniger auf die richtige »Technik« als vielmehr auf die innere »Haltung« ankommt.
- Zur Orientierung: Einige Gesichtspunkte, die bei Aufklärungsgesprächen beachtet werden sollten, lassen sich als eine Art »Checkliste« zur eigenen Orientierung für das Gespräch verwenden.

Das Aufklärungsgespräch lässt sich als ein Dialog innerhalb einer Vertrauensbeziehung zwischen zwei Subjekten verstehen. Ziel ist es, mit dem Patienten gemeinsam sein subjektives Erleben der Krebserkrankung, seine Gefühle und Reaktionen, seine Fähigkeiten zur Bewältigung und sein Bedürfnis nach Unterstützung zu erfahren und mitteilbar zu machen.

Beschreiben lässt sich die »Haltung« des Betreuers durch:

- Empathie oder einfühlende Teilnahme,
- Echtheit und Aufrichtigkeit,
- emotionale Wärme und positive Wertschätzung.

Die *Einfühlung* in das Erleben des Patienten erfordert Anteilnahme und gleichzeitig ausreichende Distanz, um das eigene Erleben reflektieren zu können und damit »handlungsfähig« zu bleiben. Konkret heißt das z. B., sich in die Verzweiflung eines Menschen einzufühlen, ohne selber zu verzweifeln. Das gelingt leichter, wenn man während des Gesprächs versucht, die eigenen Gefühle und ihre Veränderungen für sich wahrzunehmen.

Echtheit bedeutet Übereinstimmung zwischen dem, was man sagt, und dem, was man denkt bzw. fühlt. Schulterklopfender Optimismus wie »das schaffen Sie schon«, während man die infauste Prognose vor Augen hat, wäre demnach nicht »echt« und wird auch von Patienten als unglaubwürdig erlebt. Drückt man dagegen seine Besorgnis aus, fühlen sich Patienten eher ernst genommen, aber nicht »aufgegeben«.

Positive Wertschätzung vermittelt dem Patienten, dass er mit seiner Erkrankung, seinem Erleben nicht lächerlich, schwach oder wertlos geworden ist.

! Um die Situation des Patienten kennenzulernen, sollte man ihm zunächst ermöglichen, in freier Form darzustellen, was er an Wissen, an Vorinformationen, Befürchtungen und Gedanken zu seiner Erkrankung mitbringt. Das Ungewohnte dieser Situation lässt sich durch offene Fragen erleichtern: *»Ich versuche mir vorzustellen, wie es Ihnen bisher mit Ihrer Erkrankung gegangen ist.«* Dabei sollte man zu erfahren versuchen, welche Ängste und Sorgen, welche Fragen den Patienten beschäftigen.

Konkrete *Vorinformationen* zu den folgenden Themen sind oft aufschlussreich:

- aktuelle Lebenssituation (Beruf, Partnerschaft, Familie);
- Vorerfahrungen mit Krebserkrankungen in der Familie, bei Freunden, Kollegen; sie können prägende Einflüsse auf das eigene Krankheitserleben haben;
- Verfügbarkeit und Qualität sozialer Beziehungen (auf wen kann er sich verlassen, woher bekommt er emotionale Unterstützung?);
- das Wissen um lebensgeschichtliche Prägungen und traumatische Erfahrungen kann gelegentlich aufschlussreich sein, um das subjektive Krankheitserleben zu verstehen.

Mit diesem Vorwissen werden die Einstellung des Patienten zu seiner Erkrankung und sein Informationsbedürfnis meist recht deutlich. Manchmal ist ein Hinweis auf unterschiedliche Einstellungen von Patienten hilfreich: »Manche Patienten möchten sehr genau über ihre Erkrankung Bescheid wissen, anderen ist es lieber, nicht so viel zu erfahren. Wie ist das bei Ihnen?«

! Der Patient entscheidet, was er im Augenblick erfahren möchte und was nicht.

Mit dem Angebot, ihm das jeweilig gewünschte Ausmaß an Auskunft zu erteilen, wird sein Recht auf Selbstbestimmung respektiert und die Möglichkeit miteinbezogen, dass es im Verlauf zu einer Entwicklung und Veränderung mit anderen Fragen und neuen Themen kommen kann: »Ich erfahre alles, was ich wissen will. Aber es gibt auch Fragen, die ich bisher nicht gestellt habe«.

Der Patient sollte spüren können, dass seine Gefühle, auch heftige Affekte von Verzweiflung, Enttäuschung, Angst und Wut, einfühlbar und der Situation angemessen, dass sie »normal« sind. Schonhaltung und Scham über »schlimme Gefühle« führen häufig dazu, dass Patienten sich gerade in ihrem gefühlshaften Erleben kaum äußern oder versuchen, sich »nichts anmerken« zu lassen. Oft steckt dahinter auch die Befürchtung, gerade mit den »negativ« erlebten Gefühlen für die Umgebung nicht aushaltbar zu sein. Die Erfahrung, dass solche Gefühle mitgeteilt und ausgehalten werden können, dass Reden nicht »alles noch schlimmer« macht, wird oft als erleichternd erlebt und kann zu einer besseren Kommunikation im sozialen Umfeld beitragen.

Die *Abwehr* in ihren verschiedenen Formen (v. a. Verleugnung, Nichtwahrhabenwollen) ist ein notwendiger Schutzmechanismus gegen bedrohliche Angst; sie sollte in *fast* jedem Fall registriert und respektiert werden. Ausnahmen sind die seltenen Fälle von selbstschädigendem Verhalten, z. B. die Ablehnung einer Operation mit Aussicht auf Heilung. Die Abwehr durch Verleugnung ist nur selten eindeutig, fast immer finden sich gleichzeitig Wissen und Nichtwahrhabenwollen. Im Verlauf der Krankheitsbewältigung verändert sich die Verleugnung häufig hin zu größerer Akzeptanz der Krankheit.

> **Mit dem Patienten gemeinsam sollte man immer versuchen, Ziele und Inhalte realistischer Hoffnung zu formulieren. Die oft geäußerte Befürchtung, einem Patienten mit der Mitteilung einer unheilbaren oder tödlichen Erkrankung die Hoffnung zu nehmen, lässt sich aus der Erfahrung nicht bestätigen. Die *Ziele der Hoffnung* verändern sich mit dem Krankheitsverlauf, von der anfänglichen Hoffnung auf Heilung zur Hoffnung auf eine begrenzte Lebenszeit mit weitgehender Beschwerdefreiheit und Selbstbestimmung oder auf konkrete Nahziele, z. B. die Geburt des Enkels. Gegen die Angst vor Isolation kann man dem Patienten die Hoffnung auf verlässliche und tragfähige Beziehungen vermitteln.**

Die Frage nach der *Prognose* ist oft schwer zu beantworten. Vermeiden sollte man in jedem Fall allzu konkrete zeitliche Angaben über die verbleibende Lebenszeit. Sie werden wie ein Schicksalsspruch erlebt und vernachlässigen die oft erstaunlichen individuellen Unterschiede in der Überlebenszeit.

Fast alle Patienten äußern, offen oder in versteckter Form, Gedanken oder Befürchtungen über Sterben und Tod. Mit dem Angebot, ihre Gedanken und Gefühle zum Ausdruck zu bringen, spüren sie unausgesprochen, dass man das Thema nicht fürchtet oder zu vermeiden versucht, das erleichtert es ihnen, sich mitzuteilen; dabei entscheidet der Patient allein darüber, ob und wann er es will. Manchmal entwickelt sich ein unausgesprochenes gemeinsames Wissen, ein Einverständnis, dass man nicht jetzt, aber vielleicht zu einem späteren Zeitpunkt über Sterben und Tod sprechen kann.

41.9 Die Rolle der Angehörigen bei der Aufklärung

Angehörige, vor allem Partner und Kinder, sind durch eine Krebserkrankung mindestens ebenso belastet wie die Patienten selbst. Sie sehen sich mit ihrem Wunsch, in Aufklärung und Therapieentscheidungen miteinbezogen zu werden, häufig nicht genügend berücksichtigt. Andererseits werden sie nicht nur in Ausnahmefällen über die Krebsdiagnose oder die schlechte Prognose in Kenntnis gesetzt, ohne dass oder bevor der Patient aufgeklärt ist. Genau genommen verletzt diese gängige Praxis das Selbstbestimmungsrecht des Patienten. Nur auf seine ausdrückliche Erlaubnis hin sind die medizinischen Betreuer zur Auskunftserteilung an Drittpersonen berechtigt. Vertrauen und offene Kommunikation in der Familie werden zusätzlich beeinträchtigt, wenn nicht alle den gleichen Informationsstand haben. Für Angehörige kann es eine unzumutbare Belastung sein, ihr Wissen für sich behalten und ihre Besorgnis vor dem Patienten verbergen zu müssen.

> **Wenn möglich, sollte dem Patienten von Anfang an angeboten werden, Angehörige in Aufklärung und Therapieentscheidung miteinzubeziehen. Wenn entweder durch die Erkrankung (z. B. Tumoren der Genitalorgane) oder durch die Behandlung (Chemotherapie, Operationen) Sexualität oder Fertilität beeinträchtigt werden, sollte regelmäßig *vor* dem Behandlungsbeginn ein aufklärendes Paargespräch stehen. Dabei sollten körperliche *und* psychologische Auswirkungen der Behandlung auf die Partnerbeziehung eingehend besprochen und Unterstützung von psychosozialen Einrichtungen angeboten werden. Dieses Vorgehen verbessert die gemeinsame Bewältigung und verringert das Risiko von Konflikten bzw. Krisen in der Partnerschaft.**

Erhebliche Unsicherheit herrscht oft über die Frage, ob und in welcher Form Kinder über die Krebserkrankung aufgeklärt werden sollen. Die Eltern sind meistens ausgesprochen dankbar, wenn man Für und Wider eingehend mit ihnen bespricht und sie zu einer dem Entwicklungsstand des Kindes angemessenen Form der Aufklärung ermutigt.

Gerade in fortgeschrittenen Krankheitsstadien sind Angehörige angewiesen auf gezielte Informationen: sowohl darüber, wie sie den Patienten emotional unterstützen können, als auch über geeignete supportive Maßnahmen, mit denen sie zur Linderung von Beschwerden, vor allem von Schmerzen, beitragen können. Dies gilt auch für Orientierungshilfen über sog. alternative Therapieformen, nach denen Angehörige in der Hoffnung auf einen rettenden Strohhalm oft suchen.

Ein schwer zu lösendes Problem können Angehörige sein, die darauf bestehen, den Patienten nicht über seine Erkrankung oder die Prognose aufzuklären, weil er es »nicht ertragen« würde. Hinter dieser Haltung verbergen sich fast immer massive Ängste der Angehörigen oder Konflikte in der Partnerschaft. Der Hinweis auf die rechtliche Situation ist nur selten erfolgreich. Wenn es gelingt, mit dem Angehörigen die Gründe für seine Befürchtungen zu verstehen, wird ein gemeinsames Gespräch mit Patient und Angehörigen fast immer als entlastend erlebt. Wenn sich kein Konsens erreichen lässt, sollte man sich am Recht des Patienten auf Aufklärung orientieren und dessen eigenes Informationsbedürfnis ergründen.

41.10 Information durch die Medien

Patienten mit einer Krebserkrankung stehen heute einer verwirrenden und oft widersprüchlichen Flut von Informationen aus Büchern, Zeitschriften, Rundfunk und Fernsehen gegenüber. Viele dieser Beiträge haben den allgemeinen Wissensstand wesentlich angehoben. Allerdings werden Patienten immer wieder durch unverantwortliche Meldungen verunsichert und trügerischen Hoffnungen, etwa auf ein neues »Heilmittel« oder eine Diät gegen Krebs, ausgesetzt. Sie sind daher auf das Wissen ihrer Betreuer und auf verständnisvolle und sachliche Orientierungshilfen angewiesen, um unnötige Ängste zu vermeiden und sie vor potentiell schädlichen Behandlungsmethoden oder finanziellen Verlusten zu schützen. Zudem bieten etwa der Krebsinformationsdienst (KID) in Deutschland oder, in der Schweiz, die Krebsliga bzw. deren Krebstelefon nicht nur fachkompetente und aktuelle Informationen, sondern leisten auch effektive Orientierungshilfen, indem sie die Qualität und Verlässlichkeit unterschiedlicher Datenquellen kritisch beurteilen (Adressen s. Anhang).

41.11 Das Internet – Information oder Irritation?

In den letzten Jahren ist auch in den deutschsprachigen Ländern die Zahl der Internet-Benutzer sprunghaft angestiegen. Damit versuchen auch immer mehr Patienten und Angehörige, ihr Informationsbedürfnis über das Internet abzudecken. Bei Krebspatienten sind es ja nach Alter und Tumorart bis zu 50 %. Nicht anders als bei den traditionellen Medien variiert das Angebotsspektrum zwischen einer Vielzahl seriöser Informationen, fragwürdigen, unrezensierten Berichten und zweifelsfrei unseriösen Heilsversprechen vom grauen Markt der alternativen Anbieter, die inmitten des Datendschungels scheinbar gleichrangig nebeneinander zu finden sind.

Einerseits eröffnet das Internet Patienten erstmals Zugang zu einem vielseitigen Angebot, das ihnen Antworten auf viele ihrer drängenden Fragen ermöglicht, und zwar unabhängig von den Ärzten. Dem steht angesichts der ungeprüften Vielfalt von teilweise auch widersprüchlichen Informationen das Risiko der Desinformation, Irreführung und schließlich Verunsicherung gegenüber.

Neu und für viele medizinische Professionelle noch ungewohnt, treten Patienten ihnen jetzt mit ihren Internetentdeckungen gegenüber.

! Sie nutzen das Internet jedoch nicht aus mangelndem Vertrauen zu ihren Ärzten, sondern erhoffen sich vor allem eingehende Informationen, die ihnen helfen, ihre Krankheit besser zu verstehen, sowie Auskunft über verschiedene Behandlungsoptionen.

Ärzte und Pflegende fühlen sich hingegen häufig provoziert oder sehen ihre Kompetenz in Frage gestellt. Erst langsam verbreitet sich unter medizinischen Professionellen das Bewusstsein, dass Patienten auf ihre Orientierungshilfen angewiesen sind, um sich nicht im Informationsdschungel zu verlieren und um die Wertigkeit und Seriosität von Informationen beurteilen zu können.

Dies setzt zunächst voraus, dass medizinische Professionelle selbst mit dem Informationsangebot zu spezifischen Themen im Internet vertraut sind, um Patienten Empfehlungen zu seriösen, informativen und verantwortungsbewussten Webseiten zu vermitteln. Es besteht hier ein großer, bisher nicht einmal in Ansätzen erfüllter Bedarf an Weiterbildung und Training für Mitarbeiter im Gesundheitswesen.

> **!** **Es könnte auch eine Chance für Pflegende sein, ihren Auftrag bei der Information und Aufklärung von Tumorpatienten dahingehend zu erweitern, dass sie Patienten mit Empfehlungen und konkreten Hinweisen unterstützen, die ihnen die Orientierung im Internet erleichtert.**

Verschiedene Organisationen haben mittlerweile Qualitätskriterien für Internet-Gesundheitsinformationen formuliert, z. B. DISCERN (www.discern.de, www.patienten-information.de) und das Aktionsforum Gesundheitsinformationssystem (www.afgis.de). Neben Nutzerfreundlichkeit, Didaktik und Barrierefreiheit, d. h. Zugänglichkeit auch für Menschen mit Behinderungen, betreffen etwa die AFGIS-Kriterien ganz wesentlich die Transparenz bezüglich Anbietern und Angebot:

- Der Anbieter sagt, wer er ist.
- Ziel, Zweck und angesprochene Zielgruppe(n) werden genannt.
- Die Autoren und die Quellen der Informationen werden offen gelegt.
- Das Alter der Informationen wird genannt.
- Nutzer können in Kontakt mit dem Anbieter treten, nachfragen und sich ggf. beschweren.
- Der Anbieter teilt mit, wie er die Qualität seiner Information sichert.
- Nutzer können zwischen Werbung und redaktionellem Beitrag unterscheiden.
- Finanzierung des Angebots und Sponsoren werden benannt.
- Kooperationen, Abhängigkeiten und Vernetzung werden offengelegt.
- Es wird mitgeteilt, ob und welche Daten des Nutzers beim Besuch einer Seite gespeichert werden.

Ohne die Richtigkeit und Wahrhaftigkeit der Informationen zu bewerten, erlauben diese Kriterien doch eine erste Einordnung. Die Aufgabe der Identifizierung und inhaltlichen »Zertifizierung« von Websites mit auch für Patienten geeigneten, seriösen und abgesicherten medizinischen Informationen könnte Fachorganisationen zufallen.

Weiterführende Literatur

Bartsch HH, Weis J (Hrsg) (2004) Gemeinsame Entscheidung in der Krebstherapie – Arzt und Patient im Spannungsfeld der Shared Decision. Karger, Basel

Gaisser A, Stamatiadis H (2004) Die Bedeutung von Information für Krebspatienten und Erfahrungen aus der Arbeit des Krebsinformationsdienstes. Bundesgesundheitsblatt – Gesundheitsforschung – Gesundheitsschutz 47: 957–968

Mills ME, Sullivan K (1999) The importance of information giving for patients newly diagnosed with cancer: a review of the literature. J Clin Nurs 8: 631–642

Schlömer-Doll U, Doll D (2000) Patienten mit Krebs: Information und emotionale Unterstützung. Deutsches Ärzteblatt 97: 3076–3081

Teil VII
Spezielle Bereiche der onkologischen Pflege

Klinische Krebsforschung

R. Herrmann, E. Hròarsdòttir

In den früheren Jahrhunderten und noch bis zum Beginn der zweiten Hälfte des 20. Jahrhunderts beruhten die meisten Entscheidungen in der Medizin auf persönlicher oder überlieferter Erfahrung. Natürlich war vieles davon nicht falsch, und wir verdanken noch heute den genauen Beobachtungen unserer Vorfahren und den sich daraus ableitenden Erfahrungen eine Menge. Im Wesentlichen blieb dabei aber unberücksichtigt, dass der Verlauf einer Erkrankung und ihre therapeutische Beeinflussbarkeit von vielen verschiedenen Faktoren abhängig sind.

Für Mitarbeiter und Mitarbeiterinnen der Onkologie sind Kenntnisse über die wesentlichen Prinzipien der klinischen Krebsforschung unverzichtbar, da sie einerseits bei der Durchführung klinischer Studien häufig eine eigene Rolle übernehmen müssen, andererseits für die Patienten eine wichtige Informationsquelle sind.

42.1 Begriffserläuterungen

Definition

Ziel der klinischen Forschung im Allgemeinen und der onkologischen Forschung im Speziellen ist es, Erkenntnisse zu gewinnen, die helfen, einen Krankheitsverlauf oder die Aussichten einer Behandlung zuverlässig in einem vorher definierten Rahmen vorherzusagen.

Voraussetzung für jede Form von Forschung ist einerseits die Fähigkeit, scheinbar etablierte Lehrmeinungen in Frage zu stellen, und andererseits eine Unvoreingenommenheit dem möglichen Ergebnis gegenüber.

Die Krebsforschung lässt sich grob in die folgenden Bereiche einteilen:

- Grundlagenforschung,
- epidemiologische Forschung,
- klinische Forschung.

Die *Grundlagenforschung* beschäftigt sich mit den Mechanismen der Krebsentstehung, der Biologie der Krebszelle und den therapeutischen Eingriffsmöglichkeiten im Reagenzglas oder im Tierversuch. Sie schafft die Voraussetzungen für unsere Erkenntnisse zum Wesen der Krebserkrankungen beim Menschen.

Die *epidemiologische Krebsforschung* untersucht das Auftreten und den Verlauf von Erkrankungen in Abhängigkeit von äußeren Umständen, wie z. B. Geographie, ethnischer Herkunft, Gewohnheiten, Umwelteinflüssen. Damit kann es möglich werden, Krankheitsursachen einzugrenzen. Ein Beweis erfordert jedoch einheitliche Ergebnisse in mehr als einer Untersuchung sowie in der Regel unterstützende Ergebnisse von experimentellen Studien.

Epidemiologische Studien können *retrospektiv* (= zurückschauend) oder *prospektiv* (= vorausschauend) sein. Beispiele sind retrospektive Untersuchungen, die eine höhere Krebserkrankungsrate bei anamnestisch erfragter, geringer Vitaminzufuhr vermuten lassen, und prospektive Studien, innerhalb derer ein definierter Personenkreis seine Vitaminzufuhr über einen längeren Zeitraum genau dokumentiert. Findet man dabei ebenso einen Zusammenhang zwischen Vitaminzufuhr und Krebsrisiko, kann die Annahme, dass ausreichende Vitaminzufuhr das Krebsrisiko vermindert, bekräftigt werden. Dies kann dann der Anlass für eine Interventionsstudie sein, innerhalb derer gesunde Personen eine definierte Vitaminzufuhr oder ein Plazebo erhalten, um herauszufinden, ob diese Vitamine tatsächlich die Krebshäufigkeit vermindern. Dass solche prospektive, sehr aufwendige Studien notwendig sind, zeigt sich daran, dass vor kurzem eine solche Studie nicht hat belegen können, dass zusätzliche, definierte Vitaminzufuhr das Krebsrisiko reduziert. Fragen der Krebsepidemiologie werden in ▶ Kapitel 4 ausführlicher diskutiert.

42.2 Klinische Forschung

Den größten Anteil der klinischen Krebsforschung nimmt die *Therapieforschung* ein.

Definition

Ziel der Therapieforschung ist die Verbesserung der gegenwärtigen Behandlungsergebnisse. Insbesondere werden in allen Disziplinen der Onkologie neue Therapieverfahren untersucht, aber auch scheinbar etablierte Therapien auf ihren Nutzen hin überprüft.

Beispiele für in klinischen Studien zu prüfende Therapieverfahren in verschiedenen Fächern

Operative Fächer	Vergleich verschiedener Operationstechniken
Radioonkologie	Vergleich verschiedener Bestrahlungsdosen oder Fraktionierungen
Medizinische Onkologie	Vergleich einer neuen mit einer etablierten medikamentösen Therapie
Interdisziplinär	Vergleich unterschiedlicher Abfolgen kombinierter Therapieverfahren (z. B. Bestrahlung vor oder nach einer Operation)

Von großer Bedeutung ist die lückenlose Erfassung der Effekte, die für den Vergleich der untersuchten Verfahren von Bedeutung sind. Solche Effekte können sein:

- die Beeinflussung des Tumorwachstums,
- die Belastung der Patienten durch akute Nebenwirkungen und Aufwand,
- die Langzeittoxizität,
- die Kosten.

Begleitende Untersuchungen zur Lebensqualität sind heute für viele klinische Studien unverzichtbar.

Neben der reinen Therapieforschung ergeben sich weitere Forschungsaufgaben im *supportiven Bereich*, z. B.:

- in der Schmerztherapie,
- in der Vorbeugung und Behandlung von Therapienebenwirkungen (z. B. Stomatitis, Übelkeit),
- bei der Optimierung der venösen Zugänge (Portsysteme).

42.3 Klinische Studien

Bei der Einführung neuer Therapien muss schrittweise vorgegangen werden. Dies gilt sowohl für medikamentöse als auch für die übrigen Verfahren: In einem ersten Schritt wird das Verfahren bei einer definierten (kleinen) Patientenzahl eingesetzt unter genauer Beobachtung der Durchführbarkeit und der Verträglichkeit. Im zweiten Schritt wird das Verfahren bei einer etwas größeren, einheitlichen Gruppe von Patienten verwendet, um genauere Hinweise auf die Wirksamkeit bei bestimmten Krebserkrankungen zu erhalten und die Erfahrung zu erweitern. Schließlich erfolgt, falls sich das Verfahren bis dahin bewährt hat, der Vergleich mit den bereits auf diesem Gebiet etablierten Behandlungen.

Speziell für die *Einführung neuer Medikamente* in der Onkologie wurde dieses schrittweise Verfahren systematisch entwickelt. Wir unterscheiden verschiedene Phasen in der Prüfung eines neuen Medikaments:

- In der *Phase I* wird klassischerweise die für den Menschen noch verträgliche Dosis definiert. Die entsprechenden Studien werden deswegen auch *Dosisfindungsstudien* genannt.
- In der *Phase II* wird die gefundene Dosis bei definierten Erkrankungen eingesetzt, um Informationen über die *Wirksamkeit* zu erhalten.
- In der *Phase III* erfolgt ein *Vergleich* mit der bisher als Standard geltenden Therapie.

Im Folgenden sollen die Eigenheiten der verschiednene Phasen klinischer Studien näher betrachtet werden.

42.3.1 Phase-I-Studien

Definition

Bei der klassischen Phase-I-Prüfung ist das wichtigste Ziel die Definition einer Dosis und eines Therapieschemas, welches dann in der weiteren Prüfung des Medikaments verwendet werden kann.

Voraussetzungen für den erstmaligen Einsatz von neuen Medikamenten in solchen Studien beim Menschen sind unter anderem:

- Hinweise auf eine Wirksamkeit gegen maligne Tumoren,
- Daten zur Toxizität des neuen Wirkstoffes,
- Daten zur Pharmakologie: Verteilung und Ausscheidungswege des Wirkstoffs im Körper.

Die erforderlichen Daten kommen aus der sog. *präklinischen Forschung*, d. h. aus der Laborforschung an Tumorzellkulturen und Tiermodellen.

Im Gegensatz zu anderen Medikamenten, wie z. B. Antihypertensiva, werden neue Chemotherapeutika nicht an gesunden Freiwilligen getestet, sondern an Krebspatienten mit fortgeschrittener, anderweitig nicht behandelbarer Erkrankung. Es müssen deshalb an die Auswahl dieser Patienten strenge Maßstäbe angelegt werden.

Begonnen wird die Therapie mit einer Dosis, deren Höhe sich an den Ergebnissen der Tiertoxikologie orientiert. Das Schema der Verabreichung (orale bzw. parenterale Verabreichung, Bolusinjektion bzw. Dauerinfusion, Behandlungsintervall) orientiert sich an den Kenntnissen zur Pharmakologie und zum Wirkmechanismus des Medikaments, wie sie aus den vorklinischen Untersuchungen vorliegen. Die Dosierung und das Schema werden dabei so gewählt, dass die ersten Patienten mit großer Wahrscheinlichkeit keine Nebenwirkungen erleiden. Nachdem drei Patienten mit der niedrigsten Dosis behandelt wurden und auch eine ausreichende Zeit beobachtet werden konnten, wird die Dosis nach einer im Protokoll festgelegten Weise gesteigert und die nächsten drei Patienten eingeschlossen. Dies wiederholt sich so lange, bis Nebenwirkungen auftreten. In jedem Protokoll ist festgelegt, welche Nebenwirkungen bis zu welcher Intensität noch akzeptiert werden bzw. ab welcher Nebenwirkungsintensität die Dosis für die nächsten Patienten wieder vermindert werden muss.

Am Ende der Studie (in der Regel nach Behandlung von etwa 20 Patienten) wird die Dosis festgelegt, mit der das Medikament in den Studien der nächsten Phase (Phase II) verwendet wird. Idealerweise ist es eine Dosis, die nur akzeptable, insbesondere den Patienten nicht gefährdende Nebenwirkungen verursacht.

Da zu Beginn der Prüfung eines neuen Wirkstoffs keine Daten zu Art und Ausmaß von Nebenwirkungen beim Menschen vorliegen, müssen während des Ablaufs einer solchen Studie alle Änderungen in der Befindlichkeit des Patienten sorgfältig dokumentiert werden. Es müssen regelmäßig Blutuntersuchungen vorgenommen werden, um ggf. Toxizitäten, vor allem auf Knochenmark, Leber und Niere, frühzeitig zu erfassen. Bei besonderen Hinweisen aus der Präklinik müssen zusätzliche Untersuchungen, wie z. B. Lungenfunktionsprüfung oder Echokardiographie, erfolgen. Ob beobachtete Ereignisse – z. B. eine Verschlechterung der Nierenfunktion – Therapienebenwirkung oder Hinweis auf ein Fortschreiten der Tumorerkrankung sind, muss häufig zunächst offen bleiben.

Das Ziel, eine möglichst hohe Dosierung zu verwenden, wird begründet durch die Tatsache, dass für die meisten Zytostatika theoretisch eine klare *Dosis-Wirkungs-Beziehung* besteht, d. h. dass grundsätzlich bei höherer Dosierung mehr Wirkung erwartet wird. Es hat sich allerdings in den letzten Jahren herausgestellt, dass für manche Zytostatika die Dosis-Wirkungs-Kurve im Bereich der üblicherweise eingesetzten Dosis flach ist, so dass geringere Dosisveränderungen zu keinen messbaren Wirkungsveränderungen führen.

Pharmakokinetische Untersuchungen sind fester Bestandteil vieler Phase-I-Studien. Ziel dieser Untersuchungen ist es, Informationen über die Verweildauer des Medikaments und seiner Abbauprodukte im Körper zu erhalten sowie über den Zusammenhang zwischen verabreichter Dosis und Ausscheidung bzw. Abbau des Wirkstoffs. Dazu wird zu genau festgelegten Zeitpunkten nach Verabreichung des Medikaments Blut entnommen. Weitere Untersuchungen dienen der Bestimmung der Medikamentenkonzentration im Gewebe oder von Effekten der Medikamente auf den Tumorstoffwechsel. Ergebnisse solcher Untersuchungen können wichtige Hinweise für die weitere Entwicklung eines Medikaments geben.

Auch wenn die Definition einer optimalen Dosis das Hauptziel der Phase-I-Prüfung ist, wird, wenn irgend möglich, auch der Effekt der Behandlung auf das Tumorwachstum gemessen. Selbst ein geringer, aber messbarer Effekt kann – abgesehen von dem Nutzen für den Patienten – ein wichtiger Hinweis für die weitere Entwicklung des Medikaments sein.

42.3.2 Phase-II-Studien

Definition

Wichtige Ziele der Phase-II-Prüfung neuer Medikamente sind die Abschätzung der Wirksamkeit bei definierten Tumorerkrankungen und weitere Erkenntnisse zur akuten und verzögerten, evtl. auch kumulativen Toxizität.

Am Ende der Phase-II-Prüfung steht die Entscheidung, ob die Entwicklung eines Medikaments weitergeführt wird.

Die Wahl der Tumorkrankheiten, bei denen ein bestimmter Wirkstoff in der Phase II geprüft wird, hängt ab von:

- der beobachteten Wirksamkeit in der Phase I,
- der Aktivität im Reagenzglas an Zellkulturen und in Tierversuchen,
- dem vermuteten Wirkmechanismus.

Die genaue Zahl der innerhalb einer Phase-II-Studie zu behandelnden Patienten wird meist nicht von Anfang an festgelegt, sie orientiert sich an dem, was im Verlauf der Studie beobachtet wird. Wird z. B. bei den ersten 14 behandelten Patienten nicht zumindest eine Teilremission (Tumorrückbildung) erreicht, ist mit 95 % Wahrscheinlichkeit die Remissionsrate für diese Substanz bei der gewählten Tumorart unter 20 %. Damit lohnt sich in der Regel eine Weiterentwicklung der Substanz nicht. Wird mindestens eine Teilremission erreicht, erhöht sich die Zahl der Patienten so, dass statistisch genauere Aussagen über die Wirksamkeit ermöglicht werden.

42.3.3 Phase-III-Studien

Definition

In Phase-III-Studien werden neue Therapieansätze, die sich in der Phase I und II als vielversprechend gezeigt haben, mit der bis dahin geltenden Standardtherapie verglichen. Wenn für die gegebene Indikation keine Standardtherapie existiert, kann stattdessen auch eine unbehandelte Kontrollgruppe gewählt werden. Eine Phase-III-Studie kann zwei oder mehrere Behandlungen mit einander vergleichen. Man spricht dann von *zwei-* oder *mehrarmigen Studien.*

Das Besondere an der Phase-III-Studie ist die *Randomisierung* (engl. »random«: Zufall). Dies ist die zufällige Zuteilung der Patienten in eine der vorgesehenen Behandlungsgruppen. Dafür gibt es bestimmte computerisierte Verfahren. Diese garantieren, dass ausschließlich der Zufall die Wahl der zu untersuchenden Therapie bestimmt und weder Patient noch behandelnde Ärzte darauf irgendeinen Einfluss haben. Damit soll sichergestellt werden, dass sich die Behandlungsgruppen im Wesentlichen nur durch die unterschiedliche Behandlung und nicht durch andere Faktoren unterscheiden, welche möglicherweise das Ergebnis beeinflussen könnten, wie z. B. ein besserer oder schlechterer Allgemeinzustand. Wenn die Studien nicht sehr groß sind, können allerdings auch zufällig Ungleichgewichte entstehen. Um auch dies zu vermeiden, erfolgt meist noch eine *Stratifizierung* nach bekannten Risikofaktoren. Diese stellt sicher, dass Patienten mit ebendiesen Risikofaktoren gleichmäßig auf die Behandlungsgruppen verteilt werden.

Wenn immer möglich, soll eine Phase-III-Studie *doppelblind* durchgeführt werden. Dies heißt, dass weder Patient noch Prüfer wissen, welche der zu vergleichenden Behandlungen der Patient erhält. Damit kann die Bewertung des Therapieeffekts ohne Voreingenommenheit (engl.: »*bias*«) erfolgen. In der Onkologie sind jedoch doppelblinde Studien oft nicht möglich, da die Nebenwirkungen der zu vergleichenden Medikamente zu verschieden sind.

Ergebnisse, nach denen am Ende einer Phase-III-Studie festgestellt werden kann, ob eine der Behandlungen der anderen überlegen ist, können sein:

- Überlebenszeit,
- symptomfreie Überlebenszeit,
- Ansprechrate und Dauer des Ansprechens,
- Rate an schweren Nebenwirkungen,
- Lebensqualitätskriterien,
- Kosten.

Man nennt diese Parameter auch *Endpunkte*. Welche Endpunkte für eine bestimmte Fragestellung als wichtig angesehen werden, muss vor Beginn der Studie im Protokoll festgelegt werden.

Es gibt statistische Verfahren, mit denen am Ende der Studie festgestellt werden kann, mit welcher Wahrscheinlichkeit beobachtete Unterschiede in den festgelegten Endpunkten nicht zufällig, sondern tatsächlich auf die unterschiedliche Behandlung zurückzuführen sind. Diese Wahrscheinlichkeit wird in der Regel mit dem Buchstaben »p« (für engl. »probability« = Wahrscheinlichkeit) bezeichnet. Als guter Hinweis auf einen tatsächlichen Unterschied gilt zumeist ein p-Wert von <0,05 entsprechend einer Wahrscheinlichkeit von >95 %, dass tatsächlich ein Unterschied zwischen den geprüften Behandlungen besteht. Bei einem p-Wert von <0,01 beträgt die Wahrscheinlichkeit bereits >99 %. Schwieriger als einen Unterschied nachzuweisen, ist der Beleg, dass zwei Behandlungen gleichwertig sind. Dies verlangt zumeist eine Studie mit sehr vielen Patienten.

Vor Beginn einer vergleichenden Phase-III-Studie muss festgelegt werden, wieviele Patienten eingeschlossen werden sollen. Diese Zahl kann berechnet werden, wenn man definiert hat, welchen Unterschied man zumindest erwartet. Je größer der erwartete Unterschied ist, desto kleiner kann die Zahl der Patienten in der Studie sein. Wenn der erwartete Unterschied eher klein ist, braucht man eine größere Patientenzahl, um diesen Unterschied verlässlich zu zeigen. Bei einem erwarteten großen Unterschied muss man sich allerdings fragen, ob die Studie ethisch vertretbar ist, da sie ja einem Teil der Patienten eine erwartetermaßen schlechtere Behandlung zukommen lässt. Bei einem erwarteten kleinen Unterschied muss man sich überlegen, ob ein solch kleiner Unterschied überhaupt von Bedeutung ist.

Phase-III-Studien umfassen oft mehrere hundert Patienten, bei Studien zur adjuvanten Therapie oft mehr als tausend. Sie können somit nicht an einem einzelnen Zentrum in vernünftiger Zeit durchgeführt werden. Daraus ergibt sich die Notwendigkeit von sog. *Multizenterstudien*, d. h. Studien, die an verschiedenen Kliniken, häufig sogar international, organisiert sind. Dies erfordert einen sehr großen organisatorischen und damit auch finanziellen Aufwand. Dieser wird entweder von Forschungsorganisationen, wie z. B. der EORTC (European Organization for Research and Treatment of Cancer, europäische Organisation für Forschung und Behandlung von Krebs) und ihren Untergruppierungen oder auch von Pharmafirmen professionell aufgebracht.

42.4 Ethische Fragen und die Regeln der »good clinical practice«

Damit Forschungsergebnisse international anerkannt werden können, ist es notwendig, dass diese nach einheitlichen Regeln gewonnen werden. Deshalb wurden vor einigen Jahren die sog. Regeln der »good clinical practice« (gute klinische Praxis), abgekürzt GCP, aufgestellt. Diese werden inzwischen von den meisten Ländern als verbindlich anerkannt. Sie regeln die Durchführung aller Studien am Menschen (klinische Forschung). Ihre Einhaltung muss dokumentiert sein und wird von staatlichen Behörden überprüft. Insbesondere die Behörden, die für die Registrierung neuer Arzneimittel zuständig sind, achten darauf, ob die vorgelegten Ergebnisse entsprechend GCP-Regeln erzielt wurden.

Folgende Aspekte werden hier besonders geregelt:

- Schutz der Studienteilnehmer,
- Ethikkommission für klinische Versuche,
- Aufgaben und Verantwortlichkeiten von Sponsor, Monitor und Prüfarzt,
- Aufgaben der staatlichen Behörde.

42.4.1 Ethikkommissionen

Definition

Ethikkommissionen sollen sicherstellen, dass klinische Forschung die ethischen Maßstäbe nicht verletzt. Klinische Forschungsprotokolle dürfen deshalb erst nach Genehmigung durch die zuständige Ethikkommission in Kraft gesetzt werden.

Ethikkommissionen werden in der Regel auf regionaler Ebene eingesetzt. Ihre Mitglieder müssen aus verschiedenen, auch nichtmedizinischen Berufen kommen. Neben Ärzten sind in diesen Kommissionen in der Regel auch Pflegende, Theologen, Pharmazeuten und Patientenorganisationen vertreten.

Eingereichte Forschungsvorhaben werden nach folgenden Kriterien beurteilt:

- Ist das Verhältnis von Belastung zu Nutzen für den Patienten vertretbar?

- Ist es aufgrund des im Protokoll festgelegten Studienplans und den äußeren Bedingungen wahrscheinlich, dass die Studie wie geplant durchgeführt werden kann?
- Sind die Verantwortlichen der Studie aufgrund ihrer Erfahrung und ihrer Kenntnisse in der Lage, eine solche Studie durchzuführen?
- Ist im Protokoll sichergestellt, dass die Studie abgebrochen wird, wenn unvorhergesehene ungünstige Ereignisse auftreten?
- Werden das Recht auf Anonymität und das Selbstbestimmungsrecht der Patienten ausreichend berücksichtigt?
- Werden die Patienten vor Eintritt in die Studie *umfassend* und *verständlich schriftlich* und *mündlich* informiert?
- Besteht eine ausreichende Versicherung von Sponsor und Prüfer, um Schäden, die im Rahmen eines klinischen Versuchs entstanden sind, abzudecken?

Im Verlauf der Studie muss die Ethikkommission über jedes schwer wiegende Ereignis, z. B. einen Todesfall als Folge einer Studienmedikation oder eine hospitalisationsbedürftige Nebenwirkung unverzüglich informiert werden, da solche Ereignisse ggf. eine Revision der Bewilligung der Ethikkommission zur Folge haben können.

Die Ethikkommission muss aber auch gefragt werden, wenn bei einem Patienten ausschließlich zu Forschungszwecken eine Untersuchung, wie z. B. eine Röntgenaufnahme oder eine Blutentnahme, erfolgen soll, bei letzterer selbst dann, wenn dazu keine eigene Venenpunktion erforderlich ist. Jede Maßnahme, die nicht zum Nutzen des individuellen Patienten erfolgt, ist juristisch gesehen eine Körperverletzung und nur nach Aufklärung und Zustimmung (»*informed consent*«) des Patienten und Zustimmung durch die Ethikkommission gestattet.

42.4.2 Aufklärung bei klinischen Studien

Nachdem von den Studienverantwortlichen festgestellt wurde, dass ein Patient für die Behandlung in einer Studie geeignet ist, muss dieser zunächst über Wesen und Ziele der Studie aufgeklärt werden. Dies erfolgt idealerweise durch den Studienverantwortlichen zunächst mündlich und wird ergänzt durch die Übergabe der von der Ethikkommission akzeptierten schriftlichen Information. Der Patient sollte dann Zeit haben, diese Information ohne zeitlichen Druck zu studieren und mit seinen Angehörigen zu besprechen. Er muss wissen, dass er im Falle einer Verweigerung der Studienteilnahme keine Nachteile erfahren wird und auch nach seiner Zustimmung jederzeit seine Entscheidung revidieren kann.

Besonders schwierig ist die Aufklärung über randomisierte Studien, da viele Patienten nicht verstehen können, dass der Zufall bestimmt, welche der infrage kommenden Behandlungen sie erhalten werden. Hier muss den Patienten verständlich gemacht werden, dass nach dem gegenwärtigen Kenntnisstand keine der Behandlungen der anderen überlegen ist. Wenn die Betreuenden tatsächlich der Meinung wären, dass eine der möglichen Behandlungen besser ist, wäre eine Randomisierung ethisch nicht vertretbar.

! Die Zustimmung des informierten Patienten ist unverzichtbarer Bestandteil jeder verantwortungsbewussten klinischen Forschung.

42.4.3 Dokumentation der Studienresultate

Die Auswertung einer Studie erfordert die sorgfältige Dokumentation aller wichtigen Ereignisse während des Verlaufs der Studie. Dazu gehören etwa:

- Dosierung und Zeitpunkt der Verabreichung der Medikamente,
- unerwünschte Wirkungen,
- Resultate von Labor- und Röntgenuntersuchungen,
- Beurteilung der Tumorgröße,
- Beurteilung von Kriterien der Lebensqualität.

In der Regel werden diese Daten auf speziellen Studien-Protokoll-Blättern (engl. *study flow charts)* festgehalten. Die Beurteilung der Wirkung auf den Tumor und der unerwünschten Wirkungen geschieht nach standardisierten Regeln.

Dokumentation der Tumorwirksamkeit

Zur quantitativen Beurteilung des Einflusses einer Behandlung auf die Tumorgröße wurden von der Weltgesundheitsorganisation (WHO) Kriterien aufgestellt *(Remissionskriterien)*, an denen sich die meisten klinischen Forscher orientieren:

- Komplette Remission (CR): das völlige Verschwinden aller klinisch nachweisbaren Tumormanifestationen für mindestens 4 Wochen.
- Partielle Remission (PR): mindestens 50 % Rückgang der Summe des Produkts der beiden größten, senkrecht aufeinander stehenden Durchmesser aller messbaren Tumorherde für mindestens 4 Wochen.
- Stabile Erkrankung (NC oder SD): weniger als 50 % Verkleinerung und weniger als 25 % Zunahme des Tumors.
- Fortschreitende Erkrankung (PD): 25 % Zunahme des Tumors oder mehr.

Diese Begriffe werden nicht nur in der Forschung, sondern auch im klinischen Alltag benutzt, um das Ansprechen eines Tumors auf eine Therapie zu bezeichnen (s. auch ▶ Kap. 6).

Dokumentation von Therapienebenwirkungen

Auch die Therapienebenwirkungen werden nach international gültigen Kriterien dokumentiert. Am häufigsten werden die WHO-Klassifikation und die Klassifikation NCIC CTC (National Cancer Institute of Canada Common Toxicity Criteria) verwendet. Die Nebenwirkungen werden dabei in viele verschiedene Qualitäten und 5 Schweregrade (Grad 0–4) eingeteilt.

42.5 Die Rolle der Pflegenden in der klinischen Forschung

Seit kurzem bietet z. B. die Deutsche Krebsgesellschaft eine formale Ausbildung für Pflegende in der Forschung an (Forschungsschwester bzw. Forschungspfleger oder Studienschwester bzw. Studienpfleger). Dadurch wird die wichtige Rolle dokumentiert, die Pflegende in den vergangenen Jahren bei der Durchführung der klinischen Forschung übernommen haben.

Mehr und mehr initiieren Pflegende auch eigene Forschungsprojekte (Pflegeforschung). Eine von Pflegenden initiierte Studie kann auch ein Teilprojekt eines medizinischen Forschungsprojekts darstellen, indem z. B. das Management von Therapienebenwirkungen studiert wird.

Am häufigsten ist die Mitwirkung von Pflegenden in der Forschung jedoch bei der Unterstützung von Therapiestudien. Dazu müssen die Pflegenden ausführlich über die jeweilige Studie, ihre Hintergründe, die Fragestellung und sämtliche Aspekte des Ablaufs informiert sein. Diese Information geschieht durch die Studienverantwortlichen (engl. »*principal investigator*«) und durch das ausführliche Studienprotokoll.

Mögliche Aufgaben der in der klinischen Forschung mitarbeitenden Pflegenden sind:

- Informationsübermittlung an die Patienten:
  - Ergänzung der Aufklärung,
  - Erstellung von speziellen Plänen für die Medikamenteneinnahme,
  - Instruktion beim Führen eines Tagebuchs, z. B. zur Erfassung der Lebensqualität,
- Information des mitbeteiligten Pflegepersonals über Details des Studienprotokolls, welche für die Pflegenden von Belang sind, z. B.:
  - Überwachung der Vitalfunktionen,
  - spezielle Blutentnahmen,
  - Flüssigkeitsbilanzierung.
- selbständige engmaschige Überwachung der Studienpatienten:
  - Dokumentation der Krankheitssymptome,
  - Beobachten, Erfassen und Dokumentieren von unerwünschten Ereignissen, wie z. B. Kopfschmerzen, Müdigkeit, Übelkeit, Durchfall mit genauer Angabe von Zeitpunkt bzw. Zeitdauer und Intensität,
- Hilfe bei der Entsorgung von Medikamentenresten oder Patientenausscheidungen, z. B. nach Behandlung mit radioaktivem Material und viralen Vektoren bei der Gentherapie,
- eventuell verantwortliche Aufbewahrung, Abgabe und Verabreichung des Studienmedikamentes (je nach rechtlicher Situation) und genaue Buchführung über den Medikamentenbestand,

- Instruktion von Patienten oder Angehörigen über die subkutane Selbstinjektion von Studienmedikamenten und/oder Begleitmedikation,
- Organisation und evtl. Durchführung von studienspezifischen Begleituntersuchungen wie EKG, Blutentnahmen zur Pharmakokinetik, studienspezifische Biopsien sowie Verarbeitung und Versand von Blut- und Gewebeproben,
- Ausgabe und Einsammeln von Patiententagebüchern zur Erfassung der Lebensqualität.

In vielen Einrichtungen übernehmen Forschungspflegende auch Aufgaben eines Verantwortlichen für die Dokumentation der Studiendaten (*Datamanager*):
- Sie überwachen den korrekten Zeitplan der vorgesehenen Untersuchungen und Therapien.
- Sie übertragen Informationen und Resultate aus den Krankenakten korrekt in die bereitgestellten Dokumentationsbögen.
- Sie leiten die fertiggestellte Dokumentation sowie Meldung von schwerwiegenden Ereignissen unmittelbar an den Sponsor weiter.
- Sie stehen in ständigem Kontakt mit den Mitarbeitern des Sponsors (Studienorganisation oder pharmazeutische Firma).

Bei entsprechender Ausbildung und Anleitung können Pflegende damit wichtige und unverzichtbare Aufgaben bei der Durchführung klinischer Studien übernehmen.

Häusliche Betreuung und Pflege von Tumorpatienten

K. Fellinger

Die dramatische Zunahme der Krankenhauskosten hat in den letzten Jahren dazu geführt, der Pflege kranker Menschen zu Hause mehr Bedeutung beizumessen. Hausärzte zählen Hausbesuche wieder vermehrt zu ihrem Tätigkeitsbereich. Es scheint, dass die häusliche Pflege und Betreuung auch in Zukunft mehr Gewicht erlangen wird, da sie dem Bedürfnis der heutigen Menschen nach Individualität entgegen kommt. Individualität und persönliche Entfaltungsmöglichkeit prägen stark die Lebensqualität eines jeden Menschen. Diese Entwicklungen zeigen sich konkret im Ausbau schon bestehender regionaler Pflegedienste, in der Entstehung neuer, privater Hauspflegedienste oder auch in vermehrt spezialisierten häuslichen Pflegediensten.

43.1 Lebensqualität und häusliche Pflege von Tumorpatienten

Die Praxis zeigt, dass die häusliche Pflege und Betreuung von Tumorpatienten sich hauptsächlich um die Pflege des sterbenden Patienten dreht, also des Tumorpatienten in terminaler Situation. Krebspatienten, deren Allgemeinzustand es zulässt, sind gerne selbstständig und beanspruchen häusliche Pflegedienste eher selten.

Wenn man gesunde Menschen fragt, wo sie den Rest ihres Lebens verbringen möchten, wenn sie krank sind und sterben werden, so antworten etwa 90 %, dass sie am liebsten zu Hause sterben möchten.

Bei Befragungen von Krebspatienten geben ca. 75 % an, zu Hause sterben zu wollen. Als Grund wird meist angegeben:

- Der Tagesablauf kann individuell gestaltet werden (Essenszeiten, Schlafrhythmus etc.).
- Die persönliche Umgebung, eigenes Bett etc., ist wichtig.
- Die Nähe zu den Angehörigen ist damit verbunden.

In der Realität sterben etwa 40 % der Tumorpatienten zu Hause. Viele Patienten sind zwar lange zu Hause, werden aber oft in den letzten Tagen vor dem Tod noch in das Krankenhaus eingewiesen. Gründe dafür können eine beängstigende Notfallsituation sein, wo Patient, Angehörige und Betreuungsteam gleichermaßen überfordert sind, oder aber die psychische Belastung ist für Angehörige so groß, dass sie zu einer Überforderung aller an der Pflege Beteiligten wird.

Ziel der in verschiedenen Ländern entstandenen Palliativgesellschaften für Medizin und Pflege ist die Schaffung von Strukturen, die eine umfassende medizinische und pflegerische Versorgung von Tumorpatienten und ihren Angehörigen zu Hause (wie auch im Spital) ermöglichen, das heißt eine höchstmögliche Lebensqualität bis zuletzt.

43.2 Voraussetzungen für die Hauspflege von Tumorpatienten in terminaler Situation

Diese Erkenntnisse aus dem Pflegealltag haben dazu geführt, Kriterien auszuarbeiten, deren Erfüllung eine Grundvoraussetzung für eine funktionierende Heimpflege darstellen. Die Vernetzung der Betreuung des sterbenden Patienten spielt dabei eine wichtige Rolle.

Voraussetzungen sind:

- Der Patient hat den Wunsch, zu Hause zu sterben.
- Ein oder mehrere Angehörige bejahen den Entscheid und möchten an der Pflege und Betreuung teilnehmen.
- Eine professionelle Pflege und medizinische Betreuung können bei Bedarf rund um die Uhr und an 7 Tagen in der Woche angeboten werden.
- Es besteht die Möglichkeit, Fachkräfte für spezielle behandlungstechnische Maßnahmen bei Tumorpatienten hinzuzuziehen und in die Pflege zu integrieren (s. auch ▶ Abschn. 43.5).
- Es besteht eine gute interdisziplinäre Zusammenarbeit zwischen Hausarzt, Onkologe und anderen Vertretern notwendiger Fachbereiche, wie Seelsorger oder Psychologe.
- Eine stationäre Wiederaufnahme des Patienten ist, falls erforderlich, gewährleistet.
- Notwendige technische Hilfsmittel stehen zur Verfügung.

- Hilfe im Haushalt kann angefordert werden.
- Das betreuende Team besitzt Ausbildung und Praxis im Bereich Sterbebegleitung.

Wenn diese Punkte gewährleistet sind, kann ein wesentlich größerer Teil der Patienten bis zum Tod zu Hause betreut werden. Die Grafik (■ Abb. 43.1) zeigt, wie eine solche Vernetzung der Betreuungsdienste aussehen könnte.

43.3 Gründe für eine Klinikeinweisung

Es sollte an dieser Stelle hervorgehoben werden, dass die Pflege des sterbenden Menschen zu Hause nicht als einzig ideale Situation angesehen werden darf. Nicht jeder hat eine Familie, und nicht jede Familie ist in der Lage, Krebspatienten im Endstadium zu pflegen, und nicht jede Wohnung ist ideal für Krebspatienten, z. B. mit körperlicher Behinderung (Wohnung im obersten Stockwerk, ohne Lift) oder auch für terminale Patienten (zu wenig Raum).

Eine Klinikeinweisung »zum Sterben« kann für Angehörige auch eine große Entlastung von der Verantwortung bedeuten. Die ständige Angst, »was muss ich tun, wenn er nicht mehr atmen kann, wenn er blutet etc.«, fällt weg. Angehörige und Patienten wählen manchmal ganz bewusst diesen Weg, um die letzten Tage sich ganz auf sich selbst konzentrieren zu können.

Weitere Gründe, die eine Klinikeinweisung notwendig machen, sind folgende:

- eine unzureichende Symptomkontrolle (vor allem Schmerzen oder Dyspnoe),
- unzureichende Pflege zu Hause durch Zusammenbruch des sozialen Netzes (Familie, Freunde, Verwandte),
- Angstzustände und andere seelische Krisen des Patienten, die ambulant nicht überwunden werden können.

Vielerorts ist es heute in Krankenhäusern möglich, auch in großen Zentren, entsprechende Bedingungen zu schaffen, wie z. B. Einzelzimmer, Schlafmöglichkeiten im selben Zimmer für Angehörige, 24-Stunden-Besuchszeit, Gestaltung des Zimmers mit persönlichen Gegenständen des Patienten. Es gibt auch immer mehr andere Möglichkeiten für sterbende Patienten wie Palliativstationen in Krankenhäusern, Tageshospiz oder eigentliche Hospize, d. h. Häuser, wo Menschen aufgenommen werden, die den Rest ihres Lebens dort verbringen möchten. Diese Idee entstand in England (das erste Hospiz wurde von Cicely Saunders 1967 gegründet). In den deutschsprachigen Ländern gibt es noch nicht sehr viele solcher Einrichtungen, es wird sich wohl in den nächsten Jahren zeigen, ob sich diese Möglichkeit der Betreuung Sterbender weiter durchsetzen wird.

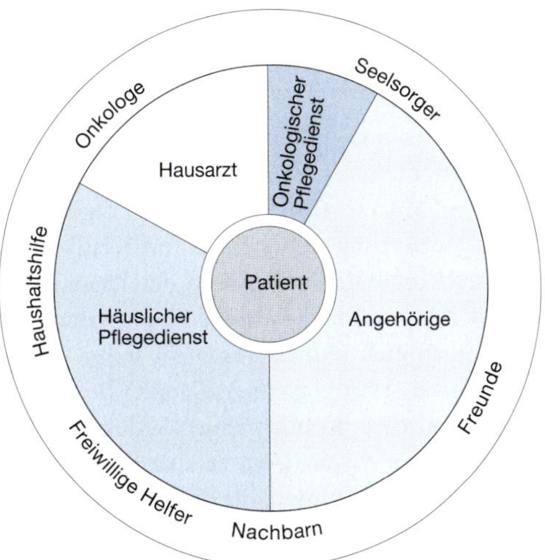

■ **Abb. 43.1.** Mögliches Betreuungsnetz des Tumorpatienten zu Hause

43.4 Aufgaben der Pflegenden in der häuslichen Betreuung und Pflege von Tumorpatienten

Die Pflege des Krebspatienten zu Hause kann sehr verschiedene Tätigkeiten umfassen. Folgende Aufgaben stehen im Vordergrund:

- Organisation und technische Vorbereitung der Pflege zu Hause,
- umfassende und spezielle Pflege der Tumorpatienten zu Hause,
- Kriesenbegleitung von Patienten und Angehörigen,
- laufende Koordination der Pflege und Pflegedokumentation,
- Qualitätssicherung.

43.5.1 Organisation und technische Vorbereitung der Pflege zu Hause

Die Grundvoraussetzung für eine von Anfang an gut funktionierende Betreuung zu Hause ist *das frühzeitige Miteinbeziehen* aller notwendigen Fachkräfte (Vernetzung). Dies kann mit relativ wenig Aufwand verbunden sein, wenn der Patient noch selbstständig und mobil ist. Gerade in komplexen Pflegesituationen jedoch geschieht diese Vernetzung immer noch oft ungenügend: Bei Entlassungen aus dem Krankenhaus werden Hausarzt und häuslicher Pflegedienst zu spät oder ungenügend informiert. Ambulante Patienten und ihre Angehörigen sind oft schlecht informiert über die Möglichkeit, professionelle Hilfe hinzuzuziehen, oder sie trauen sich auch nicht, »fremde Hilfe« anzunehmen.

In diesen Fällen findet der erste Einsatz des häuslichen Pflegedienstes eher in Form einer »Feuerwehrübung« statt, d. h. in möglichst kurzer Zeit sind möglichst viele Probleme zu lösen. Nicht selten führt eine solche Situation zu einer verfrühten oder unnötigen Krankenhauseinweisung.

! Das Ziel soll demnach sein, möglichst frühzeitig Zeichen der Überforderung bei Patient oder Angehörigen zu erkennen und eine *sorgfältig angepasste* und *sichere Pflege* zu gewährleisten.

Bei der Entlassung eines Patienten aus dem Krankenhaus ist es die beste Lösung, wenn die Verantwortliche des häuslichen Pflegedienstes die Pflege zu Hause von Anfang an organisiert, in enger Zusammenarbeit mit der verantwortlichen Pflegeperson in der Klinik. So hat der Patient die Möglichkeit, die verantwortliche Pflegeperson für die Hauspflege bereits im Krankenhaus kennen zu lernen. Dies gibt ihm und seinen Angehörigen die notwendige Sicherheit, zu Hause ebenso gut gepflegt zu werden wie im Krankenhaus.

Mit einer sorgfältigen, bis in das kleinste Detail geplanten Heimpflege erhalten gerade auch die Angehörigen von Krebspatienten die so nötige Sicherheit, nicht allein zu sein. Das entsprechende Aufgabenfeld zeigt die folgende Übersicht.

Planung der Heimpflege

Organisatorische Aufgaben

- Anpassung der Pflege an die Wünsche des Patienten und an die Belastbarkeit der Angehörigen
- Anleitung und Information des Patienten und seinen Angehörigen über die Pflege wie auch über eventuelle Notfallmaßnahmen
- Einschaltung aller notwendiger Dienste, wie Haushaltshilfe, Pflegerin, Nachtwache, evtl. freiwillige Helfer
- Eventuell Miteinbezug von weiteren Bezugspersonen des Patienten in die Pflege
- Erstellung eines Telefonnotfallnetzes. Darauf muss genau und gut lesbar aufgelistet sein, *wer, wann, wo, wie* erreichbar ist. Es sollte 24 Stunden eine Fachperson erreichbar sein!

Technische Vorbereitung

- Anpassung der Wohnverhältnisse an die Bedürfnisse von Patient und Angehörigen, nach Möglichkeit vor der Krankenhausentlassung (evtl. eigenes Zimmer für den Patienten oder Einrichtung des Krankenzimmers im Wohnraum)
- Beschaffung weiterer nötiger Hilfsmittel, wie Krankenbett, Lagerungshilfen, Nachtstuhl, Rollstuhl etc.
- Bereitstellung aller notwendigen Pflegematerialien

43.4.2 Umfassende und spezielle Pflege von Tumorpatienten zu Hause

Um den vielfältigen Bedürfnissen der schwerkranken und sterbenden Patienten, zu denen in vielen Fällen Krebspatienten zählen, gerecht zu werden, ist die entsprechende Grundausbildung mit anschließender mehrjähriger Pflegepraxis absolut notwendig.

Die onkologische Zusatzausbildung ermöglicht die sichere Ausführung spezieller Pflegeverrichtungen sowie eine kompetente Beratung in spezifisch onkologischen Pflegeproblemen.

Folgende Schwerpunkte gehören in den Aufgabenbereich von Onkologiepflegenden in der häuslichen Pflege von Tumorpatienten:

Unterstützung bei der Körperpflege

Die Körperpflege wird in den meisten Fällen von Angehörigen durchgeführt. Die Anleitung und Beratung steht seitens der Pflegenden im Vordergrund. Daneben ist es aber wichtig, regelmäßig selbst zu pflegen, um Haut und Schleimhautverhältnisse auf Druckstellen, Trockenheit und Soorstomatitis zu kontrollieren, auch Verspannungen können erspürt werden. Oft führen auch regionale häusliche Pflegedienste diese Pflege aus.

Symptomkontrolle

Die häufigsten Pflegeprobleme zu Hause und die entsprechenden pflegerischen Aufgaben zeigt die nachfolgende Übersicht.

In vielen Fällen können auch hier Angehörige einen großen Teil der Pflege übernehmen, vorausgesetzt sie werden sorgfältig informiert und angeleitet.

Pflegeproblem	Pflegerische Maßnahmen
Schmerzen	Durchführung einer angepassten Schmerztherapie per os, transkutan, i.v. oder s.c. nach Verordnung
Appetitlosigkeit	Ernährungsberatung bezüglich Kochtechniken und Nahrungsersatzpräparate
	Evtl. Pflege von Nährsonden und Anleitung von Angehörigen
Müdigkeit	Erfassung und Beratung in energiesparenden, energiefördernden und energieerhaltenden Maßnahmen (siehe Pflegestandards der Onkologiepflege Schweiz OPS)
Flüssigkeitsbedarf in der Endphase	Beratung bezüglich Möglichkeiten der Flüssigkeitszufuhr (Pipette, etc.)
	Durchführung von Infusionstherapien i.v. oder s.c.
Atemnot	Evtl. Installation und Durchführung der O_2-Therapie
Übelkeit	Durchführung einer angepassten Antiemetikatherapie
Soorstomatitis	Durchführung einer angepassten Mundpflege

! Die Beratung und Anleitung in allen pflegerischen Bereichen nimmt in der häuslichen Betreuung von Tumorpatienten und ihren Angehörigen einen großen Stellenwert ein!

Spezielle technische Verrichtungen

- Punktion und Pflege von implantierten Kathetersystemen,
- Infusionstherapien mittels tragbaren Pumpensystemen oder Infusoren,
- Bluttransfusionen (je nach rechtlicher Lage),
- Durchführung von Chemotherapien (je nach rechtlicher Lage),
- Spezielle Hautpflege bei Läsionen nach Radiotherapie.

Vor allem die Übernahme der speziellen und auch zeitaufwendigeren Verrichtungen, wie Punktionen von implantierbaren Systemen, evtl. Bluttransfusionen oder auch häufige, komplexe Verbandwechsel, durch einen Pflegedienst für Tumorpatienten zu Hause ist sehr sinnvoll, sind doch dies meist Gründe, weshalb der Patient trotz Heimpflege immer wieder für einige Stunden in die Klinik muss oder weshalb eine Pflege zu Hause nicht mehr möglich ist.

Ein rechtlich abgesicherter Pflegedienst für Tumorpatienten zu Hause mit Schwerpunkt auf diesen Pflegeverrichtungen könnte somit äußerst sinnvoll sein, um solche »Lücken« in der Heimpflege zu schließen (s. auch ▶ Abschn. 43.5).

43.4.3 Krisenbegleitung von Patienten und Angehörigen

Bedürfnisse des Patienten

Wichtigste Aufgabe in der Begleitung von Patienten ist es, die Bedürfnisse nach Ruhe und Zurückgezogenheit oder aber nach offenen Gesprächen über den derzeitigen Zustand und über Sterben und Tod wahrzunehmen und darauf einzugehen. Oft jedoch nimmt mit dem Druck der fortschreitenden Krankheit die Fähigkeit des Patienten zur Kommunikation ab. Es geschieht immer wieder, dass Patienten zwar zu Hause von den Angehörigen fürsorglich gepflegt werden, dass jedoch keine Kommunikation stattfindet – sei es, weil der Patient seine Angehörigen schonen möchte oder weil er spürt, dass es ihre Kräfte überfordern würde, oder umgekehrt, weil Angehörige den sterbenden Patienten nicht zusätzlich mit ihrer Trauer oder ihren Ängsten belasten wollen. Aber auch den Pflegenden geht es in dieser Situation oft nicht besser, und sie verhindern – meist unbewusst – durch betont sachliches Agieren solch wichtige Gespräche.

Doch gerade Pflegende haben die Möglichkeit, durch ihren intensiven Kontakt zum Patienten und den Angehörigen, störende Spannungen und Probleme in der Kommunikation wahrzunehmen und als außenstehende Fachperson evtl. zur Milderung beizutragen. Dies verlangt von Pflegenden sicher einiges an Erfahrung in Gesprächsführung mit Schwerkranken.

Bedürfnisse der Angehörigen

In der Heimpflege von Krebspatienten nimmt die Betreuung der Angehörigen meist ebenso viel Zeit in Anspruch wie die Betreuung des Patienten. Insbesondere während der oft lang dauernden und intensiven Betreuung eines sterbenden Menschen stößt die emotionale wie auch die physische Belastung bei Angehörigen bis an äußerste Grenzen. Neben der konkreten Pflege des nahe stehenden Menschen müssen auch die Alltagspflichten erledigt werden. Hinzu kommt die ständige Konfrontation mit der eigenen Trauer, mit Zukunftsängsten und mit der Hilflosigkeit gegenüber der Krankheit.

Die Pflegeperson kann wertvolle Hilfe leisten, indem sie Freiräume schafft, in deren Rahmen auch Angehörige Zeit für sich selbst finden. Oft müssen Angehörige dazu überredet werden, weil sie sich selbst völlig vergessen oder unter dem ständigen Druck stehen, zu versagen, nicht stark genug zu sein. Manchmal ist es möglich, als »Professionelle« ein beginnendes Burnout zu erkennen und Angehörige darauf anzusprechen.

! Es ist notwendig, dem Angehörigen zu erklären, wie wichtig es ist, zeitweise die Verantwortung abzugeben, um auch über längere Zeit in der Pflege durchhalten zu können.

Möglich wäre z. B., mit dem Patienten und seinen Angehörigen festgelegte Zeiten einzuplanen, zu denen keiner der Angehörigen beim Patienten ist. Zusammen sollte überlegt werden, wer für diese Stunden einspringen könnte.

Freiraum schaffen für Angehörige heißt auch, die Möglichkeit zu geben, mit einer Fachperson, ohne Beisein des Patienten, über sich oder konkrete Pflegeprobleme sprechen zu können. Dieses Bedürfnis zeigt sich nicht selten im schon gedeckten Kaffeetisch in der Küche (und nicht im Krankenzimmer). Das bewusste Einplanen dieser Zeit in die Pflegeplanung ist nicht »Luxus«, sondern trägt ganz wesentlich dazu bei, dass die längerfristige Betreuung eines sterbenden Patienten zu Hause gelingt.

Ein wichtiger Aspekt der Begleitung von Angehörigen ist auch die Betreuung nach dem Tod des Patienten. Die Erfahrung zeigt, dass Angehörige es sehr schätzen, den Kontakt mit den verantwortlichen Pflegenden nicht so abrupt zu verlieren. Die kurze oder auch längere Zeit zusammen war meist so intensiv, dass ein voneinander Abschiednehmen Zeit braucht – und dies für beide Seiten. Es hilft enorm in der Trauerarbeit von Angehörigen, wenn nach den Aktivitäten und der Aufregung der ersten Zeit nach dem Tod des nahe stehenden Menschen nochmals rückblickend über die Situation gesprochen werden kann. Oft ist erst später Trauerarbeit möglich.

43.4.4 Laufende Koordination der Pflege und Pflegedokumentation

An der Pflege von Krebspatienten zu Hause, insbesondere von sterbenden Patienten sind meist mehrere Fachpersonen beteiligt (s. auch ◻ Abb. 43.1). Damit sich Patient und Angehörige sicher aufgehoben und betreut fühlen, ist Kontinuität in der Pflege nötig. Diese wird nur erreicht, wenn ein fortlaufender Informationsaustausch zwischen den an der Pflege beteiligten Fachpersonen stattfindet. Ist dies nicht der Fall, so erlebt der Patient, dass Pflegeverrichtungen jedes Mal anders durchgeführt werden oder dass der Hausarzt z. B. nichts von einer neuen Schmerzverordnung vom Onkologen weiß, weil er abwesend war oder umgekehrt. Solche Situationen führen meist über kurz oder lang zu Unsicherheit und Konfusion und folglich auch zu einer vermeidbaren Klinikeinweisung.

Es ist deshalb unerlässlich, auch im häuslichen Bereich eine genaue Pflegedokumentation zu führen. Am besten liegt ein solches Tagebuch immer beim Patienten an einem vereinbarten Platz. Jeder, der eine Verrichtung ausführt, dokumentiert diese im Buch, egal ob Arzt, Pflegende oder Angehörige, und zwar mit:

- Angabe der Tätigkeit,
- Datum und Zeit,
- Unterschrift.

Auch ärztliche Verordnungen, sei es vom Hausarzt oder Onkologen, müssen darin vermerkt sein, mit Datum, Zeit und Unterschrift der Pflegenden, welche die Verordnung entgegengenommen hat. Eine solche fortlaufende, genaue Dokumentation ist in Situationen, wo ein Notfallarzt eingeschaltet werden muss oder eine Klinikeinweisung notwendig ist, äußerst hilfreich, damit schnell ein aktueller Überblick gewonnen werden kann.

Die Koordination der häuslichen Pflege kann sehr zeitintensiv sein und bedeutet manchmal unzählige Telefonate. Dies zahlt sich aber aus, wenn der Patient sich dadurch sicher und kompetent betreut fühlt.

43.4.5 Qualitätssicherung

Weil viele Pflegeleistungen nicht direkt fassbar sind (Gespräche, Präsenz, etc) ist es sehr wichtig, genaue Statistiken zu führen, um den Nutzen und die Kostenersparnisse der Heimpflege von terminalen Tumorpatienten nachweisen zu können. Immer noch sind häufig Kostenfragen der Grund, weshalb häusliche Pflegedienste nicht ausgebaut oder aufgebaut werden können. Eine seriöse Qualitätssicherung schafft die Grundlage zur Finanzierung eines solchen Pflegedienstes.

43.5 Möglichkeiten und Probleme eines spezialisierten Onkologiedienstes für Tumorpatienten zu Hause

Aus dem Bedürfnis heraus, Krebspatienten zu Hause ein umfassendes Pflegeangebot bieten zu können, entstanden an verschiedenen Orten spezialisierte Pflegedienste für Tumorpatienten. Diese werden meist getragen und finanziert durch regionale Krebsligen oder andere gemeinnützige Institutionen wie z. B. die Caritas. In Zürich gibt es auch einen Onkologiedienst auf selbstständiger Basis, unterstützt von den frei praktizierenden Onkologen der Region. Ähnliche Dienste existieren auch in Basel (SEOP). Eine Spezialisierung im Rahmen der Onkologie für die häusliche Betreuung von Krebspatienten scheint aber dennoch nicht einfach zu sein. Wo liegen die Ursachen dafür? Mögliche Gründe sind:

- Verschiedene rechtliche Bestimmungen und auch verschiedene Auffassungen über Kompetenzen und Aufgabenbereiche des Pflegepersonals verhindern oft eine umfassende Stellenbeschreibung, welche unumgänglich ist bei der Schaffung einer neuen Dienstleistung.
- Eine Spezialisierung innerhalb der schon bestehenden regionalen Pflegedienste führt leicht zu Kompetenzkonflikten.
- Die häusliche Versorgung und Pflege von Tumorpatienten muss finanziert werden. Da kaum eine exakte Stellenbeschreibung für diese Spezialisierung existiert, ist es äußerst schwierig, entsprechende Finanzträger zu finden.

Eine gut funktionierende Versorgung von Tumorpatienten zu Hause kann nur dann bestehen und sinnvoll sein, wenn sie sorgfältig auf die Ansprüche der dahinter stehenden Institution und die lokalen Gegebenheiten abgestimmt wird, natürlich in Abhängigkeit von den jeweiligen rechtlichen Bestimmungen im betreffenden Land. Dies verlangt eine genaue Abklärung der persönlichen Möglichkeiten sowie der äußeren Rahmenbedingungen:

Voraussetzungen für einen spezialisierten regionalen Onkologiedienst

Persönliche Möglichkeiten

- Wie sind die fachlichen Kenntnisse im Fachgebiet Onkologie?
- Wieviel Erfahrung besteht in der Pflege von Tumorpatienten?
- Wie sind die eigenen Kompetenzen?
- Wie groß ist die Erfahrung im selbstständigen Arbeiten?

▼

Äußere Rahmenbedingungen

- Wie sind die Kompetenzen; sind sie rechtlich abgesichert?
- Welche Region könnte von dieser Dienstleistung profitieren (Größe?)
- Welche Bedürfnisse bestehen von Seiten der Trägerschaft? (Welche Pflegedienstleistungen werden erwartet bzw. nicht gewünscht?)
- Sind Klinikärzte, Hausärzte, frei praktizierende Onkologen interessiert an einem spezialisierten Onkologiepflegedienst?
- Existieren in der entsprechenden Region Pflegedienste zur häuslichen Betreuung von Patienten ganz allgemein? Wenn ja:
  - Wie sind sie organisiert?
  - Wie stark sind sie ausgelastet?
  - Was sind ihre konkreten Erwartungen an einen speziellen onkologischen Pflegedienst?
  - Wieviele Krebspatienten werden zu Hause gepflegt?
  - Welche Kosten werden von den Krankenversicherern übernommen?

Basierend auf solchen Vorabklärungen kann der entsprechende Aufgabenbereich eines Onkologiepflegedienstes klar definiert werden und damit auch eine sinnvolle Ergänzung zum bestehenden regionalen Angebot der häuslichen Pflege angeboten werden.

Die Versorgung von Tumorpatienten zu Hause kann somit in sehr verschiedenen Formen existieren, z. B. als unabhängiger Pflegedienst, der beim einzelnen Krebspatienten eine umfassende Pflege anbietet. Aber auch bei einem gut ausgebauten regionalen Pflegedienstangebot kann ein spezialisierter onkologischer Pflegedienst durchaus seinen Platz haben. Er wird sich zwangsläufig mehr auf die speziellen onkologischen Pflegemaßnahmen, wie Port-a-cath-Punktionen, Durchführung von Schmerztherapien mittels Infusoren oder anderen Pumpensystemen etc., konzentrieren, dafür aber ein größeres Gebiet versorgen können.

43.6 Verantwortung in der Pflege von Tumorpatienten zu Hause

Die Durchführung spezieller Pflegeverrichtungen zu Hause fordert von den Pflegenden viel Fachwissen und Sicherheit, da sie meist in solchen Situationen auf sich allein gestellt sind. Treten dabei Komplikationen auf (z. B. Venenprobleme oder verstopfte Kathetersysteme), müssen sie auch allein entsprechende Entscheidungen treffen. All dies passiert meist unter der Beobachtung des Patienten und/oder der Angehörigen. Nur durch eine gewisse Routine in diesen Dingen kann die verantwortliche Pflegende in einer solchen Situation die notwendige Ruhe und Sicherheit ausstrahlen und damit eine Vertrauensbasis aufbauen.

Auch bei der Durchführung der Schmerztherapie gehen die Kompetenzen häufig sehr weit. Oft ist es die in der häuslichen Pflege tätige Pflegende, die z. B. eine Dosissteigerung von Opiaten oder eine zusätzliche Reservemedikation vom Hausarzt oder Onkologen telefonisch verordnen lässt, ganz einfach, weil dies gerade im Moment notwendig ist und kein Arzt abkömmlich ist und auch, weil sie vielleicht den Patienten am besten kennt. Wird dies entsprechend dem sich änderndem Zustand des Patienten immer wieder so praktiziert, weil der zuständige Arzt der Kompetenz der Pflegeperson vertraut und Patient und Angehörige ebenfalls, so ändert sich die Schmerztherapie im Laufe der Zeit völlig, ohne dass der zuständige Arzt sie selbst geprüft hat. Die Situation des Patienten hängt in diesem Fall letztlich von der Beurteilung der Pflegenden ab. Dies mag zur besten Zufriedenheit aller Beteiligten geschehen, doch sollte sich die Pflegende ihrer Verantwortung immer wieder bewusst sein, um eigene Anzeichen der Überforderung zu erkennen.

! Es empfiehlt sich deshalb, auf regelmäßigen Arztbesuchen zu bestehen.

Ein weiterer wichtiger Punkt ist die Information von Patient und Angehörigen. Sicher ist dies Aufgabe des Arztes, doch wird es – durch die häufige Anwesenheit bedingt – nicht minder Aufgabe der Pflegenden. Sie werden mit Fragen konfrontiert, die folgende Themen beinhalten:

- Verlauf der Krankheit,
- mögliche Komplikationen,
- Zeitpunkt des zu erwartenden Todes,
- spirituelle Fragen.

Pflegende müssen sich also genauso wie der Hausarzt diesen Fragen stellen, um glaubwürdig zu sein und Vertrauen zu schaffen. Deshalb sollten sie sich solche evtl. auftretenden Fragen am besten im Voraus überlegen (zusammen mit dem zuständigen Arzt), damit sie ruhig darauf eingehen können. Im Gegensatz zum Krankenhaus hat die häuslich tätige Pflegende weniger Möglichkeiten, sich abzugrenzen oder Verantwortung zu teilen. Auch Rückzugsmöglichkeiten gibt es, einmal beim Patienten zu Hause, nicht.

43.7 Persönliche Verarbeitung

Die Pflege von Tumorpatienten zu Hause ist geprägt durch eine starke emotionale Beteiligung, bedingt durch den meist sehr intensiven, oft längere Zeit dauernden Miteinbezug in den konkreten Alltag von Patient und Angehörigen. Insbesondere während der letzten Zeit eines sterbenden Patienten muss sich die Pflegeperson ganz stark mit den Gefühlen der Betroffenen befassen und somit auch mit den ganz persönlichen, eigenen Gefühlen der Trauer und des Abschiednehmens. Dies kann einerseits eine starke Befriedigung bedeuten, in dem Gefühl, den Betroffenen durch die eigene ehrliche Anteilnahme bedeutend geholfen zu haben, andererseits heißt dies auch, eine starke Belastung über manchmal längere Zeit auszuhalten. Auch der Abschied nach dem Tod des Patienten fällt Pflegenden manchmal nicht leicht, und es ist ganz wichtig, dass sie in dieser Situation die Möglichkeit haben, sich langsam, ihrem Bedürfnis entsprechend, von dieser emotionalen Bindung lösen zu können. Manchmal hilft es, an der Beerdigung teilzunehmen, manchmal sind noch einige Besuche bei den Angehörigen tröstlich, manchmal ist es eine Karte an die Angehörigen, die hilft, Abstand zu gewinnen, je nach der erlebten Intensität der Pflegesituation.

Es ist sehr hilfreich, wenn mehrere Fachpersonen an der Pflege beteiligt waren, denn auch Gespräche unter Kollegen wirken meist sehr entlastend. Ideal ist, wenn Pflegende die Möglichkeit haben, an Supervisionen teilzunehmen, wo intensive Pflegesituationen in objektivem Rahmen zur Sprache gebracht werden. Auch Balint-Gruppen werden an verschiedenen Orten angeboten, um in komplexen Pflegesituationen entstehenden Druck und Belastung abzubauen.

Weiterführende Literatur

Löser AP (2000) Ambulante Pflege bei Tumorpatienten. Schlütersche, Hannover

Teil VIII Häufige Tumoren Erwachsener: Symptome, Diagnostik, Therapie

Tumoren der Atemwege

A. Gaisser

44.1 Larynxkarzinom (Kehlkopfkarzinom)

Epidemiologie und Risikofaktoren

Epidemiologie

- Etwa 8 Neuerkrankungen jährlich pro 100.000 Männer, 1 Neuerkrankung pro 100.000 Frauen, bei Frauen Häufigkeit steigend
- Erkrankungswahrscheinlichkeit steigt mit dem Lebensalter

Risikofaktoren

- Für die Mehrzahl der Erkrankungen ist Rauchen wesentlicher Risikofaktor
- Chronischer Alkoholkonsum, v. a. in Kombination mit Rauchen (wahrscheinlich)
- Beruf: Einatmen von Stäuben oder Aerosolen mit krebsverursachenden (Chromverbindungen, Kohledestillate, Nickel und Nickelverbindungen) oder krebsbegünstigenden Stoffen (z. B. Asbest)
- Evtl. humane Papillomviren beim verukkösen Karzinom
- Präkanzerosen: chronische Laryngitis, Leukoplakie mit Dysplasie, Kehlkopfpapillom des Erwachsenen

Symptome

Symptome des unbehandelten Primärtumors

- Neu auftretende, anhaltende Heiserkeit
- Knotige Schwellung am Hals (Halslymphknoten)
- Fremdkörper-, Kloßgefühl oder Kratzen im Hals
- Schluckbeschwerden
- Atemnot

Diagnostik

- Eine Früherkennungsuntersuchung (Ziel: einen noch symptomlosen Tumor in einem heilbaren Stadium zu entdecken) gibt es nicht

Bei Verdacht auf Larynxkarzinom

Ziel

- Sicherung oder Ausschluss der Verdachtsdiagnose

Untersuchungen

- Inspektion und Abtastung von Hals- und Zungengrundregion
- Lupenlaryngoskopie oder flexible Endoskopie, ggf. Biopsie
- Evtl. Computertomographie (CT) oder Kernspintomographie (NMR) des Halsbereichs
- Ultraschalluntersuchung des Halses
- Evtl. PET zum Lymphknotenstaging
- Thoraxröntgen

Bei gesicherter Diagnose

Ziel

- Beurteilung der Krankheitsausbreitung in Körper
- Erfassung therapierelevanter Faktoren

Untersuchungen

- Thoraxröntgen

Histologie

- Überwiegend Plattenepithelkarzinome; schwere Dysplasie und Carcinoma in situ sind Krebsvorstufen
- Das Grading gibt Auskunft darüber, wie stark ausgereift die Zellen unter dem Mikroskop aussehen: Unterscheidung der Grade G1 (gut differenziert) bis G4 (undifferenziert)

Klassifikation und Stadieneinteilung

Die klinische Untersuchung und bildgebende Verfahren erlauben die vorläufige klinische Beurteilung der Krankheitsausbreitung. Sie wird nach dem TNM-Klassifikationssystem der UICC entsprechend der jüngsten Fassung von 2002 (6. Auflage) beschrieben und ist Grundlage der Therapieplanung. Die operative Entfernung des Tumors und ggf. der nahe gelegenen Lymphknoten sowie deren histologische Untersuchung ermöglicht die genauere pathologische Klassifikation (pTNM).

Der Kehlkopf wird anatomisch in die Bereiche Supraglottis (»über der Glottis gelegen«, Kehlkopfeingang), Glottis und Subglottis (»unter der Glottis gelegen«) eingeteilt.

TNM (UICC 2002), gekürzt

Supraglottis

T	Primärtumor
Tx	Primärtumor kann nicht beurteilt werden
Tis	Carcinoma in situ
T1	Tumor auf einen Unterbezirk beschränkt, Stimmband normal beweglich
T2	Tumor wächst mindestens in zwei Unterbezirken oder betrifft auch Glottis oder Bereich außerhalb der Supraglottis, Larynx beweglich
T3	Tumor auf Larynx begrenzt, Stimmband unbeweglich und/oder Tumorbefall von Postkrikoidbezirk, präepiglottischem Gewebe oder tiefem Zungengrund
T4	Tumor durchbricht Schildknorpel und/oder wächst in umgebende Gewebe/Strukturen ein

Glottis

T	Primärtumor
Tx	Primärtumor kann nicht beurteilt werden
Tis	Carcinoma in situ
T1	Tumor auf Stimmband (Stimmbänder) begrenzt, Stimmbänder normal beweglich
T1a	Tumor auf ein Stimmband begrenzt
T1b	Tumorbefall beider Stimmbänder
T2	Tumorausbreitung auf Supraglottis oder Infraglottis oder Stimmbandbeweglichkeit eingeschränkt
T3	Tumor auf Larynx begrenzt, Stimmband unbeweglich
T4a	Tumor durchbricht Schildknorpel und/oder wächst in umgebende Gewebe/Strukturen ein
T4b	Tumor wächst in Gewebe vor der Wirbelsäule oder ins Mediastinum vor oder ummauert die A. carotis

Subglottis

T	Primärtumor
Tx	Primärtumor kann nicht beurteilt werden
Tis	Carcinoma in situ
T1	Tumor auf Subglottis begrenzt
T2	Tumor breitet sich auf Stimmband (Stimmbänder aus), Stimmbänder beweglich
T3	Tumor auf Larynx begrenzt, Stimmband unbeweglich
T4a	Tumor wächst in Krikoid oder in umgebende Gewebe/Strukturen ein
T4b	Tumor wächst in Gewebe vor der Wirbelsäule oder ins Mediastinum vor oder ummauert die A. carotis

N	Regionäre Lymphknoten
Nx	Regionäre Lymphknoten können nicht beurteilt werden
N0	Keine regionären Lymphknotenmetastasen
N1	Gleichseitige Lymphknotenmetastase, maximal 3 cm Durchmesser
N2	Lymphknotenmetastase(n), gleichseitig oder auf Gegenseite, 3–6 cm Durchmesser
N3	Lymphknotenmetastase (n) mit mehr als 6 cm Durchmesser

M	Fernmetastasen
Mx	Ob Fernmetastasen vorliegen, kann nicht beurteilt werden
M0	Keine Fernmetastasen nachweisbar
M1	Fernmetastasen vorhanden

Stadiengruppierung

Stadium 0	Tis	N0	M0
Stadium I	T1	N0	M0
Stadium II	T2	N0	M0
Stadium III	T3	N0	M0
	T1-3	N1	M0
Stadium IVA	T4a	N0-1	M0
	T1-4a	N2	M0
Stadium IVB	T4b	jedes N	M0
	jedes T	N3	M0
Stadium IVC	jedes T	jedes N	M1

Therapie

Übersicht

- Bei kleinen Tumoren (T1, T2) haben operative Entfernung der befallenen Anteile und Strahlentherapie gleiche Heilungschancen; Alternative: Laserchirurgie
- T3-Tumoren: Teillaryngektomie, manchmal totale Laryngektomie erforderlich, in ausgewählten Situationen Strahlentherapie
- T4-Tumoren: Kehlkopfentfernung plus/minus Nachbestrahlung
- Die Lokalisation des Tumors bestimmt die Wahl des Operationsverfahrens
- In lokal fortgeschrittenen Stadien statt Kehlkopfentfernung kombinierte Strahlenchemotherapie mit Erhalt des Kehlkopfs möglich
- Regionäre Lymphknoten mit Verdacht auf Befall: Wenn Operation des Primärtumors, dann werden auch sie entfernt, ansonsten bestrahlt

- Metastasen: palliative Lokaltherapie, evtl. zusätzlich Chemotherapie
- Lokalrezidiv: Nach primärer Chirurgie oder Strahlentherapie Versuch erneuter Operation und/oder Bestrahlung
- In Erprobung: Isotretinoin (13-cis-Retinolsäure) für 1 Jahr zur Prävention von Zweittumoren im oberen Aerodigestivtrakt

Supraglottistumoren

- Kleine Tumoren (Stadium I): Strahlentherapie oder horizontale Teilresektion (supraglottische Laryngektomie)
- Größere Tumoren: evtl. primäre Radiochemotherapie statt Operation

Glottistumoren

- T1: Chordektomie (Stimmbandentfernung) und Strahlentherapie haben gleiche Heilungsaussichten, Stimmqualität bei Chirurgie schlechter, evtl. endoskopische Laserchirurgie
- T2: Messerchirurgie (evtl. Laserchirurgie): Larynxteilresektion, Hemilaryngektomie

Subglottistumoren

- Sehr selten, bei kleinen Tumoren evtl. Bestrahlung
- Bei Operation Nachbestrahlung

Chirurgie

Kurativ

- *Supraglottische Laryngektomie (horizontale Teilresektion):* Entfernung der Epiglottis, anhängender Teile der oberen Schildknorpelhälfte, der Taschenfalten und der aryepiglottischen Falten. Folgeprobleme: Verschlucken (Aspiration), evtl. Schlucktraining nötig
- *Chordektomie:* Entfernung des Stimmbandes. Folgeprobleme: bei Messerchirurgie Veränderung der Stimme, chronische Heiserkeit; bei Laserchirurgie evtl. keine oder kaum Veränderung der Stimmqualität
- *Larynxteilresektion:* Bei Befall der vorderen Kommissur wird diese mit einem Teil der Schildknorpelvorderwand entfernt
- *Hemilaryngektomie:* Entfernung der Stimmlippe und eines Teils der angrenzenden Strukturen. Folgeproblem: Stimme verändert
- *totale Laryngektomie (Kehlkopfentfernung):* Abtrennung des Kehlkopfes von Rachen und Luftröhre, Bildung eines künstlichen Ausgangs für Luftröhre am Hals (Tracheostoma), ggf. operative Schaffung einer Ersatzstimme. Folgeprobleme: Verlust der natürlichen Stimmbildung, veränderte Atembedingungen, psychosoziale Belastung

Palliativ

- Vermeidung von Komplikationen und Schmerzlinderung

Strahlentherapie

Kurativ

- T1-Tumoren
- Zielregion: Primärtumor und ggf. regionäre Lymphknoten
- Kombinierte Radiochemotherapie bei größeren Tumoren statt Laryngektomie (Funktionserhalt!)

Adjuvant (postoperativ)

- Bei hohem lokalem Rückfallrisiko nach Operation (R1/R2-Resektion)
- Bei großem Primärtumor und ausgedehntem Lymphknotenbefall
- Evtl. Radiochemotherapie bei hohem Rezidivrisiko

Palliativ

- Bestrahlung des Primärtumors (z. B. zur Verbesserung der Atemfunktion)

Chemotherapie

Kurativ

- Bei größeren Tumoren (T3/T4) definitive Radiochemotherapie mit Ziel des Kehlkopferhalts; wichtig: adäquate Supportivtherapie (Mukositis, Schmerzen, evtl. temporäre PEG)

Palliativ

- Bei lokal fortgeschrittener Erkrankung ohne Möglichkeit für Operation oder Bestrahlung
- Bei Fernmetastasen
- Medikamente: Platin/5-Fluorouracil (höchste Remissionsraten), Methotrexat, Taxane u. a.

Prognose

- Prognose ist abhängig von der Tumorausdehnung und der Tumorlokalisation
- 75–95% Heilung bei kleinen Tumoren ohne Lymphknotenbefall
- Bei lokal fortgeschrittenen Tumoren und ausgedehntem Lymphknotenbefall Kontrolle schwierig, häufig Fernmetastasierung
- 5-Jahres-Überleben:
  - Supraglottische Karzinome: T1, T2 80%; T3, T4 50–60%
  - Glottische Karzinome: T1N0 > 90%; T2N0 70–80%; T3 60–70%; T4 < 50%
  - Subglottische Karzinome: T1–T4 35–40%

Nachsorge

Ziele

- Vorbeugen sowie Erfassung von Komplikationen aufgrund der Erkrankung oder der Therapie und deren Behandlung
- Früherfassung von behandelbaren Krankheitsrückfällen und/oder Zweittumoren (häufig!)
- Rehabilitation/Stimmrehabilitation
- Psychosoziale Betreuung und Begleitung

Untersuchungen

- Engmaschige Kontrollen alle 2 bis 3 Monate im ersten, alle 4–6 Monate im zweiten Jahr, da in dieser Zeit das Rezidivrisiko am höchsten ist; danach in längeren Intervallen (6–12 Monate)
- Anamnese (Symptome?), Inspektion und körperliche Untersuchung (Hals, Mund, Rachen)
- Evtl. Sonographie der Halsregion
- Ggf. CT, MRT
- Ggf. Schilddrüsenfunktionstests (hohe Inzidenz von Schilddrüsenunterfunktion nach hoch dosierter Strahlentherapie oder Teilentfernung der Schilddrüse)
- Kein allgemein anerkanntes Schema

44.2 Bronchialkarzinome

A. Gaisser

Epidemiologie und Risikofaktoren

- Etwa 70 Neuerkrankungen jährlich pro 100.000 Männer, Inzidenz sinkt leicht
- Etwa 10 Neuerkrankungen jährlich pro 100.000 Frauen, Inzidenz steigt
- Das Erkrankungsrisiko steigt etwa ab dem 40. Lebensjahr mit dem Alter an

Risikofaktoren

- *Wichtigster Risikofaktor:* Zigarettenrauchen (Ursache von 90% aller Lungenkrebsfälle bei Männern, 60–80% bei Frauen); das Risiko steigt in Abhängigkeit von der Anzahl der Zigaretten pro Tag bis zum 20- bis 30fachen eines Nichtrauchers; etwa jeder zehnte Raucher erkrankt im Laufe seines Lebens, im Durchschnitt 30–40 Jahre nach Beginn des Rauchens
- Weitere Risikofaktoren:
  - Exposition gegenüber verschiedenen chemischen Stoffen (Inhalation), z. B. Asbest, Arsen, Chrom, Nickel, aromatische Kohlenwasserstoffe, Radon
  - Passivrauchen
  - Schadstoffe in der Atemluft
- Risikominderung durch reichlichen Verzehr von Obst

Symptome

Symptome des unbehandelten Primärtumors

- Neu einsetzender oder Verschlimmerung eines chronischen Hustens
- Auswurf mit oder ohne Blutbeimengungen
- Schmerzen
- Fieber
- Atemnot
- Gewichtsverlust, Abgeschlagenheit
- Bei kleinzelligen Karzinomen: evtl. paraneoplastische Syndrome

! In der Regel keine Frühsymptome oder nur unspezifisch, häufig Diagnoseverschleppung.

Diagnostik

Bei Verdacht auf Bronchialkarzinom

Ziel

- Sicherung oder Ausschluss der Verdachtsdiagnose

Untersuchungen

- Thorax-Röntgen
- Bronchoskopie, wenn möglich mit Biopsie und histologischer Untersuchung
- Ggf. perkutane Nadelbiopsie
- Zytologische Untersuchung von Bronchialsekret
- Evtl. invasive Methoden, z. B. Thorakoskopie mit Biopsie

Bei histologisch (ausnahmsweise: zytologisch) gesicherter Diagnose

Ziel

- Beurteilung der Operabilität des Tumors
- Erfassung der Krankheitsausbreitung in Körper (lokal und metastatisch)

Untersuchungen

- (Spiral-)computertomographie des Thorax und des Oberbauchs
- Evtl. Mediastinoskopie oder PET bzw. PET-CT des Mediastinums (Lymphknotenbefall?)
- Skelettszintigraphie bei Verdacht auf Knochenmetastasen
- Sonographie des Oberbauchs
- Bei kleinzelligen Karzinomen Knochenmarkbiopsie
- Ggf. Computertomographie oder MRT des Schädels
- Untersuchungen zur Bestimmung des Operationsrisikos:
  - EKG
  - Lungenfunktionsdiagnostik (v. a. Einsekundenvolumen bei Exspiration)
  - Blutgasanalyse

Histologie

Unterteilung der Karzinome für die Therapieplanung in:

- Kleinzelliges Bronchialkarzinom (20–25%)
- Nichtkleinzellige Bronchialkarzinome
  - Plattenepithelkarzinom (35–45%)
  - Adenokarzinom (25–35%)
  - Großzelliges Karzinom (10–15%)
  - Seltene Tumoren (10–15%; z. B. adenosquamöses Karzinom)

Kleinzellige Bronchialkarzinome metastasieren früher und sprechen besser auf Chemotherapie und Strahlentherapie an als die nichtkleinzelligen Karzinome.

Klassifikation und Stadieneinteilung

Die Krankheitsausbreitung wird nach dem TNM-Klassifikationssystem der UICC entsprechend der jüngsten Fassung von 2002 (6. Auflage) beschrieben. Sie ist Grundlage für die Therapieplanung.

Für kleinzellige Karzinome ist daneben auch die Einteilung in die beiden Stadien »limited disease« und »extensive disease« gebräuchlich.

TNM (gekürzt)

T	Primärtumor
Tx	Primärtumor kann nicht beurteilt werden
Tis	Carcinoma in situ
T1	Größter Tumordurchmesser 3 cm
T2	Tumor hat eines der folgenden Kennzeichen - größter Tumordurchmesser mehr als 3 cm, Hauptbronchus nicht befallen - Ausbreitung auf Hauptbronchus (2 cm oder mehr von Carina entfernt) - Tumorbefall der viszeralen Pleura - Atelektase eines Teils der Lunge
T3	Tumor jeder Größe, der in eine der folgenden Strukturen eingewachsen ist: Brustwand, Zwerchfell, mediastinale Pleura, parietales Perikard und/oder Tumor im Hauptbronchus (weniger als 2 cm von Carina) und/oder Atelektase der ganzen Lunge
T4	Tumor jeder Größe, der in eine der folgenden Strukturen eingewachsen ist: Mediastinum, Herz, große Gefäße, Trachea, Ösophagus, Wirbelkörper, Carina oder mehrere Tumorherde in einem Lungenlappen oder maligner Pleuraerguss

N	**Regionäre Lymphknoten**
Nx	Regionäre Lymphknoten können nicht beurteilt werden
N0	Keine regionären Lymphknotenmetastasen
N1	Metastasen nur ipsilateral: in peribronchialen und/oder hilären Lymphknoten
N2	Metastasen nur ipsilateral: in mediastinalen und/oder subcarinalen Lymphknoten
N3	Metastasen kontralateral: in mediastinalen und/oder hilären Lymphknoten; ipsi- oder kontralateral: in Skalenus- oder supraklavikulären Lymphknoten
M	**Fernmetastasen**
Mx	Vorliegen von Fernmetastasen kann nicht beurteilt werden
M0	Keine Fernmetastasen nachweisbar
M1	Fernmetastasen oder Tumorherde in verschiedenen Lungenlappen

Stadiengruppierung

Okkultes Karzinom	Tx	N0	M0
Stadium 0	Tis	N0	M0
Stadium IA	T1	N0	M0
Stadium IB	T2	N0	M0
Stadium IIA	T1	N1	M0
Stadium IIB	T2	N1	M0
	T3	N0	M0
Stadium IIIA	T1-2	N2	M0
	T3	N1-2	M0
Stadium IIIB	jedes T	N3	M0
	T4	jedes N	M0
Stadium IV	jedes T	jedes N	M1

Für kleinzellige Karzinome:

- *»Limited disease« (LD):* Tumor ist auf eine Thoraxseite beschränkt (30%)
- *»Extensive disease« (ED):* jede Tumorausdehnung über die Definition von »limited disease« hinaus; bei Fernmetastasen immer Einstufung als ED
- Stadieneinteilung nach TNM wie nichtkleinzellige Karzinome: IA-IIIA immer LD, IIIB überwiegend LD, IV immer ED

Therapie kleinzelliger Karzinome (SCLC)

Übersicht

- Ohne Therapie medianes Überleben 2 bis 4 Monate
- Wegen der Tendenz zur frühen Metastasierung ist Chemotherapie die wichtigste Therapieform: in der Regel rasche, bei einem Teil der Patienten (45–75% bei LD, 20–30% bei ED) vollständige Tumorrückbildung
- *Limited disease*
  - Nur im Stadium I: evtl. Operation gefolgt von Chemoradiotherapie
  - Kombinationschemotherapie und Strahlentherapie, simultan (am wirksamsten) oder sequenziell: Verbesserung der Ergebnisse, allerdings mehr Toxizität
  - Bei Kontraindikation gegen Thoraxbestrahlung (beeinträchtigte Lungenfunktion, schlechter Allgemeinzustand) nur Chemotherapie
  - Bei Vollremission prophylaktische Schädelbestrahlung (reduziertes Risiko eines ZNS-Rezidivs)
  - In der Regel Lebensverlängerung, insbesondere durch multimodale Therapie (auf median 18–24 Monate), aber nur ein kleiner Teil der Patienten bleibt längerfristig krankheitsfrei
- *Extensive disease*
  - Nach Möglichkeit Kombinationschemotherapie über 4 bis 6 Zyklen (Monotherapien zwar weniger toxisch, aber auch weniger wirksam)
  - Strahlentherapie zur Symptomlinderung
  - Bei bronchialer Obstruktion endobronchiale Brachytherapie, Lasertherapie oder Einlage von Stents
  - Medianes Überleben 8–12 Monate bei Kombinationschemotherapie
- *Rezidiv/Progress*
  - Bei Rezidiv >6 Monate nach Primärtherapie evtl. Second-line-Chemotherapie (meist kurze Ansprechdauer); bei primärer Resistenz oder Frührezidiv kaum Ansprechen auf weitere Chemotherapie
  - Medianes Überleben 2–3 Monate
  - Behandlung nach Möglichkeit im Rahmen von Studien!

Chirurgie

- Evtl. bei Operabilität (LD, Stadium I) mit zusätzlicher Chemoradiotherapie
- Evtl. bei schlechtem Ansprechen auf Chemoradiotherapie; Grund: vermutlich Mischtumor mit NSCLC-Anteilen

- Operationstechniken siehe nichtkleinzellige Karzinome

Strahlentherapie

- Parallel zu (Chemoradiotherapie) oder nach Abschluss der Chemotherapie bei LD (Tumorregion, Mediastinum, ggf. auch die Supraklavikularregion; 40–50 Gy)
- Insbesondere bei Vollremission nach Chemotherapie prophylaktische Bestrahlung des Schädels (24 Gy) wegen des hohen Risikos eines Rezidivs im Gehirn (bis zu 60%)

Palliativ

- Bei Tumorprogression unter Chemotherapie und Lokalrezidiv
- Zur Linderung tumorbedingter Beschwerden (lokal und durch Metastasen): bei Obstruktion endobronchiale Brachytherapie, perkutane Thoraxbestrahlung, Schädelbestrahlung bei Hirnmetastasen

Chemotherapie

- Bei SCLC wirksame Substanzen (alphabetisch): Anthrazykline, Carboplatin, Cisplatin, Cyclophosphamid, Etoposid, Ifosfamid, Vincristin sowie die neueren Medikamente Paclitaxel, Topotecan, Irinotecan und Bendamustin
- Üblicherweise Kombinationstherapie (2 oder 3 Substanzen) über 4 bis 6 Zyklen: z. B. Etoposid/Platin (EP), Cyclophosphamid/Doxorubicin/Vincristin (CAV), Ifosfamid/Carboplatin/Etoposid (ICE), Cisplatin/Irinotecan

Limited disease

- Therapie potenziell kurativ
- Chemotherapie möglichst in Kombination mit Strahlentherapie: parallel (wahrscheinlich besser) oder sequenziell
- Bei kombinierter Chemoradiotherapie: 4 bis 6 Zyklen Cisplatin plus Etoposid
- Remissionsraten über 80% (komplette Remissionen etwa 50% bis zu 75%)
- Erhaltungstherapie nicht sinnvoll
- Wirksamkeit neuerer Substanzen (Taxane, Irinotecan, Topotecan, Gemcitabin) noch unzureichend geprüft (insbesondere in Kombination mit Strahlentherapie)

Extensive disease

- Chemotherapie ähnlich wie bei LD, aber Einsatz auch neuerer Substanzen (s. oben); Studien!
- Kombinationstherapie wirksamer als Monotherapie
- Kaum Wirksamkeitsunterschiede bei den unterschiedlichen Kombinationen
- Bis zu 80% Remissionen (etwa 20–30% vollständig), aber Remissionsdauer meist begrenzt

Rezidiv

- Insbesondere bei Rezidiv >6 Monate nach Primärtherapie evtl. Second-line-Chemotherapie zur Palliation (z. B. Etoposid oral, Paclitaxel, Topotecan, EP, CAV)
- Weitere Chemotherapie kaum wirksam bei Frührezidiv

Therapie nichtkleinzelliger Karzinome (NSCLC)

Übersicht

- Wirkungsvollste Therapie ist die Operation: Therapie der Wahl bei lokalisierten, operablen Tumorstadien (v. a. Stadium I und II, auch IIIA)
- Nur bei 20–30% der Patienten ist eine potenziell kurative Operation möglich, ein Teil kann dadurch geheilt werden
- Bei kleinen Tumoren ohne Lymphknotenbefall evtl. endoskopische photodynamische Therapie (experimentell)
- Postoperative (adjuvante) Strahlentherapie kann ggf. lokale Kontrolle verbessern
- Evtl. adjuvante Chemotherapie bei größeren Tumoren (in Studien)
- Bei operablen Tumoren, aber Kontraindikation gegen Operation: potenziell kurative Strahlentherapie (weniger gute Ergebnisse als Chirurgie)
- Bei örtlich fortgeschrittenen Tumoren (T3–T4, N2–N3): Entscheidung, ob alleinige Strahlentherapie, alleinige Chemotherapie, alleinige kombinierte Chemo- und Strahlentherapie oder präoperative (neoadjuvante) Chemoradiotherapie mit nachfolgender Operation
- Wenn keine Heilungsaussicht wegen ausgedehntem Primärtumor und/oder Fernmetastasierung: palliative Chemotherapie, palliative

Strahlentherapie, kombinierte Laser/Strahlentherapie, Einlage eines Stents
- Bei Rezidiv oder Progression nach Primärtherapie palliative Strahlentherapie oder Chemotherapie, bei Versagen der verfügbaren Zytostatika evtl. EGFR-Rezeptor-Inhibitor (Erlotinib, Erbitux oder Gefitinib, Iressa); Resektion einzelner Metastasen; bei Obstruktion endobronchiale Therapie
- Wegen generell unbefriedigender Ergebnisse Behandlung des NSCLC bevorzugt im Rahmen von Studien

Chirurgie

Kurativ

- Alleinige Operation im Stadium I und II und evtl. im Stadium IIIA (N1)
- Im Stadium IIIA (N2), in Einzelfällen auch im Stadium IIIB mit kontralateralem Lymphknotenbefall, Operation nach vorgeschalteter neoadjuvanter Chemoradiotherapie
- Eingriff abhängig von Tumorgröße, Tumorlokalisation und Allgemeinzustand des Patienten (Begleiterkrankungen, Herz- und Lungenfunktion)
- Verfahren: Segmentresektion (ggf. Stadium 0, I), Lappenresektion (Lobektomie: häufigster Eingriff), Bilobektomie, Pneumonektomie (nur noch selten)
- Bronchoplastische Techniken zum Erhalt funktionsfähigen Lungegewebes
- Lymphknoten der näheren Umgebung und ggf. befallene Organe/Organteile in der Umgebung werden mitentfernt

Palliativ

- Resektion des Primärtumors zur Vermeidung von Blutungen, Abszessbildung, poststenotischer Pneumonie, Schmerzen
- Operation einzelner Metastasen

Strahlentherapie

Potenziell kurativ

- Perkutane Strahlentherapie (ca. 60 Gy), wenn der Tumor zwar örtlich begrenzt, aber eine Operation nicht möglich ist (schlechter Allgemeinzustand, Begleiterkrankungen, keine Einwilligung zur Operation)

Neoadjuvant

- Zur Operationsvorbereitung bei Pancoast-Tumoren
- Bei Lymphknotenbefall (N2) in Kombination mit Chemotherapie zur Tumorverkleinerung
- Durchführung: perkutane Strahlentherapie

Adjuvant

- Strahlentherapie nach vollständiger Operation (R0) verbesserte lokale Kontrolle, aber keine nachgewiesene Verbesserung des Überlebens

Additiv

- Nach unvollständiger oder nicht sicher vollständiger operativer Tumorentfernung: perkutane Bestrahlung, evtl. endobronchiale Brachytherapie bei Obstruktion

Palliativ

- Bei inoperablem Karzinom (sofern keine Chemoradiotherapie möglich), bei Rezidiv, Metastasen, zur Linderung tumorbedingter Beschwerden und zur Vermeidung von Komplikationen
- In der Regel als perkutane Bestrahlung
- Endobronchiale Brachytherapie zur Beseitigung einer Stenose, oft zur Stabilisierung nach einer Lasertherapie
- Stereotaktische Bestrahlung einzelner Hirnmetastasen

Chemotherapie/medikamentöse Therapie

- Wirksame Substanzen: Platinsalze (Cisplatin und Carboplatin), Ifosfamid, Mitomycin C, Vinblastin, Etoposid und neuere Substanzen wie Taxane (Docetaxel, Paclitaxel), Vinorelbin, Gemcitabin, Pemetrexed
- Zweierkombinationen mit Platin und einer der neueren Substanzen gelten als am effektivsten; kein »bestes« Regime definiert
- Auch Kombinationen neuer Substanzen ohne Platin möglich und wahrscheinlich kaum weniger wirksam, aber besser verträglich (Studien!)
- Häufig eingesetzte Schemata: Cisplatin (oder Carboplatin) in Kombination mit Taxan, Vinorelbin, Gemcitabin
- Bei Rezidiv nach oder Versagen platinhaltiger Therapie und gutem Allgemeinzustand evtl.

Second-line-Chemotherapie (z. B. Monotherapie mit Docetaxel oder Pemetrexed)
- *Neu:* Bei Progression nach Chemotherapie mit Platin und Taxan evtl. Hemmung des EGF-Rezeptors: Erlotinib (Erbitux) oder Gefitinib (*Iressa*) oder experimentelle Therapie

Neoadjuvant (präoperativ)

- Im operablen Stadium IIIA allein oder (besser) in Kombination mit Radiotherapie
- Im potenziell operablen Stadium IIIB (kontralaterale Lymphknotenmetastasen) als Chemoradiotherapie

Adjuvant

- Nach kompletter Resektion (R0) Operation: Verbesserung der Prognose in bestimmten Situationen (größere Tumoren, Befall gleichseitiger Lymphnoten im Hilusbereich), wird weiterhin geprüft

Palliativ

- Im inoperablen Stadium III allein (wenn Bestrahlung nicht möglich) oder als Chemoradiotherapie: bessere Ergebnisse, Therapie der Wahl bei »fitten« Patienten
- Im Stadium IV
- Überwiegend Teilrückbildungen (ca. 20 bis über 40%), meist von kurzer Dauer, aber palliativer Vorteil gegenüber bester supportiver Therapie und (geringe) Lebensverlängerung
- Rezidiv: bei gutem Allgemeinzustand platinhaltige Chemotherapie, falls noch nicht erfolgt, sonst Monotherapie (z. B. Docetaxel, Pemetrexed); Ansprechen in der Regel kurzdauernd, aber palliativ
- Sorgfältige Abwägung von Nutzen und Nebenwirkungen, Berücksichtigung des Patientenwunsches

Prognose

- Abhängig von Tumorart (SCLC oder NSCLC), Tumorstadium und Allgemeinzustand, insgesamt ungünstig
- SCLC: ohne Therapie medianes Überleben 2 bis 4 Monate, mit Therapie 4- bis 5-mal so lang; nur etwa 5–10% der Patienten überleben 5 Jahre; günstigste Prognose bei LD mit Vollremission durch multimodale Therapie (medianes Überleben 16 bis 24 Monate, 2-Jahres-Überleben 40–50%)
- NSCLC: nach vollständiger operativer Entfernung (max. ein Viertel der Patienten) 5-Jahres-Überleben 25%; ungünstiger bei Lymphknotenbefall und bei Inoperabilität; bei fortgeschrittener/metastasierter Erkrankung und platinhaltiger Chemotherapie medianes Überleben etwa 12 Monate

Nachsorge

Ziele

- Erfassung von Behandlungskomplikationen und deren Linderung
- Früherfassung von Rezidiven und Zweittumoren (in der Lunge bis zu 10%)
- Psychosoziale Betreuung

Nachuntersuchungen

- Kein allgemein anerkanntes Schema
- Nach potenziell kurativer Primärtherapie:
  - Klinische Untersuchung und Thoraxröntgen
  - In den ersten 2 Jahren etwa alle 3 Monate, danach alle 6 Monate

Tumoren des Verdauungstrakts

Th. Kroner

45.1 Ösophaguskarzinom

Th. Kroner

Epidemiologie und Risikofaktoren

- In Westeuropa und den USA etwa 4 Neuerkrankungen jährlich pro 100 000 Einwohner
- In einigen Regionen Afrikas und Zentralasiens wesentlich häufiger
- Häufiger im Alter. Altersgipfel bei 60 Jahren
- Männer dreimal häufiger betroffen als Frauen
- Alkohol- und Nikotinabusus sowie Refluxkrankheit sind wichtige Risikofaktoren

Symptome

- Symptome des unbehandelten Primärtumors:
  - Schluckstörungen
  - Retrosternale Schmerzen
  - Gewichtsverlust, Mangelernährung

Diagnostik

- Bei Verdacht auf Ösophaguskarzinom ist das Ziel der Abklärungen die Sicherung der Diagnose:
  - Endoskopie mit Biopsie
- Bei gesicherter Diagnose des Ösophaguskarzinoms ist das Ziel der Abklärungen die Beurteilung der Operabilität (allgemein und lokal):
  - Thorax-CT
  - Abdomen-CT, evtl. PET
  - Evtl. Endosonographie des Ösophagus
  - Evtl. Ösophaguspassage

Histologie

- In etwa 60 % der Fälle handelt es sich um Plattenepithel-Karzinome, bei etwa 40 % um Adenokarzinome

Klassifikation und Stadieneinteilung

Die Stadieneinteilung erfolgt nach dem TNM-System (6. Auflage):

T	**Primärtumor**
T0	Kein Primärtumor nachweisbar
T1	Tumor geht nicht über Submukosa hinaus
T2	Tumor infiltriert die Muscularis propria
T3	Tumor durchsetzt die ganze Ösophaguswand und infiltriert die Adventitia
T4	Tumor breitet sich außerhalb des Ösophagus aus und infiltriert umliegende Strukturen (Tracheobronchialsystem, Gefäße)
N	**Regionäre Lymphknoten**
N0	Kein Befall regionärer Lymphknoten
N1	Befall regionärer Lymphknoten
M	**Fernmetastasen**
M0	Kein Nachweis von Fernmetastasen
M1	Nachweis von Fernmetastasen (dazu zählen auch Lymphknotenmetastasen jenseits der regionalen Lymphknoten, z. B. am Truncus coeliacus oder in zervikalen Lymphknoten)

Stadiengruppierung

Stadium I	T1	N0	M0
Stadium IIA	T2–3	N0	M0
Stadium IIB	T1–2	N1	M0
Stadium III	T3	N1	M0
	T4	N0–1	M0
Stadium IV	T1–4	N0–1	M1

Therapie

Übersicht

- Eine Heilung wird in der Regel durch eine chirurgische R0-Resektion angestrebt
- Bei lokal fortgeschrittenen Tumoren ist wahrscheinlich eine kombinierte Chemo-Radiotherapie einem operativen Eingriff ebenbürtig
- Der Nutzen einer präoperativen Chemo-Radiotherapie ist fraglich
- Bei inoperablen und metastasierten Tumoren kann eine palliative Chemo- und/oder Radiotherapie eingesetzt werden
- Symptomatisch stehen zur Behandlung der Dysphagie auch die endoskopische Laser-Koagulation oder die Stent-Einlage zur Verfügung

Chirurgie

- Bei operablen Tumoren wird eine komplette Tumorresektion (R0-Resektion) in kurativer Absicht angestrebt. Zugang – je nach Lokalisation und Ausdehnung des Primärtumors – abdominal, abdomino-thorakal oder transmediastinal. Eine R0-Resektion ist nur bei etwa einem Drittel aller Patienten möglich

Strahlentherapie

- Die Strahlentherapie wird heute beim Ösophaguskarzinom in der Regel mit einer Chemotherapie kombiniert (s. unten)
- Eine alleinige Strahlentherapie kann bei symptomatischen Metastasen zum Einsatz kommen

Chemotherapie

- Folgende Zytostatika zeigen eine gewisse Aktivität:
  - Fluoruracil
  - Cisplatin
  - Mitomycin C
  - Taxane
- Mit Zytostatika-Kombinationen, z. B. 5-Fluoruracil und Cisplatin, kann die Wirksamkeit – aber auch die Toxizität – der Chemotherapie erhöht werden

Kombinierte Chemo-/Strahlentherapie

- Die Indikation zu einer kombinierten Chemo-/Strahlentherapie kann in folgenden Situationen geprüft werden:
  - Potentiell kurative Behandlung an Stelle der Operation
  - Neoadjuvante kombinierte Behandlung vor Operation lokal fortgeschrittener Karzinome
  - Palliative Behandlung von lokal inoperablen Tumoren
- Die kombinierte Chemo-/Strahlentherapie ist meist mit erheblicher Toxizität verbunden und sollte deshalb nur bei Patienten in gutem Allgemeinzustand durchgeführt werden

Prognose

- Sehr variabel in Abhängigkeit von Tumorstadium und Lokalisation

Nachsorge

Ziele

- Früherfassung von operierbaren Rezidiven nach Radikaloperation (selten)
- Diätetische Betreuung
- Erfassung und Behandlung von Komplikationen und unerwünschten Wirkungen der Therapie
- Psychosoziale Betreuung

Untersuchungen

- Kein allgemein anerkanntes Nachsorgeschema
- Systematische Suche nach Rezidiven verbessert die Prognose nicht

45.2 Magenkarzinom

Th. Kroner

Epidemiologie und Risikofaktoren

- In Westeuropa ca. 10–15 Neuerkrankungen jährlich pro 100 000 Einwohner
- Deutliche Abnahme der Erkrankungshäufigkeit in den letzten Jahrzehnten, wahrscheinlich in Zusammenhang mit veränderten Ernährungsgewohnheiten
- Männer doppeltes Erkrankungsrisiko im Vergleich zu Frauen

Risikofaktoren

- Lebensgewohnheiten/Ernährung:
  - Hoher Salzgehalt in der Nahrung (gepökelte Nahrungsmittel)
  - Wenig Obst und Gemüse
  - Rauchen
  - Beschäftigung in Kohle- oder Gummiindustrie
- Medizinisch:
  - Chronische Gastritis
  - Infektion der Magenschleimhaut mit Helicobacter pylori
- Erbliche Disposition

Symptome

Symptome des unbehandelten Primärtumors

- Völlegefühl/Schmerz im Oberbauch, meist abhängig von Nahrungsaufnahme
- Inappetenz
- Gewichtsabnahme

Diagnostik

Bei Verdacht auf Magenkarzinom

Ziel

- Sicherung oder Ausschluss der Diagnose

Untersuchungen

- Gastroskopie mit Biopsie

45

Bei gesicherter Diagnose

Ziel

- Beurteilung der Operabilität (allgemein und lokal)
- Ausschluss von Fernmetastasen (Bauchfell? Lunge? Leber?)

Untersuchungen

- Ultraschall oder Computertomographie des Abdomens
- Eventuell endoskopische Ultraschalluntersuchung des Magens (Beurteilung der Magenwand und der Lymphknoten)
- Eventuell präoperative Laparoskopie, evtl. PET
- Eventuell Tumormarker (CEA, CA 19–9) zur Verlaufsbeurteilung

Histologie

- Magenkarzinome sind fast ausschließlich Adenokarzinome
- Bei ca. 5 % der bösartigen Magentumore handelt es sich um Sarkome oder um maligne Non-Hodgkin-Lymphome, nicht um Karzinome
- Die malignen Lymphome des Magens unterscheiden sich wesentlich von den Magenkarzinomen (s. maligne Lymphome, ▶ Kap. 48.5)

Klassifikation und Stadieneinteilung

TNM (6. Auflage)

T	**Primärtumor**
Tis	Carcinoma in situ: intraepithelialer Tumor ohne Infiltration der Lamina propria
T1	Tumor infiltriert Lamina propria oder Submucosa
T2	Tumor infiltriert Muscularis oder Subserosa
T3	Tumor penetriert das viszerale Peritoneum
T4	Tumor infiltriert benachbarte Strukturen, z. B. Milz, Pankreas, Leber etc.
N	**Regionäre Lymphknoten**
N0	Keine regionären Lymphknotenmetastasen
N1	Metastasen in 1–6 regionären Lymphknoten
N2	Metastasen in 7–15 regionären Lymphknoten
N3	Metastasen in mehr als 15 regionären Lymphknoten
M	**Fernmetastasen**
M0	Keine Fernmetastasen
M1	Fernmetastasen

Stadiengruppierung

Stadium I	T1	N0–1
	T2	N0
Stadium II	T1	N2
	T2	N1
	T3	N0
Stadium III	T2	N2
	T3	N1–2
	T4	N0
Stadium IV	T1–3	N3
	T4	N1–3
	Alle Tumoren mit M1	

Therapie

Übersicht

- Definitive Heilung nur durch chirurgische Magenresektion möglich

Chirurgie

Kurativ

- Meist totale Magenresektion (Gastrektomie) mit Entfernung der regionären Lymphknoten
- Operationstechnik abhängig von Sitz und Größe des Primärtumors und Vorliegen von Lymphknotenmetastasen. Evtl. subtotale Magenresektion bei gut differenziertem Karzinom des Antrums und/oder bei alten Patienten
- Operation mit kurativer Absicht nur bei einer Minderheit von Patienten möglich, da Tumor bei Diagnosestellung meist bereits fortgeschritten
- Mögliche Folgen der totalen Gastrektomie: Dumping-Syndrom, Eisen- und Vitamin-B_{12}-Mangel, andere Mangelerscheinungen wegen Resorptionsstörungen; können parenteral korrigiert werden

Palliativ

- Palliative Entfernung des Primärtumors bei Blutung und/oder bei Behinderung der Magenpassage:
  - Evtl. Umgehungsanastomose (Gastroenterostomie)
  - Evtl. endoskopische Einlage einer Endoprothese (bei Kardiakarzinom)

Strahlentherapie

- Gelegentlich als palliative Maßnahme bei lokalisierten Fernmetastasen indiziert

- In Kombination mit Chemotherapie als adjuvante Maßnahme

Chemotherapie

Allgemein

- Keine kurative Wirkung
- Gut dokumentierte palliative Wirkung bei gewissen Indikationen
- Gut dokumentierte Wirkung bei präoperativer (neoadjuvanter) Indikation
- Wirksame Substanzen (Auswahl):
  - 5-Fluorouracil, evtl. kombiniert mit Leukovorin
  - Capecitabine
  - Irinotecan
  - Cisplatin
  - Etoposid
  - Docetaxel
  - Adriamycin
- Anwendung meist als Kombinationschemotherapie, z. B.
  - EAP (Etoposid, Adriamycin, Cisplatin)
  - TC (Taxoter, Cisplatin)

Neoadjuvante (präoperative) Chemotherapie

- Eine präoperative Chemotherapie kann bei lokal fortgeschrittenen Magenkarzinomen durchgeführt werden. Sie ermöglicht bei etwa 40 % der Patienten einen sekundären, evtl. kurativen chirurgischen Eingriff

Adjuvante (postoperative) Chemotherapie

- Meist in Kombination mit Radiotherapie

Palliative Chemotherapie

- Palliative Chemotherapie bei inoperablen Tumoren oder Rezidiven nach Operation oft sinnvoll, vor allem bei jüngeren Patienten
- Behandlung meist mit Zytostatikakombinationen
- Remissionsraten 20–40 %, mittlere Remissionsdauer 8–10 Monate

Prognose

- Abhängig von Tumorstadium bei Operation
- Nach radikaler Operation bei Patienten ohne Lymphknotenmetastasen: Heilungschance ca. 50–80 %, mit Lymphknotenmetastasen ca. 20–40 %

Nachsorge

Ziele

- Früherfassung von operativ behandelbaren Rezidiven (selten)
- Diätetische Betreuung
- Erfassung und Behandlung von Therapiekomplikationen
- Psychosoziale Betreuung

Untersuchungen

- Kein allgemein anerkanntes Nachsorgeschema

45.3 Pankreaskarzinom

Th. Kroner

Epidemiologie und Risikofaktoren

- Etwa 10 Neuerkrankungen jährlich pro 100 000 Einwohner
- Männer etwas häufiger betroffen als Frauen (Verhältnis 1,5:1)
- Bei Zigarettenrauchern 2–3 mal häufiger als bei Nichtrauchern
- Regelmäßiger Kaffeekonsum konnte als Risikofaktor nicht bestätigt werden

Symptome

- In der Regel keine Frühsymptome. Tumor deshalb bei Diagnosestellung oft bereits inoperabel
- Schmerzen im Ober- und Mittelbauch, oft mit Ausstrahlung gegen die Wirbelsäule
- Appetit- und Gewichtsverlust
- Verschlussikterus durch Kompression des Gallengangs, vor allem bei Karzinomen des Pankreaskopfs
- Rückenschmerzen bei Infiltration des Plexus coeliacus

Diagnostik

- Bei Verdacht auf Pankreaskarzinom ist das Ziel der Diagnostik die Abklärung der Operabilität:
  - Gastroduodenoskopie
  - Abdomen-CT, evtl. MRI
  - Thorax-Röntgenbild, evtl. CT
  - ERCP
  - evtl. Laparoskopie

- Operable Tumoren sollen präoperativ nicht biopsiert werden
- Bei inoperablen Tumoren ist das Ziel die Sicherung der Diagnose vor Chemo- oder Radiotherapie:
  - Feinnadelbiopsie, gesteuert durch Ultraschall, Computer-Tomographie oder Laparoskopie: falsch negative Resultate nicht selten!

Histologie

- In über 80 % der Fälle handelt es sich um Adenokarzinome

Stadieneinteilung

TNM-System (6. Auflage)

T	**Primärtumor**
T1	Tumor auf Pankreas beschränkt, maximaler Durchmesser <2 cm
T2	Tumor auf Pankreas beschränkt, maximaler Durchmesser >2 cm
T3	Tumorausdehnung über das Pankreas hinaus, aber beschränkt auf Gallenwege, Duodenum oder peripankreatisches Bindegewebe. Resektion noch möglich
T4	Erhebliche direkte Ausdehnung auf Magen, Milz, Kolon oder umgebende grosse Gefäße. Resektion nicht mehr möglich
N	**Regionale Lymphknoten**
N0	Regionale Lymphknoten nicht befallen
N1	Regionale Lymphknoten befallen
N1a	Metastasen in einem einzelnen regionalen Lymphknoten
N1b	Metastasen in mehreren regionalen Lymphknoten
Nx	Aussage über den Befall regionaler Lymphknoten nicht möglich
M	**Fernmetastasen**
M0	Keine Fernmetastasen
M1	Fernmetastasen nachweisbar

Stadiengruppierung

Stadium I	T1–2	N0	M0
Stadium II	T3	N0	M0
Stadium III	T1–3	N1	M0
Stadium IVA	T4	N0–1	M0
Stadium IVB	T1–4	N0–1	M1

Therapie

Übersicht

- Definitive Heilung nur durch chirurgische R0-Resektion erreichbar. Bereits bei Diagnosestellung ist die Mehrzahl der Patienten nicht mehr radikal operabel
- Bei inoperablem Primärtumor sind nur palliative Maßnahmen möglich: chirurgische Eingriffe (»Umgehungsoperationen«), Stent-Einlagen, Radio- und/oder Chemotherapie

Chirurgie

Kurativ

- In Abhängigkeit von Lokalisation und Ausdehnung des Tumors kommen verschiedene Methoden der Pankreatektomie zum Einsatz, häufig die Duodenopankreatektomie nach Whipple
- Eine kurative R0-Resektion ist allerdings nur bei etwa 5–15 % aller Patienten möglich

Palliativ

- Bei Darmverschluss oder Verschluss der Gallenwege können Umgehungsoperationen (z. B. Gastro-Enterostomie, Choledocho-Enterostomie) oder Stent-Einlagen hilfreich sein

Strahlentherapie

- Das Pankreaskarzinom ist wenig strahlenempfindlich
- Mögliche Indikationen für eine palliative Bestrahlung (evtl. in Kombination mit Chemotherapie) sind:
  - Tumorbedingte Schmerzen bei Infiltration des Retroperitoneums
  - Isolierte Skelettmetastasen
- Der Nutzen einer postoperativen, adjuvanten Radiotherapie oder Radio-/Chemotherapie nach R0-Resektion ist noch nicht genügend belegt.

Chemotherapie

Allgemein

- Das Pankreaskarzinom ist wenig chemotherapie-empfindlich
- Aktivität zeigen vorallem folgende Substanzen:
  - Gemcitabin
  - 5-Fluorouracil
  - Capecitabine

Adjuvante Chemotherapie

- Außerhalb von Studien keine gesicherte Indikation für adjuvante Chemotherapie

Palliative Chemotherapie

- Bei metastasierenden oder lokal fortgeschrittenen Tumoren kommt eine palliative Chemotherapie in Frage
- Remissionsraten um 30 %

Hormontherapie

- In den Zellen von Pankreaskarzinomen lassen sich Östrogen-Rezeptoren in hoher Konzentration nachweisen. Die meisten Behandlungsversuche mit Antiöstrogenen oder Gestagenen haben jedoch enttäuschende Resultate gezeigt

Prognose

- Abhängig von Tumorstadium bei Operation
- Nach R0-Resektion Heilungschance ca. 15–35 %

Nachsorge

Ziele

- Früherfassung von operierbaren Rezidiven nach Radikaloperation (selten)
- Diätetische Betreuung
- Erfassung und Behandlung von Komplikationen und unerwünschten Wirkungen der Therapie
- Psychosoziale Betreuung

Untersuchungen

- Kein allgemein anerkanntes Nachsorgeschema

45.4 Kolorektale Karzinome

Th. Kroner

Epidemiologie und Risikofaktoren

- Etwa 50 Neuerkrankungen jährlich pro 100 000 Einwohner
- Nach Brustkrebs bei Frauen und Lungenkrebs bei Männern zweithäufigste Krebserkrankung
- Männer und Frauen etwa gleich häufig betroffen
- Alter wichtigster Risikofaktor. Stetige Zunahme des Erkrankungsrisikos mit dem Lebensalter:
  - 25-jährige Frauen: 1 Neuerkrankung jährlich/100 000 Einwohner
  - 70-jährige Frauen: 100 Neuerkrankungen jährlich/100 000 Einwohner
- Andere Risikofaktoren:
  - Colitis ulcerosa
  - Bestimmte Formen von Kolonpolypen
  - Fett- und fleischreiche, ballaststoffarme Ernährung
  - Familiär gehäuftes Vorkommen: erbliche Disposition bei zirka 10 % der Patienten mit kolorektalem Karzinom

Symptome

Symptome des unbehandelten Primärtumors

- Blut- und Schleimbeimengung im Stuhl
- Änderung der Stuhlgewohnheiten
- Wechsel von Durchfall und Verstopfung bis zum Darmverschluss
- Anämie

Diagnostik

Bei Verdacht auf Dickdarmkrebs

Ziel

- Sicherung der Diagnose

Untersuchungen

- Rektale digitale Untersuchung
- Endoskopie mit Biopsie: immer Koloskopie

Bei gesicherter Diagnose

Ziel

- Beurteilung der Operabilität (allgemein und lokal)

- Ausschluss von Fernmetastasen sekundär, da Primärtumor wegen Symptomen (s. oben) praktisch immer entfernt wird

Untersuchungen

- Thoraxröntgenbild
- Ultraschall, evtl. PET
- Bei Rektumkarzinom: Abdomen-CT, evtl. endoluminale Sonographie (Ultraschallsonde im Rektum)
- Evtl. gynäkologische Untersuchung
- Tumormarker (CEA) zur Verlaufsbeurteilung

Histologie

- In etwa 95 % der Fälle handelt es sich um Adenokarzinome

Klassifikation und Stadieneinteilung

Es werden verschiedene Stadieneinteilungen verwendet. Am gebräuchlichsten sind die TNM-Klassifikation (mit Stadiengruppierung 0-IV) und die Dukes-Klassifikation (Dukes A–D). Es wird empfohlen, die TNM-Klassifikation anzuwenden.

Zu großer Verwirrung führt der Umstand, dass sowohl von der Dukes- wie von der TNM-Klassifikation verschiedene Varianten angewandt werden: Die Dukes-Klassifikation wurde mehrmals modifiziert, die TNM-Klassifikation zwischen 1978 (3. Auflage) und 2002 (6. Auflage) in wesentlichen Punkten revidiert.

TNM (6. Auflage)

T	**Primärtumor**
T1	Tumor infiltriert Submukosa
T2	Tumor infiltriert Muscularis propria
T3	Tumor hat Muscularis propria, das heißt eigentliche Darmwand, durchdrungen und infiltriert das perikolische oder perirektale Fettgewebe
T4	Tumor perforiert das viszerale Peritoneum oder infiltriert andere Organe
N	**Regionäre Lymphknoten**
Nx	regionäre Lymphknoten können nicht beurteilt werden
N0	Keine regionären Lymphknoten-Metastasen
N1	Metastasen in 1–3 regionalen Lymphknoten
N2	Metastasen in 4 oder mehr regionalen Lymphknoten
M	**Fernmetastasen**
M0	Keine Fernmetastasen
M1	Fernmetastasen

Stadiengruppierung nach TNM

Stadium I	T1–2	N0	M0
Stadium II	T3–4	N0	M0
Stadium III	T1–4	N1–2	M0
Stadium IV	T1–4	N0–2	M1

Stadieneinteilung nach Dukes (Turnbull 1967)

Stadium A	Entspricht TNM-Stadium I
Stadium B	Entspricht TNM-Stadium II
Stadium C	Entspricht TNM-Stadium III
Stadium D	Entspricht TNM-Stadium IV

Das Dukes-Stadium B setzt sich zusammen aus einer Gruppe mit besserer (T3) und einer Gruppe mit schlechterer (T4) Prognose, ebenso Dukes-Stadium C.

Therapie

Übersicht

- Definitive Heilung bei kolorektalen Karzinomen nur durch operative Resektion erreichbar, evtl. unterstützt durch adjuvante oder neoadjuvante Radio- und/oder Chemotherapie
- Bei multiplen Metastasen oder inoperablem Primärtumor meist nur palliative Maßnahmen möglich: chirurgische Eingriffe, Radio- oder Chemotherapie

Chirurgie

Kurativ

- Resektion des tumorbefallenen Darmabschnittes und der Lymphdrüsen des Lymphabflussgebietes
- Kolonkarzinom: Eingriff abhängig von Lokalisation des Tumors: Kolonteilresektion, in der Regel mit Anastomose (kein definitiver künstlicher Darmausgang)
- Rektumkarzinom:
  - Bei den meisten Rektumkarzinomen ist heute eine kontinenz-erhaltende Operation möglich: anteriore Rektumresektion mit Anastomose (kein definitiver künstlicher Darmausgang)
  - Bei tiefem Sitz des Tumors eventuell Erhaltung des Schließmuskels unmöglich: abdomino-perineale Rektumresektion mit definitivem Stoma
  - In beiden Fällen wird eine totale mesorektale Exzision (TME) durchgeführt
  - Bei kleinen Tumoren (T1, T2, N0) gelegentlich transanale Resektion möglich
- Metastasen-Resektion: chirurgische Resektion von einzelnen Metastasen in Leber oder Lunge sinnvoll, selten auch kurativ wirksam

Palliativ

- Bei inoperablem Primärtumor oder Lokalrezidiv: Wiederherstellung der Darmpassage durch:
  - Laser- oder Elektrokoagulation
  - Anlegen eines Enterostomas
  - Endoskopische Einlage einer Endoprothese (»Stent«)

Strahlentherapie

Allgemein

- Kolorektale Karzinome sind in der Regel mäßig strahlensensibel, zur Behandlung sind relativ hohe Strahlendosen nötig
- Probleme ergeben sich aus der geringen Strahlentoleranz der umgebenden Gewebe (Dünndarm, Blase)

Adjuvant

- Beim Rektumkarzinom kann eine präoperative (= neoadjuvante) oder postoperative (= adjuvante) Bestrahlung durchgeführt werden, oft kombiniert mit einer Chemotherapie. Die Indikationen sind noch nicht definitiv geklärt. Durchführung vor allem bei lokal fortgeschrittenen Tumoren.
- Die präoperative Radio-Chemotherapie erlaubt oft, vorallem bei tiefsitzenden Tumoren, den operativen Eingriff kontinenzerhaltend auszuführen

Palliativ

- Eine palliative Bestrahlung wird vor allem bei lokalisierten, inoperablen Rezidiven des Rektumkarzinoms im Bereich des kleinen Beckens durchgeführt

Chemotherapie

Allgemein

- Eine kurative Behandlung allein mit Chemotherapie ist nicht möglich
- Wirksamste Substanzen:
  - 5-Fluorouracil mit oder ohne Leucovorin
  - Irinotecan
  - Oxaliplatin
  - Capecitabin
  - Bevacizumab
  - Cetuximab

Adjuvant

- Der postoperative adjuvante Einsatz von 5-Fluorouracil, evtl. in Kombination mit anderen Substanzen, senkt die Rezidivhäufigkeit und verlängert das Überleben
- Beim Rektumkarzinom wird die Chemotherapie vermehrt auch neo-adjuvant (präoperativ) in Kombination mit Radiotherapie eingesetzt
- Indikationen noch nicht definitiv geklärt
- Verschiedene Medikamentenkombinationen zur Zeit in Prüfung

Palliativ

- Palliative Chemotherapie bei Nachweis von inoperablen Metastasen oft indiziert
- Remissionsraten 20–40 %
- Häufig Behandlung mit 5-Fluorouracil i.v. oder als Dauerinfusion, evtl. in Kombination mit Leukovorin oder anderen Zytostatika
- Bei ausschließlicher Metastasierung in Leber evtl. lokoregionale Chemotherapie durch die A. hepatica, meist über ein implantiertes Kathetersystem: Etwas bessere lokale Remissionsraten als bei i.v.-Chemotherapie, verbunden allerdings mit höherer Komplikationsrate

Prognose

- Große Spannbreite: Heilungschance 20–90 %
- Abhängig von Tumorstadium und Differenzierungsgrad
- Abhängig von der Radikalität der Operation und der Erfahrung des Operateurs

Nachsorge

Ziele

- Früherfassung von operativ behandelbaren Rezidiven
- Früherkennung von kolorektalen Zweittumoren
- Erfassung von Behandlungskomplikationen
- Psychosoziale Betreuung

Untersuchungen

- Kein allgemein anerkanntes Nachsorgeschema
- Für die Erfassung von operablen Metastasen und Zweitkarzinomen werden regelmäßige Koloskopien und Ultraschall-Untersuchungen empfohlen

Mammakarzinom und gynäkologische Tumoren

A. Gaisser

46.1 Mammakarzinom

A. Gaisser

Epidemiologie und Risikofaktoren

- Etwa 110 Neuerkrankungen jährlich pro 100.000 Frauen
- Häufigste Krebserkrankung bei Frauen in den meisten Ländern der westlichen Welt
- Erkrankungswahrscheinlichkeit steigt ab dem 5. Lebensjahrzehnt deutlich
- Durchschnittliches Erkrankungsrisiko bis zum 85. Lebensjahr: 9–10%

Wichtigste Risikofaktoren

- Rund 5% aller Erkrankungen durch ererbte Genveränderungen bedingt, insbesondere Mutationen der Gene BRCA1 und BRCA2
- Erkrankungsrisiko bei BRCA1- und/oder BRCA2-Mutation 80–90% bis zum 80. Lebensjahr, Erkrankung häufig in der Prämenopause
- Bei Vorerkrankung an Brustkrebs erhöhtes Risiko für Karzinom in der anderen Brust
- Erkrankung von Mutter und/oder Schwester (2- bis 3fach erhöhtes Risiko)
- Bei der Mehrzahl der Patientinnen lässt sich keiner dieser Risikofaktoren ausmachen. Hier scheint das Zusammenwirken vieler unterschiedlicher Faktoren für die Tumorentstehung verantwortlich zu sein

Weitere Risikofaktoren

- Proliferierende Mastopathie mit Atypien
- Kinderlosigkeit, höheres Alter bei der ersten Geburt (über 30)
- Frühe erste Regelblutung (vor dem 12. Lebensjahr), späte Menopause
- Starker Alkoholkonsum
- Übergewicht in der Menopause
- Hormonersatztherapie in den Wechseljahren: bei mehr als 5-jähriger Einnahme Risiko bis 2,5fach erhöht

Risikomindernde Faktoren

- Regelmäßige körperliche/sportliche Aktivität
- Schwangerschaft (vor 30), Stillen
- Bei erhöhtem Risiko: Antiöstrogene (in Erprobung: Aromataseinhibitoren)
- Bei BRCA-Mutation: evtl. Mastektomie, Ovarektomie

Symptome

Symptome des unbehandelten Primärtumors

- Tastbare Verhärtung oder Knoten: Entdeckung meist dadurch
- Schmerzen, Druck- oder Spannungsgefühl in der Brust
- Mamillenveränderung (Einziehung, ekzemartig)
- Einziehung oder Vorwölbung der Haut, Rötung, »Apfelsinenhaut«
- Einseitige Sekretion aus der Mamille
- Neu auftretende Größen- oder Formdifferenz

Diagnostik

Früherkennungsuntersuchung

Ziel

- Entdecken des noch symptomlosen Tumors in einem heilbaren Stadium

Untersuchungen

- Mammographie (Wirksamkeit v. a. bei Frauen über 50 Jahre belegt)
- Tastuntersuchung durch den Arzt
- Brustselbstuntersuchung (umstritten zur Früherkennung)
- Bei familiärem/genetischem Risiko: Überwachung ab 25 (Palpation, Sonographie, evtl. Kernspintomographie), jährliche Mammographien ab 30

Bei Verdacht auf Brustkrebs

Ziel

- Sicherung oder Ausschluss der Verdachtsdiagnose

Untersuchungen

- Inspektion und Abtastung der Brüste sowie der regionären Lymphknoten (Axilla, supraklavikulär, Hals)
- Mammographie in 2 Ebenen (beiderseits)
- Ultraschalluntersuchung
- Bei unklaren Befunden evtl. Kernspintomographie
- Bei Verdacht auf Karzinom: Biopsie (vorzugsweise Stanzbiopsie, bei nichttastbaren Veränderungen stereotaktisch) und histologische Untersuchung

Bei gesicherter Diagnose

Ziel

- Beurteilung der Krankheitsausbreitung in Körper (Staging)
- Erfassung therapiebedeutsamer Faktoren

Untersuchungen

- Thoraxröntgen in zwei Ebenen
- Ultraschalluntersuchung oder Computertomographie Oberbauch (v. a. Leber)
- Skelettszintigraphie
- Evtl. Tumormarkerbestimung (CA 15-3, CEA), aber nicht erforderlich

Histologie

Einteilung der Karzinome (WHO 1981, AFIP 1992; gekürzt)

- Nichtinvasive Karzinome (10–20%, bis 30% bei Mammographiescreening):
  - Intraduktales und lobuläres Karzinom in situ (DCIS, LCIS)
- Invasive Karzinome
  - Invasives duktales Karzinom (65–80%)
  - Seltenere Typen: invasives lobuläres Karzinom, muzinöses Karzinom u. a.

Prognosefaktoren

Prognosefaktoren sind Krankheits- und Tumormerkmale, die Hinweise auf den Krankheitsverlauf geben. Etablierte Prognosefaktoren sind:

- Gleichseitiger Achsellymphknotenbefund (wichtigster Prognosefaktor) und Zahl der befallenen Lymphknoten
- Tumorgröße
- Grading
- Hormonrezeptorgehalt im Tumor
- In Diskussion/Prüfung: UPA, PAI-1 (noch keine Routine), HER2-Status, Knochenmarkmikrometastasierung, Genexprssionsprofile

Prädiktive Faktoren

Um das Ansprechen auf eine geplante Therapie abschätzen zu können, werden prädiktive Faktoren herangezogen.

- Hormonrezeptorgehalt im Tumor (positiv: prädiktiv für Ansprechen auf endokrine Therapie, negativ: prädiktiv für Ansprechen auf Chemotherapie)
- HER2-Status (prädiktiv für Ansprechen auf Trastuzumab bei metastasierter Erkrankung)

Hormonrezeptoren

- In den Karzinomzellen sind in unterschiedlichem Ausmaß Rezeptoren für Östrogen und Gestagen nachweisbar
- Nach Rezeptorgehalt wird anhand von Grenzwerten unterteilt in:
  - Östrogenrezeptoren (ER) positiv oder negativ
  - Progesteronrezeptoren (PgR) positiv oder negativ
- Die Aussage »Rezeptor-positiv« bedeutet, dass mehr als10% der Tumorzellkerne eine Anfärbereaktion für ER und/oder PgR zeigen

Klassifikation und Stadieneinteilung

Die Krankheitsausbreitung wird nach dem TNM-Klassifikationssystem der UICC (WHO 2003) beschrieben. Sie ist Grundlage für die Therapieplanung. Die operative Entfernung des Tumors und der axillären Lymphknoten sowie deren histologische Untersuchung ermöglicht die genauere pathologische Klassifikation (pTNM).

pTNM (gekürzt)

pT	**Primärtumor**
pTx	Primärtumor kann nicht beurteilt werden
pT0	Kein Tumornachweis
pTis	Nichtinvasives Karzinom
pT1	Größte Ausdehnung des Tumors nicht mehr als 2 cm T1mic: Mikroinvasion < 0,1 cm
pT2	Größte Ausdehnung des Tumors mehr als 2 cm, aber nicht mehr als 5 cm
pT3	Größte Ausdehnung des Tumors mehr als 5 cm
pT4	Tumor jeder Größe mit direkter Ausdehnung auf Brustwand (nicht Pektoralismuskel) und/oder Haut oder inflammatorisches Karzinom
pN	**Regionäre Lymphknoten**
pNx	Regionäre Lymphknoten können nicht beurteilt werden
pN0	Keine regionären Lymphknotenmetastasen
pN1	Metastasen in 1–3 axillären Lymphknoten und/oder in Lymphknoten entlang der A. mammaria interna (nicht klinisch erkennbar)
pN2	Metastasen in 4–9 axillären Lymphknoten und/oder in Lymphknoten entlang der A. mammaria interna (klinisch erkennbar)
pN3	Metastasen in 10 und mehr axillären Lymphknoten und/oder in infraklavikuläen Lymphknoten und/oder in Lymphknoten entlang der A. mammaria interna und/oder in supraklavikulären Lymphknoten
M	**Fernmetastasen**
Mx	Vorliegen von Fernmetastasen kann nicht beurteilt werden
M0	Keine Fernmetastasen nachweisbar
M1	Fernmetastasen vorhanden

Stadiengruppierung

Stadium 0	Tis	N0	M0
Stadium I	T1/T1mic	N0	M0
Stadium IIA	T0	N1	M0
	T1/T1mic	N1	M0
	T2	N0	M0
Stadium IIB	T2	N1	M0
	T3	N0	M0
Stadium IIIA	T0	N2	M0
	T1/T1mic	N2	M0
	T2	N2	M0
	T3	N1,N2	M0
Stadium IIIB	T4	jedes N	M0
Stadium IIIC	jedes T	N3	M0
Stadium IV	jedes T	jedes N	M1

Therapie

Therapieübersicht

- Operative Entfernung des Primärtumors: nach Möglichkeit brusterhaltend; Entfernung der Brust (Mastektomie) nur, falls dies nicht möglich ist (s. bei »Chirurgie«)
- Entfernung und Untersuchung gleichseitiger Achsellymphknoten oder Wächterlymphknotenbiopsie (Sentinel-node-Biopsie): Hilfe für Entscheidung über adjuvante Therapie, Vorbeugung eines Rezidivs in der Achselhöhle
- Nach brusterhaltender Operation (BET) Bestrahlung der Restbrust
- Je nach Hormonrezeptorstatus und Rückfallrisiko: Postoperative (adjuvante) Chemo- und/oder Hormontherapie nach vollständiger Tumorentfernung (kann die rezidivfreie Zeit und die Überlebenszeit verlängern und Rate dauerhafter Heilungen erhöhen)
- Bei Lokalrezidiven nach BET in der Regel Mastektomie, nur in Einzelfällen erneute BET möglich
- Bei Fernmetastasierung keine kurative Therapie, aber sehr unterschiedliche Krankheitsverläufe. Palliative Therapie: Hormontherapie, Chemotherapie, Trastuzumab bei positivem HER2-Status, Bisphosphonate, lokale Maßnahmen (Operation, Strahlentherapie), Schmerztherapie
- Beim inflammatorischen Karzinom immer präoperative Chemotherapie und Mastektomie
- *In-situ-Karzinome:* Beim *duktalen in-situ-Karzinom (DCIS)* Entfernung des Tumors (brusterhaltend) mit Sicherheitsabstand, bei Tumoren > 4 cm Mastektomie; evtl. Nachbestrahlung, v. a. bei unsicherer Entfernung im Gesunden; evtl. Hormontherapie. Beim *lobulären Typ (LCIS)* in erster Linie Tumorentfernung mit intensiver diagnostischer Nachsorge oder Entfernung beider Brüste oder Brustdrüsen
- Die Behandlung von Brustkrebs beim Mann (< 1% aller Mammakarzinome) entspricht im wesentlichen derjenigen bei der Frau

Chirurgie

Kurativ

- Entfernung des Tumors in der Brust: vorzugsweise BET; Mastektomie nur, wenn dies nicht möglich ist

- Entfernung und Untersuchung von mindestens 10 Lymphknoten aus der gleichseitigen Achselhöhle
- *Alternativ* bei Tumoren unter 2 cm und klinisch nicht befallenen Achsellymphknoten: Sentinel-node-Biopsie mit Entfernung und Untersuchung des ersten Lymphknotens im Abstromgebiet (Wächterlymphknoten, Sentinel-node); nur bei dessen Befall weitergehende Lymphknotenentfernung
- *Brusterhaltende Therapie (BET)*
  - Entfernung des Tumors mit Saum aus gesundem Brustgewebe
  - Bei großen Tumoren evtl. präoperative (neoadjuvante) Chemotherapie zur Tumorverkleinerung
  - Nachbestrahlung der erkrankten Brust (senkt Lokalrezidivrisiko)
- *Mastektomie*
  - Mastektomie bei multizentrischen oder diffus wachsenden Tumoren, beim inflammatorischen Karzinom, bei großen DCIS, in der Regel bei Lokalrezidiv, wenn komplette Tumorentfernung im Gesunden nicht möglich ist, wenn Nachbestrahlung nicht möglich ist oder abgelehnt wird oder auf Wunsch der Patientin
- *Technik:* modifiziert (eingeschränkt) radikale Mastektomie (Entfernung der Brustdrüse mit Haut und Brustwarze sowie der Faszie des Pektoralismuskels)
- Auf Wunsch Wiederaufbau der Brust (Rekonstruktion)

Palliativ

- Ggf. Operation einzelner Hirn- oder Lungenmetastasen
- Operative Stabilisierung von Skelettmetastasen

Brustrekonstruktion

- Nach Mastektomie kann die Brust mit unterschiedlichen Techniken (körpereigenes Gewebe, Implantat) rekonstruiert werden (Details s. ► Kap. 32)
- Zeitpunkt: sofort oder nach Ablauf von 6 Monaten

Strahlentherapie

Kurativ

- Tumorreste nach Mastektomie: perkutane Bestrahlung der Thoraxwand
- Evtl. bei Inoperabilität durch Begleiterkrankungen (ältere Patientinnen)

Adjuvant

- Nach BET: perkutane Bestrahlung der erkrankten Brust, evtl. zusätzliche Dosis (»Boost«) auf das Tumorbett (perkutan oder als Brachytherapie); Durchführung im Anschluss an eine Chemotherapie, bei Hormontherapie parallel
- Nach Mastektomie bei erhöhtem Rückfallrisiko (große Tumoren, Befall von mehr als 4 Lymphknoten, unsichere Entfernung im Gesunden): perkutane Bestrahlung der Thoraxwand, ggf. bestimmter Lymphabflussgebiete

Palliativ

- Skelettmetastasen bei Frakturgefahr und zur Schmerzlinderung (perkutan, Radioisotope)
- Bestrahlung von Hirnmetastasen

Medikamentöse Therapie

Adjuvant

- *Ziel:* Zerstörung von Mikrometastasen, die zum Zeitpunkt der Krankheitsdiagnose und Erstbehandlung noch nicht nachweisbar sind
- Verlängerung der rezidivfreien Zeit und der Überlebenszeit, Erhöhung des Anteils dauerhafter Heilungen um rund 10% (> 20 Jahre Nachbeobachtung)
- Nutzen adjuvanter medikamentöser Therapie bei Lymphknotenbefall größer als bei nichtbefallenen Lymphknoten
- Die Wahl der adjuvanten Therapie richtet sich nach
  - Rückfallrisiko
  - Zu erwartender Wirksamkeit einer bestimmten Therapie
- Folgende Faktoren spielen eine Rolle:
  - Achsellymphknotenbefund
  - Tumorgröße
  - Grading
  - Hormonrezeptorstatus
  - Menopausenstatus
  - Alter

- Unterscheidung von Risikogruppen (St. Gallen 2003):
  - *Niedriges Risiko:* Tumor unter 2 cm Durchmesser *und* kein Lymphknotenbefall *und* Alter über 35 Jahre *und* Grading 1 (Rückfallrisiko < 10% innerhalb von 10 Jahren)
  - *Durchschnittliches/höheres Risiko:* alle anderen Situationen (wenn nur eines der Niedrigrisikokriterien nicht erfüllt ist)
  - Der Trend geht wieder zur Differenzierung einer *mittleren Risikogruppe*: nodalnegativ und Hormonrezeptor-positiv, aber mindestens ein Niedrigrisikokriterium nicht erfüllt und HER2-positiv *oder* Gefäßinvasion *oder* Befall von 1–3 Lymphknoten *oder* nodalnegativ und Hormonrezeptor-negativ; *hohes Risiko:* Befall von 4 und mehr Lymphknoten *oder* jeder Lymphknotenbefall mit Gefäßinvasion; *generell nicht niedriges Risiko bei negativem Hormonrezeptorstatus*
- *Niedriges Risiko:* entweder keine adjuvante Therapie oder Tamoxifen (neu: in der Postmenopause auch Aromataseinhibitor)
- *Durchschnittliches/höheres Risiko:*
  - *Bei positivem Rezeptorstatus* in der *Prämenopause* Ovarialsuppression (Ovarektomie oder GnRH-Agonist) plus/minus Tamoxifen, evtl. zusätzlich Chemotherapie oder Chemotherapie gefolgt von Tamoxifen (evtl. plus Ovarektomie oder GnRH-Agonist); bei Patientinnen unter 35 Jahre Hormontherapie immer plus Chemotherapie; in der *Postmenopause* Tamoxifen (*neu:* oder Aromataseinhibitor) oder Chemotherapie gefolgt von Tamoxifen
  - *Bei negativem Rezeptorstatus* generell Chemotherapie, keine Hormontherapie
- *Wahl der Hormontherapie* (nur bei positivem Rezeptorstatus)
  - Tamoxifen für 5 Jahre; *neu:* bei postmenopausalen Frauen alternativ Aromatasehemmer (Anastrozol); evtl. erweiterte endokrine Therapie mit Aromataseinhibitor nach 5 Jahren Tamoxifen oder sequenzielle Therapie mit Tamoxifen und Aromatasehemmer
  - Bei prämenopausalen Frauen Ovarialsuppression mit LH-RH-Analoga (mindestens 2 Jahre) plus/minus Tamoxifen
- *Wahl der Chemotherapie:*
  - Standard: Anthrazyklinhaltige (Epirubicin, Doxorubicin) Schemata
  - 6 Zyklen FEC oder FAC (5-Fluorouracil, Epi- oder Doxorubicin, Cyclophosphamid): wirksamer als CMF
  - Bei Lymphknotenbefall und negativem Hormonrezeptorstaus evtl. Taxan-haltige Kombinationstherapie (Docetaxel, Paclitaxel) von Vorteil
  - In Studien: dosisintensivierte oder dosisdichte Chemotherapie bei Patientinnen mit erhöhtem Rückfallrisiko (z. B. mehr als 4 befallene Achsellymphknoten)

Neoadjuvant

- Präoperative (neoadjuvante) Chemotherapie bei ausgedehnten, sonst nur durch Mastektomie behandelbaren Karzinomen, um BET zu ermöglichen; immer bei inflammatorischen Karzinomen (hier danach Mastektomie)
- Bei älteren, hormonrezeptorpositiven Patientinnen ggf. neoadjuvante Hormontherapie (Aromatasehemmer)

Palliativ (metastasiertes Karzinom)

- Heilung (anhaltende Tumorfreiheit) ist bei Metastasierung nicht erreichbar, aber oft längerfristige Tumorrückbildung
- Vorrangiges Ziel der palliativen Therapie: Vorbeugung und Linderung von Beschwerden (Lebensqualität!)
- Behandlungsbeginn bei Fortschreiten der Erkrankung und/oder bei krankheitsbedingten Beschwerden
- Hormontherapie oder Chemotherapie, bei Knochenmetastasen Bisphosphonate
- Bei Überexpression des HER2/neu-Rezeptors (20–30% der Patientinnen) Therapie mit dem Antikörper Trastuzumab (*Herceptin*) plus/minus Chemotherapie
- Eher *Hormontherapie* bei
  - Positivem Östrogen- und/oder Progesteronrezeptor-Status
  - Krankheitsfreiem Intervall > 2 Jahre
  - Geringem Organbefall
  - Geringen Beschwerden

- *Möglichkeiten*:
  - LH-RH-Agonisten (Prämenopause), Tamoxifen, Aromatasehemmer, Gestagene
  - Bei Ansprechen Therapie bis zum Progress, dann Wechsel zur nächsten Hormontherapie
  - Stufenschema Prämenopause: LH-RH-Agonist plus Tamoxifen → LH-RH plus Aromatasehemmer → Gestagen
  - Stufenschema Postmenopause: Aromatasehemmer → Tamoxifen → Gestagen
  - Bei Versagen der Hormontherapie: Chemotherapie
- Eher *Chemotherapie* bei
  - Kurzem krankheitsfreiem Intervall (< 2 Jahre)
  - Ausgedehntem Befall von inneren Organen, v. a. Leber, Lunge
  - Starken Beschwerden
- *Möglichkeiten*:
  - Bei langsamer Progression und geringen Beschwerden eher Monotherapie (Ansprechrate 15–40%): Anthrazyklin, nach Anthrazyklinvorbehandlung Taxan (plus Trastuzumab bei HER2-positiven Tumoren). Mögliche weitere Therapie bei Progression: Gemcitabin, Vinorelbin, Capecitabin (oral), liposomales Doxorubicin
  - Bei rascher Progression und starken Beschwerden eher Beginn mit Kombinationstherapie (Ansprechrate 40–70%): Anthrazyklin plus Cyclophosphamid oder Taxan, nach Anthrazyklinvorbehandlung Kombination Taxan/Trastuzumab bei HER2-positiven Tumoren oder Taxan/Capecitabin. Mögliche weitere Therapie bei Progression: Gemcitabin, Vinorelbin, Capecitabin (oral), liposomales Doxorubicin
- Wirkungseintritt meist bis zum dritten Zyklus
- Bei Ansprechen meist Behandlung über 6 Zyklen

Prognose

- 10-Jahres-Überleben
  - Kein Lymphknotenbefall: 75%
  - Befall von 1–3 Lymphknoten: 25–65%
  - Befall von mehr als 3 Lymphknoten: 15–40%

Nachsorge

Ziele

- Vorbeugung, Erfassung und Behandlung von krankheits- oder therapiebedingten Komplikationen, z. B. Armlymphödem
- Früherfassung von behandelbaren Rezidiven
- Früherkennung von Zweittumoren (v. a. gegenseitige Brust)
- Psychosoziale Betreuung und Begleitung sowie Rehabilitation

Untersuchungen

- Anamnese und körperliche Untersuchung
- Mammographie der gesunden und der erkrankten Brust
- Zusatzuntersuchungen entsprechend der klinischen Situation und bei Symptomen
- Kein allgemein anerkanntes Schema
- Anleitung zur Selbstuntersuchung der Brust

46.2 Zervix- und Portiokarzinom

A. Gaisser

Epidemiologie und Risikofaktoren

- In Mitteleuropa etwa 15–20 Neuerkrankungen jährlich pro 100.000 Frauen
- Weltweit häufigstes Genitalkarzinom bei Frauen (Carcinoma in situ eingerechnet)
- Mortalität seit etwa 30 Jahren rückläufig, aber vermehrt Diagnose von Frühstadien (CIN: zervikale intraepitheliale Neoplasien; in Deutschland jährlich bei etwa 80–100 pro 100.000 Frauen)
- Altersgipfel:
  - Frühstadien und Präkanzerosen: 20. bis 40. Lebensjahr
  - Invasive Karzinome: zwischen 35 und 39 sowie zwischen 60 und 64 Jahren

Risikofaktoren

- Als bedeutendster Risikofaktor gilt heute die sexuell übertragbare Infektion mit bestimmten humanen Papillomviren, in erster Linie Typ 16 und 18 (HPV 16 und 18)

- Sonstige Risikofaktoren:
  - *Gesichert:* frühe sexuelle Aktivität, Zahl der Sexualpartner, mehrere Geburten, niedriger sozioökonomischer Status, keine Teilnahme an Krebsfrüherkennung (PAP-Abstrich)
  - *Wahrscheinlich:* Rauchen, Genitalinfektionen mit unterschiedlichen Erregern
  - *Möglich:* orale Kontrazeption (>5 Jahre), Exposition der Mutter gegenüber Diethylstilbestrol (DES) in der Schwangerschaft
- Risikominderung bei Zirkumzision des Sexualpartners (Sexualhygiene) und evtl. durch an Obst und Gemüse reiche Ernährung
- Präventionsmöglichkeit durch frühzeitige Impfung gegen HPV-Viren (in Entwicklung/Erprobung)

Symptome

- Keine Frühsymptome – daraus ergibt sich die entscheidende Bedeutung der Früherkennung!

Symptome des bereits manifesten Primärtumors

- Nur 20% der Patientinnen mit manifestem invasivem Tumor sind symptomfrei
- *Symptome* sind:
  - Blutiger, übelriechender vaginaler Ausfluss
  - Postkoitale Blutung
  - Atypische, irreguläre Genitalblutung, z. B. Blutung außerhalb der Menstruation

Symptome bei fortgeschrittenen Tumoren

- Schmerzen (z. B. im Bereich der Lendenwirbelsäuleregion oder der Nierenregion)
- Lymphstauung in den Beinen durch Befall inguinaler Lymphknoten
- Seltener: Miktions- und Defäkationsschwierigkeiten.

Diagnostik

Früherkennungsmöglichkeiten bei asymptomatischen Patientinnen

- Gynäkologische Untersuchung
- Spiegeleinstellung der Portio und zytologische Abstrichentnahme von Portio und Zervikalkanal bei kolposkopischer Vergrößerung (10 bis 20fach)
- Testung auf HPV-Viren derzeit nur in Studien oder nach vorausgegangener Behandlung von Vorstufen empfohlen
- Einteilung der zytologischen Befunde nach der Klassifikation von *Papanicolaou* in 5 Gruppen:

I	Normales Zellbild: nicht kontrollbedürftig
II	Entzündliche und degenerative Zellveränderungen: evtl. antientzündliche Therapie und danach Wiederholungsuntersuchung
III	Nicht eindeutiger Befund, schwere Entzündungszeichen, degenerative Veränderungen oder auch Präkanzerose: unbedingt kurzfristige Kontrolle
IIID=CIN I/II	Geringgradige bis mittelgradige Dysplasie, rückbildungsfähig: Kontrolle nach 4 Monaten
IVa=CIN II/III	Mittelgradige bis schwere Dysplasie oder Carcinoma in situ: histologische Abklärung durch Konisation
IVb=CIN III	wie IVa, aber invasives Karzinom nicht auszuschließen: histologische Sicherung durch Konisation
V	Invasives Karzinom wahrscheinlich

Bei persistierendem Pap III und IIID sowie bei Pap IV Abklärung durch Konisation: Ausschneidung eines den verdächtigen Bezirk umfassenden Gewebekegels aus Portio und Zervikalkanal und histologische Aufarbeitung. Bei Pap V multiple Biopsien und fraktionierte Kürettage.

! Der Wert der regelmäßigen Abstrichuntersuchung von Gebärmuttermund und -hals im Hinblick auf Senkung von Morbidität und Mortalität durch Zervixkarzinome ist gesichert.

Diagnostik bei Symptomen und/oder makroskopisch verdächtigem Befund

- Inspektion von Vagina und Portio durch Spiegeleinstellung, Palpation (bimanuelle vaginale und rektovaginale gynäkologische Untersuchung)
- Ggf. Kolposkopie
- Bei makroskopisch erkennbarem auffälligem Befund histologische Sicherung durch kolposkopisch gezielte Knipsbiopsie, Probeexzision oder Bröckelentnahme

Weiterführende Diagnostik nach histologischem Nachweis eines invasiven Karzinoms (Staging)

Ziel

- Erfassung von Tumorausbreitung und Lymphknotenbefall zur situationsgerechten Therapieplanung, Beurteilung der Operabilität

Untersuchungen

- Wesentlich: bimanuelle gynäkologische Untersuchung (vaginal und rektal), ggf. in Narkose, und Spekulumuntersuchung zur Erfassung der lokalen Ausdehnung im kleinen Becken
- Transvaginale Sonographie
- Ggf. Kernspintomographie des Beckens
- Thoraxröntgen
- Sonographie der Nieren und der Leber
- Zystoskopie und Rektoskopie zum Ausschluss eines Tumoreinbruchs in Blase oder Rektum
- Ggf. PET
- Bei Prozess in der Zervix evtl. Kürettage des Uterus und Hysteroskopie
- Als Tumormarker kann bei Plattenepithelkarzinom SCC-Referenzwert bestimmt werden (bei Adenokarzinom CEA bzw. CA 125)

Histologie

- Etwa 80% Plattenepithelkarzinome unterschiedlicher Differenzierung (G1–G4)
- 10–15% Adenokarzinome oder adenosquamöse Karzinome
- Andere histologische Formen sehr selten
- Entwicklung des Zervixkarzinoms bevorzugt im Grenzbereich zwischen Plattenepithel und drüsigem Zylinderepithel der Zervikalkanals über Zellveränderungen steigenden Schweregrades (zervikale intraepitheliale Neoplasien, CIN). Der Begriff CIN entspricht den zytologischen Befunden Pap IIID und IV:
  - CIN I: geringgradige Dysplasie (rückbildungsfähig)
  - CIN II: mittelgradige Dysplasie (rückbildungsfähig)
  - CIN III: hochgradige Dysplasie, Carcinoma in situ (Pap IVa oder IVb; obligate Präkanzerose, aber kein invasives Karzinom)

Klassifikation und Stadieneinteilung

Die TNM-Klassifikation (6. Auflage 2002) ist mittlerweile mit der FIGO-Einteilung (Revision 1994) für gynäkologische Tumoren in Übereinstimmung gebracht worden. Die präoperative Stadiendefinition muss postoperativ aufgrund des Operationsbefunds und der Aufarbeitung des Operationspräparats häufig maßgeblich revidiert werden.

TNM- und FIGO-Klassifikation

TNM			FIGO-Stadium
Primärtumor			
Tis		Carcinoma in situ	0
T1		Tumor ist begrenzt auf Cervix uteri (Ausdehnung auf Corpus uteri bleibt unberücksichtigt)	I
	T1a	Präklinisches invasives Karzinom, Diagnose nur durch Mikroskopie	Ia
	T1b	Makroskopisch erkennbares invasives Karzinom	Ib
T2		Tumorausdehnung jenseits des Uterus, aber nicht bis zur Beckenwand und nicht ins untere Drittel der Vagina	II
	T2a	Kein Befall der Parametrien, Infiltration oberes Drittel der Vagina	IIa
	T2b	Parametrien befallen, aber Beckenwand frei	IIb
T3		Tumorausdehnung auf Beckenwand, Hydronephrose (stumme Niere), Befall des unteren Drittels der Vagina	III
	T3a	Befall des unteren Drittels der Vagina, Beckenwand frei	IIIa
	T3b	Ausdehnung bis zur Beckenwand oder verursacht Hydronephrose	IIIb
T4		Tumor infiltriert Schleimhaut von Blase oder Rektum und/oder überschreitet die Grenzen des kleinen Beckens	IVa
		Fernmetastasen vorhanden	IVb

Therapie

Übersicht

- Interdisziplinäre Therapieplanung
- Therapieziel: Kuration durch chirurgische oder radiotherapeutische Maßnahmen bei lokalisierten Tumoren (bis Stadium II)
- Bei nicht reversiblem CIN I/II und bei CIN III chirurgische oder Laserkonisation oder Elektroresektion (elektrische Schlinge)
- Bis Stadium IIa Radikaloperation (Entfernung von Uterus, Parametrien und befallsabhängig Teilen der Vagina) mit systematischer Lymphknotenentfernung im Bereich der Beckengefäße (oder vaginale radikale Hysterektomie oder Entfernung eines Teils der Zervix mit Parametriem, aber Erhalt des Uterus: nur an spezialisierten Zentren)
- Ab Stadium IIb (Ausdehnung auf Parametrien) in der Regel primäre Strahlentherapie (extern und intrakavitär mit Afterloadingtechnik) oder kombinierte Radiochemotherapie mit Cisplatin (bessere Heilungsergebnisse)
- Bei bereits eingetretener Metastasierung, primärer Inoperabilität oder Rezidiv in der Regel nur palliative Maßnahmen möglich (operativ, intrakavitäre und/oder perkutane Bestrahlung, Chemotherapie, Radiochemotherapie); individuelle Therapieplanung
- *Zytostatische Behandlung*:
  - Um so effektiver, je früher sie im Behandlungsverlauf eingesetzt wird
  - Wirksame Substanzen: v. a. Cisplatin, Carboplatin, Alkylanzien, ggf. in Kombination mit Anthrazyklinen, Mitomycin, Bleomycin oder Taxanen
  - *Präoperativ (neoadjuvant)*: Verkleinerung des Tumors zur Verbesserung bzw. Erreichen der Operabilität (Stellenwert noch unklar, Anwendung nur in Studien)
  - *Adjuvant*: Ohne gleichzeitige Bestrahlung kein Hinweis auf Vorteile
  - *Palliativ*: Bei Fernmetastasierung und tumorbedingten Beschwerden oft indiziert, aber meist nur temporäre Rückbildungen; Remissionsrate bis 50%, Remissionsdauer bis 6 Monate
  - *Kombinierte Radio- und Chemotherapie*: Neoadjuvant evtl. bei primär erschwerter Inoperabilität, adjuvant bei deutlich erhöhtem Rezidivrisiko (Lymphknotenbefall, Lymphangiosis, inkomplette Operation); Chemotherapie mit Cisplatin
- Adäquate supportive Therapie (je nach Therapie und Komplikationen) und psychoonkologische Betreuung

Dysplasien, Präkanzerosen (CIN)

- CIN I: Wenn auf äußere Zervix begrenzt, zytologische Kontrolle alle 3 Monate, bei Fortbestehen Lasertherapie (bei ektozervikalem Sitz möglich) oder Konisation
- CIN II: Kontrolle alle 3 Monate (zytologisch und kolposkopisch), bei Persistenz über 1 Jahr Resektion mit elektrischer Schlinge oder Konisation
- CIN III (schwere Dysplasie und Carcinoma in situ, Pap IV): Entfernung mit Elektroschlinge oder Konisation (bei eindeutig ektozervikalem Sitz ggf. auch Laserkoagulation); bei tumorfreien Schnitträndern nach Konisation keine weitere Therapie, andernfalls Nachkonisation (bei jüngeren Frauen mit Kinderwunsch) oder einfache Hysterektomie

FIGO-Stadium I

- Bei *frühinvasiven Karzinomen (Stadium Ia)* ohne negative Prognosekriterien wie (Lymph-)gefäßeinbruch oder diffuses Wachstum evtl. alleinige Konisation mit Zervixausschabung oder einfache Hysterektomie (falls Familienplanung abgeschlossen), bei ungünstigen Prognosekriterien radikale Hysterektomie mit Entfernung der Parametrien und der Beckenlymphknoten
- Im *Stadium Ib* Radikaloperation (Hysterektomie, Entfernung der Parametrien, Entfernung einer Scheidenmanschette und der pelvinen, ggf. auch der paraaortalen Lymphknoten, außer bei hochsitzenden Tumoren in der Regel Belassung der Ovarien); in ausgewählten Fällen radikale Trachelektomie; bei erschwerter Operabilität evtl. präoperative (neoadjuvante) Radiochemotherapie (Studien!)

- Bei inkompletter Tumorentfernung und Nachweis von Risikofaktoren ggf. anschließende Strahlentherapie oder kombinierte Strahlenchemotherapie (*Cave:* höhere Komplikationsrate der kombinierten Therapie)
- Alleinige Strahlentherapie oder Strahlenchemotherapie kann im Stadium I ebenfalls kurativ sein

FIGO-Stadium II

- Im *Stadium IIa* (Parametrien nicht befallen) Radikaloperation, bei Risikofaktoren evtl. anschließende Strahlentherapie oder Strahlenchemotherapie
- Im *Stadium IIb* (Parametrien befallen) Radikaloperation (bis zur Beckenwand) oder primäre kombinierte Strahlentherapie (perkutan und intrakavitäre Kontakttherapie mitAfterloading-Verfahren) mit Chemotherapie
- Bei postoperativem Nachweis von Risikofaktoren ggf. zusätzlich Strahlen- oder Strahlenchemotherapie
- Präoperative (neoadjuvante) Chemoradiotherapie nur im Rahmen von Studien

FIGO-Stadium III

- Sofern möglich, primäre Kombination von Strahlentherapie (perkutan und intrakavitär mit Afterloading)
- Operation nur in Einzelfällen

FIGO-Stadium IV

- Therapieziel in der Regel palliativ
- Bei Beschränkung des Tumors auf das kleine Becken evtl. großräumige Operation (Exenteration)
- Bei Ausdehnung darüber hinaus Strahlenchemotherapie
- Im *Stadium IVb* (Fernmetastasen) palliative evtl. zytostatische Therapie, aber meist keine langanhaltenden Remissionen

Rezidiv/Metastasierung

- Behandlung je nach Lokalisation des Rezidivs und Vortherapie nach Möglichkeit mit erneuter Operation (ggf. auch potenziell kurative Exenteration), Strahlenchemotherapie oder alleiniger Strahlentherapie, ansonsten alleinige palliative Chemotherapie
- Bei Fernmetastasierung palliative Chemotherapie; eher Monochemotherapie anstelle aggressiver Kombinationsschemata
- Adäquate symptomatische Therapie und psychoonkologische sowie psychosoziale Betreuung

Prognose

- Abhängig von FIGO-Stadium und Lymphgefäß-/Lymphknotenbefall
- 5-Jahres-Überleben gesamt: etwa 70%
- Nach kompletter Resektion Heilung in 60% (Stadium II) bis 100% (Stadium 0)

Nachsorge

Ziele

- Früherfassung behandelbarer Rezidive
- Erfassung und Behandlung therapiebedingter Komplikationen, Überwachung von Organfunktionen (besonders der Niere und der ableitenden Harnwege)
- Differenzierung von Therapie- und tumorbedingten Beschwerden
- Psychosoziale Betreuung und Rehabilitation

Vorgehen

- Kein allgemein anerkanntes Nachsorgeschema
- Wegen besonders hohem Rezidivrisiko in den ersten 3 Jahren nach Primärtherapie (75% aller Rezidive treten in diesem Zeitraum auf) in dieser Phase engmaschiger (z. B. alle 3 Monate), danach in längeren Abständen: in erster Linie bimanuelle gynäkologische Untersuchung des kleinen Beckens und Sonographie der ableitenden Harnwege
- Tumormarkerkontrollen nur bei prätherapeutisch erhöhten Werten
- Weitere Untersuchungen bei Verdacht auf Rezidiv

46.3 Endometriumkarzinom (Korpuskarzinom)

A. Gaisser

Epidemiologie und Risikofaktoren

- Häufigkeit: 20–25 Neuerkrankungen jährlich pro 100.000 Frauen
- Inzidenz besonders in höheren Altersgruppen steigend
- 80% der Erkrankungsfälle treten nach der Menopause auf
- Erkrankungsgipfel 65. bis 70. Lebensjahr

Risikofaktoren

- *Gesichert:* Alter, Übergewicht (BMI > 27), Hormonersatztherapie nur mit Östrogen (ohne Gestagenzusatz), Kinderlosigkeit, späte Menopause, langdauernde Einnahme von Tamoxifen
- *Wahrscheinlich:* Familiäre Disposition (Erkrankung bei Verwandten 1. Grades), Diabetes mellitus Typ II
- *Möglich:* fettreiche Ernährung
- Adenomatöse Endometriumhyperplasie mit Zellatypien ist eine potenzielle Präkanzerose
- Senkung des Risikos durch orale Kontrazeption und postmenopausale kombinierte Hormonsubstitution (Östrogen und Gestagen)

Symptome

- *Kardinalsymptome:* postmenopausale Blutung, irreguläre uterine Blutungen vor der Menopause
- Blutungsstörungen beim Endometriumkarzinom meist relativ früh im Krankheitsverlauf!

Spätsymptome

- Chronische Unterleibsschmerzen
- Eitriger Ausfluss
- Blutabgänge aus Blase und Rektum
- Tastbarer Tumor
- Beinödeme

Diagnostik

- Frühdiagnostik schwierig, zytologischer Abstrichbefund nicht aussagekräftig in bezug auf Endometrium
- Evtl. transvaginale Sonographie zur Bestimmung der Endometriumdicke und fraktionierte Kürettage in Risikogruppen

Bei Verdacht auf Endometriumkarzinom

Ziel

- Sicherung oder Ausschluss der Diagnose

Untersuchungen

- Gynäkologische Untersuchung: Blutungsquelle? Ausdehnung des Prozesses?
- Transvaginale Sonographie
- Fraktionierte Kürettage (Abrasio), getrennt für Zervix und Uteruskörper, und zur histologischen Aufarbeitung (Grading, Östrogen- und Progesteronrezeptoren); diagnostische Sicherheit über 90 bis 100%
- Bei sonographischem Verdacht ggf. vorher endoskopische Untersuchung des Uterus (Hysteroskopie) mit gezielter Probenentnahme

Bei gesicherter Diagnose

Ziel

- Beurteilung von Tumorausbreitung und Operabilität
- Nachweis bzw. Ausschluss von Fernmetastasen

Untersuchungen

- Gynäkologische Untersuchung des kleinen Beckens und Abtastung der Lymphknotenregionen
- Histologie aus Kürettage und ggf. hysteroskopisch entnommener Biopsie
- Basislabor, Harnstoff und Kreatinin, Leberenzyme, Urinstatus
- *Im Einzelfall nützlich:*
  - MRT von Becken und Abdomen
  - Sonographie von Nieren und Leber
  - Zystoskopie, Rektoskopie
  - Thoraxröntgen
  - Infusionsurogramm
  - Tumormarker CEA, CA-125

Histologie

- Fast 90% Adenokarzinome unterschiedlicher Differenzierung (G1–G3)
  - G1: gut differenziert (etwa 50%); 80% Östrogen- und Progesteronrezeptorpositiv
  - G2: mäßig differenziert
  - G3: schlecht oder undifferenziert; 50% hormonrezeptorpositiv

Klassifikation und Stadieneinteilung

TNM-System (UICC 2002) und FIGO-Klassifikation stimmen weitgehend überein. Maßgeblich ist die pathologische (postoperative) Klassifikation.

TNM		FIGO
Ptis	Carcinoma in situ	0
T1a–c	Tumor auf Corpus uteri begrenzt ohne (a) oder mit (b, c) Myometriuminvasion	I A-C
pT2a, b	Ausbreitung des Tumors auf die endozervikalen Drüsen (2a) oder auf das Zervixstroma (2b), aber nicht außerhalb der Gebärmutter	II A/B
pT3a, b	Lokale Ausbreitung auf Adnexe oder Peritoneum und/oder Tumorzellen in Aszites oder Peritonealspülung (3a) oder Vaginalbefall (3b)	III A,B
pT4	Tumor breitet sich außerhalb des kleinen Beckens aus, befällt Schleimhaut von Blase und/oder Rektum	IV
pN0	Keine Lymphknoten befallen (Untersuchung vorausgesetzt)	
pN1	Regionäre Lymphknoten befallen	
M1	Fernmetastasen (auch abdominal außer paraaortal und inguinal)	

Stadiengruppierung

Stadium I	T1 N0 M0
Stadium II	T2 N0 M0
Stadium III	T3 N0 M0
Stadium IV	T4 jedes N M0
	Jedes T jedes N M1

Therapie

Übersicht

- Bei der überwiegenden Mehrzahl der Patientinnen ist der Tumor operabel
- Beste kurative Chance durch Operation (abdominal) im Stadium I-IIIa
- Primäre Strahlentherapie nur bei inoperablem Tumor oder Kontraindikationen gegen Operation (kombinierte intrakavitäre und externe Bestrahlung)
- Im Stadium IIIb und IVa individuelle kombinierte Therapie, nach Möglichkeit immer Operation mit nachfolgender Radiotherapie
- Bei Fernmetastasen zusätzlich zur Strahlentherapie Hormontherapie oder Chemotherapie (palliativ)

Stadium I

- Abdominale Hysterektomie unter Mitentfernung beider Adnexe; im Stadium Ia, b G3 und generell im Stadium Ic Entfernung der pelvinen und paraaortalen Lymphknoten
- Nachbestrahlung (Afterloading) bei ungünstigen Prognosefaktoren; bei inkompletter chirurgischer Therapie und im Stadium Ic ohne Lymphknotenentfernung zusätzlich externe Bestrahlung
- Primäre kombinierte Strahlentherapie nur, wenn der Allgemeinzustand eine Operation nicht zulässt

Stadium II

- Erweiterte abdominale Hysterektomie mit Entfernung der Parametrien, beider Adnexe und der Becken- und paraaortalen Lymphknoten; bei Zervixbefall Wertheim-Operation
- Evtl. postoperative intravaginale Strahlentherapie (Afterloading), v. a. wenn keine Scheidenmanschette entfernt wurde
- Zusätzliche perkutane Bestrahlung je nach Risikosituation (Infiltration von Parametrien und Adnexen, inkomplette Tumorentfernung, Lymphknotenbefall)
- Alleinige kombinierte Bestrahlung bei Inoperabilität
- Adjuvante Chemotherapie allenfalls bei papillär-seröser/hellzelliger Histologie (platinhaltig)

Stadium III

- Falls möglich, Operation wie im Stadium II, ggf. Entfernung des großen Netzes und bei Befall der Vagina (IIIb) Kolpektomie/Scheidenmanschette; situationsabhängig Nachbestrahlung
- Nachbestrahlung je nach operativer Radikalität und Befall (intravaginal, evtl. zusätzlich perkutan)
- Ist keine Radikaloperation möglich, Reduktion der Tumormasse und Bestrahlung (intravaginal und perkutan)
- Bei primärer Inoperabilität kombinierte Strahlentherapie
- Zunächst nicht zwingend systemische Therapie.

Stadium IV/Metastasierung

- Therapie in der Regel rein palliativ!
- Stadium IVa: in der Regel primär perkutane Bestrahlung, ggf. zusätzlich Brachytherapie
- Bei isoliertem Befall von Blase und/oder Rektum ohne Befall von paraaortalen Lymphknoten oder Parametrien ggf. Exenteration
- Stadium IVb (Fernmetastasen): je nach Situation Operation zur Tumorreduktion und Strahlentherapie, Gestagene, Chemotherapie
- Systemische Therapie:
  - Bei G1/G2-Tumoren orale Gestagentherapie (Ansprechrate bei positivem Rezeptorstatus etwa 40%), bei Progress evtl. LH-RH-Analoga
  - Bei undifferenzierten Tumoren ohne Hormonrezeptoren und bei Progress unter oder nach Hormontherapie evtl. Chemotherapie
  - Wirksame Substanzen: Doxorubicin; Epirubicin, Platin, Ifosfamid, Paclitaxel
  - Ansprechrate Monotherapie bis 40%, Polychemotherapie bis 60%, Ansprechdauer etwa 4 Monate

Rezidiv

- Bei vaginalem Rezidiv erneute Operation, Strahlentherapie oder Kombination
- Bei Inoperabilität Hormontherapie (Ansprechen abhängig vom Rezeptorstatus)
- Chemotherapie nur, wenn keine andere Therapiemöglichkeit oder bei krankheitsbedingten Beschwerden

Prognose

- Abhängig von Tumorstadium und Differenzierungsgrad
- 5-Jahres-Überleben gesamt: 66%
- 5-Jahres-Überleben nach Stadien:
  - I: ca. 80–90%
  - II: ca. 70–80%
  - III: ca. 40–60%
  - IV: ca. 15–20%

Nachsorge

Ziele

- Früherfassung behandelbarer Lokalrezidive
- Früherfassung von Zweittumoren der Brust und des Kolorektums (statistisches Risiko bei Endometriumkarzinom erhöht!)
- Erfassung von therapiebedingten Komplikationen
- Psychosoziale Rehabilitation und Betreuung

Vorgehen

- Risikoadaptierte Kontrolluntersuchungen (> 75% aller Rezidive innerhalb von 3 Jahren nach Primärtherapie): Anamnese, klinische und gynäkologische Untersuchung in den ersten 3 Jahren alle 3 Monate, Mammographie jährlich (erhöhtes Brustkrebsrisiko!)
- Kein allgemein anerkanntes Nachsorgeschema

46.4 Ovarialkarzinom

A. Gaisser

Epidemiologie und Risikofaktoren

- In Europa 12–20 Neuerkrankungen jährlich pro 100 000 Frauen
- Erkrankungswahrscheinlichkeit steigt ab dem 40. Lebensjahr an
- Häufigkeitsgipfel im 8. und 9. Lebensjahrzehnt
- Einzelheiten der Krankheitsentstehung sind noch unbekannt

Risikofaktoren

- Genetische Disposition: ca. 5–10 % der Ovarialkarzinome sind hereditär (in erster Linie Mutationen von BRCA1, auch BRCA2)
- Kinderlosigkeit, Unfruchtbarkeit
- Ernährung wird diskutiert: hoher Anteil Fleisch und tierische Fette, Übergewicht

Risikomindernde Faktoren

- Hormonelle Kontrazeption (auch bei erblicher Disposition)
- Stillen
- An frischem Obst und Gemüse reiche Ernährung (nicht gesichert)
- Beidseitige Ovarektomie, bei BRCA-Mutation (Risikominderung > 90%)

Symptome

- Keine Frühsymptome, deshalb meist erst spät entdeckt (Ausbreitung in Becken- oder Bauchraum in zwei Drittel der Fälle bei Diagnosestellung)
- Keine typischen Symptome, oft Bauchschmerzen, leichte Übelkeit und Völlegefühl
- Tastbarer Tumor im Unterbauch, Aszites

Diagnostik

- Keine effektive Früherkennungsuntersuchung verfügbar
- Screening (Ultraschall, CA 125) evtl. sinnvoll in Risikogruppen (Familienanamnese)
- Evtl. transvaginaler Ultraschall postmenopausal

Bei Verdacht auf bösartigen Ovarialtumor

Ziel

- Ausschluss nichtgynäkologischer Erkrankungen
- Weitere Hinweise zur Einschätzung (gutartig/bösartig) des Tumors
- Beurteilung der Tumorausbreitung im Bauchraum sowie der Operabilität
- Erfassung von möglichen Fernmetastasen

Untersuchungen

- Bimanuelle gynäkologische Tastuntersuchung (rektal und vaginal)
- Transvaginaler und abdominaler Ultraschall (wichtigste Untersuchung)
- Evtl. Kernspintomographie Becken/Bauchraum
- Evtl. Spiral-CT Bauchraum
- Thoraxröntgen, evtl. CT
- Evtl. Infusionsurographie oder sonographische Beurteilung des Nierenabflusses, evtl. Zystoskopie
- Tumormarkerbestimmung (CA 125)
- Evtl. Rektoskopie oder Rekto-/Koloskopie
- Evtl. Aszitespunktion mit zytologischer Untersuchung
- Cave: diagnostische Punktion eines zystischen Eierstocktumors wegen Gefahr der Tumorzellverschleppung
- Oft ergibt erst die diagnostische Bauchöffnung (Laparatomie) mit Tumorentfernung eine sichere Diagnose

Histologie

- Epitheliale Ovarialkarzinome:
  - Borderline-Tumoren (niedrigmaligne; etwa 15 %)
  - Seröse Karzinome (40–50 %)
  - Endometroide Karzinome
  - Muzinöse Karzinome
  - Undifferenzierte und nichtklassifizierbare Karzinome
  - Seltenere Formen (mesonephroid, hellzellig, klarzellig u. a.)
- Bösartige Keimzelltumoren
- Bösartige Stromatumoren
- Sehr seltene Tumoren wie Sarkome u. a.
- Metastasen von Primärtumoren außerhalb des Ovars (6–10 %!)

Klassifikation und Stadieneinteilung

- Die definitive Stadienzuordnung erfolgt auf der Grundlage des chirurgischen und pathologischen Befunds
- Gebräuchlich sind die Stadieneinteilung nach der TNM-Klassifikation (UICC 2002) und der FIGO-Klassifikation (1989) als Basis der Therapieplanung

TNM- und FIGO-Klassifikation

TNM (gekürzt)		FIGO-Stadium
T	**Primärtumor**	
Tx	Primärtumor kann nicht beurteilt werden	
T0	Kein Anhalt für Primärtumor	I
T1	Tumor begrenzt auf Ovarien	
T1a	Ein Ovar betroffen, Kapsel intakt, keine Tumorzellen in Aszitis/Peritonealspülung	IA
T1b	Beide Ovarien betroffen, Kapsel intakt, keine Tumorzellen in Aszitis/Peritonealspülung	IB
T1c	Tumor auf eines oder beide Ovarien begrenzt mit Kapseldurchbruch oder Tumorzellen in Aszites/Peritonealspülung oder Tumor auf der Ovaroberfläche	IC
T2	Eines oder beide Ovarien betroffen, Tumorausbreitung im Becken und/oder Implantate (2a: Uterus, Tuben; 2b: andere Beckenstrukturen) ohne (2a,b) oder mit Tumorzellen in Aszitis/Peritonealspülung (2c)	II
T3	Eines oder beide Ovarien betroffen mit mikroskopischen (3a) oder makroskopischen Peritonealmetastasen < 2 cm (3b) und/oder regionalen Lymphknotenmetastasen (3c). Oberflächliche Lebermetastasen	III
M1	Fernmetastasen	IV
N	**Lymphknoten**	
Nx	Regionäre Lymphknoten können nicht beurteilt werden	
N0	Keine regionären Lymphknotenmetastasen	
N1	Regionäre Lymphknotenmetastasen	
M	**Metastasen**	
Mx	Vorliegen von Fernmetastasen kann nicht beurteilt werden	
M0	Keine Fernmetastasen nachweisbar	
M1	Fernmetastasen vorhanden	

Therapie

Übersicht

- Borderline-Tumoren (»niedriges malignes Potenzial«):
  - Wichtigster Prognosefaktor ist Nachweis und Art von Implantaten
  - Stadium I/II: abdominelle Hysterektomie und bilaterale Entfernung von Ovarien und Adnexen; bei Kinderwunsch evtl. nur ipsilateral
  - Fortgeschrittene Stadien: Hysterektomie, Entfernung von Ovarien/Adnexen und des großen Netzes und der Lymphknoten (pelvin, paraaortal)
  - Rezidiv: Tumorreduktion, evtl. Chemotherapie bei kurzem rezidivfreiem Intervall
- Epitheliale Ovarialkarzinome
  - Nur 25% bei Diagnosestellung lokalisiert
  - Entscheidend für die Heilungsaussicht ist die möglichst vollständige chirurgische Entfernung des Tumors und, falls vorhanden, seiner Metastasen im Bauchraum
  - Frühstadien: (Stadium I–IIA; etwa 20% der Fälle): adjuvante Chemotherapie von Vorteil (Platin), außer »low-risk«
  - In den Stadien IIb–IV additive postoperative Kombinationschemotherapie: zweite wesentliche Säule der Therapie (Platin/Paclitaxel, 6 Zyklen)
- Strahlentherapie seit Einführung wirksamer Chemotherapieprotokolle in der Primärtherapie kaum von Bedeutung
- Bei größeren Tumorresten nach der Operation sowie bei Metastasen außerhalb des Bauchraums palliatives Therapieziel
- Diagnostische Zweitoperation (»second look«) nach operativer Tumorentfernung und anschließender Chemotherapie nur noch im Rahmen von Studien
- Rezidiv: palliative Therapie (evtl. erneute Operation, Wiederholung der Chemotherapie, Chemotherapiewechsel, palliative Strahlentherapie) je nach Länge des rezidivfreien Intervalls

Chirurgie

- Möglichst vollständige Entfernung des Tumors; Ziel: R0-Resektion (kein sichtbarer Resttumor): *prognoseentscheidend*
- Tumorrest sollte < 0,5–1 cm sein

- Makroskopische Tumorfreiheit in über 50% erreichbar
- Auch bei ausgedehnter Erkrankung maximale Tumorreduktion (Überlebensvorteil in Stadium IV nicht gesichert)
- In der Regel werden beide Eierstöcke mit Tuben (Adnexe), die Gebärmutter sowie, da häufig befallen, das große Netz (Omentum majus) und Lymphknoten im Becken und entlang der Aorta entfernt; ggf. Biopsien von Zwerchfell und Peritoneum, Pertitonealspülung
- Nur in streng ausgewählten Krankheitssituationen (Stadium Ia, G1) können bei Frauen mit Kinderwunsch das gegenseitige Ovar und die Gebärmutter belassen werden
- Second-look-Operation nur noch im Rahmen von Studien: Kein Vorteil erwiesen
- Sekundäre Tumorreduktion bei Rezidiv: keine einheitlichen Daten, evtl. von Vorteil bei langem rezidivfreiem Intervall und geringer Tumormasse

Chemotherapie/medikamentöse Therapie

- Chemotherapie ist die zweite Säule der Therapie und kommt im Stadium IIB-IV zusätzlich zur Operation zum Einsatz: kurative Zielsetzung bis Stadium III
- Je kleiner der postoperative Tumorrest, desto besser die Wirksamkeit (vollständige Remission, Heilung)
- Im Stadium I–IIA adjuvante Chemotherapie wahrscheinlich sinnvoll, insbesondere bei Grad III
- Wirksame Substanzen: v. a. Cisplatin, Carboplatin, Paclitaxel; auch Anthrazykline (Doxorubicin, Epirubicin), Alkylanzien, Topotecan, Treosulfan, Etoposid, Gemcitabin
- Kombinationschemotherapie mit Cis- bzw. Carboplatin/Paclitaxel ist anderen Schemata überlegen und als aktueller Standard etabliert (6 Zyklen); Carboplatin ist besser verträglich: Präparat der Wahl
- Neoadjuvante (präoperative) Chemotherapie bei fortgeschrittenen Tumoren in Erprobung
- Konsolidierende Hochdosischemotherapie in Erprobung
- Konsolidierende intraperitoneale Chemotherapie ggf. zusätzlich zur systemischen Chemotherapie bei kleinem Restumor oder palliativ bei Rezidiv wahrscheinlich von Vorteil
- Erhaltungs-/Konsolidierungstherapie in Erprobung
- Frührezidiv (< 6 Monate nach Primärtherapie): palliative Chemotherapie ohne Platin (z. B. Treosulfan, Topotecan, Etoposid, Gemcitabin) oder endokrine Therapie (Tamoxifen, LHRH-Analoga); Kombinationschemotherapie nicht besser als Monotherapie
- Spätrezidiv: erneute platinhaltige Chemotherapie plus Paclitaxel
- Bei primärer Unwirksamkeit von Platin/Paclitaxel geringe Wirksamkeit weiterer Chemotherapien: Palliation!
- In Erprobung: intraperitoneale Radioimmuntherapie, Vakzinetherapie, zielgerichtete molekularbiologisch begründete Therapien, v. a zur Konsolidierung

Strahlentherapie

- Wegen höherer Nebenwirkungsrate gegenüber Chemotherapie kaum von Bedeutung
- Palliative externe Bestrahlung von Hirnmetastasen, Lymphknotenmetastasen, zur Schmerztherapie
- Instillation von Radionukliden (Phosphor) in den Bauchraum ohne erwiesenen Vorteil

Prognose

- Prognose abhängig von Stadium, Tumorrest nach der Operation, besonders im Stadium I/II auch vom Grading; 5-Jahres-Überleben gesamt etwa 30–40 %
- 5-Jahres-Überleben stadienabhängig:
  - Borderline-Tumoren: >90 %
  - Stadium I: ca. 75 %
  - Stadium II: ca. 50–60 %
  - Stadium III: ca. 30 %
  - Stadium IV: ca. 15 %

Nachsorge

Ziele

- Vorbeugung, Erfassung und Behandlung von krankheits- und therapiebedingten Komplikationen
- Psychosoziale Betreuung und Begleitung sowie Rehabilitation

Untersuchungen

- Keine allgemein anerkanntes Schema
- Anamnese, gynäkologische Untersuchung, transvaginale Sonographie
- CA-125-Bestimmung kein fester Bestandteil der Nachsorge (kein Vorteil einer Therapie wegen CA-125-Anstieg)
- Keine apparative Diagnostik bei Beschwerdefreiheit, nur bei klinischem Verdacht auf Rezidiv
- Hormonersatztherapie bei Beschwerden möglich (Lebensqualität)

Urologische Malignome

P. Jaeger

47.1 Prostatakarzinom

P. Jaeger

Epidemiologie und Risikofaktoren

- Bei 55-jährigen 20 Neuerkrankungen jährlich pro 100 000 Männer, bei 80-jährigen 500 Neuerkrankungen jährlich pro 100 000 Männer
- Zweithäufigste Krebserkrankung des Mannes
- Das Prostatakarzinom ist ein »Alterskrebs«. Vor dem 50. Lebensjahr selten auftretend
- Bei Männern über 60 Jahren in über 10 %, bei Männern über 80 Jahren in über 40 % klinisch manifest (bei histologisch nachweisbarem Prostatakarzinom)
- Der wichtigste Risikofaktor ist das Alter. Andere sind nicht bekannt
- Das Wachstum des Prostatakarzinoms ist androgenabhängig, d. h. Wachstum und Metastasierung werden durch Testosteron beeinflusst

Symptome

- Kaum Frühsymptome

Symptome durch Primärtumor

- In frühen Stadien keine Symptome
- Evtl. obstruktive Miktionssymptome wie bei der gutartigen Prostatahyperplasie
- Makrohämaturie
- Oligo-/Anurie: bei fortgeschrittener Niereninsuffizienz durch Harnstauung bei doppelseitiger Harnleiterinfiltration

Symptome durch Metastasen

- Kreuzschmerzen bzw. Ischiasbeschwerden bei Wirbelsäulenmetastasen, »rheumatische« Beschwerden
- Druckschmerzhaftigkeit bei sonstigen Skelettmetastasen

Diagnostik

- Rektalpalpation: derber Knoten oder ganze Drüse derbhart verändert, zu Beginn auf das Organ begrenzt, später die Organgrenze überschreitend
- Blutchemie: prostataspezifisches Antigen (PSA)

Sicherung bzw. Ausschluss der Diagnose

- Transrektale Nadelbiopsie (digital oder mit transrektalem Ultraschall gesteuert)

Bei gesicherter Diagnose

Ziel

- Festlegung des Tumorstadiums (T, N, M) und des Gradings (G) als Grundlage für die Therapieentscheidung

Untersuchungen

- Abdomen-CT oder MRT des Beckens (für T- und N-Stadium)
- Transrektale Ultraschalluntersuchung oder MRT (Rektalspule) (für T-Stadium)
- Skelettszintigraphie (für M-Stadium)
- Evtl. intravenöse Urographie (ivU)

Histologie

- In über 90 % der Fälle handelt es sich um Adenokarzinome. Es werden 4 Differenzierungsgrade unterschieden:
  - G1: gut differenziert, leichte Anaplasie
  - G2: mäßig differenziert, mäßige Anaplasie
  - G3: schlecht differenziert, ausgeprägte Anaplasie
  - G4: undifferenziert

Klassifikation und Stadieneinteilung

TNM-Klassifikation (6. Auflage, 2004)

T	Primärtumor
TX	Primärtumor kann nicht beurteilt werden
T0	Kein Anhalt für einen Primärtumor
T1	Klinisch nicht erkennbarer Tumor (=inzidentelles Karzinom)
T1a	Tumor zufälliger histologischer Befund in 5 % oder weniger des resezierten Gewebes
T1b	Tumor zufälliger histologischer Befund in mehr als 5 % des resezierten Gewebes
T1c	Tumor durch Nadelbiopsie diagnostiziert
T2	Tumor begrenzt auf die Prostata
T2a	Tumor < Hälfte eines Lappens
T2b	Tumor > Hälfte eines Lappens
T2c	Tumor befällt beide Lappen
T3	Tumorausbreitung über die Prostatakapsel
T3a	Extrakapsuläre Ausbreitung (uni- oder bilateral)
T3b	Tumor infiltriert Samenblase(n)
T4	Tumor ist fixiert oder infiltriert Nachbarstrukturen, die bei T3 nicht aufgeführt sind (Blasenhals, Beckenboden, Rektum, Beckenwand, Levator)

N	Regionäre Lymphknoten
NX	Regionäre Lymphknoten nicht beurteilbar
N0	Keine regionären Lymphknotenmetastasen
N1	Regionale Lymphknotenmetastasen
M	**Fernmetastasen** (in überwiegender Mehrzahl Skelettmetastasen)
MX	Vorliegen von Fernmetastasen nicht beurteilbar
M0	Keine Fernmetastasen nachgewiesen
M1	Fernmetastasen vorhanden
M1a	Nichtregionäre Lymphknoten
M1b	Knochen
M1c	Andere Lokalisationen

Therapie

Übersicht

- Grundsätzliche Entscheidung zwischen kurativer bzw. palliativer Behandlungsmöglichkeit. Eine kurative Therapiemöglichkeit mit Aussicht auf definitive Heilung besteht bei den Tumorstadien T1–3, G1–3, N0, M0
- Als *kurative* Behandlungsmethoden gelten die operative radikale Prostatavesikulektomie bzw. die Strahlentherapie
- Bei allen übrigen Tumorstadien, d. h. bei Überschreiten der Organgrenzen bzw. bei Vorliegen einer Metastasierung, besteht lediglich eine *palliative* Behandlungsmöglichkeit
- Palliative Behandlung:
  - Lokal: palliative transurethrale Elektroresektion zur Behebung der lokalenVergrößerung der Prostata (TUR-P)
  - Systemisch: Ausschaltung der Testosteronwirkung (operativ durch Orchiektomie; medikamentös mit LH-RH Analogen bzw. Antiandrogenen)

Chirurgische Maßnahmen

Kurativ

- Vollständige Entfernung der Prostata samt Prostatakapsel sowie der Samenblasen mit Reanastomosierung zwischen Blasenhals und hinterer Harnröhre: *radikale Prostatovesikulektomie*

Palliativ

- Zur Behebung der lokalen Obstruktion: palliative transurethrale Elektroresektion der Prostata
- Systemisch: subkapsuläre Orchiektomie (Entfernung des testosteronproduzierenden Gewebes aus den Hoden)

Strahlentherapie

Kurativ

- Strahlentherapie im kleinen Becken mit 70 Gy als Alternative zur chirurgischen Behandlung

Palliativ

- Als blutstillende Bestrahlung bei blutendem Prostatakarzinom (Makrohämaturie)
- Bestrahlung schmerzhafter Knochenmetastasen

Medikamentöse Behandlung

Hormontherapie

- Blockierung der Wirkung des Testosterons an der Prostatazelle bzw. Blockierung der Testosteronproduktion
- Palliativ bei nicht mehr kurativ behandelbarem Prostatakarzinom als Alternative zur subkapsulären Orchiektomie
- Antiandrogene, LH-RH-Analoge, Östrogene

Chemotherapie

- Docetaxel (Taxotere) zeigt eine gewisse Wirksamkeit und kann bei Patienten in gutem Allgemeinzustand mit palliativer Indikation eingesetzt werden.

Prognose

- Nach kurativer Behandlung: 5-Jahres-Überlebensrate über 80 %
- Bei palliativer Behandlung: wenige Wochen bis mehrere Jahre möglich

Nachsorge

Ziele

- Früherfassung von behandelbaren Rezidiven nach kurativer Behandlung
- Erfassung von Behandlungskomplikationen
- Wichtige Verlaufsparameter: prostataspezifisches Antigen (PSA) im Blut und digitale Rektaluntersuchung

47.2 Harnblasenkarzinom

P. Jaeger

Epidemiologie und Risikofaktoren

- Jährlich etwa 25 Neuerkrankungen pro 100 000 Einwohner
- Etwa 3 % aller bösartigen Tumoren
- Männer sind 3-mal häufiger als Frauen von der Erkrankung betroffen
- Altersgipfel zwischen 50 und 75 Jahren mit einem Maximum um das 65. Lebensjahr

Risikofaktoren

- Medikamentenmissbrauch (phenacetinhaltige Schmerzmittel)
- Rauchen
- Industrietoxine (v. a. aromatische Amine)
- Chronische Entzündungen

Symptome

- Schmerzlose Makrohämaturie
- Subjektive Beschwerden können bis zu weit fortgeschrittenen Tumorstadien fehlen

Diagnostik

- Zystoskopie (Blasenspiegelung): entscheidende Untersuchung in der Diagnostik von Blasentumoren
- Zytologische Untersuchung des Urins (Tumorzellen im Urin)
- Ultraschall der Blase (kleine Tumoren können übersehen werden)
- i.v.-Urographie: Darstellung der ableitenden Harnwege (Stauung der Nieren, Nierenfunktion)

Sicherung bzw. Ausschluss der Diagnose

- Transurethrale Elektroresektion bzw. Resektionsbiopsie aus dem Blasentumor (TUR-B)

Bei gesicherter Diagnose:

Ziel

- Festlegung des Tumorstadiums für die Therapieentscheidung

Untersuchungen

- Abdomen-CT oder -MRT: Ausdehnung des Tumors in sowie insbesondere außerhalb der Blase und Einwachsen in die Nachbarorgane und Darstellung von Lymphknotenmetastasen

Histologie

- In über 95 % vom Übergangsepithel der Blase ausgehend: Übergangsepithelkarzinom
- Es werden verschiedene Differenzierungsgrade unterschieden:
  - G1: gut differenziert
  - G2: mäßig differenziert
  - G3: schlecht differenziert

Klassifikation und Stadieneinteilung

TNM-Klassifikation (6. Auflage, 2002)

T	**Primärtumor**
Tis	Carinoma in situ
Ta	Nichtinvasiver papillärer Tumor
T1	Tumor infiltriert subepitheliales Bindegewebe
T2	Tumor infilriert Muskulatur
T2a	Oberflächlich
T2b	Tief
T3	Tumor infiltriert perivesikales Fettgewebe
T3a	Mikroskopisch
T3b	Makroskopisch
T4	Tumor infiltriert Prostata, Uterus, Vagina, Beckenwand, Bauchwand
T4a	Tumor infiltiert Prostata, Uterus oder Vagina
T4b	Tumor infiltriert Beckenwand oder Bauchwand
N	**Lymphknoten**
N	Regionäre Lymphknoten
NX	Regionäre Lymphknoten können nicht beurteilt werden
N0	Keine regionären Lymphknotenmetastasen
N1	Metastase in solitärem Lymphknoten, 2 cm oder weniger in größter Ausdehnung
N2	Metastase(n) in solitären Lymphknoten, mehr als 2 cm, aber nicht mehr als 5 cm in größter Ausdehnung, oder in multiplen Lymphknoten, keine mehr als 5 cm in größter Ausdehnung
N3	Metastase in einem Lymphknoten mehr als 5 cm in größter Ausdehnung
M	**Fernmetastasen**
MX	Fernmetastasen können nicht beurteilt werden
M0	Keine Fernmetastasen
M1	Fernmetasten ohne weitere Differenzierung

Therapie

Übersicht

- In erster Linie kommen chirurgische Maßnahmen zur Anwendung, die sich nach der Infiltrationstiefe des Tumors in die Blasenwand richten

- Strahlentherapie sowie Chemotherapie haben z. Z. in den meisten Fällen adjuvanten bzw. palliativen Charakter. Heilungen sind jedoch auch mit diesen Behandlungsformen möglich

Chirurgie

- Transurethrale Elektroresektion der Blasentumoren (= TUR-B)
- Die TUR-B ist bei oberflächlichen Blasentumoren gleichzeitig diagnostisch und kurativ durch vollständige Resektion. Bei soliden, die Blasenwand infiltrierenden Tumoren handelt es sich bei der TUR-B um eine diagnostische Resektion zur histologischen Verifizierung des Karzinoms
- Eine teilweise Entfernung der Harnblase mit dem tumortragenden Anteil (Blasenteilresektion) kommt bei umschriebenen infiltrierenden Tumoren, ggf. als kurative Maßnahme, in Frage
- Die vollständige Blasenentfernung (Zystektomie) und das Anlegen einer supravesikalen Harnableitung bzw. einer Ersatzblase wird bei ausgedehnten oder multiplen infiltrierenden, schlecht differenzierten Blasentumoren in kurativer Absicht durchgeführt
- Möglichkeiten der supravesikalen Harnableitung:
  - Einleiten der Harnleiter in den Dickdarm (Ureterosigmoidostomie)
  - Ableiten der beiden Harnleiter an die Haut (Ureterokutaneostomie)
  - Einleitung der beiden Harnleiter in ein ausgeschaltetes Dünndarmstück (Bricker- oder Ileumblase): nasses Stoma
- Möglichkeiten der Ersatzblase: Umformen eines großen, ausgeschalteten Dünndarmstücks zu einer sog. Neoblase (= Pouch) und Anastomosierung mit der Urethra, so dass die Harnentleerung auf natürlichem Weg erfolgt (Z-Blase, W-Blase, Ulmer Blase, Ileumpouch nach Studer und andere)

Radiotherapie

- Als palliative Maßnahme bei nicht operablem Blasenkarzinom
- Gelegentliche Anwendung der Strahlentherapie als kurative Behandlungsform (Prognose unsicher)

Chemotherapie

- Als Induktionsbehandlung (neoadjuvant) beim metastasierenden oder lokal nicht operablem Blasenkarzinom bei später vorgesehener operativer Blasenentfernung
- Als adjuvante Behandlung nach erfolgter Blasenentfernung mit supravesikaler Ableitung
- Medikamente:
  - Als Standard gilt die Kombination von Cisplatin und Gemcitabin. Darunter ist häufig ein gutes Ansprechen zu beobachten. In Einzelfällen ist diese Therapieform kurativ
  - Anthrazykline
  - Taxane

Rezidivprophylaxe

- Zur Vorbeugung der beim oberflächlichen Blasenkarzinom häufig auftretenden Rezidive wird eine sog. Instillationsprophylaxe angewendet:
  - Epirubicin: Instillation des Zytostatikums Epirubicin in die Harnblase
  - BCG-Prophylaxe: Instillation von BCG durch einen Katheter in die Blase zur lokalen Immunstimulation

Prognose

- Oberflächlicher, nicht aggressiver Blasentumor (G1–G2):
  - 5-Jahres-Überlebensrate über 90 %
  - Rezidivhäufigkeit 40–60 %
- Oberflächlicher, aggressiver Blasentumor (G3):
  - 5-Jahres-Überlebensrate 60–75 %
  - Rezidivrate über 70 %
- Infiltrierender Blasentumor:
  - 5-Jahres-Überlebensrate 35–65 %
- Fortgeschrittener bzw. metastasierender Blasentumor:
  - 5-Jahres-Überlebensrate unter 20 %

Nachsorge

Ziele

- Erfassung von Behandlungskomplikationen
- Früherfassung behandelbarer Rezidive

Untersuchungen

- Kein allgemein anerkanntes Schema

47.3 Nierenzellkarzinom

P. Jaeger

Epidemiologie und Risikofaktoren

- Die bösartigen Nierentumoren machen ungefähr 1–2 % aller Tumoren aus, d. h. pro 100 000 Einwohner 6 Neuerkrankungen jährlich
- Die Häufigkeitsverteilung zwischen Männern und Frauen beträgt ca. 2:1, eine Seitenbevorzugung zwischen links und rechts ist nicht bekannt
- Der Altersgipfel liegt um das 58. Lebensjahr
- Es sind keine Risikofaktoren bekannt

Symptome

Symptome durch Primärtumor

- Praktisch durchweg Spätsymptome, die in der Regel einem lokal fortgeschrittenen Tumor entsprechen
- Blutiger Urin (Hämaturie)
- Flankenschmerzen

Symptome durch Metastasen

- Spontanfrakturen bei Knochenmetastasen

Diagnostik

- Immer häufiger als Zufallsbefund festgestellt im Rahmen einer Ultraschalluntersuchung des Abdomens bei anderer Fragestellung
- Palpation eines Tumors (bei schlanken Patienten, bei Tumoren am Unterpol der Niere)
- Blutchemie: ein Tumormarker beim Nierenkrebs ist bis heute nicht bekannt
- Ultraschall: zuverlässige Erkennung eines Nierentumors. Die sonographische Untersuchung hat zentrale Bedeutung in der Erkennung von Nierentumoren
- Abdomen-CT:
  - Erkennung der Tumorgröße
  - Erkennung von Lymphknotenmetastasen
  - Erkennung des Tumorwachstums in die Umgebung, z. B. in die Blutgefäße
- Thoraxröntgenbild: Erkennung von Lungenmetastasen
- Evtl. i.v. -Urographie: Erkennung der Funktion der gesunden Niere

Histologie

In über 90 % der Fälle handelt es sich um Adenokarzinome

Klassifikation und Stadieneinteilung

TNM-Klassifikation (6. Auflage, 2002)

T	**Primärtumor**
T1	Tumor ≤ 7 cm, begrenzt auf die Niere
T2	Tumor >7 cm, begrenzt auf die Niere
T3a	Tumor infiltriert die perirenale Fettkapsel oder Nebenniere, Gerota-Faszie intakt
T3b	Tumorausdehnung in die Nierenvenen oder in die V. cava infradiaphragmal
T3c	Tumorausdehnung in die V. cava supradiaphragmal
T4	Tumor durchbricht die Gerota-Faszie
N	**Lymphknoten**
N	Regionäre Lymphknoten
NX	Regionäre Lymphknoten können nicht beurteilt werden
N0	Keine regionären Lymphknotenmetastasen
N1	Metastase in *einem* regionären Lymphknoten
N2	Metastase in *zwei* oder *mehreren* regionären Lymphknoten
M	**Fernmetastasen**
M0	Keine Fernmetastasen
M1	Fernmetastasen vorhanden
G	**Malignitätsgrad (Grading)**
G1	Hoch differenziert
G2	Mäßig differenziert
G3	Wenig differenziert
G4	Anaplastisch

Therapie

Übersicht

- Die Therapie beim Nierenkarzinom ist heute grundsätzlich operativ und besteht in der Regel in einer Entfernung der tumortragenden Niere (Tumornephrektomie)
- In besonders günstigen Fällen bei kleinen Tumoren ist eine Entfernung des tumortragenden Nierenanteils möglich (Nierenteilresektion)
- Die Nephrektomie erfolgt grundsätzlich in kurativer Absicht. In rein palliativer Absicht wird die Tumornephrektomie in Fällen mit tumorbedingten Komplikationen durchgeführt, wie z. B. Makrohämaturie, die zur Anämie führt

Chirurgische Maßnahmen

- Tumornephrektomie mit vollständiger Entfernung der tumortragenden Niere sowie der umgebenden Fettkapsel
- Die zusätzliche Entfernung der regionären Lymphknoten, ob mit oder ohne metastatischen Befall, ist umstritten
- Bei inoperablem Primärtumor kann als palliative Maßnahme eine *Chemoembolisation*, z. B. mit Alkohol, diskutiert werden. Bei den meisten Paienten entwickelt sich danach vorübergehend ein Postinfarktsyndrom mit Schmerzen und Fieber

Radiotherapie

- Eine wirksame Strahlentherapie beim bösartigen Nierentumor ist nicht bekannt

Chemo- und Immuntherapie

- Die Wirksamkeit der Chemotherapie ist sehr beschränkt. In Einzelfällen können Zytostatika (z. B. Vinblastine) mit palliativer Absicht eingesetzt werden
- Eine Immuntherapie mit Interferon-alpha oder Interleukin-2 zeigt bei Nierenzell-Karzinomen eine gewisse Wirksamkeit, vorallem bei Patienten in gutem Allgemeinzustand und mit geringem Tumorvolumen. Interferon wird in der Regel mit einer Chemotherapie kombiniert. Die Nebenwirkungen dieser Therapien sind beträchtlich.

Hormontherapie

- Im Tumorgewebe lassen sich bei Nierenzell-Karzinomen oft Hormonrezeptoren (Östrogen-, Progesteron-, Androgenrezeptoren) nachweisen. Entsprechende Therapien zeigen jedoch in der Regel enttäuschende Resultate
- Unter palliativer Behandlung mit einem Antöstrogen oder einem Gestagen werden jedoch – vor allem bei Frauen – gelegentlich Remissionen beobachtet

Prognose

- Abhängig von der Ausdehnung des Nierentumors bei der Erstdiagnose
- 5-Jahres-Überlebenszeit für alle Stadien: 50 %
- Bei lokal begrenztem Tumor (Stadium T1–2, N0, M0): 70–100 %
- Bei lokal fortgeschrittenem Tumor (T3, N0–2, M0): 20–60 %
- Bei metastasierendem Nierentumor (T3–4, N3, M1): unter 10 %

Nachsorge

Ziel

- Früherfassung von behandelbaren Rezidiven nach kurativer Behandlung

Untersuchungen

- Thoraxröntgenbild: Erkennung von Lungenmetastasen
- Ultraschall des Abdomens: Erkennung von Lokalrezidiven

47.4 Hodentumoren

P. Jaeger

Epidemiologie und Risikofaktoren

- Zirka 30 Neuerkrankungen pro 100 000 Männer pro Jahr
- 1 % aller maligner Tumoren des Mannes
- In der Altersgruppe zwischen 20 und 35 Jahren 10–15 % aller Krebstodesfälle, in der Altersgruppe von 20–25 Jahren häufigster bösartiger Tumor bei Männern
- Hodentumoren treten vor allem zwischen dem 20. und 40. Lebensjahr auf
- Risikofaktoren: unvollständiger Deszensus des Hodens, d. h. Lage des Hodens außerhalb des Skrotums

Symptome

Symptome durch Primärtumor

- Schmerzlose Vergrößerung des Hodens
- Verhärtung des Hodens

Symptome durch Metastasen

- Diffuse Abdominal- und Rückenschmerzen (bei großen Lymphknotenmetastasen)
- Atemnot, Hämoptoe (Blutspucken) bei Lungenmetastasen

Diagnostik

- Palpation des Hodens: knotige Veränderung und/oder Vergrößerung des Hodens
- Blutchemie: Bestimmung der Tumormarker Alphafetoprotein (AFP) und β-humanes Choriongondadotropin (β-HCG). Beim reinen Seminom ist AFP niemals erhöht
- Ultraschall des Hodens: Wechselndes, inhomogenes Reflexmuster des Hodengewebes

Sicherung bzw. Ausschluss der Diagnose

- Operative Freilegung des Hodens mit Entfernung des Hodens (Semikastration)

Bei gesicherter Diagnose

Ziel

- Festlegung des Tumorstadiums als Grundlage für die Therapieentscheidung

Untersuchungen

- Computertomographie des Abdomens und des Thorax zur Erkennung retroperitonealer und mediastinaler Lymphknotenmetastasen sowie zur Erkennung von Lungenmetastasen

Histologie

Die wichtigste Gruppe der bösartigen Hodentumoren stellen die von den germinalen Zellen (Keimzellen) des Hodens ausgehenden Tumoren dar. Sie umfassen 90 % der Hodentumoren. Einteilung der Keimzelltumoren des Hodens nach Pugh (Dixon und Moore):

- Seminom:
  - Metastasen: lymphogen und hämatogen
  - Gutes Ansprechen der Metastasen auf Radiotherapie und Chemotherapie
- Nichtseminomatöse Hodentumoren (Embryonalkarzinom, Chorionkarzinom, Dottersacktumor, Mischformen):
  - Metastasen: lymphogen und hämatogen (reines Chorionkarzinom ausschließlich hämatogen)
  - Praktisch resistent auf Strahlentherapie
  - Allgemein gutes bis sehr gutes Ansprechen auf Chemotherapie

Klassifikation und Stadieneinteilung

Stadieneinteilung

Die TNM-Klassifikation hat sich bei der Einteilung der Hodentumoren nicht bewährt. Heute wird die folgende Stadieneinteilung angewendet:

Stadium I	Primärtumor, keine Lymphknotenmetastasen
Stadium II	Primärtumor plus retroperitoneale Lymphknotenmetastasen
IIa	Lymphknotenmetastasen kleiner als 2 cm
IIb	Solitäre oder multiple Lymphknotenmetastasen, 2–5 cm
IIc	Lymphknotenmetastasen über 5 cm groß, fixiert
Stadium III	Primärtumor plus Lymphknotenmetastasen unterhalb und oberhalb des Zwerchfells (retroperitoneal und im Mediastinum) sowie allenfalls zusätzliche Organmetastasen (Lunge, Leber, Skelett)

Serum Tumormarker

SX	Marker nicht bestimmt					
S0	Marker im Normalbereich					
	LDH		**βHCG [mIU/ml]**		**AFP [ng/ml]**
S1	<1,5xN*	und	<5000	und	<1000
S2	1,5–10xN*	oder	5000–50 000	oder	1000–10 000
S3	>10xN*	oder	>50 000	oder	>10 000

* Oberer Grenzwert

Therapie

- Grundsätzlich besteht heute auch bei Vorliegen von Metastasen durch Chemotherapie eine Aussicht auf Heilung, d. h. auf eine kurative Behandlung
- An erster Stelle steht die Behandlung des Primärtumors, d. h. die operative Entfernung des tumorbefallenen Hodens (Semikastration)

Behandlung im Stadium I (kein Nachweis von Metastasen)

- Im Anschluss an die Semikastration:
  - Seminom: adjuvante Strahlenbehandlung des Retroperitoneums. Alternative: Abwarten und Kontrollieren (»wait and watch«)
  - Nichtseminomatöse Hodentumoren: adjuvante Chemotherapie mit 2 Zyklen einer platin-haltigen Medikamentenkombination,

beispielsweise BEP (Bleomycin, Etoposid und cis-Platin). Alternative in ausgewählten Fällen: Abwarten und Kontrollieren (»wait and watch«)

Behandlung im Stadium IIa und b

- Im Anschluss an die Semikastration: Chemotherapie mit 3 Zyklen BEP
- Das weitere therapeutische Vorgehen richtet sich nach dem Markerverlauf sowie nach dem Rückgang der Metastasen im CT
- Operative Entfernung von Resttumoren (Lymphknotenmetastasen) nach Abschluss der Chemotherapie

Behandlung im Stadium IIc und III

- In diesen Stadien ist das therapeutische Vorgehen im Anschluss an die Semikastration nicht standardisiert
- Chemotherapie mit 4 Zyklen BEP oder andere Zytostatikakombinationen. Evtl. Hochdosistherapie: Hohe Toxizität. Der Einsatz von autologem Knochenmark wird untersucht. Diese Therapieformen sind teilweise noch im Stadium von klinischen Studien
- Nach Chemotherapie zurückbleibende Resttumoren werden ggf. operativ entfernt
- Bei Rezidiv nach Chemotherapie evtl. Hochdosistherapie mit autologem Stammzellersatz

Prognose

- Gute Prognose (Überlebensrate 95 %):
  - Nichtseminom: Testis/primär retroperitoneale Tumor und S1, keine nichtpulmonalen viszeralen Metastasen und S1
  - Seminom: jede Primärlokalisation, S1 – S3, keine nichtpulmonalen viszeralen Metastasen
- Intermediäre Prognose (Überlebensrate 80 %):
  - Nichtseminom: Testis/primär retroperitoneale Tumor und S2, keine nichtpulmonalen viszeralen Metastasen und S2
  - Seminom: jede Primärlokalisation, S1 – S3, nichtpulmonale viszerale Metastasen
- Schlechte Prognose (Überlebensrate 55 %):
  - Nichtseminom: primär mediastinaler Keimzelltumor oder S3, nichtpulmonale viszerale Metastasen

Nachsorge

Ziele

- Möglichst frühzeitige Erkennung eines Tumorrezidivs bzw. einer Tumorprogression
- Frühzeitige Erkennung eines Hodentumors auf der Gegenseite (im verbliebenen Hoden ist die Wahrscheinlichkeit eines Tumors etwa 3-fach gegenüber der Normalpopulation erhöht). Die Patienten werden zur Selbstpalpation des Resthodens angewiesen
- Hodentumorspätrezidive nach dem 5. Jahr der Nachsorge sind selten

Untersuchungen

- Palpation des gegenseitigen Hodens
- Thoraxröntgen (Lungenmetastasen)
- Tumormarker im Blut
- Ultraschall des Resthodens sowie des Abdomens
- Computertomogramm des Abdomens (retroperitoneale Lymphknotenmetastasen)

Intervalle

- 1. und 2. Jahr nach Therapie: 3- bis 4-monatlich
- 3. bis 5. Jahr nach Therapie: 6-monatlich
- Nach dem 5. Jahr: jährlich

Leukämien und Lymphome

Th. Kroner, A. Gaisser

48.1 Akute myeloische Leukämie (AML)

Th. Kroner

Epidemiologie und Risikofaktoren

- Zirka 2 Neuerkrankungen jährlich pro 100 000 Einwohner
- Männer und Frauen etwa gleich häufig betroffen
- Alter wichtigster Risikofaktor:
  - Unter 30 Jahre: 1 Neuerkrankung jährlich/100 000 Einwohner
  - Über 75 Jahre: 14 Neuerkrankungen jährlich/100 000 Einwohner
- Zytostatika: Bestimmte Zytostatika, v. a. alkylierende Substanzen, erhöhen das Risiko, nach Jahren an einer akuten Leukämie zu erkranken
- Ionisierende Strahlen: Risiko der Leukämieentwicklung abhängig von Dosis und Volumen des bestrahlten Knochenmarks. Nach therapeutischer Bestrahlung nur sehr gering erhöhtes Risiko
- Zigarettenraucher haben gegenüber Nichtrauchern ein verdoppeltes Leukämieerkrankungsrisiko
- Genetische Faktoren: Krankheiten mit Chromosomenanomalien sind mit erhöhtem Leukämierisiko verbunden. Trisomie 21 (Mongolismus): 20fach erhöhtes Leukämierisiko
- Vorbestehende Knochenmarkerkrankung: Entwicklung einer akuten myeloischen Leukämie aus anderen Knochenmarkkrankheiten, z. B. aus chronischer myeloischer Leukämie oder aus myelodysplastischem Syndrom (MDS), z. B. einer refraktären Anämie

Symptome

- Die Symptome der unbehandelten akuten Leukämie sind hauptsächlich auf die gestörte Entwicklung der normalen Blutzellen zurückzuführen:
  - Anämie: Müdigkeit, Blässe, Tachykardie
  - Neutropenie (Verminderung normaler Granulozyten): erhöhte Anfälligkeit für lokale Infekte (Abszesse, Stomatitis) und systemische Infekte (Pneumonie, Sepsis etc.)
  - Thrombopenie: Blutungen (Schleimhäute, Netzhaut, Hirn)
- Weitere Symptome:
  - Zahnfleischwucherungen (bei monozytären Leukämien)
  - Leukämische Infiltrate in anderen Organen (Haut, Hirnhäute)
  - Störungen der Blutgerinnung (bei promyelozytären Leukämien)
- Anscheinend akuter Beginn der Symptome, bei ca. der Hälfte der Patienten lassen sich Symptome aber über 3 und mehr Monate zurückverfolgen

Diagnostik

- Blutbild: Die Leukozytenzahl kann zum Zeitpunkt der Diagnose erhöht, normal oder vermindert sein (bei etwa 40 % der Patienten bei Diagnose normale oder verminderte Leukozytenzahl)
- Knochenmark:
  - Zur Sicherung der Diagnose und genauen Klassifikation der Leukämie (s. unten) zytologische und histologische Untersuchungen, in der Regel auch Chromosomenanalysen (Zytogenetik) und Bestimmung von Oberflächen-Antigenen (Immunphänotypisierung)
  - Zur Beurteilung des Verlaufs sind bei Patienten unter Chemotherapie in der Regel wiederholte Knochenmarkuntersuchungen nötig

Klassifikation

- Die Klassifikation und damit die Risikoeinteilung erfolgt an Hand einer Kombination von morphologischen und zytochemischen Befunden, Zytogenetik (Chromosomen-Untersuchungen) und Immun-Phänotypisierung (CD-Antigene)
- Gebräuchlich ist die Klassifikation nach FAB (French-American-British)
- Die neuere Einteilung der WHO (Weltgesundheitsorganisation) berücksichtigt zusätzlich
  - das Vorliegen dysplastischer Veränderungen (MDS: myelodysplastisches Syndrom)
  - das Vorliegen myeloproliferativer Veränderungen (MPS: myeloproliferatives Syndrom, z. B. CML)
  - die Anamnese bezüglich früherer Chemotherapien wegen anderen Tumoren (therapieassoziierte AML)

- Als *sekundäre* AML wird auch eine AML bezeichnet, die aus einer vorbestehenden Knochenmarkerkrankung oder nach Chemo- oder Radiotherapie eines anderen Tumors entstanden ist

WHO-Klassifikation der AML

- AML mit typischen zytogenetischen Anomalien
- AML mit multilinearer Dysplasie
- Therapieassozierte AML
- Nicht anderweitig klassierte AML

FAB-Klassifikation der AML

Typ		Häufigkeit beim Erwachsenen
M_0	Minimal differenzierte AML	selten
M_1	Akute Myeloblasten-Leukämie ohne Ausreifung	20 %
M_2	Akute Myeloblasten-Leukämie mit Ausreifung	20 %
M_3	Promyelozyten-Leukämie	5 %
M_4	Akute myelomonozytäre Leukämie	40 %
M_5	Akute monozytäre Leukämie	10 %
M_6	Akute Erythro-Leukämie	3 %
M_7	Megakaryoblasten-Leukämie	Selten

Therapie

Übersicht

Ziel der Behandlung

- Erreichen einer dauerhaften kompletten Remission, d. h. Zerstörung aller leukämischen Zellen durch intensive Chemotherapie

Probleme dieses Therapieansatzes

- Während Chemotherapie Hemmung des noch vorhandenen gesunden Knochenmarks: Phase der Knochenmarkaplasie mit zahlreichen Problemen durch Infekte, Thrombopenie etc. : große Bedeutung der »*supportiven*« Behandlung (= unterstützende Behandlung), z. B. mit Antibiotika und Blutersatz
- Hohes *Rezidivrisiko*: Eine komplette Remission wird zwar bei 60–80 % der Patienten erreicht, ohne Zusatzbehandlung kommt es aber bei ca. 75 % dieser Patienten zu einem Rückfall. Versuche, das Rezidivrisiko zu reduzieren durch:
  - Anschlussbehandlungen mit hoch dosierten Zytostatika (Konsolidierung, s. unten)
  - *Allogene Knochenmarktransplantation*: Übertragung des Knochenmarks eines gesunden Spenders (s. unten)
- Bei älteren Patienten ist eine intensive Chemotherapie wegen der hohen Komplikationsrate oft nicht indiziert

Ablauf der Chemotherapie

Induktionstherapie

- Von lat. Induktion = Hineinführen: Therapiephase bis zum Erreichen der Remission
- Meist Kombination von 2 oder mehr Zytostatika während 3–7 Tagen
- Wiederholung nach ca. 3–4 Wochen, sobald Knochenmarkaplasie und Komplikationen überwunden
- Remission meist nach 1–2 Zyklen der Induktionstherapie erreicht
- Wirksame Zytostatika:
  - Daunorubicin und andere Anthrazykline
  - Cytosin-Arabinosid
  - Mitoxantron
  - Vepesid
  - m-Amsacrin

Konsolidierungstherapie

- Von lat. consolidare = Befestigen, Sichern: Weiterführende Therapie nach Erreichen der Remission mit der Absicht, noch vorhandene, aber nicht nachweisbare Restleukämiezellen zu zerstören
- Meist 1–2 zusätzliche Chemotherapiezyklen, oft mit Zytostatika, die in der Induktion nicht eingesetzt wurden
- Evtl. Einsatz von Zytostatika in sehr hoher Dosierung mit anschließender Rücktransfusion von autologem Knochenmark oder von zuvor entnommenen Stammzellen aus dem Blut (s. ▶ Kap. 10). Der Wert dieser Behandlungsmethode ist noch nicht gesichert, sie wird z. Z. in klinischen Studien geprüft
- Evtl. allogene Knochenmarktransplantation (s. ▶ Kap. 10), auch in Form einer Transplantation mit reduzierter Konditionierung (»Mini-Transplantation«). Dabei werden immunologische Mechanismen wirksam, die zur Zerstö-

rung der Leukämiezellen führen können (sog. »Transplantat-gegen-Leukämie-Reaktion«)
- Eine Langzeiterhaltungstherapie wird bei akuten myeloischen Leukämien in der Regel nicht durchgeführt

Supportive Behandlung

- Von lat. supportare = Unterstützen: Während der Knochenmarkaplasie (in Induktions- und Konsolidierungsphase) ist eine intensive supportive Behandlung nötig und von größter Bedeutung für den Therapiererfolg
- Antibiotische Behandlung von Infekten
- Ersatz von Blutzellen: Erythrozyten- und Thrombozytensubstitution (s. ▶ Kap. 22)
- Evtl. Stimulation des Knochenmarks durch sog. koloniestimulierende Faktoren (s. ▶ Kap. 22)
- Vorbeugende Behandlung von Haut- und Schleimhautdefekten (s. ▶ Kap. 24 und 25)

Andere Behandlungsansätze

- Bei der akuten promyelozytären Leukämie (FAB M_3) können durch Retinoide (Abkömmlinge des Vitamins A, z. B. Tretinoin: Vesanoid) Remissionen erzielt werden (s. ▶ Kap. 9.5.6). Sie werden in Kombination mit Zytostatika eingesetzt
- Der monoklonale Antikörper Gemtuzumab (Mylotarg) (s. ▶ Kap. 9.5.2) ist bei AML wirksam. Sein optimaler Platz im Behandlungskonzept wird im Rahmen von Studien untersucht.

Prognose

- Mittleres Überleben ohne Behandlung: etwa 2 Monate nach Diagnosestellung
- Nach intensiver Chemotherapie: etwa 20 % Langzeitüberlebende
- Nach Chemotherapie und allogener Knochenmarktransplantation: über 50 % Langzeitüberlebende

48.2 Chronische myeloische Leukämie (CML)

Th. Kroner

Epidemiologie und Risikofaktoren

- Zirka eine Neuerkrankung jährlich pro 100 000 Einwohner
- Häufigkeitsgipfel zwischen 30. und 50. Altersjahr, aber auch bei Kindern vorkommend
- Gehäuft nach Strahlenexposition

Verlauf und Symptome

Chronische Phase

- Dauer im Mittel 3 Jahre (bis 15 Jahre)
- Wenig Symptome: Müdigkeit, Gewichtsverlust, Milzvergrößerung, evtl. Thrombosen/ Blutungen, Gichtanfälle

Akzelerierte Phase

- Entwickelt sich bei ca. 15 % der Patienten aus chronischer Phase
- Dauer 3–12 Monate
- Vermehrt Allgemeinsymptome, z. B. Fieber

Akute Phase (»Blasten-Krise«)

- Entwickelt sich bei ca. 85 % der Patienten aus chronischer oder aus akzelerierter Phase
- Meist als akute myeloische Leukämie (AML), seltener als akute lymphatische Leukamie auftretend
- Symptome: Müdigkeit, Gewichtsverlust, Fieber, Panzytopenie (Infekte, Blutungen)

Diagnostik

- Blutbild, meist auch Knochenmarkuntersuchung
- Zytogenetische Untersuchungen zum Nachweis des Philadelphia-Chromosoms (verändertes Chromosom Nr. 22) und anderer chromosomaler Störungen in leukämischen Zellen aus Blut oder Knochenmark
- Molekularbiologische Untersuchungen zum Nachweis des bcr-abl-Fusionsgens (s. ▶ Kap. 1.6.3)

Therapie

Behandlung mit kurativer Absicht

Es bestehen zwei Behandlungsmöglichkeiten mit *kurativem* Ansatz:

- Primäre allogene Stammzelltransplantation (»Knochenmark-Transplantation«)
- Medikamentöse Behandlung mit Imatinib (Glivec)

Bei *Imatinib* handelt es sich um einen Hemmstoff der intrazellulären Signalübermittlung (s. ▶ Kap. 9.5.3). Es können damit bei zuvor unbehandelten Patienten in den meisten Fällen jahrelange, komplette Remissionen erreicht werden (Normalisierung von Blutbild und Knochenmark sowie Verschwinden des Philadelphia-Chromosoms und des bcr-abl-Produktes). Imatinib ist gut verträglich. Langzeitergebnisse mit dem erst vor wenigen Jahren eingeführten Medikament stehen aber noch aus. Insbesondere ist noch unklar, wie häufig sich Resistenzen entwickeln, das heißt wie viele Patienten nach einer Remission schließlich ein Rezidiv erleiden. Von vielen Zentren wird deshalb noch immer die möglichst frühzeitige *allogene Stammzelltransplantation* als Standard betrachtet. Nachteile dieser Methode sind die relativ hohe, therapiebedingte Morbidität und Mortalität sowie der Mangel an geeigneten Spendern (s. ▶ Kap. 10.2).

Andere Therapiemaßnahmen

- Medikamente: neben Imatinib stehen mehrere andere Medikamente zur Verfügung. Diese sind jedoch nur in Kombination mit einer allogenen Stammzelltransplantation kurativ wirksam:
  - Hydroxy-Harnstoff (Litalir)
  - Cytosin-Arabinosid (Cytosar)
  - Busulfan (Myleran)
  - Alpha-Interferon
- Leukozytapherese: maschinelle »Blutwäsche« zur Entfernung von Leukozyten aus dem Blut. Indiziert bei sehr hohen Leukozytenwerten mit akuter Gefahr der Bildung von Leukozytenthromben (z. B. in Netzhaut oder Lunge)
- Milzbestrahlung: evtl. als palliative Maßnahme bei Beschwerden durch stark vergrößerte Milz, v. a. in akzelerieter Phase

48.3 Chronische lymphatische Leukämie (CLL)

Th. Kroner

Epidemiologie und Risikofaktoren

- Jährlich 3 Erkrankungen pro 100 000 Einwohner
- Häufiger bei Männern als bei Frauen
- Häufiger im höheren Lebensalter, 90 % der Patienten älter als 50 Jahre

Symptome

- Oft Zufallsbefund bei symptomfreien Patienten
- Lymphknotenschwellungen
- Anämie, Thrombopenie
- Immunschwäche: Infekte (häufigste Todesursache!)

Diagnostik

- Blutbild, evtl. zusätzlich Knochenmarkuntersuchung
- Evtl. histologische, zytologische und zytogenetische Untersuchungen sowie Immunphänotypisierung (Bestimmung von CD-Oberflächen-Antigenen)

Stadieneinteilung

Stadieneinteilung nach Binet

Stadium A	Hämoglobin >10,0 g/dl Thrombozyten-Zahl normal Weniger als 3 vergrößerte Lymphknotenregionen
Stadium B	Hämoglobin >10,0 g/dl Thrombozyten-Zahl normal 3 oder mehr vergrößerte Lymphknotenregionen
Stadium C	Hämoglobin <10,0 g/dl oder Thrombozyten-Zahl unter 100 000/μl Unabhängig von Anzahl vergrößerter Lymphknoten

Andere Stadieneinteilungen

- Neben Binet auch andere Stadieneinteilungen gebräuchlich, z. B. nach Rai

Therapie

Übersicht

- Keine definitive Heilung möglich
- Bei asymptomatischen Patienten ist oft über viele Jahre keine Therapie nötig

Chemotherapie

- Gute palliative Wirkung
- Meist Monotherapie mit Chlorambucil (Leukeran) oder Cyclophosphamid (Endoxan) oder den neueren Purinanalogen 2-CDA (Cladribin) oder Fludarabin; evtl. zusätzlich Kortikosteroide

Andere Therapiemaßnahmen

- Evtl. Radiotherapie bei großen Lymphomen oder großer Milz
- Intensive Behandlung von Infekten wichtig (Pneumonie, Herpes zoster)
- Hochdosis-Chemotherapien mit autologem Stammzellersatz sowie allogene Stammzelltransplantationen sind noch als experimentell zu betrachten.
- Der monoklonale Antikörper Alemtuzumab (MabCampath) ist gegen das Lymphozyten-Oberflächen-Antigen CD 52 gerichtet (s. ▶ Kap. 9.5.2). Das Medikament ist auch bei fortgeschrittener CLL wirksam, sein optimaler Einsazt wird im Rahmen von Studien untersucht.

Prognose

- Mittleres Überleben:
  - Binet-Stadium A: mittleres Überleben über 10 Jahre!
  - Binet-Stadium B: mittleres Überleben ca. 5 Jahre
  - Binet-Stadium C: mittleres Überleben ca. 2 Jahre
- Neben dem Stadium bestimmen u. a. auch zytogenetische Veränderungen, z. B. chromosomale Deletionen, die Prognose

48.4 Morbus Hodgkin

A. Gaisser

Epidemiologie und Risikofaktoren

- Jährlich etwa 2–3 Neuerkrankungen pro 100.000 Einwohner
- Männer etwas häufiger betroffen als Frauen
- Zwei Altersgipfel: 3. und 7. Lebensjahrzehnt
- Mittleres Erkrankungsalter 35–40 Jahre
- Etwa 12% aller malignen Lymphome

Ursachen/Risikofaktoren

Weitgehend ungeklärt; diskutiert werden:

- Virale Genese (Epstein-Barr-Virus) mit Autoimmunreaktion
- Familiäre Disposition
- Umweltfaktoren

Symptome

- Schmerzlose Lymphknotenschwellungen
- In 80–90% der Fälle Beginn oberhalb des Zwerchfells mit zervikalen und supraklavikulären Lymphknotenvergrößerungen
- Beginn häufig auch im Mediastinum
- Meist regelhaftes Ausbreitungsmuster, zuerst auf weitere Lymphknotenregionen, dann hämatogen auf Milz, Leber und andere Organe
- Allgemeinsymptome:
  - Müdigkeit, Leistungsabfall
  - Selten, aber typisch: Alkoholschmerz im Bereich der befallenen Lymphknoten
  - Juckreiz (nicht charakteristisch)
- B-Symptome:
  - Unerklärter Gewichtsverlust von über 10% in 6 Monaten
  - Länger anhaltendes, intermittierendes unerklärtes Fieber über 38°C
  - Nachtschweiß

Diagnostik

Bei Verdacht auf Morbus Hodgkin

- Lymphknotenexstirpation zur histologischen Untersuchung
- Anamnese (B-Symptome?) und körperliche Untersuchung
- Laboruntersuchungen: Blutbild, BSG, Leber- und Nierenwerte, LDH, alkalische Phosphatase, ß2-Mikroglobulin, Elektrophorese, Virusserologie (EBV!)

Staging nach gesicherter Diagnose

Ziel

- Exakte Erfassung der Erkrankungsausbreitung (Staging) für stadiengerechte Therapieplanung

Untersuchungen

- Thoraxröntgen
- Spiral-CT von Halsregion, Thorax, Abdomen und Becken, Abdomen mit Kontrastanhebung
- Knochenmarkbiopsie aus dem Beckenkamm
- Skelettszintigraphie (v. a. bei Verdacht auf Skelettbefall)
- Evtl. PET
- Sonographisch gesteuerte Leberpunktion (bei Verdacht auf Befall und klinischen Konsequenzen)
- *Prätherapeutisch*:
  - EKG, Echokardiographie
  - Lungenfunktion
  - Nierenfunktion
  - Leberfunktion
  - Schilddrüsenfunktion
  - Fertilitätsuntersuchungen
  - Ggf. Kryokonservierung von Sperma bei Kinderwunsch

Histologie

- Histologisches Erkennungszeichen: Reed-Sternberg-Riesenzellen (mehrkernig)
- 4 histologische Subtypen:
  - Nodulär-sklerosierender Typ: 65%
  - Mischtyp: 25%
  - lymphozytenarmer Typ: 5%
  - lymphozytenreicher Typ: 5%

Stadieneinteilung

Die Stadieneinteilung erfolgt nach der Ann Arbor-Klassifikation:

Stadium I	Befall einer einzigen Lymphknotenregion (**I/N**) bzw. eines lokalisierten extranodalen Herdes (**I/E**)
Stadium II	Befall von zwei oder mehr Lymphknotenregionen auf einer Seite des Zwerchfells (**II/N**) *oder* lokalisierte extranodale Herde und Befall einer oder mehrerer Lymphknotenregionen auf einer Seite des Zwerchfells (**II/E**)
Stadium III	Befall von zwei oder mehr Lymphknotenregionen auf beiden Seiten des Zwerchfells (**III/N**) *oder* lokalisierte extranodale Herde sowie Lymphknotenbefall, d. h. Herde auf beiden Seiten des Zwerchfells (**III/E**)
Stadium IV	Disseminierter Befall eines oder mehrerer extralymphatischer Organe mit oder ohne Befall von Lymphknoten
Zusatzbezeichnungen	
Zusatz A	Allgemeinsymptome nicht vorhanden
Zusatz B	Allgemeinsymptome vorhanden: Nicht erklärbares Fieber > 38°C oder Nachtschweiß bzw. Gewichtsverlust > 10% des Körpergewichts innerhalb von 6 Monaten
Zusatz S	Milzbefall

Prognoserelevante Risikofaktoren

- *Bei begrenzter Ausbreitung*: großer Mediastinaltumor, extranodale Ausbreitung, hohe BSG, mehr als 3 Lymphknotenareale befallen
- *Bei fortgeschritteneren Ausbreitungsstadien:* Anämie, erhöhte LDH, Alter > 45 Jahre, Befall inguinaler Lymphknoten, Knochenmarkbeteiligung, großer Mediastinaltumor

Therapierelevante Stadieneinteilung

- Stadien I und II, A und B, ohne Risikofaktoren
- Intermediäre Stadien I und II, A und B, mit Risikofaktoren
- Fortgeschrittene Stadien IIB, III und IVA und B mit großen Lymphommassen (»bulky disease«)

Therapie

Übersicht

- Die Therapie erfolgt in allen Stadien mit kurativer Zielsetzung
- Behandlung am besten im Rahmen von Studien
- Das Vorgehen orientiert sich an Tumorausbreitung und Risikofaktoren (s. oben)
- In den lokalisierten Stadien I und II ohne Risikofaktoren Chemotherapie (2 Zyklen) gefolgt von Strahlentherapie der betroffenen Regionen (»involved field«), im Stadium IA und IIA auch alleinige Strahlentherapie (»extended field«)
- Im Stadium I und II mit Risikofaktoren Chemotherapie (4 Zyklen) gefolgt von Strahlentherapie (»involved field«)
- Im Stadium IIB mit großem Mediastinaltumor, III und IV, A und B, Chemotherapie (8 Zyklen), evtl. zusätzlich Bestrahlung von Resttumor
- Bei Rezidiv ebenfalls kuratives Ziel mit Vorgehen je nach Vortherapie und Lokalisation: Radiotherapie, Chemotherapie oder Hochdosischemotherapie mit autologem Stammzellenersatz (gesicherte Indikation)

Chemotherapie

- Hodgkin-Lymphome sind sehr chemotherapiesensibel
- Behandlungsstandard ist eine Kombinationschemotherapie, je nach Stadium und Risiko 2, 4 oder 8 Zyklen, gefolgt von einer Strahlentherapie
- Gebräuchliche Zytostatikakombinationen:
  - ABVD (Adriamycin, Bleomycin, Vinblastin, Dacarbazin); weniger Fertilitätsstörungen und wirksamer als COPP (Cyclophosphamid, Vincristin, Procarbazin, Prednison)
  - COPP (Cyclophosphamid, Vincristin, Procarbazin, Prednison)
  - MOPP (wie COPP, aber Mechlorethamin statt Cyclophosphamid)
  - ABVD und COPP (Cyclophosphamid, Vincristin, Procarbazin, Prednison) alternierend
  - BEACOPP (Bleomycin, Etoposid, Doxorubicin COPP) oder BEACOPP eskaliert (dosisintensiviert, alle 3 Wochen): wirksamer als ABVD/COPP in fortgeschrittenen Stadien
  - *In Studien:* Versuch der Reduzierung der Chemotherapieintensität in frühen Stadien, Intensivierung der Chemotherapie in intermediären Stadien (Einbeziehung von BEACOPP), Variation des BEACOPP-Schemas in fortgeschrittenen Stadien
- Bei Rezidiv evtl. Hochdosischemotherapie mit autologem Stammzellersatz

Strahlentherapie

- Die Strahlentherapie erfolgt üblicherweise im Anschluss an die Chemotherapie auf die betroffenen Regionen (»involved field«, 30 Gy, fraktioniert)
- Alleinige Strahlentherapie nur noch in frühen Stadien (I und II) ohne Risikofaktoren: 40 Gy auf befallene Regionen und 30 Gy auf angrenzende, klinisch nicht befallene Areale (»extended field«)
- Mögliche Bestrahlungsfelder:
  - Bei Befall *oberhalb* des Zwerchfells: Bestrahlung aller stammnahen Lymphknotenstationen oberhalb des Zwerchfells (»Mantelfeld«); falls nicht nur Halsregion betroffen, zusätzlich der paraaortalen Lymphknoten und des Milzhilus
  - Bei Befall *unterhalb* des Zwerchfells: Bestrahlung aller Lymphknotenstationen unterhalb des Zwerchfells (»umgekehrtes Y-Feld); falls nicht nur Leistenregion betroffen, zusätzlich Bestrahlung des Mediastinums und der Region oberhalb des Schlüsselbeins

Prognose

- Frühe Stadien: 10-Jahres-Überleben bis über 90%
- Fortgeschrittenere Stadien: 10-Jahres-Überleben 40–80%

Nachsorge

Ziele

- Erfassung von Rezidiven
- Erfassung von therapiebedingten Komplikationen (kardiopulmonal, neurologisch, hämatologisch)
- Erkennung von Zweittumoren: in den ersten Jahren besonders Leukämien, dann auch Non-Hodgkin-Lymphome in 1–4%, ab dem 5. Jahr

auch solide Tumoren, besonders Brustkrebs und Lungenkrebs, mit einer kumulativen Inzidenz von 10–15% nach 15 Jahren)

- Psychosoziale Rehabilitation und Betreuung

Vorgehen

- Wegen des hohen Rezidivrisikos in den ersten 3 Jahren in dieser Phase engmaschige Kontrollen, dann halbjährlich, ab dem 6. Jahr jährlich
- Anamnese (B-Symptome!), körperliche Untersuchung, Blutbild und Basislabor, Thoraxröntgen und Sonographie des Abdomens; weitere apparative Untersuchungen abhängig vom klinischen Befund
- EKG, Echokardiographie, Lungenfunktion, Schilddrüsenfunktion
- Nachsorgeuntersuchungen über 10 Jahre hinaus (Zweittumorrisiko!)

48.5 Non-Hodgkin-Lymphome

A. Gaisser

Epidemiologie und Risikofaktoren

- Jährlich etwa 10–15 Neuerkrankungen pro 100.000 Einwohner
- Altersgipfel im 7. Lebensjahrzehnt
- Inzidenz steigend

Mögliche Ursachen/Risikofaktoren

Diskutiert werden:

- Altersbedingte chromosomale Veränderungen/Mutationen
- Schwächung des Immunsystems (z. B. bei HIV-Infektion, nach Organtransplantation)
- Ionisierende Strahlen
- Zytostatika (Non-Hodgkin-Lymphome als Zweittumoren nach Chemotherapie)
- Exposition gegenüber Pestiziden und Lösungsmitteln
- Rauchen
- Virale Infektionen; z. B. Epstein-Barr-Virus (Burkitt-Lymphom)
- Bakterielle Infektion (Helicobacter pylori bei Magenlymphomen)

Symptome

Keine spezifischen und oft gering ausgeprägte Symptome

- Schmerzlose Lymphknotenvergrößerungen
- Müdigkeit
- Appetitlosigkeit
- Evtl. Anämie oder Blutungsneigung bei Knochenmarkbefall
- Allgemeinsymptome: Fieber, Nachtschweiß, Gewichtsverlust (B-Symptome)

  Im Gegensatz zu Morbus Hodgkin:
- Häufiger Beschwerden durch Manifestationen außerhalb von Lymphknoten (extranodal): Mund-Rachen-Raum, Magen-Darm-Trakt
- Häufigerer primärer Befall mehrerer Lymphknotenregionen
- Primärer Hautbefall möglich (ekzem- oder tumorartig)

Diagnostik

Im Wesentlichen wie bei Morbus Hodgkin

Bei Verdacht auf Non-Hodgkin-Lymphome (NHL)

- Diagnosesicherung durch histologische Untersuchung eines oder mehrerer befallener Lymphknoten oder von Gewebeproben aus befallenen extranodalen Geweben/Organen und immunhistochemische, ggf. zytogenetische/molekulargenetische Untersuchung
- Knochenmarkbiopsie (Stanzbiopsie)

Bei gesicherter Diagnose

Ziel

- Erfassung der Krankheitsausbreitung (Stadieneinteilung, Staging)

Vorgehen

- Labor: Blutbild, Leber- und Nierenfunktion, Immunstatus, Virusserologie
- Thoraxröntgen bzw. CT
- Sonographie/CT von Halsregion und Abdomen/Becken
- Skelettszintigraphie bei Verdacht auf Knochenbeteiligung

- Evtl. PET (bei hochaggressiven Lymphomen)
- Evtl. Liquoruntersuchung
- Evtl. HNO-ärztliche Untersuchung/Gastroskopie

Histologie und klinische Charakteristika

- Ausgehend von Zellen des lymphatischen Systems (Lymphknoten, Milz, Mandeln, Thymus und lymphatische Gewebe im Rachenbereich und im Gastrointestinaltrakt)
- Etwa 90% B-Zell-Lymphome
- Zahlreiche Unterformen, die sich daraus ergeben, dass in den Lymphknoten eine Vielzahl unterschiedlicher Lymphozyten nachweisbar sind, die alle entarten können
- Im Gegensatz zum Morbus Hodgkin
  - häufig multizentrische Entstehung mit vielfach rascher diskontinuierlicher Ausbreitung
  - häufiger primär extranodale Manifestation, etwa im Gastrointestinaltrakt, in der Haut und anderen Organen bzw. Geweben
- Nach ihrem natürlichen (unbehandelten) Verlauf und dem Ansprechen auf Behandlung Unterscheidung von indolenten (niedrigmalignen, langsam progredienten), aggressiven und sehr aggressiven Non-Hodgkin-Lymphomen
- Aggressive Formen sprechen in der Regel gut auf eine Therapie an und können oft geheilt werden
- Indolente NHL schreiten langsam fort, sprechen aber weniger gut auf Strahlen- und Chemotherapie an und können nur in den seltenen frühen Stadien definitiv geheilt werden
- Bei einigen hochmalignen NHL ist der Übergang in eine Leukämie häufig

Klassifikation und Stadieneinteilung

- Die aktuelle WHO-Klassifikation teilt die NHL nach ihren Ursprungszellen der B- und der T-Zellen-Reihe in zahlreiche Unterformen ein
- Unter prognostischen und therapeutischen Gesichtspunkten wird zwischen indolenten (niedriges Risiko, »low risk«), aggressiven (mittleres Risiko, »intermediate risk«) und sehr aggressiven (hohes Risiko, »high risk«) Formen unterschieden
- Die Stadieneinteilung erfolgt nach der modifizierten Ann-Arbor-Klassifikation, wie für das Hodgkin-Lymphom

Klinische Eingruppierung von Non-Hodgkin-Lymphomen der B- und der T-Zell-Reihe nach der WHO-Klassifikation

B-Zell-Ursprung	T-Zell-Ursprung
I. Indolente Lymphome (low risk)	
Chronische lymphozytische Leukämie/ lymphozytisches Lymphom	Leukämie großer granulärer Lymphozyten, vom T- und NK-Zell-Typ
Lymphoplasmozytisches Lymphom/Immunozytom / Morbus Waldenström	Mycosis fungoides/Sézary Syndrom
Haarzell-Leukämie	»smoldering« und chronische adulte T-Zell-Leukämie/Lymphom (HTLV+)[1]
Splenisches Marginalzonen-lymphom	
Marginalzonen-Lymphom	
Extranodales (MALT-B-Zell-Lymphom)	
Nodal (monozytoid)	
Follikelzentrumslymphom/ follikulär, Grad I	
Follikelzentrumslymphom/ follikulär, Grad II	
II. Aggressive Lymphome (intermediate risk)	
Prolymphozytenleukämie	Prolymphozytenleukämie[1]
Plasmozytom/Multiples Myelom	Peripheres T-Zell-Lymphom, nicht spezifiziert[1]
Mantelzell-Lymphom	Angioimmunoblastisches Lymphom[1]
Follikelzentrumslymphom/ follikulär, Grad III	Angiozentrisches Lymphom[1]
Diffuses großzelliges B-Zell-Lymphom	Intestinales T-Zell-Lymphom[1]
Primäres mediastinales (thymisches) B-großzelliges Lymphom	Anaplastisches großzelliges Lymphom (T- und Null-Zell-Typ)
Hochmalignes B-Zell-Lymphom, Burkitt-ähnlich	
III. Sehr aggressive Lymphome (high risk)	
Vorläuferzell B-lymphoblastisches Lymphom/Leukämie	Vorläuferzell T-lymphoblastisches Lymphom/ Leukämie
Burkitt-Lymphom/akute B-Zell-Leukämie	Adultes T-Zell-Lymphom/ Leukämie
Plasmazell-Leukämie	

[1] Provisorische Eingruppierung

- Etwa 70% der NHL sind indolente Formen, am häufigsten ist das follikuläre Lymphom
- Unter den aggressiven NHL sind die diffus-großzelligen Formen mit rund 80% am häufigsten (zentroblastische, immunoblastische und großzellig-anaplastische NHL, T-Zell-reiches B-Zell-Lymphom)

Stadieneinteilung

Stadium I	Befall einer einzigen Lymphknotenregion (I/N) bzw. eines lokalisierten extranodalen Herdes (I/E)
Stadium II	Befall von zwei oder mehr Lymphknotenregionen auf einer Seite des Zwerchfells (II/N) *oder* lokalisierte extranodale Herde und Befall einer oder mehrerer Lymphknotenregionen auf einer Seite des Zwerchfells (II/E)
Stadium III	Befall von zwei oder mehr Lymphknotenregionen auf beiden Seiten des Zwerchfells (III/N) *oder* lokalisierte extranodale Herde sowie Lymphknotenbefall, d. h. Herde auf beiden Seiten des Zwerchfells (III/E)
Stadium IV	Disseminierter Befall eines oder mehrerer extralymphatischer Organe mit oder ohne Befall von Lymphknoten
Zusatzbezeichnungen	
Zusatz A	Allgemeinsymptome nicht vorhanden
Zusatz B	Allgemeinsymptome vorhanden: Nicht erklärbares Fieber > 38°C oder Nachtschweiß bzw. Gewichtsverlust > 10% des Körpergewichts innerhalb von 6 Monaten

Therapie

- Die Behandlung richtet sich nach dem Malignitätsgrad und der Krankheitsausbreitung (Stadium)
- Zur Verfügung stehen Radiotherapie, Chemotherapie, Zytokintherapie (Interferon alpha) und Antikörpertherapie

Indolente NHL

Therapieziel

- In lokalisierten Stadien (15–20% der Fälle) kurativer Ansatz
- In fortgeschrittenen Stadien überwiegend palliativ: Krankheits- und Symptomkontrolle, Lebensverlängerung

Vorgehen

- In den lokalisierten Stadien I und II und bei limitiertem Stadium IIIA primäre Strahlentherapie («extended field«): potentiell kurativ; evtl. Strahlentherapie plus Chemotherapie; alleinige Chemotherapie oder abwartendes Beobachten (»watch and wait«), falls keine Strahlentherapie möglich
- In Stadien III und IV ohne Symptome evtl. zunächst abwartendes Beobachten (»watch and wait«)
- Bei Symptomen Mono- oder Kombinationschemotherapie
- *Wirksame Zytostatika:* Prednison, Chlorambucil, Cyclophosphamid, Vincristin, Anthrazykline, Etoposid, Fludarabin, Bendamustin
- Gebräuchliche Regime:
  - Wirksamstes Regime: CHOP-Schema (Cyclophosphamid, Doxorubicin, Vincristin, Prednison)
  - Chlorambucil-Monotherapie
  - Knospe-Schema (Chlorambucil, Prednison), alternativ evtl. Bendamustin/Prednison
  - Fludarabin-Monotherapie (bei CLL)
- Bei Nachweis des CD20-Antigens Rituximab (monoklonaler Antikörper gegen CD20-Antigen) in Kombination mit Chemotherapie: höhere Ansprechraten und längeres progressionsfreies Überleben als mit Chemotherapie allein; evtl. Radioimmuntherapie mit Anti-CD20-Antikörper gekoppelt an Radionuklid (z. B. Ibritumomab, Tositumomab)
- In Studien: Hochdosischemotherapie und Ganzkörperbestrahlung mit Stammzelltransplantation
- Erhaltungstherapie mit Interferon kann progressionsfreies Intervall verlängern

Bei Rezidiv/Progression

- Falls wieder indolentes Lymphom:
  - Chemotherapie
  - Erneut Rituximab oder Radioimmuntherapie mit Anti-CD20-Antikörper gekoppelt an Radionuklid (z. B. Ibritumomab, Tositumomab)
  - evtl. Hochdosistherapie mit Stammzelltransplantation
- Falls Wandel in aggressive Form: Vorgehen s. dort

Aggressive NHL

Therapieziel

- In allen Stadien primär kurative Zielsetzung: insgesamt 50% langfristige Heilung
- Heilungswahrscheinlichkeit weniger gut bei Vorliegen von Risikofaktoren (Alter > 60, erhöhte Serum-LDH, Stadium III/IV, Befall von Organen zusätzlich zum Lymphknotenbefall)

Vorgehen

- Strahlentherapie nur im Stadium I bei Kontraindikation gegen Chemotherapie und lokal begrenzter Erkrankung
- Standard ist in allen Stadien Polychemotherapie (6–8 Zyklen)
- »Standardschema«: CHOP (Cyclophosphamid, Adriamycin, Vincristin, Prednison); komplette Remissionen in rund 60%; evtl. CHOEP (Ergänzung um Etoposid)
- Vorteil anderer Schemata bisher nicht belegt
- Evtl. Intensivierung der Chemotherapie mit Zugabe von G- CSF
- Bei CD20-positiven Lymphomen Chemotherapie plus Rituximab
- Evtl. Nachbestrahlung der betroffenen Regionen zur Konsolidierung
- In Studien: Hochdosistherapie und Stammzelltransplantation im Stadium III und IV, insbesondere bei Vorliegen von Risikofaktoren
- Hochdosistherapie evtl. auch bei unzureichendem Ansprechen auf konventionelle Chemotherapie
- Hochmaligne lymphoblastische NHL werden in der Regel wie akute lymphatische Leukämien behandelt (s. dort)

Rezidiv/Progression

- Je früher das Rezidiv auftritt, desto ungünstiger ist die Prognose
- Nach Möglichkeit Hochdosischemotherapie mit anschließender Stammzelltransplantation, wenn Ansprechen auf vorgeschaltete reguläre Chemotherapie: im 1. Rezidiv erwiesener Überlebensvorteil gegenüber konventioneller Chemotherapie
- Bei Spätrezidiven erneuter Einsatz eines Induktionsschemas möglich

Kutane Lymphome

- Meist T-Zell-Lymphome: Mycosis fungoides, Sézary-Syndrom
- Falls nur Hautbefall: äußerliche Behandlung (Zytostatika, Kortison, Retinoide, Photochemotherapie)
- In fortgeschrittenen Stadien mit systemischer Ausbreitung Chemotherapie, evtl. zusätzlich Interferon alpha oder Kortison

MALT-Lymphome

- MALT=«mucosa associated lymphoid tissue«: mukosaassoziiertes lymphatisches Gewebe, B-Zell-Lymphom
- Häufigste Primärlokalisation: Magen (50–80%), seltener Dünndarm und Kolon
- Infektion mit dem Keim Helicobacter pylori spielt eine ursächliche Rolle. In frühen Stadien kann antibiotische und säurehemmende Therapie (Eradikation) kurativ sein
- Bei ausbleibendem Erfolg der Eradikation und bei fortgeschrittener Erkrankung: Bestrahlung und/oder Chemotherapie
- Operation bei Komplikationen, Unmöglichkeit der Bestrahlung oder Nichtansprechen auf die Therapie

Prognose

- Abhängig von Histologie, Ausbreitungsgrad und Primärlokalisation

Indolente Lymphome

- Abhängig von Stadium und Histologie, Spontanverlauf häufig langsam über viele Jahre
- Remissionen durch Therapie häufig, aber wegen Rezidivneigung selten Dauerheilung
- Frühstadien durch Radiotherapie heilbar (5-Jahres-Überleben 65–100%)
- Fortgeschrittenere Stadien: 5-Jahres-Überleben etwa 50%

Aggressive Lymphome

- Unbehandelt rascher Progress
- Durch Polychemotherapie auch in fortgeschrittenen Stadien heilbar

- 5-Jahres-Überleben insgesamt: 40–50%
- Bei Fehlen von Risikofaktoren (s. oben) und Vollremission durch Therapie: 5-Jahres-Überleben 60 bis über 80%; bei hohem Risiko 5-Jahres-Überleben 20–30%

Nachsorge

Indolente Lymphome

Ziel

- Beobachtung des Krankheitsverlaufs und Beurteilung der Behandlungsbedürftigkeit
- Erkennen von Komplikationen als Folge der Therapie und von tumorunabhängigen Begleiterkrankungen (meist ältere Patienten!)
- Psychosoziale Rehabilitation und Betreuung

Vorgehen

- Risiko- und situationsadapierte Kontrolluntersuchungen: hauptsächlich körperliche Untersuchung mit Blutbild und Labor (Nieren- und Leberfunktion!); apparative Untersuchungen: ggf. Ultraschall (Leber, Milz, evtl. retroperitoneale Lymphknoten)

Aggressive Lymphome

Ziel

- Erkennen von behandelbaren Rezidiven
- Erkennen von therapiebedingten Komplikationen (aggressive Chemotherapien!)
- Psychosoziale Rehabilitation und Betreuung

Vorgehen

- Standardisiertes Nachsorgeprogramm nur bei Patienten in Vollremission, sonst individuell und risikoadaptiert
- In den ersten 3 Jahren alle 3 Monate (70–80% aller Rezidive in dieser Zeit), im Jahr 4 und 5 alle 6 Monate, danach jährlich
- Anamnese (B-Symptome? unklare Beschwerden?), Routinelabor, Thoraxröntgen, Sonographie Abdomen

48.6 Multiples Myelom (Plasmozytom)

A. Gaisser

Definition

Monoklonale maligne Erkrankung von ausgereiften, differenzierten Plasmazellen (antikörperbildende B-Lymphozyten)

Epidemiologie und Risikofaktoren

- Jährlich etwa 3–5 Neuerkrankungen pro 100.000 Einwohner
- Männer etwas häufiger betroffen
- Altersgipfel im 7. Lebensjahrzehnt
- Über 50% der Patienten sind bei Diagnose älter als 65 Jahre

Ursachen/Risikofaktoren

Diskutiert werden:

- Strahlenexposition (10–30 Jahre vor Erkrankung)
- Umwelteinflüsse (Schadstoffe)

Symptome

- Meist schleichender, symptomarmer Beginn, oft Zufallsdiagnose
- Häufigste Symptome: «Rheumatische« Beschwerden, Knochenschmerzen und Spontanfrakturen (durch Osteolysen)
- Blutungsneigung, Anämie
- Müdigkeit (Fatigue)
- Infektionsneigung
- Nierenfunktionsstörungen durch Ausscheidung von Bence-Jones-Protein: Leichtketten von pathologischen Immunoglobulinen
- Leukopenie, Thrombozytopenie
- Evtl. Niereninsuffizienz
- Evtl. Hyperkalzämie

Diagnostik

Ziel

- Diagnosesicherung und Stadieneinteilung (Staging)

Labor

- Knochenmarkzytologie und -histologie (Beckenkammbiopsie)
- Nachweis von monoklonalem pathologischem Protein (Paraprotein) in Serum/Urin: Elektrophorese/Immunelektrophorese bzw. Immunfixation
- Blutbild, BSG, Laborchemie, v. a. Kalzium
- Untersuchung auf Knochenläsionen
- Untersuchung der Nierenfunktion (Kreatininclearance)
- Molekulargenetische Untersuchungen zur Differenzierung von prognostischen Gruppen

Apparativ

- Röntgen von Schädel, Wirbelsäule, Becken, knöchernem Thorax, Oberarmen und Oberschenkeln
- Evtl. MRT der Wirbelsäule

Histologie

Das Tumorgewebe besteht aus entarteten Plasmazellen (Endstufe der Differenzierung von B-Lymphozyten). Diese Plasmazellen produzieren pathologische, funktionslose Immunglobuline (Paraproteine).

Stadieneinteilung (nach Durie u. Salmon 1975)

I	Geringe Myelomzellmasse	Alle folgenden Kriterien erfüllt: - Hämoglobin > 10 g/dl - Serumkalzium normal - ≤ 1 Osteolyse, geringe Paraproteinkonzentration im Serum (IgG < 5 g/dl, IgA < 3 g/dl - Geringe Bence-Jones-Protein-Ausscheidung im Urin (<4 g/24 h)
II	Mittlere Myelomzellmasse	Befunde, die weder Stadium I noch Stadium III entsprechen
III	Hohe Myelomzellmasse	Eines oder mehrere der folgenden Kriterien erfüllt: - Hämoglobin <8,5 g/dl - Serum-Kalzium >12 mg/dl - Fortgeschrittene Skelettdestruktion, multiple Knochenläsionen im Röntgenbild - Hohe Paraproteinkonzentration im Serum (IgG > 7 g/dl, IgA > 5 g/dl - Bence-Jones-Protein im Urin > 12 g/24 h
Anhand der Nierenfunktion zusätzliche Einteilung:		
A	Normale Nierenfunktion: Kreatinin < 2 mg/dl	
B	Eingeschränkte Nierenfunktion: Kreatinin > 2 mg/dl	

Eine TNM-Klassifikation ist nicht möglich.

Therapie

Übersicht

- In asymptomatischen Frühstadien (Grenze zur benignen Gammapathie fließend) und im Stadium I meist abwartend: Therapie erst bei Progression
- Ab Stadium II: Chemotherapie, sofern möglich Hochdosischemotherapie mit autologer Stammzelltransplantation
- Kurative Therapie durch Bestrahlung ist nur bei den seltenen solitären Plasmozytomherden möglich
- Palliative Radiotherapie bei schmerzhaften oder frakturgefährdenden Skelettherden
- Bisphosphonate gegen Osteolysen
- *Wichtig:* adäquate, situationsangepasste supportive Therapie (Bisphosphonate, Antiphlogistika, Schmerztherapie, Behandlung der Anämie, Substitution von Immunglobulinen)

Vorgehen bei Primärtherapie

- In den behandlungsbedürftigen Stadien II/III stehen Chemotherapie bzw. Hochdosischemotherapie im Vordergrund
- Bei Patienten bis 70 Jahre in gutem Allgemeinzustand: Induktionschemotherapie (in Studien: Thalidomid plus Dexamethason), Stammzellsammlung und anschließend Hochdosi-

schemotherapie mit Melphalan und autologe Stammzelltransplantation: rückfallfreies und Gesamtüberleben gegenüber konventioneller Chemotherapie deutlich verlängert
- Evtl. Verbesserung der Ergebnisse durch Doppelhochdosistherapie
- In Studien: Bei hohem Risiko (v. a. Deletion des kurzen Arms von Chromosom 13) und vorhandenem Spender Kombination von Hochdosischemotherapie mit autologer und nachfolgender »mini«-allogener Stammzelltransplantation (ohne Myeloablation)
- Bei Patienten über 70 Jahre und bei schlechtem Allgemeinzustand konventionelle Chemotherapie: Melphalan/Prednison oder Bendamustin/ Prednison; bei Nichtansprechen, rascher Progredienz und großer Tumorzellmasse evtl. intensivere Polychemotherapie; evtl. Thalidomid/ Prednison
- Nach Hochdosistherapie evtl. Erhaltungstherapie mit Interferon alpha (fraglicher Effekt) oder Prednison, in Studien auch Thalidomid
- Bisphosphonate zur Prophylaxe und Therapie von Osteolysen

Rezidiv/Progression

- Bei Rezidiv nach konventioneller Chemotherapie und Intervall > 6 Monate evtl. erneuter Einsatz der Erstlinientherapie oder alternatives Schema oder Thalidomid oder Bortezomib (*Velcade*)
- Evtl. Hochdosischemotherapie mit nachfolgender autologer Stammzelltransplantation bei Patienten, die auf Rezidivtherapie ansprechen
- Bei Rezidiv nach Hochdosischemotherapie erneute Chemotherapie oder Thalidomid (plus Dexamethason) oder Proteasominhibitor Bortezomib (*Velcade*)
- Eher sequenzieller Einsatz der verfügbaren Optionen

Prognose

- Abhängig von Tumorzellmasse, Progressionsgeschwindigkeit und Alter/Allgemeinzustand
- Sehr unterschiedlich: Überlebenszeiten Monate bis über 10 Jahre
- Mediane Überlebenszeit ab Therapiebedürftigkeit mit konventioneller Therapie 3 Jahre, nach Hochdosischemotherapie über 4 Jahre
- 5-Jahres-Überleben gesamt 30–40 %

Nachsorge

Ziele

- Überwachung der Krankheitsaktivität
- Erfassung krankheits- und therapiebedingter Komplikationen

Vorgehen

- Blutbildkontrollen, Serumkalziumüberwachung, Paraproteinbestimmung in Serum und Urin
- Überwachung der Nierenfunktion
- Röntgenkontrollen
- Evtl. Infektionsprophylaxe bei Immunglobulinmangel

Seltenere solide Tumoren

Th. Kroner, L. Jost, A. Gaisser

49.1 Weichteilsarkome

*Th. Kroner**

Definition

Bei den Weichteilsarkomen handelt es sich um eine Gruppe von sehr unterschiedlichen, bösartigen Tumoren der Weichteilgewebe (z. B. Muskeln, Fett, Bindegewebe, Nerven). Lokalisation in den Weichteilen von Extremitäten, Stamm, Retroperitoneum oder Kopf-Hals-Region.

Epidemiologie und Risikofaktoren

- Etwa 2–3 Neuerkrankungen jährlich pro 100.000
- Bei Erwachsenen nur etwa 1% aller bösartigen Erkrankungen, bei Kindern häufiger (etwa 15%)
- Erkrankungsgipfel bei Heranwachsenden und zwischen 45. und 55. Lebensjahr

Risikofaktoren

- Frühere Radiotherapie
- Chemische Karzinogene (z. B. Vinylchlorid, Arsen, Dioxin, Asbest)
- Herpes-Virus HHV8 für Kaposi-Sarkom ätiologisch wahrscheinlich wichtig
- Chronischer Lymphstau
- Genetische Faktoren, z. B. bei Neurofibromatose

Symptome

Symptome des unbehandelten Primärtumors

- Schmerzlose, örtlich begrenzte Schwellung
- Beschwerden durch verdrängendes Wachstum

* Überarbeitung des Beitrags (1.–3. Auflage) von K.-D. Humbert †

Diagnostik

Bei Verdacht auf Weichteilsarkom

Ziel

- Sicherung oder Ausschluss der Verdachtsdiagnose

Untersuchungen

- Biopsie: in der Regel als Stanz- oder Inzisionsbiopsie
  Achtung: Feinnadelpunktion bei Verdacht auf Weichteilsarkom vermeiden!
  Achtung: Biopsie sorgfältig planen: Stichkanal resp. Schnittweg muss bei der späteren Operation vollständig entfernt werden!

Bei gesicherter Diagnose

Ziel

- Beurteilung der Krankheitsausbreitung

Untersuchungen

- Kernspintomographie (MRI)
- Thoraxröntgen
- Ggf. weitere bildgebende Untersuchungen

Histologie

- Die WHO unterscheidet zahlreiche Untertypen von Weichteiltumoren, davon sind etwa 30% bösartig
- Histologische Einteilung der Weichteilsarkome (gekürzt nach WHO 2002):
  - Bösartige fibrohistiozytäre Tumoren: Malignes fibröses Histiozytom (MFH)
  - Bösartige Tumoren des Fettgewebes: Liposarkome
  - Bösartige Tumoren der Skelettmuskulatur: Rhabdomyosarkom
  - Bösartige Tumoren der glatten Muskulatur: Leiomyosarkom
  - Bösartige perivaskuläre Tumoren: maligner Glomustumor
  - Bösartige Tumoren der Blut- und Lymphgefäße: Kaposi-Sarkom, Angiosarkom
  - Bösartige fibroblastische Tumoren: Fibrosarkom

  - Bösartige Tumoren der Nerven: Neurofibrosarkom, PNET (primitiver neuroektodermaler Tumor)
  - Bösartige Tumoren unklarer Histogenese: Synovialsarkom, epitheloides Sarkom
- Am häufigsten sind Liposarkome, Fibrosarkome und maligne fibröse Histiozytome

Grading

- Nach dem Differenzierungsgrad der Tumorzellen werden niedrig maligne Sarkome (low grade, G1 und G2) und hoch maligne Sarkome (high grade, G3 und G4) unterschieden
- Das Grading ist der wichtigste Prognosefaktor

Klassifikation und Stadieneinteilung

Die gebräuchlichste Stadieneinteilung berücksichtigt das TNM-System und das Grading

TNM sechste Auflage, 2002 (klinisch)

T	**Primärtumor**
TX	Primärtumor kann nicht beurteilt werden
T1	Größte Ausdehnung des Tumors nicht mehr als 5 cm
T1a	Oberflächlicher Tumor
T1b	Tiefer Tumor
T2	Größte Ausdehnung des Tumors mehr als 5 cm
T2a	Oberflächlicher Tumor
T2b	Tiefer Tumor
N	**Regionäre Lymphknoten**
NX	Regionäre Lymphknoten können nicht beurteilt werden
N0	Keine regionären Lymphknotenmetastasen
N1	Regionäre Lymphknotenmetastasen
M	**Fernmetastasen**
MX	Ob Fernmetastasen vorliegen, kann nicht beurteilt werden
M0	Keine Fernmetastasen nachweisbar
M1	Fernmetastasen vorhanden

Stadiengruppierung (UICC 2002)

Stadium Ia	T1a, b	N0	M0	low grade
Stadium Ib	T2a, b	N0	M0	low grade
Stadium IIa	T1a, b	N0	M0	high grade
Stadium IIb	T2a	N0	M0	high grade
Stadium III	T2b	N0	M0	high grade
Stadium IV	Jedes T	N1	M0	low oder high grade
	Jedes T	Jedes N	M1	low oder high grade

Therapie

Übersicht

- Die Therapie ist abhängig von Tumorlokalisation, Tumorgröße sowie Grading des Tumors und wird individuell geplant
- Grundpfeiler der Therapie ist die operative Entfernung des Tumors!
- Ergänzend oft Strahlentherapie, evtl. auch Chemotherapie
- Operable Tumoren an den Extremitäten: radikale Operation, nach Möglichkeit mit Erhalt der Extremität
- Operable Tumoren an Stamm, Kopf, Hals sowie retroperitoneal: Operation mit Nachbestrahlung
- Operable Tumoren mit Fernmetastasen: Chemotherapie und bei Tumorrückbildung Operation mit Entfernung von Primärtumor und Metastasen
- Inoperable Tumoren: Bestrahlung und/oder Chemotherapie mit dem Ziel der Tumorverkleinerung, danach Operation
- Inoperable Tumoren mit Fernmetastasen: Chemotherapie und bei deutlichem Ansprechen Operation zur Entfernung von Primärtumor und Metastasen
- Lokalrezidiv: erneute Operation, ggf. davor und/oder danach Chemotherapie und/oder Strahlentherapie

Chirurgie

Kurativ

- *Weite Exzision:* Entfernung des gesamten Tumors mit Sicherheitsabstand von mindestens 1–2 cm, besser 2–3 cm; in der Regel Nachbestrahlung
- *Kompartimentresektion:* Entfernung des Tumors zusammen mit dem übrigen Gewebe des betroffenen anatomisch abgeschlossenen Bereichs (Kompartiment; z. B. durch Faszien umschlossene Muskelgruppe). Kommt in der Regel nur bei Extremitätentumoren in Frage
- *Amputation* mit genügend Abstand vom Tumor (in Ausnahmefällen)
- Wiederherstellende Eingriffe im Rahmen der Erstoperation oder später
- Die Operationen sind in der Regel technisch anspruchsvoll und sollten in Kliniken mit entsprechender Erfahrung durchgeführt werden

- Metastasen, insbesondere Lungenmetastasen, können in einigen Fällen kurativ entfernt werden

Palliativ

- Zur Vermeidung von Komplikationen oder zur Schmerzlinderung

Strahlentherapie

Kurativ

- Nur wenn Operation unmöglich (Verweigerung, schlechter Allgemeinzustand), insbesondere bei kleinen Tumoren der Extremitäten

Neoadjuvant (präoperativ)

- *Ziel:* Ermöglichen einer radikalen Resektion
- Alleinige Bestrahlung oder kombinierte Radio-/Chemotherapie bei großen, primär schwer oder nicht operablen Tumoren (in Studien)

Adjuvant (postoperativ)

- *Ziel:* Senkung des Lokalrezidivrisikos

Palliativ

- Bei inoperablem Primärtumor, bei Lokalrezidiv oder Metastasen

Medikamentöse Therapie

Adjuvant (postoperativ)

- Verbesserung der Prognose nicht eindeutig gesichert

Neoadjuvant (präoperativ)

- *Ziel:* Verkleinerung ausgedehnter, primär nicht operabler Tumoren; Reduktion des Risikos von Fernmetastasen
- *Methoden*: Kombinationschemotherapie, evtl. kombiniert mit Radiotherapie, in einzelnen Zentren regionale Chemotherapie oder isolierte (hypertherme) Extremitätenperfusion (z. B. Chemotherapie in Kombination mit Zytokinen)

Metastasiertes Sarkom

- Langfristige Tumorfreiheit (selten) erreichbar, wenn die Chemotherapie zu einer Vollremission führt (5–10%) oder Resttumoren danach operativ entfernt werden können

Wirksame Substanzen

- Doxorubicin
- Ifosfamid (zusammen mit Mesna)
- Dacarbzin (DTIC)
- Experimentell: Tyrosinkinase-Hemmer; Bortezomib
- Kombinationstherapie, z. B. MAID-Schema (Doxorubicin, Ifosfamid, Mesna, DTIC)
- Bei Leiomyosarkom ist die Kombination Gemcitabine/Docetaxel wirksam

Prognose

- Prognose günstiger bei Tumorgröße < 5 cm, Lokalisation an einer Extremität, niedrigem Grading (G1/G2)
- 5-Jahres-Überleben entsprechend dem UICC-Stadium:
  - Stadium I: 80–90%
  - Stadium II: 60–70%
  - Stadium III: 20–50%
  - Stadium IV: 10–20%

Nachsorge

Ziele

- Früherfassung von behandelbaren Rezidiven
- Erfassung und Behandlung therapie- oder krankheitsbedingter Komplikationen
- Psychosoziale Betreuung und Begleitung

Untersuchungen

- Kein allgemein anerkanntes Schema

49.2 Hirntumoren

L. Jost

Epidemiologie und Risikofaktoren

- Je nach Alter 2–19 Neuerkrankungen jährlich pro 100 000 Einwohner
- Häufung bei Kleinkindern im ersten bis vierten Lebensjahr und zwischen dem 65. und 80. Lebensjahr
- Häufigster solider Tumor bei Kindern

Risikofaktoren

- Erhöhtes Risiko für primäre maligne Lymphome des ZNS bei HIV-Infekten
- Umweltbelastung (wie z. B. Vinylchlorid, Pestizide, Herbizide, »Elektro-Smog«, Mobiltelefone) wurde als Risikofaktoren diskutiert, aber nicht bestätigt

Symptome

- Symptome entstehen einerseits als Folge des zunehmenden Überdruckes im Gehirn, andererseits durch die direkte Tumorinfiltration
- Die *Hirndruck-Symptome* sind oft unspezifisch und in ihrer Intensität wechselhaft:
  - Kopfschmerzen
  - Nausea und Erbrechen
  - Verlangsamung und Persönlichkeitsveränderungen
- Die *Tumorinfiltration* führt dagegen zu fokalen Ausfällen:
  - Lähmung, Gesichtsfeldausfall oder Sensibilitätsstörung
  - Koordinationsstörungen, Schwindel und Wortfindungsstörungen
  - Akkustische oder optische Halluzinationen
  - Zuerst oft fokale, dann generalisierte epileptische Anfälle
  - Atemlähmung durch Einklemmung des Hirnstammes bei zunehmendem Hirndruck

Diagnostik

Ziel der Diagnostik ist der Nachweis einer Raumforderung und die Abgrenzung von primären Hirntumoren gegen Metastasen, Abszesse oder andere nicht-maligne Ursachen. Dazu werden eingesetzt:

- Computertomographie (CT) des Gehirns
- Magnetresonanztomographie des Gehirns
- Evtl. Positron Emission Tomographie (PET)
- Konventionell chirurgische oder CT-gesteuerte stereotaktische Biopsie
- Suche nach Primärtumoren außerhalb des Gehirns

Klassifikation und Grading

- Hirntumoren entstehen aus im ZNS ortsansässigen Zelltypen. Entsprechend der Ursprungszelle findet eine histopathologische Einteilung statt
- Zudem wird jeder Tumortyp anhand von histologischen Kriterien wie Zelldichte, Zellatypien, Zellteilungsrate etc. bezüglich seiner Bösartigkeit klassiert (Grading nach WHO):
  - Grad I: benigne
  - Grad II: semi-benigne
  - Grad III: maligne
  - Grad IV: hoch maligne

Histologie

Die häufigsten Typen, ihre Häufigkeit und Charakteristika sind:

- Gliome:
  - Häufigkeit 60 %
  - Gehen von Stützzellen aus
  - Verschiedene Untergruppen mit unterschiedlicher Prognose:

  Astrozytome: WHO-Grad I-III

  Glioblastoma multiforme: WHO-Grad IV (bösartigste Variante eines Astrozytoms)

  Oligodendrogliom: WHO-Grad II
- Meningeome:
  - Häufigkeit 20 %
  - Gehen von Hirnhäuten aus
  - Meistens WHO-Grad I
- Primäre ZNS-Lymphome:
  - Selten
  - Gehäuft bei Immunsuppression (HIV-Infekt und nach Transplantationen)
  - Verhältnismäßig chemosensitiv

Therapie

- Je nach Alter, Allgemeinzustand, Tumortyp und Lokalisation bewegt sich das Spektrum der Therapie von rein symptomatischer Behandlung bis zu hoch komplexer, multimodaler Therapie bestehend aus Chirurgie, Bestrahlung und Chemotherapie

Chirurgie

- Eine Operation dient oft primär der Diagnose
- Eine Operation kann bei wenig aggressiven, günstig gelegenen Tumoren kurativ sein
- Bei aggressiven oder ungünstig gelegenen Tumoren ist die Chirurgie ungenügend oder gar unmöglich

Radiotherapie

- Die Radiotherapie kann als Ganzhirnbestrahlung und / oder zusätzlich in lokalisierter Form (Boost) erfolgen. Gelegentlich kommt eine stereotaktisch-gezielte Bestrahlung (so genanntes gamma-knife) zur Anwendung.
- Die Gesamthirndosis soll 30 Gy nicht überschreiten, lokal sind höhere Dosen möglich
- Höhere Dosen und hohe Einzeldosen führen nach einer Latenzzeit eventuell zu Hirnleistungsdefiziten
- Die Radiotherapie allein ist meist palliativ

Chemotherapie

- Die als biologisch sinnvoller Schutz bestehende, so genannte Blut-/Hirn-Schranke erschwert eine wirksame Chemotherapie. Zudem sind die meisten Hirntumoren wenig Chemotherapieempfindlich.
- Versuche mit intraarterieller Chemotherapie haben zu einer inakzeptablen Komplikationsrate geführt und weder das Leben verlängert noch die Lebensqualität verbessert
- Die Chemotherapie allein ist bei nachweisbarem Tumor nicht kurativ
- Der adjuvante Einsatz von Temozolomid (Temodal) in Kombination mit Radiotherapie verbessert die Prognose einiger Hirntumoren.
- Das Ansprechen hängt nicht nur vom Tumortyp, sondern auch vom Alter ab
- Medulloblastome bei Kindern sprechen am besten auf eine Chemotherapie an
- Oligodendrogliome und Astrozytome Grad I-II bei jüngeren Erwachsenen sprechen in 20–40 % an
- Das Glioblastoma multiforme bei über 60-Jährigen und Meningeome sprechen auf Chemotherapie kaum an
- Folgende Zytostatikaregimes werden häufig eingesetzt:
  - Monotherapie mit Temozolomid (Temodal)
  - Kombinationstherapie mit Procarbazin (Natulan), CCNU (CiNU, Lomustin) und Vincristin (Oncovin)
  - Monotherapie mit Carmustin (BiCNU)
  - Monotherapie mit Etoposid (Vepesid)

Experimentelle Therapie-Formen

- Operative Einlage von spongiösem Material mit lokaler Freisetzung darin gebundener Zytostatika
- Lokale Verabreichung von genmanipulierten Lymphozyten

Symptomatische Therapie

- Die rein symptomatische Therapie kann die Lebensqualität für gelegentlich längere Zeit verbessern und ist in manchen Situationen einer spezifischen Therapie vorzuziehen
- Die symptomatische Therapie umfasst:
  - Hoch dosierte Steroide, z. B. Dexamethason 16–40 mg/Tag zur Verminderung des peritumoralen Ödems
  - Antiepileptische Therapie bzw. Prophylaxe
  - Schmerztherapie
  - Evtl. Antiemetika

Prognose

- Die Prognose ist äußerst variabel und reicht von zuverlässiger chirurgischer Heilung bei günstig gelegenen Meningeomen bis zu innerhalb Wochen oder Monaten tödlicher Tumorprogression trotz multimodaler Therapie bei ungünstig gelegenem Glioblastoma multiforme älterer Patienten
- Glioblastoma multiforme:
  - Mittlere Überlebenszeit: 10–12 Monate nach Diagnose
  - Selten funktionell befriedigendes Langzeitüberleben über 5 Jahre
- Astrozytome und Oligodendrogliome: Mittleres Überleben 3–4 Jahre nach Diagnose
- Medulloblastome bei Kindern: gute Heilungschancen mit 5-Jahres-Überleben von 30–70 %

Nachsorge

- Die Nachsorge soll Rückfälle in noch operablem oder behandelbarem Stadium erfassen
- Die Nachsorge dient hauptsächlich der Erfassung und Behandlung von Komplikationen und Langzeitfolgen der Erkrankung bzw. der Therapie, zum Beispiel bei Hirnleistungsdefiziten

49.3 Malignes Melanom

A. Gaisser

Definition

Maligner Tumor, der von den pigmentbildenden Zellen, den Melanozyten, ausgeht; zu über 90% an der Haut lokalisiert.

Epidemiologie und Risikofaktoren

- Bösartigste Form von Hautkrebs
- In Mitteleuropa erkranken pro Jahr etwa 10 von 100.000 Menschen an einem malignen Melanom. (Zum Vergleich: Die Inzidenz von Basaliomen und Spinaliomen liegt zusammen bei etwa 130 pro 100.000 und Jahr)
- Deutliche Zunahme in den letzten 20 bis 30 Jahren
- Frauen sind geringfügig häufiger betroffen
- Ursächlich ist ein Zusammenwirken von exogenen (UV-Strahlung!) und endogenen Risikofaktoren anzunehmen

Exogene Risikofaktoren

- Intensive, intermittierende oder regelmäßige UV-Exposition (auch im Solarium!)
- Häufige schwere Sonnenbrände vor dem 15. Lebensjahr
- Immunsuppressive Medikamente

Endogene Risikofaktoren

- »Labilität« (Anfälligkeit, Instabilität) des Genoms der Melanozyten
- Melanomerkrankung bei Verwandten 1. Grades (etwa 10% familiäre Disposition) oder in der eigenen Vorgeschichte
- Heller Hauttyp (Typ I), blondes oder rotes Haar, blaue/grüne Augen
- Albinismus (keine Melaninbildung!)
- Zahlreiche Nävuszellnävi (Pigmentflecken)
- Sonstige Vorläuferveränderungen (z. B. große angeborenen Nävi, erworbene atypische Nävi, Lentigo maligna)

Symptome

- *Kardinalsymptom:* überwiegend dunkle Hautveränderung, oft unregelmäßig und uneinheitlich gefärbt, die an Größe zunimmt und/oder ihre Form oder Färbung verändert
- Evtl. Nässen, Bluten oder Jucken (hochgradig melanomverdächtig!)

Diagnostik

Früherkennung

Ziel

- Diagnose des Melanoms in einem noch heilbaren Stadium

Durchführung

- Gezielte Anamnese und sorgfältige Inspektion der gesamten Haut einschließlich der Kopfhaut und der sichtbaren Schleimhäute
- Anleitung zur Selbstbeobachtung
- Für die Beurteilung von Pigmentflecken gibt die ABCDE-Regel Hinweise:
  - A: Asymmetrie: unregelmäßige Form?
  - B: Begrenzung: unscharf?
  - C: Color: uneinheitliche Färbung?
  - D: Durchmesser: größer als 5 mm?
  - E: Elevation: Erhabenheit über das Hautniveau?
- *Zusätzlich:*
  - F: Farbveränderung?
  - G: Größenzunahme?
  - H: Hämorrhagien: Blutungen?
  - J Juckreiz?

Je mehr dieser Kriterien vorhanden sind, desto wahrscheinlicher liegt ein Melanom vor.

Untersuchungen bei Verdacht auf ein malignes Melanom

- Auflichtmikroskopie (Epilumineszenzmikroskopie) mit 10- bis 50facher Vergrößerung: Beurteilung des Pigmentmusters
- Bei unklaren klinischen Befunden evtl. hochauflösender Ultraschall

- Sicherheit gibt die histologische Untersuchung: Exzisionsbiopsie mit großzügiger Ausschneidung (1 cm Sicherheitsabstand) der ganzen verdächtigen Hautveränderung

Untersuchungen zur Stadieneinteilung

- Bestimmung von Tumordicke (maximaler vertikaler Durchmesser in mm; nach Breslow) und Eindringtiefe (Level) nach Clarke
- Lymphknotensonographie der abführenden Regionen
- Sonographie des Bauchraums
- Thoraxröntgen
- *Labor*: Routinelabor, LDH, alkalische Phosphatase, Leberenzyme

Im Einzelfall nützlich:

- Wächterlymphknotenbiopsie (Sentinel-node-Biopsie)
- PET (v. a. bei Tumordicke >1,5 mm)
- S-100-Protein im Serum

Histologie

Melanozyten mit typischen Zeichen der Malignität (Kernveränderungen, Formvielfalt, häufige Mitosen, mehrkernige Zellen).

Man unterscheidet 4 Melanom-Typen:

- Superfiziell spreitendes Melanom (SSM, etwa 60%): horizontales Wachstum
- Noduläres Melanom (NMM, etwa 20%): vertikales Wachstum
- Akrolentiginöses Melanom (ALM, etwa 5%): v. a. Handteller, Fußsohlen, Nägel
- Lentigo-maligna-Melanom (LMM, etwa 10%): häufig Gesicht, Kopfhaut (chronisch lichtexponierte Partien)

Klassifikation und Stadieneinteilung

Die Klassifikation erfolgt nach der TNM-Klassifikation in der Fassung von 2002 (UICC 2002).

Die pT-Klassifikation (p: pathologisch, postoperativ) des Primärtumors berücksichtigt drei Kriterien:

1. Tumordicke nach Breslow
   Gemessen wird die vertikale Tumordicke mittels eines geeichten Mikroskops. Die Messung erfolgt in mm von < 0,75 bis > 4 mm
2. Clark-Level
   Bezeichnet, in welche Hautschicht der Tumor eingedrungen ist (Epidermis bis subkutanes Fettgewebe, Level I bis V); wird herangezogen, wenn keine Angabe der Tumordicke
3. Fehlen oder Vorhandensein von Satelliten- oder In-transit-Metastasen (s. unten)

pT – Primärtumor

pTx	Primärtumor nicht beurteilbar
pT0	Kein Primärtumor
pTis	Melanoma in situ (Clark-Level I): atypische Melanozytenhyperplasie, schwere Melanozytendysplasie, keine invasive maligne Läsion
pT1	Tumor nicht dicker als 1 mm *pT1a*: Clark-Level II oder III, ohne Ulzeration *pT1b*: Clark-Level IV oder V oder mit Ulzeration
pT2	Tumor > 1 mm und ≤ 2 mm dick *pT2a*: ohne Ulzeration *pT2b*: mit Ulzeration
pT3	Tumor > 2 mm und ≤ 4 mm *pT3a*: ohne Ulzeration *pT3b*: mit Ulzeration
pT4	Tumor > 4 mm *pT4a*: ohne Ulzeration *pT4b*: mit Ulzeration
pTa	Satellitenmetastasen (Metastasen innerhalb von 2 cm vom Primärtumor)
pTb	In-transit-Metastasen (Metastasen mehr als 2 cm vom Primärtumor entfernt, aber vor der regionären Lymphknotenstation)

Satelliten sind Tumornester oder -knoten (makroskopisch oder mikroskopisch) innerhalb eines Abstandes von 2 cm vom Primärtumor. In-transit-Metastasen sind Metastasen der Haut oder Subkutis, die mehr als 2 cm vom Primärtumor entfernt, aber nicht jenseits der regionären Lymphknoten liegen.

pN – regionäre Lymphknoten

pNX	Regionale Lymphknoten nicht beurteilbar
pN0	Keine regionären Lymphknotenmetastasen
pN1	Metastase(n) in einem solitären regionären Lymphknoten *pN1a*: nur mikroskopisch (klinisch okkult) *pN2b*: makroskopisch (klinisch nachweisbar)
pN2	Metastasen in 2 oder 3 regionären Lymphknoten oder Satellit(en) oder In-transit-Metastasen *pN2a*: nur mikrsokopisch *pN2b*: makroskopisch *pN2c*: Satellit(en) oder In-transit-Metastase(n) ohne regionäre Lymphknotenmetastasen

pN3	Metastasen in 4 oder mehr regionären Lymphknoten oder verbackene regionäre Lymphknoten oder Satellit(en) oder In-transit-Metastas(en) mit regionären Lymphknotenmetastasen

pM – Fernmetastasen

MX	Fernmetastasen können nicht beurteilt werden
M0	Keine Fernmetastasen
M1	Fernmetastasen *M1a*: Metastasen in Haut, Subkutis oder Lymphknoten jenseits der regionären Lymphknoten *M1b*: Lungenmetastase(n) *M1c*: Fernmetastasen anderer Lokalisation oder Fernmetastasen jeder Lokalisation mit erhöhten Serumwerten der Laktatdehydrogenase (LDH)

Stadiengruppierung

0	pTis	N0	M0
IA	pT1a	N0	M0
	pT1b	N0	M0
IB	pT2a	N0	M0
IIA	pT2b, pT3a	N0	M0
IIB	pT3b, pT4a	N0	M0
IIC	pT4b	N0	M0
IIIA	pT1a-4a	N1a, 2a	M0
IIIB	pT1a-4a	N1b, 2b, 2c	M0
	pT1b-4b	N1b, 2b, 2c	M0
IIIC	pT1b-4b	N1b, 2b	M0
	jedes T	N3	M0
IV	jedes T	jedes N	M1

Kontralaterale Lymphknoten werden als M1 klassifiziert

Prädiktive und prognostische Faktoren sind
- Tumordicke nach Breslow, Invasionstiefe nach Clark, Ulzeration
- Ausmaß des Lymphknotenbefalls
- Fernmetastasierung

Therapie

Übersicht

- Früherkennung bietet die beste Heilungschance!
- Kurativ ist allein die vollständige chirurgische Entfernung des Tumors mit einem an der Tumordicke orientierten Sicherheitsabstand (0,5 bis 3 cm)
- Vorgehen heute meist zweizeitig: Exzision zur Diagnosesicherung, dann Sentinel-Lymphknoten-Biopsie und ggf. Nachresektion bei Tumordicke < 2mm
- Befallene regionale Lymphknoten werden ebenfalls entfernt; der Wert einer prophylaktischen Lymphknotenentfernung ist dagegen umstritten
- Einzelne Fernmetastasen werden nach Möglichkeit ebenfalls operativ entfernt
- Die Strahlentherapie kommt adjuvant nach Entfernung befallener Lymphknoten (nicht einheitlich beurteilt) oder bei zu geringem Sicherheitsabstand, additiv, wenn nicht R0-Resektion, sowie in der palliativen Therapie von Metastasen zum Einsatz
- Eine adjuvante medikamentöse Systemtherapie (Immuntherapie mit Interferon alpha) ist bei erhöhtem Metastasierungsrisiko (Tumordicke < 1,5 mm) und R0-resezierten befallenen Lymphknoten von Vorteil
- Neue Ansätze mit Vakzinationsstrategien sind in der klinischen Prüfung
- Bei Lokalrezidiv erneute chirurgische Therapie
- Bei Metastasierung Chirurgie erwägen, evtl. Strahlentherapie, evtl. palliative Systemtherapie

Chirurgie

- Vorrangige und alleinige kurative Therapie!
- Vollständige Entfernung des Primärtumors und auch etwaiger Satelliten- bzw. In-transit-Metastasen
- Der Primärtumor wird, abhängig von der Tumordicke, mit einem Sicherheitsabstand von 0,5 bis maximal 3 cm ausgeschnitten
- Bei klinisch nachgewiesenem Befall regionaler Lymphknoten erfolgt eine radikale Lymphadenektomie mit kurativer Absicht (Ziel: R0-Resektion)
- Vorteil der rein diagnostischen Entfernung regionaler Lymphknoten (sog. elektive Lymphadenektomie ELND) fraglich
- Aktueller Trend: Ab Tumordicke von 1 mm Identifizierung und Entfernung des Sentinelnode (Wächterlymphknoten, erster drainierender Lymphknoten) und nur bei nachgewiesenem Befall Lymphadenektomie

- Solitäre Organmetastasen (Gehirn, Lunge, Weichteile) werden nach Möglichkeit ebenfalls operiert

Strahlentherapie

- Wert adjuvanter Strahlentherapie nach R0-Resektion (auch Lymphknoten) nicht einheitlich beurteilt
- Sinnvoll evtl. bei Verdacht auf Mikrometastasen und falls keine R0-Resektion möglich oder zumutbar
- Palliativ werden v. a. Metastasen in Skelett, Haut, Lymphknoten und Gehirn bestrahlt (20–30 Gy)

Medikamentöse Therapie

- Adjuvante Systemtherapie mit Interferon alpha ist bei erhöhtem Metastasierungsrisiko wahrscheinlich von Vorteil bezüglich des rückfallfreien Überlebens (unsicher bezüglich Gesamtüberleben)
- Die Wirksamkeit einer palliativen medikamentösen Therapie ist mit Ansprechraten von 15 bis 25% (Monotherapie) bis maximal 55% (Polychemotherapie) begrenzt. Deshalb gilt: palliative Systemtherapie nur bei Beschwerden!
- Wirksam sind v. a. Dacarbazin (DTIC), Fotemustin, Temozolomid, Cisplatin, Vincristin
- Üblich ist Monotherapie mit DTIC; bei Hirnmetastasen eher Fotemustin oder Temozolomid; Vorteil von Polychemotherapie bezüglich Überlebenszeit nicht erwiesen
- Bei auf eine Extremität beschränktem ausgedehntem, inoperablem Befall evtl. isolierte hypertherme Extremitätenperfusion mit Melphalan (hohe Remissionsraten)
- In Erprobung: kombinierte Immun-Chemotherapie und aktive spezifische Immuntherapien wie Vakzinetherapien

Prognose

- Die Heilungswahrscheinlichkeit wird von der Vollständigkeit der Tumorentfernung und vom Stadium bei Diagnosestellung bestimmt
- Wichtigstes prognostisches Kriterium ist die Tumordicke
- 10-Jahres-Überleben gesamt: 70–80%
- 10-Jahres-Überleben nach Stadien:
  - I: > 90%
  - II: 40–65%
  - III: 20–30%
  - IV: < 5%
- Da heute 90% der Patienten im Stadium I und II zur ersten Diagnose kommen, sind die Heilungsergebnisse wesentlich besser geworden

Nachsorge

Ziele

- Erfassung therapiebedingter Komplikationen
- Frühzeitige Erkennung von Rezidiven

Vorgehen

- Inspektion der Primärtumorregion und der gesamten Haut
- Palpation der regionären und aller übrigen Lymphknotenstationen
- Apparative Untersuchungen: Lymphknotensonographie, Oberbauchsonographie, Thoraxröntgen bzw. MRT, bei lokoregionärer Metastasierung ggf. Schädel-CT und Skelettszintigraphie; evtl. PET bei T3/T4 oder zum Metastasenstaging bei Rezidiv
- Art und Intervalle der Nachuntersuchungen je nach Stadium und Rückfallrisiko (kein allgemein anerkanntes Schema):
  - *Stadium I (< 1mm Tumordicke):* klinisch 1.-5. Jahr alle 6 Monate, dann alle 12 Monate
  - *Stadium I (> 1mm Tumordicke) und II:* 1.-5. Jahr klinisch alle 3 Monate, Lymphknotensonographie alle 6 Monate, Labor alle 3–6 Monate; 6.–10. Jahr klinisch alle 6-12 Monate
  - *Stadium III:* 1.-5. Jahr klinisch alle 3 Monate, Lymphknotensonographie alle 3–6 Monate, Labor alle 3–6 Monate, apparativ (Abdomensonographie, Thorax) alle 6 Monate; 6.–10. Jahr klinisch alle 6 Monate
  - *Stadium IV:* individuell

49.4 CUP-Syndrom (Metastasen bei unbekanntem Primärtumor)

A. Gaisser

> **Definition**
> Histologisch, zytologisch oder diagnostisch gesicherte Metastase(n) eines durch Routineuntersuchungen nicht auffindbaren soliden Primärtumors

Name und Synonym

- CUP: von engl. »cancer of unknown primary«, Metastasen bei unbekanntem Primärtumor
- Synonym TUO: von engl. »tumor of unknown origin«

Epidemiologie

- 2–4 % aller Krebserkrankungen, in onkologischen Zentren 5–10 %
- Altersgipfel 6. Lebensjahrzehnt
- Männer sind etwas häufiger betroffen

Biologische Besonderheiten

- Spezielles Wachstumsverhalten: Metastasen wachsen schneller als der Primärtumor
- Atypische Metastasierungswege und -orte, die den Rückschluss auf den Sitz des Primärtumors erschweren
- In 80 % der Fälle bei Diagnosestellung bereits multiple Metastasierung
- Besonderes Spektrum von wahrscheinlichen Primärtumoren: am häufigsten Bronchial- und Pankreaskarzinome (25–35 bzw. 15–20 %)

Symptome

- Keine spezifischen Symptome
- Abhängig von Lokalisation der Metastasen und der Ausbreitung der Erkrankung
- Evtl. allgemeine Krankheitszeichen
- Evtl. paraneoplastische Syndrome

Diagnostik

Ziel

- Unterscheidung von lokalisierten und disseminierten Krankheitsbildern
- Erfassung potentiell heilbarer und gut behandelbarer Erkrankungsformen
- Identifizierung des histologischen Typs für die Therapieplanung
- *Merke:* Der Primärtumor wird nur in 10 % der Fälle zu Lebzeiten des Patienten entdeckt!

Vorgehen

- Die Primärtumorsuche sollte so wenig aufwendig und belastend wie möglich sein
- Sie dient nicht dem Ziel der lokalen Therapie, sondern der gezielten Planung der systemischen Behandlung
- *Keine ungezielte Maximaldiagnostik!*
- Individualisiertes Vorgehen:
  - Persönliche Anamnese (frühere diagnostische/therapeutische Eingriffe, Risikofaktoren, Symptome wie Husten, Änderungen der Ess- und Stuhlgewohnheiten, Blutungen etc., Frage nach Leitsymptomen wahrscheinlicher Primärtumoren)
  - Familienanamnese (Frage nach häufig aufgetretenen bzw. hereditären Tumoren)
  - Histologie/Zytologie der Metastase(n)
  - Lokalisation des Primärtumors, die aufgrund der Metastasenlokalisation wahrscheinlich ist
  - Laborparameter (u. a. Tumormarker, LDH)
  - Individuelle Patientenparameter (Alter, Geschlecht, Allgemeinzustand)

Basisprogramm

- Sorgfältige Anamnese und körperliche Untersuchung
- Thoraxröntgen (ggf. CT)
- Sonographie des Bauchraums (ggf. CT)
- Labor: Hämoccult, Urin- und Sputumzytologie, Tumormarker (AFP, beta-HCG, CEA, CA 19-9, Thyreoglobulin; Männer: PSA, Frauen: CA 15-3, CA 125, MCA)

Histologische/zytologische/immunhistologische Untersuchungen

- Wegweisend für die weitere Diagnostik und für die Therapie!
- Entnahme von ausreichend Material zur Untersuchung, aber so wenig invasiv wie möglich, vorzugsweise durch Zytopunktion

- Versuch der Zuordnung zu einem Gewebetyp bzw. einem Organsystem
- Versuch der Feindiagnostik durch immunhistologischen Nachweis von Strukturen/ Antigenen, die einen Rückschluss auf den Primärtumor geben (Hormonrezeptoren, Zellskelettmarker, tumor- bzw. organsystemassoziierte Antigene)

Histologie

- Am häufigsten Adenokarzinome (Primärtumorlokalisation u. a. Magen-Darm-Trakt, Pankreas)

Weiterhin in absteigender Folge:

- undifferenzierte Karzinome,
- Plattenepithelkarzinome,
- kleinzellige Karzinome,
- malignes Melanom,
- neuroektodermale Tumoren,
- andere Histologien

Klassifikation und Stadieneinteilung

- Klassifikation entsprechend den Befunden der histologischen/zytologischen Untersuchungen und Einteilung in 3 prognostische Gruppen:
  - Gruppe I: primär lokal begrenzte Erkrankung (solitäre Metastasen oder Lymphknoten; etwa 20 %)
  - Gruppe II: primär disseminierte Erkrankung (Organ- und Lymphknotenmetastasen; etwa 70 %)
  - Gruppe III: primär disseminierte Erkrankung und höheres Alter (> 70) und schlechter Allgemeinzustand (= ungünstige Prognose; ca. 10 %)

Therapie

Übersicht

- Die Behandlung orientiert sich an den biologischen Besonderheiten des CUP-Syndroms, an der identifizierten Histologie bzw. am wahrscheinlichen Primärtumor, an der jeweiligen prognostischen Einstufung und auch am Therapiewunsch des Patienten
- Bei Nachweis des Primärtumors erfolgt die krankheitsspezifische und stadiengerechte Behandlung, ggf. mit lokaler radikaler Therapie

Gruppe I: lokal begrenzte Manifestation

- Bei lokal begrenzter bzw. solitärer Metastasierung ggf. radikale lokale Therapie mit Operation und/oder Bestrahlung
- Je nach Sitz und Histologie der Metastasen evtl. zusätzliche regionale oder systemische Chemotherapie

Gruppe II: primär disseminierte Manifestation

- Primär systemische Therapie, ausgerichtet nach den möglichen Primärtumoren (Histologie!) und hier nach dem chemotherapiesensibelsten möglichen Primärtumor
- Zusätzlich geeignete symptomatische und supportive Therapie

Undifferenziertes und wenig differenziertes Adenokarzinom

- Guter Allgemeinzustand, biologisches Alter <60 Jahre, außerdem alle Männer unter 50: PEI (Cisplatin, Etoposid, Ifosfamid)
- Mäßiger Allgemeinzustand, biologisches Alter >60 Jahre und Hinweise auf Hormonabhängigkeit des Tumors (Hormonrezeptoren!): Hormontherapie; ansonsten Monotherapie mit Epirubicin

Mäßig und gut differenziertes Adenokarzinom

- Therapie erst bei Beschwerden
- Bei Hinweis auf Hormonabhängigkeit Hormontherapie, sonst Chemotherapie

Kleinzelliges Karzinom

- Wichtig ist die Differenzierung, ob möglicherweise ein malignes Lymphom vorliegt!
- Hinweis auf malignes Lymphom: Vincristin/ Steroide und bei sehr gutem Ansprechen spezifischere Therapie
- Kein Hinweis auf malignes Lymphom: je nach Alter und Allgemeinzustand platinhaltige Chemotherapie oder Epirubicin-Monotherapie

Plattenepithelkarzinom

- Je nach Alter und Allgemeinzustand Kombinationstherapie oder Monotherapie mit Platin

Multiple Melanommetastasen

Wie metastasiertes Melanom

Maligne Ergüsse

- Drainage, Zytostatikainstillation

Gruppe III: primär ungünstige Prognose

- Rein palliative, hauptsächlich symptomatische Therapie (Lebensqualität!)
- Bei Hinweis auf Hormonabhängigkeit: Hormontherapie, bei kleinzelliger Histologie und Lymphknotenmetastasierung: Vincristin/Steroide und bei Ansprechen Lymphomtherapie

Prognose

- Von prognostischer Bedeutung sind besonders die Zahl der Metastasen, das Alter des Patienten und der Allgemeinzustand
- Histologie und Diagnose des Primärtumors spielen für die Prognose keine signifikante Rolle
- Gruppe I:
  - 5-Jahres-Überleben 30–35 %
  - Mediane Überlebenszeit ca. 20 Monate
- Gruppe II:
  - 5-Jahres-Überleben ca. 5 %
  - Mediane Überlebenszeit ca. 7 Monate
- Gruppe III:
  - Mediane Überlebenszeit ca. 3 Monate

Nachsorge

- Keine spezifische Nachsorge

Teil IX Anhang

Tumorwirksame Medikamente

Alphabetisch nach Substanznamen

Substanzname	Handelsname (Beispiele)	Abkürzung Substanz	Abkürzung in Therapieschemata
Actinomycin-D (s. Dactinomycin)	Lyovac Cosmegen, Cosmegen	Act-D, ACTD, DACT	A
Aldesleukin (Interleukin-2)	Proleukin	IL-2	
All-trans-Retinsäure	Vesanoïd	ATRA	
Amifostin	Ethyol		
Amsacrin (m-AMSA)	Amsidyl	m-AMSA	
Anastrozol	Arimidex		
Asparaginase (L-Asparaginase)	Crasnitin, Asparaginase Erwinase	L-ASP	
Arsentrioxid	Trisenox		
BCNU (s. Carmustin)	Carmubris, BiCNU	BCNU	B
Bendamustin	Ribomustin		B
Bevacizumab	Avastin		
Bicalutamid	Casodex, Bicalutamin		
Bleomycin	Bleomycin, Bleomycinum	BLM, BLEO	B
Bortezomib	Velcade		
Buserelin	Suprefact, Suprecur Suprefact Depot,Suprefact nasal		
Busulfan	Myleran	BUS (BSF)	
Calciumfolinat	CitrovorumFaktor, Calciumfolinat, Folinsäure, Leucovorin u.v.m.	CV, CF, LV	LV,FA
Capecitabin	Xeloda		XEL
Carboplatin	Paraplatin, Carboplat, Carbosol u.v.m.	CBDCA	
Carmustin	Carmubris, BiCNU	BCNU	B
CCNU (siehe Lomustin)	Cecenu, CiNU, Locustin, Lomeblastin, Prava u.v.m.	CCNU	C
Cetuximab	Erbitux		
Chlorambucil	Leukeran	CLB (CAB)	L
Cisplatin	Platinex, Platinol, Cismaplat Platiblastin, Cisplatin u.v.m.	DDP, CDDP	P, C
Citrovorumfaktor (siehe Leucovorin)	Calcium-Leukovorin , Leucovorin, Folinsäure, Rescuvolin u.v.m.	LV, CF, CV	LV, FA, FOL
Cladribin	Leustatin, Litak	2-CDA	
Cyclophosphamid	Endoxan, Cytoxan, Cyclostin u.v.m	CTX (CPM)CYT	C
Cyproteron	Androcur		
Cytarabin (Cytosin- Arabinosid)	Cytarabin, Alexan, Cytosar, Udicil, Ara-C u.v.m.	Ara-C	A,AC
Dacarbazin	DTIC-Dome, Detimedac	DTIC, DIC	D
Dactinomycin (s. Actinomycin-D)	Lyovac-Cosmegen, Cosmegen	Act-D, ACTD	A
Darbepoetin	Aranesp, Nespo		
Daunorubicin	Cerubidin, Daunoblastin u.v.m	Dauno	

Substanzname	Handelsname (Beispiele)	Abkürzung Substanz	Abkürzung in Therapieschemata
Docetaxel	Taxotere	Doc	D, T
Doxorubicin	Adriblastin, Doxorubicin, Doxo-cell u.v.m.	ADM, DX	A, H
Doxorubicin (liposomal) (siehe liposomale Doxorubicin)	Caelyx		
Epirubicin (4-Epi-Doxorubicin)	Farmorubicin, Epirubicin u.v.m.	4'EA, epi DX	E, EPI
Erythropoetin (Epoetin alpha, Epoetin beta)	Eprex, Erypo, Recormon NeoRecormon u.v.m.,	EPO	
Erlotinib	Tarceva		
Estramustin	Estracyt, Cellmustin	EMP	
Etoposid	Vepesid, Etoposid.	VP-16	E, V
Etoposidphosphat	Etopophos		E, V
Exemestane	Aromasin		
Filgrastim	Neupogen,Granulokine	G-CSF	
Floxuridin	FUDR		
Fludarabin	Fludara	Flu	F
5-Fluorouracil	Fluorblastin, Fluorouracil, 5-FU, u.v.m.	5-FU	F
5-Fluorouracil(topisch)	Efudix		
Flutamid	Flucinom, Fugerel, Afluta u.v.m		
Formestan	Lentaron		
Fosfestrol	Honvan		
Fulvestrant	Faslodex		
Gefitinib	Iressa		
Gemcitabin	Gemzar	Gem	G
Gemtuzumab (ozogamicin)	Mylotarg		GO
Goserelin	Zoladex		
Hydroxyurea (Hydroxycarbamid)	Litalir, Hydrea	HU	
Ibritumomab tiuxetan	Zevalin	IDEC –Y 2BS	
Idarubicin	Zavedos, Idarubicin	IDA, IDR	
Ifosfamid	Holoxan, IFO-cell	Ifo, IFX	I
Imatinib	Glivec	STI 571	
Interferon alfa 2	Intron A(2b), Roferon-A(2a)	INF, IFN-a	
Interleukin-2 (Aldesleukin)	Proleukin	IL-2	
Irinotecan	Campto	CPT-11	I, IRI
L-Asparaginase (Asparaginase)	Crasnitin, Asparaginase 'Medac' Erwinase	L-Asp	
Lenograstim	Granocyte	G-CSF	
Letrozol	Femara		
Leucovorin	Calcimfolinat, Folinsäure Citrovorum Faktor	LV, CF	FOL, LV
Leuprorelin	Enantone, Lucrin		
Liposomales Doxorubicin	Caelyx		

Substanzname	Handelsname (Beispiele)	Abkürzung Substanz	Abkürzung in Therapieschemata
Lomustin (siehe CCNU)	Cecenu, CiNU, Locustin, Lomeblastin, Prava u.v.m	CCNU	C
Mechlorethamin	Mustargen	HN_2 (nitrogen mustard)	M
Medroxyprogesteron	Farlutal, Clinovir, MPA Hexal u.v.m.	MPA	
Megestrolacetat	Megestat		
Melphalan	Alkeran	L-PAM, Mel	M
Mercaptopurin	Puri-Nethol	6-MP	
Mesna	Uromitexan, Mesna-Cell		
Methotrexat	Methotrexat, Farmitrexat, Abitrexate, Lumexon Tabl. u.v.m.	MTX, M	M
Miltefosin	Miltex		
Mitomycin	Mitomycin-C, Ameticine u.v.m.	Mi, MMC	Mi
Mitotane	Lysodren	o,p'DDD	
Mitoxantron	Novantron, Mitoxantron, Onkotron	MZT, MX, MXR	M, N
Nimustin	Acnu,ACNU		
Octreotide	Sandostatin / Sandostatin LAR		
Oxaliplatin	Eloxatin	OX	OX
Paclitaxel	Taxol, Paclitaxel, Paxene u.v.m	TAX	T
Palfermin	Kepivance	KGF	
Pegaspargase	Oncaspar	PEG-rHu GSF	
Pegfilgrastim	Neulasta, Neupopeg		
Permetrexed	Alimta		
Procarbazin	Natulan	PCB,PCZ	P
Raltitrexed	Tomudex		
Rituximab	Mabthera, MabThera	Ritux	R
Streptozotozin	Zanosar	SZT	S
Tamoxifen	Nolvadex, Kessar, Tamoxifen Tamex,Tamoplex u.v.m.	TAM	T
Temozolomid	Temodal		
Teniposid	VM-26 Bristol, Vumon	VM-26	
Thalidomid	Thalidomid Pharmion	Thal	
Thioguanin (Tioguanin)	Thioguanin Lanvis	6-TG	
Thiotepa	Thiotepa	TSPA	
Topotecan	Hycamtin		
Toremifen	Fareston		
Trastuzumab	Herceptin	HER-2	HER
Treosulfan	Ovastat	TREO	
Triptorelin	Decapeptyl Retard, Decapeptyl Depot	6-TG	
Vinblastin	Velbe, Vinblastin, Cellblastin u.v.m	VLB, V	V, Ve
Vincristin	Vincristin, Oncovin, Farmistin u.v.m	VCR	O, V
Vindesin	Eldisine, Eldisin	VDS	V, Vi
Vinorelbin	Navelbine	VNR, VNB, VRL	

Alphabetisch nach Handelsnamen

Handelsname	Substanzname	Abkürzung Substanz	Abkürzung in Therapieschemata
Abitrexate	Methotrexate	MTX, M	M
ACNU, Acnu	Nimustin	ACNU	
Adriblastin,	Doxorubicin	ADM, DX	A, H
Afluta	Flutamid		
Alexan	Cytarabin (Cytosin- Arabinosid)	Ara-C	A,AC
Alimta	Permetrexed		
Alkeran	Melphalan	L-PAM, Mel	M
Ameticine	Mitomycin	Mi, MMC	Mi
Amsidyl	Amsacrin (m-AMSA)	m-AMSA	
Androcur	Cyproteronacetat		
Ara-C	Cytarabin (Cytosin- Arabinosid)	Ara-C	A,AC
Aranesp	Darbepoetin		
Arimidex	Anastrozol		
Aromasin	Exemestane		
Asparaginase	Asparaginase (L-Asparaginase)	L-ASP	
Avastin	Bevacizumab		
Bicalutamin	Bicalutamid		
BiCNU	BCNU (s. Carmustin)	BCNU	B
Bleomycin,	Bleomycin, Bleomycinum	BLM, BLEO	B
Bleomycinum	Bleomycin, Bleomycinum	BLM, BLEO	B
Caelyx	Doxorubicin (liposomal) (siehe liposomale Doxorubicin)		
Calciumfolinat	CitrovorumFaktor,	CV, CF, LV	LV,FA
Calcium-Leukovorin	CitrovorumFaktor,	CV, CF, LV	LV,FA
Campto	Irinotecan	CPT-11	I, IRI
Carboplat	Carboplatin	CBDCA	
Carbosol	Carboplatin	CBDCA	
Carmubris	BCNU (s. Carmustin)	BCNU	B
Casodex,	Bicalutamid		
Cecenu	Lomustin (CCNU)	CCNU	C
Cellblastin	Vinblastin	VLB, V	V, Ve
Cellmustin	Estramustin	EMP	
Cerubidin	Daunorubicin	Dauno	
CiNU	Lomustin	CCNU	C
Cismaplat	Cisplatin	DDP, CDDP	P, C
Cisplatin	Cisplatin	DDP, CDDP	P, C
CitrovorumFaktor	Calciumfolinat	CV, CF, LV	LV,FA
Clinovir	Medroxyprogesteron	MPA	
Cosmegen	Actinomycin-D (s. Dactinomycin)	Act-D, ACTD, DACT	A
Crasnitin	Asparaginase (L-Asparaginase)	L-ASP	

Handelsname	Substanzname	Abkürzung Substanz	Abkürzung in Therapieschemata
Cyclostin	Cyclophosphamid	CTX (CPM)CYT	C
Cytarabin	Cytarabin (Cytosin- Arabinosid)		
Cytosar	Cytarabin (Cytosin- Arabinosid)		
Cytoxan	Cyclophosphamid	CTX (CPM)CYT	C
Daunoblastin	Daunorubicin	Dauno	
Decapeptyl Depot	Triporelin		
Decapeptyl Retard	Triporelin		
Detimedac	Dacarbazin	DTIC, DIC	D
Doxo-cell	Doxorubicin	ADM, DX	A, H
Doxorubicin	Doxorubicin	ADM, DX	A, H
DTIC-Dome	Dacarbazin	DTIC, DIC	D
Efudix	5-Fluorouracil (topisch)	5-FU	F
Eldisin	Vindesin		
Eldisine	Vindesin	VDS	V, Vi
Eloxatin	Oxaliplatin	OX	OX
Enantone	Leuprorelin		
Endoxan	Cyclophosphamid	CTX (CPM)CYT	C
Epirubicin	Epirubicin (4-Epi-Doxorubicin)	4'EA, epi DX	E, EPI
Eprex	Epoetin, Erythropoetin (Epoetin alpha, Epoetin beta)	EPO	
Erbitux	Cetuximab		
Erwinase	Asparaginase (L-Asparaginase)	L-ASP	
Erypo	Epoetin, Erythropoetin (Epoetin alpha, Epoetin beta)	EPO	
Estracyt	Estramustin	EMP	
Ethyol	Amifostin		
Etopophos	Etopophos phosphat		E, V
Etoposid	Etoposid		E, V
5-FU	5-Fluorouracil		
Fareston	Torimefen		
Farlutal	Medroxyprogesteron	MPA	
Farmistin	Vincristin	VCR	O, V
Farmitrexat	Methotrexat	Methotrexate	MTX, M
Farmorubicin	Epirubicin (4-Epi-Doxorubicin)	4'EA, epi DX	E, EPI
Faslodex	Fulvestrant		
Femara	Letrozol		
Flucinom	Flutamid		
Fludara	Fludarabin	Flu	F
Fluorblastin	5-Fluorouracil	5-FU	F
Fluorouracil	5-Fluorouracil	5-FU	F
Folinsäure	Calciumfolinat	CV, CF, LV	LV,FA
FUDR	Floxuridine		

Handelsname	Substanzname	Abkürzung Substanz	Abkürzung in Therapieschemata
Fugerel	Flutamid		
Gemzar	Gemcitabin	Gem	G
Glivec	Imatinib	STI 571	
Granocyte	Lenograstim	G-CSF	
Granulokine	Filgrastim	G-CSF	
Herceptin	Trastuzumab	HER-2	HER
Holoxan	Ifosfamid	Ifo, IFX	I
Honvan	Fosfestro		
Hycamtin	Topotecan		
Hydrea	Hydroxyurea (Hydroxycarbamid)	HU	
Idarubicin	Idarubicin	IDA	IDR
IFO-cell	Ifosfamid	Ifo, IFX	I
Intron A(2b)	Interferon-α (2b)	INF, IFN-a	
Iressa	Gefitinib		
Kepivance	Palifermin	KGF	
Kessar	Tamoxifen	TAM	T
Lanvis	Thioguanin	6-TG	
Lentaron	Formestan		
Leucovorin	Calciumfolinat	CV, CF, LV	LV,FA
Leukeran	Chlorambucil	CLB (CAB)	L
Leustatin	Cladribin	2-CDA	
Litak	Cladribin	2-CDA	
Litalir	Hydroxyurea (Hydroxycarbamid)	HU	
Locustin	Lomustin	CCNU	C
Lomeblastin	Lomustin	CCNU	C
Lucrin	Leuprorelin		
Lumexon	Methotrexat	MTX, M	M
Lyovac Cosmegen	Actinomycin-D (s. Dactinomycin)	Act-D, ACTD, DACT	A
Lysodren	Mitotane	o,p'DDD	
Mabthera, MabThera	Rituximab	Ritux	R
Megestat	Megestrolacetat		
Mesna-Cell	Uromitexan		
Miltex	Miltefosin		
Mitomycin-C	Mitomycin	Mi, MMC	Mi
Mitoxantron	Mitoxantron	MZT, MX, MXR	M, N
Mustargen	Mechlorethamin	$HN_{2\ (nitroge\ mustard)}$	M
Myleran	Busulfan	BUS (BSF)	
Mylotarg	Gemtuzumab (ozogamicin)		GO
Natulan	Procarbazin	PCB,PCZ	P
Navelbine	Vinorelbin	VNR, VNB, VRL	
NeoRecormon	Epoetin, Erythropoetin (Epoetin alpha, Epoetin beta)	EPO	

Handelsname	Substanzname	Abkürzung Substanz	Abkürzung in Therapieschemata
Nespo	Darbepoetin		
Neulasta	Pegfilgrastim		
Neupogen	Filgrastim	G-CSF	
Neupopeg	Pegfilgrastim		
Nolvadex	Tamoxifen	TAM	T
Novantron	Mitoxantron	MZT, MX, MXR	M, N
Oncaspar	Pegaspargase	PEG-rHu GSF	
Oncovin	Vincristin	VCR	O, V
Onkotron	Mitoxantron	MZT, MX, MXR	M, N
Ovastat	Treosulfan	TREO	
Paclitaxel	Paclitaxel	TAX	T
Paraplatin,	Carboplatin	CBDCA	
Paxene	Paclitaxel	TAX	T
Platiblastin	Cisplatin	DDP, CDDP	P, C
Platinex,	Cisplatin	DDP, CDDP	P, C
Platinol	Cisplatin	DDP, CDDP	P, C
Prava	Lomustin	CCNU	C
Proleukin	Aldesleukin (Interleukin-2)	IL-2	
Puri-Nethol	Puri-Nethol	6-MP	
Recormon	Epoetin, Erythropoetin (Epoetin alpha, Epoetin beta)	EPO	
Rescuvolin	Citrovorum Faktor,		
Ribomustin	Bendamustin		
Roferon-A(2a)	Interferon-α (2a)	INF, IFN-a	
Sandostatin	Octreotide		
Sandostatin LAR	Octreotide		
Suprecur	Buserelin		
Suprefact Depot	Buserelin		
Suprefact nasal	Buserelin		
Suprefact,	Buserelin		
Tamex	Tamoxifen	TAM	T
Tamoplex	Tamoxifen	TAM	T
Tamoxifen	Tamoxifen	TAM	T
Tarceva	Erlotinib		
Taxol	Paclitaxel	TAX	T
Taxotere	Docetaxel	Doc	D, T
Temodal	Temozolomid		
Thalidomid Pharmion	Thalidomid	Thal	
Thioguanin	Thioguanin	6-TG	
Thiotepa	Thiotepa	TSPA	
Tomudex	Raltitrexed		
Trisenox	Arsentrioxid		

Handelsname	Substanzname	Abkürzung Substanz	Abkürzung in Therapieschemata
Udicil	Cytarabin	Ara-C	A,AC
Uromitexan	Uromitexan		
Velbe	Vinblastin	VLB, V	V, Ve
Velcade	Bortezomib		
Vepesid	Etoposid	VP-16	E, V
Vesanoïd	All-trans-Retinsäure	ATRA	
Vinblastin	Vinblastin	VLB, V	V, Ve
Vincristin	Vincristin	VCR	O, V
VM-26 Bristol	Teniposid	VM-26	
Vumon	Teniposid	VM-26	
Xeloda	Capecitabin	XEL	XEL
Zanosar	Streptozotocin	SZT	S
Zavedos	Idarubicin	IDA	IDR
Zevalin	Ibritumomab tiuxetan	IDEC –Y 2BS	
Zoladex	Goserelin		

Wichtige Adressen

Europäische Organisation der onkologischen Krankenpflege

European Oncology Nursing Society (EONS)
Sekretariat
Avenue E. Mounier 83
B – 1200 Brüssel
Tel. +32-2-779 99 23
Fax +32-2-779 99 37
E-Mail: eons@village.uunet.be
http://www.cancerworld.org

Deutschland

Information und Beratung (überregional)

Deutsche Krebsgesellschaft e.V. und Landesverbände
Geschäftsstelle
Steinlestraße 6
D – 60596 Frankfurt/Main
Tel. +49-69-63 00 96-0
Fax +49-69-63 00 96-66
E-Mail: service@krebsgesellschaft.de
http://www.deutsche-krebsgesellschaft.de

Deutsche Krebshilfe e. V.
Thomas-Mann-Straße 40
D – 53111 Bonn
Tel. +49-228 72 99 00
http://www.krebshilfe.de

Krebsinformationsdienst KID
Deutsches Krebsforschungszentrum
Im Neuenheimer Feld 280
D – 69120 Heidelberg
Tel. +49-6221-422 890 (Büro)
KID-Telefondienst:
Tel. +49-6221-41 01 21, Mo–Fr, 8–20 Uhr
Brustkrebs-Telefon:
Tel. +49-6221-42 43 43, Mo–Fr, 8–12 Uhr
Krebsschmerz-Informationsdienst KSID:
Tel. +49-6221-42 2000, Mo–Fr, 12–16 Uhr
Fatigue-Informationstelefon FIT:
Tel. +49-6221-42 43 44, Mo, Mi, Fr, 15–19 Uhr
Hotline Mammographie-Screening und Prävention:
Tel. +49-6221-42 41 42, Mo–Fr, 8–20 Uhr
E-Mail-Service:
krebsinformation@dkfz.de
Krebsinformation im Internet:
http://www.krebsinformation.de
Krebsschmerz-Informationsdienst im Internet:
http://www.ksid.de

Fachgesellschaften, Verbände und Organisationen

Arbeitsgemeinschaft für Psychoonkologie (PSO)
Sprecher: Prof. Dr. Joachim Weis
Klinik für Tumorbiologie
Psychosoziale Abteilung
Postfach 10 02 11
D – 79121 Freiburg
Tel. +49-761-20 6-22 20
Fax +49-761-20 6-22 58
E-Mail: jowe@tumorbio.uni-freiburg.de

Arbeitsgemeinschaft Rehabilitation, Nachsorge und Sozialmedizin (ARNS)
Sprecher: Prof. Dr. H. H. Bartsch
Klinik für Tumorbiologie
Breisacher Straße 117
D – 79106 Freiburg
Tel. +49-761-20 6-22 01
Fax +49-761-20 6-22 05
E-Mail: bartsch@tumorbio.uni-freiburg.de

Berufsverband der Niedergelassenen Hämatologen und Internistischen Onkologen in Deutschland BNHO e. V.
Sachsenring 69
D – 50677 Köln
Tel. +49-221–473 689 8
E-Mail: bnho@oncokoeln.de
http://www.bnho.de

Deutsche Arbeitsgemeinschaft für Psychoonkologie e. V. (dapo)
Geschäftsstelle
Kardinal-von-Galen-Ring 10
D – 48149 Münster
Tel. +49-700-2000 66 66
Fax +49-251-8 35 68 89
E-Mail: dapo-ev@t-online.de
http://www.dapo-ev.de

Deutsche Gesellschaft für Fachkrankenpflege e. V.
Hermann-Simon-Straße 7
33334 Gütersloh
Tel. +49-5241-53 22 03
Fax +49-5241-53 22 05
E-Mail: dgf@dgf-online.de
http://www.dgf-online.de

Deutsche Gesellschaft für Lymphologie e. V.
Lindenstraße 8
D – 79877 Friedenweiler
Tel. +49-76 51-97 16 11
Fax +49-76 51-97 16 12
E-Mail: lymphdgl@t-online.de
http://www.dt-gesellschaft-fuer-lymphologie.de

Deutsche Hospizstiftung
Europaplatz 7
D – 44269 Dortmund
Tel. +49-231-73 80 730
Fax +49-231-73 80 731
http://www.hospize.de

Deutsche Krankenhausgesellschaft e. V.
Wegelystraße 3
10623 Berlin
Tel. +49-30-39 801-0
Fax +49-30-39 801-3000
E-Mail: dkgmail@dkgev.de
http://www.dkgev.de

Deutsche Krebsgesellschaft e.V.
Geschäftsstelle
Steinlestraße 6
D – 60596 Frankfurt/Main
Tel. +49-69-63 00 96-0
Fax +49-69-63 00 96-66
E-Mail: service@krebsgesellschaft.de
http://www.deutsche-krebsgesellschaft.de

Deutscher Berufsverband für Pflegeberufe
Geisbergstraße 39
D – 10777 Berlin
Tel. +49-30-21 91 57-0
Fax +49-30-21 91 57-77
E-Mail: service@dbfk.de
http://www.dbfk.de

Deutscher Bundesverband für Logopädie e. V. (dbl)
Bundesgeschäftsstelle
Augustinusstraße 11a
D – 50226 Frechen
Tel. +49-22 34-3 79 53-0
Fax +49-22 34-3 79 53-13
E-Mail: info@dbl-ev.de
http://www.dbl-ev.de

Deutsche Schmerzhilfe e. V.
Bundesverband
Sietwende 20
D – 21720 Grünendeich
Tel. +49-4142–81 04 34
Fax +49-4142–51 04 35
E-Mail: geschäftsstelle@schmerzhilfe.org
http://www.schmerzhilfe.de

Deutsche Schmerzliga e. V.
Adenauerallee 18
D – 61440 Oberursel
Tel. +49-700–375 375 375
E-Mail: info@schmerzliga.de
http://www.schmerzliga.de

Fachverband Stoma und Inkontinenz e. V. (DVET)
Geschäftsstelle
Virchowstraße 14
D – 38642 Goslar
Tel. +49-5321–51 08-0
Fax +49-5321–38 95 14
E-Mail: DVET@gmx.de
http://www.dvet.de

Konferenz onkologischer Kranken- und Kinderkrankenpflege (KOK) Arbeitsgemeinschaft der Deutschen Krebsgesellschaft e. V.
Präsident: Rolf Bäumer
Mozartstraße 14
45478 Mühlheim a. d. Ruhr
Tel. +49-170-730 42 63
Fax +49-208-94 11 99 07
E-Mail: baeumer@kok-krebsgesellschaft.de
http://www.kok-krebsgesellschaft.de

Robert Koch-Institut
Postfach 65 02 61
D – 13302 Berlin
Tel. +49-1888-754-0
Fax +49-1888-754-2328
http://www.rki.de

Tumorzentren

Arbeitsgemeinschaft Deutscher Tumorzentren e. V. (ADT)
c/o Tumorzentrum Regensburg e. V.
Josef-Engert-Straße 9
D – 93053 Regensburg
Tel. +49-941-9 43 18 03-3
Fax. +49-941-9 43 18 02
E-Mail: zentrum.tumor@klinik.uni-regensburg.de
http://www.tumorzentren.de

Selbsthilfevereinigungen

Arbeitskreis der Pankreatektomierten e. V.
Krefelder Straße 3
D – 41539 Dormagen
Tel. +49-2133–42 329, Fax +49-2133–42 691
http://www.adp-dormagen.de

Bundesverband der Kehlkopflosen e. V.
Annaberger Straße 231
D – 09120 Chemnitz
Tel. +49-371-22 11-18, Fax +49-371-22 11-25
E-Mail: info@kehlkopflosenbundesverband.de
http://www. kehlkopflosenbundesverband.de

Deutsche Arbeitsgemeinschaft Selbsthilfegruppen e.V.
Friedrichstraße 28
D – 35392 Gießen
E-Mail: dagshg@gmx.de
http://www.dag-shg.de

Deutsche Crohn und Colitis Vereinigung e. V. (DCCV)
Paracelsusstr. 15
D – 51375 Leverkusen
Tel. +49-214-876 608-0
Fax +49-214-876 608-88
http://www.dccv.de

Deutsche ILCO e. V. (Ileostomie-Colostomie Vereinigung)
Landshuter Straße 30
D – 85356 Freising
Tel. +49-8161 93 43 01, 93 43 02
Fax +49-8161 93 43 04
E-Mail: info@ilco.de
www.ilco.de

Deutsche Leukämie-Forschungshilfe
Thomas-Mann-Straße 40
D – 53111 Bonn
Tel. +49-228–39044-0
Fax. +49-228–39044-22
E-Mail: info@leukaemie-hilfe.de
http://www.leukaemie-hilfe.de

Frauenselbsthilfe nach Krebs e. V.
Bundesverband
B 6,10/11
D – 68159 Mannheim
Tel. +49-621 24 43 4
Fax +49-621 15 48 77
E-Mail: kontakt@frauenselbsthilfe.de
http://www.frauenselbsthilfe.de

Inkanet
Informationsnetz für Patienten und Angehörige
c/o Theodor-Springmann-Stiftung
Reuchlinstraße 10–11
D – 10553 Berlin
Tel. +49-30-44 02 40 79
E-Mail: auskunft@patiententelefon.de
http://www.inkanet.de

mamazone – Frauen und Forschung gegen Brustkrebs e.V.
Max-Hempel-Straße 3
D – 86153 Augsburg
Tel. +49-821-5213-144
Fax +49-821-5213-143
E-Mail: info@mamazone.de oder
buero@mamazone.de
http://www.mamazone.de

NAKOS
Nationale Kontakt- und Informationsstelle zur Anregung und Unterstützung von Selbsthilfegruppen
Wilmersdorfer Straße 39
D – 10627 Berlin
Tel. +49-30-31 01 89 60
Fax +49-30-31 01 89 70
E-Mail: selbsthilfe@nakos.de

patientinnen initiativen nationale koalition brustkrebs e.v. (pink)
Horstweg 30
D – 14059 Berlin
Tel. +49-30-30 11 13 20
Fax +49-30-32 60 25 53
E-Mail: kontakt@brustkrebs24.info
http://www.brustkrebs24.info

Trägerorganisationen von regionalen psychosozialen Krebsberatungsstellen

Arbeiterwohlfahrt Bundesverband e. V.
Oppelner Straße 130
D – 53119 Bonn
Tel. +49-228–6685 0
Fax +49-0228–6685 209
E-Mail: info@awobu.awo.org
http://www.awo.org

Der Paritätische Gesamtverband e. V.
Oranienburger Straße 13–14
D – 10178 Berlin
Tel. +49-30-2 46 36-0
Fax +49-30-2 46 36-110
http://www.paritaet.org/

Deutsche Krebsgesellschaft e.V.
Geschäftsstelle
Steinlestraße 6
D – 60596 Frankfurt/Main
Tel. +49-69-63 00 96-0
Fax +49-69-63 00 96-66
E-Mail: service@krebsgesellschaft.de

Deutscher Caritasverband
Karlstraße 40
D – 79104 Freiburg
Tel. +49-761–2 00–0
Fax +49-761–2 00–5 72
E-Mail: webmaster@caritas.de
http://www.caritas.de

Deutsches Rotes Kreuz
Generalsekretariat
Carstennstraße 58
D – 12205 Berlin
Tel. +49-30–85 40 40
Fax +49-30–85 40 44 50
E-Mail: drk@drk.de
http://www.drk.de

Diakonisches Werk der Evangelischen Kirche in Deutschland e. V.
Stafflenbergstraße 76
D – 70184 Stuttgart
Tel. +49-711–21 59 0
Fax +49-711–21 59 288
E-Mail: diakonie@diakonie.de
http://www.diakonie.de

Weitere nützliche Adressen

Deutsche Gesellschaft für Ernährung e. V.
Godesberger Allee 18
D – 53175 Bonn
Tel. +49-228–3776 600
Fax +49-228–3776 800
E-Mail: webmaster@zkrk.de
http://www.dge.de

Deutsche Gesellschaft für Familienplanung,
Sexualpädagogik und Sexualberatung e. V. Pro Familia
Bundesgeschäftsstelle der Pro Familia
Stresemannallee 3
D – 60596 Frankfurt
Tel. +49-69–63 90 02
Fax +49-69–63 98 52
http://www.profamilia.de

Deutscher Sportbund
Otto-Fleck-Schneise 12
D – 60528 Frankfurt/Main
Tel. +49-69-67 000
Fax +49-69-67 49 06
E-Mail: info@dsb.de
http://www.dsb.de

Gesellschaft für Biologische Krebsabwehr e.V.
Hauptgeschäftsstelle
Hauptstraße 44
D – 69117 Heidelberg
Tel. +49-6221-13 802-0
Fax +49-6221-13 802-20
E-Mail: information@biokrebs.de
http://www.biokrebs.de

pro familia Deutsche Gesellschaft für Familienplanung, Sexualpädagogik und Sexualberatung e.V. Bundesverband
Stresemannallee 3
D – 60596 Frankfurt/Main
Tel. +49-69-63 90 02
Fax +49-69-63 98 52
E-Mail: info@profamilia.de
http://www.profamilia.de

Zentrales Knochenmarkspenderregister für die BRD (ZKRD)
Helmholtzstraße 10
D – 89081 Ulm
Tel. +49-731–954 30 20
http://www.zkrd.de

Zentralverband der Ärzte für Naturheilverfahren
Promenadenplatz 1
D – 72250 Freudenstadt
Tel. +49-7441–91 85 80
Fax +49-7441–91 85 22
E-Mail: info@zaen.org
http://www.zaen.org

Schweiz

Information und Beratung

Schweizerische Krebsliga
Effingerstraße 61
Postfach 8219
CH – 3008 Bern
Tel. +41-31-389 91 00
Fax +41-31-389 91 60
E-Mail: info@swisscancer.ch
http://www.swisscancer.ch

Angebot

- Information und Adressen:
  - Regionale Krebsliga
  - Regionale Tumorzentren
  - Sektionen der Kehlkopfvereinigung
  - Sektionen der ILCO-Vereinigung
  - Stoma-Beratungsstelle
  - Organisationen die sich mit Lymphdrainage befassen
- Bibliothek:
  Mo–Do 9–12 Uhr und 14–17 Uhr
  Tel. +41-31 389 91 14/15
  E-Mail: library@swisscancer.ch
- Krebstelefon
  Mo–Fr 15–19 Uhr, Mi 10–19 Uhr, Anruf kostenlos
  Tel. 0800 55 88 38
  E-Mail: helpline@swisscancer.ch
- Broschüren-Bestellung
  Tel. 0844 85 00 00
  E-Mail: skl-lsc@cisf.ch

Fachgesellschaften

Onkologiepflege Schweiz
Hirstigstraße 13
CH – 8451 Kleinandelfingen
Tel. +41-52-301-2189, Fax +41-52-317 3980
E-Mail: info@onkologiepflege.ch
http://www.onkologiepflege.ch

Krebs-Hilfe Liechtenstein
Im Malarsch 4
FL-9494 Schaan
Tel. +42-3 233 18 45, Fax +42-3 233 18 55
E-Mail: krebshilfe.fl@lol.li

Selbsthilfeorganisationen von Krebsbetroffenen

Union Schweizerische Kehlkopflosen-Vereinigungen
Claire Monney
Sekretariat
Av. De la Piscine 18
CH – 1020 Renens
Tel. +41-21-635 65 46
Fax +41-21-635 65 61
E-Mail clairemonney@bluewin.ch
http://www.kehlkopfoperiert.ch

ilco-Schweiz
Präsident: Bruno Leiseder
Othernburgerstrasse 10
CH – 6274 Eschenbach
Tel. +41-41-448 29 22
Sekretariat, Peter Schneeberger
E-Mail peter.schneeberger@tiscali-net.ch
http://www.ilco.ch

Kinderkrebshilfe Schweiz
Frau Marianne Würsch
Sonnenrain 4
CH – 4534 Flumenthal
Tel. +41-65-77 30 85
E-Mail kinder.krebs@schweiz.org
http://www.kinder-krebs.ch

Schweizer Verein für Frauen nach Brustkrebs
Dr. h.c. Susi Gaillard
Geschäftsleiterin
Postfach 336
CH – 4153 Reinach 1 / BL
Tel. und Fax +41-61-711 91 43
E-Mail: leben@iprolink.ch
http://www.leben-wie-zuvor.ch

Schweizer Selbsthilfegruppe für Pankreaserkrankungen SSP
Präsident: Conrad Rytz
E-Mail: Conrad.rytz@swissonline.ch
Kontakt: Barbara Rubitschon
Zollikerstrasse 237
CH – 8008 Zürich
Tel. +41-44-422 72 90
http://www.pancreas-help.com

SFK, Stiftung zur Förderung der Knochenmarktransplantation
Candy Heberlein
Vor der Rainholzstrasse 3
CH – 8123 Ebmatingen
Tel. +41-44-982 12 12
Fax +41-44-982 12 13
E-Mail: info@knochenmark.ch
http://www.knochenmark.ch

Myeloma Kontaktgruppe Schweiz
http://www.multiples-myelom.ch

Österreich

Überregionale Verbände und Organisationen

Österreichische Krebshilfe-Dachverband
Wolfengasse 4
A – 1010 Wien
Öffnungszeiten: Mo–Do, 9–17, Fr 9–14 Uhr
Tel. +43-1-796 64 50
Fax +43-1-796 64 50-9
E-Mail: service@krebshilfe.net
http://www.krebshilfe.net

Beratungsstellen

Beratungsstellen der Österreichischen Krebshilfe
http://www.krebshilfe.or.at/beratung.shtm

Die Landesvereine

Burgenland
Geschäftsführerin: Gabriele Riedl
Tel. und Fax +43-2682-75 332
E-Mail: oe.krebshilfe.bgld@aon.at

Kärnten
Geschäftsführerin: Sigrid Philipp
Tel. und Fax +43-463-50 70 78
E-Mail: krebshilfe@teleweb.at
http://www.krebshilfe.org

Niederösterreich
Geschäftsführerin: Mag. Andrea Pavlik
Tel. +43-2622-321 2600
Fax +43-2622-321 3030
E-Mail: krebshilfe@krebshilfe-noe.or.at
http://www.krebshilfe-noe.or.at

Oberösterreich

Geschäftsführer: Mag. Peter Flink
Tel. +43-732-77 77 56-0
Fax +43-732-77 77 56-4
E-Mail: office@krebshilfe-ooe.at
http://www.krebshilfe-ooe.at

Salzburg

Geschäftsführerin: Mag. Herta Gran
Tel. +43-662-87 35 35-0
Fax +43-662-87 35 35-4
E-Mail: krebshilfe.salzburg@salzburg.at
http://www.krebshilfe-sbg.at

Steiermark

Geschäftsführer: Christian Scherer
Tel. +43-316-47 44 33-0
Fax +43-316-47 44 33-10
E-Mail: office@krebshilfe.at
http://www.krebshilfe.at

Tirol

Geschäftsführerin: Anita Tusch
Tel. und Fax +43-512-57 77 68
E-Mail: krebshilfe@uibk.ac.at
http://gin.uibk.ac.at/krebshilfetirol

Vorarlberg

Geschäftsführerin: Betr. oec. Ruth Kalb
Tel. +43-5576-73 572 oder -79848
Fax +43-5576-73 572-14
E-Mail: service@krebshilfe-vbg.at
http://www.krebshilfe-vbg.at

Wien

Geschäftsführerin: Mag. Gabriele Sonnbichler
Beratungsstelle Wien
Tel. +43-1 402 1922, Fax +43-1 408 2241
E-Mail: office@krebshilfe.com
http://www.krebshilfe.com

Arbeitsgemeinschaft hämatologischer und onkologischer Pflegepersonen (AHOP)
Präsident der AHOP (= Vereinsanschrift)
Bernhard Glawogger
Med. Univ. Klinik Graz
Auenburggerplatz 15
A – 8036 Graz
Tel. +43-316-385-4910
Fax +43-316-385-4870
E-Mail: bernhard.glawogger@klinikum-graz.at

Internetadressen

Internetadressen (Webadressen) - Links (In alphabetischer Reihenfolge)

Arbeitsgemeinschaft Wissenschaftlicher Medizinischer Fachgesellschaften – Leitlinien zur Diagnostik und Therapie (Tumoren und andere Erkrankungen)
http://www.uni-duesseldorf.de/WWW/AWMF/awmfleit.htm

Dachdokumentation Krebs des Robert-Koch-Instituts (statistische Daten zu Krebserkrankungen)
http://www.rki.de (Suchbegriff: Krebs)

Deutsche Gesellschaft zum Studium des Schmerzes e. V. (DGSS)
http://www.medzin.uni-koeln.de/projekte/dgss

Deutsches Krebsforschungszentrum (DKFZ)
http://www.dkfz.de

Deutsche Krebshilfe e. V.
http://www.krebshilfe.de

Deutsches Krebsstudien-Register
http://www.studien.de

ESMO - European Society for Medical Oncology
http://www.esmo.org

European Organization for Research an Treatment of Cancer (EORTC)
http://www.eortc.be

FECS-Federation of European Cancer Societies
http://www.cancerworld.org

International Agency for Research on Cancer (IARC)
http://www.iarc.fr

Kompetenznetz Akute und Chronische Leukämien
http://www.kompetenznetz-leukaemie.de

Kompetenznetz Maligne Lymphome
http://www.lymphome.de

Kompetenznetz Pädiatrische Hämatolgie und Onkologie
http://www.kompetenznetz-paed-onkologie.de
http://www.kinderkrebsinfo.de

National Cancer Institute der USA
http://www.nci.nih.gov/
http://www.cancernet.nci.nih.gov

Oncology Nursing Society (USA)
http://www.ons.org

Onkolink – Informationsserver der University of Pennsylvania Cancer Center (englisch)
http://cancer.med.upenn.edu

Onkologische Informationen im Internet – eine Übersicht des Informationszentrums für Standards in der Onkologie (ISTO)
http://www.med.uni-giessen.de/isto/onkoserv

Schweizerische Arbeitsgruppe für Klinische Krebsforschung
http://www.siak.ch

Schweizerische Krebsliga (SKL)
http://www.swisscancer.ch

Unkonventionelle Behandlungsmethoden
http://www.quackwatch.com

Union International Contre Le Cancer/International Union Against Cancer (UICC)
http://www.uicc.ch

Weltgesundheitsorganisation WHO
http://who.int

Webseiten zu Kapitel 4

Deutsche Krebsgesellschaft e.V. (Hrsg) Der Präventions-Newsletter.
http://www.krebsgesellschaft.de/wub_praeventions_newsletter,10405.html

Deutsches Krebsforschungszentrum (Hrsg) (2004) Schutz vor Krebs – eine Informationsbroschüre zur Krebsprävention.
http://www.krebsinformation.de/Krebsvorbeugung/index.html

European Code against Cancer and scientific justification: third version (2003)
http://www.cancercode.org

Webseiten zu Kapitel 8

DIOmed-Aufklärungssystem 08/02. DIOmed Verlags GmbH.
http://www.diomed.de

Webseiten zu Kapitel 12

Verzeichnis von Rehakliniken
http://www.rehaklinik.com

Deutsche Krebshilfe e.V.
http://www.krebshilfe.de

Informationen für Patienten und Angehörige
http://www.krebsinformation.de

Krebsschmerz-Informationsdienst
http://www.ksid.de

Webseiten zu Kapitel 17

Bayrisches Staatsministerium für Gesundheit, Ernährung und Verbraucherschutz (Hrsg) (2002) Umgang mit Zytostatika – ein Leitfaden für die Praxis (Broschüre)
http://www.stmgev.bayern.de/broschueren/index.html

Jost M, Rüegger M, Liechti B, Gutzwiller A (2004) Umgang mit Zytostatika: Gefährdung, Schutzmaßnahmen. Schweizerische Unfallversicherungsanstalt (Hrsg) Broschüre 2869-Nr. 18d SUVA, Abteilung Arbeitsmedizin, CH-6002 Luzern, e-Mail: arbeitsmedizin@suva.ch;
http://www.suva.ch

Webseiten zu Kapitel 18

Verordnung über den Schutz vor Schäden durch ionisierende Strahlen (Strl.SchV), BGBlI 2001, 1714 (2002, 1459)
http://www.bundesrecht.juris.de

Webseiten zu Kapitel 19

National Comprehensive Cancer Network:
http://www.nccn.org

Schmerzprogramm der Krebsliga Schweiz:
http://www.schmerz.ch

Deutsche Gesellschaft zu Studium des Schmerzes:
http://www.dgss.org

Informationsdienst Krebsschmerz:
http://www.ksid.de

Schweizerische Gesellschaft zu Studium des Schmerzes:
http://www.pain.ch

International Association for the Study of Pain:
http://www.isap-pain.org

Webseiten zu Kapitel 21

Gastrointestinale Symptome:
http://www.uni-ulm.de/klinik/tzu/tzsupportiv.html

Webseiten zu Kapitel 22

Knochenmarkfunktion:
http://www.mh-hannover.de/institute/mhh4200/lehre/human/vorlesung/skripte/somsem/blutbio04.pdf

Chemotherapie-Nebenwirkungen:
http://www.krebsinformation.de/Belastende_Symptome/Fieber_und_Infektionen.html

Wachstumsfaktoren:
http://www.krebsinformation.de/Fragen_und_Antworten/wachstumsfaktoren_der_blutbildung.html

Thrombozytenkonzentrate:
http://www.blutspendehamburg.de/blutprod2.html

Webseiten zu Kapitel 25

Multinational Association of Supportive Care in Cancer (MASCC), Mukositis-Guidelines
http://www.onkosupport.de/aso/content/e974/e1109/e1139/ifo0411_57_F36.pdf

Onkologiepflge Schweiz
http://www.onkologiepflege.ch
Kontaktadresse: info@onkologiepflege.ch

Webseiten zu Kapitel 27

National Comprehensive Cancer Network, »Clinical practice guidelines oncology«, »Cancer-related fatigue (2004)«, »Guidelines for supportive Care«
http://www.nccn.com

Onkologiepflege Schweiz, Nationale Standards in der Onkologiepflege, Müdigkeit bei Patienten mit einer Krebserkrankung (2003):
http://www.onkologiepflege.ch

Webseiten zu Kapitel 29

Deutsches Ernährungsberatungs- und Informationsnetz DEBInet:
http://www.ernaehrung.de

Deutsche Gesellschaft für Ernährung:
http://www.dge.de

Webseiten zu Kapitel 33

Tumorzentrum München
http://www.krebsinfo.de/ki/empfehlung/kopfh/homepage.html

National Cancer Institute
http://www.cancer.gov/neck

Website der amerikanischen HNO-Pflegenden
http://www.sohnnurse.com

Webseiten zu Kapitel 35

MEDIZINFO, Gesundheitsportal im Internet
http://www.medizinfo.de/endokrinologie/stoffwechel/start.htm

Webseiten zu Kapitel 36

Informationssekretariat Biotechnologie
http://www.i-s-b.org/wissen/broschuere/produkt/blutger.htm

Netdoktor, das unabhängige Gesundheitsweb für Österreich
http://www.netdoktor.at/laborwerte/fakten/blutgerinnung/blutgerinnung.htm

med 4 you, Informationen über Laborbefunde
http://www.med4you.at/laborbefunde/lbef_thromboplastinzeit.htm

Webseiten zu Kapitel 41

Ärztliches Zentrum für Qualität in der Medizin
http://www.patienten-information.de

Aktionsforum Gesundheitsinformationssystem
http://www.afgis.de

Bundesministerium für Gesundheit und Soziale Sicherung, Bundesministerium der Justiz (Hrsg) (2003) Patientenrechte in Deutschland
http://www.bmgs.bund.de/download/broschueren/A407.pdf

Klemperer D (2003) Wie Ärzte und Patienten Entscheidungen treffen
http://skylla.wz-berlin.de/pdf/2003/i03-302.pdf

Qualitätskriterien für Patienteninformation
http://www.discern.de

Webseiten zu Kapitel 46.2

S2-Leitlinie für die Diagnostik und Therapie des Zervixkarzinoms
http://www.krebsgesellschaft.de

NCI (National Cancer Institute)
http://www.nci.nih.gov/cancertopics/types/cervical

Harvard Report on Cancer Prevention in Cancer Causes and Control, Volume IV: Harvard Cancer Risk Index
http://www.hsph.harvard.edu/cancer/publications/reports.html

Glossar

adjuvante Behandlung: Zusätzliche Therapie (Chemo- und/oder Strahlentherapie) nach vollständiger operativer Entfernung des Primärtumors mit dern Ziel, möglicherweise im Körper zurückgebliebene einzelne Tumorzellen oder nicht erkennbare kleinste Metastasen zu zerstören und so das Risiko eines Lokalrezidivs oder einer Fernmetastasierung zu vermindern.

Afterloading-Technik: Dt.: Nachladeverfahren; Form der Kontakttherapie in Körperhohlräumen, bei der eine radioaktive Strahlenquelle, ferngesteuert durch einen vorher eingelegten Schlauch, an den Tumor herangebracht und nach Ende der Bestrahlungszeit ebenso automatisch wieder zurückgefahren wird, z. B. bei Tumoren der Gebärmutter und bei Analkarzinom. Durch diese Technik wird die Strahlenbelastung des Personals gegenüber der offenen Radionuklidtherapie deutlich vermindert.

Agonist: Eine Substanz, die an einen spezifischen Rezeptor auf Zellen bindet und dort die maximale Wirkung auslöst, z. B. Opiatagonist (Morphin).

Alopezie: Teilweiser oder vollständiger Haarausfall. Häufige Nebenwirkung nach Chemotherapie oder bei Bestrahlung im Kopfbereich.

ANE-Syndrom: Symptomenkomplex von Anorexie, Nausea und Erbrechen; bezeichnet die sehr häufig mit tumor- oder therapiebedingter Übelkeit/Erbrechen einhergehende Appetitstörung mit Gewichtsabnahme und Mangelernährung der Patienten.

Antigen: Begriff aus der Immunologie. Substanz, die die körpereigene Abwehr zur Bildung von Antikörpern stimuliert, weil sie als körperfremd erkannt wird, z. B. Oberflächenmerkmale auf Zellen wie Blutgruppenantigene, Tumorantigene.

Antikörper, monoklonaler: Antikörper mit einer einzigen definierten Spezifität, der von einem bestimmten Plasmazellklon gebildet wird.

Antiöstrogene: Substanzen, die die Östrogenwirkung an Körperzellen unterdrücken, indem sie die Östrogenrezeptoren besetzen, ohne dort selbst eine Wirkung zu entfalten; wichtigster Vertreter: Tamoxifen, das v. a. in der Brustkrebsbehandlung eingesetzt wird.

antizipatorische Übelkeit/Erbrechen: Übelkeit/Erbrechen, das durch Konditionierungsmechanismen Stunden bis Tage vor bzw. in Erwartung der Chemotherapie auftritt; medikamentös kaum beeinflussbar.

Apherese: Technik zur apparativen Trennung und Entfernung definierter Blutbestandteile. Anwendung z. B. zur Entfernung von pathologischen Plasmabestandteilen (Plasmapherese bei multiplem Myelom) oder zur Gewinnung von Thrombozyten zur Transfusion (Thrombozytapherese).

Apoptose: Durch die Zelle aktiv ausgelöster (programmierter) Zelltod, durch Apoptosegene gesteuert. Durch Apoptose verliert beispielsweise die Kaulquappe bei der Metamorphose zum Frosch ihren Schwanz. Die Hemmung von Apoptosegenen spielt wahrscheinlich eine Rolle bei der Entstehung von Tumoren des lymphatischen Systems.

Äquivalenzdosis: Dosis einer Substanz, die die gleiche therapeutische Wirkung besitzt wie die definierte Dosis einer »Standard-Substanz«. Bei der Behandlung von chronischen Tumorschmerzen ist diese Umrechnung eine sehr wichtige Methode bei der Medikamentenumstellung oder beim Wechsel von intravenöser zu oraler Therapie.

Aromatasehemmer: Substanzen, die durch Hemmung eines Enzyms, die Aromatase, die Bildung von Östrogenen aus Vorstufen verhindern und dadurch den Östrogenspiegel absenken; Anwendung v. a. in der Hormontherapie von fortgeschrittenem Brustkrebs.

Aufflammphänomen (»Recall«): Akute Haut-/Schleimhautreaktion in kurz zuvor bestrahlten Bereichen, die durch bestimmte Zytostatika ausgelöst werden.

B-Symptome: Allgemeinsymptome, die typischerweise bei malignen Lymphomen und selten bei soliden Tumoren auftreten (Fieber, Nachtschweiß,

Gewichtsverlust). Bei Lymphomen wird das Fehlen (A) bzw. Vorhandensein (B) solcher Beschwerden in die Stadieneinteilung aufgenommen (z. B. Morbus Hodgkin, Stadium IIB).

Balint-Gruppe: Benannt nach dem Arzt Michael Balint; Form einer Selbsterfahrungsgruppe, in der Ärzte und mittlerweile auch Angehörige anderer medizinischer Berufe unter psychotherapeutischer Supervision Fälle aus ihrer Berufspraxis diskutieren und Probleme in der Beziehung zwischen Behandelndem und Patienten gemeinsam bearbeiten.

Behandlungszyklus: Zeitraum, der durch eine Chemotherapie und die daraus resultierende Zeit bis zur Erholung von den chemotherapieinduzierten Nebenwirkungen (Normalisierung des Blutbilds, Rückgang der Schleimhautentzündung usw.) definiert ist. Das Intervall zwischen den Zytostatikagaben wird im Wesentlichen durch die Toxizität der Therapie bestimmt.

Biomodulatoren (»biological response modifiers«/BRM): Substanzen, die das Immunsystem aktivieren (modulieren) sollen, um eine Abwehrreaktion gegen den Tumor auszulösen, so dass eine Rückbildung erreicht wird; z. B. Interferone, Interleukine, koloniestimulierende Faktoren, Tumornekrosefaktor, monoklonale Antikörper.

Biotherapie: Therapeutischer Einsatz von Biomodulatoren, Immunmodulatoren.

Brachytherapie: Kurzdistanzstrahlentherapie. Anwendung von Radionukliden direkt an Organen oder Geweben. Interstitielle und intrakavitäre (Nachladeverfahren) Radiotherapie gehören in diese Kategorie.

Carcinoma in situ: Frühstadium eines bösartigen Tumors, bei dem die Krebszellen die Basalmembran des Gewebes, in dem sie entstanden sind, noch nicht durchbrochen und damit noch keinen Anschluss an das Blutgefäßsystem gefunden haben. In diesem noch nicht invasiven Stadium sind die Heilungschancen sehr gut.

Cave: Vorsicht! Beachte! (lat.).

Chemotherapie: In der Onkologie Behandlung mit Medikamenten (Zytostatika), die den Stoffwechsel der Tumorzellen stören und die Zellteilung verhindern.

Chordotomie: Durchtrennung der spinothalamischen Schmerzbahn im Rückenmark des Brust- oder Halsbereichs zur Ausschaltung unbeeinflussbarer Schmerzen.

Compliance: Kooperationsbereitschaft des Patienten bei diagnostischen oder therapeutischen Maßnahmen; z. B. zuverlässige Medikamenteneinnahme, Einhaltung ärztlicher Vorschriften im Rahmen einer Behandlung.

Desquamation: Trockene oder feuchte Abschuppung der obersten Hornschicht der Haut.

Dosisintensivierung: Erhöhung der (Zytostatika-) Dosis pro Zeiteinheit mit dem Ziel, eine bessere Wirksamkeit zu erreichen.

Durchbruchschmerz: Zusätzliche, unerwartet starke Schmerzattacken, die trotz einer gut eingestellten, regelmäßig verabreichten Basismedikation auftreten.

Dysplasie: Krebsvorstufe, bei der die Zellen mikroskopisch bereits Veränderungen aufweisen, z. B. Größe des Zellkerns oder des Zytoplasmas, aber noch nicht die Kriterien für Bösartigkeit erfüllen.

ektop, ektopisch: Außerhalb des angestammten Ortes, nicht an typischer Stelle; z. B. Bildung von Hormonen außerhalb der dafür zuständigen Drüse (→ paraneoplastisches Syndrom) oder Anteile eines Gewebes außerhalb des betreffenden Organs, z. B. Gebärmutterschleimhaut (Endometriose).

Elektrophorese: Auftrennung von geladenen Molekülen im elektrischen Feld. Je nach elektrischer Ladung und Größe wandern die Moleküle im elektrischen Feld unterschiedlich schnell und lassen sich dann als Banden auf dem Trägermedium bestimmen. Anwendung u. a. zur Analyse der unterschiedlichen Serumeiweißfraktionen (Albumine, Alpha-, Beta- und Gammaglobuline).

Endoprothese: Fremdmaterial, das die Funktion eines operativ entfernten Körperteils ersetzt oder eine tumorbedingte Verengung, z. B. im Ösophagus oder in Gallenwegen, wieder durchgängig macht (sog. Stents).

Enkephalin: Körpereigenes (endogenes) Morphin.

Epidemiologie: Wissenschaft, die sich mit der Häufigkeit und Verteilung bestimmter Krankheiten in der Gesamtbevölkerung und einzelnen Bevölkerungsgruppen befasst. Aus epidemiologischen Daten können sich Hinweise auf die Ursache der untersuchten Krankheiten ergeben (z. B. unterschiedliche Häufigkeit von Lungenkrebs bei Rauchern und Nichtrauchern).

Epithese: »Aufsatz«; bezeichnet individuell gefertigte Ersatzstücke für oberflächliche Defekte durch Verletzung oder operative Entfernung, die nur äußerlich an den Körper angebracht werden; z. B. Ohrmuschel oder Auge.

Erhaltungstherapie: Über eine längere Zeitperiode fortgeführte Chemotherapie, die die Erfolgsrate der Induktions- und Konsolidierungstherapie verbessern kann.

exsudative Enteropathie: Nichtinfektiöse Magen-Darm-Erkrankung mit massivem Verlust von Eiweiß in den Darm, bedingt durch Störung der Durchlässigkeit der Darmwand.

»extended field irradiation«: Großfeld-Bestrahlungstechnik, bei Lymphomen; befallene und benachbarte nicht befallene Lymphknotenregionen werden in das Bestrahlungsfeld einbezogen.

»extensive disease« (ED): Beschreibt alle Stadien des nichtkleinzelligen Bronchialkarzinoms, die über das Stadium → »limited disease« hinausgehen.

Extravasat (Paravasat): Aus einem Gefäß in das umliegende Gewebe ausgetretene Flüssigkeit, z. B. im Rahmen einer Zytostatikainjektion oder -infusion.

Exzisionsbiopsie: Komplette Entfernung eines tumorverdächtigen Gewebebezirks mit einem Randsaum von umgebendem gesundem Gewebe für eine histologische Untersuchung.

FIGO-Klassifikation: System zur Stadienklassifikation gynäkologischer Tumoren; FIGO: Féderation Internationale de Gynécologie et d'Obstétrique.

Fraktionierung: Aufteilung der vorgesehenen Gesamtbestrahlungsdosis in zahlreiche kleine Einzeldosen.

Gadolinium: Element, chemisches Symbol Gd; Gadolinium wird als Kontrastmittel in der Kernspintomographie verwendet.

Genetische 'Erbeinheit': Auf den Chromosomen im Zellkern lokalisierte vererbte Information für den Aufbau eines bestimmten »Genprodukts« in der Zelle. Bei den Genprodukten handelt es sich in der Regel um Eiweiße (Proteine).

Gingiva: Zahnfleisch.

Glykoprotein: Zucker-Eiweiß-Verbindung. Proteine, die einen Kohlenhydratanteil enthalten; viele Serumproteine, Hormone und Zelloberflächenmerkmale sind Glykoproteine.

Grading: Einteilung maligner Tumoren aufgrund des mikroskopischen Bildes nach histologischem Differenzierungsgrad in 3 Stufen. Grad 1: hoch differenziert; Grad 2: mittelgradig differenziert; Grad 3: gering bis undifferenziert. Je geringer der Differenzierungsgrad bzw. je höher das Grading, desto maligner ist der Tumor.

Graft-versus-Host-Reaktion: Transplantat-gegen-Wirt/Empfänger-Reaktion. Entzündungsähnliche Immunreaktion von Geweben des Knochenmarkempfängers, die dadurch ausgelöst wird, dass mit dem Spendermark übertragene Immunzellen Gewebe des Empfängers als »fremd« erkennen und angreifen. Erste Zeichen: Hautausschläge, Durchfälle, Ikterus.

Gray (Gy): Häufigste verwendete Maßeinheit in der Radiotherapie. Bezeichnet die Energiedosis (Strahlendosis), die verabreicht wird.

Hautinfiltrat (maligne): Einwachsen (Infiltration) von malignen Zellen in der Haut, entweder durch lokale Turnorausbreitung oder metastatisch.

Hochrisikopatient: Patient, der ein sehr hohes Risiko trägt, im weiteren Verlauf an einem Tumorrezidiv zu erkranken oder trotz Therapie keine komplette Remission zu erreichen. Das hohe Risiko wird durch tumorspezifische Risikofaktoren, wie z. B. Stadium, Metastasenlokalisation und andere allgemeine oder tumorspezifische Marker und Prognosefaktoren, definiert.

Hormonrezeptoren: Moleküle auf der Zellmembran oder im Zellinneren, die ein definiertes Hormon binden können. Durch die Bindung des Hormons wird in der Zelle die für das betreffende Hormon typische Wirkung ausgelöst. Die Oberfläche einer Zelle kann etwa 10 000 bis 20 000 Rezeptoren für ein bestimmtes Hormon tragen.

Hypermetabolismus: Zustand gesteigerter Stoffwechselaktivität im gesamten Organismus.

Hyperthermie (RT): Lokale Überwärmung auf 41–44°C oder allgemeine Überwärmung (künstliches Fieber).

Immunelektrophorese: Methode zur genaueren Auftrennung der mit der → Elektrophorese bereits grob aufgetrennten Plasmaeiweißfraktionen mit Hilfe von Serum, das eine Mischung von Antikörpern gegen die verschiedenen Komponenten enthält. Besonders bei Verdacht auf → Paraproteine.

Immunfixation: Immunologische Methode zur im Vergleich mit der Immunelektrophorese genaueren Differenzierung von → Paraproteinen mit Hilfe spezifischer Antikörper. Die entstehenden Paraprotein-Antikörper-Komplexe schlagen sich im Trägermedium nieder und sind nach Anfärbung nachweisbar.

Immunszintigraphie: Nuklearmedizinische Untersuchungsmethode, bei der radioaktiv markierte Antikörper gegen bestimmte Strukturen, z. B. Oberflächenmerkmale von Tumorzellen, in die Blutbahn gespritzt werden. Die Regionen im Körper, an denen sie sich anreichern, können mit einer Gammakamera sichtbar gemacht werden.

»informed consent«: Zu übersetzen etwa mit »informiertes Einverständnis«. Bezeichnet die Einwilligung eines Patienten in ein Diagnose- oder Behandlungsverfahren, nachdem er ausführlich über alle Vor- und Nachteile sowie über mögliche unerwünschte Wirkungen aufgeklärt wurde.

Intensivierung: → Dosisintensivierung.

»involved field irradiation«: Bestrahlungstechnik bei Lymphomen; Bestrahlung der befallenen Lymphknotenregionen.

Inzidenz: Zahl der neu auftretenden Fälle einer bestimmten Erkrankung innerhalb eines bestimmten Zeitraums in einem definierten Kollektiv, meist bezogen auf die Gesamtbevölkerung oder pro 100 000 Einwohner.

Inzisionsbiopsie: Chirurgische Entnahme eines Tumorteils zu diagnostischen Zwecken.

ionisierende Strahlen: Kurzwellige, energiereiche Strahlen, die auch in der Natur vorkommen. Therapeutisch werden 2 Arten genutzt: die Photonenstrahlung und die Teilchenstrahlung (z. B. Neutronen, Protonen).

Kachexie: Zustand der Auszehrung des Organismus mit Abmagerung, Kräfteverfall und zunehmender Störung von Organfunktionen. Häufige Begleiterscheinung von fortgeschrittenen Tumorerkrankungen, aber auch bei chronischer Mangelernährung, Stoffwechselerkrankungen, chronischen Infektionen und im hohen Alter.

Katabolismus, katabol: Abbauende Stoffwechsellage, bei der der Organismus von seiner Substanz zehrt und insbesondere Eiweiß abbaut. Kann als Folge von Mangelernährung und bei Stoffwechselstörungen, z. B. im Rahmen einer Tumorerkrankung, auftreten.

Klon: Meist Zellklon gemeint, Gruppe von genetisch identischen Zellen, die alle durch Teilung aus einer einzigen »Mutterzelle« hervorgegangen sind und identische Merkmale haben.

Knochenmarkaplasie: Verminderung der Blut bildenden Zellen im Knochenmark; führt zu Anämie, Neutro- und Thrombopenie. Bei Tumorpatienten kann eine Knochenmarkaplasie als Folge einer Infiltration des Knochenmarks durch den malignen Tumor oder – häufiger – nach einer Chemo- oder Radiotherapie auftreten. Die durch eine Chemotherapie ausgelöste Aplasie ist dosisabhängig und reversibel.

Kombinationstherapie: → Monotherapie.

Konisation: Ausschneiden eines Gewebekegels aus Gebärmutterhals und -mund zu diagnostischen Zwecken, wenn im Rahmen der Abstrichuntersuchung deutliche Zellveränderungen im Sinne von Krebsvorstufen festgestellt wurden.

Konsolidierung: Sicherung des Erfolgs einer ersten Tumortherapie, in der Regel durch eine andere Behandlungsart, beispielsweise durch Bestrahlung nach erfolgreicher Chemotherapie.

Kontakttherapie: Kontaktbestrahlung. Form der Strahlentherapie, bei der die Strablenquelle direkt an den Tumor herangebracht wird, entweder durch Einbringen von radioaktiven Implantaten (interstitielle Therapie), Spickling mit Nadeln, die einen radioaktiven Strahler enthalten, oder mit → Afterloading-Verfahren.

Korpuskularstrahlung: Teilchenstrahlung; Strahlen, die aus beschleunigten Bausteinen der Atome bestehen, z. B. Elektronen, Neutronen, Protonen und andere Elementarteilchen.

Kryotherapie: Kältetherapie; lokale Vereisung, durch die Gewebe, z. B. kleinere Tumoren, zerstört werden kann.

Laminar-Luftstrom (»laminar flow«): Mit Hilfe einer technischen Anlage erzeugte wirbelfreie und gefilterte Luftströmung.

Laminektomie: Chirurgische Resektion eines oder mehrerer Wirbelbögen mit Dornfortsätzen zur Entlastung des Rückenmarks. Anwendung z. B. bei Tumoren, die sich im Spinalkanal ausdehnen und auf das Rückenmark drücken, aber auch bei anderweitig nicht behandelbarem Bandscheibenvorfall.

Laser: Abkürzung (engl.) für »light amplification by stimulated emission of radiation«. Laserstraheln sind gebündelte, energiereiche Lichtstrahlen einer bestimmten Wellenlänge, die z. T. wie ein Skalpell eingesetzt werden können.

LR-RH-Analoga: Gruppe chemischer Substanzen, die dem »Luteinisierendes-Hormon-Releasing-Hormon« oder Gonadotropin-Releasing-Hormon aus dem Hypothalamus ähnlich sind. Natürliches LH-RH führt im Hypophysenvorderlappen zur Freisetzung von LH und FSH (follikelstimulierendes Hormon), die wiederum in Hoden und Ovarien die Bildung von Sexualhormonen stimulieren. LH-RH-Analoga (oder auch LH-RH-Agonisten) unterdrücken über Rezeptorblockade in der Hypophyse die Ausschüttungvon Gonadotropin und führen dadurch zu einem Absinken des Östrogen- bzw. Testosteronspiegels im Blut. Anwendung zur Hormontherpaie von Prostata- und Mammakarzinomen.

lymphoproliferative Erkrankungen: Zusammenfassender Begriff für alle neoplastischen Erkrankungen der lmphatischen Zellreihe. Dazu gehören z. B. chronische lymphatische Leukämie, Non-Hodgkin-Lymphome, Morbus Hodgkin und Plasmozytom.

Mantelfeld-Bestrahlung: Bestrahlung des Lymphsystems oberhalb des Zwerchfells mit Abschirmung der Lunge.

Mazerationen: Erosive Aufweichung der Haut bei starker Feuchtigkeitsbildung.

Metastase: Sekundärer Krankheitsherd als Folge einer Absiedlung von Tumorzellen des Primärtumors.

Middle-knowledge: Begriff aus der Psychoonkologie. Beschreibt das Schwanken zwischen Wissen und Nichtwissen um die Krankheitssituation im Sinne einer Bewältigungsstrategie.

monoklonal: Von einem einzigen, genetisch identischen Zellklon (→ Klon) ausgehend oder gebildet.

Monotherapie: Behandlung einer Tumorkrankheit mit einem einzelnen Zytostatikum oder einer einzelnen hormonellen Substanz. Im Gegensatz dazu werden bei der Kombinationstherapie gleichzeitig mehrere Zytostatika oder hormonelle Substanzen eingesetzt.

Morbidität: Krankheitshäufigkeit. Prozentsatz, der in einem definierten Zeitraum an einer bestimmten Krankheit oder Störung Erkrankenden (→ Inzidenz) oder Leidenden (→ Prävalenz), bezogen auf ein definiertes Kollektiv, z. B. Gesamtbevölkerung.

Mukositis: Entzündung der Schleimhaut.

Mutagenität: Fähigkeit bestimmter Substanzen, Erbgutveränderungen zu verursachen.

myeloproliferative Erkrankungen: Gruppe von Krankheitsbildern, die mit einer gesteigerten Blutzellenneubildung im Knochenmark einhergehen und in Form einer zunehmenden bindegewebigen Umwandlung des Blut bildenden Knochenmarks »ausbrennen« oder in eine akute Leukämie übergehen können, z. B. chronisch-myeloische Leukämie (CML), Polyzythämie, essentielle Thrombozythämie.

Nachladetechnik: → Afterloading-Verfahren.

neoadjuvante Behandlung: Systemtherapie, die vor der chirurgischen Behandlung eines malignen Tumors durchgeführt wird. Sie soll eine Größenreduktion und somit eine bessere Operabilität von großen Primärtumoren ermöglichen. Besser: präoperative oder primäre Chemotherapie.

Neurotransmitter: Chemische Substanzen, die an den Synapsen im ZNS und an peripheren Nerven eine Erregung weiterleiten.

Nozizeptoren: Nervenstrukturen, die verschiedenste, von außen auftretende Reize (chemisch, thermisch, mechanisch) registrieren.

Nuklearmedizin: Teilgebiet der Radiologie; diagnostische oder therapeutische Anwendung von offenen, kurzlebigen, radioaktiven Subtanzen. Diagnostik: Funktionsuntersuchung von Organen bzw. Geweben (z. B. Niere), Lokalisationsdiagnostik, z. B. von Tumoren oder Metastasen (Szintigraphie), verschiedene Laborverfahren (z. B. Radio-Immunassays). Bei Funktions- und Lokalisationsdiagnostik wird dabei mit Hilfe einer Gammakamera die Radioaktivitat gemessen, die vom zu untersuchenden Gewebe oder Körperbezirk ausgeht. Therapeutisch: z. B. Radiojodtherapie bei Schilddrüsenkarzinom.

Onkologie: Lehre von der Entstehung und Behandlung bösartiger Erkrankungen. Nach Behandlungsart kann zwischen internistischer (medizinischer) Onkologie, chirurgischer Onkologie und Radioonkologie unterschieden werden.

Onycholyse: Ablösung der Nagelplatte vom Nagelbett.

Opiatantagonist: Substanz, die an spezifische Opiatrezeptoren bindet und die Wirkung eines Opiatagonisten (z. B. Morphin) blockiert, indem er diesen vom Rezeptor verdrängt.

Opiate: Oberbegriff für alle Schmerz stillenden Substanzen, die an Opiatrezeptoren binden.

Ösophagussprache: Pharynxsprache, »Rülpssprache«; Form der körpereigenen Ersatzstimme nach Kehlkopfentfernung. Luft wird geschluckt und durch Anspannung der Bauchmuskulatur rhythmisch ausgestoßen, wobei die Lautbildung durch Gaumensegel und Mund erfolgt. Kann im Rahmen der Stimmrehabilitation trainiert werden.

osteolytische Metastasen: Knochenmetastasen, die lokal zur Auflösung der Knochensubstanz und dadurch zu erhöhtem Frakturrisiko führen, z. B. bei Bronchialkarzinom, Nierenzellkarzinom.

osteoplastische Metastasen: Knochenmetastasen, die lokal zur pathologischen Neubildung und Verdichtung von Knochensubstanz führen, z. B. beim Prostatakarzinom.

palliative Behandlung: Therapie zur Linderung von tumorbedingten Beschwerden durch Verringerung der Tumormasse, mit der jedoch keine Heilung erreicht werden kann.

Papanicolaou-Klassifikation: Benannt nach dem Anatomen George Papanicolaou. System zur Klassifikation von Zellveränderungen im Zellabstrich von Geärmutterhals und -mund zur Früherkennung von Zervix- und Portiokarzinomen. Durch spezielle Anfärbung des Abstrichpräparats werden unter dem Mikroskop Veränderungen von Zellkern und Zytoplasma erkennbar. Unterschieden werden nach Papanicolaou 5 Befundstufen: Pap I (Normalbefund) bis Pap V (Karzinom). Dazwischen liegen unterschiedliche Schweregrade von Zellveränderungen bzw. → Dysplasien.

Papillom: Gutartiger Tumor, der vom Oberflächenepithel ausgeht. Papillome können z. B. an der äußeren Haut als Warzen, an der Mundschleimhaut, an den Stimmbändern und in den ableitenden Harnwegen entstehen. Ein Teil der Papillome wird durch → Papillomviren hervorgerufen.

Papillomviren, humane: Gruppe von Viren, die beim Menschen Epithelzellen befallen und zur Bildung von → Papillomen führen. Einige dieser Viren verursachen z. B. Warzen, andere Feigwarzen. Von einigen Papillomvirustypen weiß man heute auch, dass sie maßgeblich an der Entstehung von Zervixkarzinomen beteiligt sind. Auch eine Mitverursachung von Haut- tumoren und Lungentumoren durch wieder andere Virustypen wird diskutiert.

Paraproteine: → Monoklonale Proteine im Serum, die in ihrer Struktur Immunglobulinen oder -fragmenten entsprechen, aber in der Regel als Antikörper funktionslos sind. Meist Zeichen einer malignen Erkrankung von B-Lymphozyten bzw. Plasmazellen, besonders bei multiplem Myelom. Nachweis mit → Immunelektrophorese oder → Immunfixation.

Parästhesien: Missempfindungen im Bereich sensibler Nervenendigungen; z. B. Kribbeln, Taubheitsgefühl, schmerzhaftes Brennen.

Paravasat: → Extravasation.

Photonenstrahlung: Andere Bezeichnung für elektromagnetische Strahlung: Röntgenstrahlen, Gammastrahlen und ultraharte Röntgenstrahlen. Letztere werden in sog. Linearbeschleunigern erzeugt.

Pi-Mesonen: Sehr kleine, kurzlebige Elementarteilchen, die zu Bestrahlungszwecken eingesetzt werden können (experimentell). Ihre Erzeugung ist an große, technisch aufwendige Anlagen gebunden.

Plasmazellen: Spezialisierte B-Lymphozyten, deren Funktion die Antikörperbildung ist. Jede Plasmazelle produziert nur Antikörper eines einzigen Typs gegen ein spezifisches → Antigen (z. B. gegen ein bestimmtes Merkmal auf einem Erreger oder einer Tumorzelle).

Plexusinfiltration: Einwachsen von Tumorgewebe in die Nervengeflechte (Plexus) mit Schädigung der befallenen Nervenfasern; z. B. Plexus-brachialis-Syndrom: Infiltration des Armplexus.

Polydipsie: Vermehrtes Durstempfinden und gesteigerte Flüssigkeitsaufnahme. Kann sowohl psychogen als auch durch Anstieg wirksamer Substanzen im Blut (z. B. Zucker, Harnstoff) verursacht sein.

Portsystem: Ein subkutan implantiertes System, das einen direkten Zugang zu einer Vene oder Arterie, zu den Hirnliquorräumen oder zur Peritonealhöhle ermöglicht.

Prävalenz: Häufigkeit einer bestimmten Erkrankung zu einem bestimmten Zeitpunkt in einem definierten Kollektiv, meist der Gesamtbevölkerung.

Prodromalphase: Kurze Krankheitsphase mit unspezifischen Beschwerden direkt vor Ausbruch der eigentlichen Krankheit, z. B. bei verschiedenen Infektionskrankheiten.

Prostaglandine: Sammelbegriff für zahlreiche körpereigene hormonähnliche Substanzen mit vielfältigen Wirkungen, z. B. bei Entzündungsreaktionen. Es handelt sich um Gewebshormone bzw. Mediatorstoffe.

Proton: Positiv geladenes Elementarteilchen, Baustein von Atomkernen bzw. der Kern des Wasserstoffatoms (enthält nur ein Proton).

Protrahierung: Verlängerung, In-die-Länge-Ziehen, z. B. der Strahlentherapie oder der Wirkdauer von Medikamenten.

Psychoonkologie: Lehre von den psychischen Auswirkungen von Krebserkrankungen, von Krankheitsbewältigung und ihren Bedingungsfaktoren und von Möglichkeiten der psychologischen und psychotherapeutischen Unterstützung von Krebspatienten.

Referenzwert: Bezugswert, Vergleichswert z. B. für die Bewertung von Laborparametern; einmal bestimmter Basiswert zur Beurteilung von Verläufen oder für einen Testansatz, verbindlich definierter Normwert bzw. -bereich.

Regression: 1. Rückbildung von Tumoren durch die Therapie oder spontan; 2. psychoanalytisch: Abwehrmechanismus von Konflikten/Belastungen, bei dem der Betreffende sich auf Reaktionsformen, psychische Mechanismen und Verhaltensmuster einer früheren, meist noch infantilen Entwicklungsstufe zurückzieht.

Rekurrensparese: Lähmung des Rekurrensnervs (Stimmbandnerv).

Remission: Rückbildung des Tumors; z. B. Vollremission, partielle Remission.

Remissionsrate: Prozentualer Anteil von behandelten Patienten, bei denen durch eine spezifische Tumortherapie ein partielles oder komplettes Ansprechen (Remission) erreicht wird.

Rezeptor: »Empfänger« für Signale; z. B. Schmerzrezeptoren oder Membranrezeptoren auf der Zelloberfläche. Letztere sind meist Zucker-Eiweiß-Moleküle, die die »Botschaft« verschiedener Stoffe, z. B. von Hormonen oder Zytokinen, ins Zellinnere weiterleiten.

Rezidiv: Rückfall; Wiederauftreten einer Krankheit nach tumorfreiem Intervall an der gleichen (Lokalrezidiv) oder an einer anderen Stelle im Körper (Metastasen).

Risikofaktor: Umstand, der zur Entstehung einer Krankheit, z. B. eines bösartigen Tumors, beiträgt. Dieser Beitrag wird durch Untersuchungen an großen Bevölkerungsgruppen statistisch nachgewiesen, ist beim einzelnen Patienten jedoch nie mit Sicherheit zu definieren. So ist Übergewicht ein Risikofaktor für die Entstehung von Brustkrebs. Im Einzelfall tritt Brustkrebs aber bei vielen normal gewichtigen Frauen auf und verschont andererseits viele Übergewichtige.

Röntgenstrahlung: Kurzwellige, energiereiche elektromagnetische Strahlung.

Salvagetherapie: Chemotherapie mit kurativem Ansatz, die nach fehlendem oder ungenügendem Ansprechen auf eine erste Chemotherapie eingesetzt wird.

Screening: Reihenuntersuchung, bei der durch gezielte Untersuchungstechniken aus einem symptomlosen Kollektiv diejenigen Personen herausgefiltert werden, die Vorstufen oder Risikofaktoren für die Entwicklung einer bestimmten Erkrankung aufweisen; z. B. die früher durchgeführten Röntgenreihenuntersuchungen auf Lungentuberkulose, Krebsfrüherkennungsuntersuchungen.

Second-look-Operation: Nochmalige Eröffnung des Bauchraums einige Zeit nach einer potentiell kurativen Karzinomtherapie durch Operation plus/minus Chemo- oder Radiotherapie zur sicheren Kontrolle des Therapieerfolgs bzw. zur Erfassung von Resttumorgewebe; dient als Anhaltspunkt für die Planung weiterer Maßnahmen. Überwiegend beim Ovarialkarzinom.

Simulator: Spezielles Durchleuchtungsgerät für die Bestrahlungsplanung, mit dem Strahlenfeldgröße und die Anzahl der Strahlenfelder festgelegt werden können. Der Simulator verwendet dieselben geometrischen Parameter wie das Bestrahlungsgerät. Somit wird der Bestrahlungsvorgang probeweise nachgeahmt.

Stadium: Ausbreitungsgrad einer Krebserkrankung, der bei soliden Tumoren durch alle TNM-Kriterien zusammen definiert wird. Für einzelne Tumorarten existieren spezielle Stadien: Ann Arbor (I, II, III, IV); Kolonkarzinom (Dukes A, B, C, D), gynäkologisches Karzinom: FIGO.

Staging: Stadieneinteilung; exakte Erfassung der Tumorausbreitung durch diagnostische Maßnahmen vor Einleitung einer Therapie bzw. zur Beurteilung des Therapieerfolgs nach einer Behandlung.

Stomatitis: Entzündung der Mundschleimhaut.

Sucht: Chronischer, zwanghafter Gebrauch einer Substanz, der zu physischer und psychischer Abhängigkeit führt und den Konsumenten sozial schädigt.

supportive Behandlung: Alle medizinischen und betreuerischen Maßnahmen, die bei einer Krebserkrankung neben der direkten Tumortherapie erforderlich sind; z. B. Prophylaxe und Therapie von Therapienebenwirkungen und -folgen (Antiemetika, Infektprophylaxe und Antibiotika, hämatopoetische Wachstumsfaktoren), psychologische und psychosoziale Betreuung.

symptomatische Behandlung: Therapie, die einzig auf die Linderung von Krankheitssymptomen ausgerichtet ist und nicht die Ursache bekämpft.

Teletherapie: Externe, perkutane Strahlentherapie.

Teratogenität: Wirkung einer Substanz, die bei Exposition während der Schwangerschaft zu Missbildungen am Fötus oder am Embryo führt.

Therapiemodalität: Behandlungsmethode; in der Onkologie z. B. Chirurgie, Radiotherapie, Chemotherapie, Immuntherapie. Kombinationen mehrerer Modalitäten bezeichnet man als multimodale Therapie.

Toxizität: Gesundheitsschädigende Wirkung. Die Toxizität jeder Behandlung (medikamentös oder durch Strahlen) muss zur erwünschten Wirkung in einem vernünftigen Verhältnis stehen.

Tumorlysesyndrom: Teilweise lebensbedrohliche Stoffwechselstörungen, die bei raschem Tumorzellzerfall unter einer Chemotherapie auftreten können; z. B. Anstieg von Harnsäure, Kalium und Phosphat im Serum; onkologischer Notfall, der intensivmedizinische Maßnahmen erfordert.

Tumormarker: Substanzen, die von Tumoren selbst oder als Reaktion auf die Tumorerkrankung vom Organismus gebildet werden und dann in Körperflüssigkeiten, v. a. im Serum, in erhöhter Konzentration nachweisbar sind (z. B. CEA, PSA, AFP etc.). Teilweise sehr spezifisch für bestimmte Tumoren. Die Bestimmung von Tumormarkern kann in der Verlaufskontrolle verschiedener Krebserkrankungen sinnvoll sein.

UICC: Abk. für (lat.) »Unio Internationalis Contra Cancrum«: Internationale Union gegen Krebs.

viszeraler Schmerz: Schmerz, der durch tumorbedingte Infiltration, Kompression oder Dehnung innerer Organe entstehen kann und eine andere »Qualität« hat als oberflächliche Schmerzen.

Xerostomie: Mundtrockenheit infolge einer Unterfunktion oder Schädigung der Speicheldrüsen. Häufige Nebenwirkung nach Bestrahlung im HNO-Bereich, aber auch nach Einnahme bestimmter Medikamente.

Zytostatikum: (Mehrzahl: Zytostatika). Medikament zur Behandlung von bösartigen Tumoren; → Chemotherapie.

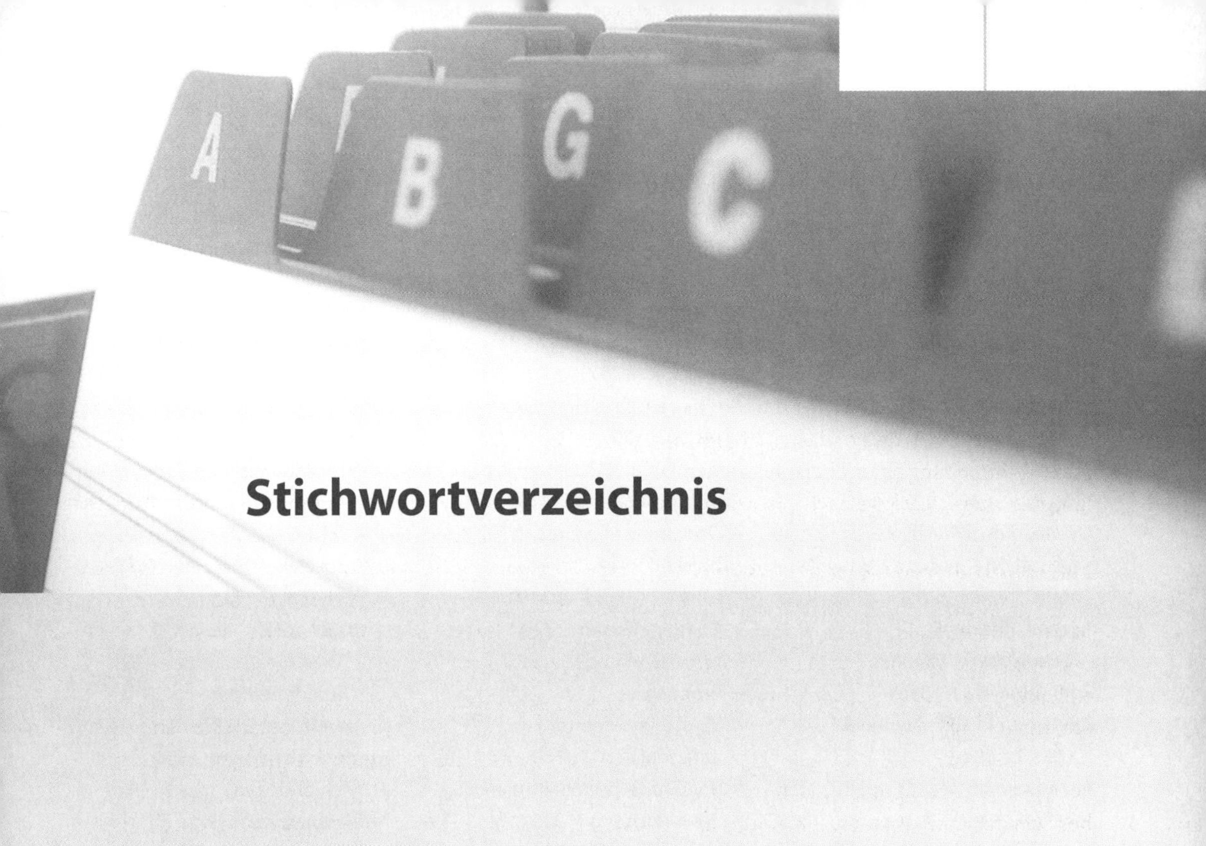

Stichwortverzeichnis

A

B

C

D

E

F

I

J

K

L

M

N

Q

S

T

U

X